异常心电图图谱

ABNORMAL ELECTROCARDIOGRAM ATLAS

第 2 版

党瑜华 著

人民卫生出版社

图书在版编目（CIP）数据

异常心电图图谱/党瑜华著.—2 版.—北京:人民卫生出版社,2016
ISBN 978-7-117-23219-7

Ⅰ.①异… Ⅱ.①党… Ⅲ.①心电图-图谱 Ⅳ.①R540.4-64

中国版本图书馆 CIP 数据核字（2016）第 211402 号

人卫智网	www.ipmph.com	医学教育、学术、考试、健康,购书智慧智能综合服务平台
人卫官网	www.pmph.com	人卫官方资讯发布平台

异常心电图图谱
第 2 版

著　　者：党瑜华

出版发行：人民卫生出版社（中继线 010-59780011）

地　　址：北京市朝阳区潘家园南里 19 号

邮　　编：100021

E - mail：pmph @ pmph.com

购书热线：010-59787592　010-59787584　010-65264830

印　　刷：北京盛通印刷股份有限公司

经　　销：新华书店

开　　本：787×1092　1/16　印张：59

字　　数：1325 千字

版　　次：2005 年 3 月第 1 版　2016 年 11 月第 2 版
　　　　　2016 年 11 月第 2 版第 1 次印刷（总第 5 次印刷）

标准书号：ISBN 978-7-117-23219-7/R·23220

定　　价：198.00 元

作者简介

党瑜华，心内科教授，主任医师，原硕士生导师。1967 年毕业于河南医学院（后更名为河南医科大学，现更名为郑州大学医学院）医疗系，毕业后留校，从事临床医疗教学科研工作。对内科心血管疾病有较深的研究，如冠心病、高血压、心肌病等多种疾病的诊断与处理，急性心肌梗死、心力衰竭、心源性休克、复杂心律失常等危重症的抢救，疑难心电图的诊断与鉴别；对于心脏介入治疗如心脏起搏、经皮二尖瓣球囊扩张、冠脉造影、射频消融术等亦有较丰富的经验。发表学术论文 50 余篇，专著10 部：《异常心电图图谱》（独著），《异常心电图的诊断》（独著），《心电图名医解读》（独著），《临床药物治疗学》（原卫生部统编"十一五"规划教材），《临床药物治疗学图表解》，《诊断学》（原卫生部统编专升本教材），《大内科学》（主编），《内科急症诊断与治疗》（专业主编），《内科医师临床手册》（副主编），《心血管药物的联用与辅用》（主编）等。获省级科研成果奖 6 项。

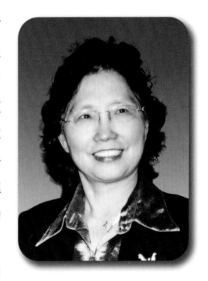

序 一

党瑜华教授的心电图学专著再版保持了原有的特点，增加了心电图学的新概念、新认识、新进展，再版又补充了第一版以来作者近十几年的临床经验。着重于以下几个方面：

（1）对宽 QRS 波心动过速的鉴别。

（2）对于室性期前收缩、阵发性室性心动过速起源点的定位，双径路及旁道顺传室上性心动过速的心电图鉴别，预激综合征旁道定位，以及对于室性心动过速、心房扑动、心房颤动等心内标测方法和消融靶点也作了简单介绍。

（3）对左主干病变心电图特点，以及对 Wellens 综合征的心电图特点（只有 T 波显著改变而没有明显 ST 改变的前降支的严重狭窄）作了新的认识及补充，强化了对于有些心肌梗死、心绞痛严重性的认识；再版又补充了大量的心电图实例作为相应对照，做到了图文并茂。

相信再版后的本书是一本很有价值的心电图学参考书，可继续作为广大内科医师、心血管内外科医师、心电图专业技师及医学院校师生的临床参考书，也很适合广大基层医务工作者参考。

再次为本书的再版作序，祝贺本书的出版。

北京大学人民医院　徐成斌

2016 年 8 月

序 二

　　尽管医学与心血管疾病诊治的技术快速发展，日新月异，心电图技术仍然是疾病，尤其是心血管疾病诊断与疗效评价的基础性的基本技术。例如对于心律失常的诊断，没有任何其他医疗诊断技术可以取代或超越心电图技术；又如至今急性冠状动脉综合征和急性心肌梗死的分类仍以有无 ST 段抬高这一心电图特征为标准。

　　值得关注的严重问题是近年来从医学教育到临床实践出现了忽视临床，忽视基本功。不认真问诊，不用听诊器，不好好学习钻研心电图，诊病三句半——有胸痛，不典型，咋办？先 CT，再造影。这样的医学模式容易把一代代年青医生引上歧途。

　　党瑜华教授四十年如一日，热爱心电图专业，刻苦学习，勤于实践，留心收集大量经典和疑难复杂心电图图例。在本书上一版基础上，强化了快速心律失常与心电生理标测技术的结合，指导快速心律失常射频消融的靶点定位；把冠心病的心电图改变与冠状动脉造影结果对照，对在临床上通过心电图及时识别冠状动脉左主干病变与 Wellens 综合征有实用价值。

　　在远程医疗、穿戴设备与互联网＋健康/医疗的大浪潮下，心电图将展示更为广阔的应用前景。

　　我对党瑜华教授的严谨治学态度，潜心钻研的精神表示深深的敬意，也对她在心电学领域的丰硕成果与本书的再版表示衷心的祝贺。

　　我也借写序的机会，再次呐喊，要推动医学回归人文，回归临床和回归基本功。不用听诊器、不掌握心电图基本知识和技能的医生是不及格的医生。

北京大学人民医院　胡大一

2016 年 8 月

前　言

随着医学科学的不断发展，心电图诊断技术在临床应用日益广泛，已普及到各级医疗机构，成为临床医师诊断疾病不可缺失的重要基础和基本检查项目；尤其近年来随着心脏电生理学突飞猛进的发展，进一步深化了对心电图学的认识，使心电学领域的知识和技术不断拓展，在临床中具有更重要的应用价值，原有一些传统观念也发生了根本改变。尽管临床上高深精尖的诊治手段不断更新发展，但心电图学仍是一门系统而独立的专业，是医学专业的基础，这就要求各科临床医师对其要有全面系统的了解和掌握。

心电图学是一门实践性强的学科，系统的理论固然重要，但若仅掌握理论，常对千变万化的实践束手无策。只有通过大量的临床实践，即通过阅读大量的异常心电图图片，才能加深理解和记忆，进一步掌握心电图学这门专业，更好为临床服务。著者在查阅大量国内外文献基础上，结合我院及本人 40 多年来的临床实践，收集整理了近 800 帧心电图，对其特点及诊断作了详尽阐述。本书从基础理论入手，层层深入，对一些新理论、新概念、新的诊断治疗方法也作了简明扼要的介绍。本次再版，重点对宽 QRS 波心动过速的鉴别进一步作了补充，以大量图例展示其特点，强化了对宽 QRS 波心动过速的鉴别诊断；对心肌梗死、心绞痛、Wellens 综合征等患者的心电图与冠状动脉造影对照，强化了对左主干病变心电图特点及 Wellens 综合征严重性的认识；通过对特发性室性心动过速、预激综合征及阵发性室上性心动过速的体表心电图与心内电生理检查及射频消融术对照，加深了对体表心电图室性心动过速起源点定位的认识，双径路或旁道的鉴别及旁道定位的认识；对室性心动过速、心房扑动、心房颤动等心内标测方法、消融靶点定位及消融有效的标志等，也给予简明介绍，以进一步了解心内电生理相关知识，加深对体表心电图的认识。不同的心电图既有共性又有个性，必须紧密结合临床，以及不同时期心电图对比进行诊断。通过详尽的图例分析，总结式的说明，将会使人过目不忘。本书内容丰富，重点突出，是广大内科医师、心血管及心电图专业医师和医学院校师生的重要临床参考书，亦适合于广大基层医务工作者。

近 20 年来，著者先后撰写《异常心电图的诊断》、《心电图名医解读》以及《异常心电图图谱》（第一版），受到广大同道的好评，特别是自本书第一版问世以来，不少同道还希望本书能够再版，在人民卫生出版社的鼎力支持下，本书得以再版。在编写过程中得到医院、科室各级领导的关怀，以及心内科、心电图室同道们的支持和帮助；北京大学人民医院心血管病研究所所长、博士生导师、原心脏中心主任胡大一教授及徐成斌教授亲自为本书作序，在此一并致谢。同时感谢大河报原总编辑王继兴老师为本书题写书名。

党瑜华

2016 年 8 月

目 录

第1章　正常心电图概述

一、心肌细胞动作电位与心电图关系

心脏在每次机械收缩之前，总是先有电学活动出现，此电学活动之后大约 0.02 ~ 0.07s，开始机械活动，使得血液在闭锁的循环系统中持续地流动。将心脏的电学活动，用心电图机连续描记下来所形成的曲线图称为心电图（electrocardiogram，ECG）。也就是说，心电图是心脏电学活动的记录。

1. 心肌细胞的动作电位　心肌细胞膜是一层含类脂质的半通透性膜，它对不同离子通透性不同，对 K^+ 通透性最强；在安静状态下，细胞内外离子分布是不均衡的，细胞内 K^+ 是细胞外的 30 倍，细胞外 Na^+ 是细胞内的 12 倍；由于细胞膜对 K^+ 通透性最强，而膜内阴离子不能透过，所以 K^+ 依离子梯度向细胞外扩散，使得细胞内电位降低，当达 $-90mV$ 时，细胞内阴阳离子互相吸引，K^+ 外流受阻，此时，细胞内为负电荷，细胞外为正电荷，这就是静息电位，这种电荷分布状态，称为细胞的极化状态（polarization）。当心肌细胞受到刺激时，极化状态受到破坏，钠通道开放，钠离子快速内流，细胞内电位升高，细胞外电位降低，此为除极，这就产生了动作电位。动作电位按发生时间顺序分为 5 个位相：

0 位相（快速除极期）：钠通道快速激活，大量 Na^+ 内流，细胞内电位迅速升高，自 $-90mV$ 升至 $+20$ ~ $+30mV$。

1 位相（快速复极初期）：由 K^+ 外流引起 Cl^- 内流，细胞内电位降低，膜内电位由 $+30mV$ 迅速下降到 $0mV$ 左右。

2 位相（缓慢复极期）：Ca^{2+} 和 Na^+ 内流与 K^+ 外流达动态平衡，形成平台期。

3 位相（快速复极末期）：主要为 K^+ 快速外流，细胞内电位降低，由 0 迅速下降到 $-90mV$。

4 位相（静息期）：细胞恢复了极化状态，电位处于 $-90mV$。

2. 正常心电图　动作电位反映在心电图上，形成心电图的各个波段。正常心电图有 4 波、4 段（图 1-1）。

P 波：代表心房除极波。

QRS 波（QRS 综合波）：代表心室除极波。

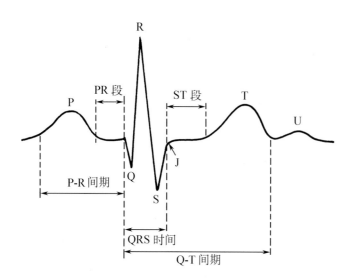

图 1-1　正常心电图的各波段

T 波：代表心室复极波（即心室晚期复极的电位变化）。

U 波：其意义尚不十分清楚，一般认为反映心室肌激动后电位。

P-R 间期：心房开始除极至心室开始除极的时间，一般反映房室传导时间。

QRS 时间：心室除极时间，即兴奋在心室传导时间。

ST 段：代表心室早期复极的电位变化。

Q-T 间期：代表心室除极复极的总时间，即心室电学活动的总时间。

3. 心肌细胞动作电位与心电图关系　心肌细胞的动作电位与心电图的关系如下（图1-2）：

0 位相——相当于 QRS 波。

1 位相——相当于 J 点。

2 位相——相当于 ST 段。

3 位相——相当于 T 波。

4 位相——T-Q 间期。

0~3 位相为动作电位时间，相当于 Q-T 间期。

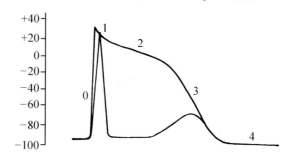

图 1-2　心肌细胞动作电位与心电图关系

0. 除极期；1. 快速复极初期；2. 缓慢复极期；

3. 快速复极末期；4. 静息期

二、心电图在临床上的应用

心电图自 19 世纪中叶问世至今已有百年历史，于 1907 年应用于临床，最初用于心律失常的诊断，1920 年应用于心肌梗死的诊断，目前临床上仍然在广泛应用，其主要适应证为：

1. 各种心律失常的诊断　心电图对其诊断具有极其重要的作用，这是用任何其他无创性辅助检查所不能取代的。

2. 心肌梗死的诊断、定位及分型　是其他无创性检查手段所难以比拟的。

3. 心肌缺血的诊断　心电图对发现心肌缺血敏感性较强，

但特异性差，结合临床认真鉴别，还是有一定参考价值的。虽然一些其他检查方法如心肌灌注显像亦可发现心肌缺血，但价格昂贵，且受影响因素更多。

4. 房、室肥大的诊断　对房、室肥大的诊断有一定价值，尤其以向心性房室肥厚为主者。但由于心电图对于房、室肥大的诊断是从电学角度考虑的，当左、右心室肥大同时存在，二者电量互相抵消时，其心电图可表现正常。

5. 药物及电解质对心脏的影响　如洋地黄、奎尼丁、胺碘酮等药物的应用，以及血钾、血钙异常等对心脏的影响，可能使心电图有变化。

心电图在心脏病的诊断中占有很重要的地位，但它仅反映心脏的电学活动，在临床应用中有一定局限性：

1. 不能作出病因诊断　例如，心电图显示左室肥大，但引起左室肥大的病因可以是高血压心脏病、冠心病、风湿性主动脉瓣病变以及先天性室间隔缺损、动脉导管未闭等，对其病因尚需结合其他资料进行诊断。

2. 不能评价心功能　充血性心力衰竭患者，其心电图可能完全正常，所以不能根据心电图正常与否评价心功能。

3. 不能确定有无器质性心脏病　风湿性心脏瓣膜病早期，其心电图可能完全正常；低钾所引起的心电图异常，补钾后可完全恢复正常，心脏本身并无器质性病变。所以不能根据心电图正常与否来诊断器质性心脏病。

4. 不能判断预后　心电图完全正常的患者可能突然猝死；而心电图有明显异常，如频发室性期前收缩，阵发性室上性心动过速等，病人可能如常人生活数十年。

总之，心电图在心脏病的诊断中具有很重要的作用，但它也和其他辅助检查一样，是诊断疾病的一个辅助手段，应正确认识它在临床上的应用价值及其局限性，使它更好地为临床服务。

三、常用导联系统

引导心脏电流至心电图机的连接路程称为导联，又称导程。将体表心脏电流用心电图机描记下来的曲线图，称为体表心电图。此外尚有食管心电图、心内心电图等。根据电极安放位置不同，组成不同导联系统。

1. 双极肢体导联（标准导联）　双极肢体导联（bipolar limb leads）为 1907 年荷兰生理学家 Einthoven 首先创用的导联系统。它假定左、右上肢及左下肢为等距离的三点，这三点与心脏的距离亦相等，连接这三点，构成等边三角形，后人称之为艾氏三角（图 1-3）。分别将左、右上肢及左下肢连接心电图机正、负两极，这就组成了双极肢体导联，又称为标准导联（standard leads）。其连接方法如下（图 1-4）：

Ⅰ导联：左上肢接心电图机正极端，右上肢接负极端。它反映左、右上肢两点间电位差（$VL^+ - VR^-$），代表心脏高侧壁电位变化。

Ⅱ导联：左下肢接心电图机正极端，右上肢接负极端。它反映左下肢与右上肢两点间电位差（$VF^+ - VR^-$）。

Ⅲ导联：左下肢接心电图机正极端，左上肢接负极端，它反映左下肢与左上肢两点间电位差（$VF^+ - VL^-$）。Ⅱ导联与Ⅲ导联均代表心脏下壁电位变化。

双极肢体导联是反映人体表面某两点间电位差。

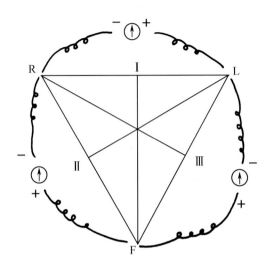

图1-3　艾氏三角

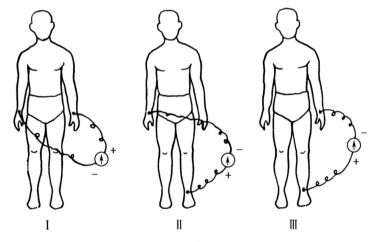

图1-4　双极肢体导联连接法

艾氏三角定律：Ⅰ导联与Ⅲ导联电压之和等于Ⅱ导联的电压。

即Ⅱ＝Ⅰ＋Ⅲ

∵ Ⅱ导联＝VF－VR

Ⅰ导联＋Ⅲ导联＝（VL－VR）＋（VF－VL）＝VF－VR

∴ Ⅱ＝Ⅰ＋Ⅲ

艾氏三角定律可用以判断心电图描记有无技术误差（左右手错接）。

2. 加压单极肢体导联　将左上肢、右上肢及左下肢的3个电极各通过5000Ω的电阻（消除各部位皮肤阻力差别影响），用导线连接在一点，称为中心电端，其电位几乎为零，作为无效电极，接心电图机负极端，探查电极分别放在左、右上肢及左下肢，接心电图机正极端，这就构成了单极右上肢导联（VR），单极左上肢导联（VL），单极左下肢导联（VF）。此时所测得的波形即为心脏电学变化在该部位的反映，它较准确地代表心脏某部位的电学变化。但此种导联描记的波幅小，不易观察。在此基础上，进一步改进，即在描记某一肢体导联时，将该肢体与中心电端的连线切断，所得波形较原波形电压增加50%，此即加压单极肢体导联（augment monopolar limb leads）（图1-5）。分别为：

加压单极右上肢导联（aVR）：探查电极放在右上肢，无效电极为左上肢与左下肢相连的中心电端。它反映心室腔内的电位变化。

加压单极左上肢导联（aVL）：探查电极放在左上肢，无效电极为右上肢及左下肢相连的中心电端。它反映心脏高侧壁的电学变化。

加压单极左下肢导联（aVF）：探查电极放在左下肢，无效电极为左、右上肢相连的中心电端。它反映心脏下壁的电学变化。

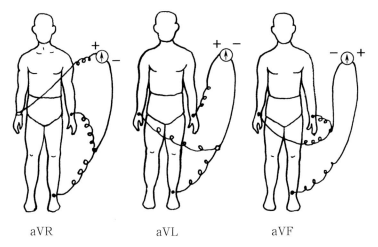

aVR   aVL   aVF

图 1-5　加压单极肢体导联连接法

由于中心电端的电位几乎为零，故 3 个加压单极肢体导联 QRS 波振幅的代数和应接近于零，即 aVR + aVL + aVF = 0。

在临床实践中，心电图机内线路已设计好，只要将标有红、黄、绿、黑 4 种不同颜色的电极板，按顺序置于右上肢、左上肢、左下肢、右下肢，将导联选择开关分别拨到 Ⅰ、Ⅱ、Ⅲ、aVR、aVL、aVF，即可获得各导联波形。

加压单极肢体导联与双极肢体导联均反映心脏额面电位变化，故称为额面导联（frontal leads）。

3. 胸导联　常用的胸导联为单极胸导联，其探查电极置于胸前一定位置，无效电极为左、右上肢及左下肢所连成的中心

电端。它反映心脏横面的电位变化，故称为横面导联（horizontal leads）。常用的导联为：

V_1：探查电极在胸骨右缘第 4 肋间。

V_2：探查电极在胸骨左缘第 4 肋间。V_1、V_2 一般情况下反映右室壁的电位变化。

V_3：探查电极在 V_2 与 V_4 连线的中点上。一般情况下反映左、右心室过渡区的电位变化。

V_4：探查电极在左锁骨中线第 5 肋间。反映心尖部的电位变化。

V_5：探查电极在左腋前线与 V_4 同一水平处。

V_6：探查电极在左腋中线与 V_4 同一水平处。V_5、V_6：反映左室壁的电位变化。

V_7：探查电极在左腋后线与 V_4 同一水平处。

V_8：探查电极在左肩胛下角线与 V_4 同一水平处。

V_9：探查电极在左脊柱旁线与 V_4 同一水平处。$V_7 \sim V_9$ 反映左室后壁电学变化。

V_3R、V_4R、V_5R：探查电极分别放在与 V_3、V_4、V_5 相对应的右胸部位。它们反映右室电学变化。当怀疑右室梗死时，应加描 $V_3R \sim V_5R$ 导联。

以上 3 种是常用的体表心电图的导联系统，常规描记 12 导联：Ⅰ、Ⅱ、Ⅲ、aVR、aVL、aVF、$V_1 \sim V_6$，从不同侧面，反映心脏不同部位电学变化。

4. 食管导联与食管心电图　探查电极放在食管内不同深度（自鼻孔插入约 33 ~ 42cm，与人体身高有关），描记食管心电图，由于左心房紧靠食管，所以根据食管心电图 P 波形态，可判断探查电极的位置（图 1-6）。

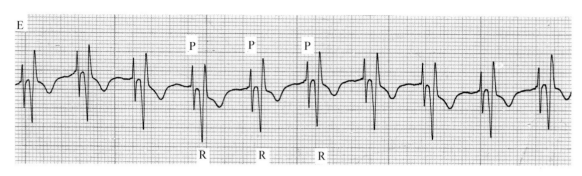

图 1-6　心房中部食管心电图

食管电极置于靠心房中部位置时，P 波呈 "＋－" 双相，QRS 波呈 Qr 型

一般选取 P 波为 "＋－" 双相或最大正向波为描记食管心电图或进行食管调搏的最适位置。由于食管心电图可清楚显示 P 波，故临床用于某些 P 波不易辨认的心律失常的诊断及阵发性心动过速的鉴别诊断。又由于食管与心房靠近，故用于食管调搏超速抑制转复室上性心动过速，以及窦房结功能测定。

5. 希氏束电图（His bundle electrogram，HBE）　希氏束（又称 His 束）位于三尖瓣环上方，冠状静脉窦口前方，是房室间唯一的正常传导途径。于透视下将导管电极经右心房送至三尖瓣口附近，前后轻移导管，使之贴近间隔，于房波和室波之间可见希氏束电位。希氏束电图中，其心房、心室电位分别以 A、V 波为代表，常与体表心电图同步描记，以协助心律失常的诊断。其正常值为：A-H 间期 50～140ms，H-V 间期 30～70ms，H 波 10～15ms（图 1-7，图 1-8）。

四、心电图产生的基本原理及各波段的形成

1. 心电图产生的基本原理

（1）心肌细胞的除极与复极（图 1-9）：静息状态下，细胞外带正电荷，细胞内带负电荷，这就是细胞的极化状态，此时细胞表面无电位差，探查电极描出一电平线（图 1-9a）。当心肌细胞受刺激时，极化状态遭到破坏，钠通道开放，钠离子快速内流，细胞内电位升高，细胞外电位降低，此为除极进行（图 1-9b），这时细胞外已除极部分电位低，未除极部分电位高，这就产生了动作电流；除极进行是自受刺激一端开始，以电偶形式向前推进的（所谓电偶，是指一对电量相等，符号相反，相距很近的一对电荷组成的总体，带正电荷的为电源，带负电荷

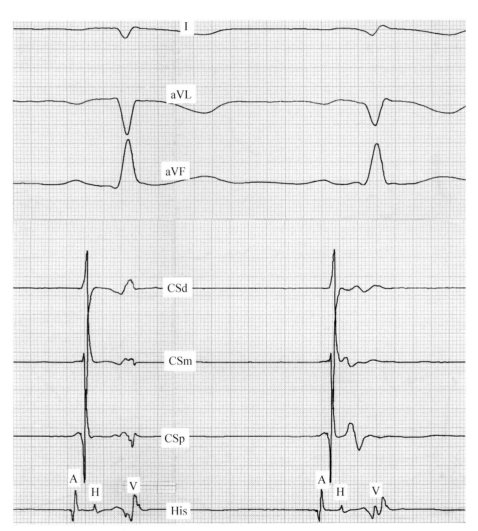

图1-7　希氏束电图

第1~3行为体表心电图，第4~7行为心内心电图，分别为冠状窦远端（CSd）、中段（CSm）、近端（CSp）及His束处心电图。A波宽20ms，A-H间期60ms，H-V间期80ms，H波10ms，V波宽50ms，各波间期均正常（纸速100mm/s）

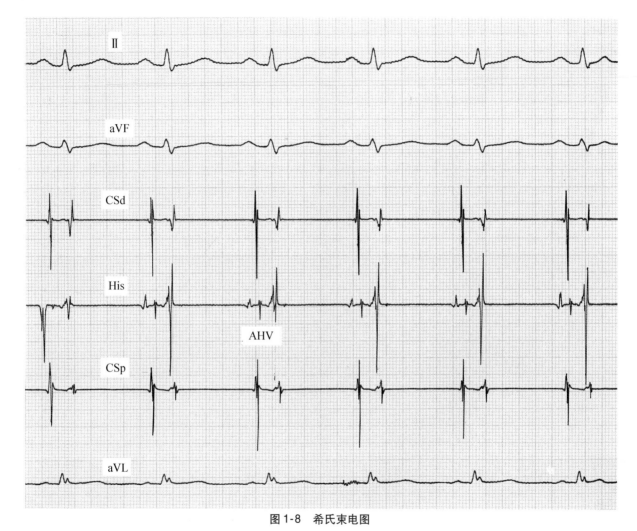

图 1-8　希氏束电图

第 1、2、6 行为体表心电图，第 2~4 行为心内心电图，分别为冠状窦远端（CSd）、His 束处及冠状窦近端（CSp）。A 波宽 20ms，A-H 间期 50ms，H-V 间期 60ms，H 波 10ms，V 波宽 60ms，各波间期均正常

的为电穴）。探查电极放在除极进行的前方，对着正电位，描出向上波；除极进行完毕，细胞膜外均变成负电位，此时无电位差，原向上的波形又降至电平线（图1-9c）；除极进行速度快，波陡直而窄。细胞除极完毕后，细胞膜重新恢复对离子的通透性，钾离子外流，细胞外电位升高，开始复极，复极进行自先除极端开始，细胞膜外已复极端较未复极端电位高，产生电位差；复极进行的前方为负电位，后方为正电位，探查电极对着负电位，描出向下波；复极进行速度慢，波圆钝而宽（图1-9d）；一旦复极完毕，恢复了细胞极化状态，细胞外无电位差，曲线回至电平线（图1-9e）。

如果探查电极放在除极进行的后方，则描出的波形方向与之相反，即除极波向下，复极波向上。如果探查电极放在除极进行的中间，则描出双相波形。

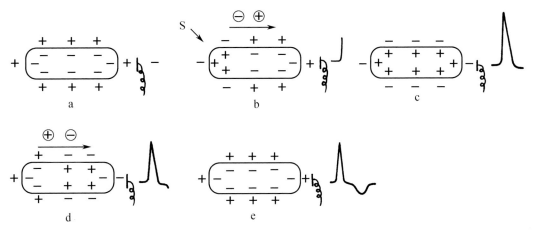

图1-9　心肌细胞的除极与复极

（a）极化状态；（b）除极进行；（c）除极完毕；（d）复极进行；（e）复极完毕（注：S代表刺激）

（2）心脏的除极与复极：心脏是由很多心肌细胞构成的复杂器官，当窦房结激动下传时，首先通过传导系统传至心内膜面，故心脏的除极是自心内膜面向心外膜面进行的，而复极则是由心外膜面向心内膜面进行的。所以QRS波的主波方向与T波方向是一致的。复极自心外膜开始的机制尚不十分清楚，可能与心外膜面温度高（心外膜面因脂肪组织包裹而代谢产生的热量不易扩散，心内膜面由于循环的血液散热，温度低）、所受压力小、血供好（冠脉血管自心外膜至心内膜）等有关，故复极自温度较高的心外膜开始。

由以上可看出，心脏除极复极符合以下4项原则：①除极进行，前为正电位，后为负电位，复极进行，前为负电位，后为正电位；②探查电极对着正电位，描出向上波，对着负电位，描出向下波；③除极进行速度快，波形陡直而窄，复极进行速度慢，波形圆钝而宽；④心脏除极，自心内膜向心外膜进行，复极自心外膜向心内膜进行。此4项原则是用以解释不同导联在不同情况下心电图波形形成的基础。

心脏除极和复极的进行有方向、大小，称为向量，心肌厚时所形成的向量大，波幅电压高。心脏有左、右心室，正常左心室厚度是右心室的2.5～3倍，故左心室除极结束晚于右心室，此时左室除极不受右室除极的影响，除极波较高（若二者同时除极，由于方向相反，互相影响，波幅较低），这就形成了左、右心室外膜面的除极与复极波形（图1-10）。

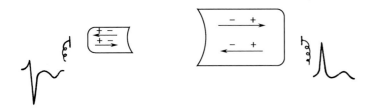

图1-10　左、右心室外膜面除极与复极波形

2. 心电图各波段的形成及正常值　正常心脏的激动，自窦房结开始，经结间束，向右房及左房传布，使心房兴奋，并将激动传至房室结，经房室束达左、右束支，左束支在室间隔左侧中部首先分出间隔支，故心室激动首先自室间隔左侧中部开始，然后经左、右束支及末梢浦肯野（Purkinje）纤维，向两心室扩布，引起心室激动，形成正常心电图的各波、段。

心脏各瞬间除极与复极都有方向、大小，即向量，将各瞬

间向量的最远点连接起来，就形成了心电向量环（vector loop）（图1-11），分别有P环、QRS环、T环；T环代表心室复极环。由于心脏是一立体结构，所以心电向量环在不同面的形态不同；环体在各个导联轴上的投影，形成各个导联上的心电图。心电向量图能较全面地判断心电向量在空间的位置、电压大小及运行情况，是解释心电图图形的基础，更有助于对心电图的理解和诊断。

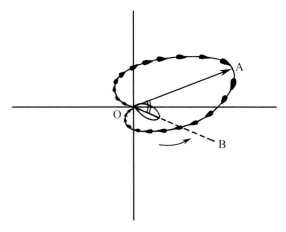

图1-11　横面QRS与T向量环示意图
OA：QRS环最大向量；OB：T环最大向量；
QRS/T夹角为OA与OB之夹角

（1）P波：P波为心房除极波，即左、右心房共同除极的混合波，由于窦房结位于右房，接近上腔静脉入口附近，所以右房除极早于左房0.03s，左右心房共同除极的最大平均向量是自右上向左下（多偏前），它在各导联轴上的投影形成各导联P波的形态。

1）P波在额面各导联上的形态（图1-12）：正常心房除极在额面的最大平均向量永远指向左下（箭头表示不同的心房除极的最大向量），所以它永远投影在Ⅰ、Ⅱ、aVF导联正侧端，描出向上波，形成P波在Ⅰ、Ⅱ、aVF导联永远直立，aVR导联永远倒置，在Ⅲ、aVL导联可以是直立、倒置或双相（多变）。

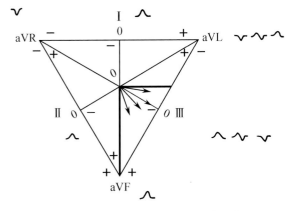

图1-12　P波在额面各导联上的形态

2）P波在横面各导联上的形态（图1-13）：心房除极在横面的最大平均向量指向左前（少数可稍偏后），投影在$V_3 \sim V_6$导联的正侧端，所以P波永远为直立的，V_1、V_2导联P波多为直立，少数可为双相。

由以上可知正常窦性P波的规律为：Ⅰ、Ⅱ、aVF、$V_3 \sim V_6$导联直立，aVR导联倒置，Ⅲ、aVL、V_1（V_2）导联可直立、倒置或双相。

心房复极波（Ta波）很小，所以一般心电图上不能显现，有时可影响P-R段或ST段，使之轻度偏移，或重叠于QRS波之中。

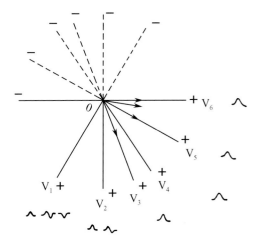

图1-13　P波在横面各导联上的形态

3）P波正常值：P波宽<0.12s，高<0.25mV，若为双峰，峰间距<0.03s。

（2）P-R间期及P-R段：P-R间期为心房除极开始至心室开始除极的时间，一般为房室传导时间，正常值为0.12～0.20s，它随心率快慢及年龄可有轻度变化（见附表1）。当起搏点不在窦房结而在房室交界区，或激动沿旁道下传（预激综合征）时，P-R间期缩短。当房室间传导障碍（房室传导阻滞）时，P-R间期延长。

P-R段自P波结束至QRS波开始的时间，即自心房除极结束至心室开始除极之间的时间，正常为0.04～0.10s，一般在电平线上，可受心房复极波的影响而有轻度偏移。

（3）QRS波形成及正常值

1）QRS波形成（图1-14）：QRS波为心室除极波。激动自心房传至心室，首先兴奋室间隔左侧（左束支首先分出间

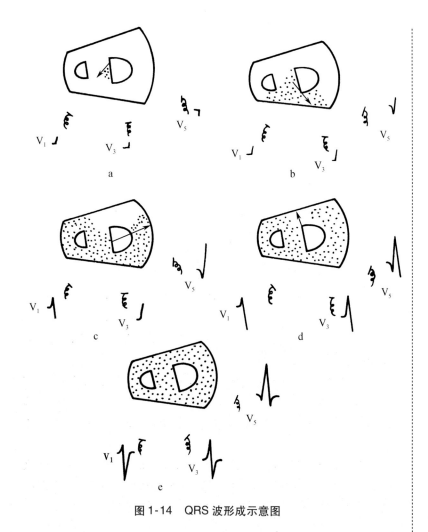

图 1-14　QRS 波形成示意图

隔支），除极向室间隔右侧进行（图 1-14a），根据除极复极原则，在 V_1 导联描出 r 波，V_5 导联描出 q 波。继之，左、右心室

内膜面、右室及部分左室除极，平均向量指向左前（图 1-14b），V_1 导联 r 波继续向上，V_5 亦向上形成 R 波。除极继续进行，右室绝大部分除极结束，左室仍在进行，左室壁厚，且此时又不受右室除极的影响，故向左后的向量明显增大，在 V_1 描出深的 S 波，V_5 导联 R 波振幅明显增高（图 1-14c）。最后，左室后基底部除极，平均向量指向右后，V_1 导联 S 波加深，V_5 导联描出小 S 波（图 1-14d）。除极完毕，曲线回至电平线（图 1-14e）。

2）QRS 波命名原则：P 波后第 1 个向下波称为 q 波，P 波后第 1 个向上波称为 R 波，R 波后的向下波称为 S 波，S 波后的向上波称为 R' 波，R' 波后的向下波称为 S'，以此类推，若仅有一个向下的波称为 QS 波。波形大，用大写字母表示，波形小，用小写字母表示（波形大小一般是相比较而定的）。

3）正常 QRS 波在胸导联的形态：由于心脏形态及在胸腔位置的不同，QRS 波在各胸导联的波形不同，但由于心室除极的最大平均向量是指向左后的，所以正常 QRS 波主波方向在 V_1（V_2）导联（右室面）是向下的，V_5（V_6）导联（左室面）是向上的，V_3（左、右心室过渡区）波形介于二者之间（图 1-15）。

$V_1(V_2)$	V_3	$V_5(V_6)$
〱〱	〜	〢〢〢

图 1-15　正常胸导联 QRS 波形态

4）正常值：Q 波深度小于同导联 R 波的 1/4，宽度小于 0.04s，否则为病理 Q 波。V_1（V_2）导联中不应有 q 波，但可呈 QS 型，V_3 导联中很少有 q 波，$V_4 \sim V_6$ 导联往往有 q 波（其深度及宽度均在正常范围），在 aVL 及 aVF 导联中，偶可呈 QR 型，Q 波深度可等于或大于 R 波，甚至呈 QS 型（与心脏位置有关）。R 波：胸导联自 V_1 至 V_5 其 R 波逐渐增高，S 波逐渐变浅；$R_{V5} < 2.5mV$，否则为左室高电压，$R_{aVL} < 1.2mV$，$R_{aVF} < 2.0mV$，$R_{aVR} < 0.5mV$。QRS 波波幅（即 q + R 或 R + S 绝对值和）：至少有一个肢导联 ≥0.5mV，或胸导联 ≥0.8mV，否则为低电压；若仅肢体各导联 <0.5mV，为肢体导联低电压。QRS 时间为心室除极时间，正常人为 0.06 ~ 0.10s，平均 0.08s，<0.12s。

（4）ST 段：ST 段为心室除极结束后早期复极的电位变化，正常多在电平线（基线）上，也可由于心房复极波的影响而向上或向下稍偏移，但抬高 ≤0.1mV（V_1、V_2 导联 ≤0.3mV），压低 <0.05mV，若抬高或压低超过正常值，可能为心肌损伤或缺血表现。

（5）T 波：T 波为心室复极波，代表心室晚期复极的电位变化。正常 T 波方向与 QRS 波主波方向一致（V_1 导联可不一致）。其高度在肢导联中应大于同导联 R 波的 1/10，在胸导联中应大于同导联 R 波的 1/8，两肢不对称，升肢缓慢，降肢较快，这可能由于心外膜下心肌除极刚结束，紧接着复极，故开始复极进行速度慢，到达心内膜下心肌时，该处除极早已结束，所以复极进行速度快。T 波在胸导联可明显增高，甚至可超过 R 波，一般无临床意义，但应注意排除急性心肌梗死早期的心电图改变。若 T 波低平，甚至倒置，可反映心肌缺血。T 波宽度一般为 0.1 ~ 0.25s。

（6）Q-T 间期：Q-T 间期为自 QRS 波开始至 T 波结束的时间，代表心室除极复极总时间，与心室收缩时间大致相当。Q-T 间期的长短与心率有一定关系，心率愈快，Q-T 间期愈短。一般根据 Bazett 公式计算 Q-T 间期：

$$Q\text{-}T \text{ 间期} = K\sqrt{R-R} \qquad K \text{ 为一常数（约为 0.40）}$$

R-R 为心动周期。据统计，Q-T 间期正常值可有 0.05s 差别。

因此，正常 Q-T 间期 $= 0.4\sqrt{R-R} \pm 0.05s$

$$Q\text{-}T \text{ 校正值（Q-Tc）} = \frac{Q\text{-}T \text{ 间期测得值}}{\sqrt{R-R}}$$

实际 Q-Tc = K，正常上限可达 0.45s。

$$Q\text{-}T \text{ 间期比值} = \frac{Q\text{-}T \text{ 间期测得值}}{Q\text{-}T \text{ 间期计算值}}$$

正常男性平均为 1.01，最高值为 1.09；女性平均为 1.02，最高值为 1.10。

临床实践中，常根据心率查表，以求得正常 Q-T 间期（见附表 2）。

（7）U 波：为心动周期最后一个小波，位于 T 波后 0.02 ~ 0.04s，多见于 I 、II 及胸导联，以 V_3 导联最明显，其方向与 T 波一致，宽度约为 0.20s，高度多不超过 0.05mV，V_3 最高可达 0.2 ~ 0.3mV，但任何导联均不超过同导联 T 波的 1/2。

五、心电轴与钟向转位

1. 导联轴与心电轴

（1）导联轴与不同导联 QRS 波形成：某导联正负两极间假想的连线为该导联的导联轴。接心电图机正极端的为正侧，接负极端的为负侧。导联轴的作用主要是用以判定不同导联心电图的波形。标准导联和加压单极肢体导联的导联轴均位于额面，故称为额面导联轴（图 1-16）。为了更清楚表明这 6 个导联轴之间的关系，将 3 个双极肢体导联的导联轴平行移动过三角形中心"O"点（"O"点即为电偶中心），与加压单极肢体导联一起构成六轴系统，自此可看出各导联轴之间的夹角均为 30°，以"O"点为中心，将各导联轴分为正负两侧端（图 1-17）。六轴系统用于判定心电轴及肢体导联波形。

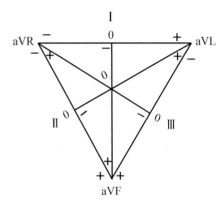

图 1-16　额面导联轴

以 I 导联 QRS 波形成为例，了解各导联 QRS 波的形成（图 1-18）：I 导联为左上肢（L）与右上肢（R）分别接于心电图机正负两极，RL 即为 I 导联的导联轴，RL 连线之中点为零电位，L 为正电位，R 为负电位，QRS 环开始部分（初始向量）投影在 I 导联的负侧，描出一小的向下波（q 波），继之大

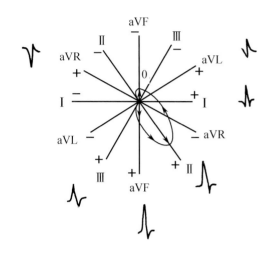

图 1-17　六轴系统与额面各 QRS 波形成

部分投影在 I 导联正侧（最大向量），描出一向上的大波（R波），最后一小部分投影在 I 导联负侧（终末向量），描出一小的向下波（s 波），此向量环在 I 导联上的投影就形成了 I 导联 QRS 波形态，呈 qRs 型。同理，根据额面 QRS 环在其余各导联轴上的投影，描出相对应的 QRS 波。根据横面 QRS 环在横面各导联轴上的投影，描出横面各导联的 QRS 波（图 1-19）。

（2）心电轴的测定：心电轴（electrical axis）是指心脏电学活动的最大平均向量，由于心脏是一个立体结构，所以在额面、横面、侧面，其最大平均向量均不同。心房除极最大向量称为 P 电轴，心室除极最大平均向量称为 QRS 电轴；临床一般所称的心电轴，是指心室电学活动在额面的最大平均向量，即 QRS 环的最大平均向量；它是以最大平均向量与 I 导联正侧端夹角的度数表示的，正常心电轴指向左下，即 0°～＋90°。

Ⅰ、Ⅲ导联QRS波振幅的代数和（最高的R波与最深的Q波或S波的代数和），分别向各自导联做标记，自此点分别向各导联轴做垂线，两垂线相交于A点，连接OA，OA即为所求的心电轴，用量角器测量它与Ⅰ导联正侧端夹角的度数（图1-20）；临床上常根据Ⅰ、Ⅲ导联QRS波振幅的代数和查表（由坐标法制成的表格）求出相对应的心电轴度数（见附表3）；②目测法：根据Ⅰ、Ⅲ导联QRS波主波方向，粗略判定心电轴有无偏移：若Ⅰ导联QRS波主波方向向上，Ⅲ导联向下，心电轴左偏；若Ⅰ导联向下，Ⅲ导联向上，心电轴右偏；若Ⅰ、Ⅲ导联QRS波主波方向均向上，心电轴正常，或其中之任一导联为双相，另一导联向上，其心电轴亦为正常；若Ⅰ、Ⅲ导联QRS波主波方向均向下，心电轴极度右偏（图1-21）。

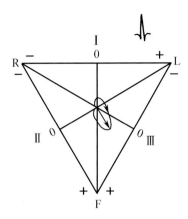

图 1-18　Ⅰ导联 QRS 波形成

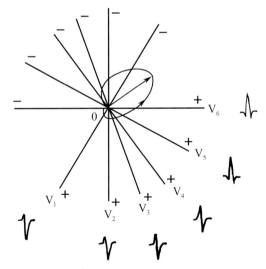

图 1-19　横面导联 QRS 波形成

1）心电轴测定方法：①坐标法（振幅法、标测法）：根据

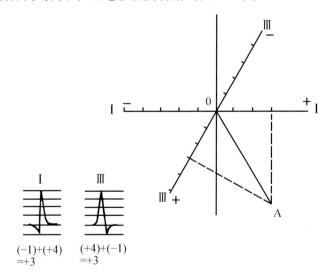

(−1)+(+4)　(+4)+(−1)
=+3　　　=+3

图 1-20　坐标法测定心电轴

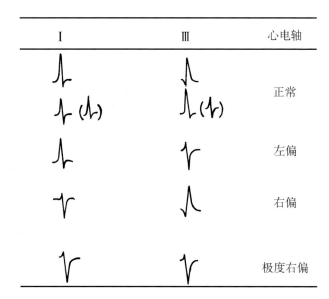

图 1-21　根据 I、Ⅲ 导联 QRS 波主波方向对心电轴的判定

正常心电轴为 0°～＋90°；＋30°～＋90° 为无电轴偏移，＋30°～－90° 为电轴左偏，＋90°～＋180° 为电轴右偏，＋180°～－90° 为电轴极度右偏（图 1-22）。

2）心电轴偏移的临床意义：心电轴偏移可见于正常人，亦可由不同的生理或病理状况所引起。

心电轴左偏：见于肥胖体型、晚期妊娠、大量腹水、心脏左移、左前分支传导阻滞、左束支传导阻滞、左室肥大等。

心电轴右偏：见于瘦长体型、心脏右移、右束支传导阻滞、左后分支传导阻滞、右室肥大等。

心电轴极度右偏：见于某些先天性心脏病，如法洛四联症所引起的严重右室肥大。

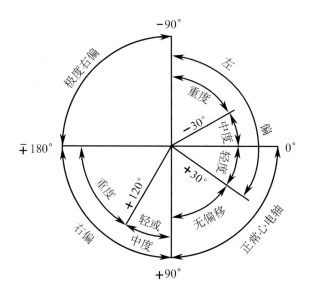

图 1-22　心电轴偏移的分类

2. 钟向转位　心脏可依纵轴转动，自心尖向上看，有顺钟向转位及逆钟向转位，表现为 V₁、V₃、V₅ 导联 QRS 波形态的改变（图 1-23）。

（1）钟向转位（clockwise rotation，CW）：右心室向左侧转动，左心室向后推移，使得左右心室过渡区波型（RS 型）左移，出现在 V₅～V₆ 导联（即 V₅～V₆ 导联呈 RS 型），右心室波型出现在 V₁～V₃ 导联（即 V₁～V₃ 导联呈 rS 型）；极度顺钟向转位时，甚至 V₅～V₆ 均呈 rS 型，左室波形（RS）可出现在 V₇～V₉。

（2）逆钟向转位（counter clockwise rotation，CCW）：左心室向前向右侧转动（右心室更转向右侧），使得左右心室过渡区波型（RS 型）右移，出现在 V₁、V₂ 导联，V₅ 波型（Rs 型）

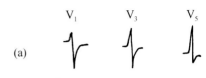

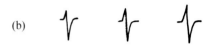

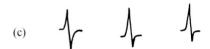

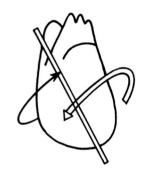

图 1-23　钟向转位示意图

（a）无钟向转位；　（b）顺钟向转位；

（c）逆钟向转位

出现在 V₃ 导联。

　　正常人可有轻度顺钟向或逆钟向转位。明显的顺钟向转位见于右室肥大，逆钟向转位见于横位心或左室肥大。

六、心电图测量与分析

　　1. 心电图测量　心电图纸是由毫米为最小单位组成的方格纸（图 1-24），其横线（每 1 小格的宽度）代表时间。心电图记录纸速度一般都是 25mm/s，每毫米相当于 0.04s（如果记录纸速度有改变，需加以注明），所以每 1 小格宽度代表 0.04s。其竖线代表电压，输入 1mV 电压，基线上升 10mm，所以 1mm 代表 0.1mV；若电压过高，可使 1mV 的定准电压上升减为 5mm，此时 1mm 代表 0.2mV。每 5 个纵横小方格组成 1 个中方格，其周围有较粗的纵横坐标线表示，故每个中方格代表时间为 0.20s，电压为 0.5mV。

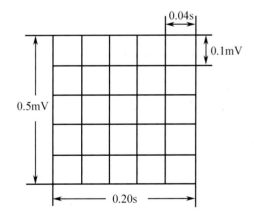

图 1-24　心电图记录纸上时间与电压标志

　　选择各波段比较清楚的导联，用分规进行测量。若测量电压，自基线上沿测到波的最高点（向上波），或自基线下沿测到波的最深点（向下波）。若测时间，应自某波开始的前缘，测到该波终止的前缘（图1-25）；总之，测量时要除去基线的影响。

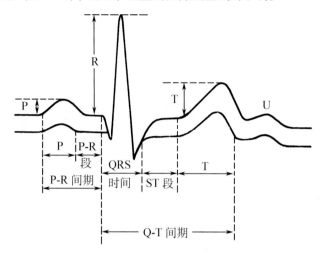

图 1-25　心电图各波段测量方法示意图

（1）心律：心脏活动的节律即为心律。正常支配心室电学活动的激动起源点在窦房结，称为窦性心律；若在窦房结以外的其他部位发出激动，支配心室电学活动，称为异位心律。

窦性心律应具备以下条件：①每个 ORS 波之前均有一相关 P 波；②P-R 间期≥0.12s；③P 波符合窦性 P 波的规律，即 P 波在 Ⅰ、Ⅱ、aVF、V₃～V₅ 导联直立，aVR 导联倒置，Ⅲ、aVL、V₁（V₂）导联可直立、双相或倒置。

异位心律：支配心室电学活动的激动起源点位于窦房结以外，如心房颤动、阵发性室上性心动过速等。

窦性＋异位心律：在正常窦性心律中，有偶发或频发的异位心律，如室性期前收缩、短阵的阵发性心动过速等。

（2）心动周期及心率：测量 P-P 间距或 R-R 间距，若为窦性心律，二者相等，仅测一项即可，若心律不齐时取其平均值，若心室率与心房率不相等时，则分别计算各自的频率，计算公式为：

$$HR = \frac{60（s）}{R\text{-}R（P\text{-}P）（s）}（次／分）$$

为了减少计算的麻烦，常根据测得的 R-R 间距，查表求出相对应的心率（见附表 4）。

（3）P-R 间期：自 P 波开始的前缘测至 QRS 波开始的前缘，为心房开始除极至心室开始除极的时间。选择 P 波清楚、宽大，且有明显 Q 波的导联进行测量，一般可选择标准 Ⅱ 导联。若为交界性心律，逆行的 P 波出现在 QRS 波之后，此时测量 R-P 间期，应自 QRS 波开始的前缘，测至 P 波开始的前缘。

（4）QRS 时间：自 QRS 波开始的前缘，测至终止的前缘，一般选择肢体导联中 Q 波及 S 波均明显的导联进行测量。

（5）ST 段：正常多在基线上，若有水平型压低或抬高，自 J 点（QRS 波与 ST 段的交接点）测量，若呈上斜型或下垂型偏移，自 J 点后 0.04s 测量。基线多以前后两个 T-P 段的连线为准，或以前后两个 P 波起始处连线为准。

（6）Q-T 间期：自 QRS 波开始的前缘测至 T 波终止之前缘，计算其纠正值时，亦应以同一导联中的心动周期为准。

（7）心电轴：根据 Ⅰ、Ⅲ 导联 QRS 波振幅的代数和，查表求出相对应的心电轴度数，分析心电轴有无偏移。

（8）钟向轴位：根据 V₁、V₃、V₅ 导联 QRS 波形态，判断有无钟向转位。

2. 心电图分析与诊断　应首先分析有无描记技术性错误，根据艾氏三角定律（Ⅱ＝Ⅰ＋Ⅲ），判断各导联有无连接错误（图1-26），标准电压是否准确，是否有某些导联为减半电压，

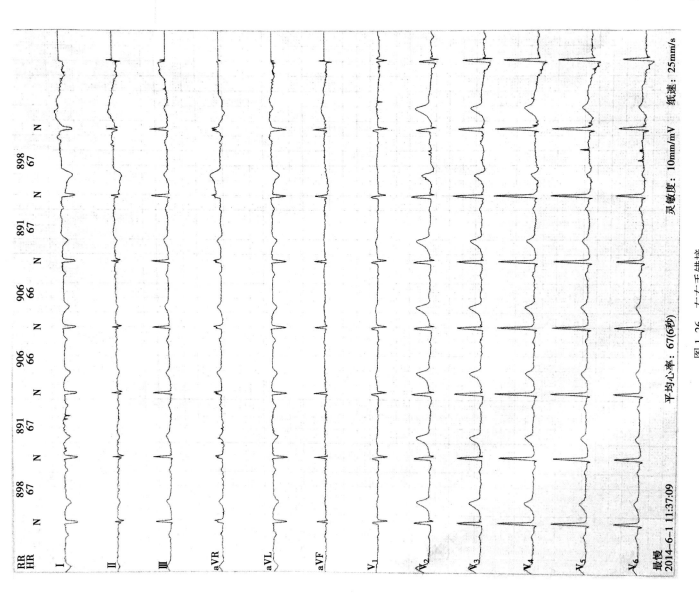

图 1-26　左右手错接

I 导联 P 波倒置，QRS 波主波向下，aVR 导联 P 波直立，QRS 波主波向上，此为判断左右手错接的主要标准

心电图诊断：左右手错接心电图

纸速：25mm/s

灵敏度：10mm/mV

平均心率：67(6秒)

2014-6-1 11:37:09

有否伪波等。对于伪波应分析其产生原因，如小而规则，呈毛刺样的交流电干扰伪波，可能因周围带电仪器的干扰，或电极板与皮肤接触不良；如果呈边缘不整、碎小的肌颤波，可能由于室温较低或被检查者精神紧张所致。然后分析各波段有无异常。

（1）P波：P波电压及时间是否正常。P波电压增高≥0.25mV，为右房扩大（常见于肺源性心脏病患者，故称为肺型P波）；P波时间加宽≥0.12s，呈双峰，峰间距>0.03s，见于心房内传导障碍，或左房扩大（常见于二尖瓣狭窄患者，故称为二尖瓣型P波）；若P波既高又宽，则为双心房扩大。P波电压减低（各导联中均<0.05mV）见于心房兴奋性减低，如高血钾心房肌麻痹，P波低平甚至消失。逆行P波（P波方向与正常相反，Ⅱ、Ⅲ、aVF导联倒置）见于交界性期前收缩或交界性心律。P波消失，伴有QRS波消失达数秒，见于窦性静止、窦房传导阻滞等。正常P波消失，代之以极不规则的颤动波或规则的锯齿状扑动波，为心房颤动或扑动的心电图改变。若V₁导联P波负向波增大，应计算V₁导联Ptf值［V₁导联P波终末电势（terminal force）］，以V₁导联P波负向波毫米（mm）数×时间（s），所得数值为负数，单位为mm·s，正常值>-0.02mm·s，若<-0.04mm·s，为左房扩大表现（图1-27）。

（2）P-R间期：P-R间期延长>0.20s，常为一度房室传导阻滞表现，但应排除由于心房扩大致P波增宽所致。常见于风湿性或病毒性心肌炎，急、慢性冠状动脉功能不全，迷走神经功能亢进等。P-R间期缩短<0.12s，常提示为预激综合征，此时伴QRS时间延长；亦见于交界性心律，此时P波为逆行P波。

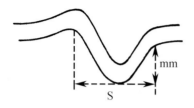

图1-27　V₁导联Ptf值测量与计算（mm·s）

（3）QRS波：分别观察Q波、R波及QRS波的电压及时间。病理Q波见于心肌梗死、肥厚型心肌病、急性心肌炎等。左室高电压见于儿童、瘦高的青年人、左室肥大等。低电压见于心包积液（电短路）、心包缩窄（纤维素绝缘作用）、肥胖、肺气肿及严重的心肌病变如心肌梗死、心肌病、心肌淀粉样变性等。QRS波电压交替（QRS波振幅高、低交替出现）见于阵发性室上性心动过速发作时；若心率慢时出现，常提示心肌病变严重。QRS时间延长≥0.12s，见于左、右束支传导阻滞，末梢室内传导阻滞，预激综合征，心室自律，室内差异传导等。

（4）ST段：ST段有无偏移及其形态改变，为临床提供重要线索。ST段抬高、弓背向上，常为急性心肌梗死早期表现，或变异型心绞痛发作时，或陈旧性心肌梗死室壁瘤的表现。ST段抬高、弓背向下，见于心包积液。部分正常人可有轻度ST段抬高，是由于复极过早所致，称为早期复极综合征（图1-28～图1-30）。ST段压低见于急慢性冠状动脉供血不足、心肌炎等。ST段正常时限为0～0.15s，除低血钙时ST段延长外，一般无临床意义。

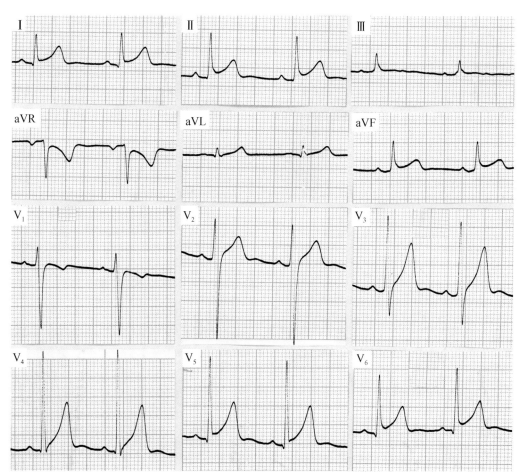

图 1-28 早期复极综合征

ST 段于 I、II、aVF、V₃～V₆ 导联均抬高，最高达 0.2mV。动态观察无变化（此心电图改变一定要结合临床动态观察，因该心电图可为心包炎表现；由于定位不特异，故急性心肌梗死可能性小）

心电图诊断：早期复极综合征

患者女，26 岁，因情绪波动感胸闷就诊，各项检查均无阳性发现，动态观察 3 天，心电图无变化。临床诊断：早期复极综合征

第
1
章

正
常
心
电
图
概
述

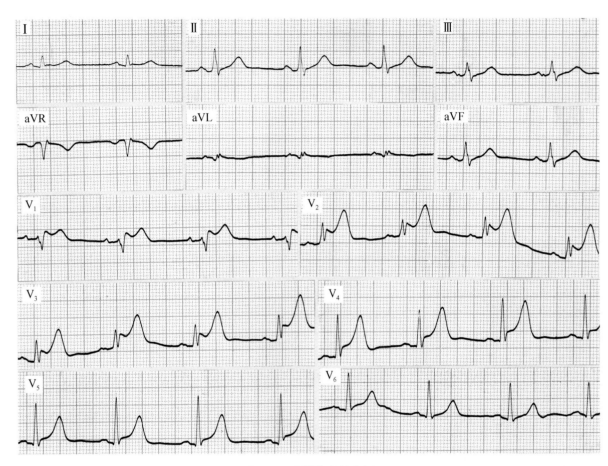

图 1-29　早期复极综合征

V_1 ~ V_5 导联 J 点抬高，而后 ST 段呈下斜型下降，形成弓背向下型抬高，其图形类似 Brugada 综合征，但其 ST 段抬高不仅波及右胸导联，亦波及左胸导联，结合患者无晕厥史，其父母均 80 岁高龄，无猝死家族史，故不支持 Brugada 综合征；此心电图改变亦可为急性心肌梗死超急期改变，故对此一定要动态观察，不要当即确定诊断。（该患者动态观察 1 个月，心电图无变化）

心电图诊断：早期复极综合征

患者男，57 岁，临床无症状，体检心电图异常，余辅助检查均无阳性发现。临床诊断：早期复极综合征

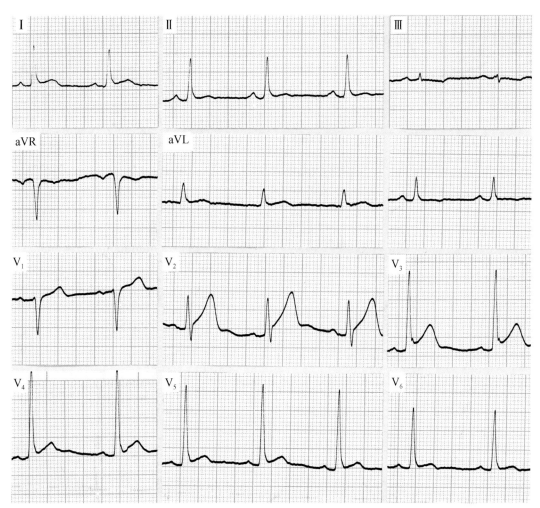

图 1-30　早期复极综合征

于 Ⅰ、aVL、V_3 ~ V_6 导联均可见 ST 段抬高，最高达 0.2mV，V_3 导联可见 J 波（动态观察，长期无变化）

心电图诊断：早期复极综合征

患者男，32 岁，无症状，体检发现心电图异常。

临床诊断：早期复极综合征

（5）T波：T波方向与其前QRS波主波方向一致，若其前QRS波发生改变致T波改变称为继发性T波改变，见于左右束支传导阻滞、预激综合征、心室肥大等。若仅有T波改变，为原发性T波改变，见于急慢性冠状动脉供血不足、心肌炎、心肌病等所致的心肌缺血型改变，此时T波表现为低平、双相或倒置，其倒置的T波两肢对称，又称冠状T；部分正常人，可有轻度T波改变。

（6）Q-T间期：Q-T间期延长见于急性心肌梗死、急性风湿性心肌炎等所致的心肌病变，低血钾、低血钙等引起的电解质紊乱，以及胺碘酮、奎尼丁等药物的毒性反应。Q-T间期缩短见于洋地黄作用，或血钙过高。

（7）U波：观察U波有无增高或倒置。前者常提示低血钾，或洋地黄、奎尼丁、胺碘酮的应用（可能与钾离子改变有关）。后者常提示心肌缺血。

根据测量、分析结果，确定心电图是否正常，必要时结合既往心电图检查结果，以及临床资料进行诊断。对于有明显异常的心电图，直接作出肯定性诊断，如心房颤动、急性心肌梗死等；对于不能肯定的诊断，可以写"提示"或"可疑"，并提出建议。

1

第 2 章　心律失常概述

正常心脏的激动，规律地自窦房结发放，经房内的结间束，传布至心房及房室结，再经房室束（His 束）、左右束支及末梢纤维（浦肯野纤维）传布至心室肌，引起心脏有规律地收缩。当心脏的节律，失去正常活动的规律时，即为心律失常。心脏具有正常节律，这是由心肌的生理特性所决定的。

一、心肌生理特性

1. 自律性（autorhythmicity）　即自动性、节律性。在没有外来刺激条件下，也不受意识支配，而自动地、有节律地产生冲动的特性，称为自律性。心肌具有自律性，是因为心肌是含有自律细胞（pacemaker cells）的组织，这些细胞具有舒张期自动除极的特性，所以可自动发放冲动。但不同组织的细胞，其自律性是不一样的，自律性最强的是窦房结，发放冲动的频率为 60～100 次/分，依次为房室交界区，其频率为 40～60 次/分，频率最慢的是 His 束以下心室内的组织，其频率为 20～40

次/分。正常情况下，由于窦房结自律性最强，成为心脏的最高起搏点，规律地发放冲动，支配整个心脏的电学活动，其他部位，均被超速抑制。当窦房结发放冲动的频率发生了异常（窦性心律失常），或窦房结以外的低位起搏点的激动控制心律（异位心律失常）时，即引起心律失常。

2. 兴奋性（excitability）　受刺激产生反应的特性，又称为应激性。在一个心动周期不同时期，其兴奋性是不同的（图 2-1）。

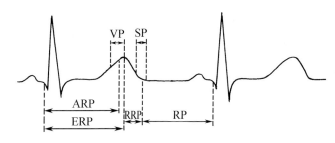

图 2-1　心动周期不同时期心肌的兴奋性

ARP：绝对不应期；ERP：有效不应期；RRP：相对不应期；VP：易损期；SP：超常期；RP：反应期

（1）绝对不应期（absolute refractory period，ARP）：心肌除极后（激动之后），由于钠通道失活，兴奋性降低，在一段时间内，完全或部分地丧失兴奋性，这段时间称为不应期。自QRS波开始至T波顶峰稍前的一段时间内（相当于动作电位0～3位相的前半部分，即膜电位负值恢复到－55mV以前的一段时间），对任何刺激均不能作出反应，故生理学上称之为绝对不应期。

当膜电位恢复到－55～－60mV时，对刺激可产生动作电位，但由于除极速度极慢，动作电位幅度低，并不能引起邻近心肌细胞的反应，从效果上看，对刺激仍无反应，故生理学上自除极开始至－60mV以前的一段时间（即自QRS波开始至T波顶峰的一段时间）称为有效不应期（effective refractory period，ERP），临床心电图上称有效不应期为绝对不应期。

（2）相对不应期（relative refractory period，RRP）：T波顶峰前后到T波结束的一段时间，相当于动作电位3位相后半部分，当膜电位恢复到－60～－80mV时，强刺激引起可扩布性的期前收缩，但其传导速度慢，故称为相对不应期。

（3）易损期（vulnerable period，VP）：在T波顶峰前0.03～0.04s至T波顶峰这段时间内，心室肌复极很不均一，一部分心肌已恢复了反应性，而另一部分心肌尚处于不应期，此时若有外来刺激（如室性期前收缩）落在此期（称为RonT现象），易发生单向阻滞及折返，引起阵发性室性心动过速，甚至心室颤动，故此期称为易损期（或易颤期）。

（4）超常期（supernormal period，SP）：在T波结束前后（相当于动作电位－80mV前后）一段时间内，钠通道基本复活，心肌细胞较正常情况下更易兴奋，阈下刺激可引起反应，称为超常期。

（5）反应期（response period，RP）：于T波结束至下一次QRS波开始这一段时间内，阈上刺激可引起正常反应，称为反应期，相当于心室的舒张期。

如果某一激动到达时间过早，心肌尚处于不应期时，造成传导延缓或中断，此为生理性传导阻滞，或干扰现象；如果心肌不应期延长，则引起病理性传导阻滞。

3. 传导性（conductivity）　心肌细胞的激动，能自动地引起相邻近心肌细胞激动的特性，称为传导性。不同的心肌细胞，其传导性是不同的，传导速度最快的是浦肯野纤维，其传导速度约为4000mm/s，房室束及其束支约为3000mm/s，心房肌约为800～1000mm/s，心室肌约为400mm/s，传导速度最慢的是房室结，约为200mm/s，房室结的传导延迟作用，使得心房心室收缩协调一致，保证心室血液的充分充盈。如果激动在传导途径中任一部位因病变造成传导延缓或中断，则出现各种传导阻滞。

上述3种心肌的生理特性与心律失常密切相关。

二、心律失常分类

临床上根据激动起源异常及传导异常将心律失常分为两大类。

1. 激动起源异常

窦性心律失常 { 窦性心动过速
窦性心动过缓
窦性心律不齐
窦性静止

异位心律失常 {
主动性 { 期前收缩（房性、交界性、室性）
阵发性及非阵发性心动过速（室上性、室性）
扑动与颤动（心房、心室）
被动性 { 逸搏与逸搏心律（房性、交界性、室性）
干扰与脱节
主动或被动：游走心律

2. 激动传导异常

传导阻滞 { 窦房传导阻滞
房内传导阻滞
房室传导阻滞
左束支及其分支传导阻滞
右束支传导阻滞
末梢室内传导阻滞

旁道传导：预激综合征

三、心律失常的临床意义

　　心律失常可发生于无器质性心脏病的健康人，如窦性心动过缓，窦性心律不齐，短暂的窦性心动过速，偶发的期前收缩等。病理状况下可见于：

　　（1）各种器质性心脏病：如风湿性、冠状动脉硬化性、高血压性、先天性及肺源性心脏病等，以及心肌炎、心肌病。

　　（2）电解质紊乱：如低血钾、高血钾等。

　　（3）药物毒性作用：如洋地黄、奎尼丁、普鲁卡因胺、胺碘酮、锑剂等。

　　（4）其他：如甲状腺功能亢进症、急性腹腔疾病（胆道疾病、胰腺疾病等）、急性感染（伤寒、败血症等）、心内手术、心导管等。

　　对于偶发的、无明显器质性病变的心律失常，可不做处理。而频发、持续时间较长、心室率极快或极慢或极不规则者，往往需及时处理，以避免或纠正严重血液循环障碍及泵衰竭。

第 2 章　心律失常概述

2

3

第3章　窦性心律失常与病窦综合征

一、正常窦性心律

正常心律激动起源点来自窦房结，称为窦性心律（sinus rhythm）。

[心电图特点]　（图3-1）

1. 每个 QRS 波之前均有一相关 P 波。

2. P-R 间期≥0.12s。

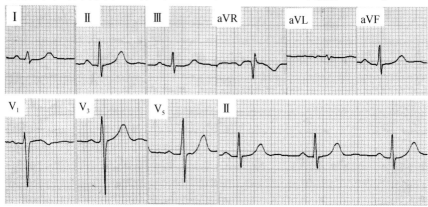

图3-1　正常窦性心律

每个 QRS 波之前均有一相关 P 波，P-R 间期 0.16s（＞0.12s），P 波于 I 、II 、aVF、V₃、V₅ 导联直立，aVR 导联倒置，符合窦性 P 波规律，心率 68 次/分

心电图诊断： 正常窦性心律

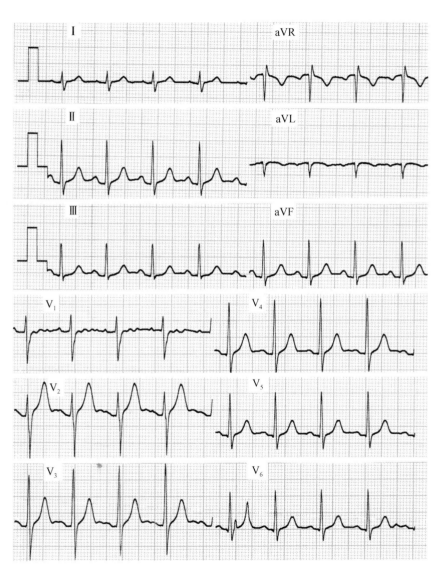

图3-2　窦性心动过速

每个 QRS 波前均有一相关 P 波，P-R 间期 0.16s，P 波于 I 、II 、aVF、V₃、V₅ 导联直立，aVR 导联倒置，符合窦性 P 波规律，心率 108 次/分，符合窦性心动过速心电图特点（V₁ 导联有干扰）

心电图诊断：窦性心动过速

3

3. P 波符合窦性 P 波规律，即 Ⅰ、Ⅱ、aVF、V₃~V₆ 导联直立，aVR 导联倒置。

以上 3 条为窦性心律条件。正常窦性心律还具备：

4. 心率 60~100 次/分（临床多主张 50~90 次/分）。

5. P-P 间距差 <0.12s。

二、窦性心律失常与病态窦房结综合征

（一）窦性心律失常

若窦房结发放冲动的频率发生了变化，如过速、过缓、不规整或停搏，则形成窦性心律失常。

[心电图特点]（图 3-2~图 3-9）

1. 窦性心律其心率超过 100 次/分（临床多主张超过 90 次/分）时，称为窦性心动过速（sinus tachycardia）（图 3-2 见上页图）。

2. 窦性心律其心率低于 60 次/分（临床多主张低于 50 次/分）时，称为窦性心动过缓（sinus bradycardia）（图 3-3，图 3-4）。

3. 窦性心律其同导联 P-P 间距相差 >0.12s 时，称为窦性心律不齐（sinus irregularity）（图 3-5，图 3-7）；若心律不齐与呼吸有关，称为呼吸性窦性心律不齐（图 3-6），可能由于吸气时交感神经张力增高，呼气时迷走神经张力增高所致。在二度以上房室传导阻滞中，含有 QRS 波的 P-P 间距较不含 QRS 波的 P-P 间距短，为室相性窦性心律不齐（见图 11-12，图 11-14，图 11-16，图 11-36，图 11-39）。可能与含 QRS 波者有一次心室搏动，窦房结血供得以改善，自律性增强有关。

4. 正常心律中，突然出现一长 P-P 间距，其与短 P-P 间距之间无倍数关系，此为窦性停搏或窦性静止（sinus pause or sinus arrest）（图 3-8）。

5. 在规则的 P-P 间距中，突然出现一长 P-P 间距，其与短 P-P 间距之间有倍数关系，此为窦房阻滞（sino-atrial block，SAB）（图 3-9）。

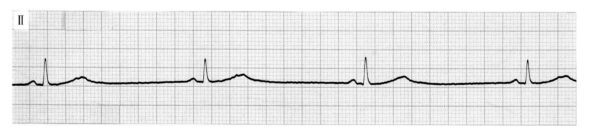

图 3-3 窦性心动过缓

每个 QRS 波前均有一相关 P 波，P-R 间期 0.16s，P 波于 Ⅱ 导联直立，P-P 间距 1.72s，心率为 35 次/分，符合窦性心动过缓

心电图诊断：窦性心动过缓

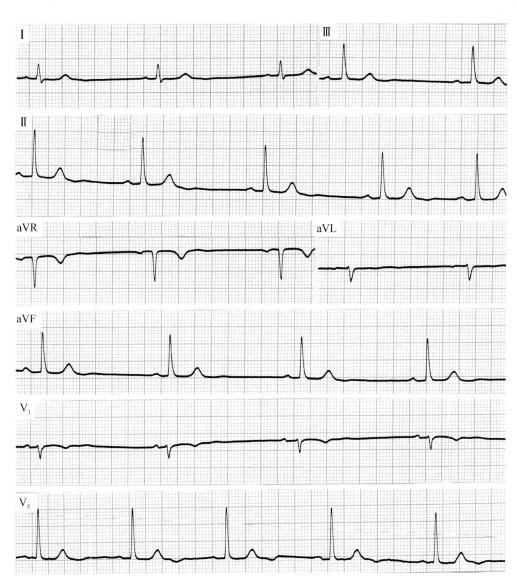

图3-4　窦性心动过缓

每个 QRS 波前均有一相关 P 波，P-R 间期 0.20s，P 波于 Ⅰ、Ⅱ、aVF、V₅ 导联直立，aVR 导联倒置，P-P 间距 1.12～1.60s，间距差 >0.12s，心率为 53～38 次/分，符合窦性心动过缓伴不齐

心电图诊断：窦性心动过缓伴不齐

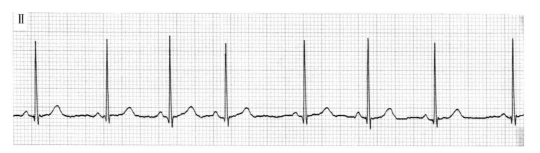

图3-5　窦性心律不齐

每个 QRS 波前均有一相关 P 波，P-R 间期 0.13s，P 波于 II 导联直立，P-P 间距不等，0.60 ~
0.84s，间距差 >0.12s，符合窦性心律不齐

心电图诊断：窦性心律不齐

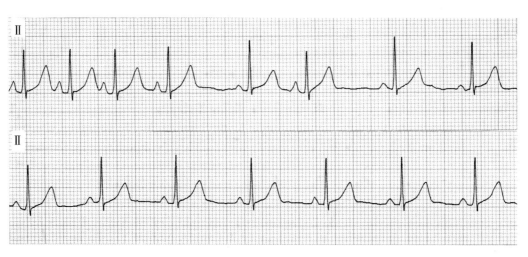

图3-6　呼吸性窦性心律不齐

每个 QRS 波前均有一相关 P 波，P-R 间期 0.13s，P 波于 II 导联直立；第 1 行 P-P 间距不等，自
0.50s 渐延长至 0.95s，间距差 >0.12s；第 2 行当闭气后 P-P 间距相等，符合窦性心律不齐

心电图诊断：呼吸性窦性心律不齐

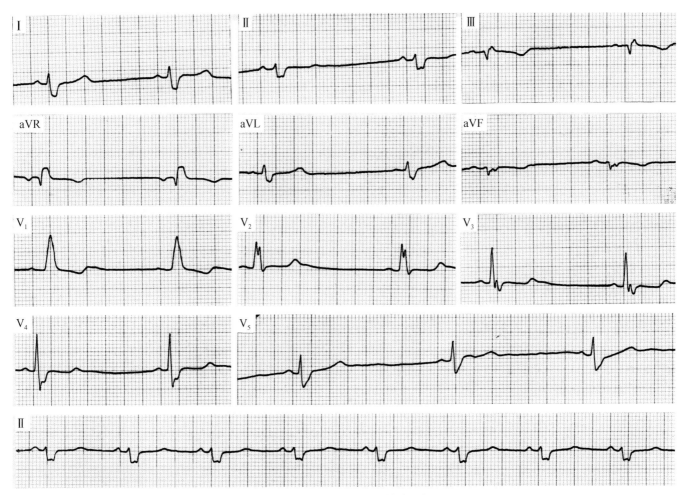

图 3-7　显著窦性心动过缓伴不齐

每个 QRS 波前均有其相关 P 波，P-R 间期 0.16s。P 波符合窦性 P 波规律（Ⅰ、Ⅱ、aVF、$V_3 \sim V_5$ 导联 P 波直立，aVR 导联 P 波倒置）。1~4 行 P-P 间距 1.33~1.66s，间距差 >0.12s；心率为 36~45 次/分，符合窦性心动过缓伴不齐。第 5 行为阿托品 2mg 静脉注射后，心率增快，最快达 67 次/分，阿托品试验（−）。QRS 时间 0.13s，V_1 导联呈 R 型，V_5、Ⅰ、aVL 导联 S 波加宽，符合完全性右束支传导阻滞（CRBBB）

心电图诊断：显著窦性心动过缓伴不齐，完全性右束支传导阻滞

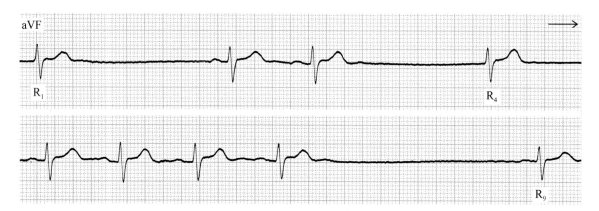

图3-8 窦性静止，交界性逸搏

可见频频长间歇，最长达2920ms，为窦性静止。其 R_4 为交界性逸搏

心电图诊断：窦性静止，交界性逸搏

患者男，24岁，临床诊断：病毒性心肌炎

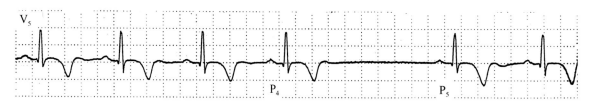

图3-9 窦房传导阻滞

$P_1 \sim P_4$ 其 P-P 间距规则，为1.0s，突然出现一长 P-P 间距（$P_4 \sim P_5$），为2.0s；长 P-P 间距为短 P-P 间距的2倍。T波倒置

心电图诊断：窦房传导阻滞，心肌呈缺血型改变

[临床意义及处理]

1. 窦性心动过速　可见于正常人如运动、饮酒过量等，全身性疾病如发热、贫血、甲状腺功能亢进症等，某些药物如阿托品、肾上腺素等影响，以及各种器质性心脏病。其处理主要为原发病治疗；交感神经亢进者，可选用 β 受体阻滞剂。

2. 窦性心动过缓　可见于正常人，如运动员、老年人；全身性疾病，如甲状腺功能减退症、阻塞性黄疸等；药物影响，如 β 受体阻滞剂、奎尼丁等；器质性心脏病，如急性下壁心肌梗死等。严重窦性心动过缓处理见"病态窦房结综合征"。

3. 窦性心律不齐　心律不齐与呼吸有关者为呼吸性窦性心律不齐（见图 3-6）；二度Ⅱ型房室传导阻滞者可出现室相性窦性心律不齐。

4. 窦性静止及窦房阻滞　见"病态窦房结综合征"。

（二）病态窦房结综合征

病态窦房结综合征（sick sinus syndrome，SSS）简称病窦综合征，是指窦房结或窦房结周围病变，引起窦房结起搏功能异常，或窦房间传导障碍，出现一系列心电图改变和临床表现的综合征。

[心电图特点]　（图 3-10～图 3-22）

1. 显著窦性心动过缓，心率常小于 50 次/分，运动后心率小于 80 次/分（图 3-10～图 3-12）。

2. 窦性静止（图 3-13～图 3-15）。

3. 窦房传导阻滞（图 3-16，图 3-17）。

4. 持续存在的交界性心律。

5. 窦性心动过缓，伴反复发作的阵发性房性或交界性心动过速、心房扑动或颤动等，此类心律失常称为过缓-过速综合征，简称慢快综合征（bradycardia-tachycardia syndrome），快速心律失常终止后，窦性心律恢复时间明显延长（图 3-18～图 3-20）。

6. 心房扑动、心房颤动时，在未用洋地黄、β 受体阻滞剂、钙离子拮抗剂等药物情况下，心室率缓慢；此常反映窦房结、房室结双结病变（图 3-21）。

7. 在快速室上性心律失常终止时，窦性心律恢复时间明显延长，或出现缓慢的交界性或室性逸搏（图 3-22）。

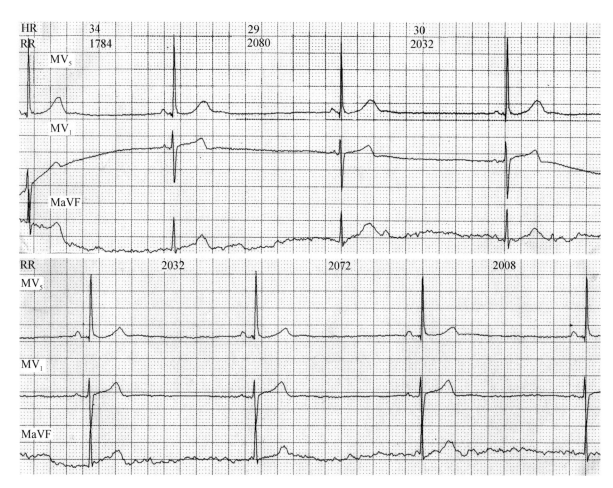

图 3-10　显著窦性心动过缓伴不齐

（Holter 监测）P-P 间距不等，1.78～2.08s，相差 0.30s，心室率为 29～34 次/分（MV_5：模拟 V_5 导联；MV_1：模拟 V_1 导联；MaVF：模拟 MaVF 导联）

心电图诊断：显著窦性心动过缓伴不齐

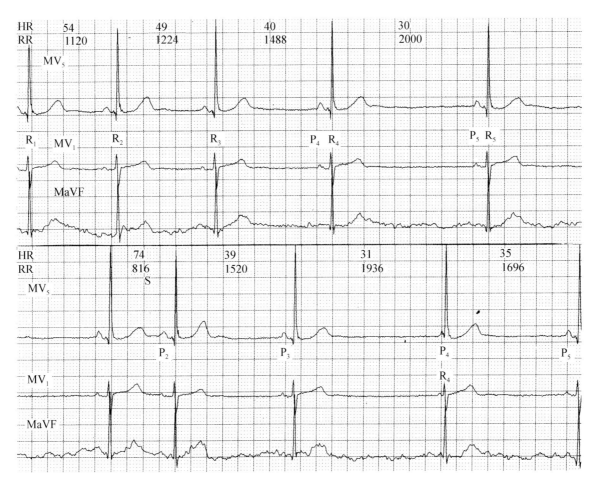

图3-11　显著窦性心动过缓伴不齐，窦性静止，交界性逸搏

第1~3行（同步描记）R_1 ~ R_4 其QRS波之前均有相关P波。P-P间距相差 >0.12s，心率40~50次/分，为窦性心动过缓不齐。P_4 ~ P_5 及第4~6行 P_3 ~ P_4 ~ P_5 为窦性静止，长达1696~2000ms，第4~6行 R_4 为交界性逸搏，其前P波与其无关，P-R间期 <0.12s。P_2 为房性期前收缩

心电图诊断：显著窦性心动过缓伴不齐，窦性静止，交界性逸搏

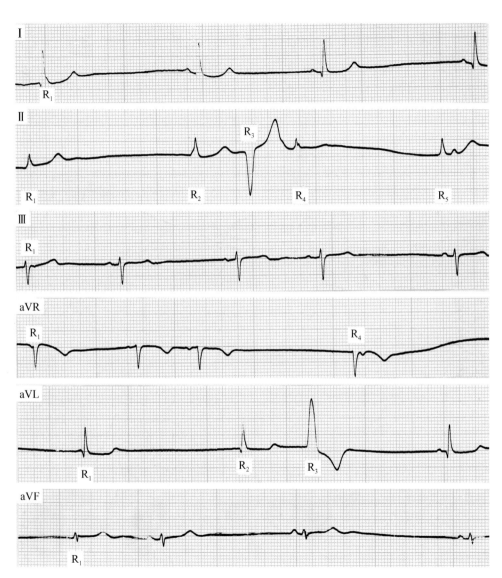

图3-12（A）　显著窦性心动过缓伴不齐，窦性静止，交界性逸搏

Ⅰ导联 R$_1$，Ⅱ导联 R$_1$、R$_2$、R$_5$，Ⅲ导联 R$_1$，aVR 导联 R$_1$、R$_4$，aVL 导联 R$_1$、R$_2$，aVF 导联 R$_1$，其 QRS 波均呈室上性，与同导联窦性心律 QRS 波基本相同（Ⅱ导联除外）。其前无相关 P 波，故为交界性逸搏。窦性心律（如Ⅰ导联 R$_2$～R$_4$）心率 33～40 次/分，为严重窦性心动过缓伴不齐。Ⅱ导联 R$_4$ 为窦性 P 波下传的正常 QRS 波（自Ⅰ、Ⅲ导联 QRS 波形态可以推断此 QRS 波形态），而 R$_1$、R$_2$、R$_5$ 为交界性逸搏伴非时相性室内差异传导。Ⅱ导联 R$_3$、aVL 导联 R$_3$ 的 QRS 波宽大畸形，其前无相关 P 波，为室性期前收缩。

心电图诊断： 显著窦性心动过缓伴不齐，窦性静止，交界性逸搏，偶发室性期前收缩

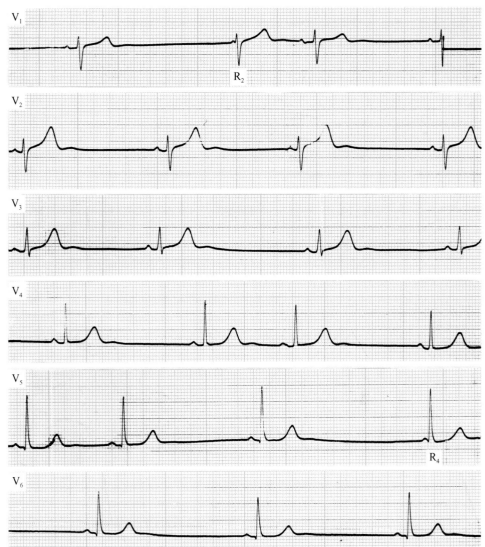

图 3-12（B）　显著窦性心动过缓伴不齐，
窦性静止，交界性逸搏

［接图 3-12（A）］

患者女，45 岁，心悸气短 5 年。临床诊断：病窦综合征

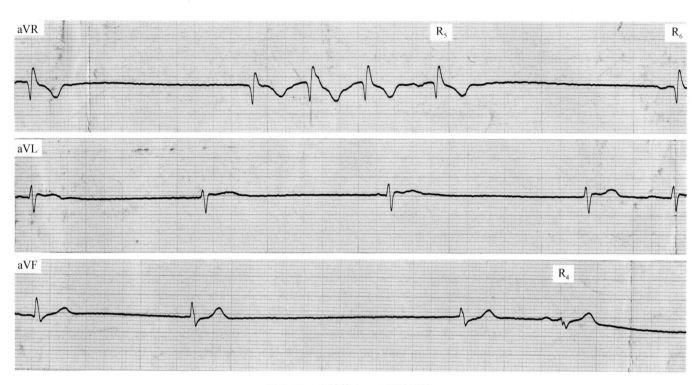

图3-13　窦性静止，交界性逸搏

各导联均可见频频出现的长间歇，最长达2920ms，为窦性静止；偶见窦性心律（aVR导联R_5、R_6，aVF导联R_4），多为交界性逸搏。aVR导联R_3、R_4为房性期前收缩

心电图诊断：窦性静止，交界性逸搏及房性期前收缩

患者男，24岁。临床诊断：病毒性心肌炎

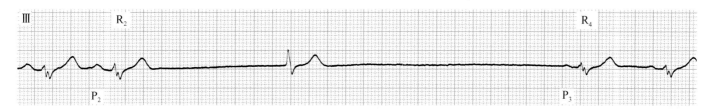

图 3-14 窦性静止，交界性逸搏伴非时相性室内差异传导

R_1、R_2、R_4、R_5 为窦性心律，R_3 为交界性逸搏，其前无 P 波，QRS 波轻度畸形，QRS 时间 <0.12s，故为交界性逸搏伴非时相性室内差异传导。在长达 5.2s 内未见 P 波（P_2 ~ P_3 间距 5.2s），为窦性静止

心电图诊断：窦性静止，交界性逸搏伴非时相性室内差异传导

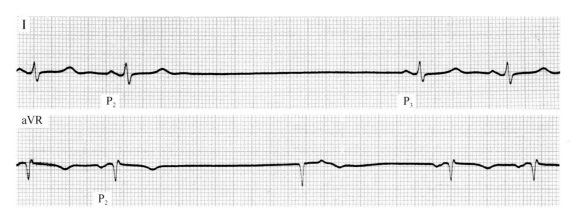

图 3-15 窦性静止，交界性逸搏伴室房传导

Ⅰ 导联 P_2 ~ P_3 间歇长达 3.2s，aVR 导联 P_2 之后可见长间歇达 2.2s，之后出现交界性逸搏，其前无 P 波，QRS 波形态与窦性下传略异（非时相性室内差异传导），其后可见直立的 P 波，R-P 间期 0.22s，为交界性逸搏伴室房传导，其后经 1.24s 出现窦性 P 波

心电图诊断：窦性静止，交界性逸搏伴室房传导

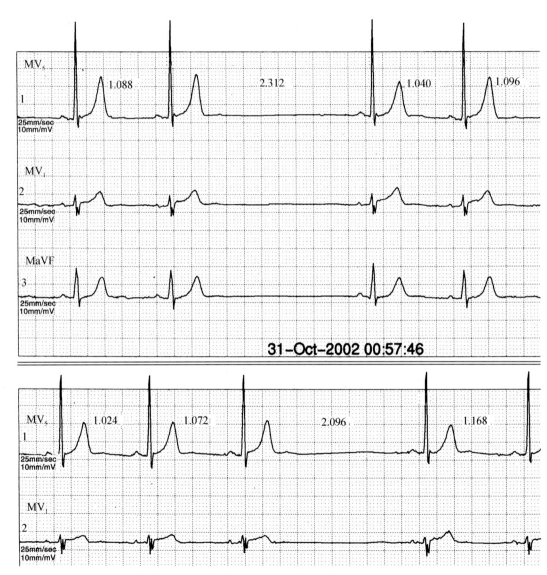

图3-16 窦房传导阻滞

P 波形态相同，P-P 间距不等，长 P-P 间距等于短 P-P 间距的 2 倍（由于轻度窦性心律不齐致长 P-P 间距之间略不等）（此为 Holter 监测）

心电图诊断：窦房传导阻滞

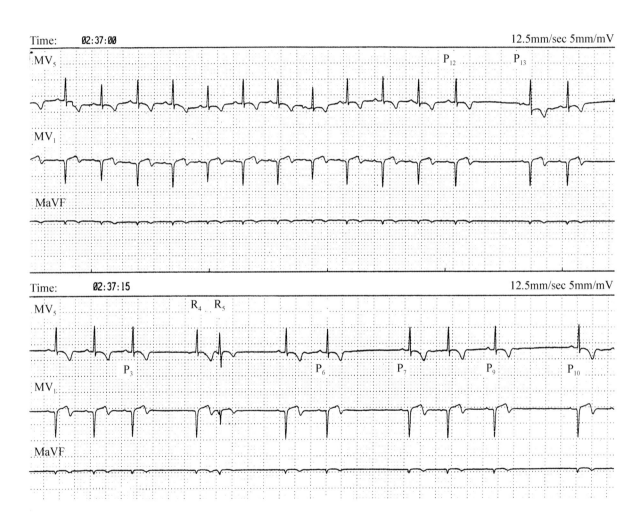

图 3-17　窦性静止及窦房传导阻滞

第 1～3 行 P_{12}～P_{13}（1.92s）为正常 P-P 间距（0.94s）的 2 倍，符合窦房阻滞（第 1 行 MV_5 导联 P_{13} 形态因干扰与正常略异）。第 4～6 行 P_3 之后为窦性静止（1.84s），其中 R_4 为房性逸搏，其前 P'波形态与窦性略异，P'-R 间期 0.20s，R_5 为室性期前收缩，因其前无逆行 P 波，故非反复搏动（纸速 12.5mm/s）。第 4～6行 P_6～P_7 = P_9～P_{10} = 正常 P-P 间距的 2 倍，符合窦房阻滞（Holter 监测）

心电图诊断：窦性静止，窦房传导阻滞，偶发室性期前收缩

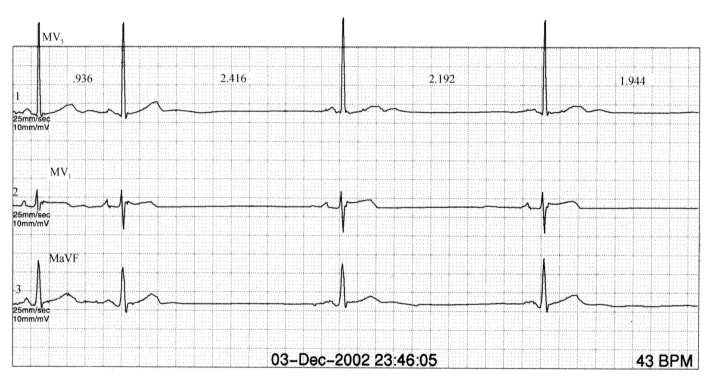

图 3-18（A） 窦性静止

P 波形态大致相同，P-P 间距不等，频频出现长 P-P 间距，最长达 2.416s，长 P-P 间距与短 P-P 间距之间不成倍数关系（此为 Holter 监测）

心电图诊断：窦性静止

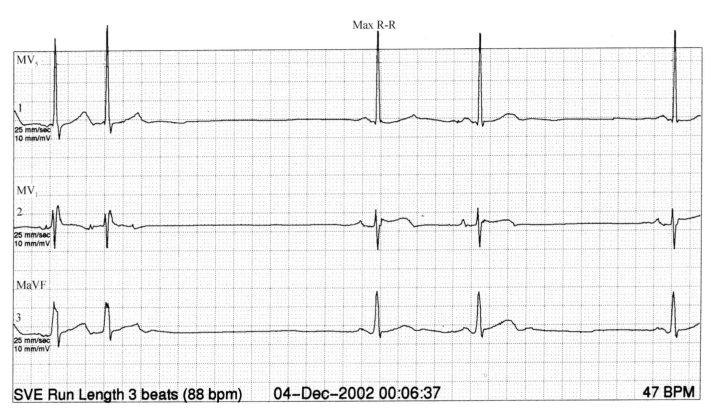

图 3-18（B）　窦性静止

［与图 3-18（A）为同一患者］第 1、2 个 QRS 波为房性搏动，其前 P 波与正常 P 波形态不同，其他 3 次 QRS 波均为窦性搏动，其前 P 波形态相同，其 P-P 间距不等，长 P-P 间距（2.10s）与短 P-P 间距（1.14s）之间不成倍数关系（此为 Holter 监测）

心电图诊断：窦性静止

3

第3章　窦性心律失常与病窦综合征

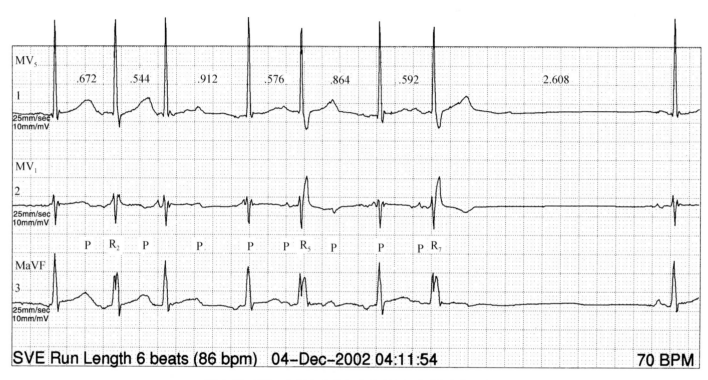

图3-18（C）　多源性房性心动过速伴文氏型房室传导障碍

［与图3-18（A）为同一患者］第1~7个QRS波形态不同，R_2、R_5、R_7呈右束支阻滞型，其间可见P波，其形态与窦性不同，相互之间亦不同，P-P间距、P-R间期亦不同，心房率平均125次/分，故为多源性房性心动过速伴文氏型房室传导障碍（呈4:3~3:2下传），R_7之后为窦性静止，达2.6s，之后出现窦性心律

心电图诊断：短阵多源性房性心动过速伴文氏型房室传导障碍

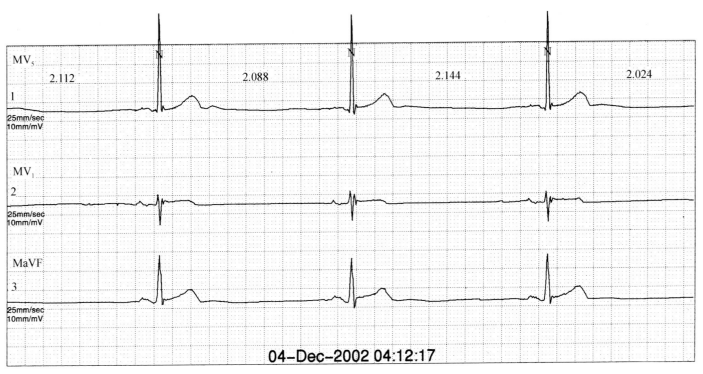

图 3-18 （D）　显著窦性心动过缓

[与图 3-18 （A）为同一患者] 每个 QRS 波之前均有相关 P 波，P-R 间期 0.16s，P-P 间距差 0.12s，心率 28~30 次/分

心电图诊断：显著窦性心动过缓（此为 Holter 监测）

患者男，63 岁，临床诊断：冠心病，病窦综合征（慢快型）

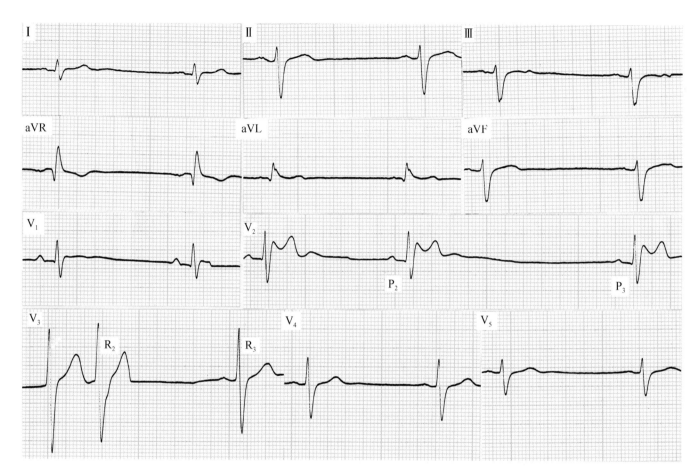

图 3-19（A）　窦性心动过缓及窦性静止

多数导联 P-P 间距规则，为 1.56s，心率 35 次/分；V$_2$ 导联可见长 P-P 间距（P$_2$～P$_3$ 之间）达 2.48s，为窦性静止，V$_3$ 导联 R$_1$ 为交界性逸搏，其前无 P 波；R$_2$ 为房性期前收缩伴室内差异传导，其 P' 波重叠于其前 T 波上（其前 T 波形态与 R$_3$ 之后 T 波形态不同），QRS 波形态与 R$_3$ 不同。其 R$_1$ 形态与 R$_3$ 略不同，为交界性逸搏伴非时相性室内差异传导

心电图诊断：（心房扑动终止后）窦性心动过缓、窦性静止、房性期前收缩伴室内差异传导、交界性逸搏伴非时相性室内差异传导

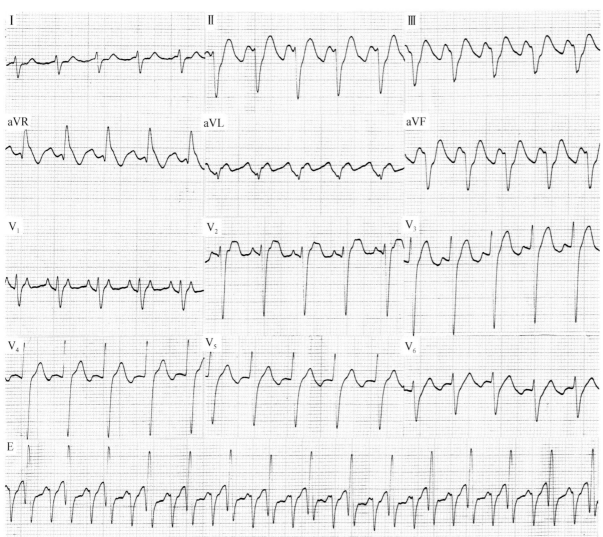

图 3-19（B） 心房扑动

［与图 3-19（A）为同一患者］正常 P 波消失，代之以规则的扑动波（F 波）。F 波频率 250 次/分，房室之间呈 2:1 下传（F 波在 V_1 及食管导联更清楚）

心电图诊断：心房扑动（病窦综合征，慢快型）

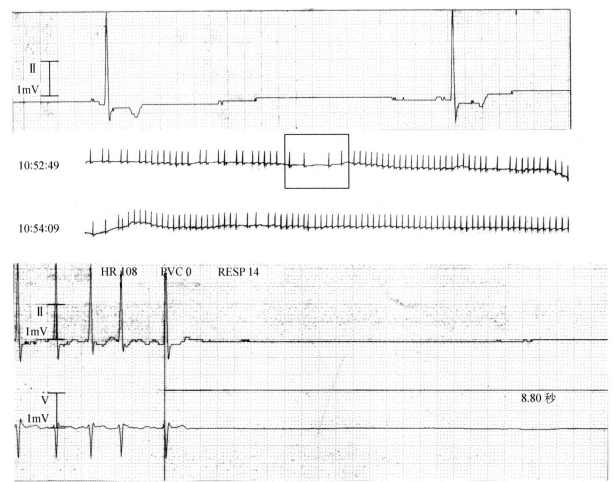

10:52:49

10:54:09

HR 108　　PVC 0　　RESP 14

8.80 秒

图 3-20　病窦综合征——慢-快型
（阵发心房颤动及全心脏停顿）

本图为监护导联：第 1 行窦性静止长达 4.2s，第 2 ～5 行为心房颤动，心室律绝对不整，当心房颤动终止时，可见长间歇，最长达 8.8s（此为监护导联）

心电图诊断：病窦综合征，慢快型，阵发性心房颤动及全心脏停顿患者男，51 岁，间断晕厥 1 年，加重 1 周。临床诊断：病窦综合征，慢快型，伴心源性晕厥。后行永久起搏治疗，病情稳定

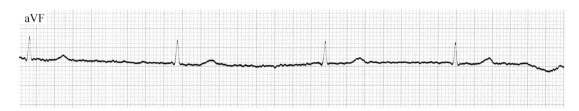

图 3-21　心室率极缓慢的心房颤动

正常 P 波消失，QRS 时间 0.07s，心房波不能明视，自 R-R 间距绝对不整，判断为心房颤动，平均心室率 40 次/分

心电图诊断：心室率极缓慢的心房颤动

患者女，67 岁，心悸、胸闷 3 年，加重 3 个月，近 2 周内未用药物治疗，既往心率缓慢。临床诊断：病窦综合征（双结病变），过缓型心房颤动

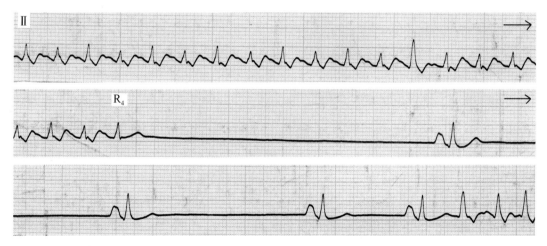

图 3-22　室上速终止时，窦性心律恢复时间明显延长

第 1 行及第 2 行 $R_1 \sim R_4$ 为阵发性室上性心动过速，当其终止后，经 3480ms 出现窦性 P 波，窦性心律恢复时间明显延长，其后 P-P 间距为 2.28s、2.16s、1.08s，后室上性心动过速再发

心电图诊断：阵发性室上性心动过速，室上性心动过速终止时，窦性心律恢复时间明显延长

患者女，51 岁，阵发性心悸 23 年，加重 1 年，平时心率缓慢。临床诊断：病窦综合征，阵发性室上性心动过速

[附]　药物试验及经食管窦房结功能测定

1. 阿托品试验　常用以初步了解窦房结功能，其方法：阿托品（atropine）0.03～0.05mg/kg 加入 5% 葡萄糖液 2ml 内，静脉注射（2～3 分钟），注射前及注射后多次描记心电图，若最高心率 <90 次/分，则为阿托品试验阳性，支持病窦综合征诊断；若最高心率 >90 次/分，或原有窦性静止、窦房阻滞消失，则可能为迷走神经功能亢进所致。此试验禁用于前列腺肥大、青光眼等，老年患者用量应偏小。

2. 异丙肾上腺素试验　异丙肾上腺素（isoprenaline）5μg，加入 5% 葡萄糖液 10ml 内，静脉注射（10 分钟），用药前后分别描记心电图及测量心率（方法同阿托品试验），若最高心率 <90 次/分，为异丙肾上腺素试验阳性，支持病窦综合征诊断。此试验禁用于冠心病、心肌炎等。

3. 窦房结功能测定　目前临床常用经食管心房起搏法测定窦房结功能。

（1）窦房结恢复时间（sinus node recovery time，SNRT）测定：①原理：当窦房结受到快速刺激脉冲影响时，其自身冲动发放受抑制，当刺激突然终止时，窦房结自律性需要一定时间方可恢复。从刺激停止到窦性 P 波恢复的时间为 SNRT。②操作方法：将双极起搏导管（极间距离 3cm）自鼻孔送入食管约 35～42cm，将导管尾端接心电图机 V_1 导联，描记食管心电图，当 P 波呈正负双相型或最大正向波时（此时 QRS 波呈 Qr 或 QR 型）（图 3-23），固定导管，将食管电极导管尾端插入食管调搏仪，选取调搏电压 15～30V，脉宽 8～10ms，进行起搏，连续观察描记 Ⅱ 导联心电图，证实起搏有效。有效起搏标志为：刺激信号（S）与 QRS 波相关（1:1 下传或呈二度房室传导阻滞），起搏后心率快于起搏前心率（当心率 <130 次/分时出现二度房室传导阻滞，应考虑隐匿性房室传导阻滞可能）（图 3-24，图 3-25）。有效起搏后，用较自身心率快 20 次/分的频率起搏心房，每次递增 20 次/分，直至 140～150 次/分为止，每次刺激时间为 30～60s，后突然终止，其中最长心动周期即为 SNRT，一般多为最后一个刺激至第一个窦性 P 波出现的时间（S- A_2 间距）[图 3-26（A）]。部分病窦综合征患者可出现第二抑制现象，即最长心动周期位于第一个窦性 P 波之后 [图 3-26（B），图 3-27]。正常人，其 SNRT 随起搏频率增快而延长，多于起搏频率 110～130 次/分达最大值，而病窦综合征患者其心率常小于 100 次/分，这是由于同时存在逆向房窦传导阻滞，当频率增快时，其阻滞程度加重，进入窦房结冲动减少，故 SNRT 反而缩短。当 SNRT 为最大值时，其起搏脉冲间期称为高峰起搏周期，病窦综合征患者常 <600ms。为排除基础心率对 SNRT 的影响，应计算出校正窦房结恢复时间（$SNRT_C$）及窦房结恢复时间指数（$SNRT_I$）。计算方法如下：

$$SNRT = S\text{-}A_2$$
$$SNRT_C = (S\text{-}A_2) - (A_1\text{-}A_1)$$
$$SNRT_I = (S\text{-}A_2) / (A_1\text{-}A_1)$$

（A_1-A_1 为调搏前或调搏后较稳定的 P-P 间距）

判定标准：正常人 SNRT ≤1400ms（老年组 ≤1500ms），$SNRT_C$ ≤550ms（老年组 ≤600ms），$SNRT_I$ ≤1.6，若 SNRT ≥2000ms，支持病窦综合征诊断，若出现交界性逸搏，其逸搏间期超过 SNRT 正常值，或出现第二抑制现象，其最长心动周期超过 SNRT 正常值，均支持病窦综合征诊断。

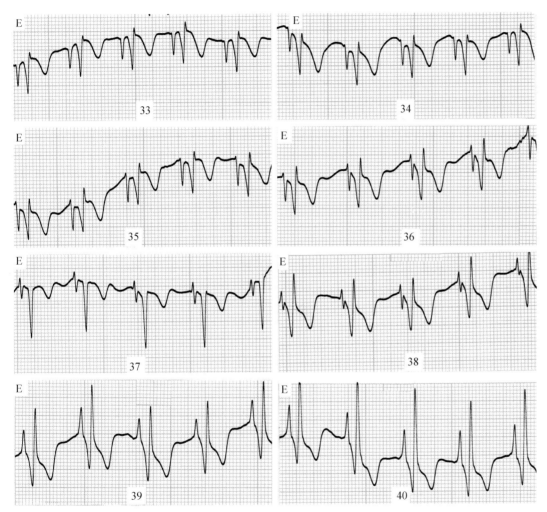

图 3-23　不同部位食管心电图

食管电极放置在不同部位显示不同的食管心电图。心房上部（33～37cm）P 波以负向波为主，QRS 波呈 Qr 型。心房中部（38cm）P 波呈 "＋－" 双相型，QRS 波呈 QR 型。心房下部（39～40cm）P 波呈正向波，QRS 波呈 Qr 型。电生理检查时，以 "＋－" 双相型或最大正向波作为经食管心房起搏位置

心电图诊断：不同部位典型食管心电图表现（患者男，身高 170cm）

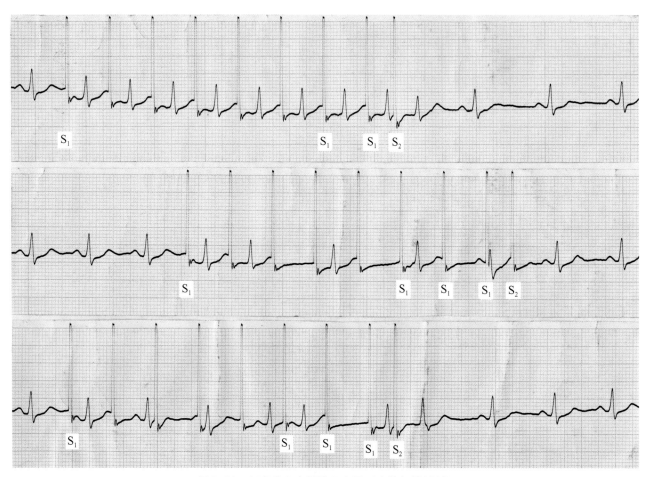

图 3-24　经食管心房起搏心电图（有效起搏判断）

第 1 行为有效起搏，起搏频率 120 次/分，与自身心率（75 次/分）不同。S-R 间期固定，S-S 间距等于 R-R 间距（呈 1∶1 下传）。第 2 行为部分有效起搏：第 1~6 个 S_1 为有效起搏，S-R 呈 3∶2~2∶1 下传（莫氏 Ⅱ 型），下传的 S-R 间期固定 0.20s，起搏频率与自身心率不同；第 7~8 个 S_1 及 S_2 均未能起搏心房，为无效起搏。第 3 行第 1~5 个 S_1 为无效起搏，自身 R-R 规律未被打断，第 6~8 个 S_1 及 S_2 为有效起搏，自身 R-R 规律被打断

心电图诊断：经食管心房起搏，部分为无效起搏

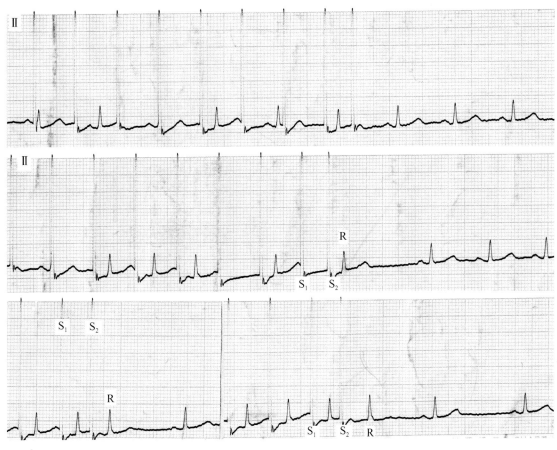

图 3-25（A）　经食管心房起搏心电图（跳跃现象）

第 1 行刺激信号与 QRS 波无关，自身 R-R 间距未改变，为无效起搏。第 2 行自第 3 个刺激信号开始出现 S_1-R 间距延长→固定→脱漏（第 6 个 S_1 后无 QRS 波），呈变异性文氏型下传；第 7 个 S_1 下传，第 8 个 S_1 脱漏，故第 3～8 个 S_1 及 S_2 均为有效起搏。第 3 行当 S_1-S_2 为 360ms 时，S_2-R 为 210ms；当 S_1-S_2 为 355ms 时，S_2-R 为 340ms，S_2-R 间期突然延长达 130ms（大于 70ms），为跳跃现象，支持房室结双径路，未诱发室上性心动过速发作

心电图诊断：食管心房起搏过程中出现跳跃现象，提示房室结双径路

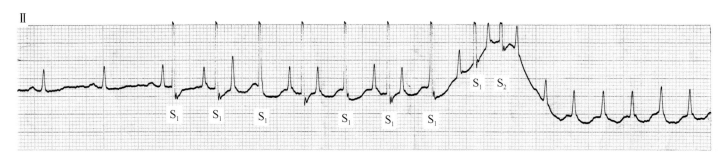

图3-25（B） 食管起搏诱发室上性心动过速（貌似起搏过程中快慢径交替下传现象）

食管起搏时，第1个刺激 S_1 已诱发室上性心动过速发作，S_1-R 间距0.34s，其 R-R 间距0.32s，心率187 次/分；由于心房刺激继续进行，刺激过程中，貌似 S-R 间期呈长短交替出现，即激动沿快慢双径路交替下传，但仔细测量其 R-R 间距固定，可鉴别之

心电图诊断：食管起搏诱发室上性心动过速，貌似起搏过程中快慢径交替下传现象

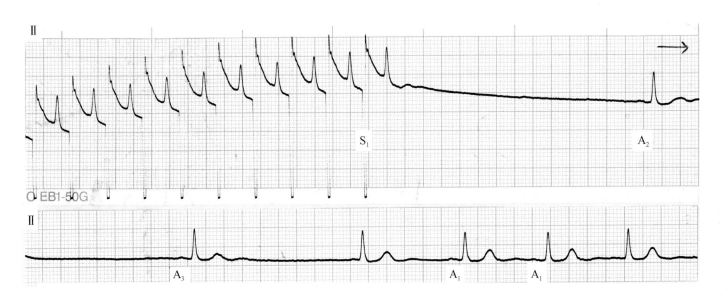

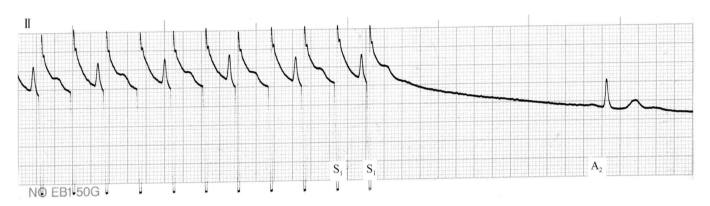

图 3-26（A）　窦房结恢复时间测定

第 1 行：经食管心房刺激，S_1-S_1 间距 400ms，连续刺激 1 分钟，S-R 以 1：1 下传，当刺激停止，经 3000ms 后出现窦性 P 波（A_2）。故：

$$SNRT =（S-A_2）=3000ms（>2000ms）$$

$$SNRT_C =（S-A_2）-（A_1-A_1）=3000ms-880ms=2120ms（>600ms）$$

$$SNRT_1 =（S-A_2）/（A_1-A_1）=3000ms/880ms=3.4（>1.6）$$

第 3 行：S_1-S_1 间距 360ms（起搏心率 166 次/分），S-R 以 2：1 下传；刺激停止，经 2450ms 后出现窦性 P 波；起搏心率超过 130 次/分出现 2：1 阻滞点，说明房室传导功能正常

心电图诊断：窦房结恢复时间延长，符合病窦综合征诊断

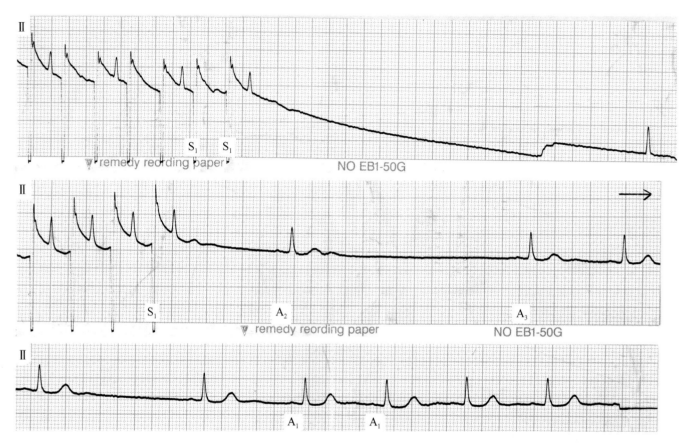

图 3-26（B）　窦房结恢复时间测定

第 1 行：经食管心房刺激，S_1-S_1 间距 360ms，连续刺激 1 分钟，S-R 以 2∶1 下传，当刺激停止，经 4800ms 后出现交界性逸搏；

第 2 行：S_1-S_1 间距 460ms，S-R 以 1∶1 下传，当刺激停止，经 1400ms 后出现窦性 P 波；之后可见第二抑制现象（A_2-A_3 间距 2800ms）

心电图诊断：窦房结恢复时间 2800ms，交界性逸搏间期 4800ms，符合病窦综合征诊断（当出现第二抑制现象时，其窦房结恢复时间则以此计算；当出现交界性逸搏，其逸搏间期明显延长，超过 SNRT 正常值时，亦支持病窦综合征诊断）

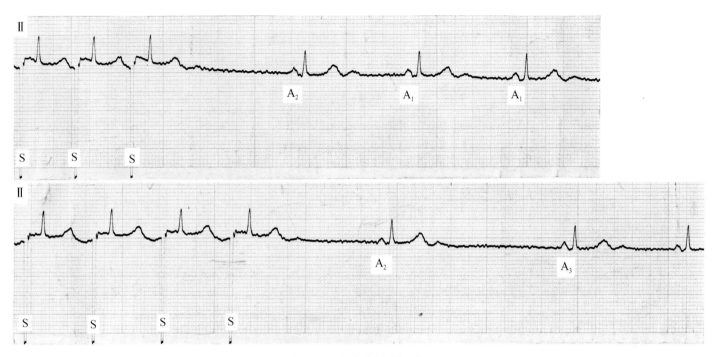

图3-27　窦房传导时间测定

第1行：连续心房起搏8次，当S_1-S_1间距为600ms时，刺激停止，经1760ms后出现窦性P波；第2行：当S_1-S_1间距为760ms时，刺激停止，经1800ms后出现窦性P波，之后可见第二抑制现象（A_2-A_3间距2000ms）。故：

$$SACT = 1/2 \left[(S\text{-}A_2) - (A_1\text{-}A_1) \right] = 1/2 \left[1800ms - 1200ms \right] = 300ms（>180ms）$$

心电图诊断：窦房传导时间延长，符合病窦综合征诊断

（2）窦房传导时间（sino- atrial conduction time，SACT）测定：①原理：当刺激脉冲（S）落入窦房结冲动形成之前的反应期时，则使窦性节律重整，形成新的窦性激动（A_2），此S-A_2间期包括刺激脉冲传入窦房结，再自窦房结传出至心房，以及基本窦性周期（A_1-A_1）；假设脉冲逆传到窦房结及窦房结顺传至心房所需时间相等，则 $SACT = 1/2 \left[(S\text{-}A_2) - (A_1\text{-}A_1) \right]$；

②方法：以较自身心率快 10～20 次/分的刺激脉冲，连续心房起搏 8～10 次，刺激停止，测定最后一个刺激脉冲（S）至窦性 P 波（A_2）的间距，即 SACT = 1/2［（S- A_2）-（A_1-A_1）］；③判定标准：正常人 SACT < 160ms，若 SACT > 180ms，则为病窦综合征诊断提供依据，但其阳性率较低（40% 左右），可能与窦房间顺传与逆传速度不等有关。

（3）窦房结有效不应期（effective refractory period of the sinus node，SNERP）测定：用 S_1S_2 刺激法，在 8～10 个刺激（S_1）后提前发放一次期前收缩刺激（S_2），S_1-S_2 间期以 10ms 递减，直至心房不应（P 波后无 QRS 波）。此时 S_1-S_2 间期即为 SNERP。其正常值波动较大，平均为（330.0 ± 55.5）ms，病窦综合征患者常 > 500ms。

当窦房结功能测定异常时，为排除自主神经影响，可应用抗交感、迷走神经药物后，再复查。

[**临床意义及处理**]　病窦综合征是一种缓慢进展的疾病，它常见于各种器质性心脏病、手术、创伤等引起的窦房结局部及周围缺血、变性、坏死、纤维化甚至钙化等，更多见于无明显原因可查的特发性窦房结退行性病变，其临床表现主要为脑、心、肾等重要脏器供血不足的表现，如头晕、失眠、记忆力减退、黑矇等，严重者出现晕厥，甚至猝死。对于频发窦性静止、窦房阻滞者，或反复发作的快慢综合征，经一般治疗无效时，或心房扑动、心房颤动其心室率极缓慢（< 45 次/分）时，尤其伴有晕厥史者，宜选用起搏治疗；部分慢快综合征起搏治疗后，其室上性心律失常停止发作；若仍有发作，在起搏器保护下，可选用抗心律失常药物。对于起搏器类型的选择，应根据房室传导功能而定，若房室传导功能正常，可选用心房起搏（AAI 型）；若房室传导功能异常（在食管调搏过程中，当起搏心率 < 130 次/分时，出现了房室传导阻滞，应考虑房室传导功能异常），则选用房室双腔起搏（DDD 型）以维持正常的房室激动顺序。

第 4 章 期 前 收 缩

一、概　　述

心脏正常节律点（窦房结）以外的异位兴奋灶，提前发放冲动，引起心脏激动，称为期前收缩（premature beat）。期前收缩是一种最常见的主动性异位心律失常，根据异位兴奋灶部位不同，分为房性、交界性及室性期前收缩 3 类，其中室性期前收缩最常见。

联律间期：期前收缩与其前正常搏动的间距为联律间期。

代偿间期：期前收缩后的长间歇为代偿间期（或代偿间歇）。

代偿间期完全：联律间期＋代偿间期＝正常心动周期的 2 倍，则为代偿间期完全。常见于室性及交界性期前收缩，由于异位兴奋灶距窦房结较远，不易逆行上传侵入窦房结，故不干扰窦性冲动的发放，代偿间期完全。

代偿间期不完全：联律间期＋代偿间期小于正常心动周期的 2 倍，则为代偿间期不完全。常见于房性期前收缩，由于心

房内异位兴奋灶距窦房结较近，易逆行上传侵入窦房结，使其尚未成熟的激动受抑制，而后又往往以过早激动为起点，节律顺延，提早发放下次窦性激动（窦性节律顺延），故代偿间期不完全。又由于房性激动从心房传向窦房结的过程需耗费时间，故其房性期前收缩的代偿间期通常稍长于一个窦性周期。

1. 发生机制　目前对期前收缩发生机制的解释主要有以下 4 种。

（1）折返现象（图 4-1）：当某处心肌兴奋性降低时，冲动在该处传导受阻，仅沿兴奋性正常的心肌传导。当冲动自正常心肌再次逆传到兴奋性降低的心肌时，此处心肌已脱离了不应期，冲动自此处通过，逆行上传，而后再次下传正常心肌，引起期前收缩。此类期前收缩由基本激动折返引起，称为折返性期前收缩，通常其折返途径、传导速度是相同的，故此类期前收缩联律间期固定，形态相同。当折返速度相同，传导途径不同时，形成多形性期前收缩，若心脏内多处有单向阻滞时，其期前收缩形态及联律间期均不同，形成多源性期前收缩。

（2）自律性增高：在各种生理或病理情况下，如自主神经

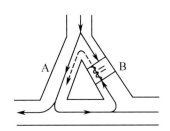

图 4-1　折返现象示意图

激动下传途中，于 B 处受阻，仅沿 A 处下传，当逆传至 B 处时，由于 B 处已脱离不应期，激动缓慢通过，再次下传，引起期前收缩，若连续发生，则引起阵发性心动过速

功能失调，心肌缺血、坏死、炎症、电解质紊乱等，影响某部位心肌细胞内离子平衡，从而加速舒张期自动除极，或舒张期除极速度增快，或阈电位降低（负值变大），或静息电位负值减小等，致使异位起搏点自律性增高，提前发放冲动，形成期前收缩。同一异位起搏点发出自律性强度不等的激动，形成联律间期不等的单源性期前收缩，多部位异位起搏点发出自律性强度不等的激动，形成多源性期前收缩。

（3）并行心律（parasystolic rhythm）：异位起搏点与窦房结起搏点并存，异位起搏点周围具有传入阻滞，不受窦房结冲动干扰，按其固有节律发放冲动，故其相互之间有最大公约数或最小公倍数关系，其联律间期不固定。又由于异位起搏点周围具有传出阻滞，其频率通常多为 20 ~ 50 次/分，一旦异位起搏点周围传出阻滞消失，周围心肌又处于反应期时，冲动外传，形成并行心律性期前收缩。

（4）触发活动（triggered activity）：所谓触发活动，是指这一冲动必须由前一正常动作电位触发，由于它总是于正常除极后发生，故称为后除极（after depolarization）。它可出现于动作电位 2 位相（平台期）或 3 位相早期，称为早期后除极，由 Ca^{2+}、Na^+ 内流引起，其诱因有缺氧、损伤、电解质紊乱（低血钾、高血钙）、药物（如洋地黄）作用等。膜电位降低（负值变小），触发一次激动，则形成期前收缩，若连续发生，则形成阵发性心动过速或颤动。表现为联律间期极短的期前收缩（早期后除极），尖端扭转型室性心动过速，紊乱性房性心动过速等。

2. 分类

（1）根据期前收缩发生部位 $\begin{cases} \text{房性期前收缩} \\ \text{交界性期前收缩} \\ \text{室性期前收缩} \end{cases}$

（2）根据期前收缩发生频度 $\begin{cases} \text{偶发性：<5 次/分} \\ \text{频发性：>5 次/分} \\ \text{联律性} \begin{cases} \text{二联律} \\ \text{三联律} \end{cases} \end{cases}$

（3）根据起源点 $\begin{cases} \text{单源性} \begin{cases} \text{单形性：联律间期及波形均相同} \\ \text{多形性：联律间期相等，波形不同} \\ \text{并行心律性：联律间期不等，室性融合波} \end{cases} \\ \text{多源性：联律间期及波形均不同} \end{cases}$

（4）根据发生时相
- 收缩中期（J 点——T 波顶峰）：房性期前收缩未下传，室性少见，可呈 RonT 现象，常有室内差异传导
- 收缩晚期（T 波顶峰——T 波结束）：房性期前收缩常有 P-R 间期延长及室内差异传导
- 舒张早、中期（T 波结束——P 波开始）：常保持期前收缩原有形态
- 舒张晚期（P 开始——QRS 波开始）：呈房性或室性融合波

二、房性期前收缩

异位起搏点来自心房，提前发放冲动，称为房性期前收缩（atrial premature beat）。

[心电图特点]（图 4-2 ～图 4-5）

1. 提前出现一 P' 波，其形态与窦性 P 波不同，此与异位起搏点位置有关：距窦房结愈近，P' 波形态愈近似正常；愈远，则 P' 波形态变异愈大。提前出现的异常 P' 波是房性期前收缩最重要的诊断依据。

2. P'-R 间期≥0.12s，一般在正常范围。若房性期前收缩发生过早，恰遇交界区正处于前一激动相对不应期时，则 P'-R 间期延长，此为房性期前收缩伴干扰性房室传导延缓；若房性期前收缩出现于舒张早、中期，伴 P'-R 间期延长，则为房性期前收缩伴一度房室传导阻滞（常提示器质性心脏病）。

3. 期前收缩 P' 波之后的 QRS 波为正常型（室上性），若伴有室内差异传导，则 QRS 波宽大畸形；若房性期前收缩发生过早，恰遇交界区正处于绝对不应期，则 P' 波后无 QRS 波（房性

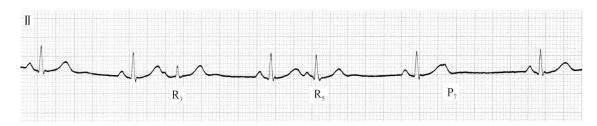

图 4-2　房性期前收缩伴室内差异传导，部分未下传

R_3、R_5 均为提前出现的房性期前收缩，其前可见与窦性 P 波不同的 P' 波，P'-R_3 间期 0.13s，较同导联窦性 P-R 间期略长，其 QRS 波形态与窦性不同——伴室内差异传导，此由于房性期前收缩出现于收缩晚期，故形成 P-R 间期延长及室内差异传导。P_7 提前更早，其后无 QRS 波，为未下传的 P 波，此为房室交界区干扰现象。代偿间期不完全

心电图诊断：房性期前收缩伴室内差异传导，部分未下传

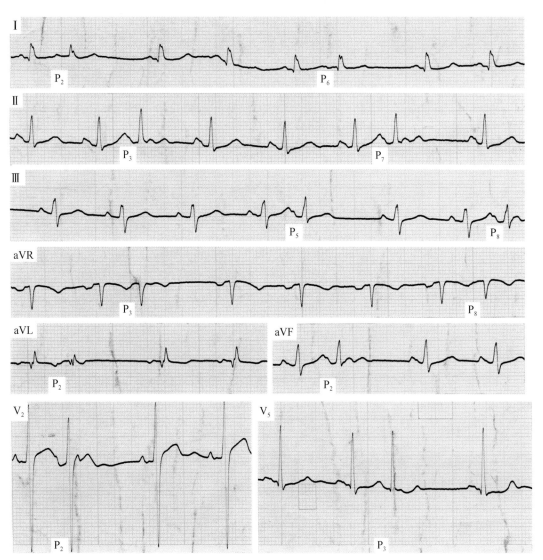

图4-3　频发房性期前收缩伴轻度室内差异传导（3相阻滞）

各导联均可见提前出现的 P′波（Ⅰ导联 P_2、P_6，Ⅱ导联 P_3、P_7，Ⅲ导联 P_5、P_8，aVR 导联 P_3、P_8，aVL 导联 P_2，aVF 导联 P_2，V_2 导联 P_2，V_5 导联 P_3），落在前一激动的 T 波降支（收缩晚期——相对不应期），P′-R 间期 0.18s，较同导联窦性 P-R 间期略长（房室交界区干扰现象）；QRS 波较正常略异，为室内差异传导。代偿间期不完全

心电图诊断：频发房性期前收缩伴房室交界区干扰及室内差异传导（3 相阻滞）

期前收缩未下传），此为房性期前收缩伴干扰性房室传导中断；若舒张早、中期出现的 P'波，其后无 QRS 波，则为房性期前收缩伴阻滞性房室传导中断（常提示器质性心脏病）。

4. 代偿间期多不完全，因为房内异位起搏点距窦房结近，逆行上传侵入窦房结，干扰窦性冲动发放规律，引起窦性节律顺延，但较窦性周期略长。偶可完全或呈插入性。

[鉴别诊断]

1. 散在未下传房性期前收缩与窦性心律不齐　提前出现的 P'波因埋于其前的 T 波中，且当联律间期不等的未下传房性期前收缩时，其长间歇可长短不一，类似窦性心律不齐，但前者 P'波突然出现，其窦性周期彼此差别 <0.12s，后者其心率快慢改变常是逐渐的，窦性周期彼此差别 >0.12s。

2. 未下传房性期前收缩二联律与窦性心动过缓　窦性心动过缓常伴不齐，如果节律规则，应仔细寻找 P'波，若有真正的单纯 T 波为对照，有助于诊断。

3. 未下传房性期前收缩二联律与窦性心律伴 2:1 房室阻滞　窦性心律伴 2:1 房室阻滞时，由于室相性窦性心律不齐，致 P-P 间距不等，且 QRS 波后 P 波形态也可略有不同（可能与心室收缩，反射性迷走神经兴奋性增高有关）。二者鉴别：①2:1 房室阻滞时，QRS 波后 P 波提前程度轻微，未下传房性期前收缩的 P'波提前明显；②运动后 2:1 房室阻滞常加重，未下传房性期前收缩常趋向消失；③同导联窦性 P-R 间期若延长，或既往有房室阻滞，支持 2:1 房室阻滞。

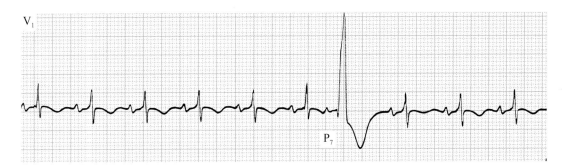

图 4-4　房性期前收缩伴室内差异传导

P₇ 为提前出现的 P'波，其形态与窦性 P 波不同，其后 QRS 波宽大畸形，呈右束支阻滞型，为房性期前收缩伴室内差异传导

心电图诊断：房性期前收缩伴室内差异传导

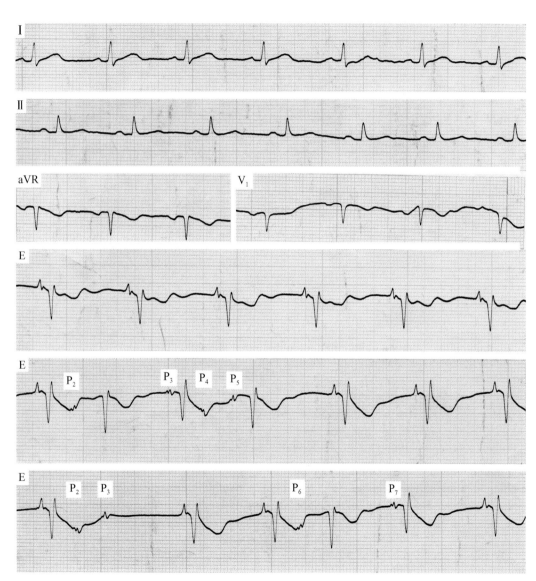

图 4-5　频发房性期前收缩伴前向隐匿传导及空隙现象

第 4~6 行均为食管心电图。体表心电图中无期前收缩，R-R 间距基本相等。第 4 行食管心电图亦无期前收缩，P 波呈 " + - " 双相，波幅较大，第 5、6 行可见频发房性期前收缩，P'波波幅低，与窦性 P 波不同。房性期前收缩下传时由于房室交界区干扰，P'-R 间期延长（第 5 行 P_2'-R 及第 6 行 P_6'-R 间期达 0.40s），余 P'-R 间期正常或 P' 波未下传（第 5 行 P_4'，第 6 行 P_2'、P_3'）。第 5 行 P_5'-R 间期延长（0.24s），是由于其前 P_4'虽未下传引起 R 波，但在交界区产生了隐匿传导，致 P_5'-R 间期延长。第 5 行 R-P_2'为 0.28s，P_2'下传，R-P_4'为 0.25s，P_4'未下传，第 6 行 R-P_2'为 0.27s，P_2'未下传，R-P_3'为 0.61s，P_3'仍未下传，R-P_6'为 0.26s，P_6'下传；以上可看出：联律间期为 0.28s 及 0.26s 时，P' 波可下传，其他则不能下传，此可能为房室传导的空隙现象；第 6 行 P_3'未下传，为 P_2'隐匿传导对 P_3'干扰致传导中断。代偿间期不完全

心电图诊断：频发房性期前收缩伴前向隐匿传导，房室传导的空隙现象

[临床意义及处理]　偶发房性期前收缩，可见于正常人，频发或持续存在者更常见于器质性心脏病，如二尖瓣狭窄、心肌炎、心肌病、肺源性心脏病、冠心病、高血压病、甲亢性心脏病、缩窄性心包炎，以及某些先天性心脏病，如三尖瓣下移畸形（Ebstein 畸形，右室右房化畸形）、鲁登巴郝综合征（Lutembecher's syndrome，二尖瓣狭窄合并房间隔缺损畸形），也见于心导管检查及介入性治疗。偶发房性期前收缩不需治疗，频发者尤其多源性房性期前收缩出现于器质性心脏病，常为心房颤动先兆。

除积极治疗原发病治疗外，可选用以下药物：

1. β受体阻滞剂　属于第Ⅱ类抗心律失常药物，适用于交感神经亢进者，如美托洛尔（metoprolol）每次 25～50mg，每天 1～2 次，口服。对于合并高血压、冠心病（心绞痛或无症状性心肌缺血）尤适用，禁用于肺部阻塞性疾病、周围血管病、严重心力衰竭、病窦综合征等。

2. 普罗帕酮（propafenone）　属第Ⅰc类抗心律失常药物，对室上性及室性心律失常均有效，每次 100～200mg，每天 3～4 次，期前收缩控制后渐减量，100～300mg/d，长期维持；副作用少，延长旁道不应期，尤适用于合并存在先天旁道者。禁用于心脏传导阻滞、病窦综合征患者；心力衰竭者慎用。

3. 胺碘酮（amiodarone）　属第Ⅲ类抗心律失常药物，对室上性及室性心律失常均有效。因其副作用较大，如干扰甲状腺功能、角膜微粒沉积、肺间质纤维化，以及心脏 Q-T 间期延长，T 波倒置，U 波增高，诱发尖端扭转型室性心动过速等，故仅用于其他药物无效者，每次口服 0.2g，每天 3 次，3～7 天后减为维持量 0.2g/d；用药期间要严密监测心电图，了解 Q-T

间期，一旦延长超过原 Q-T 间期 25%，即应停药。目前主要用于房颤转复及转复后的维持。禁用于甲状腺功能异常、心脏传导阻滞、病窦综合征等患者。

4. 维拉帕米（verapamil）　属第Ⅳ类抗心律失常药物，每次 40mg，每天 3 次，口服，尤适用于合并冠心病、高血压者，禁用于心脏传导阻滞、病窦综合征、心力衰竭等患者。

在应用抗心律失常药物时，一定要选择好适应证，注意禁忌证，应用过程中严密监测，避免抗心律失常药物的致心律失常作用。

三、交界性期前收缩

异位起搏点来自交界区，提前发放冲动，形成交界性期前收缩（atrio-ventricular juctional premature beat），由于此激动位于 His 束分叉以上，所以 QRS 波形态正常（室上性），同时该异位激动逆行上传，形成一逆行 P 波，此逆行 P 波可因其异位激动点位置（房-结区、结区、结-束区）及逆行上传速度不同而位于 QRS 波之前、之后，或重叠于其中而不能显示。

[心电图特点]　（图 4-6，图 4-7）

1. 提前出现一正常形态的 QRS 波，其前或其后可有一逆行 P 波（Ⅱ、Ⅲ、aVF 导联 P 波倒置，aVR 导联直立），多数无逆行 P 波。若 P'波位于 QRS 波之前（心房激动早于心室），P'-R 间期 <0.12s；若 P'波位于 QRS 波之后（心室激动早于心房），则 R-P'间期 <0.20s。

2. 代偿间期多完全，因为不易逆行上传侵入窦房结，不干扰窦房结冲动发放规律。当伴有逆行 P 波时，代偿间期可呈不完全性，因为此时逆传到心房内的交界性激动，侵入窦房结，引起窦性节律顺延。

3. 交界性期前收缩可伴室内差异传导。

4. 交界性期前收缩伴 P'-R 间期延长（≥0.12s）。若逆行 P 波出现较早（收缩晚期或更早）则为交界性期前收缩伴干扰性 P-R 间期延长；若逆行 P 波出现在舒张期，则为交界性期前收缩伴一度房室传导阻滞。

[临床意义及处理]　偶发交界性期前收缩可见于正常人，频发、持续存在者见于器质性心脏病。其处理同房性期前收缩。

四、室性期前收缩

异位兴奋灶来自心室的期前收缩称为室性期前收缩（ventricular premature beat），是最常见的一种期前收缩。由于异位起搏点起源于 His 束分叉以下的心室，故 QRS 波宽大畸形。

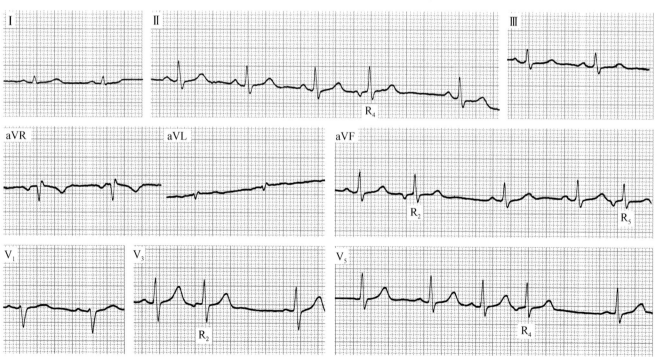

图4-6　交界性期前收缩
Ⅱ 导联 R_4，aVF 导联 R_2、R_5，V_3 导联 R_2，V_5 导联 R_4，均为提前出现的交界性期前收缩：QRS 波形态正常，P 波为逆行 P 波（Ⅱ、aVF 导联 P 波倒置）。P-R 间期 0.11s（< 0.12s），代偿间歇完全
心电图诊断：交界性期前收缩

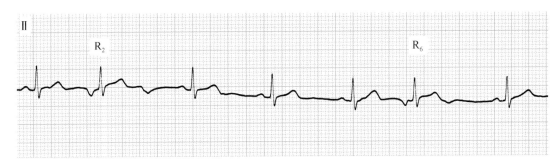

II

R₂ R₆

图 4-7 交界性期前收缩伴前传阻滞

R₂、R₆ 为提前出现的正常形态的 QRS 波，其前有一逆行 P 波，P-R 间期 0.20s（伴有前传阻滞），代偿间歇完全

心电图诊断： 交界性期前收缩伴前传阻滞

第 4 章 期前收缩

[心电图特点]（图 4-8 ~ 图 4-25）

1. 提前出现宽大畸形 QRS 波，其前无相关 P 波（窦性 P 波如期出现，大多埋于室性期前收缩的 QRS-T 波之中，有时可在其前、后出现）。

2. QRS 时间 ≥ 0.12s（兴奋沿心室肌传导，传导速度慢）。

3. T 波与 QRS 波主波方向相反（由于除极程序改变，复极程序相应改变）。

4. 代偿间期完全：室性期前收缩多不易逆行上传干扰窦房结冲动的发放，故代偿间期完全。部分可呈超完全代偿间期，这是由于室性期前收缩引起窦性节律抑制，可由于逆传侵入窦房结，抑制其冲动发放，亦可能是间接通过神经反射或室性期前收缩对窦房结牵动。极少数情况下，可呈不完全代偿间期（此时常有逆行 P 波，致窦性节律顺延）。

5. 多形性室性期前收缩：常由于心室内某一异位激动点，不时发放冲动，不同冲动其传导途径不同，形成同一导联 QRS 波形态不同，即单源性室性期前收缩伴不同的室内差异传导。表现为 QRS 波形态不同，联律间期相等。

6. 多源性室性期前收缩：心室内有 2 个或 2 个以上激动点，不时发放冲动，形成多源性室性期前收缩。表现为同导联 QRS 波形态不同，联律间期不等。

7. 间位性室性期前收缩（插入性室性期前收缩）：插入于两个窦性搏动之间的室性搏动，常发生于基本心率较慢时，它不引起基本心律的节律重整，故无代偿间期，但可引起基本心搏的干扰性传出延缓（室性期前收缩后的窦性 P-R 间期延长）。表现为：在正常的两个窦性心搏之间，有一过早出现的宽大畸形 QRS 波，无代偿间期，其后的窦性 P-R 间期可正常或延长。

8. 并行心律性室性期前收缩（图 4-20 ~ 图 4-24）：心室内有一异位激动点，与窦性起搏点并存，此异位起搏点具有传入阻滞，即窦性冲动不能传入，异位起搏点冲动发放的规律不能被打乱；同时具有干扰性传出阻滞，即当异位激动传出落在窦性下传的绝对不应期时，则受阻，落在反应期时则传出，故异位激动相互之间长短不一，但因其按固有频率发放，故有倍数或有最大公约数关系。表现为联律间期不等，可出现于舒张期的各个阶段，当出现于舒张晚期时，与窦性心律形成室性融合波，其 QRS 波形态介于室性与窦性之间，其前有 P 波，P-R 间期较窦性者短；各室性期前收缩之间时距呈整倍数关系，或有一最大公约数，其中最短的室性期前收缩

4

之间时距或最大公约数即为室性异位搏动的心动周期。此心动周期一般是固定的，但也可有差别，其范围 0.05 ~ 0.12s。

9. 室性期前收缩起源点判断（表 4-1 ~ 表 4-3）：根据室性期前收缩 QRS 波形态，可以初步判定异位节律点产生部位：①起源于右心室期前收缩：QRS 波主波方向在 V_5 及 I 导联向上，在 V_1 导联向下，即类似左束支阻滞（LBBB）波型；②起源于左心室期前收缩：QRS 波主波方向在 V_1 导联向上，在 V_5 及 I 导联向下，即类似右束支传导阻滞（RBBB）波型；③起源于间隔部的室性期前收缩：I 导联 QRS 波呈双相波或主波向下；④起源于心尖部的室性期前收缩：II、III、aVF 导联 QRS 波主波向下，aVL 及 aVR 导联主波向上；⑤起源于心底部的室性期前收缩：II、III、aVF 导联 QRS 波主波向上，aVL 及 aVR 导联主波向下；⑥起源于心室前壁的室性期前收缩：V_1 ~ V_5 导联 QRS 波主波均向下；⑦起源于心室后壁的室性期前收缩：V_1 ~ V_5 导联 QRS 波主波方向均向上。

表 4-1　体表心电图室性期前收缩起源点判断

导联	QRS 波形态	起源点
V_1	呈 RBBB 型	左室
	呈 LBBB 型	右室或左室间隔部
II、III、aVF	QRS 波主波向上	心室上部（心室流出道）
	QRS 波主波向下	心室下部（下壁心尖部）
I、aVL	S 波为主	左室高侧壁或右室流出道
	R 波为主	距上述部位较远
V_2 ~ V_4	QRS 波主波向下	心脏前壁或心尖
	QRS 波主波向上	心脏后壁

表 4-2　流出道室性期前收缩体表心电图特点

QRS 波形态	右室流出道室性期前收缩	左室流出道室性期前收缩
V_1 导联	呈 LBBB 型	呈 RBBB 型或 LBBB 型
II、III、aVF 导联	大的单向 R 波	大的单向 R 波
胸导联 R 波移行	V_3、V_4 导联	V_2 导联

表 4-3　右室流出道不同部位与室性期前收缩体表心电图形态

右室流出道位置	I 导联 QRS 波主波方向	aVF 导联 QRS 波主波方向
高位间隔	（－）	（＋）
低位间隔	（－）	（＋／－）
高位游离壁	（＋）	（＋）
低位游离壁	（＋）	（＋／－）

10. 室性期前收缩分级：Lown 等对室性期前收缩进行分级，意见如下：

1 级：偶发室性期前收缩：<30 次/小时

　　1A 级：<1 次/分，<30 次/小时

　　1B 级：>1 次/分，<30 次/小时

2 级：频发室性期前收缩：>30 次/小时

3 级：多形性、多源性室性期前收缩

4 级：连发性室性期前收缩

　　4A 级：成对连发，呈二联律或三联律

　　4B 级：成串连发（短阵室性心动过速）

5 级：早发性室性期前收缩，其 R 波落于其前搏动之 T 波上（RonT 现象）

11. 功能性室性期前收缩与病理性室性期前收缩的判定：

功能性期前收缩可由于消化道、泌尿生殖道等反射引起，也可由体位、烟、酒、浓茶、精神紧张等引起。病理性期前收缩可由各种器质性心脏病引起，也可由于某些药物（如洋地黄、奎尼丁、胺碘酮等）、电解质紊乱（低血钾、高血钾等）等引起，应及时处理，否则后果严重。二者鉴别见表4-4。

表4-4　功能性与病理性室性期前收缩的鉴别

鉴别点	功能性	病理性
发病年龄	青年多见	中老年多见
病程	长	短
与运动关系	运动后消失或不变	运动后常增多
室性期前收缩级别	3级以下	3级及其以上
起源部位	右室及心底部多见	左室及心尖部多见
QRS波波幅	常较高，>20mm	常较低，可<10mm
QRS时间	一般为0.12s	可≥0.16s

续表

鉴别点	功能性	病理性
QRS波形态	常呈R'型或QS型	可呈Qr型或QR型或R波呈平顶型
并行心律	无	可有
联律间期	固定	固定或不固定
期前指数*	多>1	可≤1
易损指数**	多<1	可>1
期前收缩后T波改变	常无改变	可有T波低平、倒置

注：* 期前指数 $= \dfrac{R\text{-}R'（联律间期）}{Q\text{-}T间期（窦性节律）}$

** 易损指数 $= \dfrac{R\text{-}R（心动周期）\times Q\text{-}T间期}{R\text{-}R'}$

此2项均反映室性期前收缩提前情况，一般认为期前指数<0.85，易发生心室颤动；易损指数1.1～1.4，易发生室性心动过速，>1.4易发生心室颤动

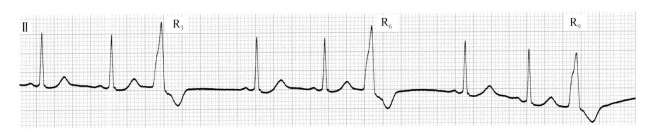

图4-8　室性期前收缩三联律

R_3、R_6、R_9为提前出现的宽大畸形的QRS波，其前无相关P波，QRS时间为0.13s，>0.12s，T波与QRS波主波方向相反，代偿间期完全，符合室性期前收缩特点。每2个窦性搏动之后可见1个室性期前收缩，二者之间形成三联律

心电图诊断：频发室性期前收缩三联律

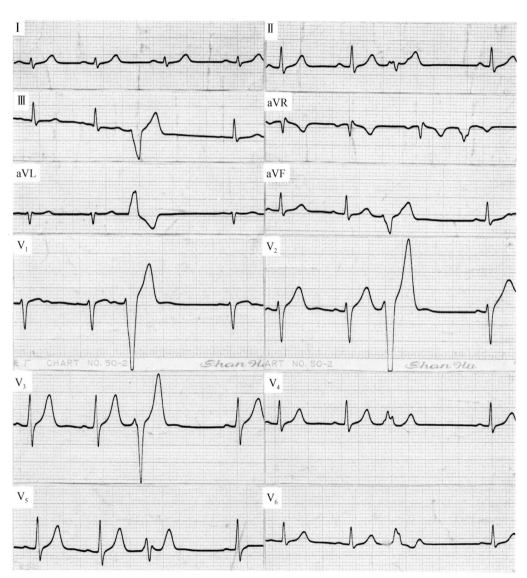

图 4-9 频发室性期前收缩

除 I 导联外，余导联均可见提前出现的宽大畸形的 QRS 波（aVR 导联为 R_4，余导联为 R_3），多数导联 T 波与主波方向相反，代偿间歇完全。QRS 波于 aVL、V_6 导联直立，$V_1 \sim V_3$ 导联倒置，故异位兴奋灶可能位于右室下壁

心电图诊断：频发室性期前收缩（异位兴奋灶可能位于右室下壁）

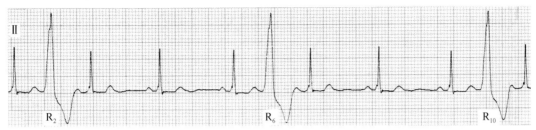

图 4-10　插入性室性期前收缩

R_2、R_6、R_{10} 为宽大畸形的 QRS 波，其前后 R-R 间距 0.94s，较其他 R-R 间距 0.82s 略长，为插入性室性期前收缩；其 R-R 间距不等的原因，是期前收缩之后 P-R 间期较其他略长（房室交界区干扰现象）。由于窦性 R-R 间距基本相等，故符合插入性室性期前收缩

心电图诊断：插入性室性期前收缩伴房室交界区干扰现象

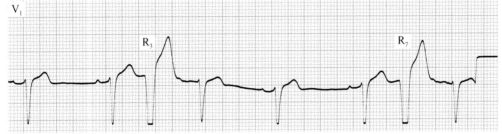

图 4-11　插入性室性期前收缩

R_3、R_7 为插入性室性期前收缩，其前后 P-P 间距为 1.01s，与其他 P-P 间距相同，期前收缩之后的 P-R 间期延长（房室交界区干扰现象）

心电图诊断：插入性室性期前收缩伴房室交界区干扰现象

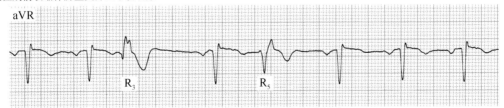

图 4-12　多源性室性期前收缩

R_3、R_5 为提前出现的宽大畸形的 QRS 波，T 波与主波方向相反，代偿间歇完全，其 QRS 波形态及联律间期均不同，其前均无相关 P 波，故非并行心律中的室性融合波，而为两源性室性期前收缩

心电图诊断：多源性室性期前收缩

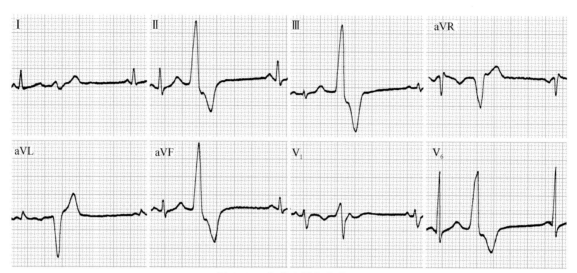

图 4-13 频发室性期前收缩

每个导联第 2 个 QRS 波均为提前出现的宽大畸形的 QRS 波，T 波与主波方向相反，符合频发室性期前收缩特点。其室性搏动于 V_1 导联主波方向向下，V_5 导联主波方向向上，Ⅱ、Ⅲ、aVF 导联主波方向均向上，故异位兴奋灶位于右室流出道

　　心电图诊断： 频发室性期前收缩（右室流出道起源）

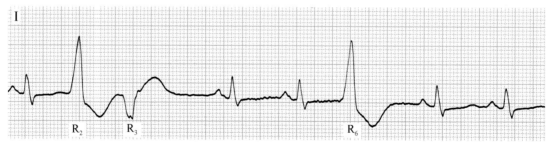

图 4-14 多形性室性期前收缩

R_2、R_3、R_6 其 QRS 波宽大畸形，T 波与主波方向相反，其中 R_2、R_6 其联律间期相等，R_2、R_3 为 2 次连发，其形态不同（由于折返途径不同所致），符合单源多形性室性期前收缩

　　心电图诊断： 多形性室性期前收缩

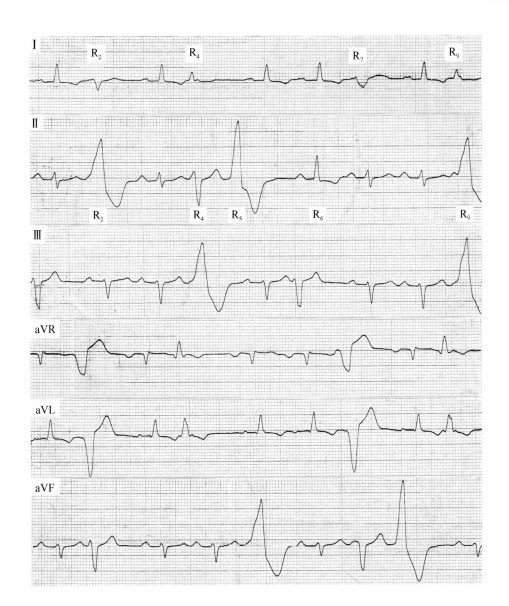

图 4-15（A）　陈旧性心肌梗死合并多源性室性期前收缩
［见图 4-15（C）］

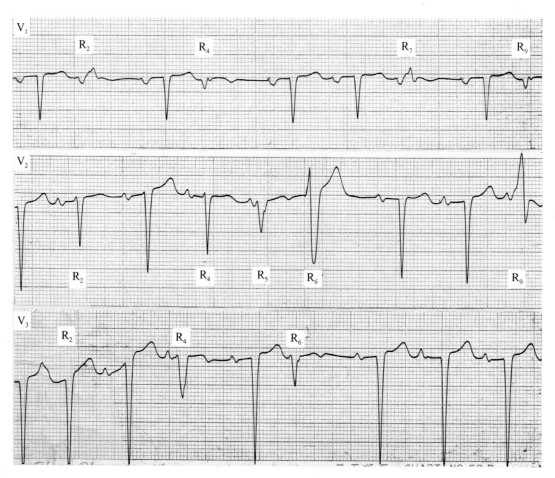

图4-15（B） 陈旧性心肌梗死合并多源性室性期前收缩

［见图4-15（C）］

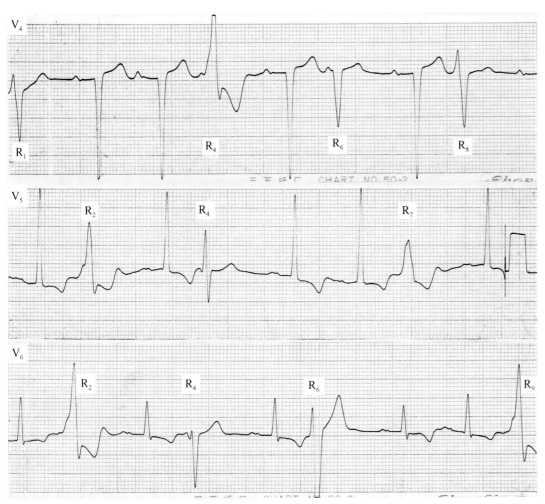

图4-15（C） 陈旧性心肌梗死合并多源性室性期前收缩

[接图4-15（A）、（B）] 正常窦性下传的P-R间期0.26s，符合一度房室传导阻滞；各导联均可见提前出现的宽大畸形的QRS波，其形态及联律间期均不同，如V_1导联期前收缩形态有2种，R_2、R_7形态相同，联律间期0.43s，QRS波之前可见P波，P-R间期<0.12s，形似间歇性预激波，实为迟发性室性期前收缩。R_4、R_9形态相同，联律间期0.52s，为两源性室性期前收缩。Ⅱ导联R_2、R_9形态相同，联律间期相等。R_4、R_5为室性期前收缩，呈2次连发，R_6之前可见P波，P-R间期0.24s，QRS波形态介于室性与窦性之间，为室性融合波。室性期前收缩相互之间无最大公约数或最小公倍数关系，故非并行心律性室性期前收缩，而为多源性室性期前收缩。自身下传的QRS波于$V_1 \sim V_4$导联呈QS型，ST段基本正常，Ⅰ、aVL、V_5、V_6导联T波倒置，最深达0.3mV，符合陈旧性前间壁、心尖部心肌梗死特点，前外侧壁心肌呈缺血型改变

心电图诊断： 陈旧性前间壁、心尖部心肌梗死合并一度房室传导阻滞及频发多源性室性期前收缩

4

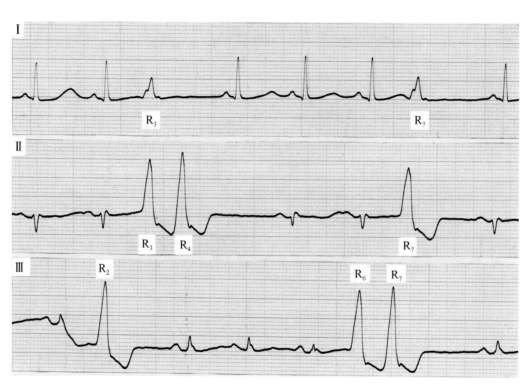

图 4-16（A） 频发室性期前收缩（部分呈 2 次连发）

［见图 4-16（B）］

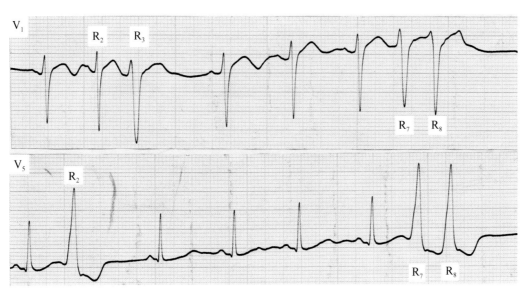

图 4-16（B）　频发室性期前收缩（部分呈 2 次连发）

［接图 4-16（A）］各导联均可见提前出现的宽大畸形的 QRS 波（Ⅰ 导联 R_3、R_7，Ⅱ 导联 R_3、R_4、R_7，Ⅲ 导联 R_2、R_6、R_7，V_1 导联 R_3、R_7、R_8，V_5 导联 R_2、R_7、R_8），代偿间歇完全，联律间期固定，可见频频 2 次连发，符合频发室性期前收缩。V_1 导联 R_2 之前有 P 波，QRS 波形态同窦性，故为房性期前收缩

心电图诊断：频发室性期前收缩（部分呈 2 次连发），偶发房性期前收缩

第4章 期前收缩

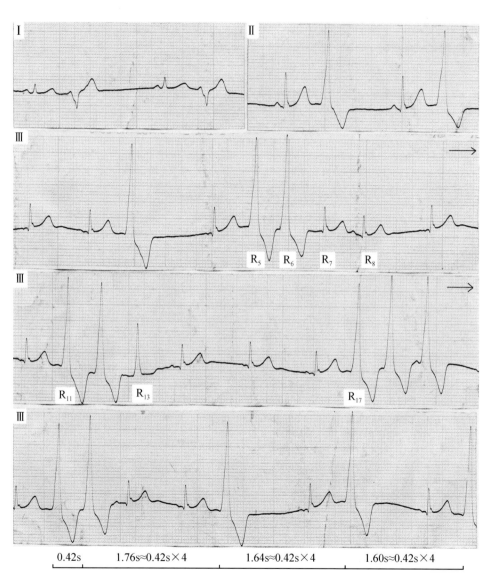

0.42s　　1.76s≈0.42s×4　　1.64s≈0.42s×4　　1.60s≈0.42s×4

图4-17（A）　并行心律性室性期前收缩及短阵室性心动过速

（第2、3、4行为连续描记）各导联均可见提前出现的宽大畸形的 QRS 波，其联律间期相等，代偿间歇不等（0.52～1.12s）。Ⅲ 导联 R_{13} 貌似室性融合波，但根据 P-P 规律（P-P间距 0.76s），其前无相关 P 波，故仍为室性搏动（短阵室性心动过速）。室性 R-R 间距短者（R_5～R_6）0.40s，长者（R_6～R_{11}）达 3.68s≈0.42s×9。R_{13}～R_{17} 为 2.84s≈0.42s×7。Ⅲ 导联 R_8 为房性期前收缩下传，其 P-R 间期延长（房室交界区干扰现象）

心电图诊断：并行心律性室性期前收缩及短阵室性心动过速，偶发房性期前收缩伴房室交界区干扰现象

第4章 期前收缩

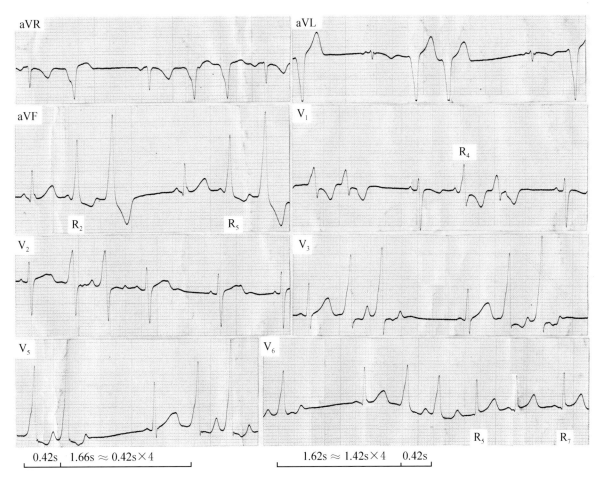

0.42s   1.66s ≈ 0.42s×4   1.62s ≈ 1.42s×4   0.42s

图4-17（B） 并行心律性室性期前收缩及短阵室性心动过速

［接图4-17（A）］　aVF 导联 R_2、R_5 及 V_1 导联 R_4 其前有 P 波，QRS 波形态介于窦性与室性之间，为室性融合波。V_6 导联 R_5 ~ R_7 为短阵房性心动过速，频率 107 次／分。室性期前收缩 QRS 波形态于 V_1 ~ V_5 均向上，Ⅱ、Ⅲ、aVF 导联亦向上，故异位兴奋灶可能位于左室后基底部

心电图诊断：并行心律性室性期前收缩及短阵室性心动过速

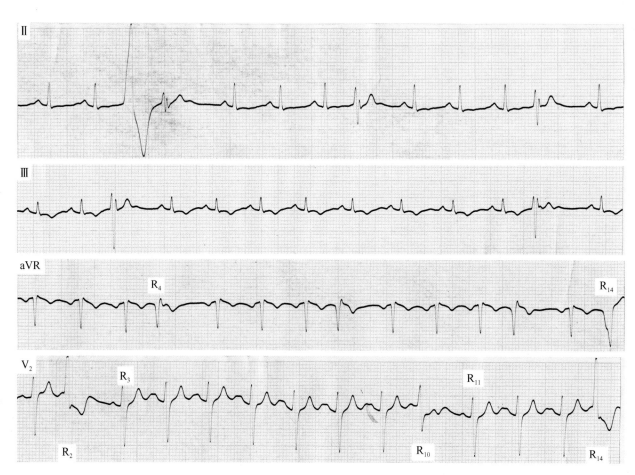

图 4-18　频发多源性室性期前收缩

各导联均可见提前出现的宽大畸形的 QRS 波，同导联其联律间期不等（0.40~0.48s），形态不同（如 aVR 导联 R_4、R_{14}，V_2 导联 R_2、R_{10}），其前均无 P 波，故非并行心律中的室性融合波，而为多源性室性期前收缩。V_2 导联因 U 波较大，与其后 P 波融合，形似 P 波增宽，与 R_3 之前 P 波形态不同（此时由于代偿间歇较长，使窦性 P 波得以显现），易误诊为房性心动过速，实为窦性心动过速，心率 107 次/分。其 R_{10} 之前 U 波易误认为 P 波，而诊断为室性融合波，但结合其他导联测量，其 P-P 间距为 0.56s，故此 R_{10} 之前无 P 波，非室性融合波，其代偿间歇均完全，以上符合多源性室性期前收缩

心电图诊断：频发多源性室性期前收缩，窦性心动过速

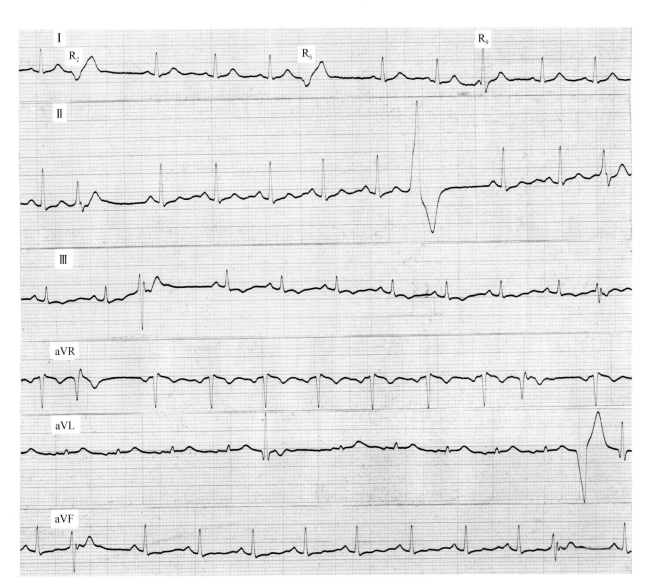

图 4-19（A）　频发多源性
室性期前收缩

[见图 4-19（B）]

4

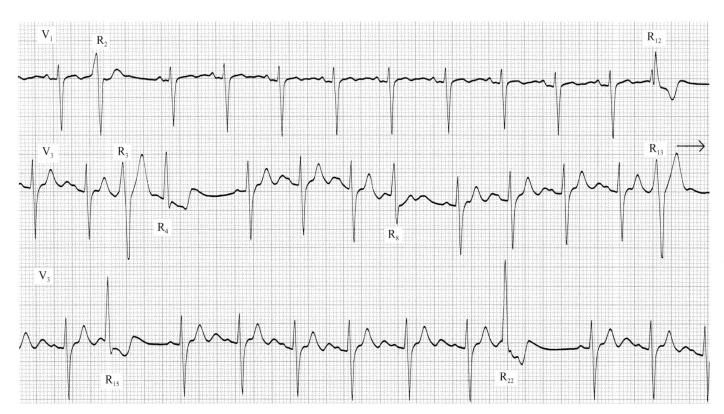

图 4-19 （B）　频发多源性室性期前收缩

［接图 4-19 （A）］　各导联均可见 2 种或 2 种以上形态不同、联律间期不等的室性期前收缩（如 I 导联 R_2、R_6、R_9，V_1 导联 R_2、R_{12}，V_3 导联 R_3、R_4、R_8、R_{13}、R_{15}、R_{22}），其中 V_3 导联为 2 次连发。其联律间期为 0.36～0.52s。其前均无相关 P 波，故非室性融合波，不支持并行心律性室性期前收缩

心电图诊断：频发多源性室性期前收缩

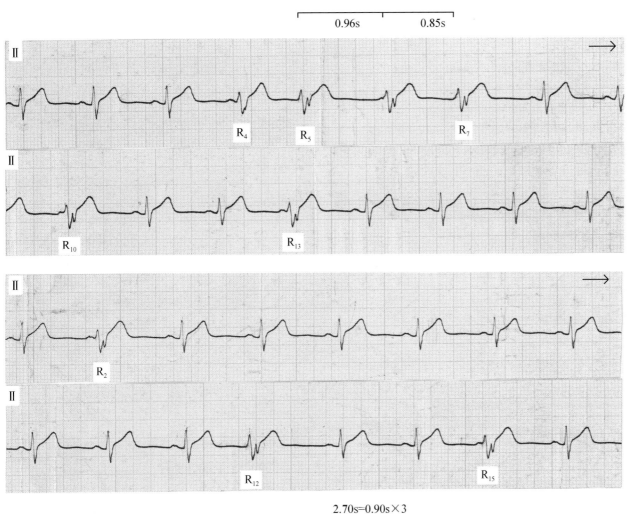

图4-20　并行心律性室性期前收缩，短阵非阵发性室性心动过速

（第1～2行为连续描记）QRS波形态不同，R_5～R_7 宽大畸形，其前无相关P波，R-R间距 0.85～0.96s，心室率71次/分，为短阵非阵发性室性心动过速。R_4 形态介于窦性与室性之间，其前有P波，P-R间期较正常短，为室性融合波，由于心室自身R-R间距不恒定，故 R_4～R_5 间距较短。R_7～R_{10}间距为 2.50s≈0.85s×3。第3～4行为Ⅱ导联连续描记，R_2～R_{12}间距8.68s≈0.86s×10；R_{12}～R_{15}为 2.70s=0.90s×3

心电图诊断： 并行心律性室性期前收缩，短阵非阵发性室性心动过速

4

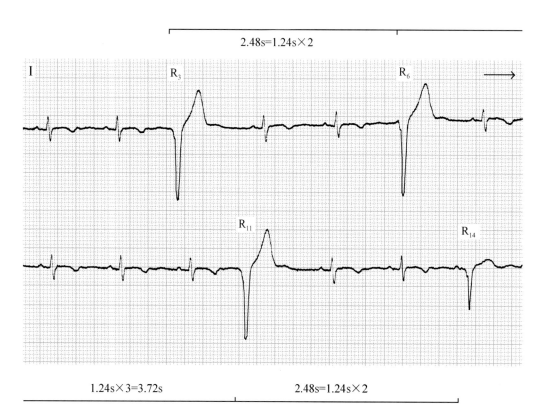

图 4-21　并行心律性室性期前收缩

（本图为连续描记）R_3、R_6、R_{11}、R_{14} 为室性期前收缩，其联律间期不等，期前收缩之长间距（3.75s）与短间距（2.48s）之间有一最大公约数（约1.24s），R_{14} 为室性融合波，其前有 P 波，P-R 间期较正常窦性下传者短

心电图诊断： 并行心律性室性期前收缩

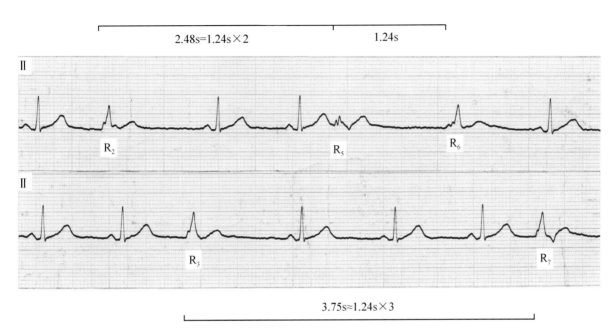

图 4-22　并行心律性室性期前收缩

（本图为非连续描记）于 II 导联中可见频发室性期前收缩，其联律间期不等，$R_5 \sim R_4$ 联律间期 0.40s，$R_2 \sim R_1$ 联律间期 0.72s。期前收缩与期前收缩之间有最大公约数，如第 1 行 $R_5 \sim R_6$ 间距 1.20s，$R_2 \sim R_5$ 间距 2.48s = 1.24s×2；第 2 行 $R_3 \sim R_7$ 为 3.75s≈1.24s×3＝3.72s。第 1 行 R_5 形态与其他不同，可能由于心室正处于前一激动的相对不应期致差异传导。R_2、R_6 及第 2 行 R_3 其 QRS 波起始部似有 P 波，但是其形态与第 2 行 R_7 相同，R_7 与 R_6 之间联律间期 0.60s，短于窦性心律（P-P 间距 0.75～0.80s），故可排除 R_2、R_6 等期前收缩之前有 P 波之可能。第 2 行 R_7 之后可见逆行 P 波

心电图诊断：并行心律性室性期前收缩

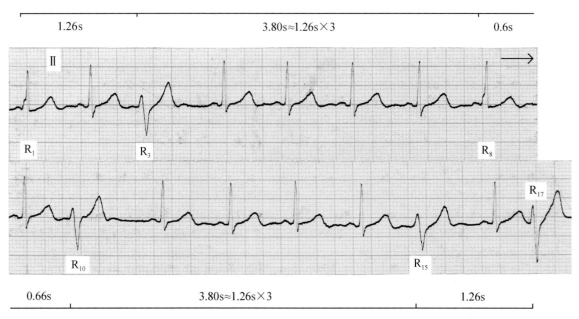

图 4-23 并行心律性室性期前收缩

（本图为连续描记）R_1、R_3、R_8、R_{10}、R_{15}、R_{17} 为室性期前收缩，其联律间期不等，期前收缩之间呈倍数关系（长间距 3.80s 为短间距 1.28s 的 3 倍），R_1、R_8 为室性融合波，R_{17} 为时相性室内差异传导

心电图诊断：并行心律性室性期前收缩

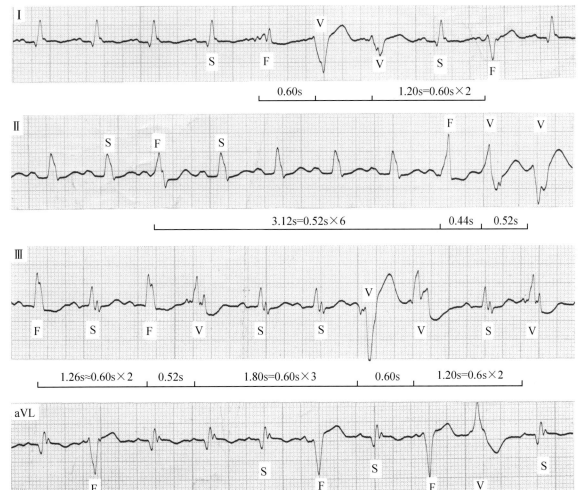

图 4-24（A） 并行心律性室性期前收缩

各导联均可见频发室性期前收缩，同一导联形态不同，联律间期不等（0.48～0.60s）（>0.06s），部分呈 2 次连发；期前收缩相互之间有一最大公约数，由于存在异位心律不齐，故其公约数波动在0.44～0.62s 之间，最长的期前收缩间距是最小的公倍数，可见室性融合波（F）。乍看起来犹如多源性室性期前收缩，但自频频室性融合波可以看出非多源性室性期前收缩

注：S 代表窦性搏动，V 代表室性搏动，F 代表室性融合波

心电图诊断：并行心律性室性期前收缩

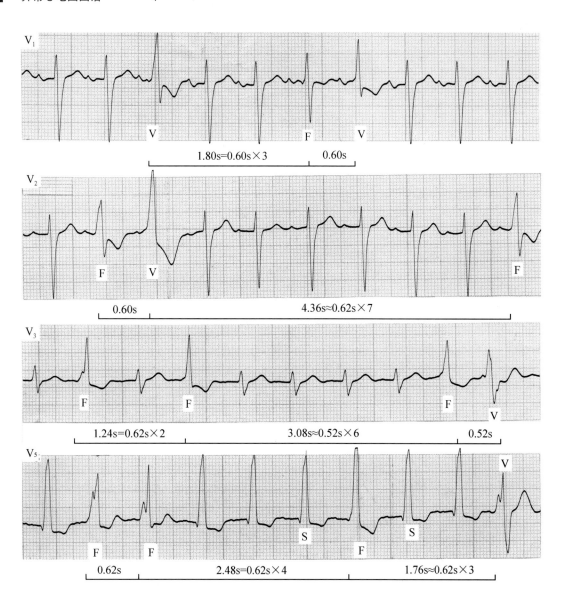

图4-24（B）　并行心律性室性期前收缩

［接图4-24（A）］

10mm/mV   25mm/s   滤波器：50Hz D 35Hz   既往病史:10mm/mV

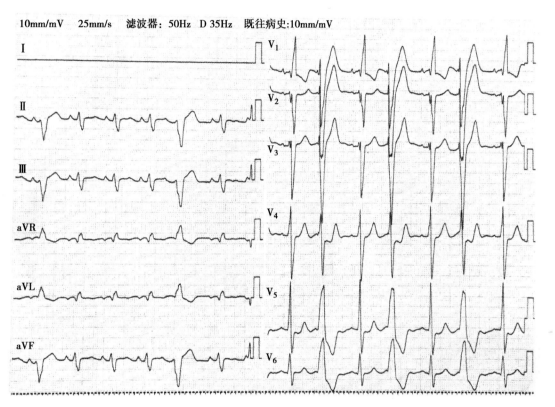

图 4-25　频发室性期前收缩呈 RonP 现象

各导联均可见提前出现的宽大畸形的 QRS 波，其前可见不相干的 P 波，其联律间期相等（0.62s），同导联形态相同，部分呈二联律，其代偿间歇均完全，符合迟发性室性期前收缩，呈 RonP 现象

心电图诊断：迟发性室性期前收缩，呈 RonP 现象

第 4 章 期前收缩

[鉴别诊断]

1. 室性期前收缩与伴室内差异传导的房性及交界性期前收缩鉴别，见表4-5。

表4-5　室性期前收缩与房性、交界性期前收缩伴室内差异传导的鉴别

鉴别点	室性期前收缩	房性期前收缩伴室内差异传导	交界性期前收缩伴室内差异传导
P'波	其前无相关 P 波，或偶见 QRS 波之后逆行 P 波	P'波提前出现，位于 QRS 波之前	无，或 QRS 波之前、后有逆行 P'波
P'-R 间期（或 R'-P 间期）	R'-P 间期≥0.20s	P'-R 间期≥0.12s（常较窦性长）	P'-R 间期<0.12s 或 R'-P 间期<0.20s
QRS 波起始向量	与窦性常不一致	与窦性常一致	与窦性常一致
QRS 波形态	常呈二相型（Qr、Rs 型）或 R 波平顶型	多呈三相型（似右束支阻滞型）	同房性
同导联 QRS 波	形态多固定不变	易变	易变
室性融合波	可见	无	无
代偿间期	多完全	多不完全	多完全

2. 舒张晚期室性期前收缩与间歇性预激综合征鉴别，见表4-6。

表4-6　舒张晚期室性期前收缩与间歇性预激综合征的鉴别

鉴别点	舒张晚期室性期前收缩	间歇性预激综合征
预激波	无	有
P 波与 QRS 波关系	不固定	固定
刺激迷走神经时 P 波与 QRS 波关系	P 波可消失或落于其后	不变

[临床意义及处理]　室性期前收缩大部分是功能性的。偶发性、无症状者可不做处理。频发性且症状明显者，尤其对于病理性室性期前收缩，除积极治疗原发病外，可选用以下药物。

1. 基本心率缓慢伴室性期前收缩　可选用阿托品（atropine）对抗迷走神经作用，亦可选用氨茶碱（aminophylline）以对抗腺苷作用，使基础心率增快后，室性期前收缩可能消失。

2. 基本心率较快伴频发室性期前收缩　可能由于交感神经兴奋性较强所致，可选用 β 受体阻滞剂，如美托洛尔。

3. 抗心律失常药物　①美西律（mexiletine）及利多卡因（lidocaine）均属Ⅰb类抗心律失常药物，均只对室性心律失常有效，美西律口服 100～200mg，每天 3～4 次，期前收缩控制后渐减量，100～300mg/d 维持。利多卡因只能静脉应用，紧急情况下静脉注射，每次 50～100mg，稀释后静脉注入，必要时可多次重复；副作用较少，如胃肠道反应、心动过缓、低血压、感觉异常等。禁用于病窦综合征、心脏传导阻滞等患者，心力衰竭者慎用。②普罗帕酮：同房性期前收缩。③胺碘酮：仅用于其他抗心律失常药物无效者。④其他：莫雷西嗪、普鲁卡因胺、苯妥英钠等亦有效，可根据情况选用。

[附]　**室性期前收缩射频消融术**（radiofrequence catheter ablation，RFCA）

频发（目前多数专家认为动态心电图监测 24 小时超过 10 000 次）且症状明显，药物效差者，尤其起源点位于流出道的室性期前收缩，疗效较高（80%～90%）。①操作方法：常规经静脉放置 6F 多极导管于右室心尖部（RVA）和希氏束。右室流出道室性期前收缩者经股静脉送入消融导管至右室流出道（RVOT），左室流出道室性期前收缩者经股动脉送入消融导管，逆行进入左室行标测。②靶点定位：在室性期前收缩发作时行激动标测，标测出室性期前收缩时最早激动的区域；然后在最早激动区域内仔细标测，标测到局部电位最早，显示心腔内室性期前收缩波群较体表心电图 QRS 波起点提前程度最大，即浦肯野纤维电位（P 电位）提前至少 20～30 毫秒为消融靶点。③消融成功的标志：频发室性期前收缩消融时，试放电 10 秒，期前收缩消失，或 P 电位振幅减小或消失为有效标志，巩固放电 90～120 秒。之后观察 30 分钟无室性期前收缩，行心室分级递增刺激、程控刺激、静脉滴注异丙肾上腺素，均不能诱发为消融成功。术后心电监测 24 小时。

第 5 章 阵发性室上性心动过速

连续 3 次或 3 次以上的期前收缩称为阵发性心动过速，它可呈短阵发作（数秒钟），亦可呈长阵发作（数分钟至数天），其发作时频率快，一般在 160 ~ 220 次/分，起始与终止均突然，故患者突发心悸症状明显，常能诉说发作的确切时间。根据异位起搏点发生部位不同，分为阵发性房性、交界性及室性心动过速。

绝大多数情况下，由于心率过快，P 波不易辨认，此时阵发性房性或交界性心动过速统称为阵发性室上性心动过速（paroxysmal supraventricular tachycardia，PSVT，简称阵发性室上速，或室上速）。近年来，随着电生理研究的进一步深入，对 PSVT 的发生机制、分类及诊断有了进一步认识，目前认为大部分 PSVT 由折返机制引起，其中阵发性房室结折返性心动过速及房室折返性心动过速占 PSVT 的 90% 左右。其他尚有阵发性房性心动过速，窦房结折返性心动过速等。

一、阵发性房性心动过速

连续 3 次或 3 次以上房性期前收缩称为阵发性房性心动过速（paroxysmal atrial tachycardia，PAT），简称为阵发性房速。

[心电图特点] （图 5-1 ~ 图 5-17）

1. 一系列快速的房性期前收缩 P' 波，其形态与窦性不同，在 Ⅱ、Ⅲ、aVF 导联通常直立。

2. P'-R 间期 ≥ 0.12s，P' 波之间存在等电位线。

3. P' 波频率多在 160 ~ 220 次/分，心房节律多绝对整齐（同导联 P'-P' 间距差 < 0.01s）；但在自律性房性心动过速中，其起始有频率渐加快现象，或因其传出阻滞而心房节律不规整。

4. 房室传导比例多为 1∶1 下传，但部分可因传导障碍而呈现传导延缓或中断。

5. QRS 波为正常形态（室上性），若伴有束支传导阻滞、室内差异传导或预激综合征时，QRS 波宽大畸形。

6. 阵发性房速伴干扰性房室传导障碍：当房性 P' 波出现于收缩期或舒张早期时，易受干扰，形成干扰性房室传导障碍，其中干扰性文氏型房室传导障碍较常见，尤其多见于短阵性、反复发作性房速，因为此型房速，其 P' 波可出现于心动周期的不同时期，易形成干扰性房室传导障碍。

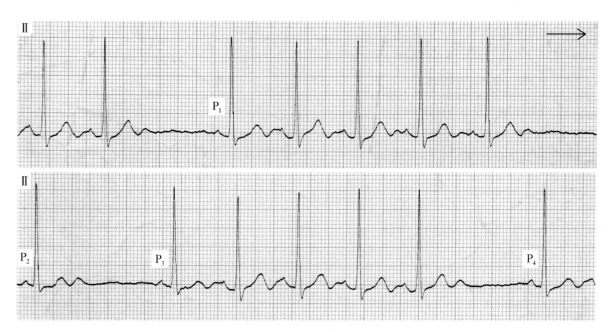

图 5-1　短阵房性心动过速

P₁、P₂、P₃、P₄ 为窦性 P 波，P₁ 与 P₂ 之间、P₃ 与 P₄ 之间均可见短阵发作的心动过速，其 QRS 波前均有 P'波，

P'波形态与窦性不同，P'-R 间期 0.16s，频率 88 次/分，符合短阵房性心动过速

心电图诊断： 短阵房性心动过速

7. 阵发性房速伴房室传导阻滞：出现于舒张中、晚期的房性 P'波，伴有 P'-R 间期延长，或 P'波后无 QRS 波（心室漏搏）时，称为阵发性房速伴房室传导阻滞。①其 P'-R 间期延长可固定，亦可不固定，但 P'波后无 QRS 波脱漏，为阵发性房速伴一度房室传导阻滞，此实际是隐性房室传导阻滞，即病理延长了的相对不应期但尚未延及整个舒张期，故窦性心搏的 P'-R 间期正常，而房性期前收缩的 P'波恰遇不应期，使得

P'-R 间期延长；②若 P'-R 间期渐延长，直至出现一次心室漏搏，如此周而复始，则为阵发性房速伴二度 I 型房室传导阻滞（文氏型房室传导阻滞）；③若 P'-R 间期固定（正常或延长），房室间呈一定比例下传，为阵发性房速伴二度 II 型房室传导阻滞；临床上单纯阵发性房速伴二度房室传导阻滞较少见，而单纯干扰性或混合性（干扰性加阻滞性）多见，这是因为 P'-P'间距短，P'波很易落在收缩期或舒张早期，易呈现干扰现象，

即使有传导阻滞存在，也易误认为干扰所致，故在诊断干扰性房室传导障碍时应慎重，若非房速发作期，其房室传导正常，方可诊断；④当 P' 波与心室波群之间的传导关系 ≥3∶1 时，为阵发性房速伴高度房室传导阻滞；绝大多数不能下传，偶有下传者，为阵发性房速伴几乎完全房室传导阻滞；快速 P 波与较慢的 QRS 波完全脱离关系，为阵发性房速伴完全性房室传导阻滞。

8. 多源性房速：快速出现的 3 种或 3 种以上形态的房性 P'

波，P'-P 间距与 P'-R 间期长短不一，P' 波与 P' 波之间有等电位线，心室率快而不规整，这与 P'-P 间距、P'-R 间距长短不一，以及交界区绝对干扰或房室阻滞所致的心室脱漏有关。

9. 适时的房性期前收缩或程控电刺激不能诱发或终止者，说明该类房性心动过速无折返机制参与，为自律性房性心动过速（automatic atrial tachycardia，AAT），否则为房内折返性心动过速（intra- atrial reentrant tachycardia，IART）。

纸速：25mm/s 灵敏度：10mm/mV BL:ON Ac:0

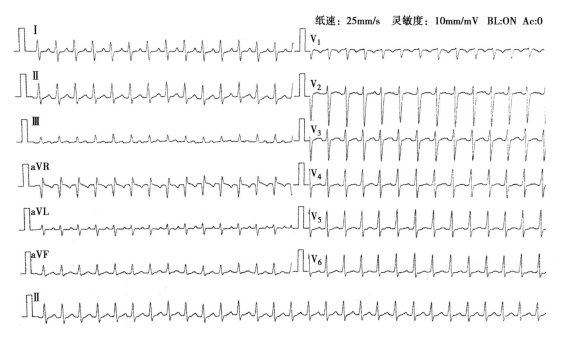

图 5-2（A） 阵发性房性心动过速

每个 QRS 波之前均有一 P 波，QRS 波呈室上性，心率 180 次/分，P 波于 I、II、aVL、aVF、V$_3$ ～ V$_6$ 导联均直立，V$_1$ 导联倒置

心电图诊断： 阵发性心动过速，室上性心动过速？房性心动过速？窦性心动过速？

建议： 行食管电生理检查

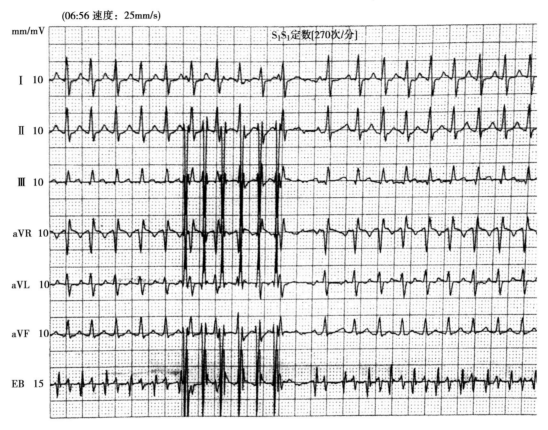

(06:56 速度：25mm/s)

mm/mV

S_1S_1定数[270次/分]

I　10

II　10

III　10

aVR　10

aVL　10

aVF　10

EB　15

图5-2（B）　阵发性房性心动过速（食管电生理检查及显性拖带现象）

［与图5-2（A）为同一患者］　食管心电图（EB）显示：心动过速发作时，频率200次/分，P-R 间距＜R-P 间距，支持房性心动过速；以 S_1S_1 240ms 刺激，连发6次，第3个刺激为有效刺激，起搏频率250次/分，刺激终止，经400ms 后 P 波出现，起搏后间期（最后一个起搏波至心动过速恢复的第一个房波之间期即起搏后间期，PPI）长于房性心动过速发作时心动周期「PPI 减去房性心动过速周期的差值400ms－360ms＝40ms（＞30ms）」，此为显性拖带。心动过速发作初期，可见温醒现象（第1个 P-P 间距320ms，第2个 P-P 间距290ms，第3个 P-P 间距250ms）

心电图诊断：阵发性房性心动过速，食管电生理检查可见显性拖带现象

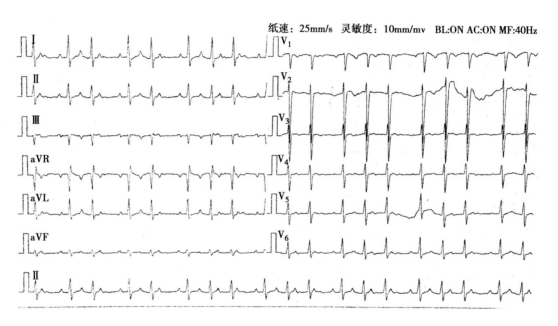

纸速：25mm/s　灵敏度：10mm/mv　BL:ON AC:ON MF:40Hz

图5-2（C）　阵发性房性心动过速呈文氏下传

［与图5-2（A）为同一患者］心房率150次/分，P-R间期逐渐延长，直至脱漏，房室间呈文氏型下传，房室传导比例呈3:1～4:1

心电图诊断：阵发性房性心动过速，呈文氏型下传

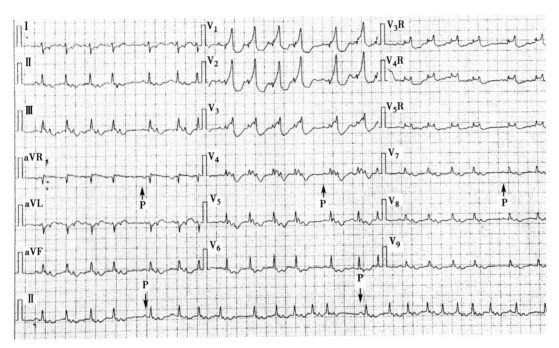

图 5-3　短阵房性心动过速

箭头所指的 P 波为正常窦性 P 波，除了正常窦性 P 波外，各导联均不能明确显示其他心房波，R-R 间距不等，QRS 波与窦性 QRS 波相同，为室上性，呈完全性右束支传导阻滞型，QRS 时间 0.20s，平均心室率 130 次/分，符合完全性右束支传导阻滞合并短阵多源性房性心动过速。此图乍一看去好像短阵室性心动过速，仔细分析，其肢体导联及 V₅~V₉ 导联 QRS 波均加宽，达 0.20s，故非室性心动过速

心电图诊断：完全性右束支传导阻滞合并短阵多源性房性心动过速

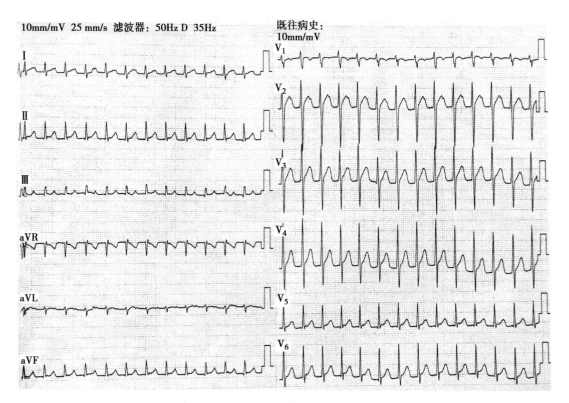

图5-4（A）　阵发性房性心动过速

P波不易辨认，QRS波呈室上性，心室率155次/分，心房波于Ⅰ、Ⅱ、aVL、aVF导联均直立，V₁导联倒置

心电图诊断： 阵发性房性心动过速，建议行食管或心内电生理检查

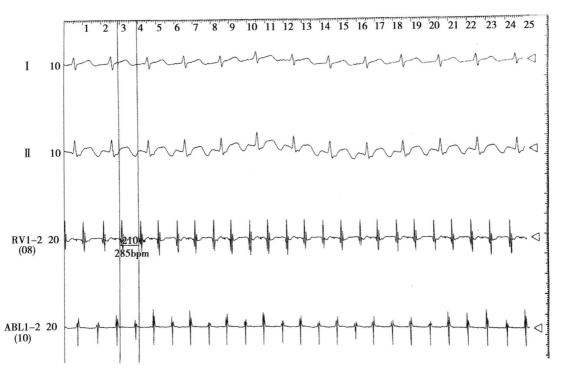

图5-4（B）　阵发性房性心动过速（心内电生理检查）

［与图5-4（A）为同一患者］心内心电图（RV1-2及ABL1-2）显示：心动过速发作时，心室率143次/分，心房率286次/分，A-A之间可见基线，心内电生理检查为右房局灶性房性心动过速

心电图诊断：阵发性房性心动过速

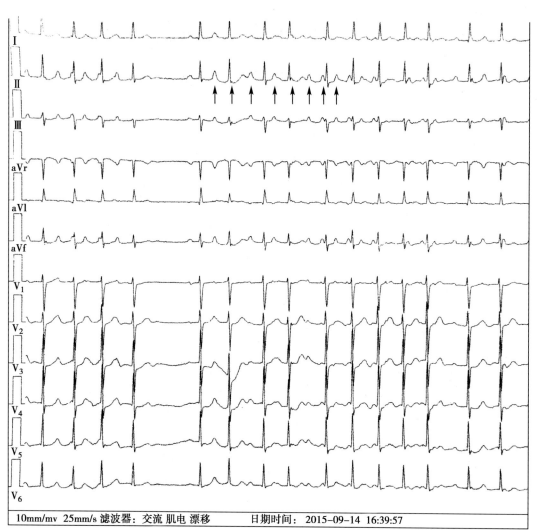

10mm/mv 25mm/s 滤波器：交流 肌电 漂移　　　　日期时间：2015-09-14 16:39:57

图5-5　阵发性多源性房性心动过速

Ⅱ、Ⅲ、aVF 导联于第 5 个 QRS 波之前可见提前出现的 P'波，其形态与第 4 个 QRS 波之前的 P 波不同，为房性期前收缩，之后可见连续出现的 P'波，为短阵房性心动过速，其 P'-P'间距不等，形态不同，P'-R 间期不固定，R-R 间距不等，QRS 波正常形态，P'-P'之间可见等电位线，此符合多源性房性心动过速特点；房性心动过速发作时心室率平均 130 次/分

心电图诊断：多源性房性心动过速

患者女，31 岁。临床诊断：急性病毒性心肌炎

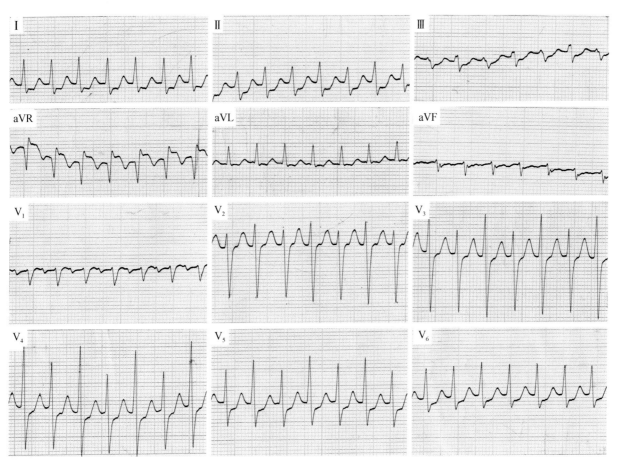

图 5-6　阵发性房性心动过速

V$_1$ 导联 P 波清晰可见，P-R 间期 0.16s，QRS 波正常形态，心率 187 次/分；P-P 之间可见等电位线，支持阵发性房性心动过速，V$_2$ ～ V$_5$ 导联可见 QRS 波电交替现象，QRS 波振幅差达 0.7mV

心电图诊断：阵发性房性心动过速，QRS 波电交替现象

患者女，28 岁。临床诊断：急性病毒性心肌炎

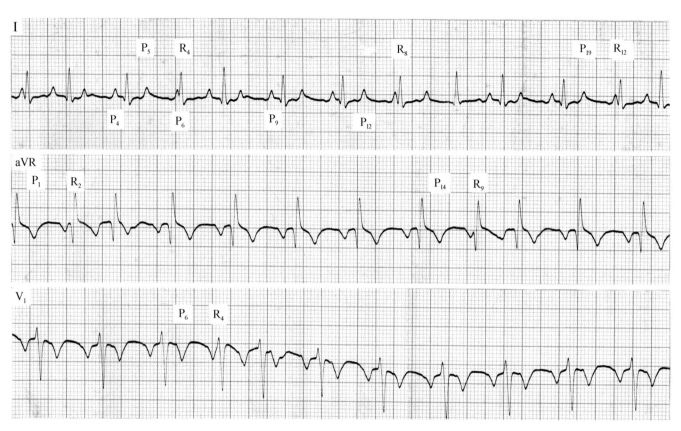

图5-7　阵发性房性心动过速伴文氏型房室传导阻滞

P波清楚可见，P波之间有基线，P波频率176次/分，为阵发性房性心动过速；P-R间期不固定，以 I 导联为例：P_4 下传，P_4-R 间期0.15s，P_5 下传（跨越 P_6），P_5-R 间期0.40s，P_6 脱漏；P_7 下传，P_7-R 间期0.15s，P_8 脱漏；P_{11} 下传，P_{11}-R 间期0.15s，P_{12} 跨越 P_{13} 下传引起 R_8，P_{12}-R_8 间期0.40s；激动在房室间呈 2:1～3:2 下传，符合文氏型房室传导阻滞

心电图诊断：阵发性房性心动过速伴文氏型房室传导阻滞

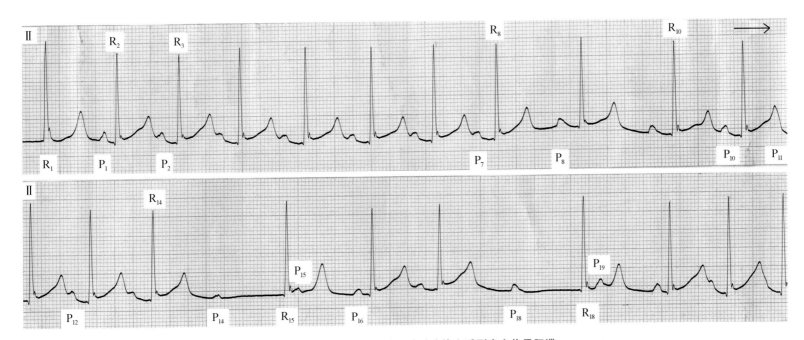

图 5-8　短阵非阵发性房性心动过速伴文氏型房室传导阻滞

R_1、R_{15}、R_{18} 为交界性逸搏，QRS 波之前无 P 波；R_9、R_{10} 为窦性搏动，其 P-R 间期 0.24s；$R_2 \sim R_8$ 为短阵房性心动过速，频率 94 次/分，其 P-R 间期自 0.16s 渐延长至 0.23s；$R_{11} \sim R_{14}$ 为短阵房性心动过速；P_{14} 形态与 P_8（窦性）及 P_{12}（房性）均不同，故为另一心房内起搏点所引起的房性 P 波未下传；P_{15}、P_{18}、P_{19} 为窦性 P 波未下传（因距其前 P 波较远，近于窦性周期，P 波形态与窦性相同，故为窦性 P 波），P_{15} 及 P_{19} 为房室交界区干扰所致传导障碍，P_{18} 则为传导阻滞。$P_{15} \sim P_{17}$ 及 $P_{19} \sim P_{22}$ 均为短阵房性心动过速，房性心动过速下传时 P-R 间期渐延长，以及部分窦性或者房性 P 波未下传，说明有一定程度房室传导阻滞：呈二度文氏型房室传导阻滞

心电图诊断：短阵非阵发性房性心动过速伴二度文氏型房室传导阻滞

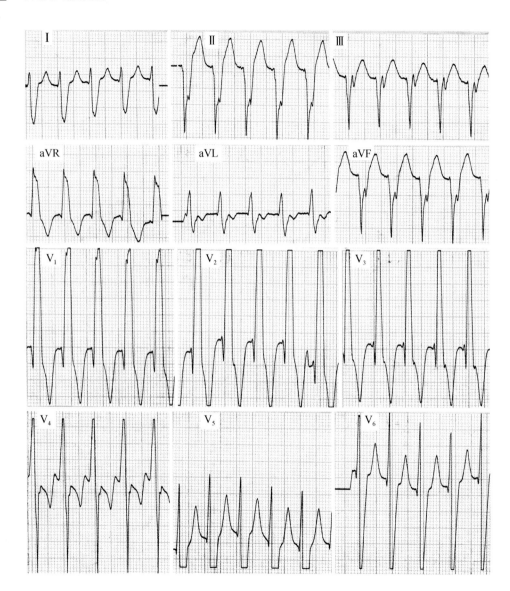

图5-9（A）　完全性右束支传导阻滞伴阵发性房性心动过速

QRS波宽大（QRS时间0.16s），V_1导联呈rsR'型，V_5、V_6、Ⅰ、aVL导联可见宽S波，R-R间距绝对整齐，P波不易明视，心室率150次/分，支持阵发性室上性心动过速呈完全性右束支阻滞型。结合图5-9（B）考虑为阵发性房性心动过速（因为心房大，心功能差）

心电图诊断： 完全性右束支传导阻滞伴阵发性房性心动过速

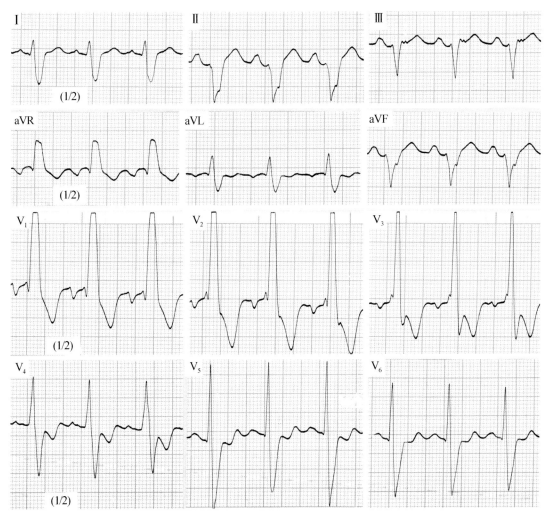

图5-9（B）　完全性右束支传导阻滞伴阵发性房性心动过速

［与图5-9（A）为同一患者］室上性心动过速终止后，窦性心律恢复，QRS波形态与发作期相同，呈完全性右束支传导阻滞，心率94次/分，P波宽0.14s，Ptf_{V1}达 $-0.07mm \cdot s$（$< -0.04mm \cdot s$），符合左房扩大的心电图表现

心电图诊断：完全性右束支传导阻滞伴阵发性房性心动过速，左房扩大

患者男，36岁，劳累后心悸、气短1年。临床诊断：扩张型心肌病，心力衰竭Ⅲ度

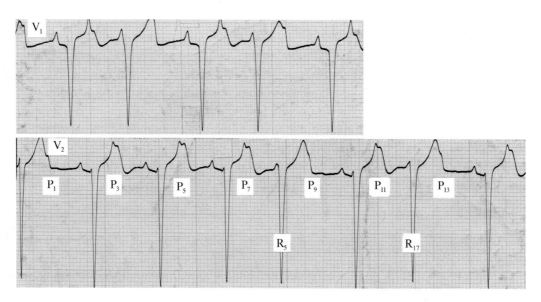

图 5-10　阵发性房性心动过速伴混合性房室传导障碍

心房率 167 次/分，QRS 波为室上性，P 波清晰可见。一部分落在收缩期的 P 波被干扰，致 P-R 间期延长，如 V₂ 导联 P₇、P₁₁，下传引起 R₅、R₇，其 P-R 间期长达 0.36s，呈跨越式传导，此为阵发性房性心动过速伴干扰性房室传导障碍；另一部分落在收缩晚期（T 波降支上）的 P 波未下传，如 V₂ 导联 P₁、P₉、P₁₃，此不能排除阵发性房性心动过速伴阻滞性房室传导障碍

心电图诊断：阵发性房性心动过速伴混合性房室传导障碍

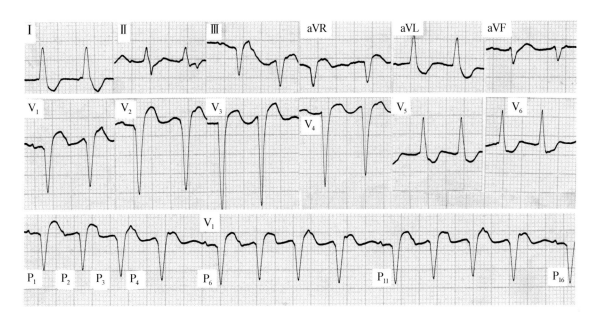

图 5-11　阵发性房性心动过速伴干扰性文氏型房室传导障碍

V_1 ~ V_4 导联 QRS 波呈 QS 型，ST 段抬高，符合急性前间壁心肌梗死特点。自 V_1 导联可见，心房率 150 次/分，QRS 波为室上性，符合阵发性房性心动过速；P-R 间期渐延长，自 0.14s→0.19s→0.23s→0.28s→脱漏 1 次 QRS 波，周而复始；第 1 个 P-R 间期最短，最后一个 P-R 间期最长，激动在房室间呈 5∶4 下传；落在收缩期的 P 波均被干扰致传导延缓或中断，落在舒张期的 P 波可正常下传，如 P_6、P_{11}、P_{16} 均正常下传，符合阵发性房性心动过速伴干扰性文氏型房室传导障碍

心电图诊断：阵发性房性心动过速伴干扰性文氏型房室传导障碍

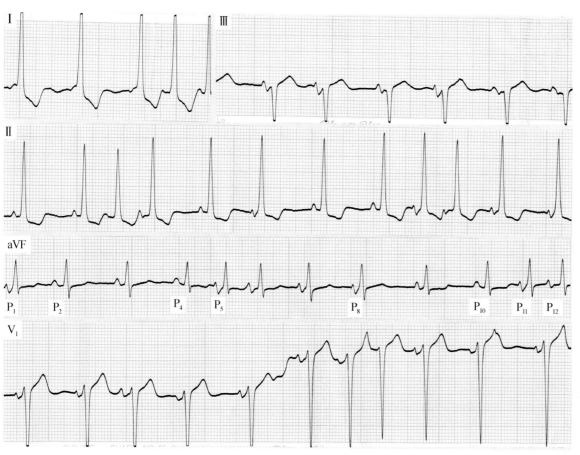

图 5-12　紊乱性房性心动过速
（多形性房性心动过速）

各导联均可见 P 波有多种形态，以 aVF 导联为例：$P_2 \sim P_4$、P_{10} 为正常窦性 P 波，频率 78 次/分；P_1、$P_5 \sim P_8$、$P_{11} \sim P_{12}$ 等其 P′ 波形态不完全相同，提前出现，为房性期前收缩、短阵房性心动过速；由于其 P 波形态不同，P-P 间距不等，P-R 间期和 R-R 间距亦各异，故为多源性房性心动过速，频率平均 100 次/分；P_9 形态介于二者之间，为房性融合波。I、II 导联 ST 段呈下斜型压低，深达 0.25mV，R_1 达 2.5mV，心电轴 -7°，符合左室肥大伴劳损；Ptf_{V1} 为 -0.05mm·s，提示左房扩大

心电图诊断： 短阵紊乱性房性心动过速，左室肥大伴劳损，左房扩大
患者男，78 岁，高血压病史 30 年，胸片示心胸比 66%。临床诊断：高血压及冠心病，心律失常

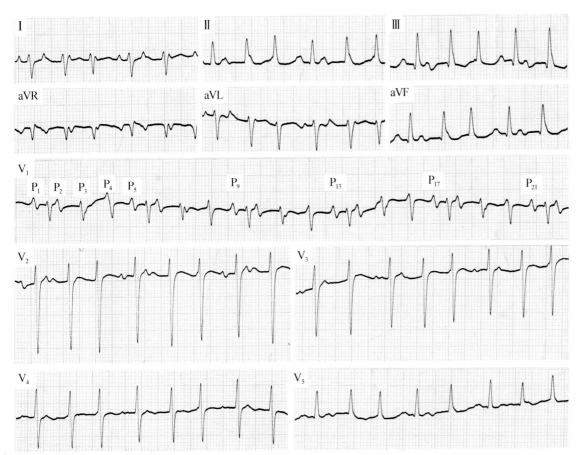

图5-13　阵发性自律性房性心动过速伴文氏型房室传导阻滞

P波规律出现,频率200次/分,P-R间期渐延长→脱漏,以V₁导联为例:自P₁→P₄,其P-R间期自0.18s→0.28s→0.30s→脱漏),之后P-R间期变短(P₅-R间期0.18s),再渐延长,周而复始,激动在房室间呈4:3下传。以上表现各导联均可看出,以V₁导联最为清楚。P-P之间可见基线,故非心房扑动。Ptf$_{V1}$为-0.05mm·s,支持左房扩大;由于左房扩大,自律性增强,反复发作自律性房性心动过速

心电图诊断: 阵发性自律性房性心动过速伴文氏型房室传导阻滞,左房扩大

患者女,72岁,劳累后心悸气短2年,胸片示心胸比68%,普大心影。临床诊断:缺血性心肌病,心力衰竭Ⅲ度

第5章　阵发性室上性心动过速

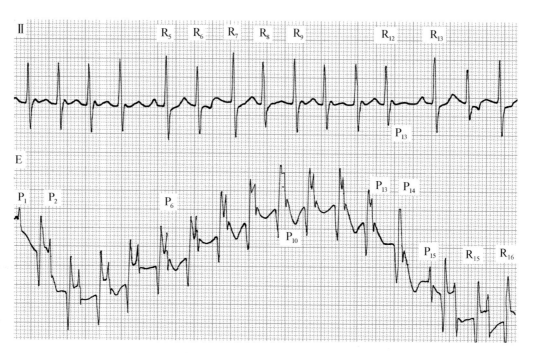

图5-14 阵发性房性心动过速伴文氏型房室传导阻滞

Ⅱ导联显示：R_5 之前可见窦性 P 波，自 R_6 与 R_5 之间 T 波较高分析，T 波上重叠有一直立的 P 波，故 R_5 为房性期前收缩，R_6 之后可见逆行倒置 P 波，此逆行 P 波再下传引起 R_7，故 R_6 与 R_7 为反复搏动，$R_8 \sim R_{12}$ 为阵发性房性心动过速伴文氏型房室传导阻滞，P_{13} 之后 QRS 波脱漏，心房率 187 次/分，多数 P 波落在 QRS 波之后，由于直立不支持房室折返心律；貌似房室结折返心律，此时结合食管导联（E），R-P 间期不固定，可排除之。食管导联显示：P_{15} 为窦性 P 波，P-R 间期 0.13s，P_{16} 为房性期前收缩，P-R 间期 0.22s，P_{17} 为逆行上传 P 波，P-R 间期 0.18s（若为房性期前收缩，其 P-R 间期应更长），R_{15} 与 R_{16} 为反复搏动，$P_1 \sim P_{14}$ 为阵发性房性心动过速伴文氏型房室传导阻滞，P_{14} 之后 QRS 波脱漏，心房率 187 次/分。该图进一步说明，由于食管心电图可清楚显示 P 波，为诊断提供较可靠依据

心电图诊断： 阵发性房性心动过速伴文氏型房室传导阻滞

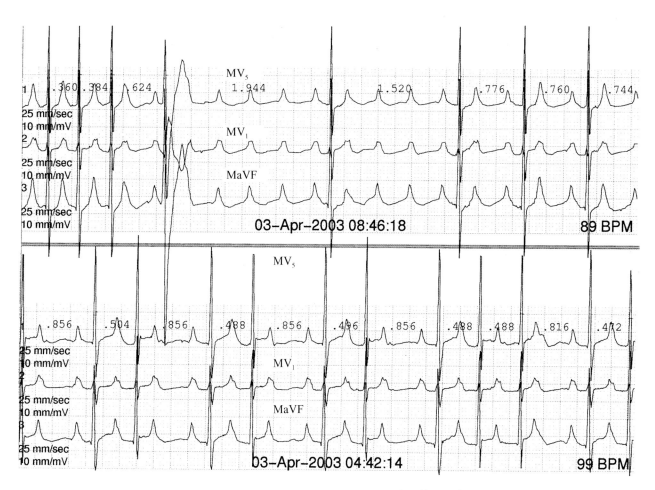

图5-15 阵发性房性心动过速伴文氏型房室传导阻滞

P波规律出现，频率150次/分，P波与P波之间可见等电位线，符合阵发性房性心动过速；第1~3行显示：前3个P波后均有QRS波，房室间传导比例为1:1，第4个QRS波为室性期前收缩，之后P波与QRS波之间传导比例分别为7:1、4:1、2:1，为阵发性房性心动过速伴高度房室传导阻滞。第4~6行显示：P-R间期渐延长→脱漏，房室间传导比例为3:2~4:3

心电图诊断： 阵发性房性心动过速伴二度文氏型至高度房室传导阻滞

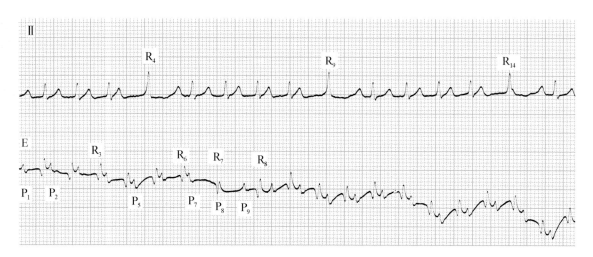

图 5-16　阵发性房性心动过速伴干扰性文氏型房室传导障碍

食管导联（第 2 行）P 波清晰，P-R 间期自 0.19s 延长致 0.32s，P_8 落在 R_7 之终末部，其后 QRS 波脱漏，脱漏后 P_9-R_8 间期缩短至 0.13s；P 落在收缩期时，其 P-R 间期延长或传导中断，落在舒张期时，正常下传。Ⅱ 导联较高的 R 波中重叠有 P 波（R_4、R_9、R_{14}）（此图为非同步描记）

心电图诊断：阵发性房性心动过速伴干扰性文氏型房室传导障碍

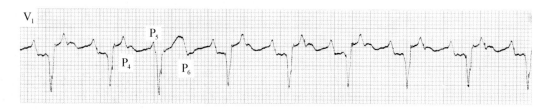

图 5-17　阵发性房性心动过速伴混合性房室传导障碍

P' 波规律出现，频率 187 次/分，房室间传导比例呈 1∶1~3∶1 下传，落在收缩期的 P 波大部分未下传，仅 P_4 下传（跨越式传导），但传导缓慢，此似乎支持干扰性房室传导障碍，但 P_6 落在收缩晚期仍未下传，故诊断为混合性房室传导障碍（干扰性加阻滞性）（亦可能为 P_5 隐匿传导对 P_6 干扰所致）

心电图诊断：阵发性房性心动过速伴混合性房室传导障碍

[临床意义及处理]　阵发性房性心动过速（简称房速）可见于器质性心脏病，由于心肌炎症、缺血缺氧、大量饮酒等引起，也见于正常心脏者。根据起源病灶、部位、电生理机制不同分为：①局灶性房速：主要为界嵴［（crista terminalis，CT）位于右房侧壁，是自上腔静脉口前方至下腔静脉前方的肌性隆起，与下腔静脉口前方的欧氏嵴（eustachianvalve，EV）相延续］部房速，其他尚有肺静脉口部房速、间隔部房速等；②不适当窦性心动过速：P 波形态与正常窦性相同，仅休息或轻度活动时心率不成比例增快为表现；其机制可能与自主神经或窦房结自律性有关，当用阿托品或异丙肾上腺素使心率渐增快时，心内标测显示激动顺序随心率增快在界嵴部渐向上移动，而局灶性房速最早激动点几乎是固定的；③大折返性房速：主要与手术瘢痕有关。房速发作时可伴二度房室传导阻滞，此时心动过速不受影响（异位起源点可来自心房任何部位，无须房室结和房室旁道参与）。大多数伴有房室传导阻滞的阵发性房速因自律性增高引起。对其处理主要是原发病的治疗，亦可选用对房性心律失常有效的药物。射频消融对部分病人有效，成功率 70% 左右（见后）。

二、阵发性房室结折返性心动过速

阵发性房室结折返性心动过速（atrioventricular nodal reentrant tachycardia，AVNRT）是阵发性室上性心动过速（PSVT）最常见的一种类型，约占 50%。电生理研究证实，部分正常人房室结内存在功能特性不同的双通道，病理情况下，不同部位的房室结纤维不应期不一致，形成双通道；双通道存在是 AVNRT 的重要基础，其折返途径包括心房下部及房室交界区，而心室不是必需的一部分，故偶可伴房室传导阻滞。根据折返途径不同，分为慢-快型（slow-fast form）及快-慢型（fast-slow form）2 种类型，以前者最常见。由于慢通道传导速度慢，不应期较短，快通道传导速度快，不应期较长，所以适时房性期前收缩或程控心房刺激落在快通道不应期时受阻，而落在慢通道反应期时沿慢通道下传，当冲动到达房室结下部时，快通道已脱离不应期，冲动再次沿快通道逆传至心房，如此连续折返，形成 AVNRT。快-慢型临床少见，常为病理性或药物所致，慢通道不应期较快通道更长时，激动自快通道下传，慢通道逆传。

[心电图特点]　（图 5-18 ~ 图 5-40）

1. 适时的房性期前收缩可诱发或终止发作。

2. 心动过速起始的搏动，P'-R 间期延长（因经慢通道下传）。

3. P' 波与 QRS 波常重叠（约占 66%），或出现于 QRS 波之末尾，是由于前向慢传导和逆向快传导，使得房室几乎同时除极，或心房稍晚于心室，R-P' 间期 < P'-R 间期，R-P' < 70ms。若 P' 波显现，则为逆行性（P 波在Ⅱ、Ⅲ、aVF 导联倒置，aVR 导联直立，V₁ 导联 QRS 波终末部有小 r' 波，实为 P' 波）。

4. 由于 His 束及心室不是折返环路的必需部分，故可有房室传导阻滞出现。此时其心动过速仍持续存在。

5. 药物或刺激迷走神经可终止发作。

6. 极少数情况下，激动自快通道下传，慢通道逆传，形成快-慢型 AVNRT。此时常于心率轻度增快时诱发，心动过速起始 P'-R 间期不延长，倒置的 P' 波位于 ORS 波之后较晚出现，犹如位于下一个 QRS 波之前，R-P' 间期 > 70ms，R-P' 间期 > P'-R 间期。

第5章 阵发性室上性心动过速

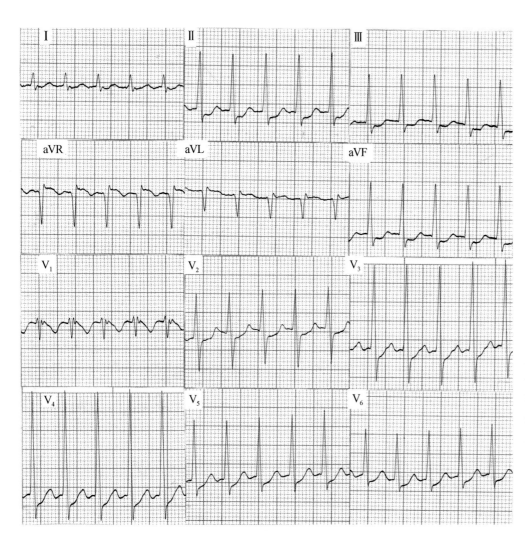

图 5-18（A） 阵发性房室结折返性心动过速

心率 166 次/分，R-R 间距绝对相等，QRS 波呈室上性，符合阵发性室上性心动过速（PSVT）特点。QRS 波于 V_1 导联呈 rSr's' 型，与非发作期相比明显不同，逆行 P 波落在 QRS 波终末部，R-P 间期 <70ms，支持房室结双径路所致的阵发性房室结折返性心动过速（AVNRT，慢-快型，房室结双径路折返环较小，心房和心室几乎同时激动，故逆行 P 波与 QRS 波几乎重叠或者落在 QRS 波终末部）

心电图诊断： 阵发性房室结折返性心动过速

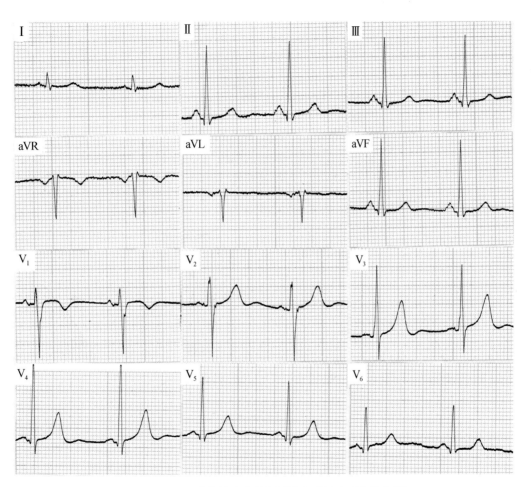

图 5-18（B）　阵发性房室结折返性心动过速（非发作期）

[与图 5-18（A）为同一患者] 每个 QRS 波之前均有一个相关 P 波，P-R 间期 0.13s，QRS 波呈室上性，心率 64 次/分（有干扰所致基线不稳，呈毛刺状），正常心电图

心电图诊断： 阵发性室上性心动过速非发作期，正常心电图

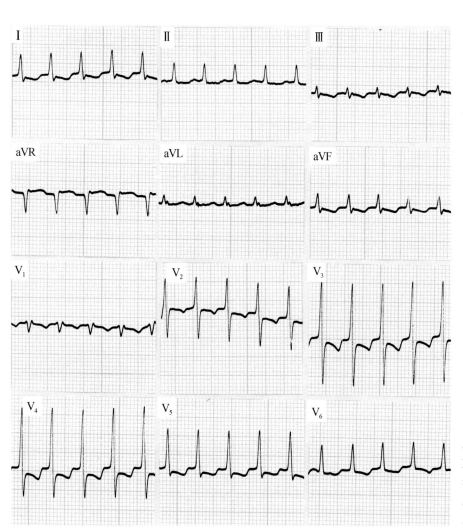

图 5-19（A）　阵发性房室结折返性心动过速（发作时）
心率 176 次/分，R-R 间距绝对相等，QRS 波呈室上性，符合 PSVT特点。V_1 导联 QRS 波呈 rSr' 型，I、aVF 导联均可见明显 s 波（伪 s 波，实为逆行 P' 波，R-P'间期 <70ms）。结合非发作期心电图（I、aVF 导联 s 波极不明显），符合 AVNRT（慢-快型）
心电图诊断： 阵发性房室结折返性心动过速（发作时）

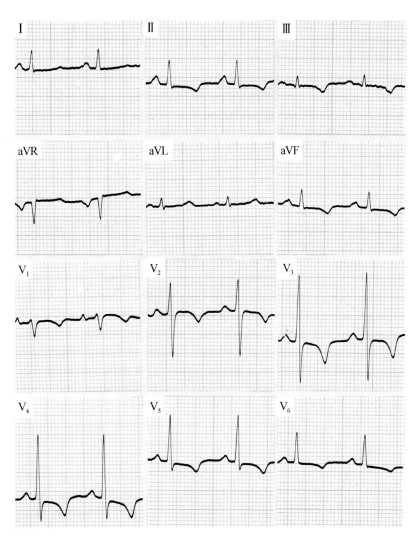

图 5-19 （B）　阵发性房室结折返性心动过速（非发作时）

[与图 5-18 （A） 为同一患者] 与图 5-18 （A）相比较，Ⅰ、aVF 导联 s 波极不明显，支持 AVNRT 诊断

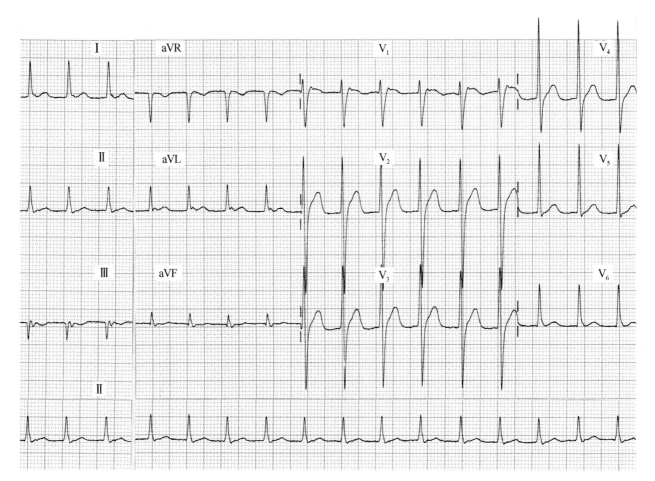

图 5-20（A）　阵发性房室结折返性心动过速

室上性心动过速发作时，Ⅰ、Ⅱ、Ⅲ、aVL、aVF、V₁ 均可见逆行 P 波，落在 QRS 之终末部（与非发作期心电图比较），R-P'间期 <70ms。心室率 143 次/分。支持 AVNRT（慢-快型）诊断

心电图诊断： 阵发性房室结折返性心动过速（发作时）

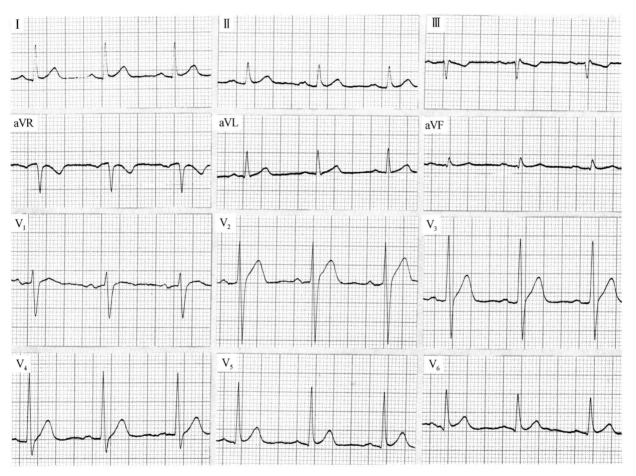

图 5-20（B） 阵发性房室结折返性心动过速（非发作期）

[与图 5-20（A）为同一患者] 每个 QRS 波之前均有一个相关 P 波，P-R 间期 0.17s，QRS 波呈室上性，心率 75 次/分

心电图诊断： 阵发性室上性心动过速非发作期，正常心电图

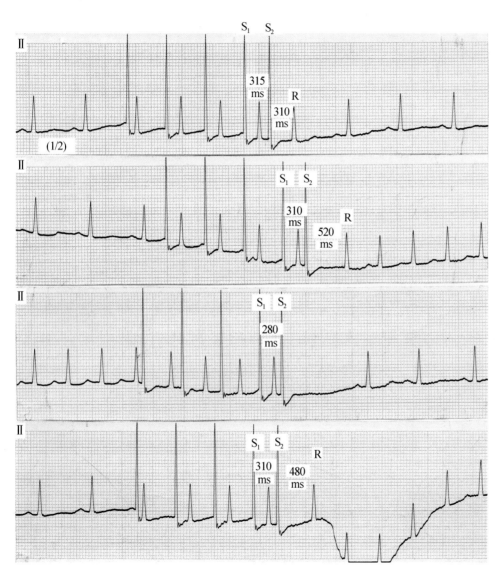

图 5-21（A） S_1-S_2 刺激诱发阵发性房室结折返性心动过速

第 1~2 行显示当 S_1-S_2 为 315ms 时，S_2-R_2 为 310ms，心动过速未诱发。当 S_1-S_2 为 310ms 时，S_2-R_2 为 520ms，室上性心动过速（PSVT）诱发（跳跃现象：自快通道跳到慢通道，以中下位法结合电解剖法行射频消融术）。第 4 行显示当 S_1-S_2 为 310ms 时，S_2-R_2 为 480ms，PSVT 再次诱发（自快径跳到慢径，PSVT 诱发）。第 3 行显示当 S_1-S_2 为 280ms 时，PSVT 终止，故该患者 PSVT 诱发窗口为 310ms，终止窗口为 280ms。发作期与非发作期 QRS 波形态相同，无明显逆行 P 波，故支持阵发性房室结折返性心动过速

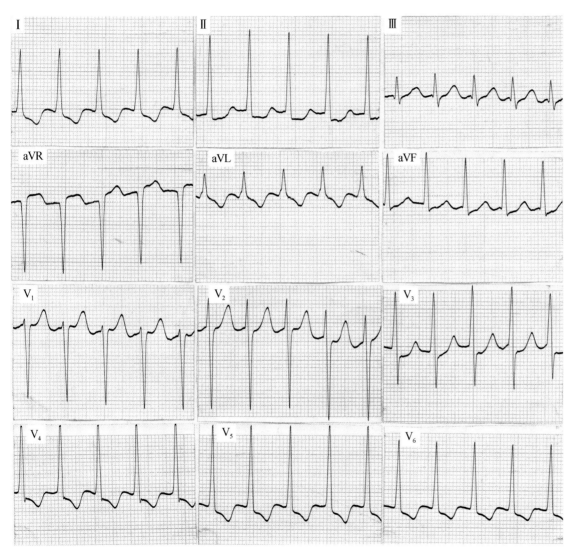

图 5-21（B）　阵发性房室结折返性
心动过速（发作期）

［与图 5-21（A）为同一患者］室上性心动
过速发作时心室率 145 次/分，无明显逆行
P 波

心电图诊断：阵发性房室结折返性心动过速

第5章　阵发性室上性心动过速

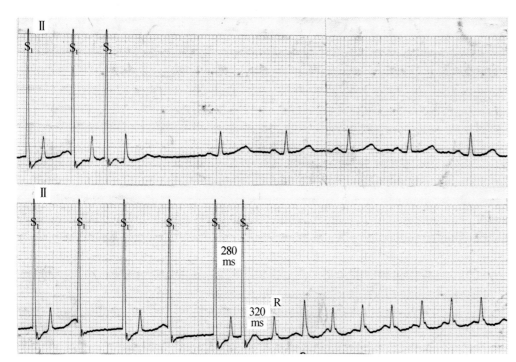

图5-22（A）　食管调搏诱发阵发性房室结折返性
心动过速

当 S_1-S_1 以 500ms 刺激心房时，房室间呈 2∶1 下传，当 S_1-S_1 为 280ms，S_2-R 为 320ms 时，PSVT 诱发，发作时与非发作时比较，Ⅱ 导联 QRS 之终末部可见逆行 P 波，支持 AVNRT

心电图诊断：食管调搏诱发房室结折返性心动过速

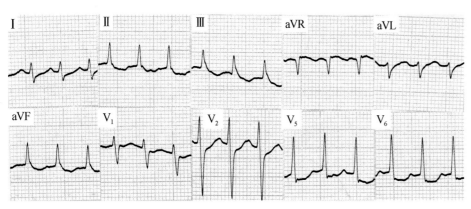

图5-22（B）　阵发性房室结折返性
心动过速（发作期）

［与图5-22（A）为同一患者］心率187次/分，R-R 间距绝对相等，QRS 波呈室上性，符合 PSVT 特点。V_1 导联 QRS 波可见伪 r' 波，支持 AVNRT

心电图诊断：阵发性房室结折返性心动过速

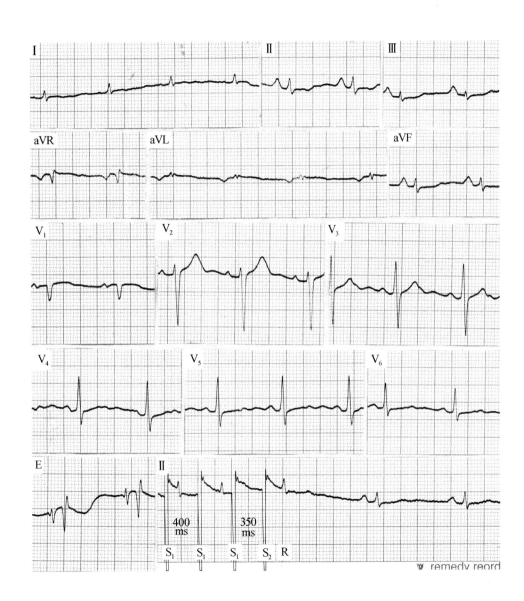

图5-23（A） 阵发性房室结折返性心动过速

（非发作期）

非发作期（第1~4行）心电图正常（用于和发作期比较）。以期前刺激经食管行电生理检查，当 S_1-S_2 为 400∶350 时，S_2-R 间期 0.24s（S-R 呈文氏型下传），刺激停止时，窦性心律恢复，室上性心动过速（室上速）未诱发

心电图诊断：正常心电图；经食管以 S_1-S_1 400ms 刺激时，S-R 呈文氏型下传

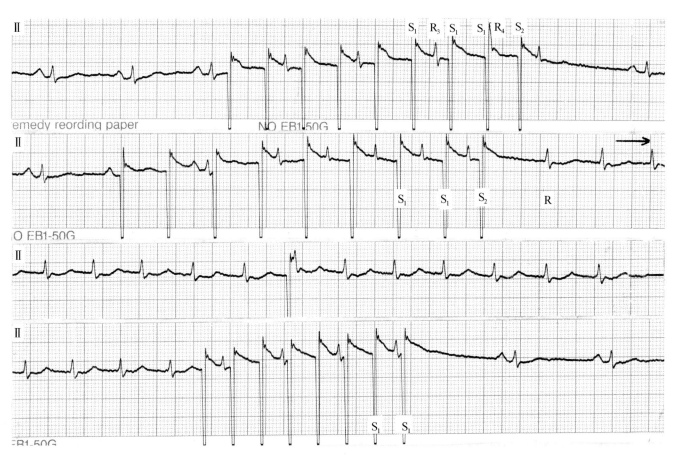

图 5-23 （B）　经食管调搏诱发及终止室上性心动过速

[与图 5-23 （A）为同一患者] 第1行：起搏刺激后第 1~6 个 S_1 为无效刺激，其 R-R 间距与自身 R-R 间距基本相等，第 7 个 S_1 有为效刺激，R_3 与其后第 7 个 S_1 间距仅为 0.16s，但经 0.42s 后下传引起 R_4，提示此 S_1 落在前一激动的超常期，为超常传导（本应脱漏却不下传）。虽下传心室，但其传导速度减慢，S-R 间距延长；第 2~3 行：当 S_1-S_2 间距为 400ms 时，S_2R 间期达 0.72s，室上速诱发，心率 107 次/分；第 4 行：以 S_1-S_1 320ms 刺激时，房室间呈 2:1 下传，刺激停止，室上速终止，窦性心律恢复

心电图诊断：经食管调搏诱发 AVNRT，S_1-S_1 超速抑制，室上速终止

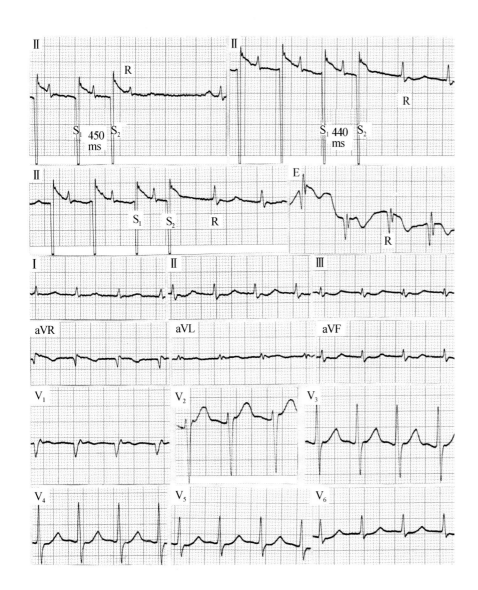

第
5
章

阵
发
性
室
上
性
心
动
过
速

图 5-23（C） 阵发性房室结折返性心动过速（慢-快型）
［与图 5-23（A）为同一患者］当 S_1-S_2 间期为 450ms 时，
S_2R_2 间距 0.24s，仍未诱发室上速。当 S_1-S_2 为 440ms 时，
S-R_2 长达 0.57s，两次均诱发 PSVT，频率 115 次/分（由于自
主神经影响，频率有波动）。发作时，食管导联（E）清晰显
示 P 波落在 QRS 波终末部。与非发作期比较显示：V_1、V_2 导
联 QRS 波可见伪 r' 波，R-P' 间期 <70ms，符合 AVNRT
心电图诊断：阵发性房室结折返性心动过速（慢-快型）

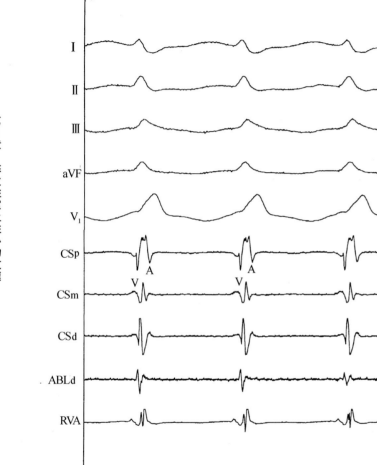

图 5-24　阵发性房室结折返性心动过速发作时
心内心电图

此图为室上速发作时体表心电图与心内心电图同步描记，可见 A 波与 V 波相重叠，难以区分，冠状窦远、中、近（CS1，2 ~ CS9，0）端均显示 A 波与 V 波几乎同时激动，其中、近端（CS9，0）二者更贴近。此为双径路所致房室结折返特点。

心电图诊断：阵发性房室结折返性心动过速

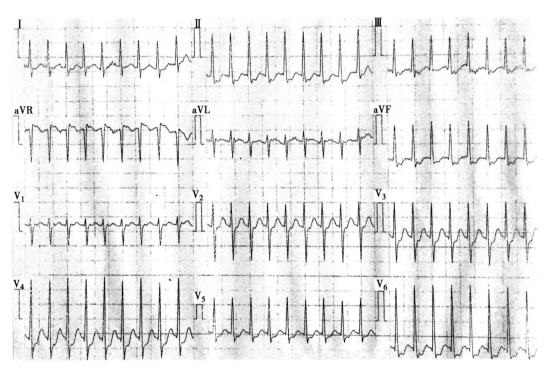

图 5-25（A）　阵发性房室结折返性心动过速

心率 222 次/分，R-R 间距绝对相等，QRS 波呈室上性，符合 PSVT 特点。Ⅰ、Ⅱ、Ⅲ、aVR、aVL、aVF 及 V_1 均可见逆行 P 波，落在 QRS 之终末部［与图 5-25（B）非发作期比较］，尤其 V_1 导联 QRS 波呈 rSr' 型，r' < r，R-P'间期 60ms（ < 70ms）。支持房室结双径路所致的阵发性房室结折返性心动过速（AVNRT，房室结双径路折返环较小，心房和心室几乎同时激动，故逆行 P 波与 QRS 波几乎重叠或者落在 QRS 波终末部）

心电图诊断：阵发性房室结折返性心动过速

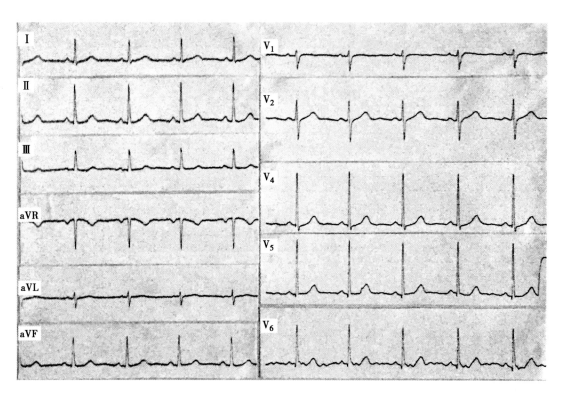

图 5-25 （B） 阵发性房室结折返性心动过速（非发作期）

［与图5-25（A）为同一患者］每个 QRS 波之前均有一个相关 P 波，P-R 间期 0.13s，QRS 波呈室上性，心率 77 次/分

心电图诊断：PSVT 非发作期，正常心电图

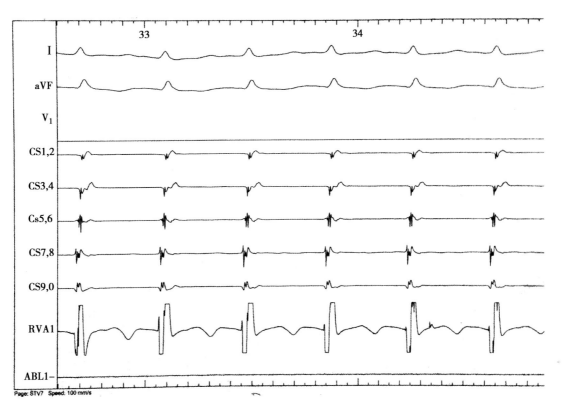

图 5-26（A）　阵发性房室结折返性心动过速发作时心内电图

室上速发作时体表心电图与心内心电图同步描记，可见 A 波与 V 波相重叠，冠状窦远、中、近（CS1，2～CS9，0）端均显示 A 波与 V 波几乎同时激动，其中近端（CS9，0）二者更贴近。此为房室双径路所致房室结折返特点

心电图诊断：阵发性房室结折返性心动过速

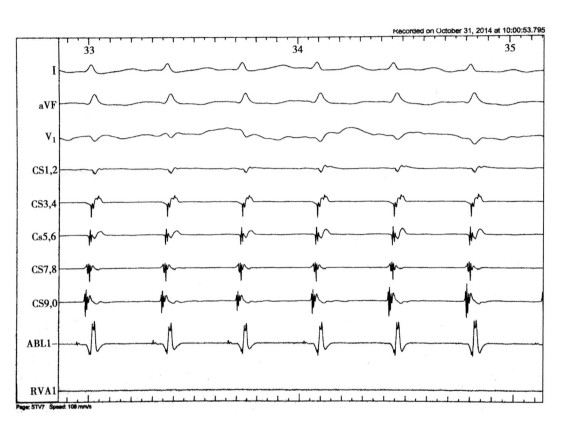

图 5-26（B） 阵发性房室结折返性心动过速消融靶点

［与图 5-26（A）为同一患者］室上速发作时心内心电图显示，于 ABL1- 位置可见小 A 大 V 波，此点为消融靶点

心电图诊断：阵发性房室结折返性心动过速消融靶点

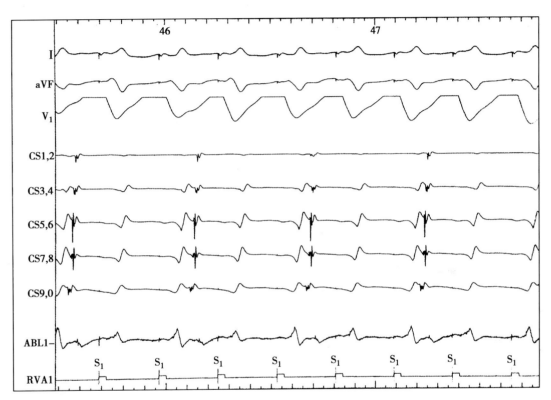

图5-26（C） 阵发性房室结折返性心动过速消融成功标志

［与图5-26（A）为同一患者］消融后以 S_1-S_1 260ms 心室刺激，V-V 间距 260ms，V-A 呈 2:1 上传，此为消融成功标志

心电图诊断： 阵发性房室结折返性心动过速消融术后，心室起搏，V-A 呈 2:1 逆传，为消融成功标志

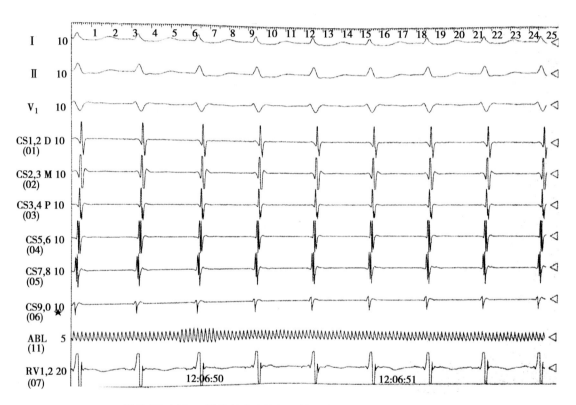

图 5-27（A）　阵发性房室结折返性心动过速发作时心内心电图

室上速发作时体表心电图与心内心电图同步描记，可见 A 波与 V 波相重叠，冠状窦远、中、近（CS1，2～CS9，0）端均显示 A 波与 V 波几乎同时激动，其中近端（CS9，0）二者更贴近。此为房室双径路所致房室结折返特点

心电图诊断： 阵发性房室结折返性心动过速

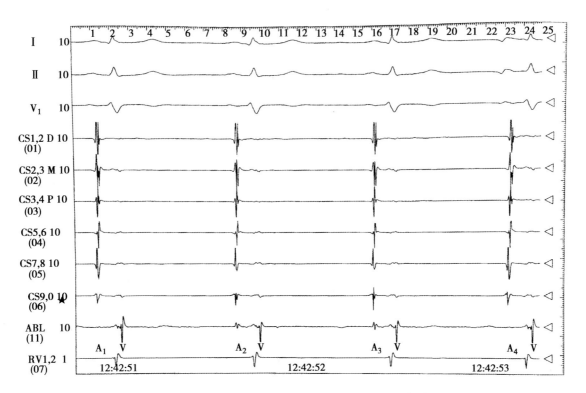

图 5-27（B）　阵发性房室结折返性心动过速消融靶点

［与图 5-27（A）为同一患者］在 His 束与冠状窦之间下 1/3 处进行标测，选择窦性心律时小 A 大 V 试行放电，放电 10 秒左右可见间断交界性心律（此为有效标志），消融后再次刺激，室上速易诱发，多部位试行放电未能成功，后于冠状窦口标测并放电，之后室上速不能诱发，心房刺激呈文氏下传，消融成功。此图为消融靶点，可见其 A 波时大时小，是由于在冠状窦口附近，随心搏波动（ABL 为消融导管）

心电图诊断：阵发性房室结折返性心动过速消融靶点

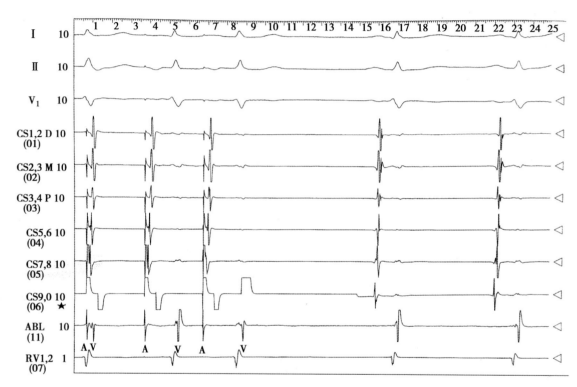

图 5-27（C）　阵发性房室结折返性心动过速消融成功标志

［与图 5-27（A）为同一患者］消融后以 S_1-S_1 300ms 心房刺激，室上速不能诱发，房室之间呈文氏下传，停止起搏，恢复窦性心律，此为消融成功标志（术前多次以 300ms 诱发室上速）

心电图诊断： 阵发性房室结折返性心动过速消融术后，心房刺激，房室呈文氏下传

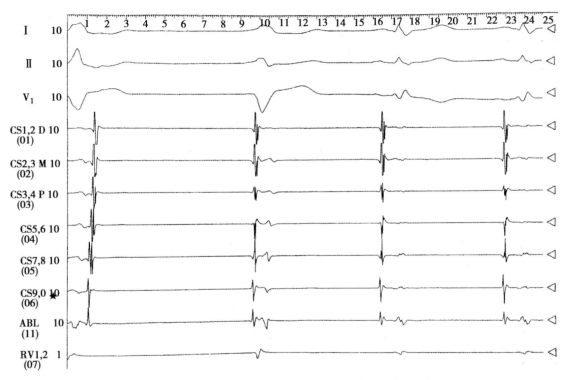

图5-27（D）　阵发性房室结折返性心动过速消融成功标志

[与图5-27（A）为同一患者] 消融后短时间出现右束支传导阻滞，V_1 导联 QRS 波呈 rsR' 波；此图第一个 R 波为室性期前收缩，其后重叠一 A 波，但不是室房折返（与发作时图形不同），第二个 R 波为交界性逸搏，A-V 间期短，其他 2 次心搏为正常窦性心律

心电图诊断： 阵发性房室结折返性心动过速消融术后，偶发室性期前收缩及交界性逸搏

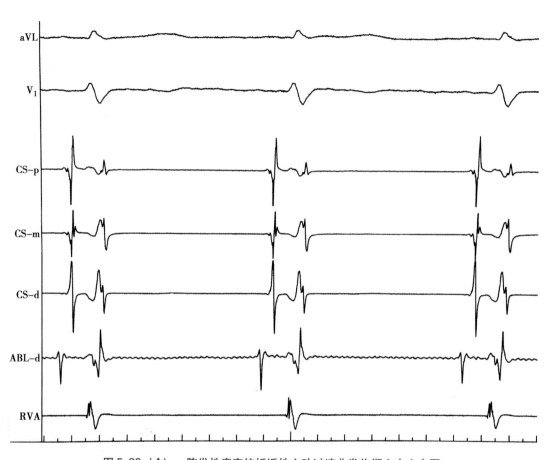

图 5-28（A） 阵发性房室结折返性心动过速非发作期心内心电图

室上速非发作时体表心电图与心内心电图同步描记，可见 A 波位于 V 波之前，A-V 间距 120s

心电图诊断：阵发性房室结折返性心动过速非发作期

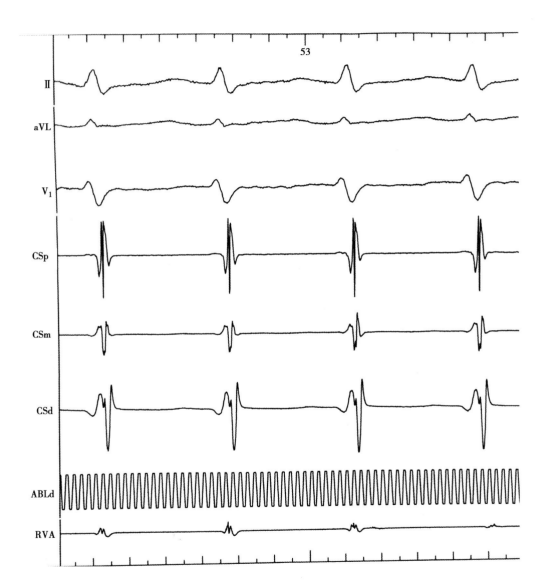

图5-28（B） 阵发性房室结折返性心动
过速发作时

[与图5-28（A）为同一患者] 室上速发作时可见A
波与V波相重叠，冠状窦远（CSd）、中（CSm）、
近（CSp）端均显示A波与V波几乎同时激动，其
中近端二者更贴近。此为房室双径路所致房室结折
返特点

心电图诊断： 阵发性房室结折返性心动过速发作时
心内心电图
（后于窦性心律时在His束与冠状窦之间下1/3处进
行标测，选择小A大V试行放电，放电10秒左右可
见间断交界性心律——此为有效标志，消融后反复
多次刺激，室上速未能诱发，消融成功）

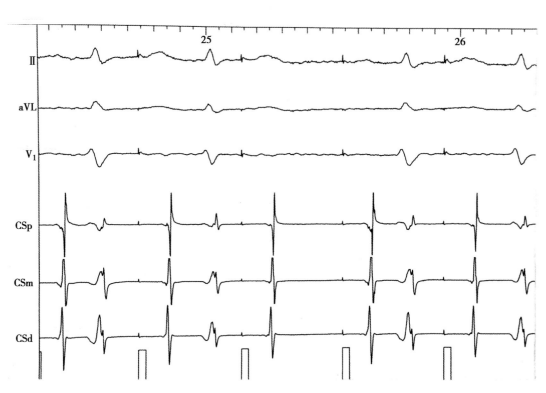

图 5-28 （C） 阵发性房室结折返性心动过速消融成功标志

［与图 5-28 （A） 为同一患者］消融后以 S_1-S_1 400ms 心房刺激，室上速不能诱发，房室之间呈文氏下传，此为消融成功标志

心电图诊断：阵发性房室结折返性心动过速消融术后，心房刺激，房室呈文氏下传

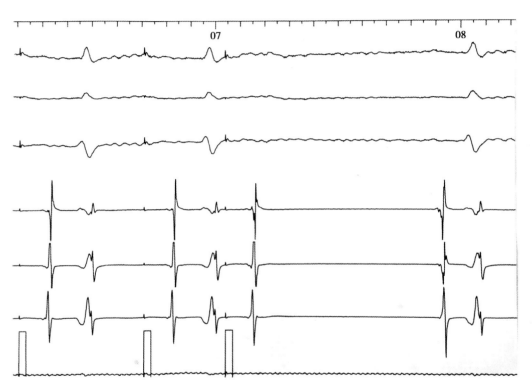

图 5-28（D） 阵发性房室结折返性心动过速消融成功标志

［与图 5-28（A）为同一患者］消融后以 S_1-S_2 500∶400 心房递减刺激，当 S_1-S_2 500∶310 心房刺激时，A 波未能下传（慢径路阻断，快径路不应期），为消融有效标志

心电图诊断：阵发性房室结折返性心动过速消融术后

第 5 章　阵发性室上性心动过速

5

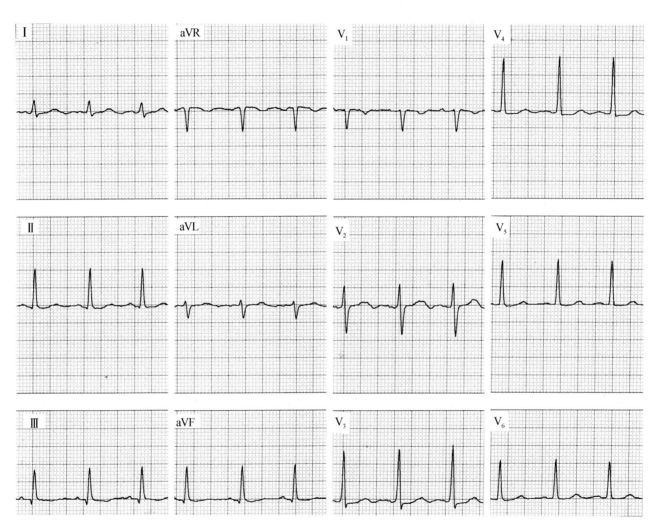

图 5-29 （A）　阵发性房室结折返性心动过速（非发作期）

非发作期心电图正常（用于和发作期比较），心率 97 次／分

心电图诊断：正常心电图

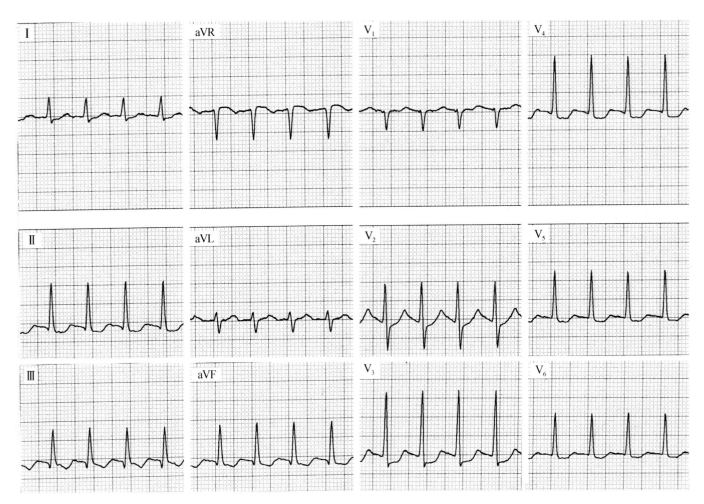

图 5-29（B）　阵发性房室结折返性心动过速（发作期）

[与图 5-29（A）为同一患者] 于心内电生理测定时，诱发 PSVT，其 R-R 间距固定，P 波不易辨认，QRS 波呈室上性，心率 150 次/分

心电图诊断： 阵发性房室结折返性心动过速

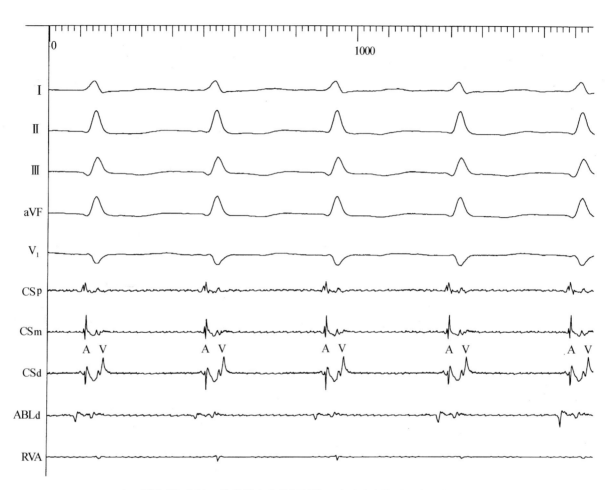

图 5-29（C）　阵发性房室结折返性心动过速发作时心内心电图

［与图 5-29（A）为同一患者］心内电生理显示 A 波位于 V 波之前，二者几乎同时出现，支持 AVNRT。房室结双径路向上传导速度快，故心房兴奋在前（A 波位于 V 波之前）。其 A-V 间距于冠状窦近（CSp）、中（CSm）、远（CSd）端无明显差异（近端稍早），支持房室结双径路

心电图诊断：阵发性房室结折返性心动过速

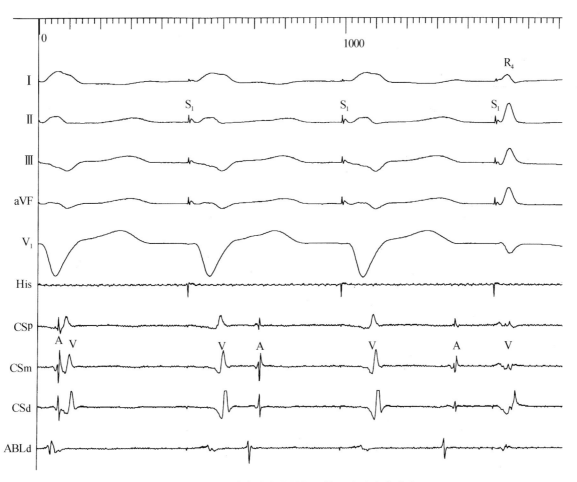

图 5-29（D） 阵发性房室结折返性心动过速消融后

［与图 5-29（A）为同一患者］ 消融后以 S_1-S_1 500ms 心室刺激，V-V 间距 500ms，A-A 间距 640ms，呈现 A-V 分离现象（不能逆行上传），此为消融成功标志（R_4 为室性融合波，其 P-R_4 间期为 0.18s，为起搏 QRS 波与 P 下传 QRS 波之融合波）

心电图诊断：阵发性房室结折返性心动过速射频消融术后，心室起搏呈 A-V 分离现象

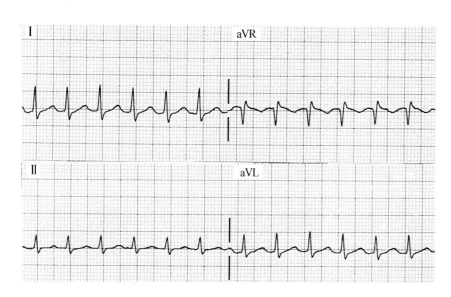

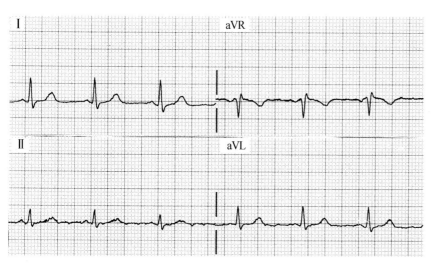

图 5-30（A）　阵发性房室结折返性心动过速（发作期与非发作期）
第 1~2 行为发作期，第 3~4 行为非发作期，二者相比较，QRS 波形态无明显差异，逆行 P 波未能显示。此 PSVT 较支持 AVNRT
心电图诊断：阵发性房室结折返性心动过速

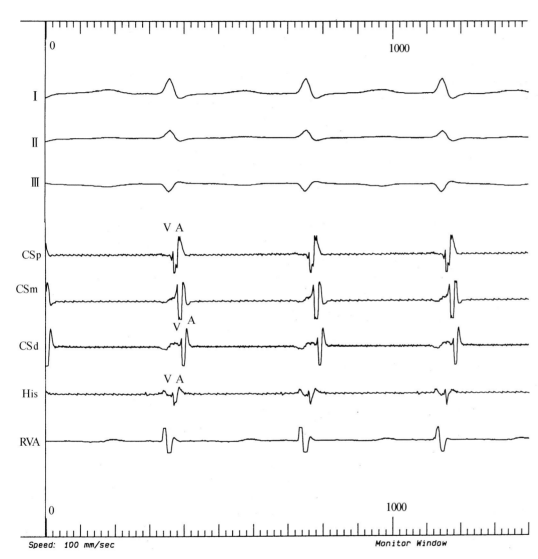

第 5 章　阵发性室上性心动过速

Speed: 100 mm/sec　　　　　　　　　　　　　　Monitor Window

图 5-30（B）　阵发性房室结折返性
心动过速（发作期心内心电图）

［与图 5-30（A）为同一患者］室上速发作时，V、
A 波几乎融合，A 波落在 QRS 波之终末部，犹如
QRS 波的组成部分，且 His 束处 A 波激动最早，支
持 AVNRT

心电图诊断：阵发性房室结折返性心动过速（发作
期心内心电图）

5

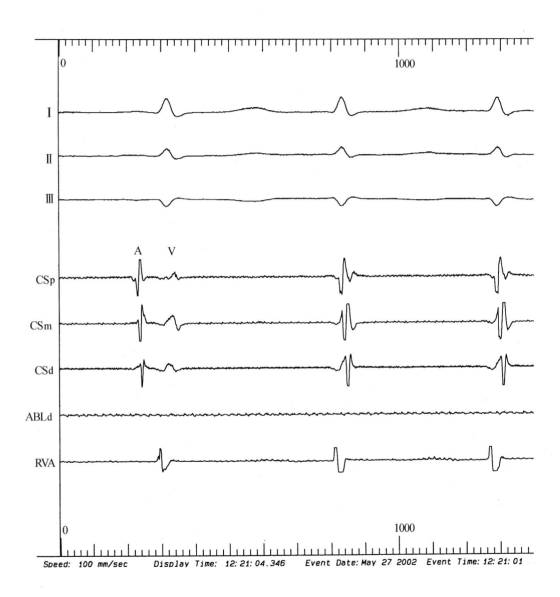

图 5-30（C）　阵发性房室结折返性心动过速消融过程中

［与图 5-30（A）为同一患者］ABLD 显示放电过程中，第 2～3 个 V-A 波示交界性心律，A 波落在 V 波之中，间断出现交界性心律，为消融有效指标

心电图诊断： 阵发性房室结折返性心动过速消融过程中，间断出现交界性心律

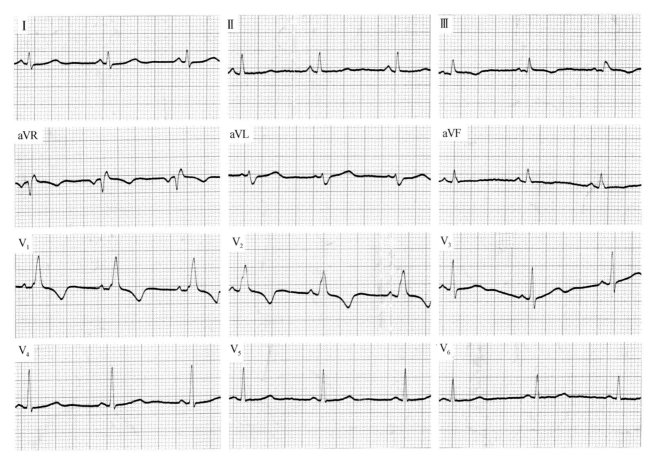

图 5-31 （A）   完全性右束支传导阻滞

室上速未发作时，P-R 间期 0.13s，QRS 时间 0.12S；V_1、V_2 导联 QRS 波向上，Ⅰ、aVL 导联可见宽 S 波，符合完全性右束支传导阻滞特点（CRBBB）。虽 V_5、V_6 导联无宽 S 波，但结合 Ⅰ、aVL 导联可判断为 CRBBB；V_1、V_2 导联 QRS 波虽初始顿挫，但存在 P-R 段，故不考虑预激综合征

心电图诊断：完全性右束支传导阻滞

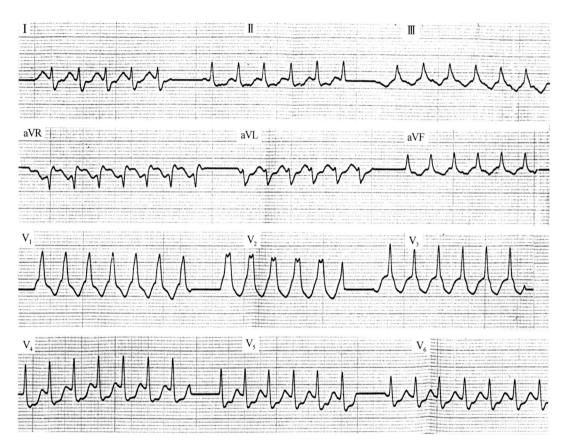

图 5-31 （B）　右束支阻滞合并阵发性房室结折返性心动过速

［与图 5-31 （A）为同一患者］室上速发作时心率 200 次/分，律绝对整齐，QRS 波于 V_1、V_2 导联呈 R 型，R 波顶端宽钝，有切迹，I 、aVL、V_5、V_6 导联可见宽 S 波，QRS 时间 0.12s，符合图 5-31 （A）非发作时右束支阻滞特点；各导联波形与非发作期比较无明显 P 波可见，故考虑为 AVNRT 之可能（后经心内电生理测定显示于 S_1-S_2 240ms 时，S_2-R 间距自 190ms 跳入 360ms，室上速诱发，His 束处最早激动，故支持 AVNRT），室上速发作时 QRS 波前无 δ 波显示 （QRS 波向上导联更清楚），故可排除先天旁道存在

心电图诊断：阵发性房室结折返性心动过速伴完全性右束支传导阻滞

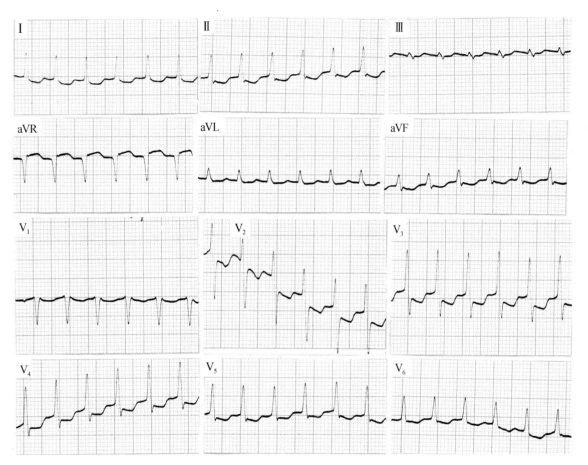

图 5-32　阵发性房室结折返性心动过速

心率 176 次/分，律绝对整齐，QRS 时间 <0.12s，符合 PSVT 特点；于多数导联 QRS 波终末部可见一小波，如 V_1 及 aVR 导联 r' 波，Ⅱ、Ⅲ、aVF 导联 s 波等，此实为逆行 P 波落在 QRS 波终末部，R-P 间期 <70ms，支持 AVNRT（后经射频手术证实）

心电图诊断：阵发性房室结折返性心动过速

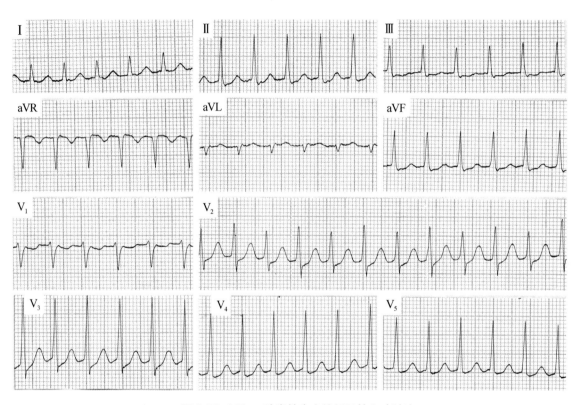

图 5-33 （A）　阵发性房室结折返性心动过速

QRS 波呈室上性，心率 166 次/分，与术后窦性心律时相比较，QRS 波终末部可见逆行 P 波，如 V_1 及 aVR 导联伪 r' 波，Ⅱ、Ⅲ、aVF 导联伪 s 波，支持 AVNRT。QRS 波于 V_2 导联可见电交替现象

心电图诊断：阵发性房室结折返性心动过速，QRS 波电交替

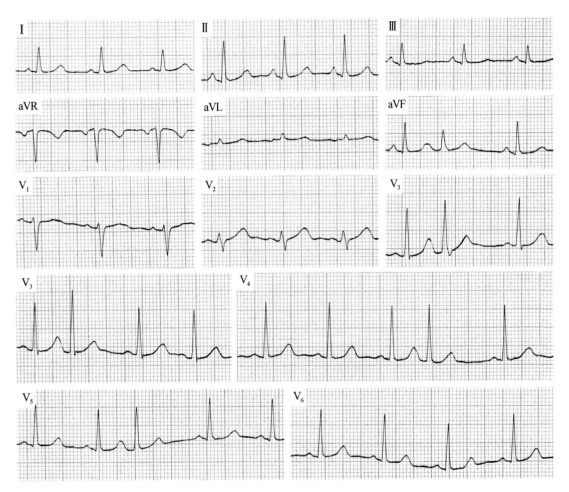

图5-33（B）　阵发性房室结折返性心动过速（消融术后）

[与图5-33（A）为同一患者] 射频消融术后，恢复正常窦性心律，多导联可见房性期前收缩伴室内差异传导（如 aVF、V₃ ~ V₅ 导联），但不能引起 AVNRT

心电图诊断： AVNRT 射频消融术后，频发房性期前收缩伴室内差异传导

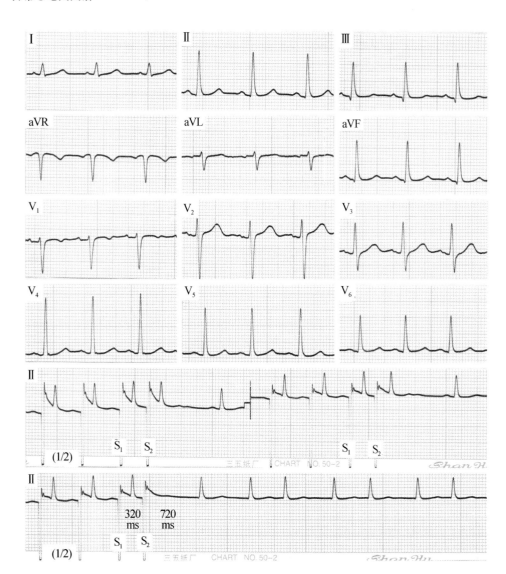

图5-34（A）　室上性心动过速

非发作期经食管电生理检查

第1~4行为常规心电图，显示正常窦性心律。第5~6行为食管调搏，随着 S_1-S_2 间距逐渐缩短，S_2-R 间距延长，于 S_1-S_2 为320ms时，S_2-R 间距突然延长达720s，之后室上速诱发。室上速发作时，R-R 间距呈长短交替出现，发作期与非发作期相比较不能显示 P 波，符合 AVNRT。QRS 波于 V_2 ~ V_5 导联可见明显电交替现象

心电图诊断： 阵发性房室结折返性心动过速，QRS 波电交替现象

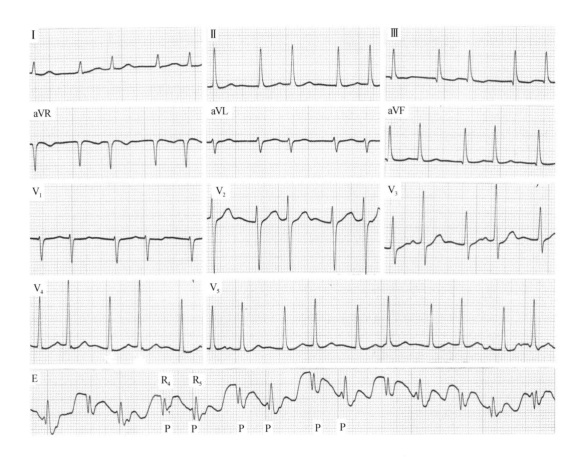

图 5-34（B）　阵发性房室结折返性心动过速（多径路传导可能）

［与图5-34（A）为同一患者］室上速发作时，其R-R间距呈长短交替出现。食管心电图显示：P波与QRS波的关系与R-R间距有关：当R-R间距短时，P波落在QRS波之前，当R-R间距长时，P波落在QRS波之后；该心电图表现考虑为房室结多径路：慢径路与2条快径路，激动沿慢径前传，快径逆传，2条快径传导速度也不相同，二者交替逆传，形成R-R间距长短交替出现。其逆行上传的P波，亦因为房室交界区的干扰，致P-P间距不等，长短交替出现；当激动向心室传导速度快时，向心房传导速度亦快，如E导联R_1、R_3、R_5，其P波落在QRS波之前；当R-R间距长时，P波落在QRS波之后，即向心室传导速度慢时，向心房传导速度亦慢，如E导联R_2、R_4、R_6，其P波落在QRS波之后。亦可能为正向前传（慢径）由于某种原因其传导速度呈慢-快交替出现，形成R-R间距长短交替；亦可能为2条慢径交替下传，此2条慢径相距很近

心电图诊断：阵发性房室结折返性心动过速（多径路传导可能）

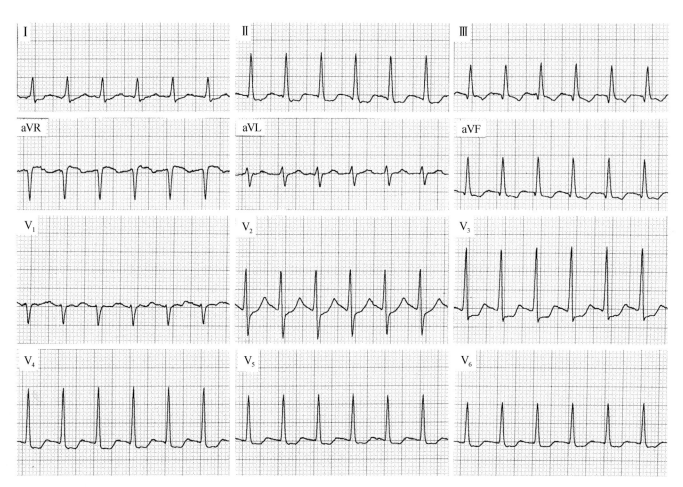

图 5-34（C）　阵发性房室结折返性心动过速

［与图 5-34（A）为同一患者］心内电生理检查时，诱发室上速，其 R-R 间距相等，P 波不能明视，心率 150 次／分，心内电生理检查证实为房室结双径路，消融慢径路后室上速不能再被诱发，故考虑若为 2 条慢径时，其传出处亦极接近，此处消融成功

心电图诊断：阵发性房室结折返性心动过速

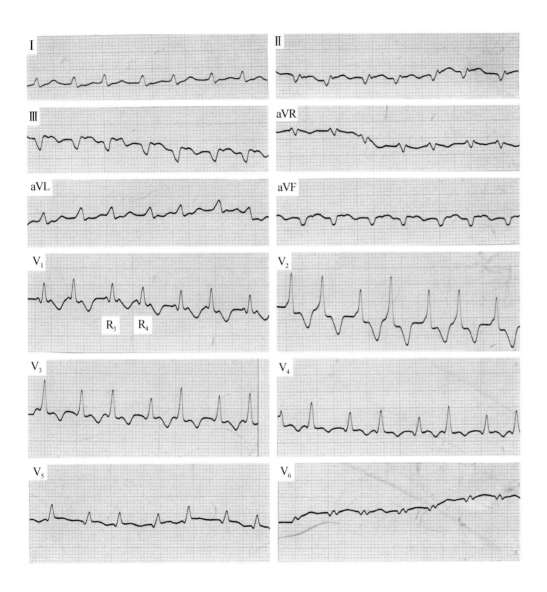

图 5-35　阵发性房室结折返性心动过速

（多径路传导可能）

心率 150 次/分，QRS 波呈右束支阻滞型，QRS 时间 0.10s。其 R-R 间距呈长-短交替出现，可能房室交界区慢径有 2 条，其传导速度不同，呈慢-快交替传导，形成 R-R 间距长-短交替。R-R 间距长者——向心室传导速度慢，逆传心房较快，P 波落在 QRS 之前，如 V₁ 导联 R₁、R₃、R₅，其前有 P 波；反之，P 波落入 QRS 波之中，如 V₁ 导联 R₂、R₄、R₆，其前无 P 波

心电图诊断： 阵发性房室结折返性心动过速（多径路传导可能）伴不完全性右束支传导阻滞

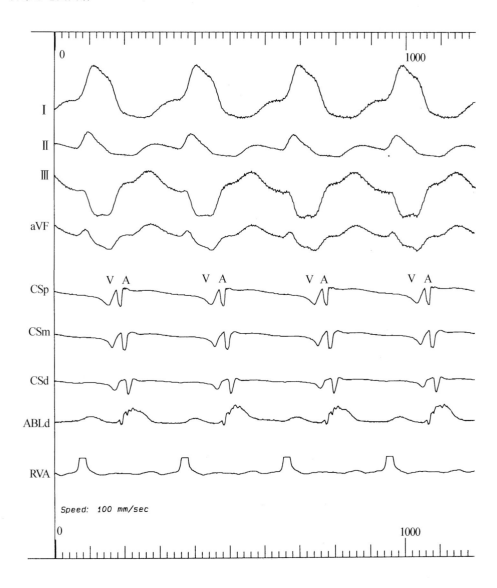

图 5-36　阵发性房室结折返性心动过速

室上速发作时心内电生理显示：每个 QRS 波之后均有一相关 P 波（A 波），R-P 间距 50ms（＜70ms），QRS 时间 0.10s，心率 200 次/分，支持 AVNRT

心电图诊断：阵发性房室结折返性心动过速

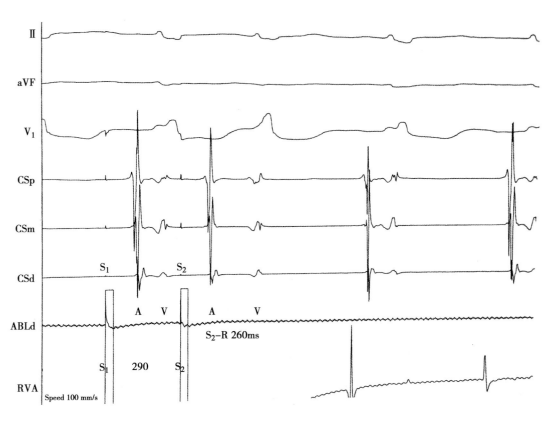

图 5-37（A）　阵发性房室结折返性心动过速心内电生理检查

室上速非发作时行心内电生理检查，以 S_1-S_2 500:400 递减刺激，当 S_1-S_2 为 290ms 时，S_2-R 为 260ms，当 S_1-S_2 为 280ms 时［见图 5-37（B）］，S_2-R 突然延长，为 340ms，呈现跳跃现象（＞70ms），室上速诱发

心电图诊断：阵发性房室结折返性心动过速心内电生理检查可见跳跃现象

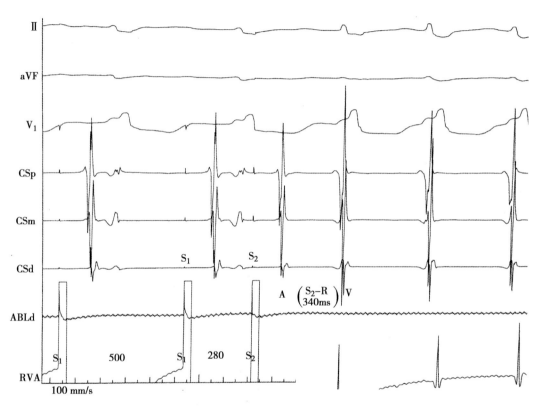

图 5-37（B）   阵发性房室结折返性心动过速

［与图 5-37（A）为同一患者］当 S_1-S_2 为 280ms 时，S_2-R 突然延长，为 340ms，呈现跳跃现象，室上速诱发，发作时其 A 波与 QRS 波重叠，心率 150 次/分，符合房室结双径路所致的折返性心动过速

心电图诊断：心内电生理检查时的跳跃现象，诱发阵发性房室结折返性心动过速

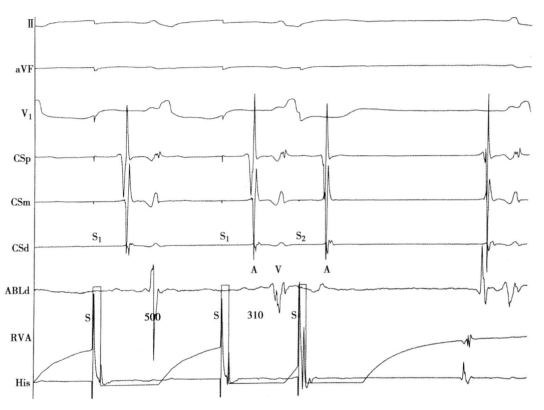

图 5-37（C）　阵发性房室结折返性心动过速

［与图 5-37（A）为同一患者］射频消融术后重复电生理检查：当 S_1-S_2 为 310ms 时，S_2 之后仅有 A 波，其 V 波脱漏，此为慢径路被阻断，消融成功标志

心电图诊断：阵发性房室结折返性心动过速射频消融术后

第 5 章　阵发性室上性心动过速

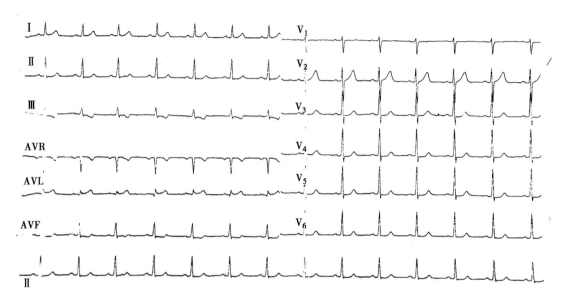

图5-38（A）　类似室性心动过速的阵发性房室结折返性心动过速

心动过速非发作期，体表心电图多导 T 波低平，余正常

心电图诊断：类似室性心动过速的阵发性房室结折返性心动过速（非发作期）

患者男，18 岁，反复心悸 2 年，发作时心电图见图5-38（B），诊断为阵发性室性心动过速

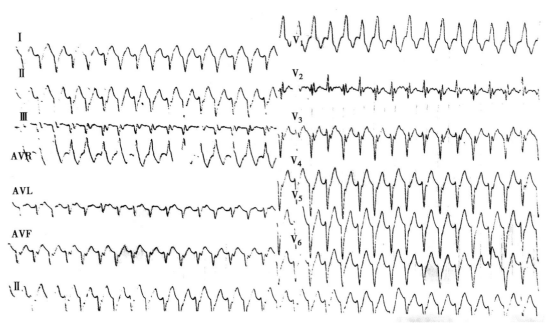

图5-38（B）　类似室性心动过速的阵发性房室结折返性心动过速

［与图5-38（A）为同一患者］心动过速发作时，QRS 增宽，体表心电图显示Ⅰ、Ⅱ、Ⅲ导联 QRS 波主波均向下，其心电轴位于无人区，aVR 导联主波向上，胸导联类似右束支阻滞，而又不完全符合真正的右束支阻滞，以上几点均符合室性心动过速特点

心电图诊断： 类似室性心动过速的阵发性房室结折返性心动过速（发作期）

第5章　阵发性室上性心动过速

5

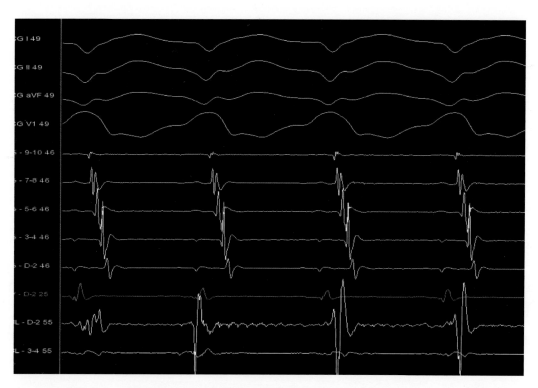

图5-38（C）　类似室性心动过速的阵发性房室结折返性心动过速（发作时心内心电图）

［与图5-38（A）为同一患者］发作时心内心电图显示 A 波与 V 波相关，貌似室性心动过速呈室房传导，但结合 His 束电图，显示呈 A-H-V 规律（未显示），说明激动沿慢径-His 束前传至心室（A-V 明显延长），故排除室性心动过速

心电图诊断：类似室性心动过速的阵发性房室结折返性心动过速（发作期心内心电图）

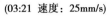

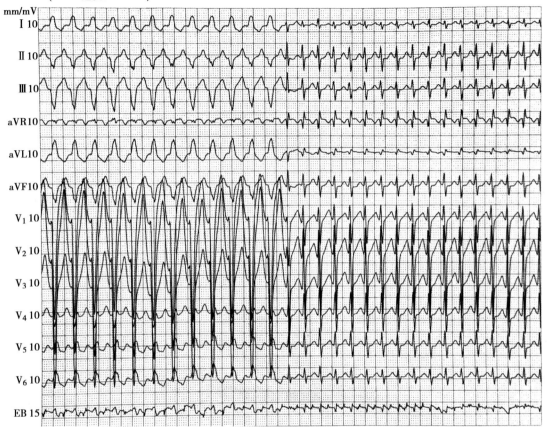

图 5-39（A）　阵发性房室结折返性心动过速（慢-慢径传导）

发作时 QRS 波有 2 种形态：宽大波呈左束支阻滞型，其 R-R 间距 0.32s，心率 187 次／分，正常 QRS 波其 R-R 间距 0.28s，心率 214 次／分，二者频率接近（若是正道旁道交替下传，其交替的过程中，频率变化大）。食管心电图清楚显示：每个 QRS 波之后均有一相关 P 波，R-P 间期＞P-R 间期，故其前传及逆传均为慢径传导，慢心率依赖性左束支传导阻滞

心电图诊断：阵发性房室结折返性心动过速（慢-慢径传导）

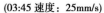
(03:45 速度：25mm/s)

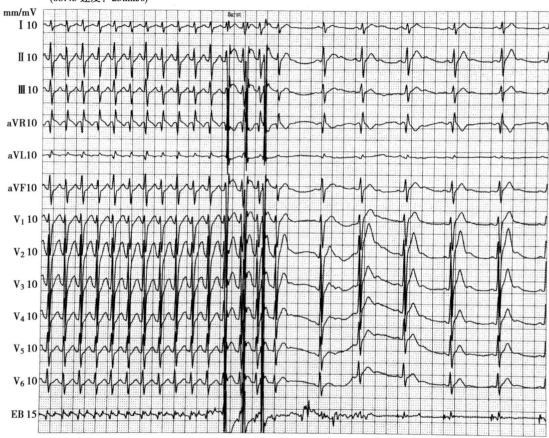

图 5-39（B）　阵发性房室结折返性心动过速（慢-慢径传导）

［与图 5-39（A）为同一患者］室上速发作时，可见电交替现象，以Ⅱ、Ⅲ、aVF 导联较明显；食管刺激连发 3 次，室上速终止，恢复窦性心律，为正常心电图，室上速发作与终止后比较，其 QRS 波形态相同

心电图诊断：阵发性房室结折返性心动过速（发作与终止时）

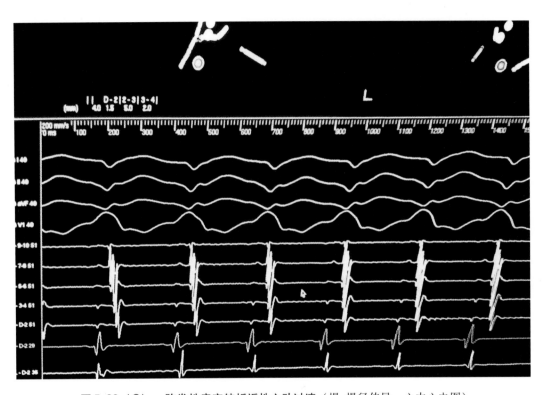

图 5-39（C）　阵发性房室结折返性心动过速（慢-慢径传导，心内心电图）

［与图 5-39（A）为同一患者］室上速发作时，心内电图显示，V 波与 A 波相关

心电图诊断： 慢-慢径传导的阵发性房室结折返性心动过速（发作时心内心电图）

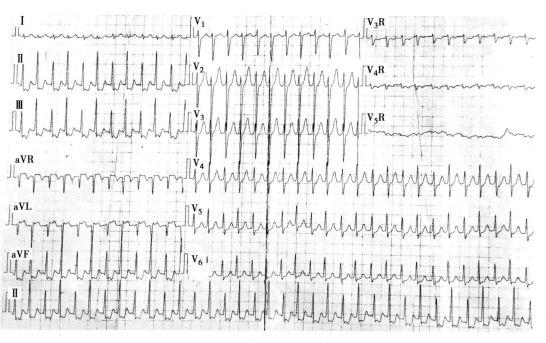

图 5-40（A） 疑似房室折返的房室结折返性心动过速

心率 170 次/分，R-R 间距绝对相等，QRS 波呈室上性，符合阵发性室上速特点。Ⅱ、Ⅲ、aVF 导联 ST 段似有逆行 P 波［此与图 5-40（B）非发作期比较，ST 段在基线上不同］，可见电交替现象，疑诊为房室折返性心动过速

心电图诊断：疑似房室折返的房室结折返性心动过速

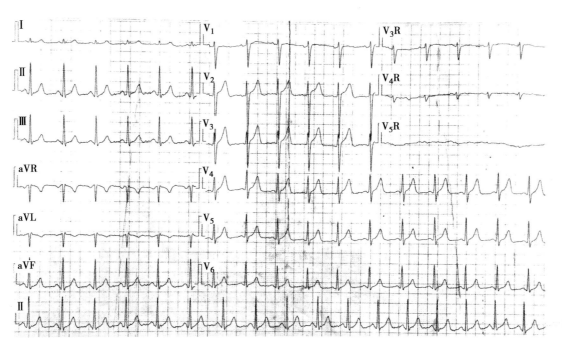

图5-40（B）　疑似房室折返的房室结折返性心动过速（非发作期）

［与图5-40（A）为同一患者］P-R间期0.15s，QRS波形态正常，心率95次/分，为阵发性室上速非发作期。Ⅱ、Ⅲ、aVF导联ST段在基线上（用于与发作期比较）

心电图诊断：疑似房室折返的房室结折返性心动过速（非发作期）

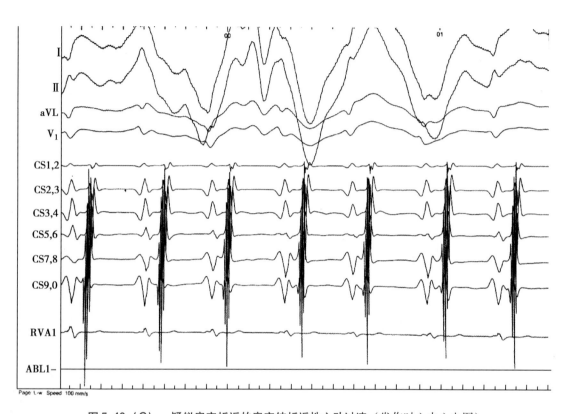

图 5-40（C）　疑似房室折返的房室结折返性心动过速（发作时心内心电图）

［与图 5-40（A）为同一患者］室上速发作时可见 A 波落在 V 波之后，V-A 间距 100ms，此心内心电图

可以为右后间隔或左后间隔旁道，但心室刺激时室房呈 2∶1 传导（未显示），故排除旁道

心电图诊断：疑似房室折返的房室结折返性心动过速

[临床意义及处理]　阵发性房室结折返性心动过速常见于无明显器质性心脏病者。对其处理，主要是控制心律失常的发作及预防复发。由于房室结是其折返环路的必需部分，故对减慢房室结前传有效的药物和方法对此均有效。

1. 机械刺激　通过机械刺激，反射性迷走神经兴奋，使AVNRT转复。如Valsalva动作，刺激咽喉，压迫眼球等方法。

2. 药物治疗　对于反复发作者，上述方法常难以奏效，此时可选用洋地黄、升压药物、三磷腺苷（ATP）、普罗帕酮（propafenone）、维拉帕米（verapamil）、美托洛尔（metoprolol）、胺碘酮（amiodarone）等终止发作。

3. 电治疗　发作期经食管心房调搏超速或亚超速抑制，可使大部分患者心律转复。同时行电生理检查，确定心动过速类型。射频消融术见后。

三、阵发性房室折返性心动过速

房室折返性心动过速（atrioventricular reentrant tachycardia，AVRT）的折返途径由正常房室传导系统及附加房室旁道所构成，该旁道常仅允许逆向传导，故心电图无预激波形，称为"隐匿性"旁道。当正常房室结传导速度与旁道不应性失衡时，适时的房性期前收缩或程控心房刺激沿正常房室结下传至心室，沿旁道逆传至心房（亦可为室性期前收缩沿旁道逆传，房室结前传），形成顺向型（orthodromic form）AVRT。此类型占绝大多数；部分患者非发作期呈显性预激，发作时顺向型AVRT。逆向型折返与此型相反（详见预激综合征）。

[心电图特点]　（图5-41～图5-66）

1. 适时的房性（或室性）期前收缩（或刺激）可诱发或终止发作，药物或刺激迷走神经可终止发作。

2. 起始房性期前收缩的P-R间期正常（因沿正常房室结下传）。

3. 起始房性期前收缩P'波与心动过速时P'波形态不同，后者多为逆行P波（Ⅱ、Ⅲ、aVF导联P波倒置），若为左侧旁道，Pv₁直立，Pv₅倒置，若为右侧旁道，Pv₁倒置，Pv₅直立；P₁常倒置（因左侧旁道常见）。

4. P波位于QRS波之后，R-P'间期>70ms，但小于P'-R间期。

5. 房室传导呈1:1，因房室传导系统是折返环的一部分，一旦传导受阻，则折返终止，所以若有房室传导阻滞的漏搏，可排除AVRT。

6. 可有功能性束支阻滞存在，因此种类型心率较其他更快（常>200次/分），且经过正常房室结下传，故期前收缩易落入束支的功能不应期，引起束支传导阻滞，一旦起始心搏在一个束支受阻，则形成持续性功能性束支阻滞。而AVNRT慢-快型，起始房性期前收缩经房室结慢通道下传，其联律间期长于束支不应期，故不易形成功能性束支阻滞。

7. 常有QRS波电交替现象，其机制不清楚，可能与快速心率有关。

8. 旁道定位：若非发作期为显性预激图形，根据δ波及QRS波主波方向进行旁路定位（详见预激综合征）：V₁～V₅导联QRS波主波方向均向上，为A型预激，左侧旁道；若V₁导联QRS波主波方向向下，V₅导联QRS波主波方向向上，为B型预激，右侧旁道，但有少数为左间隔旁道。若无显性预激图形，仔细观察逆行 P 波极性，进行粗略定位：P_{V1} 直立，$P_{V5} \sim P_{V6}$ 及 P_I 倒置，支持左侧旁道；但当心率极快时 P 波不亦辨认。准确的定位需由心内电生理检查决定：显性预激寻找心室最早激动点，隐性预激于心动过速或心室起搏时寻找心房最早激动点（V、A 近于融合处即为旁道部位）。

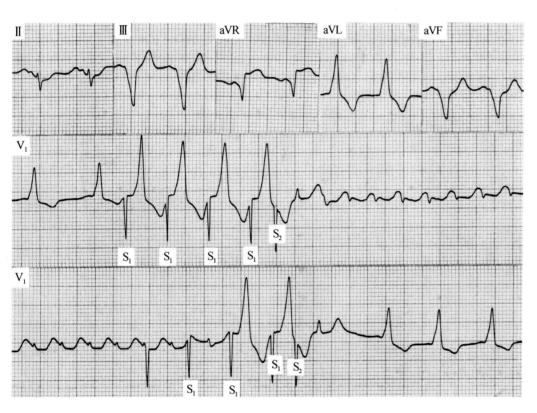

图 5-41　经食管起搏诱发房室折返性心动过速

第 1 行窦性心律时显示：P-R 间期短（< 0.12s），QRS 时间 0.13s，QRS 波起始顿挫，形成 δ 波。于 V_1、aVL 导联 QRS 波主波方向向上，符合 A 型预激。当以 S_1-S_2 经食管心房起搏时，S_1-S_1 刺激所引起的 QRS 波更宽大（旁道所占成分更多）。当 S_1-S_2 为 265ms 时，S_2-R 为 240ms，PSVT 诱发，QRS 波变窄，心率 200 次/分，呈顺逆型房室折返性心动过速，即房室结前传，旁道逆传。当 S_1-S_2 为 260ms 时，PSVT 终止，恢复窦性心律

心电图诊断： 预激综合征 A 型，食管起搏诱发室上速，呈顺逆型房室折返性心动过速

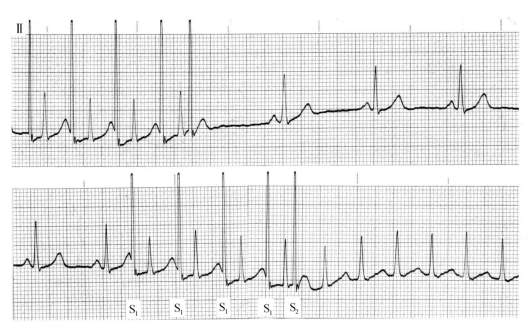

图 5-42　食管起搏诱发室上速

第 1 行当 S_1-S_2 为 320ms 时，室上速（PSVT）未诱发；第 2 行当 S_1-S_2 为 295ms 时，PSVT 诱发，S_2-R 间期 0.32s，心室率 158 次/分，发作时与非发作时比较，Ⅱ导联 ST 段可见逆行 P 波，支持顺逆型房室折返性心动过速（AVRT）

心电图诊断：食管起搏诱发房室折返性心动过速

第 5 章　阵发性室上性心动过速

5

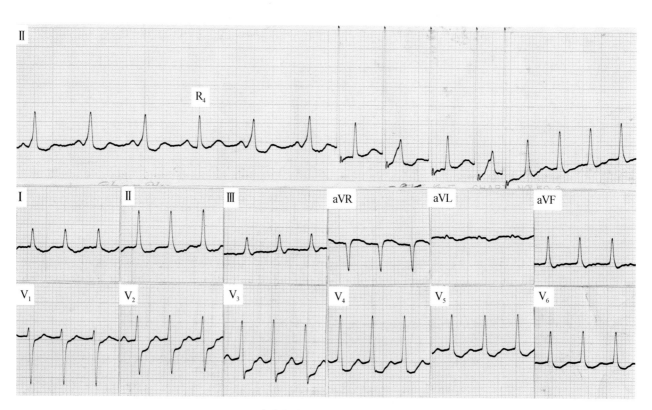

图5-43　食管起搏过程中正道与旁道交替下传

第1行窦性心律时大部分心搏显示 P-R 间期短 （＜0.12s），QRS 波加宽，QRS 时间 0.12s，QRS 波起始顿挫，形成 δ 波，为预激综合征；R_4 为正道下传的正常 QRS 波。以 S_1-S_2 刺激行食管电生理检查，于调搏过程中可见正道及旁道交替传导，QRS 波宽窄交替出现；当 S_1-S_2 为 295ms 时，PSVT 诱发，QRS 波变窄，呈顺逆型房室折返性心动过速，即房室结前传，旁道逆传

心电图诊断：间歇性预激综合征，食管起搏诱发房室折返性心动过速

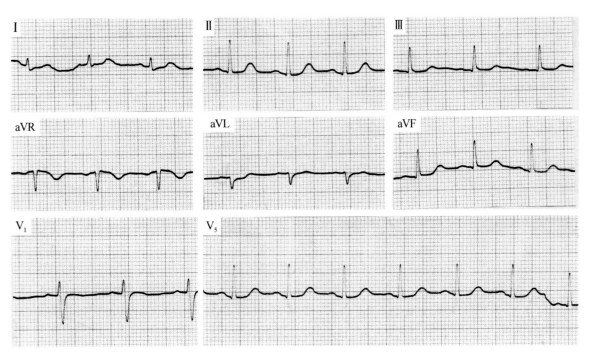

图5-44（A）　阵发性房室折返性心动过速（非发作期）

P-R 间期 0.16s，QRS 时间 0.10s，心率 94 次/分，无预激特点

心电图诊断：正常心电图（用于与发作时心电图相比较）

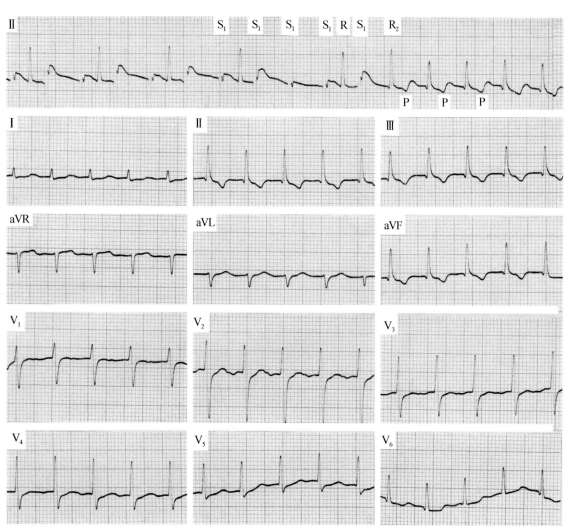

图 5-44（B）　阵发性房室折返性心动过速（发作期）

[与图 5-44（A）为同一患者] 当 S_1-S_1 刺激间距为 360ms 时，房室间呈 2:1~3:1 下传。当 R-S_1 间距为 210ms 时，SR 间期由 190ms→320ms，R_2 上传引起逆行 P 波，而后房室折返性心动过速发作。发作与非发作时心电图相比，Ⅱ、Ⅲ、aVF 导联 ST 段可见逆行倒置 P 波，支持隐匿性旁道致房室折返性心动过速

心电图诊断： 阵发性房室折返性心动过速

患者男，29 岁，以阵发性心悸 3 年为主诉入院。临床诊断：阵发性室上性心动过速

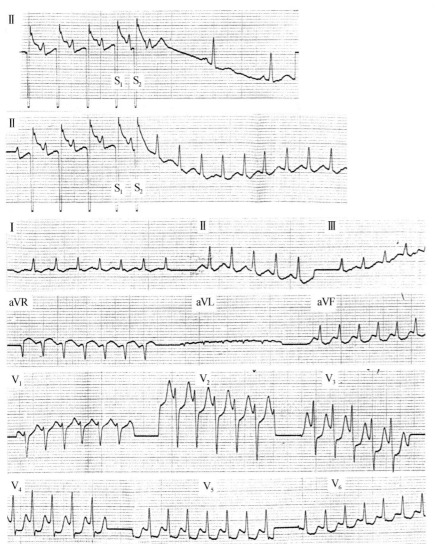

图 5-45（A）　食管调搏诱发室上性心动过速

第 1 行 S_1-S_2 为 240ms 时，S_2-R 间期为 200ms。调搏停止后，窦性心律恢复。第 2 行当 S_1-S_2 间距为 245ms 时，S_2-R 间期为 280ms，自旁道下传改为经房室结下传，室上速诱发（该例旁道不应期长，传导速度快）。发作与非发作时相比，Ⅱ 导联 ST 段可见逆行倒置 P 波，R-P 间期 >70ms，符合阵发性房室折返性心动过速

心电图诊断：阵发性房室折返性心动过速

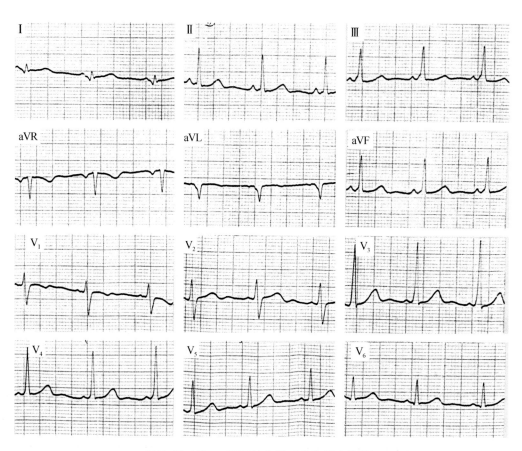

图 5-45（B）　预激综合征（左前侧壁旁道）

［与图 5-45（A）为同一患者］阵发性房室折返性心动过速终止后显示 P-R 间期短（0.11s），QRS 波加宽（0.12s），初始可见 δ 波。Ⅰ、aVL 导联 δ 波向下，支持左侧旁道，aVF 导联 δ 波向上，Ⅰ 导联呈 qRs 型，旁道位于左前侧壁；根据 Rosen baum 分型，本例应为 B 型预激综合征，右侧旁道，但不能排除左室预激，其预激波不够大，对 QRS 向量影响较小而表现为 rS 型，故此时应结合 Ⅰ、aVL 导联进行判断，或行 ATP 20mg 快速静脉注射后，部分或者完全阻断房室结，使预激程度增大，即可充分显示对 QRS 波的影响

心电图诊断：预激综合征（左前侧壁旁道）

描述：（06:48 速度：25mm/s）

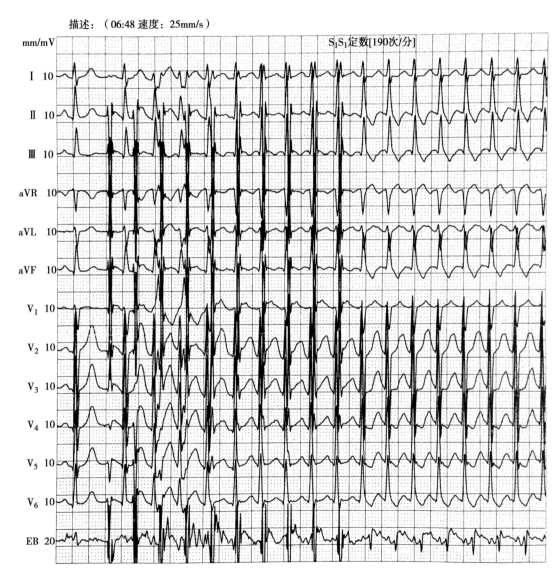

S₁S₁定数[190次/分]

图 5-46（A）　食管调搏诱发房室
折返性心动过速

刺激频率为 190 次/分，诱发室上速，发作时
Ⅱ、Ⅲ、aVF 导联 ST 段可见逆行倒置 P 波，
与非发作时心电图相比，明显不同，食管心
电图显示 R-P 间距＜P-R 间距，R-P 间距
110ms（若为双径传导，其 R-P 间距＜
70ms），支持隐匿性旁道致房室折返性心动
过速；逆行 P 波于 V₁ 及 Ⅰ、aVL 导联直立，
为左后间隔旁道

心电图诊断： 食管调搏诱发阵发性房室折返
性心动过速

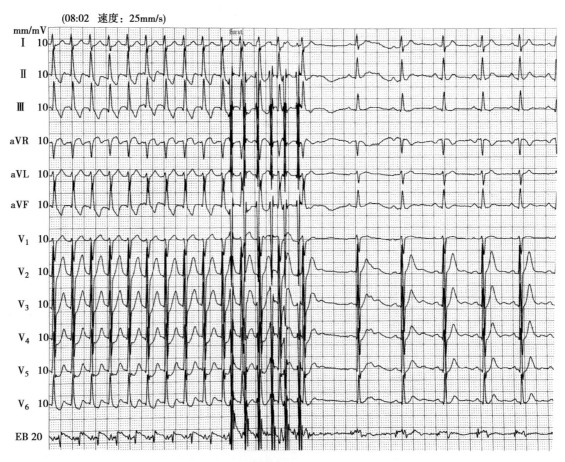

图 5-46（B）　食管调搏终止房室折返性心动过速

［与图 5-46（A）为同一患者］室上速发作时频率为 190 次/分，后以 S_1-S_1 间距 250ms 行连续 6 次短阵刺激超速抑制，室上速终止

心电图诊断：食管调搏终止阵发性房室折返性心动过速

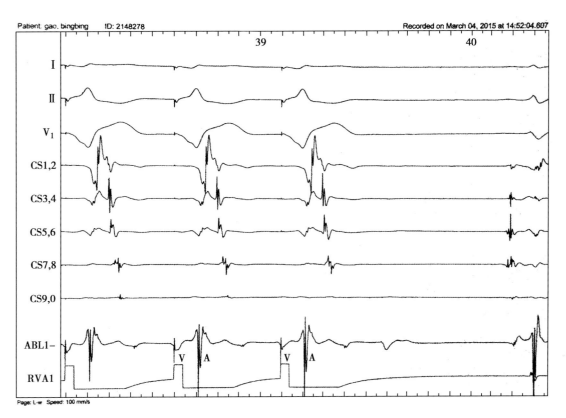

图 5-47（A）　阵发性房室折返性心动过速（心室起搏标测心内心电图）

行心室起搏标测，心内心电图显示：冠状窦 1，2（远端，代表左侧）V 波之后 A 波最早激动，支持房室折返性心动过速（顺逆型），消融导管（ABL）标测到 A 波较冠状窦 1，2 处更提前，V 波和 A 波几近融合，此处为消融靶点

心电图诊断：阵发性房室折返性心动过速（左侧旁道，顺逆型）

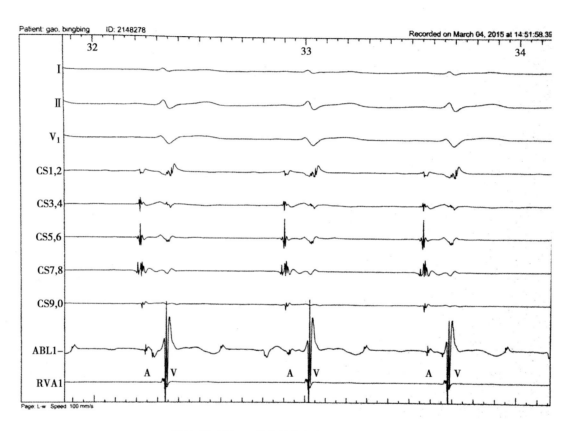

图 5-47（B）　阵发性房室折返性心动过速

［与图 5-47（A）为同一患者］窦性心律时行心内标测，消融导管（ABL）处标测到小 A 波大 V 波，心室起搏 V 波、A 波几近融合，此处为消融靶点

心电图诊断：阵发性房室折返性心动过速（左侧旁道，顺逆型）

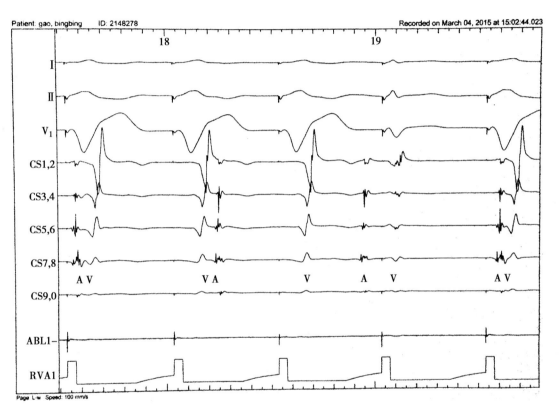

图 5-47（C）　阵发性房室折返性心动过速

[与图 5-47（A）为同一患者] 消融术后心室起搏，显示：A 波与 V 波无关，各按自身规律出现，R₄ 为室性融合波（自身窦性 P 波下传与起搏 QRS 波融合）证实消融成功

心电图诊断： 阵发性房室折返性心动过速

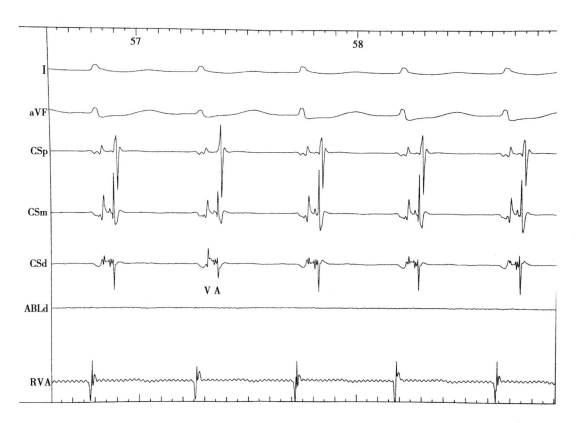

图5-48（A）　阵发性房室折返性心动过速

室上速发作时，心内心电图显示：冠状窦远端（CSd，代表左侧）V波之后A波最早激动，支持房室折返性心动过速（顺逆型）

心电图诊断：阵发性房室折返性心动过速（左侧旁道）

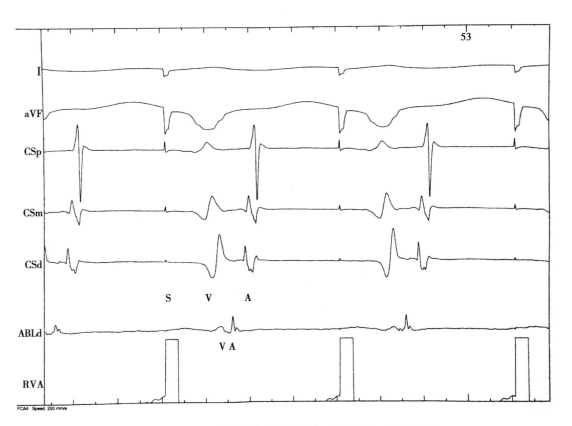

图 5-48（B）　阵发性房室折返性心动过速心内电生理检查

［与图 5-48（A）为同一患者］窦性心律时行心室起搏标测，心内心电图显示：冠状窦远端（CSd）V 波之后 A 波最早激动，支持房室折返心动过速，消融导管（ABL）标测到 A 波较 CSd 处更提前，V 波、A 波几近融合，此处为消融靶点

心电图诊断：阵发性房室折返性心动过速（左侧旁道）

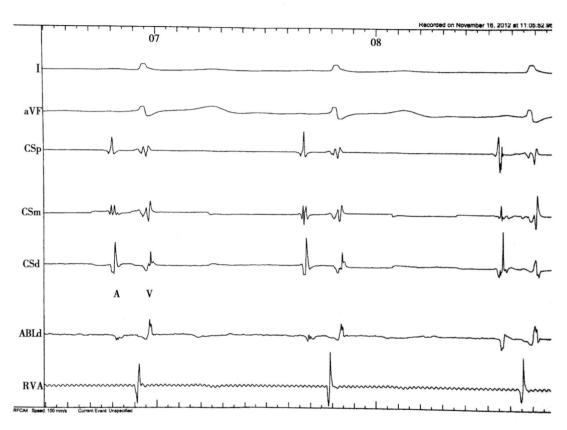

图5-48（C）　阵发性房室折返性心动过速消融后

[与图5-48（A）为同一患者] 消融成功后，心内心电图显示窦性心律，各种方法均不能诱发心动过速发作

心电图诊断：阵发性房室折返性心动过速消融术后，正常心律

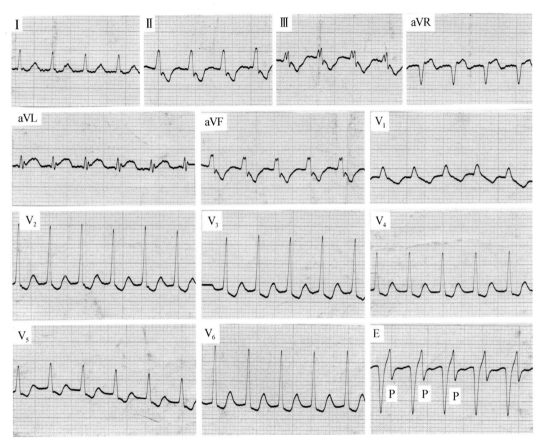

图5-49（A）　阵发性房室折返性心动过速

室上速发作时，Ⅱ、Ⅲ、aVF 导联 ST 段可见逆行倒置 P 波，aVR 导联 P 波直立，食管导联（E）进一步证实 P 波位于 QRS 波之后，R-P 间期 90ms（＞70ms），符合房室折返性心动过速。由于 Ⅰ、aVL 导联 P 波直立，Ⅱ、Ⅲ、aVF 导联 P 波倒置，判定旁道位于右后侧壁（后经手术证实）

心电图诊断：阵发性房室折返性心动过速

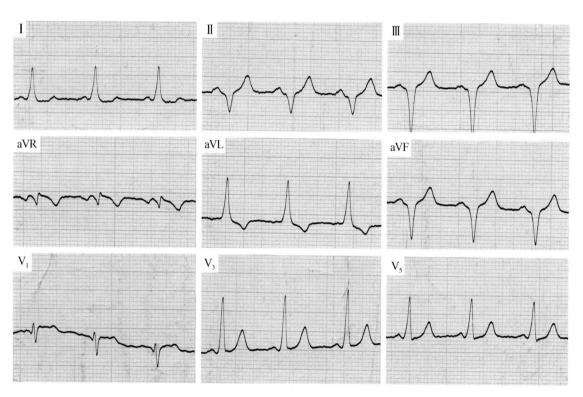

图 5-49（B）　预激综合征 B 型（右后侧壁旁道）

［与图 5-49（A）为同一患者］P-R 间期缩短 0.11s，P-R 段消失，QRS 波加宽（0.12s），初始顿挫，形成 δ 波，P-J 间期正常（0.24s），可见继发性 ST-T 改变。V₁ 导联 QRS 波呈 rS 型，为 B 型预激综合征。根据 Ⅰ、aVL 导联 δ 波及主波方向均向上，进一步说明旁道位于右侧，Ⅱ、aVF 导联 δ 波向下，判定为右后侧壁旁道

心电图诊断：预激综合征（B 型，右后侧壁旁道）

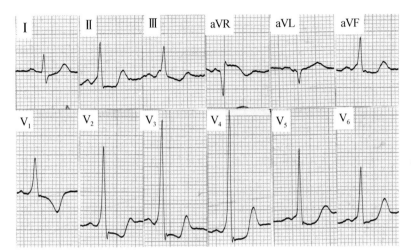

图 5-50（A）　预激综合征（A 型）

P-R 间期缩短 0.10s，QRS 波加宽 0.13s，初始顿挫，形成 δ 波，P-J 间期 0.25s（<0.26s）；V_1～V_6 导联 QRS 波主波方向均向上，呈 Rs 型，符合 A 型预激综合征。根据 aVF 导联 δ 波向上，Ⅰ 导联无 q 波，判定为左侧壁旁道（经手术证实）

心电图诊断： A 型预激综合征（左侧壁旁道）

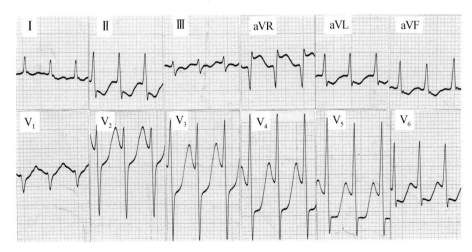

图 5-50（B）　房室折返性心动过速（慢旁道逆传）

[与图 5-50（A）为同一患者] 室上速发作时，Ⅱ、Ⅲ、aVF 导联 ST 段均可见逆行倒置 P 波，V_1 导联 P 波直立，R-P 间期（0.16s）>P-R 间期（0.13s），说明室上速发作时，经房室结前传，经慢旁道逆传。若无图 5-50（A），很难与房室结双径路慢径逆传（快-慢型）相鉴别

心电图诊断： 房室折返性心动过速（慢旁道逆传）

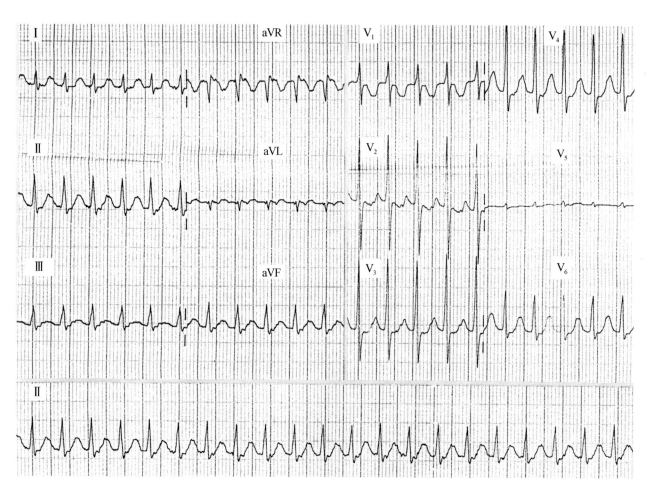

图 5-51　阵发性房室折返性心动过速

心率 187 次／分，R-R 间距绝对整齐（R-R 间距差＜0.03s），QRS 时间＜0.12s，Ⅱ、Ⅲ、aVF 导联于 ST 段可见倒置 P 波，aVR 导联 P 波直立，符合阵发性房室折返性心动过速特点

心电图诊断：阵发性房室折返性心动过速

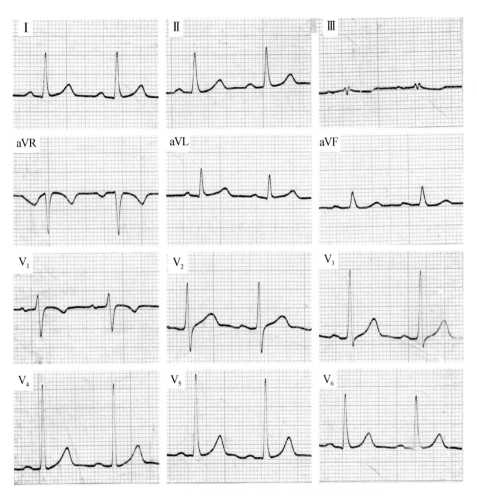

图 5-52（A）　阵发性房室折返性心动过速（非发作期）

P-R 间期 0.18s，QRS 时间 0.09s，QRS 波形态正常，心率 75 次/分，Ⅱ、Ⅲ、aVF 导联 ST 段平直，位于基线上

心电图诊断：正常窦性心律

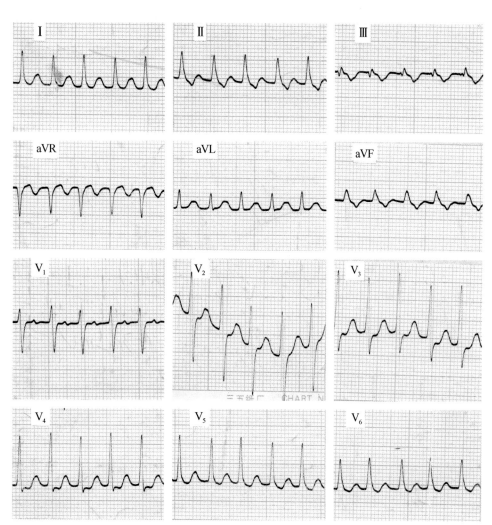

图 5-52（B）　阵发性房室折返性心动过速发作期

[与图 5-52（A）为同一患者] 心率 166 次/分，R-R 间距绝对整齐，QRS 时间 <0.12s，Ⅱ、Ⅲ、aVF 导联均可见逆行倒置的 P 波，落在 ST 段（与非发作期相比），P_{V1} 直立，P_{V5}、P_{V6} 倒置，故为左侧旁道，aVF 导联 P 波倒置，故旁道位于左后侧壁（后经射频手术证实）

心电图诊断：阵发性房室折返性心动过速（左后侧壁旁道）

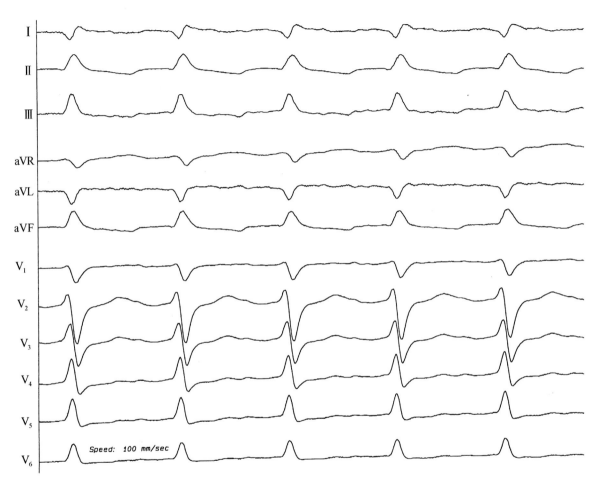

图 5-53（A）　阵发性室上性心动过速

心动过速发作时显示：QRS 时间 0.06s，心率 171 次/分，P 波不易明视，支持阵发性室上性心动过速，但难以辨认室上性心动过速类型

心电图诊断：阵发性室上性心动过速

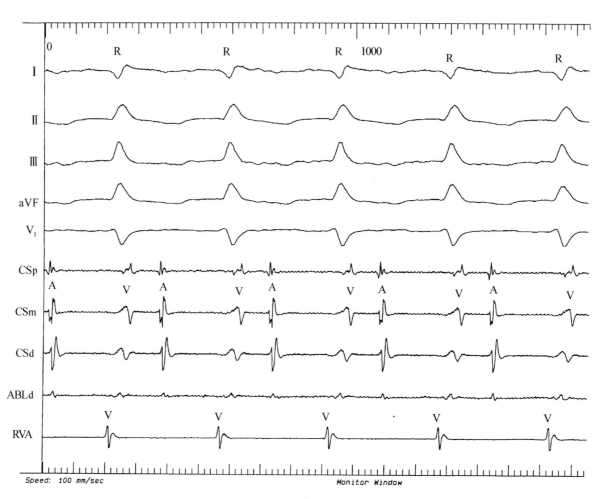

图 5-53（B）　室上性心动过速发作时心内心电图

［与图 5-53（A）为同一患者］室上性心动过速发作时心内心电图清楚显示 A 波位于 V 波之后，V-A 间期 110ms
（＞70ms），支持阵发性房室折返性心动过速

心电图诊断：阵发性房室折返性心动过速

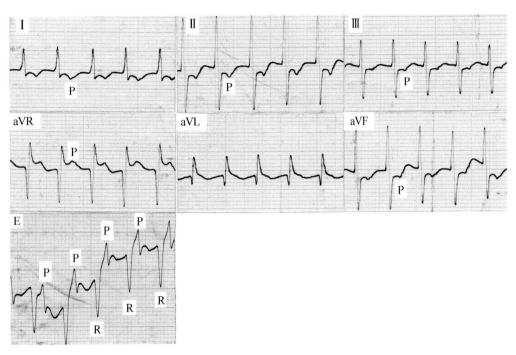

图5-54　阵发性房室折返性心动过速（左后间隔旁道）

P波位于QRS波之后，R-P间期＜P-R间期（食管导联更清楚显示P波）。P_I倒置，支持左侧旁道，aVF导联P波倒置，支持旁道位置偏后（后手术证实为左后间隔旁道）

心电图诊断：阵发性房室折返性心动过速（左后间隔旁道）

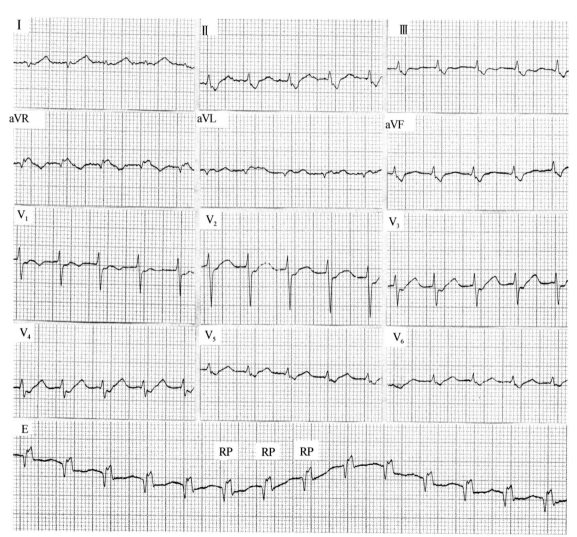

图5-55（A）　阵发性房室折返性心动过速（左后侧壁旁道）

室上性心动过速发作时，显示Ⅱ、Ⅲ、aVF导联ST段可见逆行倒置P波，aVR导联P波直立（与非发作期相比），食管导联显示P波位于QRS波之后，R-P间期70ms，符合隐匿性旁道所致阵发性房室折返性心动过速；P_{V5}、P_{V6}倒置，故为左侧旁道，aVF导联P波倒置，故旁道位于左后侧壁（后经射频手术证实）

心电图诊断：阵发性房室折返性心动过速（左后侧壁旁道）

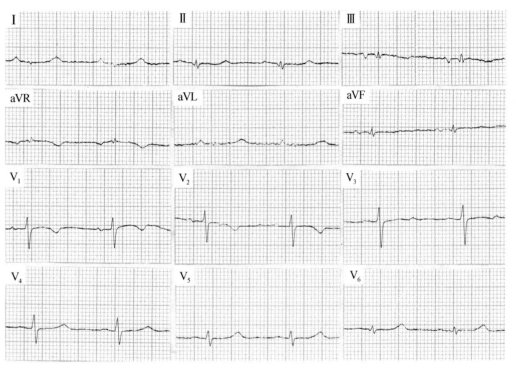

图 5-55（B）　阵发性房室折返性心动过速（非发作期）

［与图 5-55（A）为同一患者］P-R 间期 0.16s，QRS 时间 0.06s，心率 75 次/分，QRS 波形态正常，肢体导联 QRS 波电压 0.3mV 低电压；Ⅱ、Ⅲ、aVF 导联 ST 段平直，位于基线上

心电图诊断： 正常窦性心律，肢体导联低电压

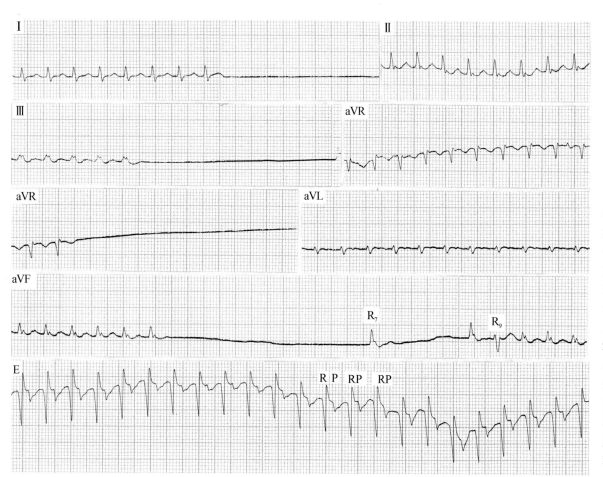

图 5-56（A）　阵发性房室折返性心动过速（AVRT）

aVF 导联 R_7、R_8 之前均无 P 波，QRS 波形态略异，为交界性逸搏伴非时相性室内差异传导，R_9 为室性期前收缩，诱发 AVRT。食管导联显示：R-P 间期 0.11s，支持 AVRT，I、III、aVR、aVF、V_4、V_6 导联可见 PSVT 终止后频发窦性静止（aVF 导联长达 2860ms），后出现交界性逸搏

心电图诊断： 阵发性房室折返性心动过速，伴窦性静止

患者男，32 岁，PSVT 2 年，于静脉滴注普罗帕酮过程中出现窦性静止，而后 PSVT 反复出现（持续 2 小时后转为稳定窦性心律）

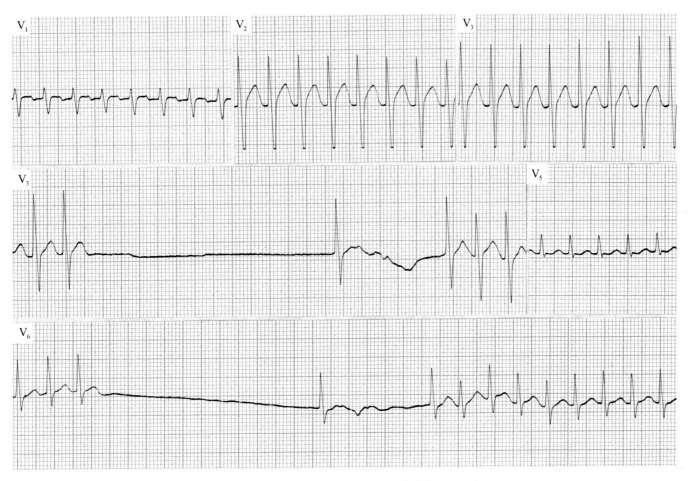

图 5-56（B）　阵发性房室折返性心动过速（AVRT）

［接图 5-56（A）］

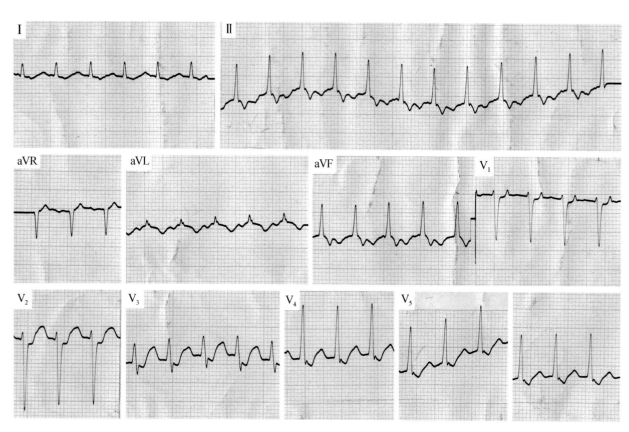

图 5-57（A）　阵发性房室折返性心动过速

QRS 波呈室上性，心率 158 次/分，Ⅱ、aVF 导联清楚显示倒置 P 波，R-P 间期（70ms）＜ P-R 间期，符合 AVRT；aVR 及 V₁ 导联 P 波直立，Ⅰ 导联 P 波倒置，符合左侧旁道

心电图诊断：阵发性房室折返性心动过速（左侧旁道）

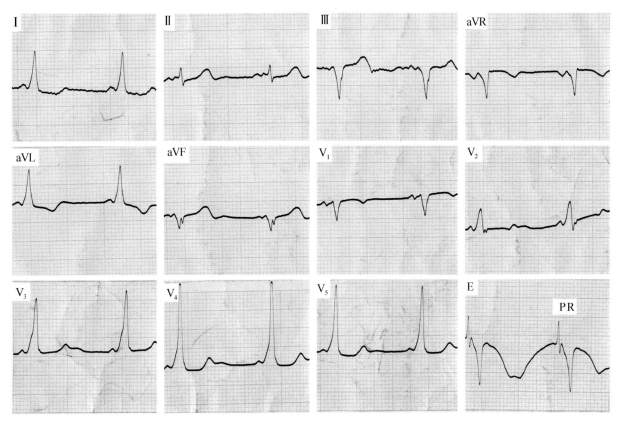

图 5-57（B）　预激综合征（B 型，左后间隔旁道）

[与图 5-57（A）为同一患者] P-R 间期短，为 0.10s，P-R 段消失，QRS 波起始顿挫，形成 δ 波，QRS 时间 0.14s（>0.12s），P-J 间期 0.24s（<0.26s），可见继发性 ST-T 改变（Ⅰ、aVL、V₅、V₆ 导联 ST 段轻度压低，T 波低平，轻倒置）。V₁ 导联 QRS 呈 rS 型，V₂ 导联突然移行呈 R 型，V₃～V₆ 均呈 R 型，符合 B 型预激综合征，旁道位于左后间隔（手术证实诊断）。食管导联进一步显示 P-R 段消失

心电图诊断：预激综合征（B 型，左后间隔旁道）伴阵发性房室折返性心动过速

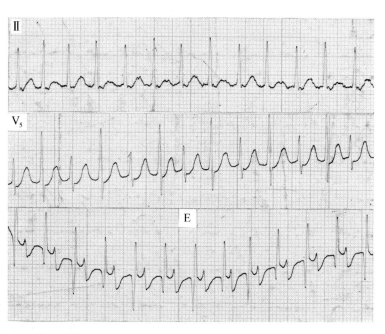

图5-58　阵发性房室折返性心动过速

Ⅱ导联 ST 段可见逆行倒置 P 波，食管导联（E）更清楚显示 P 波位
于 QRS 波之后，R-P 间期 0.11s，心率 200 次/分。QRS 波电压高低交
替出现，以 V$_5$ 导联最清楚，为 QRS 波电交替现象

心电图诊断：阵发性房室折返性心动过速伴 QRS 波电交替现象

患者女，32 岁，阵发性心悸 23 年，非发作期心电图正常。临床诊断：
隐匿型预激综合征并 AVRT

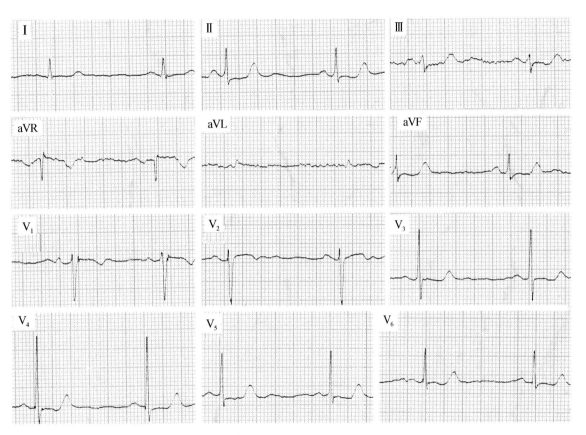

图 5-59（A）　阵发性房室折返性心动过速（非发作期）

P-R 间期 0.16s，QRS 波形态正常，QRS 时间 0.08s，心率 50 次/分，Ⅱ、Ⅲ、aVF、V₃~V₆ 导联可见 ST 段
水平型压低约 0.05mV

心电图诊断：正常窦性心律，轻度 ST-T 改变

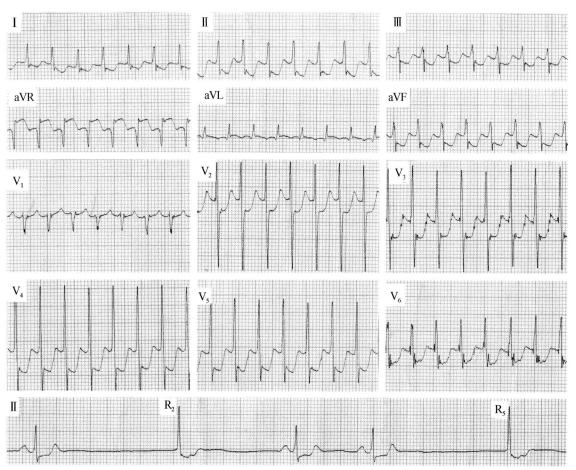

图5-59（B）　阵发性房室折返性心动过速（左后侧壁旁道）

[与图5-59（A）为同一患者] 第1～4行为 PSVT 发作期，心率 210 次/分，Ⅱ、Ⅲ、aVF、aVR 及 V₁ 导联 ST 段均可见逆行 P 波（与非发作期比较），于 aVR 及 V₁ 导联直立，Ⅱ、aVF 导联 P 波倒置，提示旁道位于左后侧壁；多数导联 ST 段水平型、下斜型压低，最低达 0.6mV（心肌呈缺血型改变）；当 PSVT 终止时，出现窦性静止，交界性逸搏（R₂、R₅），Ⅱ导联 ST 段水平型压低达 0.1mV（心内电生理检查证实为左后侧壁旁道，行射频消融术）

心电图诊断：阵发性房室折返性心动过速

患者女，54 岁，阵发心悸 20 年，发作时心率达 200 次/分。临床诊断：阵发性室上性心动过速

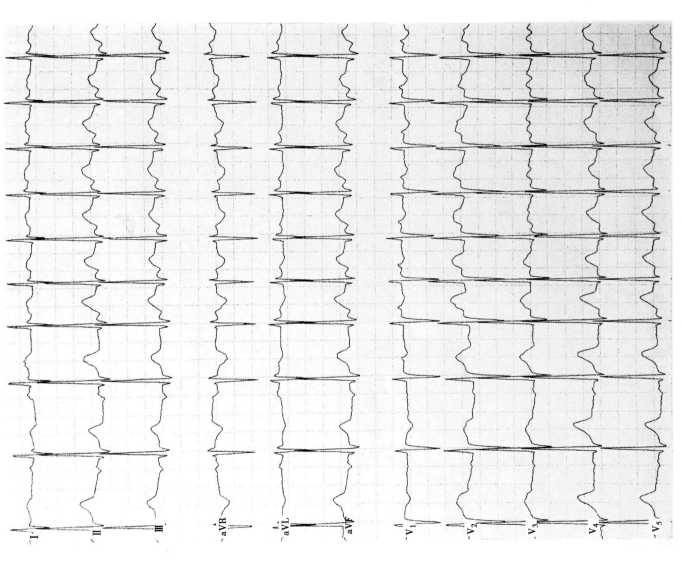

图 5-60（A）　阵发性房室折返性心动过速

R₁～R₃ 为交界性逸搏，P 波于 II、III、aVF₆ 导联倒置，P-R 间期 0.16s（>0.12s，伴前传阻滞），QRS 波形态正常，QRS 时间 0.09s，心率 75 次/分；R₄～R₉ 为短阵心动过速，心率 125 次/分，其中 R₄ 之前的 P 波，落在其前的 T 波上，P-R 间期 0.28s，R₄ 之后的 ST 段可见逆行倒置的 P 波，R-P 间距 0.10s，为阵发性房室折返性心动过速

心电图诊断：交界性逸搏伴前传阻滞，阵发性房室折返性心动过速

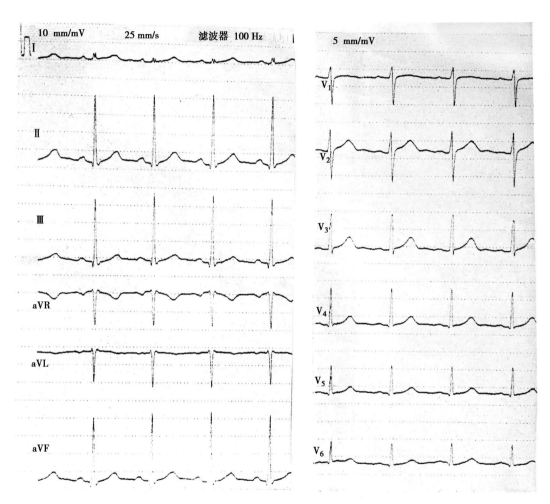

图5-60（B）　阵发性房室折返性心动过速非发作期

［与图5-60（A）为同一患者］室上速非发作期，显示正常窦性心律

心电图诊断： 正常窦性心律

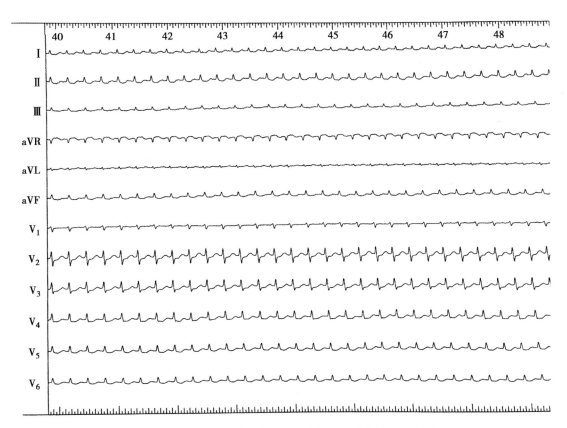

图 5-61（A）　阵发性室上速（房室折返及房室结折返并存）

QRS 波形态正常，心率 210 次/分，支持阵发性室上速（发作时），看不到明显的 P 波，可能为房室结双径路所致的房室结折返性心动过速

心电图诊断：阵发性室上速（发作时体表心电图）

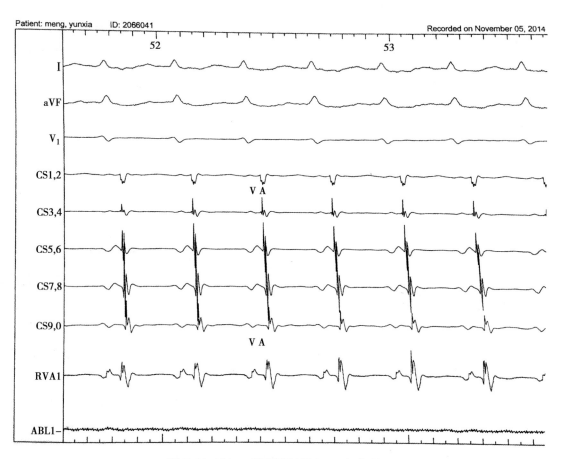

图 5-61（B）　阵发性室上速（左侧旁道）

［与图 5-61（A）为同一患者］室上速发作时心内心电图，CS1，2（冠状窦远端）V-A 最近，提示左侧旁道

心电图诊断： 阵发性房室折返性心动过速（左侧旁道）

第5章　阵发性室上性心动过速

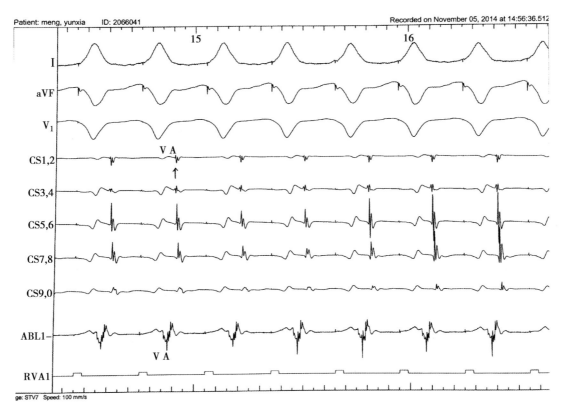

图 5-61（C）　阵发性室上速（左侧旁道，消融靶点）

[与图 5-61（A）为同一患者]　心室刺激，可见室房传导，其 CS1，2 位置可见 A 波最早激动（见箭头所指），V-A 间距 80ms（＞70ms），支持左侧旁道，于左前侧壁寻找到 A 波最早激动，V-A 融合处（ABL1），提示该点为消融靶点，于此处放电，消融成功

心电图诊断：阵发性房室折返性心动过速（左前侧壁旁道）

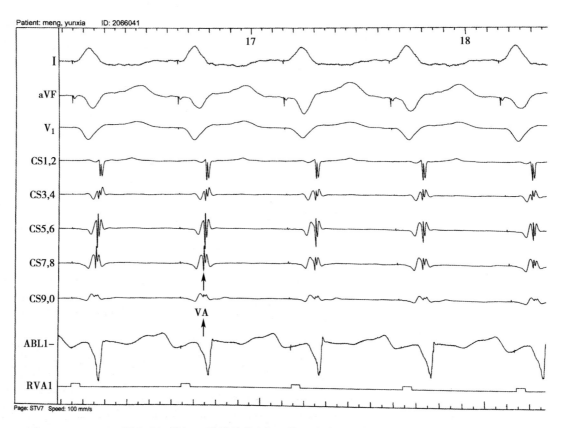

图 5-61（D）　阵发性房室折返性心动过速（房室结双径路）

［与图 5-61（A）为同一患者］左侧旁道消融术后行心内电生理检查：心室刺激，可见室房传导，V 波与 A 波几乎融合，V-A 间距 50ms（＜70ms），CS9，0（冠状窦近端）位置可见 A 波最早激动（见箭头所指），支持房室结双径路折返性心动过速

心电图诊断：阵发性房室结折返性心动过速

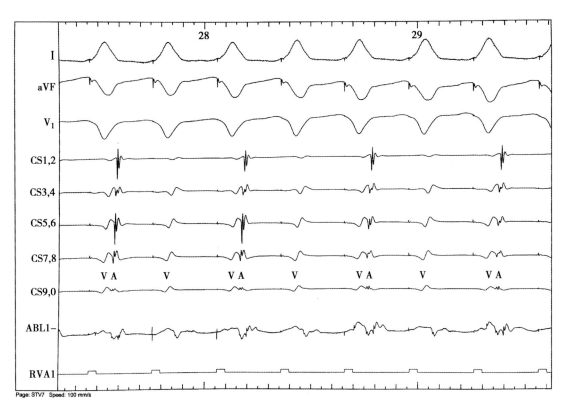

第
5
章

阵
发
性
室
上
性
心
动
过
速

图 5-61（E）　阵发性房室折返性心动过速（房室结双径路）

［与图 5-61（A）为同一患者］消融术后行心内电生理检查示房室分离，消融成功，支持该患者同时存在旁道及双径路，间歇性引起房室折返性心动过速（AVRT）及房室结折返性心动过速（AVNRT）

心电图诊断： 阵发性室上性心动过速（房室折返及房室结折返并存）

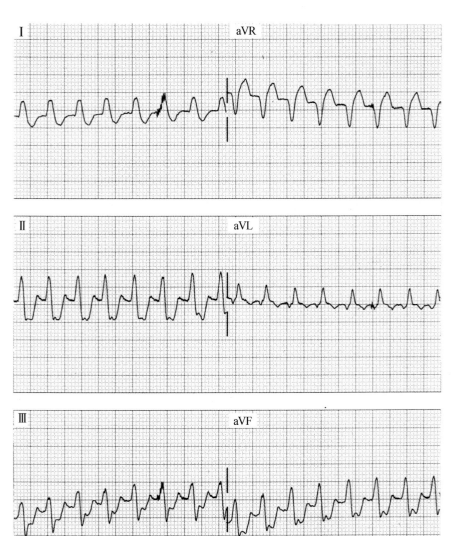

图 5-62（A）　左束支传导阻滞伴阵发性房室折返性心动过速

室上速发作时，Ⅱ、Ⅲ、aVF 导联 ST 段似有倒置 P 波，QRS 时间 0.12s，QRS 波于 I 导联呈 R 型，R 波顶端顿挫，考虑阵发性房室折返性心动过速伴完全性左束支传导阻滞（CLBBB）

心电图诊断：左束支传导阻滞伴 AVRT

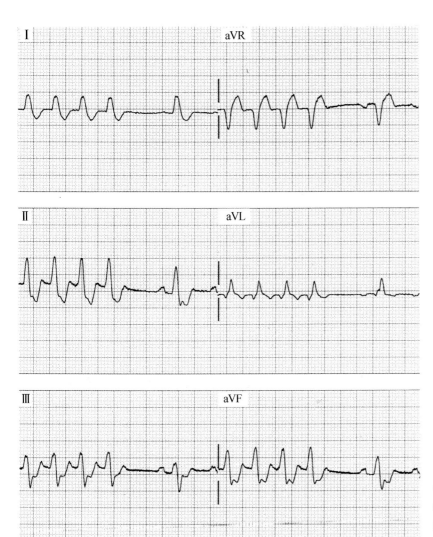

图 5-62（B）　左束支传导阻滞伴阵发性房室折返性心动过速

［与图 5-62（A）为同一患者］各导联 $R_1 \sim R_4$ 为室上性搏动，R_5 为窦性搏动，其 QRS 波形态二者相同，Ⅰ 导联呈 R 型，QRS 时间 0.12s，符合 CLBBB。与非发作期比较，发作期 Ⅱ、Ⅲ、aVF 导联 QRS 波之后 ST 段可见逆行 P 波

心电图诊断：左束支传导阻滞伴 AVRT

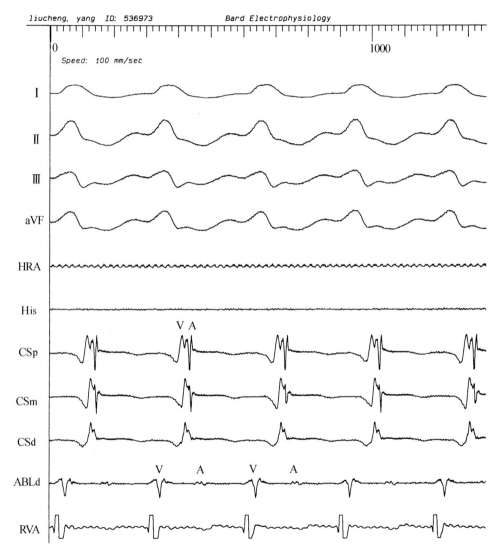

图 5-62（C）　　左束支阻滞伴房室折返性心动过速（左后间隔旁道）

[与图 5-62（A）为同一患者] PSVT 发作时，V 波在前，A 波在后（呈 V-A 传导），心房激动顺序为 CSd 最早激动，其次 CSm 及 CSp（三者差异较小）。His 束处（ABLd）心房最后激动，符合左后间隔旁道心内心电图改变（注：大头导管接近 His 束位置）

注：RVA：右室心尖；CSp：冠状窦近端；CSm：冠状窦中端；CSd：冠状窦远端；ABLd：消融导管位置

心电图诊断：左束支传导阻滞伴 AVRT

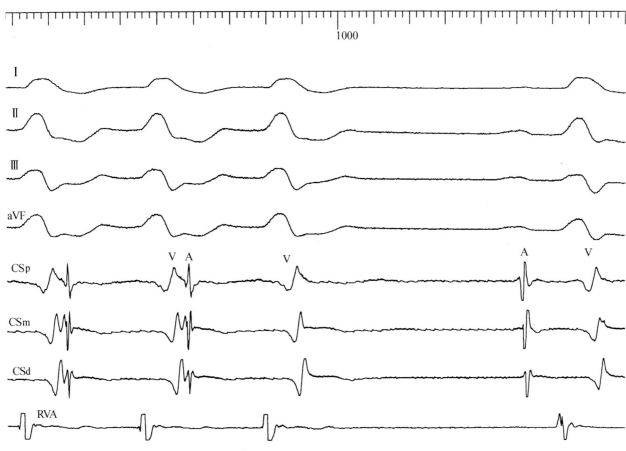

图 5-62（D）   射频消融过程中 AVRT 终止

［与图 5-62（A）为同一患者］于消融过程中，第 1、2 个 V 波后均可见 A 波，第 3 个 V 波后无 A 波（逆行上传终止，旁道被中断），后窦性心律恢复（R_4），此时，QRS 时间 0.13s，QRS 波于 I 导联呈 R 型，R 波顶端顿挫，P-R 间期 0.15s，仍呈 CLBBB 型，故该患者为持续完全性左束支传导阻滞伴阵发性房室折返性心动过速。由于心动过速发作时，沿房室结前传，旁道逆传，故其左束支传导阻滞仍可表现出来

心电图诊断：完全性左束支传导阻滞伴 AVRT

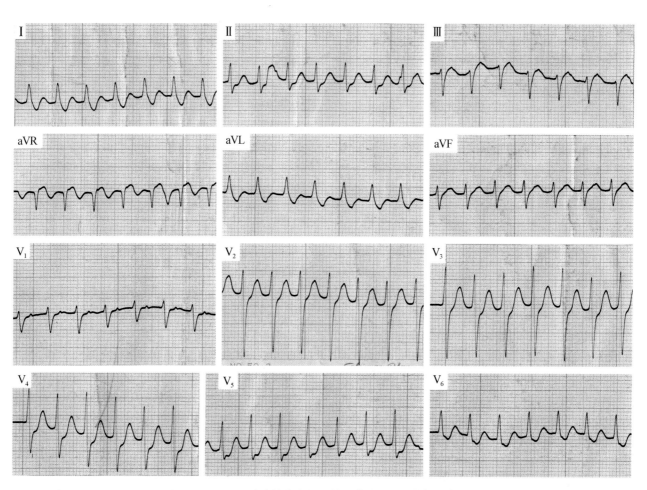

图 5-63（A）　阵发性房室折返性心动过速（左前侧壁旁道）

V_1 导联 P 波清楚可见，落在 ST 段上，R-P 间期 ＜ P-R 间期，故为阵发性房室折返性心动过速；V_1 导联 P 波向上，Ⅰ、aVL 导联 P 波向下，支持左侧旁道；aVF 导联 P 波直立，支持旁道偏前（射频消融术证实为左前侧壁旁道）

心电图诊断： 阵发性房室折返性心动过速（左前侧壁旁道）

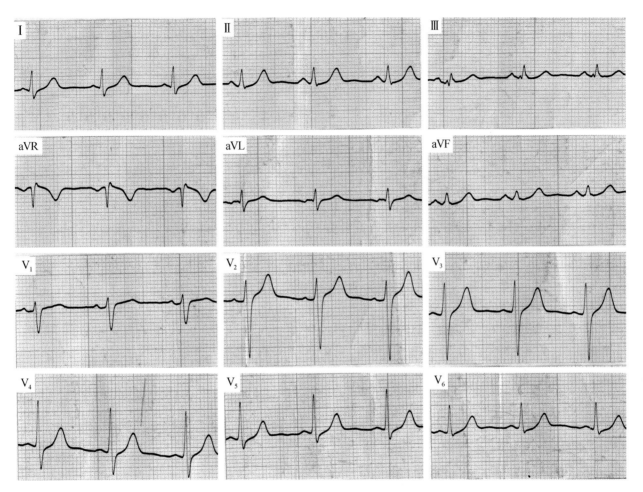

图 5-63（B）　阵发性房室折返性心动过速（非发作期）

［与图 5-63（A）为同一患者］PSVT 终止后，P-R 间期 0.16s，无预激心电图表现

心电图诊断： 正常心电图

患者男，30 岁，阵发性心悸 10 年。临床诊断：阵发性房室折返性心动过速

第 5 章　阵发性室上性心动过速

5

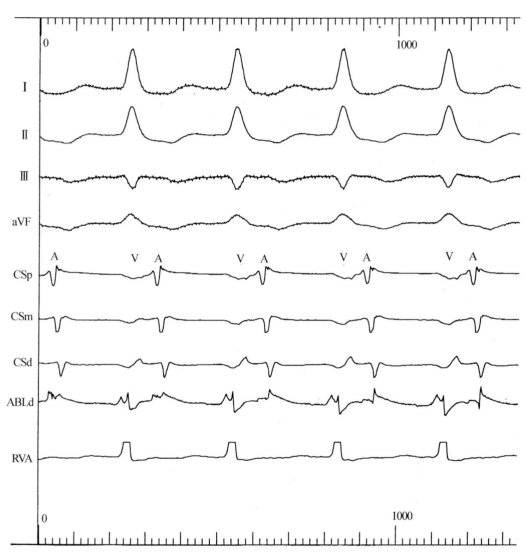

图5-64　阵发性房室折返性心动过速（心内心电图）

心率200次/分，QRS时间0.06s，A波清楚可见，位于V波之后，符合先天旁道致AVRT；冠状窦近端（CSp）A波最早激动，故旁道位于右侧

心电图诊断：阵发性房室折返性心动过速（右侧旁道）

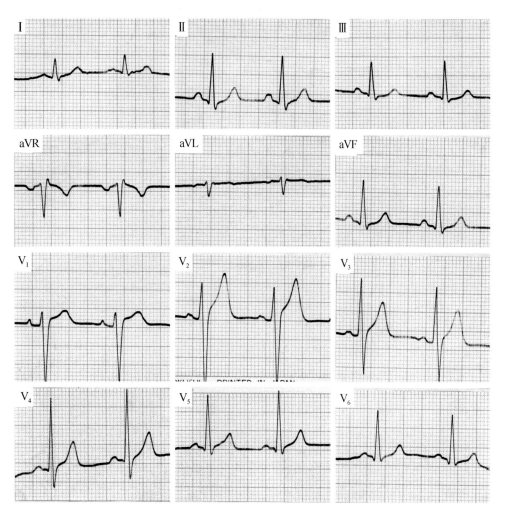

图 5-65（A） 阵发性房室折返性心动过速（非发作期）

每个 QRS 波前均有一相关 P 波，P-R 间期 0.15s，QRS 时间 0.09s，心率 72 次/分

心电图诊断：正常心电图

第5章　阵发性室上性心动过速

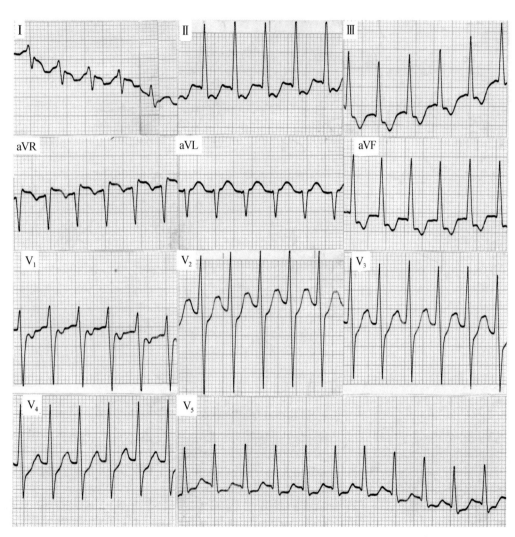

图 5-65（B）　阵发性房室折返性心动过速（右后间隔旁道）

［与图 5-65（A）为同一患者］QRS 时间 0.06s，心率 187 次/分，Ⅱ、Ⅲ、aVF、V_1 导联于 ST 段可见逆行 P 波，R-P 间期 0.12s，结合 A 图无显性预激表现，故为隐匿性预激综合征伴阵发性房室折返性心动过速（顺-逆型）；P 波于 V_1 导联倒置，支持右侧旁道，aVF 导联倒置，支持旁道偏后（手术证实为右后间隔旁道）

心电图诊断： 隐匿预激综合征伴阵发性房室折返性心动过速

患者女，24 岁，阵发性心悸 5 年。临床诊断：PSVT（AVRT）

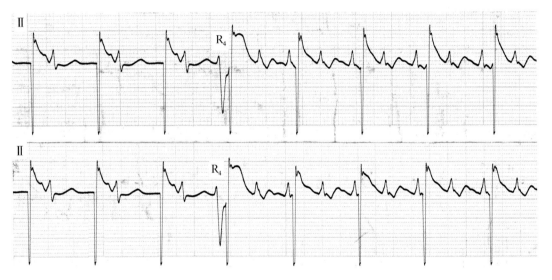

图 5-66　室性期前收缩诱发房室折返性心动过速

在食管调搏过程中，室上速多次发作，均由室性期前收缩诱发（上、下行均是 R_4 为室性期前收缩），
发作期与非发作期比较，ST 段可见逆行倒置 P 波，支持顺向型房室折返性心动过速

心电图诊断：室性期前收缩诱发阵发性房室折返性心动过速（隐匿预激综合征）

[临床意义及处理]　房室折返性心动过速是由于心脏房室之间存在先天旁道，一般情况下，该旁道不应期长，或其无前传功能，形成激动沿房室结前传，旁道逆传的窄 QRS 波心动过速。此类型心动过速既见于显性预激，又见于隐性旁道，后者是前者的 2 倍。显性预激及隐性旁道合并室上速者常是沿房室结前传，旁道逆传，此类型占 95%，极少数表现为旁道前传，房室结逆传的宽大 QRS 波。对窄 QRS 波心动过速处理同房室结折返性心动过速。房室折返性心动过速的射频消融术见"预激综合征"

[附1]　阵发性室上性心动过速鉴别　见表 5-1。

此外，发作期与非发作期心电图比较，有助于判定 P 波与 QRS 波形态，有助于预激综合征的诊断；心内心电图有助于精确判定 P 波位置，对于确定心动过速类型有重要诊断价值。

表 5-1　常见阵发性室上性心动过速的鉴别

| 类型 | P 波形态（$P_{II、III、aVF}$） | 起始 P-R 间期 | P 波与 QRS 波关系 | QRS 波形态 | 心律 | 心动过速发作时 | | | 对刺激迷走神经反应 |
						束支阻滞	AVB	电交替	
AVNRT 慢-快型	倒置	延长	同时或之后 R-P' < P'-R	正常	整	无	少见	少见	可终止
AVRT 顺向型	倒置	正常	之后 R-P' < P'-R	正常	整	多见	无	多见	可终止
AVRT 逆向型	倒置	缩短	之前 R-P' > P'-R	宽大	整	无	无	无	可终止
SNRT	同窦性	正常	之前	正常	整	无	可见	无	可终止
AAT	直立或倒置	正常	之前	正常	可不整	无	可见	无	无效

注：AVNRT：房室结折返性心动过速；AVRT：房室折返性心动过速；SNRT：窦房结折返性心动过速；AAT：自律性房性心动过速

[附2]　阵发性室上性心动过速的射频消融术

1. 阵发性房性心动过速的射频消融术　射频消融术是目前治疗快速心律失常的一种安全、有效的根治措施，主要用于折返机制参与的心动过速。它利用可控制的高频电流（频率在100kHz～1.5MHz）所产生的热度（50～70℃）使靶点组织产生凝固性坏死，从而阻断折返途径的通道，彻底治愈。阵发性房性心动过速（简称阵发性房速）消融的关键是起源点的标测，采用常规电生理检查进行标测，而三维标测可对心房激动顺序进行更直观精确的标测，证实房速的局灶激动和折返路径，有助于寻找和确定理想靶点，提高消融成功率。

（1）房速标测的方法：目前临床标测的方法主要有以下3种。

1）激动标测：是局灶性房速的主要标测方法。常规放置冠状窦、高位右房和His束电极进行心内膜激动顺序标测，以标测到最早心房激动点为消融靶点。房速时若局部A波较体表P波提前时间（激动时间）>20ms，即可认为是最早心房激动点。自律性房速起源点A波形态多为独立型，少数为碎裂型。折返性房速起源点A波均为碎裂型，标测到局部碎裂电位，提示已进入慢传导区，邻近或位于房速起源点。

2）起搏标测：于窦性心律时标测，在慢传导区以标测电极起搏，其起搏周期为房速发作时的周期；记录12导联体表心电图，若起搏时12导联P波形态与房速时相同，则为消融靶点。

3）拖带现象（entrainment phenomenon）及拖带标测（图5-67）：拖带现象是指超速起搏使原有心动过速频率加速到起搏频率，之后随起搏停止或起搏频率减慢到原有心动过速频率以下时，即刻恢复原有心动过速的一种心脏电生理现象。该现象见于心房扑动、室上性及室性心动过速等折返激动。在心房放置多极导管，于邻近折返环部位进行起搏，刺激引起的心房冲动进入折返环并循折返环路逆向和顺向传导，逆向传导与折返顺向波阵碰撞而阻滞，顺向传导又重建心动过速，使心动过速频率同起搏频率；起搏停止后，其频率恢复心动过速自身的频率，这一过程即为房速拖带，拖带标测主要用于心肌瘢痕所致的折返性房速的峡部定位。诱发房速后在不同部位快速起搏拖带房速，当起搏点位于峡部时易于隐匿性拖带心动过速，测定最后一个起搏波至心动过速恢复的第一个房波之间期即起搏后间期（post pacing interval，PPI）。若PPI等于或几乎等于房速心动周期（减去房速周期的差值多≤30ms），为隐匿性拖带，说明心腔内激动顺序与心动过速时相同；若PPI长于房速心动周期，为显性拖带，说明心腔内激动顺序与心动过速时不同。

（2）三维标测系统：目前主要有CARTO系统和ENSITE三维标测技术，它们都能将电生理参数、导管定位和导航与解剖信息结合起来，对所标测心腔进行三维重建，且Ensite 3000仅需标测心动过速的一个心动周期即可完成分析，对不能持续发作的患者具有优势。这些新型标测技术可提供非X线下导管在三维空间所处位置，这就使得标测更便捷，更好指导消融。①CARTO三维标测系统：能直观显示房速机制，若房速为局灶性，该部位呈红色区（红色代表激动时间最早，紫色最晚，黄色、绿色等介于二者之间），于此区密集取点标测，寻找最早激动部位（即消融靶点）；②非接触式标测技术：Esite 3000 是一种非接触标测系统，将一个 64 极的球囊电极放置于心腔，不与心内膜接触，以探测远场心内电位，根据这些电位，重建 3360 点的单极心内心电图，计算机处理后在虚拟的三维心内膜上产生 3360 个点的心内等电位标测图。只要记录一个心动过速周期的激动，即可同步获取很多电信号，进而确定心律失常的关键位置，最终系统自动导航，消融导管至指定区域进行消融。

（3）消融成功指标：房速的起源可以位于右房或左房，通常紧靠肺静脉入口处、右心耳或界嵴部位。A-P'间期（标测的心房波 A 与体表心电图 P 之间的距离）是选择消融的重要指标，成功靶点指标为 A-P' 间期 25 ~ 40ms 和放电 5 秒内房速终止，于此处继续"巩固"放电 60 ~ 100 秒。晚近国内学者重视局部单极电图心房波形态对判断有效消融靶点的作用：当标测中双极电图显示最早心房激动而单极电图显示"QS"形房波时，常提示该点为房速起源或有效消融靶点。左房房速消融导管操作难度大，无法通过两根标测导管进行标测，且难以标测到隐蔽或皱折部位心房电活动，借助参考电极和新的标测系统寻找理想靶点，可提高消融成功率。

在房速射频消融中，应用常规电生理检查及激动顺序标测即可满足大部分房速消融术的需要。消融成功率约为80%（其中右房房速约为 90%、左房房速约为 60%）。右房房速消融应避开 Koch 三角区（在右心房的冠状窦口前内缘、三尖瓣隔侧尖附着缘和 Todaro 腱之间，其前部心内膜深

面为房室结），否则可能导致三度房室传导阻滞；冠状窦口内消融可能会出现冠状窦穿孔；肺静脉及肺静脉口内消融可引起肺静脉痉挛、血栓，继之永久性狭窄和肺动脉高压等；但严重并发症 < 5%。

2. 阵发性房室结折返性心动过速的射频消融术　阵发性房室结折返性心动过速的射频消融术是治疗 AVNRT 最有效的措施，其成功率已达 95% 以上。治疗关键是心内膜标测和消融导管的位置。①靶点标测：心房、心室程序刺激诱发心动过速，明确诊断为房室结折返性心动过速后（A 波与 V 波几乎同时激动），在右前斜 30° 下将大头导管钩挂在希氏束和冠状窦电极之间中下 1/3 处，标测到碎小的 A 波、大 V 波，无希氏束电位（H 波）后，此处即为消融靶点；②消融方法：窦性心律下温控放电消融慢径路，采用能量和时间滴定法，预设温度 50 ~ 60℃，能量通常自 15W 开始，逐渐递增，最大能量 30W，放电过程 15 秒内出现交界区心律为有效标志；累计时间一般不少于 60 秒；若 10 秒内不出现交界区心律，则另寻满意靶点；③出现 > 120 次/分的快交界心律，或 A-H 或 A-V 突然延长时立即停止放电；④成功标志：重复电生理检查证实慢径阻断：不再出现 A-V 突然延长的房室跳跃现象（双径消失，其复发可能性最小）；或无心房回波，或仍有跳跃现象和 1 ~ 2 个心房回波，但不能诱发心动过速（双径仍存在，其复发可能性增加）。

3. 阵发性房室折返性心动过速的射频消融术　见第 6 章"预激综合征"的射频消融术。

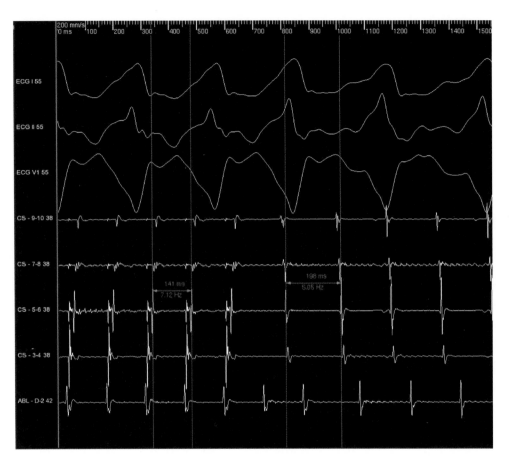

图 5-67　拖带现象

心内电生理检查显示：以刺激频率为 141ms，所带 f-f 间距为 141ms，刺激停止后，自身房扑
再现，f-f 间距 198ms；房室呈 2:1 下传

心内电图：心房扑动中的拖带现象

第6章 预激综合征

预激综合征（preexcitation syndrome）是由于在房室特殊传导组织以外，尚存在由普通心肌组成的异常附加房室旁道（anomalous pathway），或 Kent 束，此旁道具有传导速度快之特点。当室上性激动下传时，沿房室结（正道）及旁道同时下传，部分激动沿旁道快速下传，使部分心室肌提前激动，故 P-R 间期缩短；又由于部分心室肌提前激动，其兴奋传布不是沿浦肯野纤维下传，而是沿心室肌本身进行，传导速度慢，形成 QRS 波初始顿挫、模糊的预激波（δ 波）；其他部分心室肌仍接受沿正常传导途径下传的激动，进行除极，所以自心房开始除极至心室除极结束的总时间（P-J 间期）是正常的。具有此心电图改变的患者，常常伴有阵发性室上性心动过速，或阵发性心房颤动等发作，称之为预激综合征。1930 年 Wolff-Parkinson-White 三氏对此特点进行报道，后人称之为 WPW 综合征。Kent 束可位于房室环的任何部分，除此之外，尚有少见的旁路：房-束旁道（atriohisian tracts，又称 Jame 束），结-室或束-室纤维（node-ventricular or fasciculo-ventricular fibers，又称 Mahaim 纤维）。这些不同旁道，构成各自不同的心电图表现。

房室之间可有多条旁道，不同患者，可有不同旁道，同一患者亦可有多条旁道，形成了不同类型的预激综合征心电图表现；由于房室间存在双通道，易形成折返激动，这是形成反复发作的快速室上性心律失常的解剖学基础。

[心电图特点]

1. 经典型预激综合征　P-R 间期缩短 <0.12s，QRS 时间延长 ≥0.12s，QRS 波初始顿挫、模糊，形成 δ 波，P-J 间期正常（<0.26s），可有继发性 ST-T 改变（因除极程序改变，继发复极程序改变）。此型临床最常见（图 6-1 ~ 图 6-13）。

2. L-G-L 综合征（Lown-Ganong-Levine syndrome）　激动沿 Jame 束下传，不经过正常房室结生理延迟作用，故 P-R 间期缩短；又由于激动沿 His 束下传，故 QRS 波无预激波，QRS 时间正常。表现为 P-R 间期缩短（<0.12s），QRS 波正常（图 6-14）。

3. 变异型预激综合征　当激动沿 Mahaim 纤维下传时，此纤维束自房室结或 His 束连接于心室肌，形成部分心室肌提前激动的 δ 波，故 QRS 波加宽，而 P-R 间期仍然是正常的（室上性激动经过房室结的延迟作用）。表现为 P-R 间期正常，QRS 波加宽，初始顿挫有 δ 波，QRS 时间≥0.12s。

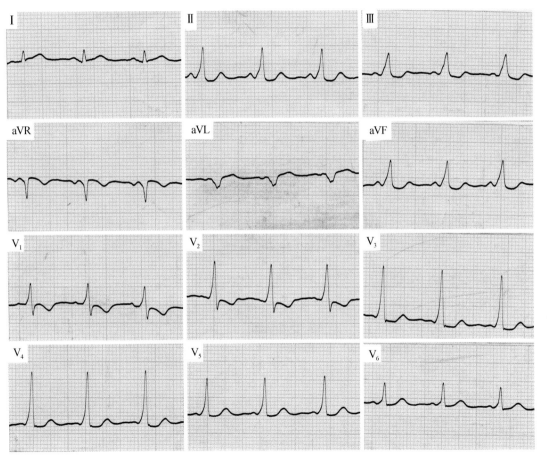

图6-1 预激综合征 A 型（左侧壁旁道）

P-R 间期短（<0.12s），QRS 波加宽（>0.12s），QRS 波初始顿挫，形成 δ 波。V₁ 导联 QRS 波呈 Rs 型，V₁～V₆ 导联 QRS 波主波方向均向上，符合预激综合征（A 型）。aVF 导联 δ 波直立，旁道位于左前侧壁或左侧壁。根据 I 导联 QRS 波呈 qR 型，故旁道位于左侧壁（经射频消融术证实）

心电图诊断： 预激综合征 A 型（左侧壁旁道）

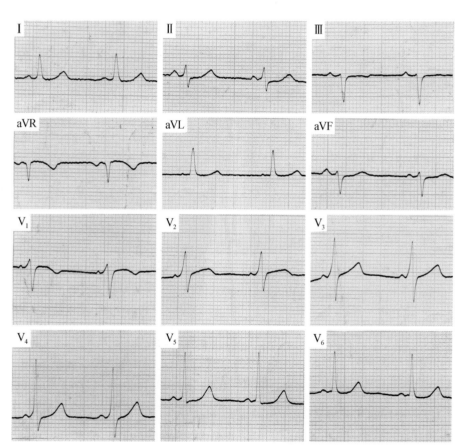

图6-2　预激综合征 B 型（右侧壁旁道）

P-R 间期短（<0.12s），QRS 波加宽（>0.12s）。QRS 波初始顿挫，形成 δ 波。V_1 导联 QRS 波呈 rS 型，$V_1 \sim V_3$ 导联 R 波移行缓慢，Ⅰ、aVL 导联为正向 δ 波，故初步定为右侧壁旁道。aVF 导联 δ 波直立，QRS 波呈 rS 型，提示为右前或右前侧壁旁道。但Ⅲ导联呈 QS 型，可基本排除右前或右前侧壁旁道。Ⅱ导联 δ 波直立呈 Rs 型，故定位于右侧壁旁道

心电图诊断：预激综合征 B 型（右侧壁旁道）

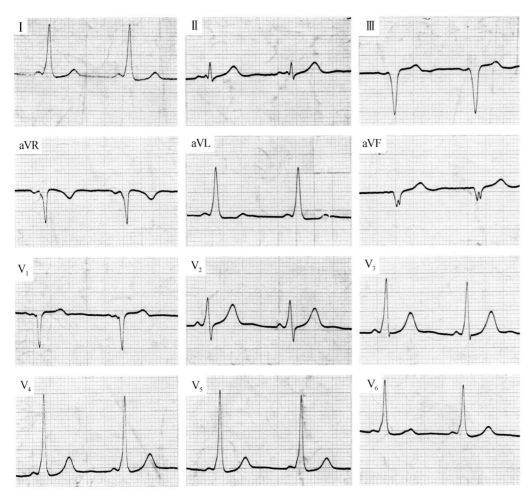

图 6-3　预激综合征 B 型（右后间隔旁道）

P-R 间期短（＜ 0.12s），QRS 波加宽（＞ 0.12s）。QRS 波初始顿挫，可见 δ 波。V_1 导联 δ 波向下，QRS 波呈 QS 型，支持右侧旁道。V_2 导联 R 波突然增大移行为 Rs 型，支持右间隔旁道。Ⅱ 导联 δ 波呈"±"相，QRS 波呈 qRs 型，Ⅲ、aVF 导联 δ 波向下，QRS 波呈 QS 型。以上支持右后间隔部旁道（射频消融术证实）

心电图诊断：预激综合征 B 型（右后间隔旁道）

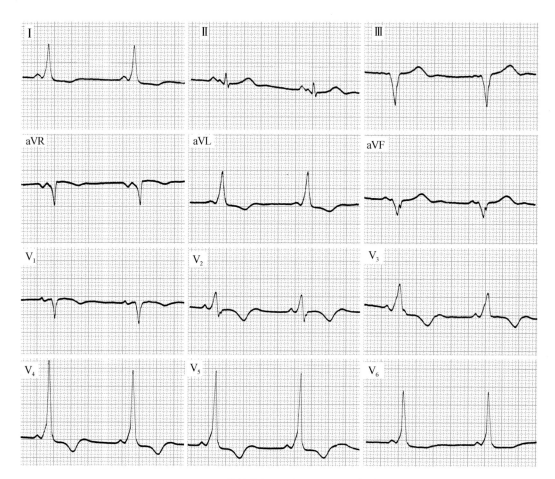

图6-4 预激综合征 B 型（右后间隔旁道）

P-R 间期短，QRS 波加宽，初始顿挫，形成 δ 波，QRS 时间 >0.12s。Ⅰ、aVL、$V_2 \sim V_6$ 导联 δ 波方向均向上，提示右侧旁道。QRS 波于 V_1 导联呈 QS 型，V_2 导联呈 Rs 型，R/S 迅速移行，支持间隔部旁道，aVF 导联 δ 波倒置，支持右后间隔旁道

心电图诊断：预激综合征 B 型（右后间隔旁道）

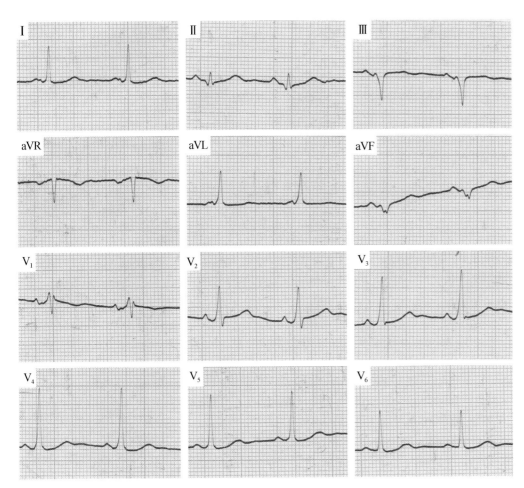

图6-5　预激综合征A型（左后间隔旁道）

P-R间期短（＜0.12s），QRS波加宽（＞0.12s）。QRS波初始顿挫，可见δ波。V₁导联QRS波主波向下为主，但是结合B图，预激发作时V₁导联呈R型，故符合左侧旁道（仅非发作期旁道所占成分少，预激波小所致）。aVF导联δ波倒置，故旁道位于左后壁或左后间隔。I导联δ波直立，旁道位于左后间隔（经手术证实为左后间隔旁道）

心电图诊断：预激综合征A型（左后间隔旁道）

6

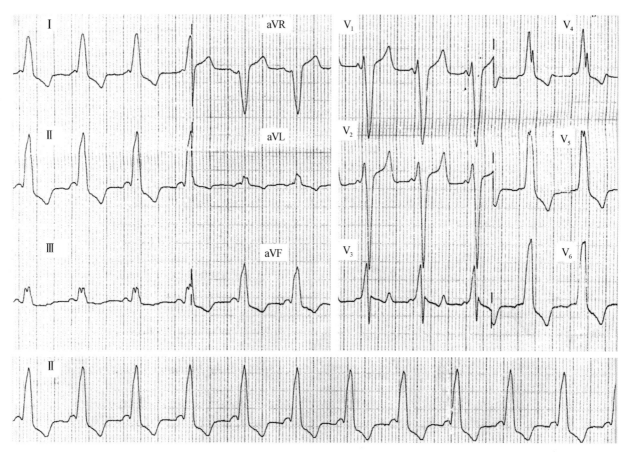

图6-6　预激综合征 B 型（右前侧壁旁道）

P-R 间期缩短（＜0.12s），无 P-R 段，QRS 波加宽（0.13s），初始顿挫，形成 δ 波，P-J 间期正常（0.23s，＜0.26s）。于 I、II、aVF、V$_3$～V$_6$ 导联 QRS 波主波向上（继发 ST 段压低，T 波倒置），于 V$_1$ 导联呈 rS 型，V$_5$ 导联呈 R 型，为 B 型预激综合征。I、aVL 导联预激波及主波方向均向上，支持右侧旁道，aVF 导联 δ 波向上，V$_1$ 导联 QRS 波呈 rS 型，支持右前侧游离壁旁道（经手术证实）

心电图诊断：B 型预激综合征（右前侧游离壁旁道）

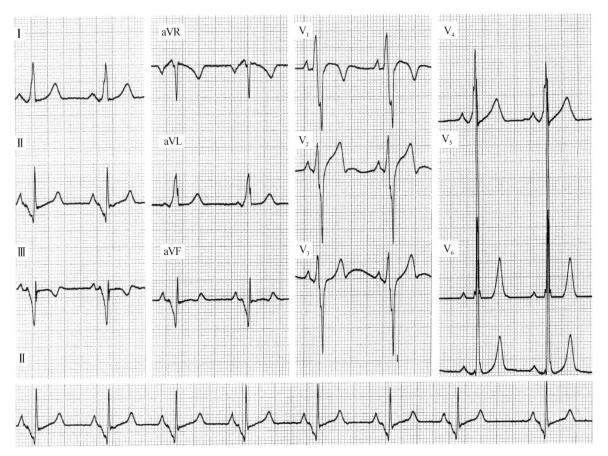

图6-7　预激综合征B型（右后侧游离壁旁道）

P-R间期缩短（<0.12s），无P-R段，QRS波加宽（0.14s），初始顿挫，形成δ波，P-J间期正常（<0.26s）。
V₁导联S波占优势，Ⅰ、aVL导联δ波直立，符合右侧旁道；V₁导联呈rS型，aVF导联δ波向下，为右后侧游离壁旁道（经手术证实）

心电图诊断：B型预激综合征（右后侧游离壁旁道）

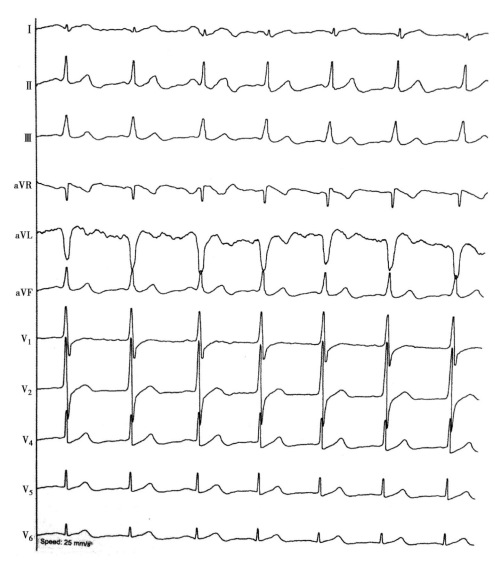

第6章 预激综合征

图6-8 预激综合征A型（左顶部旁道）

P-R间期缩短（<0.12s），无P-R段，QRS波稍加宽（0.12s），初始稍顿挫，形成δ波，P-J间期正常（<0.26s）。V₁导联R波占优势，Ⅰ、aVL导联δ波倒置，符合左侧旁道；Ⅱ、Ⅲ、aVF导联δ波直立，旁道位置较高，手术证实为左顶部旁道（距冠状窦口5.5mm处）；预激成分较小，不易识别，若有室上性心动过速发作史，进一步证实

心电图诊断：预激综合征A型（左顶部旁道）

患者男，25岁，间断心悸发作5年，发作时心率200次/分，诊断为室上性心动过速（未显示），后行射频消融术

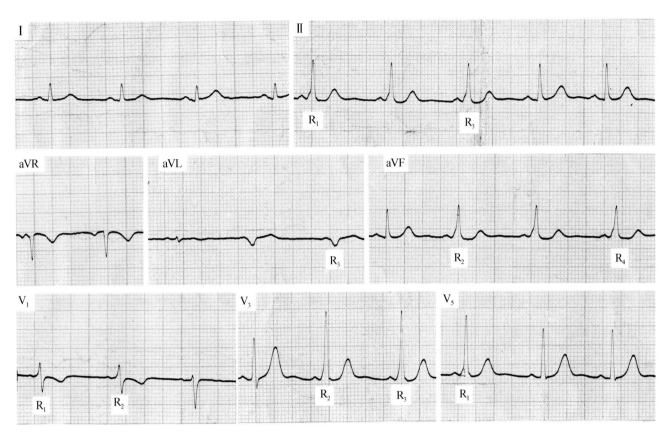

图 6-9　间歇性预激综合征

部分 QRS 波呈预激波形，如：Ⅱ 导联 R₁～R₃，aVL 导联 R₂～R₃，aVF 导联 R₂～R₄，V₁ 导联 R₁～R₂，V₃ 导联 R₂～R₃，V₅ 导联 R₁，其 P-R 间期短（<0.12s），QRS 波初始顿挫，形成 δ 波。QRS 波在 V₁ 导联呈 RS 型，aVL 导联呈负向波，故为左侧旁道。余 QRS 波为正常形态，P-R 间期>0.12s

心电图诊断：间歇性预激综合征（A 型）

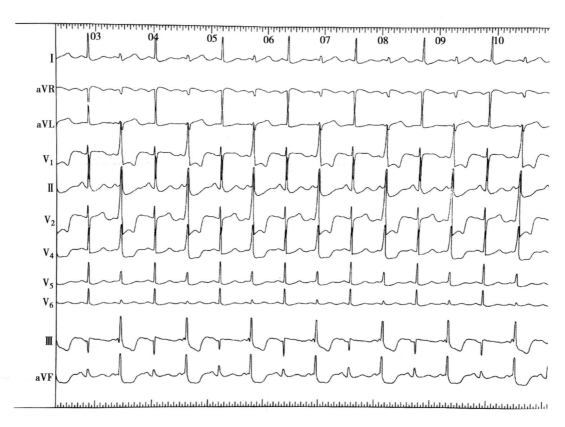

图 6-10　间歇性预激综合征

P 波规律出现，心率 100 次/分，QRS 波正常与宽大畸形交替出现，其宽大的 QRS 波初始顿挫，形成 δ 波，$V_1 \sim V_6$ 导联 QRS 波均向上，为左侧旁道，Ⅱ、Ⅲ、aVF 导联 δ 波均向上，为左前侧壁旁道（手术证实），此图形关键是易误诊为频发室性期前收缩二联律

心电图诊断：间歇性预激综合征（A 型）

第 6 章　预激综合征

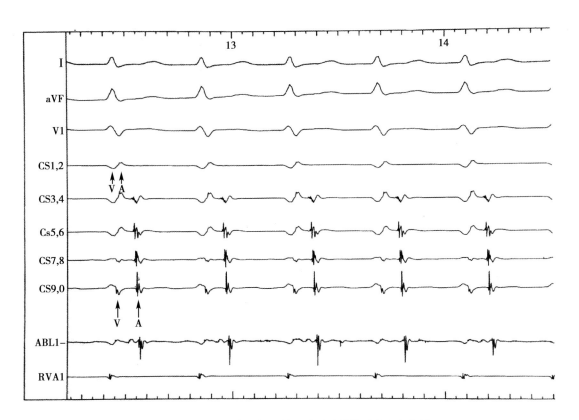

图 6-11（A）　房室折返性心动过速发作时心内心电图

室上性心动过速发作时心内电生理检查显示 V 波在前，A 波在后，CS1，2 处 A 波最早激动（与 V 波融合，不易辨认），His 束处（ABL1）最晚激动，支持左侧壁旁道

心电图诊断：阵发性房室折返性心动过速，左侧旁道

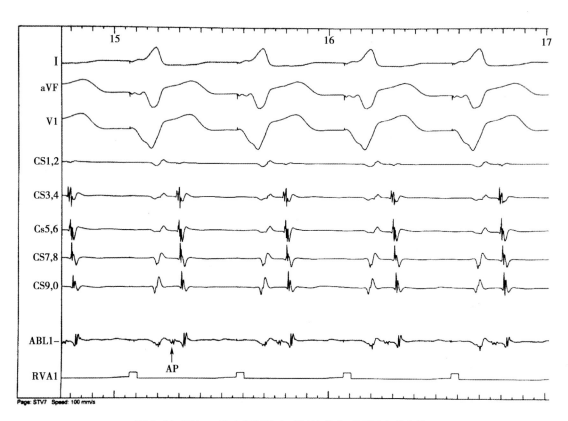

图 6-11（B）　房室折返性心动过速发作时可见旁道电位

［与图 6-11（A）为同一患者］心室起搏行心内电生理检查，CS1，2 处 A 波最早激动，消融导管处
（ABL1）A 波与 V 波之间可见碎裂的旁道电位（AP）

心电图诊断：室上性心动过速心内电生理检查时可见的旁道电位

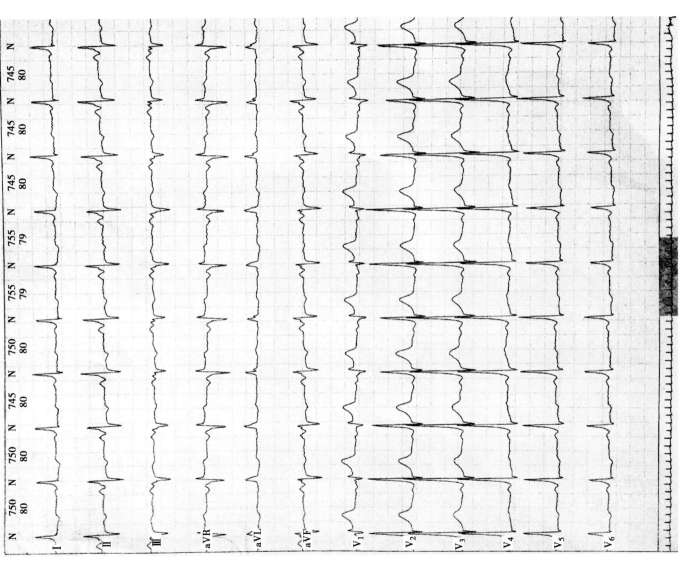

第6章　预激综合征

图 6-12（A）　预激综合征 B 型

P-R 间期缩短（<0.12s），QRS 波加宽（0.13s），初始顿挫，形成 δ 波，P-J 间期正常（<0.26s）。V₁ 导联 qr 型，Ⅰ 导联 δ 波直立，符合右侧旁道；V₁ 导联呈 rS 型，V₂ 导联呈 Rs 波，R/S 移行突然，aVF 导联 δ 波基本在基线上，为右后间隔旁道特点

心电图诊断：预激综合征 B 型（右侧显性旁道）

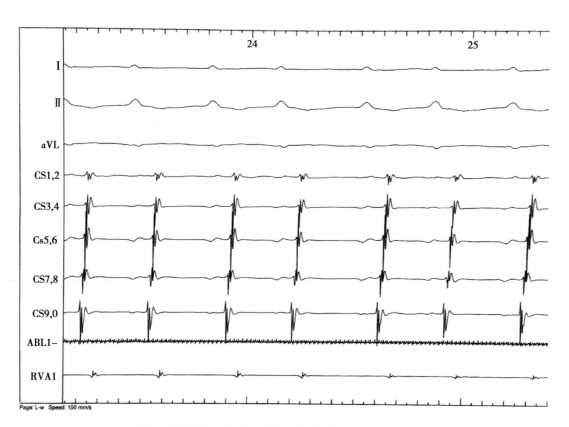

图6-12（B）　房室折返性心动过速发作时心内心电图

［与图6-12（A）为同一患者］室上性心动过速发作时心内电生理检查显示 V 波在前，A 波在后，CS9，0 处 A 波最早激动支持右侧旁道所致房室折返性心动过速

心电图诊断：室上性心动过速发作时心内心电图证实为房室折返性心动过速，右侧旁道

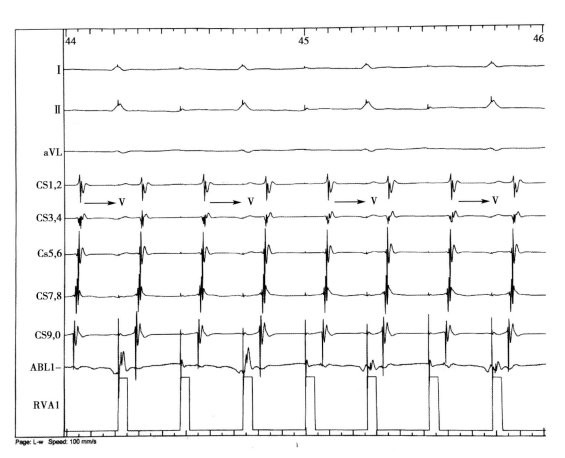

图 6-12（C）　房室折返性心动过速消融后电生理检查

［与图 6-12（A）为同一患者］于 7～8 点处消融成功，消融后心房起搏，房室间呈 2∶1 下传，为消融成功标志

心电图诊断： 阵发性房室折返性心动过速，右中间隔旁道

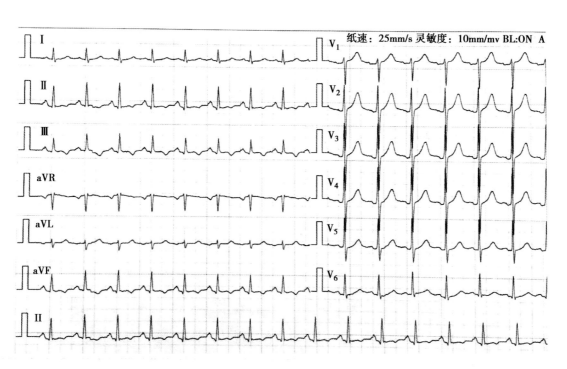

图6-12（D）　房室折返性心动过速术后心电图

［与图6-12（A）为同一患者］术后心电图正常，P-R 间期0.16s，QRS 时间0.10s，心率101 次/分

心电图诊断：室上性心动过速射频消融后预激波消失，呈正常窦性心律

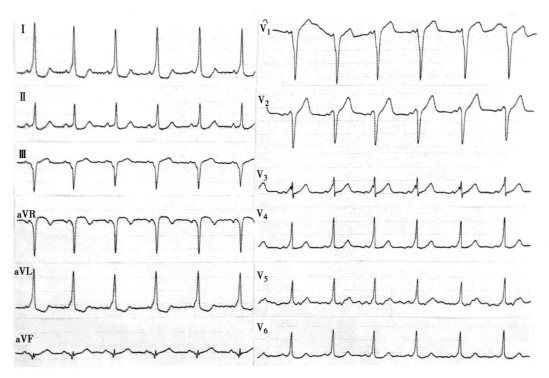

图 6-13（A）　预激综合征 B 型

P-R 间期缩短（＜0.12s），QRS 波加宽（0.14s），初始顿挫，形成 δ 波，P-J 间期正常（＜0.26s）。

V_1 导联 rS 型，I、aVL 导联 δ 波直立，符合右侧旁道；III 导联向下，旁道可能位于 7～8 点处

心电图诊断：预激综合征 B 型（右侧显性旁道）

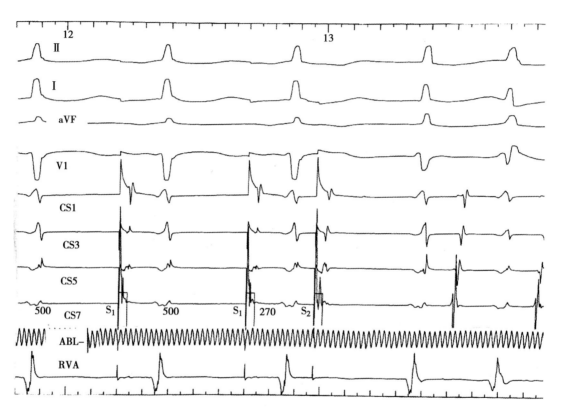

图 6-13（B）　房室折返性心动过速诱发时心内心电图

［与图 6-13（A）为同一患者］以 S_1S_2 递减心房刺激，当 S_1S_2 间距为 270ms 时，S_2 进入旁道不应期，刺激沿房室结慢径下传，S_1R 间距 360ms，室上性心动过速诱发（顺逆型），发作时心内心电图显示 V 波在前，A 波在后，V-A 间期＜A-V 间期，CS7 处（冠状窦近端）A 波最早，支持右侧旁道所致房室折返性心动过速

心电图诊断：室上性心动过速发作时心内心电图证实为房室折返性心动过速，右侧旁道

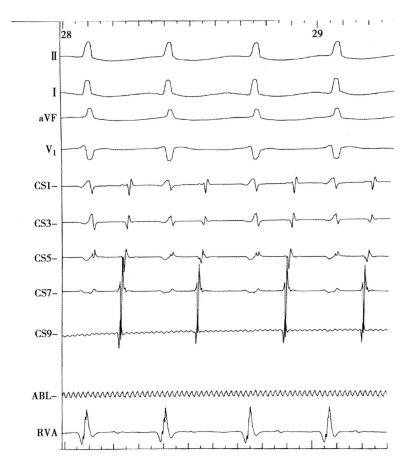

图6-13（C）　房室折返性心动过速发作时心内心电图

［与图6-13（A）为同一患者］发作时心内心电图显示 V 波在前，A 波在后，V-A 间期＜A-V 间期，CS7 处 A 波最早，支持右侧旁道所致房室折返性心动过速（于 7 点处消融成功）；沿房室结前传的 QRS 波形态与沿旁道前传的 QRS 波形态略异，说明非发作期沿旁道下传时，其旁道所占成分较小

心电图诊断：阵发性房室折返性心动过速，右中间隔旁道

4. 不全性与完全性预激　当预激波仅出现于 QRS 波的起始部分时称为不全性预激综合征，是由于室上性激动仅有极少部分经旁道下传心室，且提前的时间也不多，故 P-R 间期大多接近 0.12s，其 QRS 波轻度增宽，δ 波多不明显，仅见于个别导联。若整个 QRS 波均由预激波组成，则为完全性预激综合征，系室上性激动在正常房室传导系统中受阻，从而全部经旁道下传心室，其心电图表现为 P-R 间期缩短，QRS 波明显宽大畸形。在同一患者中，若预激波出现的早晚不同，预激程度亦不

相等，其继发性 ST-T 改变有差异，形成 P-R 间期长短不等、QRS 波宽窄不同的现象：P-R 间期愈短，预激波愈明显，QRS 波愈宽，继发性 ST-T 改变愈显著，此种变化呈逐步演变时，尤如拉手风琴一样，琴箱宽窄不一，称为"手风琴现象"（accordion phenomenon），此与旁道前向传导速度不断变化有关。

5. 预激综合征旁道定位　Kent 束旁道多位于房室环附近，且多在房室环的游离缘，较少数位于房室间隔处。自体表心电图 δ 波及 QRS 波主波方向，可以大致推测旁道位置。根据胸导联 QRS 波主波方向分为两型：若 V₁ ~ V₅ 导联 QRS 波主波方向均向上，为 A 型预激综合征，此型在 V₁ 导联以 R 波为主，全部提示左侧旁道；若 V₁ 导联 QRS 波主波向下，V₅ 导联向上，为 B 型预激综合征，此型 V₁ 导联 S 波占优势，则为右侧旁道，但不排除左侧旁道预激程度不够大，此时若 I 和 aVL 导联 δ 波直立，则为右侧旁道。判断旁道前后位置是根据 aVF 导联 δ 波极性：δ 波直立，旁道偏前，δ 波倒置，旁道偏后。左侧旁道若 aVF 导联 δ 波倒置或呈 " ± " 相，I 导联直立者，为左后间隔旁道。若 V₁ 导联呈 rS 型，为右侧游离壁旁道；V₁ 导联呈 QS 型，aVF 导联 δ 波直立，则为右前间隔旁道，aVF 导联 δ 波倒置或呈 " ± " 相，II 导联 δ 波直立，则为右中间隔旁道，若 R/S 移行突然（即 V₁ 导联呈 rS 或 QS 型，V₂ 导联呈 R 或 Rs 型），则为右后间隔旁道。心内膜电生理标测进行旁道定位更为精确：显性预激寻找心室最早激动点，隐性预激于心动过速或心室起搏时寻找心房最早激动点（V、A 近于融合处即为旁道部位）。

[预激综合征与心律失常]　先天旁道存在，是折返性快速室上性心律失常形成的基础。最易合并阵发性室上性心动过速（约 70%），其次为心房颤动，极少数为心房扑动（共约

30%）。其室上性心动过速发作时，绝大多数为正道下传（约占 95%），旁道逆传，表现为窄 QRS 波型心动过速。少数表现为经旁道下传、正道逆传的宽 QRS 波型心动过速。

1. 预激综合征合并阵发性室上性心动过速（图 6-15 ~ 图 6-17）　多数情况下，当室上性激动到达交界区上端时，正道与旁道均处于非不应期，激动沿二者下传，由于旁道传导速度快，部分心室肌提前激动，形成 δ 波，正道传导速度慢，引起大部分心室肌激动，构成 QRS 波的后一部分。在某种情况下（如紧张、劳累等），正道与旁道不应性失衡，当室上性激动下传时，由于正道处于非不应期，激动得以下传，而旁道处于绝对不应期，传导受阻，形成一正常形态的 QRS 波，当激动传至交界区下端时，旁道已进入非不应期，激动沿旁道逆行上传，引起逆行 P 波，此时正道又处于非不应期，旁道处于绝对不应期，使得逆行传入心房的激动，再次自正道下传，旁道折返；此种情况连续发生，则形成正常形态 QRS 波组成的房室折返性心动过速（顺向型）。若经旁道下传，正道折返，则形成宽大畸形 QRS 波组成的房室折返性心动过速（逆向型），如果阵发性室上性心动过速发作时均呈顺向型，而非发作期亦无预激波，但易反复发生折返性心动过速，此种预激综合征称为隐匿性预激。此时常结合临床特点，如发病年龄早，无器质性心脏病表现，发作时心率较快（常 >200 次/分），心电图发作时可见电交替现象等特点进行诊断（参见第 5 章房室折返性心动过速）。

2. 预激综合征合并心房颤动（或扑动）（图 6-18 ~ 图 6-24）　心房颤动时，由于心房率极快，经旁道下传，形成了特征性心电图表现：①心室率可达 200 次/分以上，这是由于旁道不应期短，传导速度快，经旁道下传，形成极速型房颤；②QRS 波特别宽

大：由于心房激动多从旁道下传，QRS 波全部由预激波组成，即完全型预激综合征；③QRS 波形态多变：这是由于心房激动下传途径多变，完全从旁道下传者，呈显著宽大畸形波，完全从正道下传者，QRS 波正常，同时从正道、旁道下传者，形成室性融合波，可呈手风琴样改变（手风琴现象，accordion phenomenon）［见图 6-15

（B），图 6-19（B）］；④心房颤动多呈阵发性：由于预激综合征患者常无器质性心脏病，心房不大，缺乏心房颤动持续存在的基础。心房颤动时由于心室率相当快，易出现血流动力学改变（心源性休克）；且当旁道不应期极短时，易出现心室颤动，其中参考发作时 R-R 最短间期，其大致代表旁道前传不应期。

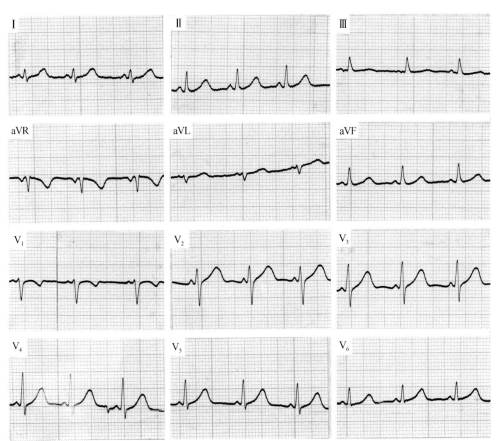

图 6-14　L-G-L 综合征

P-R 间期缩短 0.10s（<0.12s），QRS 波形态及 QRS 时间均正常，符合 L-G-L 综合征

心电图诊断： L-G-L 综合征

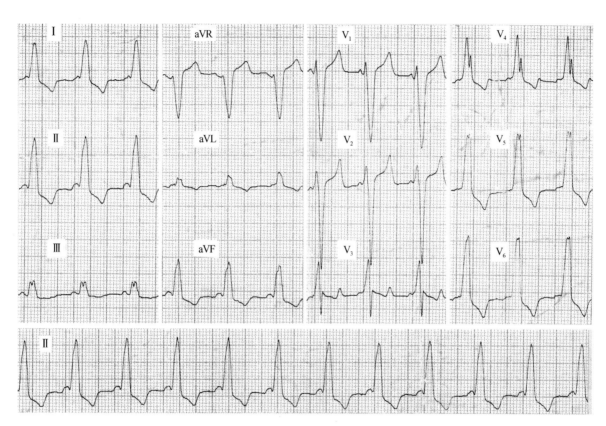

图 6-15（A）　预激综合征 B 型（右前侧游离壁旁道）

P-R 间期＜0.12s，QRS 时间＞0.12s，QRS 波初始顿挫，形成 δ 波，为预激表现。V_1、V_2 导联 QRS 波呈 rS 型，符合 B 型预激综合征。Ⅰ、aVL 导联为正向 δ 波，QRS 波呈 R 型，旁道位于右室游离壁。根据 aVF 导联 δ 波正向，判断旁道位于右前侧游离壁

心电图诊断：预激综合征 B 型

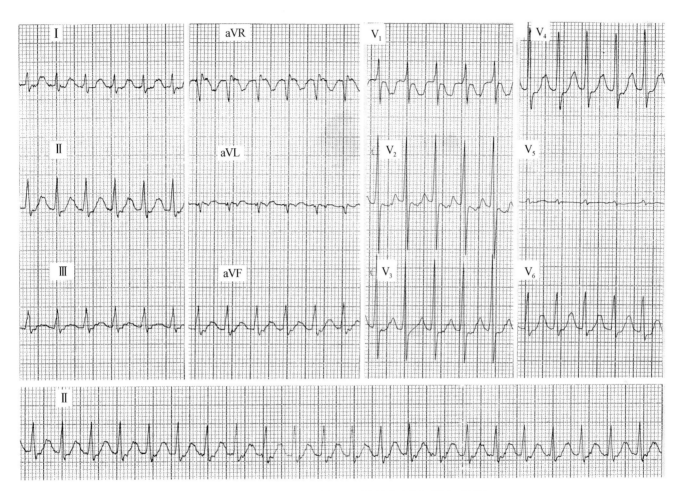

图 6-15（B）　预激综合征 B 型合并房室折返性心动过速

［与图 6-15（A）为同一患者］心室率 187 次／分，QRS 时间 < 0.12s，Ⅱ、Ⅲ、aVF 导联 ST 段似有逆行倒置 P 波。结合图 6-15（A），符合 B 型预激综合征合并房室折返性心动过速

心电图诊断：预激综合征 B 型合并房室折返性心动过速

第 6 章 预激综合征

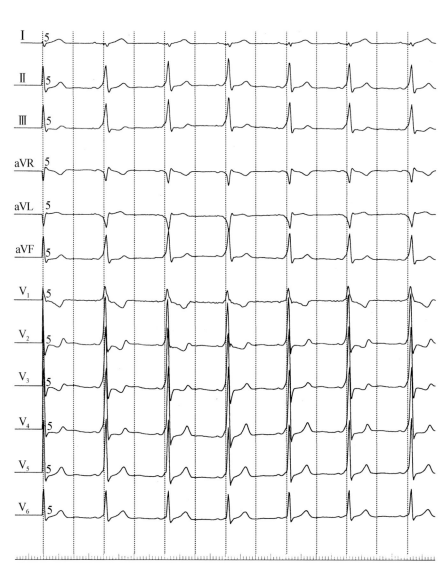

图 6-16（A）　预激综合征 A 型（左室前侧壁旁道）
P-R 间期 0.10s，QRS 时间 0.14s，QRS 波初始顿挫，形成 δ 波，为预激表现。V₁～V₆ 导联 δ 波及 QRS 波方向均向上，符合 A 型预激综合征。aVF 导联 δ 波直立，Ⅰ 导联 QRS 波低小顿挫，近似 QS 型，符合左室前侧壁旁道

心电图诊断：预激综合征 A 型（左室前侧壁旁道）

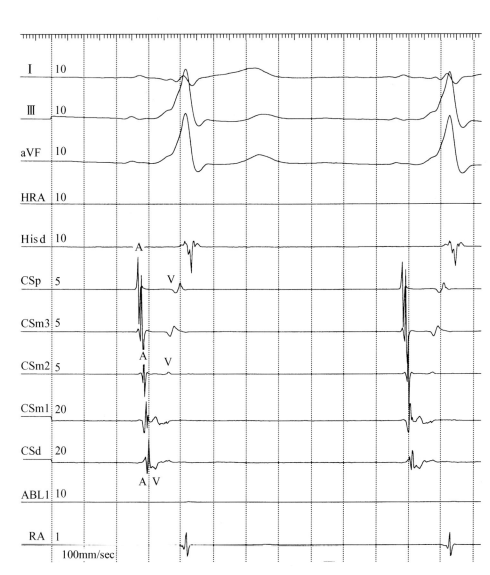

图6-16（B）　显性预激综合征心内心电图

［与图6-16（A）为同一患者］心内心电图显示：冠状窦远端处 V 波距 A 波最近，A、V 融合，心室最早激动，冠状窦近端 V 波激动最晚，证明旁道位于左室外侧壁。于 AV 融合处（左室前外侧壁）放电，消融成功

注：His：His 束；CSp：冠状窦近端；CSm：冠状窦中端；CSd：冠状窦远端；RA：右室心尖部

心电图诊断：显性预激综合征心内心电图（左室前侧壁旁道）

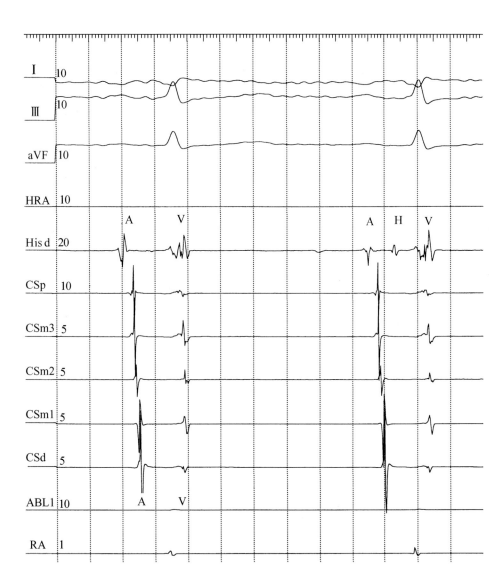

图 6-16（C） 预激综合征射频消融术后

［与图 6-16（A）为同一患者］P-R 间期 0.13s，QRS 时间 0.06s，His 束处 V 波最早出现，CSp、CSm、CSd 心室激动波（V 波）几乎同时出现。His 导联 H 波清楚可见，A-H 间期 90ms，H-V 间期 70ms，H 波 20ms。心房激动自右心房上部（未显示）依次→His→CSp→CSm→CSd 传至左房外侧（P-R 间期包括 P-A 间期 20ms，A-H 间期 90ms 及 H 波 20ms）

心电图诊断：预激综合征射频消融术后，心内心电图显示：His 束处 V 波最早出现，消融成功

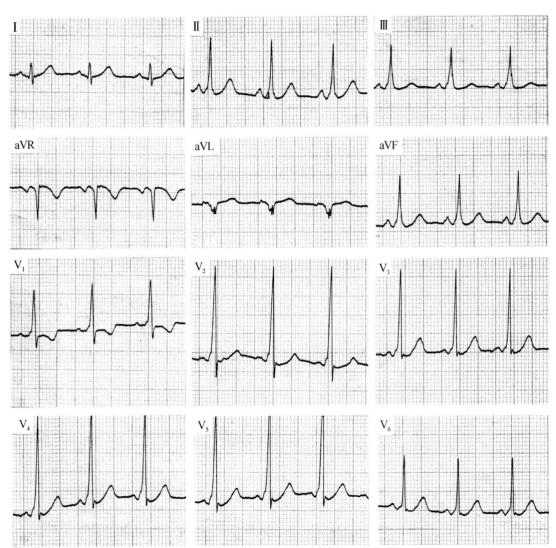

图6-17（A） 预激综合征
A型（左侧壁旁道）

$V_1 \sim V_6$ 导联 δ 波及 QRS 波方向均向上，支持左侧旁道；aVF 导联 δ 波直立，旁道位于左前侧壁或左侧壁；I 导联可见 q 波，支持左侧壁旁道

心电图诊断：预激综合征 A 型（左侧壁旁道）

6

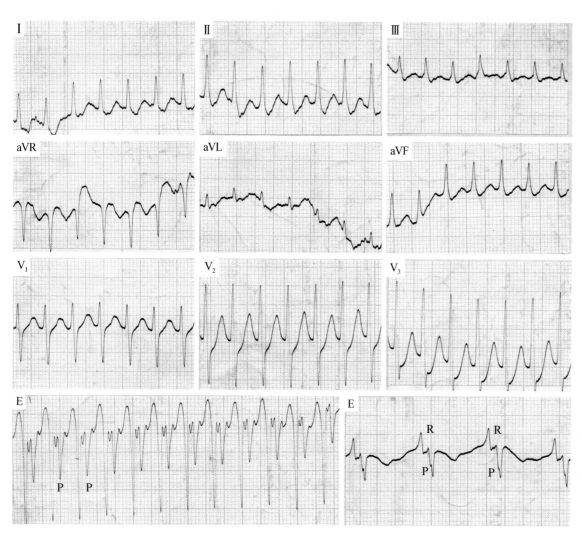

图6-17（B）　室上性心动过速发作时体表及食管心电图

[与图6-17（A）为同一患者] 室上性心动过速发作时心室率187次/分，P波不易辨认。食管心电图显示P波位于QRS波之后，R-P间期90ms（>70ms），支持阵发性房室折返性心动过速。室上性心动过速终止后食管心电图显示P波位于QRS波之前，P-R间期0.11s

心电图诊断：预激综合征合并阵发性房室折返性心动过速

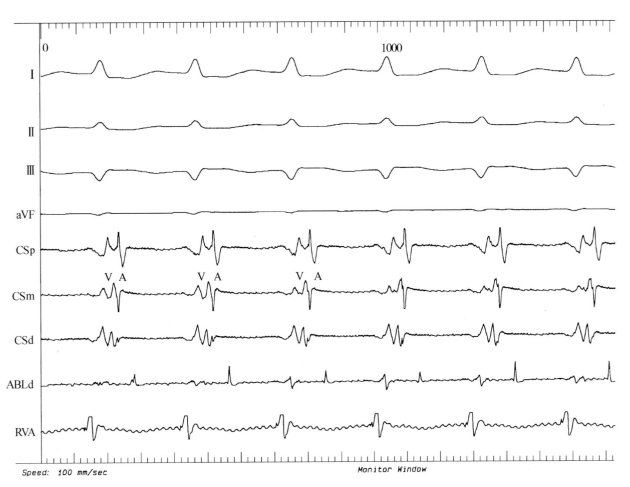

图 6-17（C） 房室折返性心动过速发作时心内心电图

［与图 6-17（A）为同一患者］室上性心动过速发作时心内电生理检查显示 V 波在前，A 波在后，CSd 处 A 波最早激动（与 V 波融合，不易辨认），His 束处（ABLD）最晚激动，支持左侧壁旁道

心电图诊断：阵发性房室折返性心动过速发作时，心内心电图支持左侧壁旁道

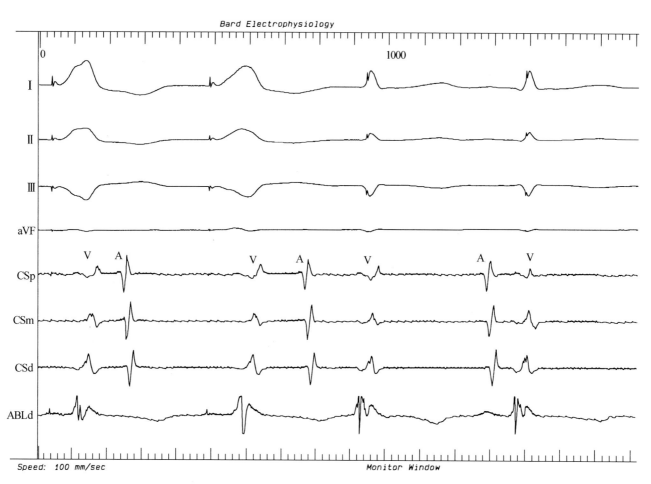

图 6-17（D）　射频消融术后心室起搏呈房室分离现象

［与图 6-17（A）为同一患者］第 1、2 个 QRS 波宽大畸形，之前可见起搏信号，为心室起搏心律，第 3、4 个 QRS 波形态正常，其频率较起搏频率快，为自身心律，仅其上重叠一起搏信号；心室率 139 次/分，心房率 115 次/分，A 波与 V 波无关，呈房室分离现象，此为消融成功标志

心电图诊断：射频消融术后心室起搏呈房室分离现象

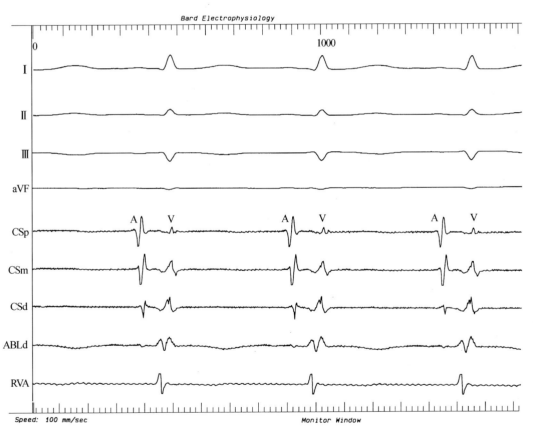

图 6-17（E） 消融术后窦性心律时心内心电图
［与图 6-17（A）为同一患者］A 波位于 V 波之前，A-V 间期 0.13s，心率 115 次/分，符合窦性心动过速心电图改变，消融成功

心电图诊断：预激综合征射频消融术后，窦性心动过速

第6章 预激综合征

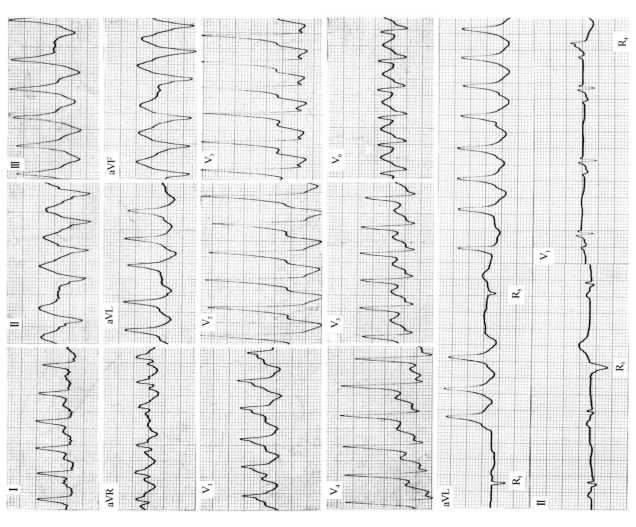

图 6-18(A)　间歇性预激综合征伴阵发性心房颤动

P 波消失，R-R 间距绝对不等，虽 f 波不明显，仍可判定为心房颤动；平均心率 180 次／分，QRS 时间 >0.12s，QRS 波初始顿挫，V₁～V₅ 导联 QRS 波主波方向均向上，符合预激综合征左侧旁道；第 5 行 aVL 导联示间歇性预激（R₁，R₅ 呈正常形态，余均为旁道下传）。经电复律转复后，Ⅱ 导联 R₃，V₁ 导联 R₄ 均为房性期前收缩沿旁道下传

心电图诊断：间歇性预激综合征伴阵发性心房颤动

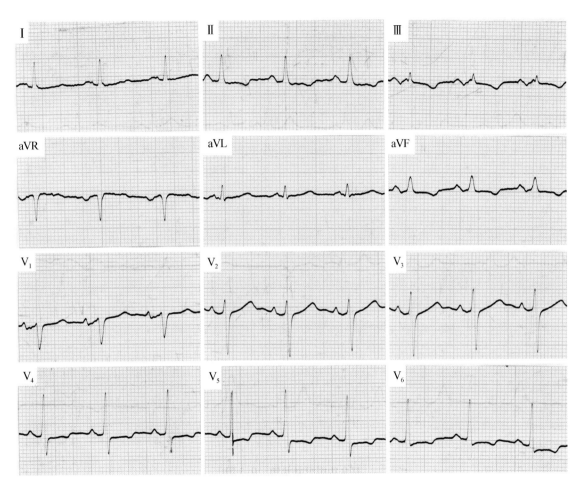

图6-18（B）　预激综合征射频消融术后

［与图6-18（A）为同一患者］P-R间期正常（0.16s），预激δ波消失，QRS时间正常。$V_3 \sim V_6$ 导联ST段压低0.05mV，T波倒置0.1mV，此可能与心房颤动心率过快有关

心电图诊断：正常窦性心律

第6章　预激综合征

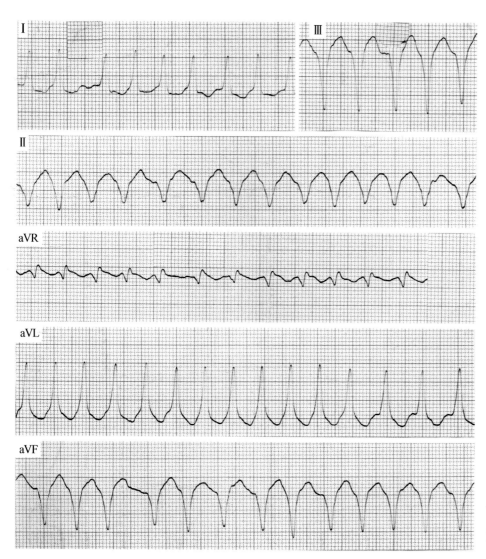

图6-19（A）　预激综合征A型
（左后间隔旁道）合并心房颤动

窦性P波消失，代之以极不规则的颤动波（f波），R-R间
距绝对不等，符合心房颤动心电图表现。QRS波宽大，初
始顿挫，形成δ波。$V_1 \sim V_6$ 导联QRS波均向上，符合预激
综合征（A型）心电图表现。aVF导联为负向δ波，则旁
道位于左后，Ⅰ导联为正向δ波，则旁道定位于左后间隔。
平均心率150次/分

心电图诊断： 预激综合征A型（左后间隔旁道）合并心房
颤动

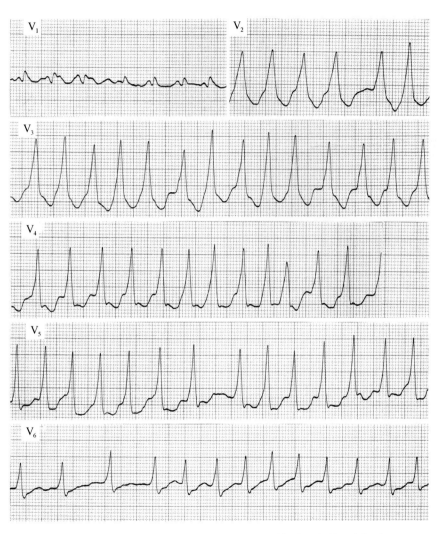

图 6-19（B）　预激综合征 A 型（左后间隔旁道）合并心房颤动

［接图 6-19（A）］

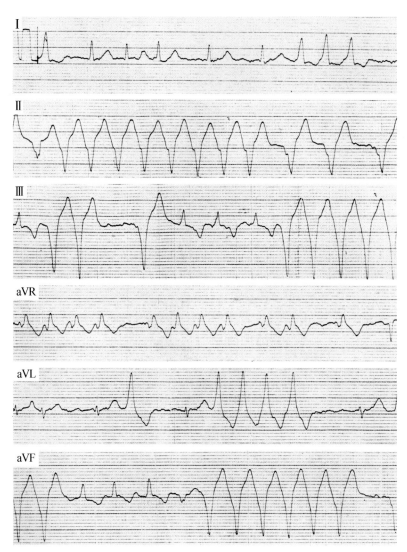

图 6-20（A）　间歇性预激综合征合并心房颤动（左后间隔旁道）

窦性 P 波消失，代之以不规则的颤动波（f 波），R-R 间距不等，符合心房颤动表现。QRS 波形态多变，部分初始顿挫，形成 δ 波，如图 6-20（B）第 4 行 V$_1$ 导联 R$_4$、R$_5$、R$_7$、R$_8$、R$_{10}$、R$_{12}$～R$_{14}$），为间歇性预激综合征表现。预激波在 V$_1$～V$_5$ 导联向上，为 A 型预激综合征，δ 波于 aVF 导联呈负向，Ⅰ 导联呈正向，旁道位于左后间隔。平均心率 120 次/分，但凡沿旁道下传的宽 QRS 波，其频率 160 次/分左右。QRS 波形态多变，类似手风琴样改变（手风琴现象）

心电图诊断：间歇性预激综合征合并心房颤动（左后间隔旁道）

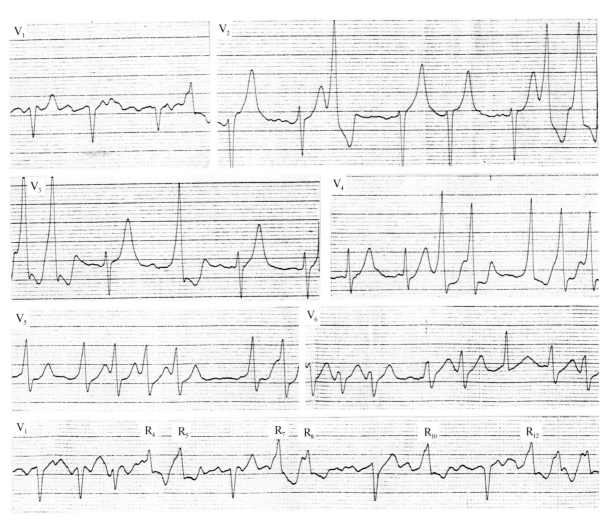

第6章　预激综合征

图 6-20（B）　间歇性预激综合征合并心房颤动（左后间隔旁道）

［接图 6-20（A）］

6

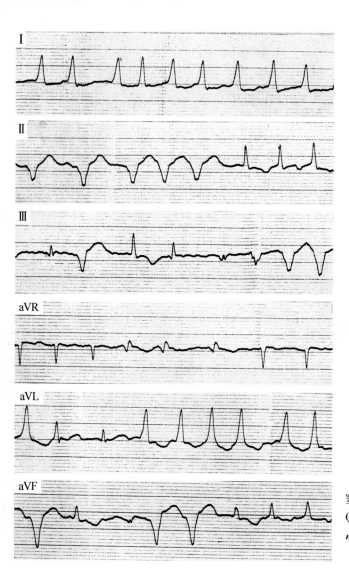

I

II

III

aVR

aVL

aVF

图6-21（A）　心房颤动合并间歇性预激综合征（左后间隔旁道）

窦性 P 波消失，代之以不规则的颤动波（f 波），R-R 间距不等，符合心房颤动表现。QRS 波形态多变，部分初始顿挫，形成 δ 波，符合间歇性预激综合征

心电图诊断：心房颤动伴室内差异传导，合并间歇性预激综合征（左后间隔旁道）

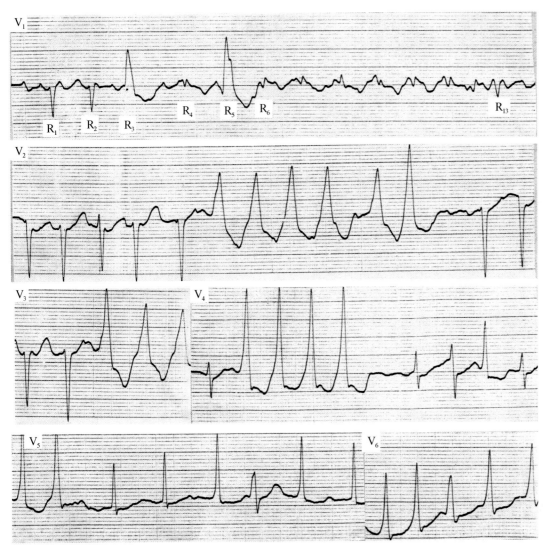

图 6-21 （B）　间歇性预激综合征合并心房颤动（左后间隔旁道）

［接图 6-21 （A）］各导联均可见宽大畸形的 QRS 波间歇出现，以 V_1 导联为例，R_1、R_2 为正常形态，R_4、$R_6 \sim R_{13}$ 为预激波。R_3、R_5 其起始向量不顿挫，呈右束支传导阻滞型，不符合预激图形，故考虑为室内差异传导

心电图诊断： 心房颤动伴室内差异传导，合并间歇性预激综合征（左后间隔旁道）

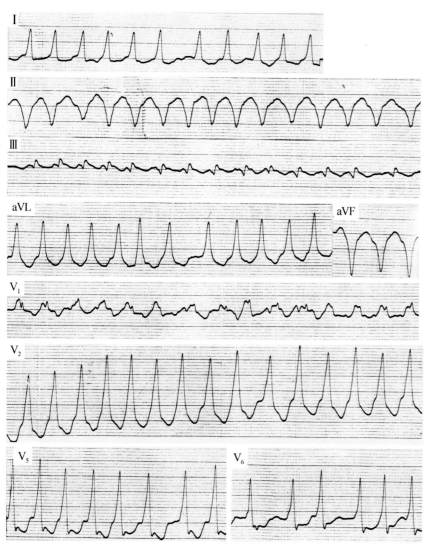

图6-21（C）　预激综合征合并心房颤动

［与图6-21（A）为同一患者］此图可看出 V_1 导联 QRS 波形态与图6-18（A）V_1 导联 $R_6 \sim R_{13}$ 相似，与 R_3、R_5 不同，故认为 R_3、R_5 为室内差异传导。$V_1 \sim V_6$ 导联 QRS 波均向上，符合左侧旁道，aVF 导联呈负向 δ 波，为左后旁道。I 导联呈正向 δ 波，符合左后间隔旁道（后经手术证实为左后间隔旁道）。平均心率145次/分

心电图诊断：预激综合征合并心房颤动（持续旁道下传）

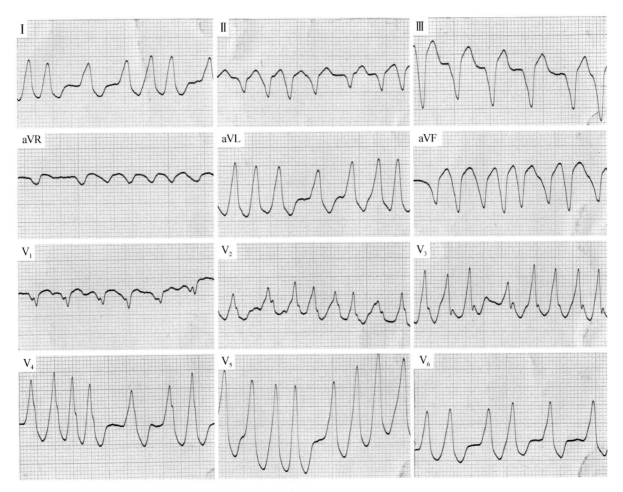

图 6-22　预激综合征 B 型合并心房颤动（右后间隔旁道）

P 波消失，R-R 间距绝对不等，符合心房颤动；QRS 时间 >0.12s，QRS 波形态多变，初始顿挫。V₁ 导联呈 QS 型，V₂ 导联突然移行为 R 型，为右间隔旁道特征。Ⅱ、Ⅲ、aVF 导联均呈负向 δ 波，支持右后间隔旁道（经手术证实）

心电图诊断：预激综合征 B 型合并心房颤动（右后间隔旁道）

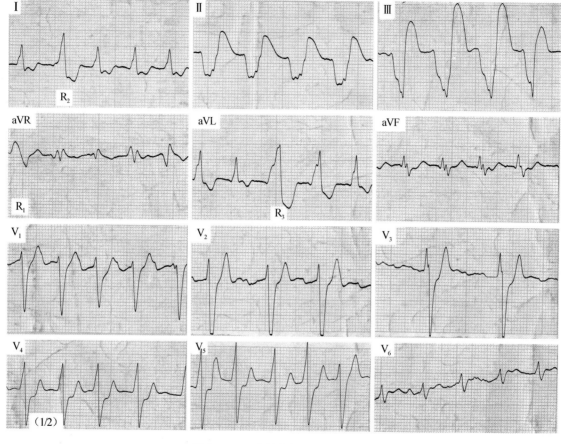

图 6-23　预激综合征合并心房颤动

正常 P 波消失，代之以极不规则的纤细的颤动波（V₆ 导联可见）。R-R 间距绝对不等，心室率平均 100 次/分，QRS 波极不规则，形态差异大，起始顿挫。在部分导联 QRS 波极宽大，可能为完全预激波，如 I 导联 R_2、aVR 导联 R_1、aVL 导联 R_3，以及 II、III 导联 QRS 波等；V_1 导联呈 rS 型，I、aVL 导联 δ 波直立，故旁道位于右侧游离壁；II、III 导联 QRS 波向下，aVF 导联 QRS 波顿挫，故考虑为右侧偏后游离壁旁道

心电图诊断：预激综合征合并心房颤动（旁道下传）

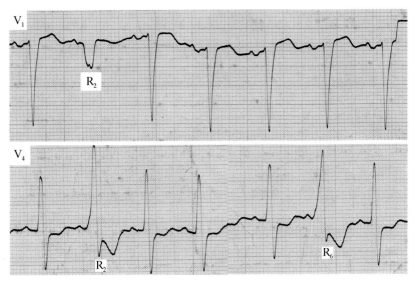

图 6-24（A） 室内传导阻滞合并间歇性预激综合征

V_1 导联 R_2，V_5 导联 R_2、R_6 为预激波，QRS 初始顿挫，有 δ 波，P-R 间期固定（0.10s），QRS 时间 0.17s，P-J 间期正常，与舒张晚期室性期前收缩不同（起始顿挫，无代偿间期）。其余 QRS 时间 0.12s，其前均有相关 P 波，P-R 间期正常，QRS 波不符合左、右束支阻滞图形，故窦性心律时伴室内传导阻滞，合并间歇性预激综合征

心电图诊断： 间歇性预激综合征，窦性心律时伴室内传导阻滞

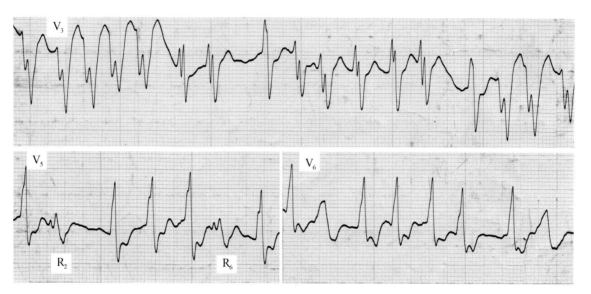

图 6-24（B）　预激综合征合并快速心房颤动

［与图 6-24（A）为同一患者］窦性 P 波消失，R-R 间距不等，故虽然心房颤动 f 波不明显，仍可诊断为心房颤动；心室率极快，平均 180 次/分，QRS 时间自 0.12s→0.21s，QRS 波明显宽大畸形，形态多变，呈手风琴现象

心电图诊断：预激综合征合并快速心房颤动

患者男，74 岁，阵发性心悸 30 余年，加重 1 年，于心房颤动发作时，伴心源性休克、昏迷，药物效差，后经电复律转复，半年后院外猝死

3. 间歇性预激征与舒张晚期室性期前收缩　舒张晚期室性期前收缩出现于 P 波之后，但由于提前出现，故 P-R 间期 <0.12s，且 QRS 波宽大畸形，易误诊为间歇性预激综合征，但室性期前收缩并无真正的预激波，而是整个 QRS 波均显示宽钝，各室性期前收缩之间，其 P-R 间期不固定，P-J 时间与正常 P-J 时间不相等，此均与预激综合征不同，若用刺激迷走神经方法使心率减慢时，其 P 波则移于 QRS 波之中，更有助于鉴别。有时，二者可合并存在（图 6-25），此时根据各自特点，不难确定。

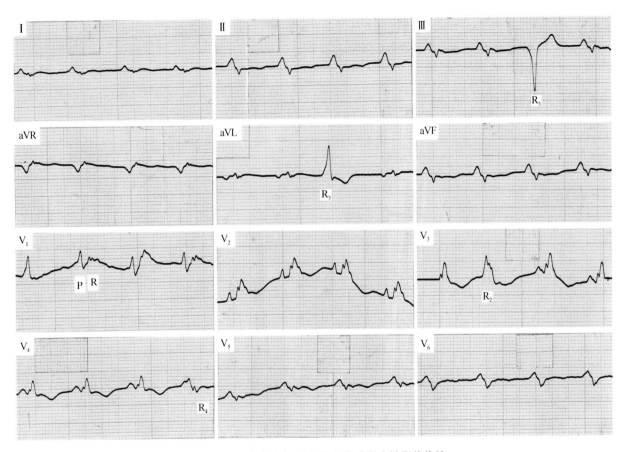

图 6-25　预激综合征 B 型伴舒张晚期室性期前收缩

P-R 间期短 (0.10s)，QRS 波加宽 (0.12s)，初始顿挫形成 δ 波，P-R 段消失，支持预激综合征。$V_1 \sim V_4$ 导联 δ 波及 QRS 波方向均向上，V_5 导联 δ 波及 QRS 波均向下，故为左侧旁道。Ⅰ 导联 δ 波基本位于基线上，Ⅱ、Ⅲ、aVF 导联向下，故考虑左后侧壁旁道。P 波电压 >0.25mV（如Ⅱ、aVF、V_1 导联），Ptf_{V_1} 为 -0.08mm·s（<-0.04mm·s），故为双心房扩大。可见频发室性期前收缩，如Ⅲ 导联 R_3，aVL 导联 R_3，V_1 导联 R_1，V_3 导联 R_2，V_4 导联 R_4，均为舒张晚期室性期前收缩（其前无 P 波，代偿完全）

心电图诊断：预激综合征 B 型伴舒张晚期室性期前收缩，双心房扩大

[**预激综合征与束支传导阻滞**]　　预激综合征与束支传导阻滞二者可单独存在，此时根据 P-R 间期短，QRS 波初始钝性，P-J 间期正常，可与束支阻滞相鉴别：后者 P-R 间期正常，QRS 波终末宽钝（最后除极部分为阻滞侧心室肌），有相应较固定图形，即阻滞侧可呈 rsR'型或宽钝 R 型，对侧可见宽钝 S 波，P-J 间期明显延长。少数情况下，二者可合并存在，当束支阻滞合并同侧旁道时，其束支阻滞图形由于激动自阻滞侧心室开始而被掩盖，此时，当预激综合征呈间歇出现时，其束支阻滞图形方可显示。若束支阻滞合并对侧旁道，则二者特点均可显示（图 6-26）。

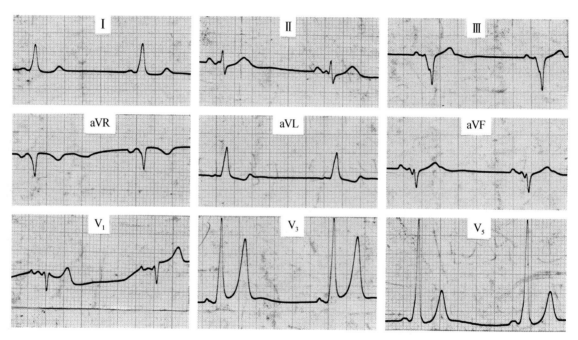

图 6-26（A）　间歇性预激综合征合并右束支传导阻滞

P-R 间期短（0.10s），QRS 波加宽（0.14s），初始顿挫，形成 δ 波，支持预激综合征；QRS 波主波方向于 V₁ 导联向下，V₃、V₅ 导联向上，可能为右侧旁道，但不排除左侧旁道预激程度不够大；aVF 导联 δ 波倒置，Ⅰ 导联 δ 波直立，结合图 6-26（C）可看出，本例为左后间隔旁道（若为右侧旁道，其右束支阻滞图形将被掩盖）

心电图诊断：预激综合征（左后间隔旁道）

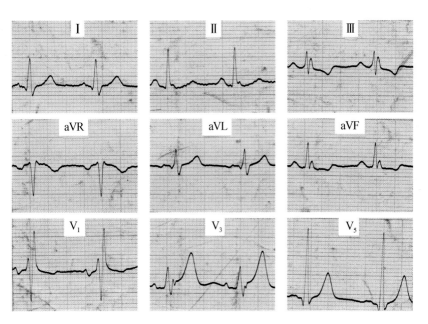

图 6-26（B）   间歇性预激综合征合并右束支传导阻滞

[与图 6-26（A）为同一患者] P-R 间期正常，QRS 波加宽（0.12s），于 V_1 导联呈 rSR'型，V_5 导联 s 波加宽，符合右束支传导阻滞特点，此时无预激波，其预激综合征呈间歇性

心电图诊断： 间歇性右束支传导阻滞，合并间歇性预激综合征

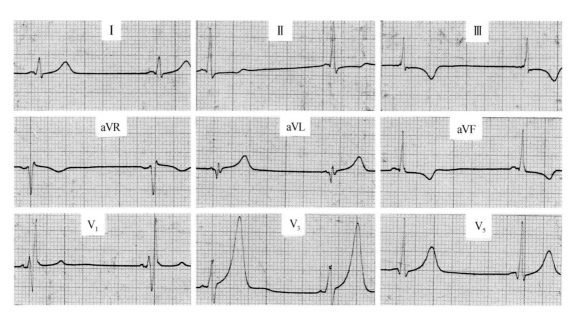

图6-26（C）　间歇性预激综合征合并右束支传导阻滞

［与图6-26（A）为同一患者］其右束支阻滞及预激征均显示，故为右束支传导阻滞合并左侧旁道；若为右侧旁道，当预激征显示时，右室首先激动，其右束支阻滞图形被掩盖而不能显示；由于左室首先激动，沿正道下传的激动则仍可显示为右束支阻滞图形

心电图诊断：间歇性预激综合征（左后间隔旁道）合并右束支传导阻滞

患者男，62岁，阵发性心悸35年。其家族中心电图显示预激综合征者5例。临床诊断：家族性预激综合征

［预激综合征与心肌梗死］　预激综合征心电图表现可类似心肌梗死，亦可掩盖心肌梗死，其鉴别详见第14章"心肌梗死"。

［预激综合征与心室肥大］　A型预激综合征由于V_1导联QRS波主波向上，与右室肥大相类似，但右室肥大时，仅V_1导联R波起始稍钝挫，余导联均无预激波表现，且V_5导联有较深S波，电轴右偏，顺钟向转位，以及常合并右室劳损、右房扩大等特点，均支持右室肥大；而P-R间期短，QRS时间≥

0.12s，以及多数导联预激波，支持预激综合征。B 型预激综合征与左室肥大鉴别，后者 $Rv_5 \geq 2.5mV$，P-R 间期 $\geq 0.12s$，QRS 时间 $<0.12s$，无预激波。

[**临床意义及处理**]　预激综合征常发生于健康人，少部分见于器质性心脏病，如先天性心脏病 Ebstein 畸形、心肌病等。其本身无重要临床意义，亦不需治疗，但由于旁道特点，易合并快速室上性心律失常，故对于反复出现快速室上性心律失常患者应及时处理。

1. 一般治疗　选用对正道和旁道不应期均可延长的药物：①胺碘酮（amiodarone）150mg 加入 5% 葡萄糖液 20ml，缓慢静脉注射，必要时，可静脉滴注维持。一旦转为窦性心律，可用胺碘酮0.2g，每天 1~2 次，维持一段时间；该药对阵发性室上性心动过速和心房扑动、心房颤动均有效。②普罗帕酮（propafenone）：普罗帕酮电生理效应同胺碘酮，对阵发性室上性心动过速效好。用法：70mg 加入 5% 葡萄糖液 20ml 内，缓慢静脉注射，监测血压及心律变化，少部分病人可出现严重低血压，甚至休克。转复后继续用该药口服维持。③其他：亦可选用普鲁卡因胺（procainamide），以减慢旁道传导，终止快速室上性心律失常。对于缩短旁道不应期或对旁道无作用的药物，如洋地黄、普奈洛尔、维拉帕米等禁用，尤其禁用于逆向型折返的宽 QRS 波性心动过速，可能由于加快旁道传导，心室率更快，心房颤动病人可诱发心室颤动。

2. 电治疗　①经食管心房调搏术：对预激综合征合并阵发性室上性心动过速者，可选用经食管心房调搏术。若心率 <200 次/分，可用超速抑制法；若心率 >200 次/分，可用亚超速刺激法，盲目落入"中止窗口"，使阵发性室上性心动过速终止。

②电复律术：若心室率极快，血流动力学影响严重，药物疗效差，或伴有急性心肌梗死、心力衰竭等严重情况者，尤其合并极速型心房颤动者，可选用直流同步电复律。

[**附**]　**预激综合征射频消融术**

射频消融术是根治预激合并阵发性室上性心动过速最有效的方法（对于合并心房扑动及颤动者，见第 7 章"心房扑动与颤动的射频消融术"）。　其中左侧旁道占房室折返性心动过速的 60% 左右。顺向型房室折返性心动过速是先天旁道心动过速的主要类型。

1. 左侧游离壁旁道标测与消融　常规放置冠状窦、高位右房和 His 束电极进行心内膜激动顺序标测。左侧游离壁旁道诊断明确后，穿刺股动脉，沿动脉鞘逆行送入标测与消融导管至左室（该导管为双极，极间距 2mm，其前端呈一定弯度），缓慢操作导管送至左室流出道，钩挂于二尖瓣环下，如果标测结果不满意，缓慢回撤并旋转导管，使其远端电极贴靠在二尖瓣环心房侧，仔细标测。①靶点确定：显性旁道窦性心律时标测，寻找局部双极心内膜电图呈小 A 大 V 波，V 波最提前处（心室最早激动点），A 波与 V 波之间可见碎裂的旁道电位，局部心室激动较 δ 波提前 10ms 以上，此处消融成功率高。隐匿旁道时行心室起搏或心动过速时标测，寻找 A 波最早激动位置，可呈 V-A 融合，或 A 波之前有碎裂电位。②消融能量选择：电功率 10~30W，若导管钩挂或贴靠较紧，有一定张力时，选取小能量；放电 5 秒内旁道阻断，继续"巩固"放电 30 秒，甚至更长；若放电 5 秒内未阻断，则需重新标测。③经房间隔穿刺消融：该方法消融左侧旁道操作方便，成功率高（准确选择房间隔卵圆孔位置穿刺，避免偏向后方及前方）。故对于难以到位的左侧旁道（位置偏前），或合并有主动脉病变者，可改用该方法。

2. 右侧游离壁旁道标测与消融　若为右侧游离壁旁道，取左前斜位（LAO）45°透视，沿三尖瓣环心房侧标测：①旁道前传（显性预激）时，窦性心律多呈小 A 大 V 波（此为三尖瓣环的心电图表现：心房肌较薄，与较厚的心室肌重叠），且 V 波明显提前，或 V 波之前有高频碎裂电位（旁道电位）；②隐匿旁道时，行心室起搏或心动过速时标测，寻找 A 波最早激动位置，呈 V-A 融合，或 A 波之前有高频碎裂电位；③若旁道位于右后侧壁，可将消融导管塑形呈倒 "U" 字形，以利于靶点贴靠，缩短消融时间；④旁道阻断后，该位置所描心电图可仍呈小 A 大 V 波，其间没有碎裂波，A-V 间期明显延长，与其他部位相比没有明显差别，冠状窦近端 V 波相对最早激动；⑤消融能量选择：根据导管固定情况，电功率 20～50W，若固定好，导管张力较大，或 A 波较大，选 20W；放电 5 秒内旁道阻断，提示消融有效，继续放电 90 秒；一般右侧放电需重复 2～3 次。

3. 间隔部旁道标测与消融　间隔部旁道约占 30%，由于该位置距房室结及 His 束较近，故更应关注房室传导系统，避免引起不可逆转的房室传导阻滞。①前间隔旁道主要是右前间隔
Z

旁道（解剖特点），体表心电图显示 QRS 波 V_1 多呈 QS 型，胸前导联移行较晚（V_3 之后），Ⅰ、aVL、Ⅱ、Ⅲ、aVF 导联 δ 波均正向。显性旁道于窦性心律时标测：双极心内膜电图呈小 A 大 V 波，并可记录到旁道电位和极小的 His 电位，或 V 波最提前处为消融靶点。隐匿旁道于心室起搏或心动过速时标测：双极心内膜电图呈小 A 大 V 波，逆行 A 波最早处或有旁道电位为消融靶点。在消融过程中，严密监测，尽量避免心动过速时放电（一旦心动过速终止，导管头易移位）。②中间隔旁道发生率很低，主要为右中间隔旁道，心电图显示 V_1 导联 δ 波多倒置，QRS 波 V_1 多呈 QS 型，V_2 及其之后胸导联 δ 波均正向，Ⅰ、Ⅱ、aVL、导联 δ 波正向，Ⅲ、aVF 导联 δ 波负向或呈等电位线。其消融关键同前间隔旁道，避免心动过速发作时放电，以防出现永久性房室传导阻滞。③后间隔旁道常见，但有时不易确定其左或右，体表心电图显示 Ⅰ、aVL 导联 δ 波均正向，Ⅱ、Ⅲ、aVF 导联 δ 波多负向，或呈等电位线。通过右股静脉途径在三尖瓣环右后间隔部标测与消融，如果难以成功，则经股动脉逆行或穿刺房间隔在二尖瓣环左后间隔部标测，少部分患者需要在冠状窦内或心中静脉消融。

第7章 心房扑动与心房颤动

心房扑动与心房颤动是常见的快速房性心律失常，尤其后者，其发生率仅次于期前收缩。目前认为折返激动可能性明显大于单一部位自律性增强。心肌缺血、变性、纤维化，心房扩大，房内阻滞，窦房结病变等是其形成的电生理基础。

一、心房扑动

心房扑动（atrial flutter，AF）简称房扑，其发生率远较心房颤动少见，常呈阵发性发作，仅少数可持续数年。目前认为可能是由于激动在心房内环行运动所产生的一种快速而规则的心律失常。典型房扑其折返环多位于右心房内，激动自冠状窦口附近开始，沿右房间隔向上，呈逆钟向进行，达右房上部，而后经右房前侧壁向下。

[心电图特点] （图7-1～图7-19）

1. 正常 P 波消失，代之以大小相等、形态相同、间距一致的锯齿形扑动波（F波）。此 F 波在 Ⅱ、Ⅲ、aVF、V_1 导联中最为明显，它们紧密相连，F 波与 F 波之间无等电位线，此为房扑与房速之最重要鉴别点。在 V_1 导联中，F 波有时可呈尖锐双相或尖耸直立波，此时 F 波之间可有等电位线。

2. F 波频率 250～350 次/分，以 300～350 次/分最多见，有时可慢至 220 次/分，快至 400 次/分，此时应以有无等电位线与房速鉴别，以 F 波是否绝对规则与房颤鉴别。若以节律绝对规则的 F 波为主，夹杂有少数不规则的房颤波（f波），则称为不纯性房扑；若以节律绝对不规则的 f 波为主，夹杂有少数节律规则的 F 波，则称为不纯性房颤。

3. QRS 波呈室上性，偶可因室内差异传导或伴有束支阻滞而宽大畸形；其节律和频率取决于房室间传导比例，最常见为 2:1 下传，此时心室率150 次/分左右，心率快而律整；当传导比例为 3:1 或 4:1 时，心室率 80 次/分左右，心率慢而律整，当房室间传导比例不固定时，则心室律不规整。

4. T 波在多数导联不能明视。

5. 按压颈动脉窦等刺激迷走神经方法，可由于房室间传导阻滞加重，心室率突然减半（由2:1 传导→4:1 传导）或不规则减慢（传导比例不规则）。

6. 心房扑动分为两型，Ⅰ型为典型房扑，最常见，认为其折返环位于右心房内，激动自冠状窦口附近开始，向上传导，呈逆钟向进行，形成Ⅱ、Ⅲ、aVF导联F波呈负向波或负正双向，V₁导联F波呈正向波，V₆导联呈负向波；F波频率240～340次/分，该型常可被心房刺激所终止，或转为房颤。Ⅱ型少见，认为其激动传导呈顺钟向进行，或折返环位于左心房内；F波频率340～430次/分，Ⅱ、Ⅲ、aVF导联F波直立，较圆钝，V₁导联F波呈负向波，V₆导联呈正向波，不能被心房刺激所终止。此二型房扑F波频率可有重叠，可互相转变。

7. Ⅰ型房扑可被心房刺激或期前收缩所诱发或终止，亦可被"拖带"（entrainment），支持房扑与房内折返有关。折返途径中有一可应激间隙，一旦心房刺激进入折返途径，夺获房扑自身节律，则频率随起搏频率而加快，此即为"拖带"现象。该现象是折返性快速心律失常的特点。

8. 房扑伴房室传导阻滞　心房扑动时，由于心房激动频率过快，不能为心室所完全接受，所以除极少数患者房室间呈1:1下传（见于预激合并房扑，激动沿旁道下传）外，绝大多数为2:1下传，这是由于一部分F波恰遇交界区绝对不应期而被干扰。干扰几乎是房扑的必有表现。当房室传导比例多数在4:1以上时，即可认为房扑伴高度房室传导阻滞；若一系列快而规则的F波与一系列慢而规则的QRS波完全无关，各按自己的规律出现，则为房扑伴完全性房室传导阻滞。

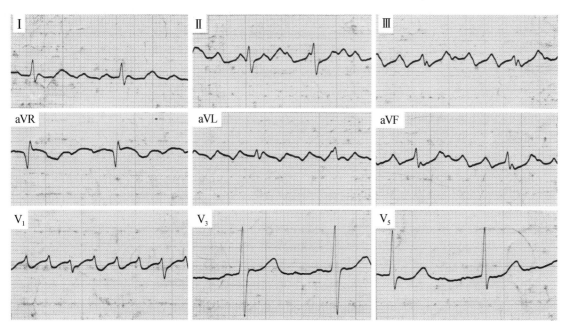

图7-1　心房扑动（Ⅰ型）

正常P波消失，代之以锯齿样扑动波（F波），频率250次/分，QRS波形态正常，心室率78次/分，律不整，房室间传导呈3:1～4:1下传，T波多不能明视；Ⅱ、Ⅲ、aVF导联F波倒置，V₁导联呈正向波，V₆导联呈负向波，符合Ⅰ型心房扑动特征。心房扑动的房室传导比例≥3:1，此由于前一扑动波隐匿传导，对后一扑动波干扰所致

心电图诊断：心房扑动（Ⅰ型）

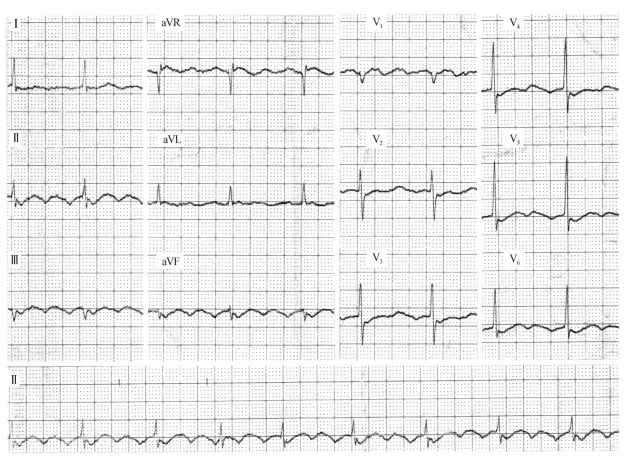

图7-2　心房扑动（Ⅰ型）

正常 P 波消失，代之以锯齿样扑动波（F 波），于Ⅱ、Ⅲ、aVF 导联最清楚，F 波频率 214 次/分，QRS 波形态正常，心室率71 次/分，房室间传导呈 3∶1 下传，T 波不能明视。符合心房扑动心电图特征。F 波形态于Ⅱ、Ⅲ、aVF 导联向下，V₁ 导联呈正向波，V₆ 导联呈负向波，符合 Ⅰ 型心房扑动

心电图诊断：心房扑动（Ⅰ型）

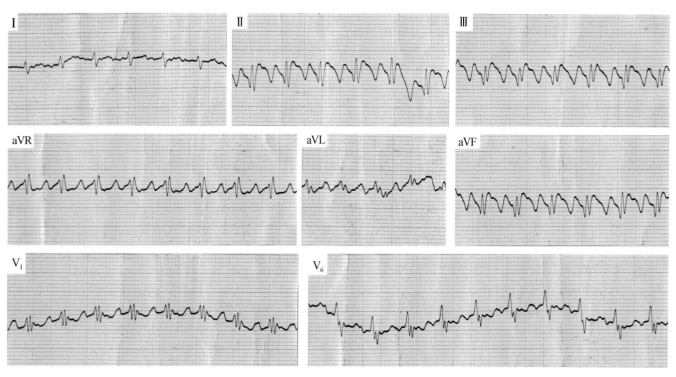

图 7-3　心房扑动（Ⅰ型）

正常 P 波消失，代之以规则的锯齿样扑动波（F 波），F 波频率 300 次/分，QRS 波形态正常，房室间传导呈 2：1 下传，心室率 150 次/分；F 波在 Ⅱ、Ⅲ、aVF 导联向下，V₁ 导联呈正向波，V₆ 导联呈负向波，符合 Ⅰ 型心房扑动

心电图诊断：心房扑动（Ⅰ型）

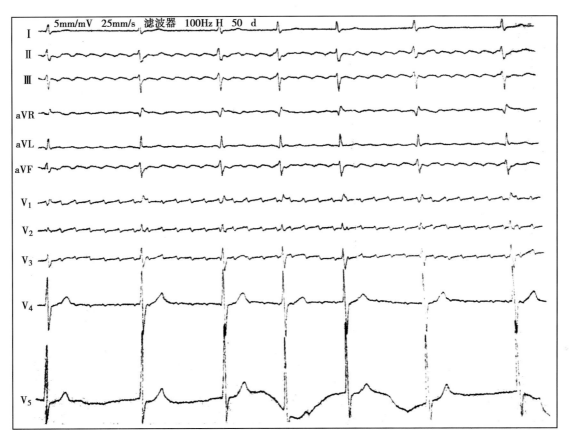

图 7-4　心房扑动

心动过速发作时各导联均可见锯齿样规则的扑动波（F 波），其频率 286 次/分，心室律不规整，房室间传导比例不固定，呈 4∶1～7∶1 下传；F 波在 Ⅱ、Ⅲ、aVF 导联呈负向，V₁ 导联呈正向，故为 Ⅰ 型房扑心房扑动

心电图诊断：心房扑动呈 4∶1～7∶1 下传

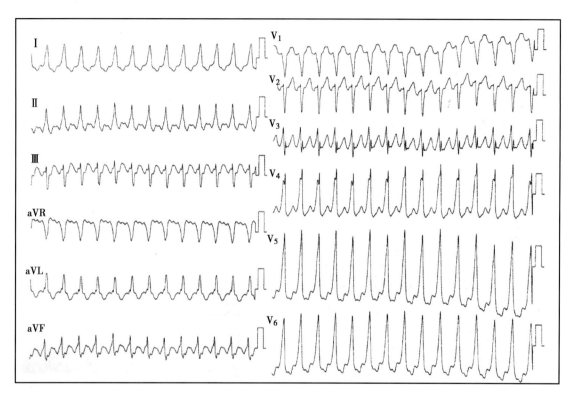

图 7-5　心房扑动

心动过速发作时各导联均可见锯齿样规则的扑动波（F 波），其频率 350 次/分，F 波在 Ⅱ、Ⅲ、aVF 导联呈负向，V₁ 导联呈正向，心室率 175 次/分，故为 Ⅰ 型心房扑动，呈 2∶1 下传

心电图诊断： 心房扑动呈 2∶1 下传

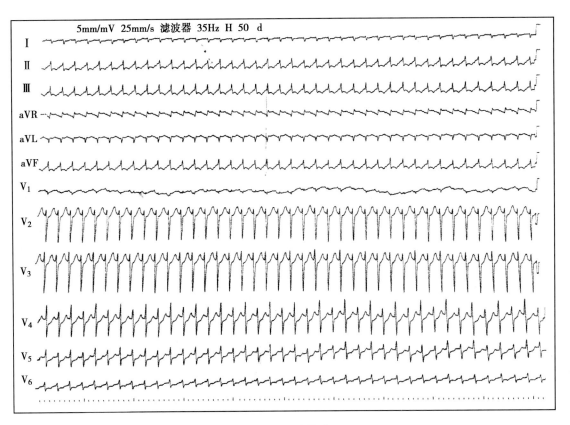

图7-6 心房扑动

心动过速发作时各导联均可见锯齿样规则的扑动波（F波），其频率240次/分，F波在Ⅱ、Ⅲ、aVF导联呈负向，V₁导联呈正向，心室率亦为240次/分，故为Ⅰ型心房扑动，呈1:1下传，V₄及V₅导联可见电交替现象

心电图诊断：心房扑动呈1:1下传

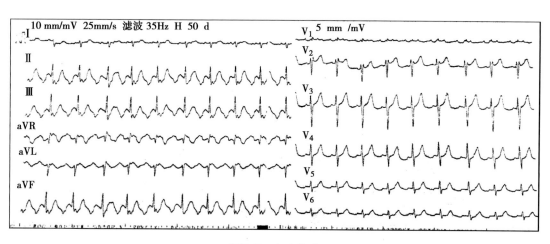

图 7-7　心房扑动

正常 P 波消失，代之以锯齿样规则的扑动波（F 波），其频率 230 次/分，于 Ⅱ、Ⅲ、aVF 导联呈负向，V₁ 导联呈正向，心室率 115 次/分，故为 Ⅰ 型心房扑动，呈 2∶1 下传。于 V₂~V₆ 导联 QRS 波之前的 F 波较小，易误认为窦性 P 波，但与 V₁ 导联相比较（同步描记），即可确定为扑动波，而非窦性心律

心电图诊断： 心房扑动呈 2∶1 下传

第7章　心房扑动与心房颤动

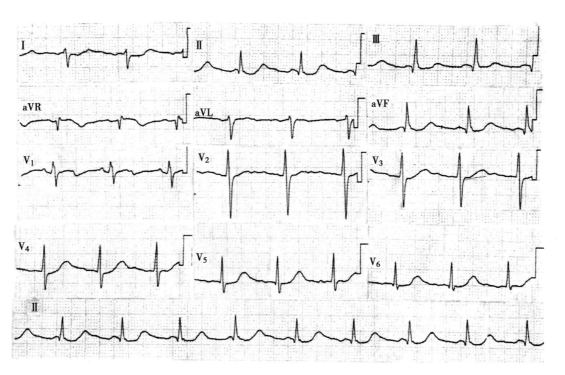

图7-8　极缓慢性心房扑动

正常 P 波消失，代之以锯齿样规则的扑动波（F 波），其频率 150 次/分，于 Ⅱ、Ⅲ、aVF 呈负向，V_1 导联呈正向，心室率 75 次/分，故为 Ⅰ 型心房扑动，呈 2∶1 下传。多导联貌似窦性心律，但 V_1 导联可清楚显示缓慢的扑动波，结合临床可以确诊

心电图诊断：心房扑动呈 2∶1 下传

临床诊断：患者女，52 岁，风湿性心脏病，双瓣置换术后，心房扑动反复发作，再次用胺碘酮准备转复过程中描记的心电图（故扑动波极缓慢），之后用 50J 电复律，一次转复

7

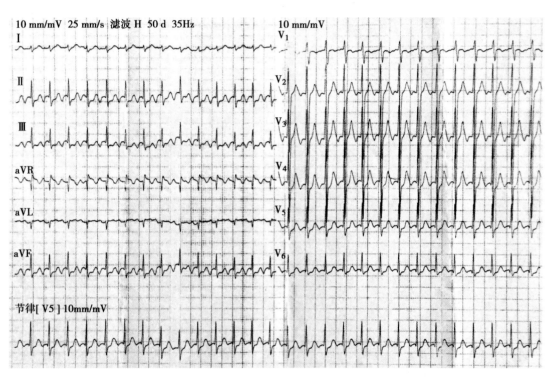

图 7-9（A）　心房扑动（Ⅰ型）

正常 P 波消失，代之以规则的锯齿样扑动波（F 波），F 波频率 344 次/分，心室率 172 次/分，房室间呈 2∶1 下传。Ⅱ、Ⅲ、aVF 导联 F 波倒置，符合 Ⅰ 型心房扑动特点

心电图诊断：心房扑动（Ⅰ型）

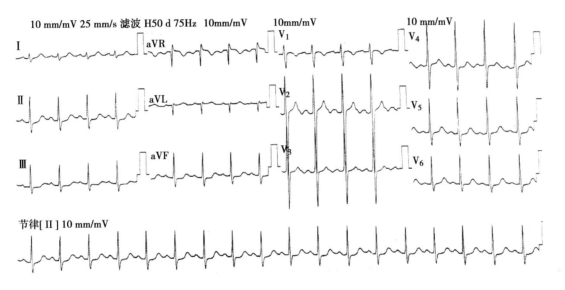

10 mm/mV 25 mm/s 滤波 H50 d 75Hz 10mm/mV　10mm/mV　10 mm/mV

I　aVR　V₁　V₄

II　aVL　V₂　V₅

III　aVF　V₃　V₆

节律[II] 10 mm/mV

图7-9（B）　心房扑动转复后

［与图7-9（A）为同一患者］心率110次/分，P-QRS-T各波段均正常（心房扑动转复后）

心电图诊断： 窦性心动过速

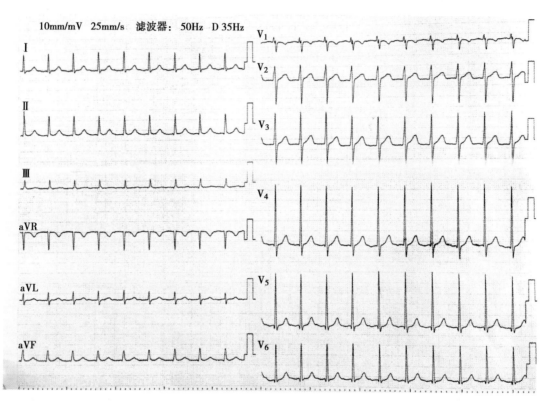

图 7-10（A）　心房扑动（Ⅱ型）

心室率 115 次/分，心房波不清楚，仔细分析其 T 波降支不自然（尤其 V$_3$ 导联更明显），故考虑其上重叠有心房波，结合图 7-10（B）食管导联显示，心房率 273 次/分，房室间呈 2∶1～3∶1 下传，符合心房扑动心电图改变；Ⅱ、Ⅲ、aVF 导联 F 波直立

心电图诊断：心房扑动（Ⅱ型）

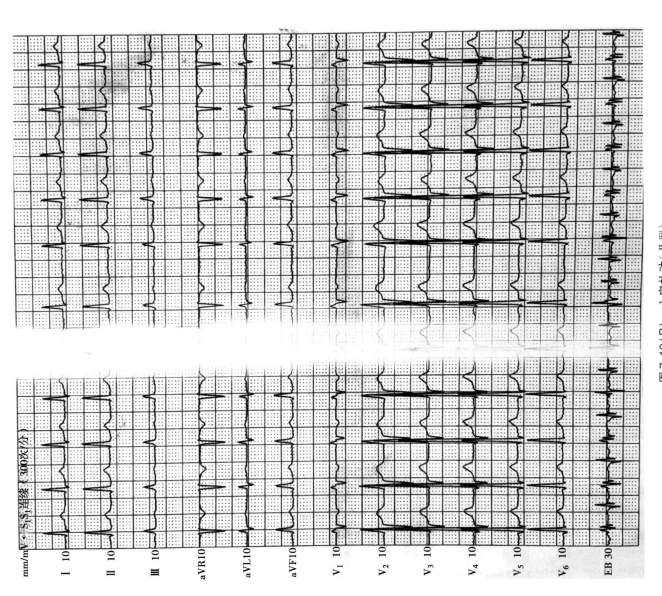

图 7-10（B）　"心房扑动（Ⅱ型）"

mm/mV　Ⅰ 10　Ⅱ 10　Ⅲ 10　aVR10　aVL10　aVF10　V₁ 10　V₂ 10　V₃ 10　V₄ 10　V₅ 10　V₆ 10　EB 30

[与图 7-10（A）为同一患者]体表及食管心电图同步描记,显示房室间呈 2∶1～3∶1 下传,心房率 273 次/分,支持心房扑动

电图诊断:心房扑动（Ⅱ型）

第7章　心房扑动与心房颤动

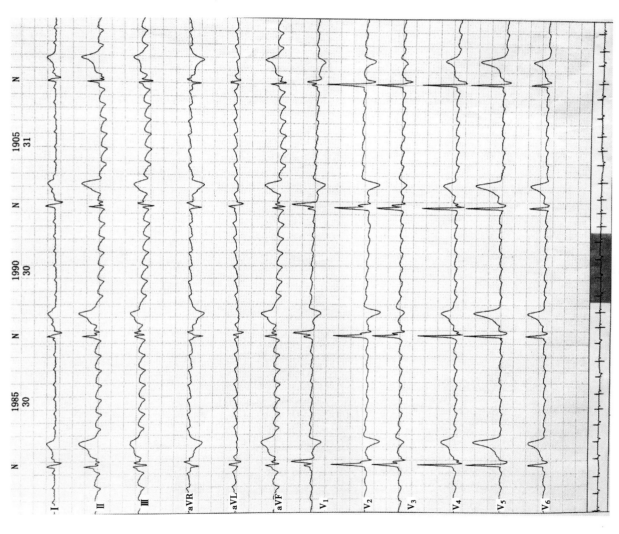

图7-11(A)　心房扑动(Ⅰ型)伴完全性房室传导阻滞

(Hoter(监测)正常P波消失,代之以规则的锯齿样扑动波(F波),F波频率261次/分,心室率30次/分,心室律整齐,R-R之间可见9个F波,故为心房扑动伴完全性房室传导阻滞;QRS时间0.11s,故心室起搏点位于His束分叉以上;Ⅱ、Ⅲ、aVF导联F波倒置,为Ⅰ型心房扑动

心电图诊断:心房扑动(Ⅰ型)伴完全性房室传导阻滞

患者男,62岁。临床诊断:风湿性心脏病二尖瓣置换术后,术后第12日,心率突然变慢,予以地塞米松10mg/d,3天后房室传导改善,呈5:1~6:1下传[见图7-11(B)],在临时起搏器支持下,予以50J电能量,一次复律成功,恢复窦性心律,逐渐由二度Ⅰ型、转变为一度房室传导阻滞,术后第18日完全恢复正常(说明其房室传导阻滞与手术局部炎症水肿有关)

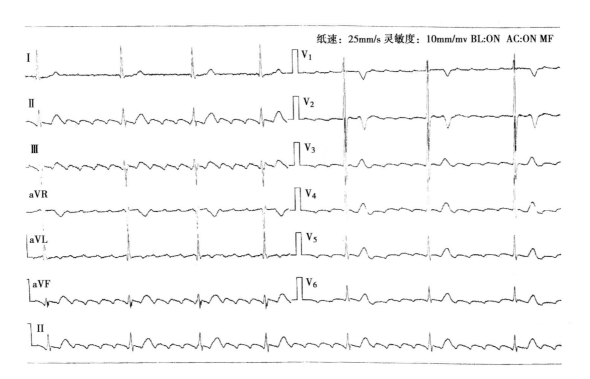

图 7-11（B）　心房扑动（Ⅰ型）伴完全性房室传导阻滞

［与图 7-11（A）为同一患者］R-R 间距略不等，房室间呈 5：1～6：1 下传，心室率平均 41 次/分

心电图诊断：心房扑动（Ⅰ型）伴完全性房室传导阻滞

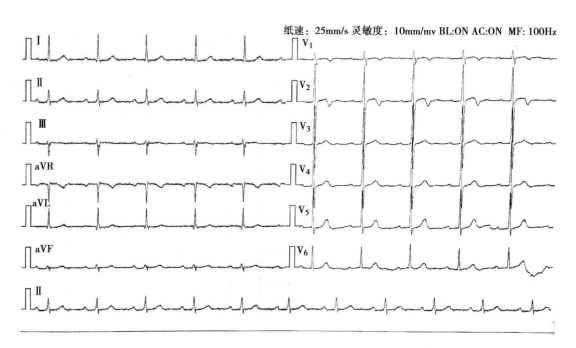

纸速：25mm/s 灵敏度：10mm/mv BL:ON AC:ON MF: 100Hz

图 7-11 （C） 心房扑动 （Ⅰ型）

［与图 7-11 （A） 为同一患者］电复律后转为窦性心律，P-R 间期 0.23s，QRS 波形态与心房扑动发作时相同，心率 62 次/分

心电图诊断： 心房扑动 （Ⅰ型） 电复律后，窦性心律

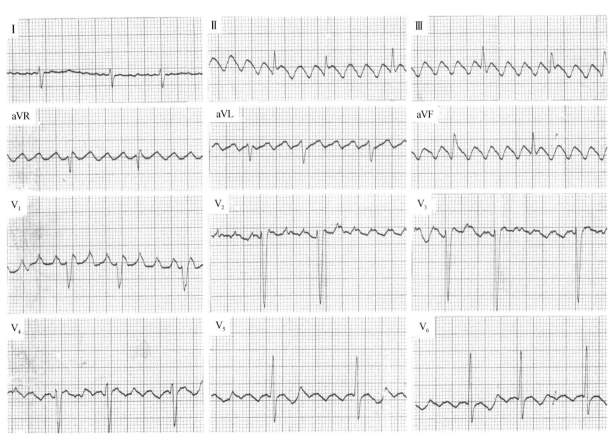

图7-12　心房扑动（Ⅰ型）

正常 P 波消失，代之以锯齿样扑动波（F 波），频率 300 次/分，V_1 导联中，F 波呈尖耸直立波，其间可见等电位线，但其他导联均无等电位线，故仍符合心房扑动特点；QRS 波形态正常，心室率 74 次/分，律不整，房室间传导呈 2∶1～5∶1 下传，T 波不能明视；Ⅱ、Ⅲ、aVF 导联 F 波倒置，V_1 导联呈正向波，V_6 导联呈负向波，符合Ⅰ型心房扑动特点

心电图诊断：心房扑动（Ⅰ型）

患者男，47 岁，阵发心悸 2 年；胸片示心胸比 58%。临床诊断：特发性心房扑动，心律失常型心肌病，心力衰竭Ⅱ度。入院后，给予胺碘酮片 0.2g，3 次/天，口服，8 天后行电复律术，电功率 50J，一次性转复，恢复窦性心律

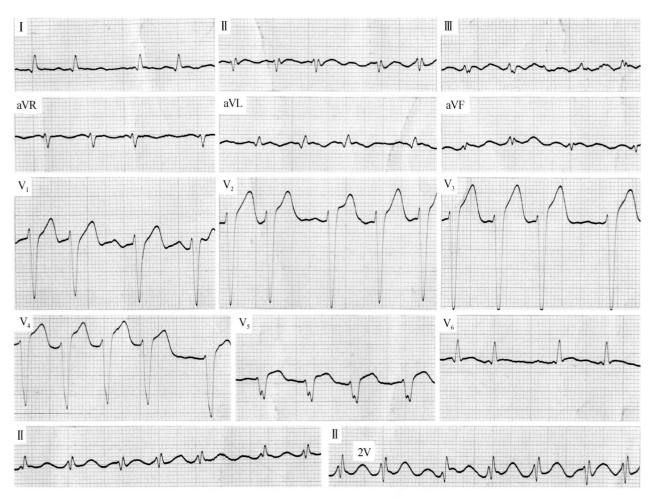

图7-13 心房扑动（Ⅱ型）伴室内传导阻滞

正常 P 波消失，代之以锯齿样扑动波（F 波），F 波频率 250 次/分，QRS 时间 0.15s，心室率平均 110 次/分，律不整，房室间呈 2∶1～3∶1 下传；Ⅱ导联 F 波直立，符合Ⅱ型心房扑动特点

心电图诊断： 心房扑动（Ⅱ型）伴室内传导阻滞

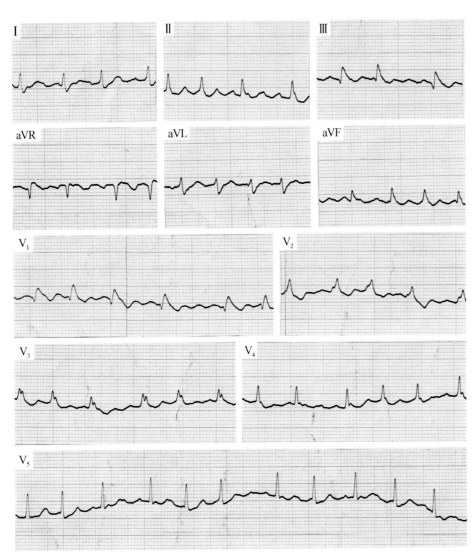

图7-14　心房扑动（Ⅱ型）

正常 P 波消失，代之以规则的锯齿样扑动波（F 波），频率230 次/分，以Ⅱ导联最清楚。房室间传导比例不固定，呈2:1～4:1下传。Ⅱ、Ⅲ、aVF 导联 F 波直立，V₁导联呈负向波，V₆导联呈正向波，符合Ⅱ型心房扑动特点

心电图诊断：心房扑动（Ⅱ型）

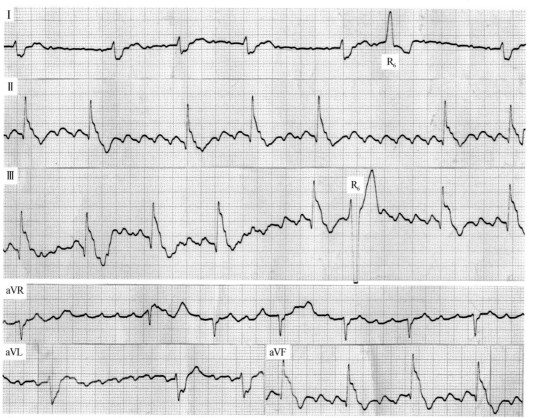

图 7-15（A）　心房扑动（Ⅰ型）
伴束支传导阻滞

正常 P 波消失，代之以规则的扑动波（F 波），F 波频率 273 次/分，于Ⅱ、Ⅲ、aVF 导联 F 波呈负向波；QRS 波于 V_1 导联呈 R 型，Ⅰ、aVL、V_5、V_6 导联可见宽 S 波，QRS 时间 0.15s，符合心房扑动（Ⅰ型）伴完全性右束支传导阻滞。V_1 导联呈 R 型，R 波 1.7mV，提示右室肥大；V_5 导联呈 Rs 型，R 波 2.5mV，提示左室肥大；有继发性 ST-T 改变，符合双心室肥大伴劳损心电图改变。当心室率增快时（R-R 间距为 0.56～0.65s），QRS 波呈 LBBB 型（Ⅰ、Ⅲ导联均为 R_6：Ⅰ导联 R_6 呈 R 型，Ⅲ导联与 V_1 导联相似，呈 rS 型，此为左束支 3 相阻滞）。V_1 导联 F 波电压极高，达 0.6mV，提示右房扩大；房室间传导比例不固定，呈 4∶1～8∶1 下传

心电图诊断：心房扑动（Ⅰ型）伴完全性右束支传导阻滞，左束支 3 相阻滞（快心率依赖性左束支传导阻滞），双心室肥大伴劳损

患者女，52 岁。临床诊断：风湿性心脏病二尖瓣狭窄合并主动脉瓣关闭不全，心房扑动，心力衰竭Ⅲ度

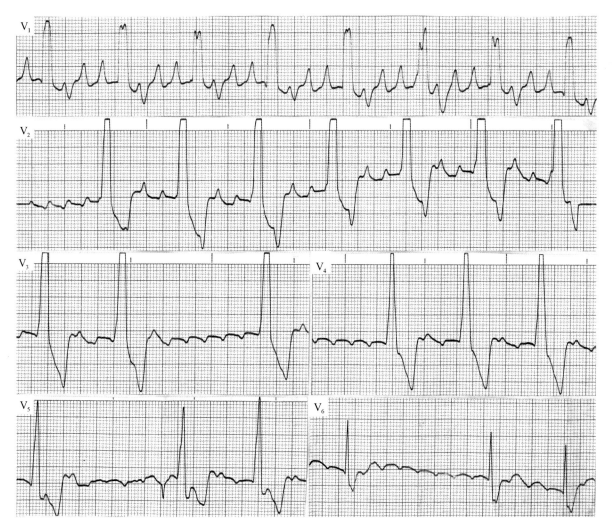

图 7-15（B）　心房扑动伴完全性右束支传导阻滞

［接图 7-15（A）］

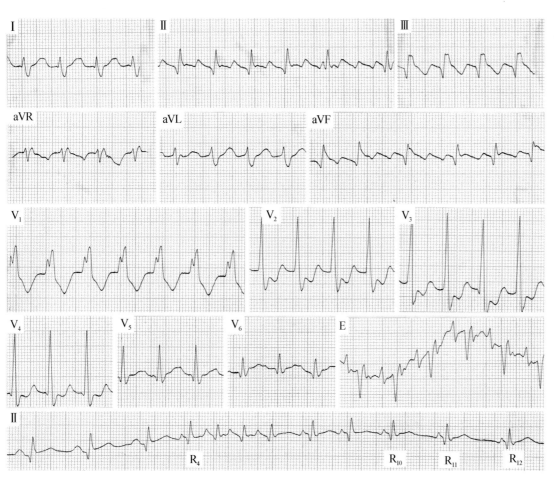

图 7-16（A）　陈旧性下、后壁心肌梗死合并心房扑动Ⅰ型

正常 P 波消失，代之以规则的锯齿样扑动波（F 波），F 波频率 250 次/分，于Ⅱ、Ⅲ、aVF 及 E 导联最清楚，尤其当房室传导呈 3∶1 时更清楚；Ⅱ、Ⅲ、aVF 导联 F 波均向下，房室间传导比例呈 2∶1～4∶1；QRS 波增宽，QRS 时间 0.14s，呈右束支阻滞型；Ⅱ、Ⅲ、aVF、V5～V9 导联均可见病理 Q 波［结合图 7-16（B）］，上述导联 ST 段正常，T 波直立，符合陈旧性下壁、后外侧壁心肌梗死改变；第 5 行Ⅱ导联心房扑动已转复，仍有短阵多源性房性心动过速（R4～R12，其 P 波形态与窦性不同，P-P 间距及 P-R 间距均不等）（注：E 代表食管导联）

心电图诊断： 陈旧性下壁、后外侧壁心肌梗死，心房扑动（Ⅰ型）伴完全性右束支传导阻滞

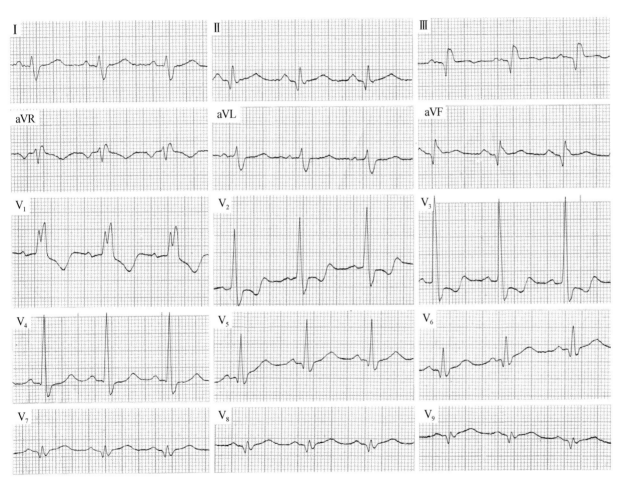

I   II   III

aVR   aVL   aVF

V$_1$ V$_2$ V$_3$

V$_4$ V$_5$ V$_6$

V$_7$ V$_8$ V$_9$

图 7-16（B）　心房扑动转复后

［与图 7-16（A）为同一患者］ 50J 电功率一次性转复成功。转复后 Ⅱ、Ⅲ、aVF、V$_5$ ~ V$_9$ 导联均可见病理 Q 波，上述导联 ST 段正常，T 波直立，符合陈旧性下壁、后外侧壁心肌梗死心电图改变；P 波宽（0.13s），双峰，峰间距 0.06s，符合左房扩大。QRS 波于 V$_1$ 导联呈 R 型，V$_5$、V$_6$、Ⅰ、aVL 导联可见宽 S 波，QRS 时间 0.14s，符合完全性右束支传导阻滞特点

心电图诊断： 陈旧性下壁、后外侧壁心肌梗死伴完全性右束支传导阻滞，左房扩大

第 7 章　心房扑动与心房颤动

7

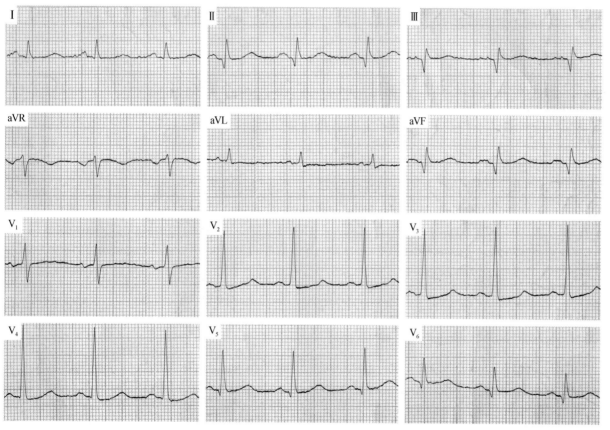

图 7-16（C）　心房扑动电复律后右束支传导阻滞消失

［与图 7-16（A）为同一患者］Ⅱ、Ⅲ、aVF、V_5、V_6 导联均可见病理 Q 波；P 波宽（0.13s），双峰，峰间距 0.06s，符合左房扩大；QRS 时间 0.08s，QT 间期 0.50s

心电图诊断： 陈旧性下壁、后外侧壁心肌梗死（完全性右束支传导阻滞已消失），左房扩大，Q-T 间期延长

患者男，63 岁，8 年前患下、后壁心肌梗死，近 3 年间断出现心房扑动 2 次，心脏彩超显示左房 40mm。心房扑动均经 50J 电复律一次转复成功，转复前胺碘酮 0.2g，3 次/天，用药 1 周，转复后胺碘酮 0.2g/d 维持。临床诊断：冠心病，陈旧性下壁、后外侧壁心肌梗死，伴间歇性完全性右束支传导阻滞，阵发性心房扑动，心功能Ⅲ级

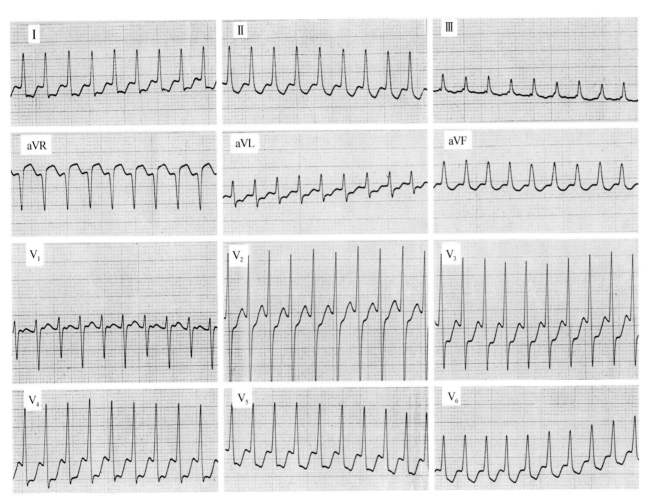

图 7-17　心房扑动

心动过速发作时，心室率250 次／分，Ⅱ、aVF 导联 ST段似有逆行倒置 P 波，V₁ 导联可见电交替现象，体表心电图类似房室折返性心动速（AVRT），但该患者经心内电生理检查证实为心房扑动 1∶1 下传。F 波于Ⅱ、Ⅲ、aVF 导联呈负向波，符合Ⅰ型心房扑动特点（在冠状窦口与三尖瓣环之间射频消融成功）

心电图诊断：（结合心内电生理检查）心房扑动呈 1∶1下传

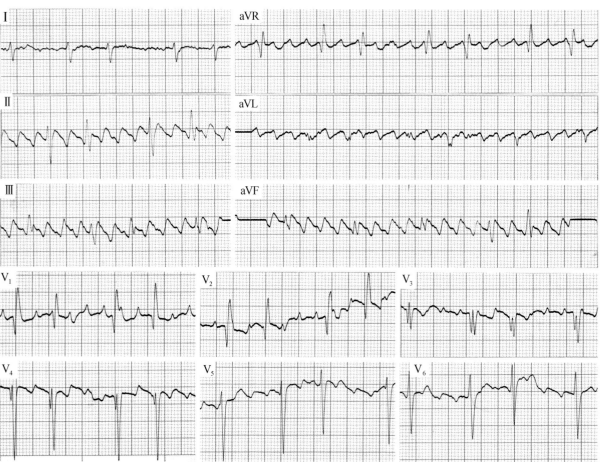

图7-18　心房扑动（Ⅰ型）

正常 P 波消失，代之以锯齿样规则的扑动波（F 波），F 波频率 300 次／分，QRS 时间 0.10s，QRS 波形态由于 F 波干扰略不同，心室率平均 90 次／分，心室律不整，房室间呈 2∶1～4∶1 下传，T 波不易明视，符合心房扑动特点；F 波于 Ⅱ、Ⅲ、aVF 导联呈负向波，V₁ 导联呈正向波，V₆ 导联呈负向波，符合 Ⅰ 型心房扑动特点。QRS 波于 V₁、V₂ 导联呈 QR 型，V₃、V₄ 导联呈 QS 型，其间可见胚胎 r 波，V₅、V₆ 导联呈 rS 型，QRS 时间 0.11s，ST 段无明显偏移，符合陈旧性前壁心肌梗死伴不完全右束支传导阻滞；$V_1 R/Q > 1$，$V_5 R/S < 1$，$R_{V1} > 0.7mV$，$R_{V1} + S_{V5} > 1.2mV$，VAT_{V1} 为 0.05s（> 0.03s），心电轴 +120°，符合右室肥大心电图改变

心电图诊断：心房扑动（Ⅰ型），陈旧性前壁心肌梗死，不完全右束支传导阻滞，右室肥大

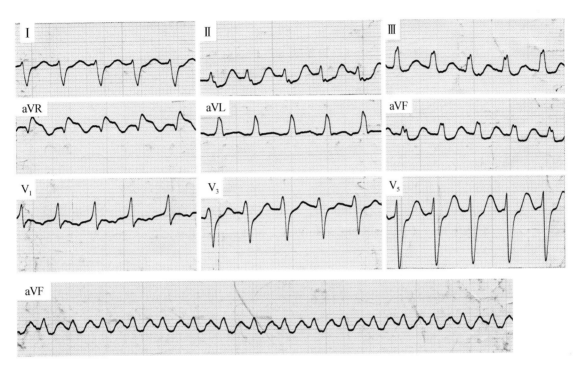

图7-19 心房扑动与房速交替出现

第1-3行QRS波形态正常，QRS时间0.11s，心室率150次/分，各导联均可见等电位线，符合阵发性室上性心动过速特点，结合第4行（等电位线消失，心房率375次/分，心室率187次/分，房室间呈2:1传导，符合心房扑动特点），考虑阵发性房速。V_1 R/S > 1，V_5 R/S < 1，R_{V1} + S_{V5} 为 1.8mV（> 1.2mV），VAT_{V1} 为 0.05s（> 0.03s），心电轴 + 150°，符合右室肥大特点

心电图诊断：心房扑动与阵发性房速交替出现，右室肥大

患者女，53岁。临床诊断：鲁登巴赫综合征，继发肺动脉高压，心功能Ⅳ级

第7章 心房扑动与心房颤动

7

[临床意义及处理] 心房扑动远较心房颤动少见，多与器质性心脏病有关，如风湿性心脏病，冠状动脉硬化性心脏病等，亦见于甲亢性心脏病。其持续时间多短暂，常转为窦性或心房颤动。其临床意义及处理均与心房颤动相类似（见心房颤动）。对于Ⅰ型心房扑动可行射频消融术，于心内标测到局部最早兴奋电位，此即折返环的缓慢传导区出口处，在此处消融，易阻断折返环而达到治疗目的。

[附] 心房扑动的射频消融术

1. Ⅰ型房扑的射频消融 Ⅰ型房扑为典型房扑，多为右房内形成的大折返环，呈逆时针旋转，其最狭窄部位（峡部）在房颤的发作中起关键作用，对其射频消融，可达根治目的。界嵴［（cristaterminalis，CT）位于右房侧壁，是自上腔静脉口前方至下腔静脉口前方的肌性隆起，与下腔静脉口前方的欧氏嵴（eustachianvalve，EV）相延续］和欧氏嵴作为屏障，靠前的梳状肌参与折返，激动间隔部和左房后部，经右房前壁的梳状肌，顺界嵴进入欧氏嵴与三尖瓣间的慢传导峡部，然后回到冠状窦附近作为出口，形成折返环。在右房下部，三尖瓣环和冠状窦口间是房扑折返环的关键部位，下腔静脉后侧、右房的结合部和三尖瓣环形成缓慢传导峡部的入口，而冠状窦口和三尖瓣环构成峡部的出口。

（1）消融靶点：房扑折返环的最狭窄部位（峡部）位于三尖瓣、下腔静脉口与冠状窦口间，在此进行线性消融，造成心房肌坏死，坏死心肌后由纤维瘢痕取代，从而传导阻断，房扑终止。亦可根据电生理标测的靶点图进行消融。①寻找极性反转位点（定义为标测消融导管 ABL 所标测到的 ABL 1-2 与 ABL 2-3 双极电图起始电位极性相反的位点）［图 7-20（A）］：于窦性心律时冠状窦近端起搏，亦可在房扑发作时进行。将 ABL 送入右心室，向后回撤至三尖瓣环最低点呈小 A 大 V 处，开始标测。如 ABL1-2 与 ABL2-3 所记录的双极心内电图初始向量相反，则认为 ABL 头端所在位点为极性反转位点，对其进行消融。ABL 头端从三尖瓣环 6 点开始，沿三尖瓣峡部消融径线逐步向下腔静脉侧回撤，边回撤边标测，边对标测到的极性反转位点消融，直至房扑终止或峡部阻断。必要时可再次进行上述操作，在偏游离壁或稍偏间隔侧进行标测和消融。②其他局部碎裂电位、最早激动点及可引起隐匿性拖带的起搏位点等，均可作为靶点进行消融，该处为房扑折返环缓慢传导区的出口。

（2）消融成功指标：以大于或等于房扑周长的频率分别在冠状窦口及三尖瓣环附近起搏，三尖瓣环和下腔静脉口之间的峡部出现完全性双向阻滞为消融成功可靠的指标记录到双电位（第一个电位是局部电位，第二个电位由另一个方向传来），两个电位间距 >100ms，可认为峡部传导双向阻滞。极性反转现象消失、电位逐渐减小或出现双电位或为消融成功标志（图 7-20）。

2. 不典型房扑的射频消融 不典型房扑发生机制复杂，房扑发作的稳定性低，体表心电图 F 波变化多样，消融终点不明确，折返径路及其维持不固定，故成功利率低。一是围绕解剖和功能性的传导阻滞带如二尖瓣、肺静脉和手术瘢痕等，其中以左上肺静脉、右上肺静脉和左心耳基底部为多；另一种是围绕左心房内的电静止区形成折返，电静止区可分布在左心房后壁、顶部和前壁，有时可同时存在。消融的成功有赖于 CARTO 等三维标测，较可靠的直接指标是在整个消融线上都记录到双电位。

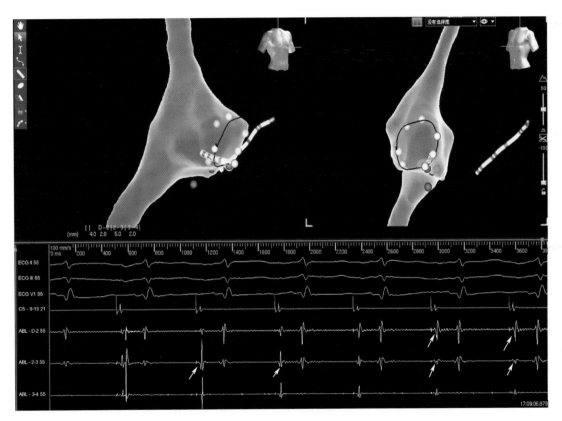

图 7-20（A）　房扑标测过程中的极性反转

消融导管 ABL D-2 及 ABL 2-3 显示：心房 A 波第 5、6 次搏动（箭头所指）呈极性反转（与其前第 2、3 心房搏动箭头所指相比，正向波变为负向波），为消融靶点

注：心电图自上而下分别为体表心电图、CS（冠状静脉窦）电图、消融导管处心内心电图（ABL D-2、ABL 2-3 及 ABL 3-4）

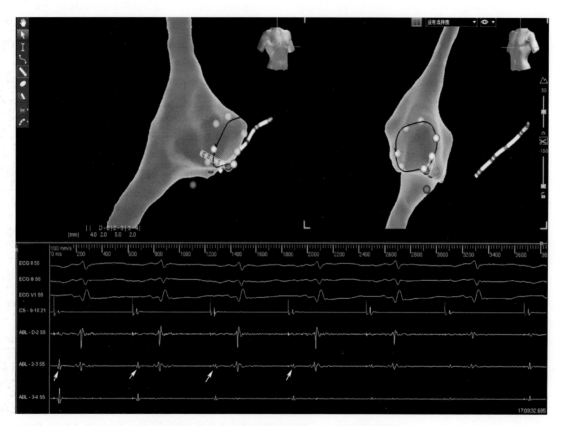

图7-20（B） 房扑消融有效标志——电位逐渐变小

［与图7-20（A）为同一患者］消融导管 ABL D-2 及 ABL 2-3 均显示：心房 A 波自第 2 次搏动开始（箭头所指）电位逐渐变小（与第 1 次搏动箭头所指相比），为消融有效标志

注：心电图自上而下分别为体表心电图、CS（冠状静脉窦）电图、消融导管处心内电图（ABL D-2、ABL 2-3 及 ABL 3-4）

二、心房颤动

心房颤动（atrial fibrillation）简称房颤，是一种仅次于期前收缩的常见而重要的室上性心律失常。既往认为是由于心房内异位节律点自律性异常增高，或多个异位节律点同时或先后兴奋，或多发微折返形成，多折返学说一直占据着主导地位；近年来随着对局灶驱动机制、心肌袖、电重构的认识，以及电学治疗的不断深入，目前认为房颤是多种机制共同作用的结果。随着心电生理检查和射频消融术的广泛开展，发现不同类型房颤，不同疾病所致的房颤，其形成的电生理机制可能不同。阵发性房颤可能由于局部异位兴奋灶兴奋，以极快频率持续发放冲动，使心房肌的不应期、传导速度、传播途径处于经常变化的状态，从而诱发房颤，这种房颤又称为局灶性房颤。触发因素（trigger）以及形成多条折返径路的基质（substrate）并存，是房颤得以形成和维持的条件。触发因素包括交感或副交感神经刺激、心动过缓、房性期前收缩或心动过速等，近年研究发现很多触发因素来源于肺静脉或腔静脉和心房组织连接处的肌袖的异位兴奋点，通过射频消融电隔离这些静脉与心房的电连接可使房颤消失。

[**心电图特点**]　（图7-21～图7-40）

1. 正常 P 波消失，代之以大小不等、形态不同、间距不一致的极不规则的颤动波（f 波），这是房颤最重要的诊断依据。

2. f 波的频率 350～600 次/分，节律绝对不规整，其波幅在 V_1 导联最大，Ⅱ、Ⅲ、aVF 导联次之，f 波大小及频率与房颤的病程、病因有一定关系：病程短、风湿性心脏病者 f 波多粗大，病程愈长、心肌病变者 f 波多细小。有时 f 波细小，体表心电图上不易辨认，此时根据心室律绝对不整作出判断。食管心电图更清楚显示 f 波。

3. QRS 波为室上性，如果合并室内差异传导、束支、室内阻滞，预激综合征等，ORS 波可宽大畸形（见图7-26～图7-30）。

4. 心室律绝对不整。房颤时极快速的心房激动，不能全部下传至心室，有较多的心房激动因房室交界区的绝对干扰或隐匿传导而未能下传，房室传导极不规则，因而心室律绝对不规则，其频率多较快，心室率 >100 次/分者，称为快速房颤，见于病程短者；未用药物干扰的慢速房颤常提示房室传导功能差。极少数合并预激综合征者，心室率可达 180 次/分以上。

5. T 波多数导联不易明视，此与心率快致心肌缺血、f 波干扰有关。

6. 房颤时 QRS 波缓慢而规则，心室率 40 次/分左右，为房颤伴完全性房室传导阻滞（图7-40）。对于不完全性房室传导阻滞的诊断应慎重，若频频出现长间歇，平均心室率 <50 次/分，逸搏心律所占时间超过心电图记录时间的一半以上，应考虑为房颤伴不完全性房室传导阻滞（图7-37～图7-40）。

[**房颤伴室内差异传导与合并室性期前收缩鉴别**]　（图7-26～图7-32）　房颤时由于心房率极快而不规则，心房激动下传时可落在心室相对不应期，使室内正常传导途径发生改变，产生差异传导的 QRS 波，室内差异传导（简称室内差传）本身并无重要意义，重要的是应与房颤合并室性期前收缩相鉴别，因后者具有重要临床意义，尤其在洋地黄应用过程中，很可能为洋地黄中毒表现。二者鉴别见表7-1。

第7章　心房扑动与心房颤动

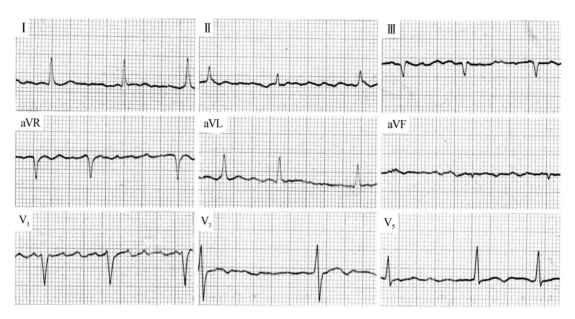

图 7-21　心房颤动

正常 P 波消失，代之以极不规则的颤动波（f 波），f 波较粗大，频率平均 370 次/分，以 V₁ 导联较清楚，心室律极不规整，平均 80 次/分，QRS 波呈正常形态，T 波不能明视

心电图诊断：心房颤动

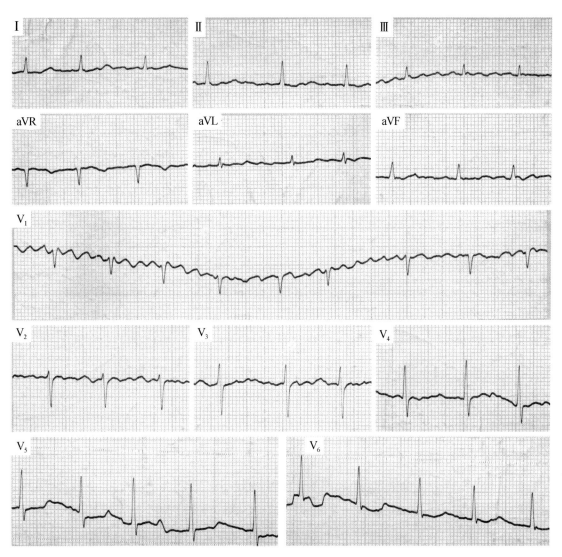

图 7-22 心房颤动

正常 P 波消失，代之以极不规则的颤动波（f 波），f 波较粗大，频率平均 360 次/分，以 V_1 导联较清楚，心室律极不规整，平均 90 次/分，QRS 波呈正常形态，T 波多数导联不能明视

心电图诊断：心房颤动

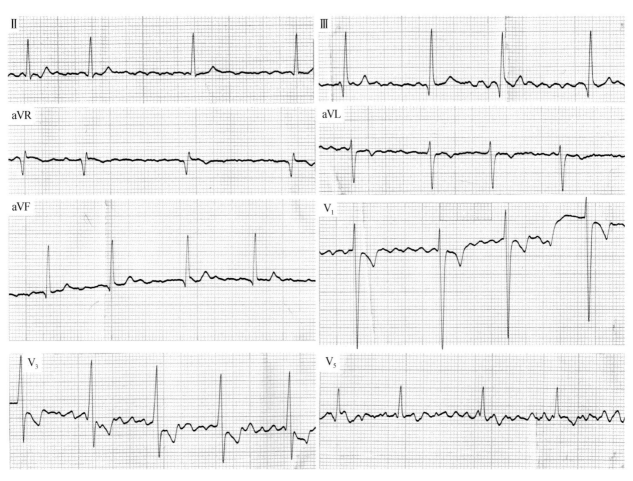

图 7-23　心房颤动

正常 P 波消失，代之以极不规则的颤动波（f 波），f 波频率平均 440 次/分，QRS 波形态正常，R-R 间距绝对不等，平均心室率 80 次/分

心电图诊断：心房颤动

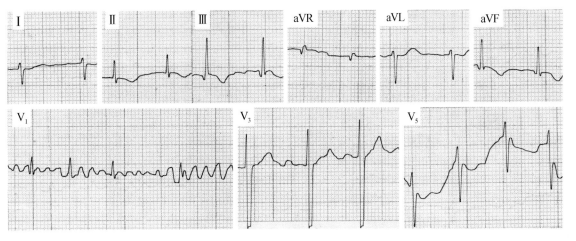

图 7-24　心房颤动

正常 P 波消失，代之以极不规则的颤动波（f 波），f 波频率平均 500 次／分，以 V_1 导联较清楚，心室律极不规整，平均 120 次／分，QRS 时间 0.08s，QRS 波于 V_1 导联呈 R 型，V_5 R/S < 1，心电轴右偏 + 110°，符合右室肥大

心电图诊断：心房颤动，右室肥大

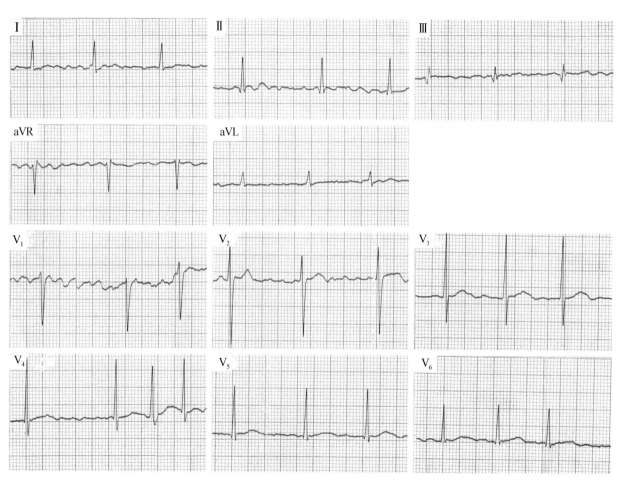

图 7-25（A）　心房颤动

正常 P 波消失，代之以极不规则的颤动波（f 波），QRS 波多为正常形态，R-R 间距绝对不整，心室率平均 80 次/分，T 波在多数导联不能明视

心电图诊断： 心房颤动

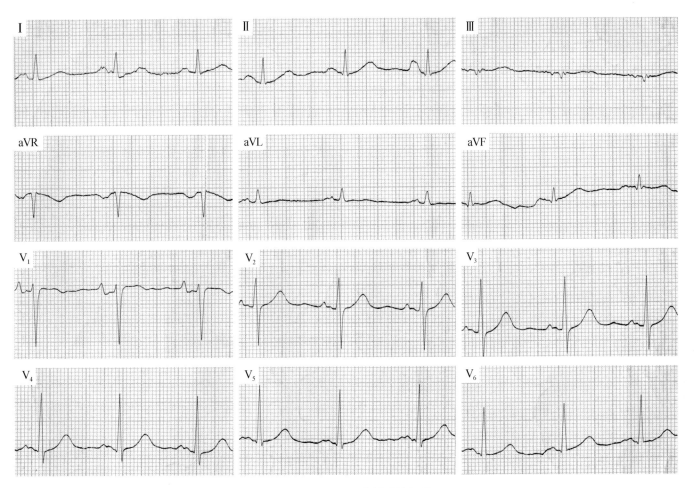

图 7-25（B）　心房颤动转复后

［与图 7-25（A）为同一患者］房颤消失，转复为窦性心律；P 波增宽（0.14s），呈双峰状，峰间距 0.06s

心电图诊断： 窦性心律（房颤消失），左房扩大

患者女，32 岁。临床诊断：风湿性心脏病二尖瓣狭窄，房颤。住院后行经皮二尖瓣球囊扩张术，术后 1 周行电复律术

第 7 章　心房扑动与心房颤动

7

表 7-1　房颤合并室性期前收缩与伴室内差传的鉴别

鉴别点	房颤合并室性期前收缩	房颤伴室内差传
联律间期	固定	不固定
QRS 波形态	常固定，多呈单相或双相，左束支阻滞型略多	常不固定，右束支阻滞型多见
QRS 波起始向量	常与室上性不同	不固定，约 50% 以上同室上性
畸形 QRS 波之前 R-R 间距	长短不定	常较长
类代偿间歇	常有	常无
联律形式	常见	少见
平均心室率	多较慢	多较快
临床意义	常为洋地黄过量	常为洋地黄量不足

在进行二者鉴别时，畸形 QRS 波在一份心电图中至少应有 5 个以上，否则各自特征无法显现，且此偶发的畸形 QRS 波一般无重要临床意义（并非与洋地黄应用有关），故无鉴别意义。在上述鉴别中，其长短周期现象（宽 QRS 波之前的 R-R 间期较长，之后短联律的宽 QRS 波）、联律间期固定及 QRS 波形态为较重要鉴别点，其他各条符合越多，鉴别正确率越高。总之，二者鉴别单从心电图表现上有时较为困难，此时应结合病史进一步分析，如果在洋地黄应用过程中，病情加重，心率较缓慢，应考虑洋地黄中毒，室性期前收缩可能性较大，尤其以联律形式出现者。若近期内未用药物，病情加重，心率常较快，考虑洋地黄量不足，室内差传可能性大，此时可试用毛花苷丙（lanatoside）0.2mg 加入 10% 葡萄糖液 10ml 缓慢静注，同时监护心电图，观察其畸形 QRS 波是否渐减少，若减少或消失，支持房颤伴室内差传。

[房颤伴宽 QRS 波鉴别诊断]　（图 7-17～图 7-26）　房颤伴束支阻滞、预激综合征（逆顺型）、室内差传、室速等时，其 QRS 波均宽大畸形，其鉴别较为困难，此时应结合既往心电图及临床表现，分析诊断。其鉴别见表 7-2。

表 7-2　房颤伴宽 QRS 波鉴别

鉴别点	房颤伴束支阻滞	房颤伴预激征	房颤伴室内差传	房颤伴室速
平均心室率	快慢不一定	常极快（180 次/分左右）	常较快（>100 次/分）	常较快（>150 次/分）
联律间期	不固定	不固定	不固定	固定
类代偿间歇	常无	常无	常无	有
QRS 波形态	呈束支阻滞型	呈预激征型	多呈右束支阻滞型	多呈单相型阻滞型
QRS 波易变性	多不变	易变性最大，可呈"手风琴"现象	可较大	较固定
发作与非发作期	完全相同	可有不同	不同	完全不同

续表

鉴别点	房颤伴束支阻滞	房颤伴预激征	房颤伴室内差传	房颤伴室速
QRS 波形态		与预激程度有关	QRS 波起始向量同	
血流动力学影响	较轻	较重	较轻	较重

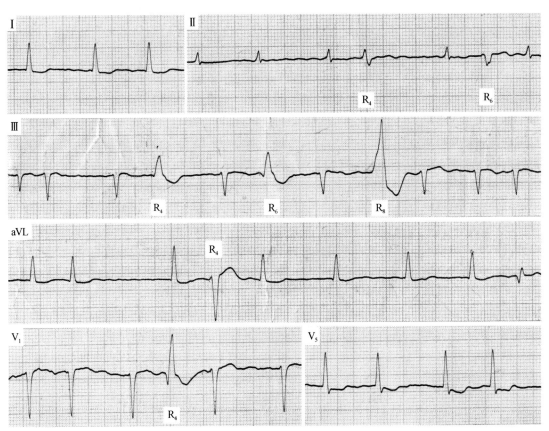

图 7-26　心房颤动伴室内差异传导

正常 P 波消失，代之以极不规则的纤细的颤动波（f 波），f 波不易明视，R-R 间距不等，心室率平均 80 次/分，QRS 波多呈正常形态，部分宽大畸形，呈右束支阻滞型，宽大 QRS 波与其前正常 QRS 波之间的距离（联律间期）不固定，且之前多有长间歇，其后多无明显类代偿间歇，呈长-短周期表现，如 aVL 导联 R_4，其前 $R_2 \sim R_3$ 间距长，其后无类代偿间歇（$R_4 \sim R_5$ 间距短），符合心房颤动伴室内差异传导表现

心电图诊断：心房颤动伴室内差异传导

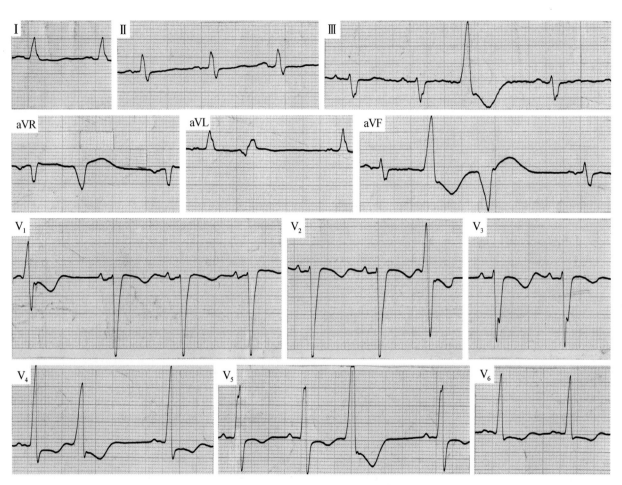

图7-27（A）　频发室性期前收缩

多数导联可见提前出现的宽大畸形的 QRS 波，其前无相关 P 波，部分呈 2 次连发，代偿间歇完全，符合频发室性期前收缩。正常窦性心律时，QRS 时间 0.13s，其 QRS 波于 V_1 导联呈 rS 型，Ⅰ、aVL 导联呈 R 型，符合完全性左束支传导阻滞特点，$V_2 \sim V_6$ 导联 T 波倒置，达 0.2mV

心电图诊断： 完全性左束支传导阻滞，频发室性期前收缩，前壁心肌呈缺血型改变

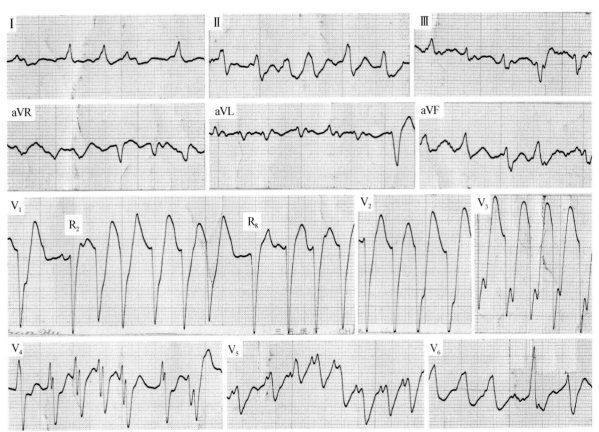

图 7-27（B）　心房颤动伴室内
差异传导呈蝉联现象

[与图 7-27（A）为同一患者] 正常
P 波消失，代之以极不规则的纤细的
颤动波（f 波），R-R 间距绝对不整，
心室率平均 150 次/分，符合心房颤动
特点；QRS 波形态不同，自 V_1 导联可
见 R_2、R_8 呈正常型 [与图 7-27（A）
比较可看出]，余 QRS 波更宽大，其宽
大 QRS 波与图 7-27（A）室性期前收
缩比较形态不同，有长-短规律，故非
室性心动过速，而为室内差异传导；室
内差异传导连续出现（$R_3 \sim R_7$），呈蝉
联现象。由于原已存在完全性左束支传
导阻滞，故室内差异传导仍呈左束支阻
滞型，其 QRS 波更宽

**心电图诊断：快速心房颤动伴室内差
异传导呈蝉联现象，完全性左束支
阻滞**

患者男，76 岁，阵发心悸 1 年，加重
伴意识丧失 0.5 小时。临床诊断：冠
心病，阵发性快速心房颤动伴心源性
休克及昏迷（与心率过快、脑动脉硬
化有关）；紧急电复律后意识渐转清

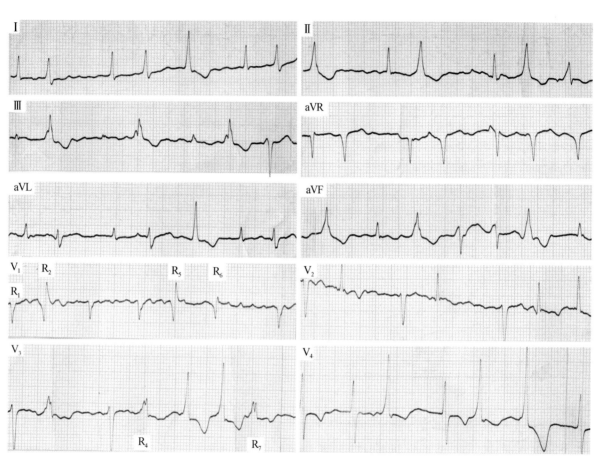

图 7-28　心房颤动伴室内差异传导（部分呈蝉联现象）

正常 P 波消失，代之以极不规则的颤动波（f 波），f 波频率平均 460 次/分，心室律极不规整，平均 120 次/分；同导联 QRS 波形态不同，以 V_1 导联为例，R_2、R_5、R_6 呈右束支传导阻滞型，有长-短规律表现，为心房颤动伴室内差异传导，于 V_3 导联可见室内差异传导连续出现（R_4~R_7），呈蝉联现象

心电图诊断：心房颤动伴室内差异传导（部分呈蝉联现象）

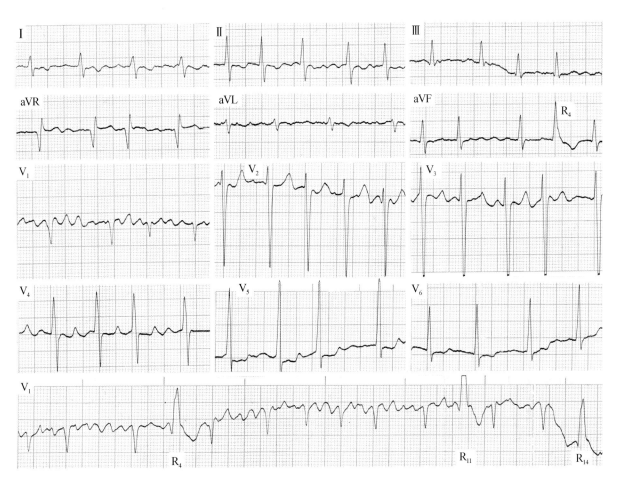

图7-29　心房颤动伴室内差异传导

正常 P 波消失，代之以极不规则的颤动波（f 波），f 波较粗大，QRS 波多呈正常形态，心室律绝对不整，平均心室率 110 次/分，T 波多不易明视，符合心房颤动特点。aVF 导联 R$_4$ 及第 5 行 V$_1$ 导联 R$_4$、R$_{11}$、R$_{14}$ 宽大畸形，呈右束支阻滞型，其前 R-R 间距长，其后无类代偿间歇，有长-短规律，符合心房颤动伴室内差异传导特点

心电图诊断：心房颤动伴室内差异传导

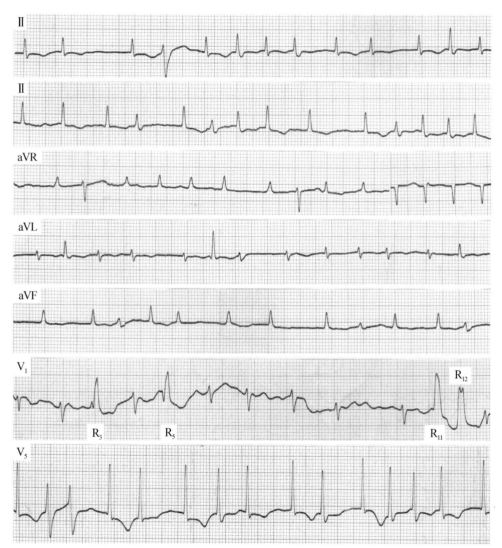

图 7-30　心房颤动伴室内差异传导

正常 P 波消失，代之以极不规则的 f 波（V_1 导联较明显），R-R 间距绝对不整，间断出现长 R-R 间距后 QRS 波形态宽大畸形（长-短规律），以 V_1 导联为例：R_3、R_5、R_{11}、R_{12} 为室内差异传导，R_3 之前的 $R_1 \sim R_2$，R_{11} 之前的 $R_9 \sim R_{10}$ 均为较长周期，QRS 波呈右束支阻滞型（V_1 导联呈 rsR' 或 R 型），其后多无明显类代偿间歇，符合心房颤动伴室内差异传导特点

心电图诊断：心房颤动伴室内差异传导

第7章　心房扑动与心房颤动

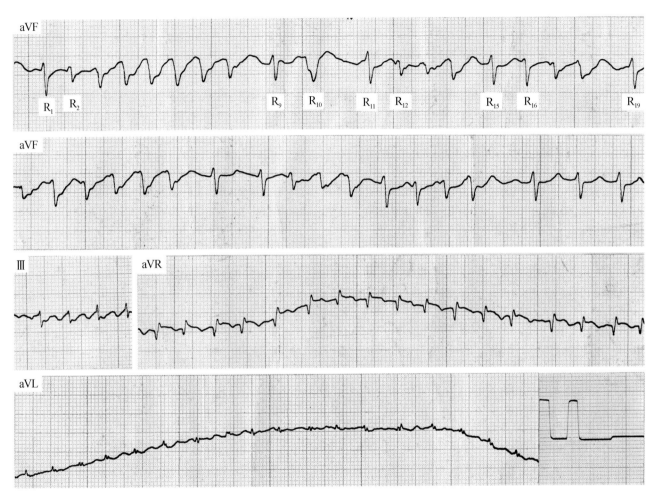

图7-31　心房颤动伴室内差异传导呈蝉联现象

正常 P 波消失，代之以极纤细的颤动波（不易明视），R-R 间距绝对不整；QRS 波形态：aVF 导联 R_1、R_9、R_{11}、R_{15}、R_{19} 为正常形态，余 QRS 波均宽大畸形，R_2、R_{10}、R_{12}、R_{16} 之前均有长-短规律，故为室内差异传导；其连续发生，呈蝉联现象（如 $R_2 \sim R_8$）

心电图诊断：心房颤动伴室内差异传导呈蝉联现象

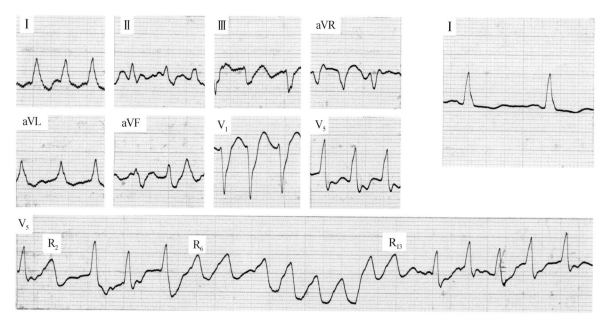

图 7-32　心房颤动合并短阵室速

窦性 P 波消失，代之以极不规则的颤动波（f 波），R-R 间距不等，QRS 波呈正常形态。长 V_5 导联显示：$R_6 \sim R_{13}$ 宽大畸形，呈单相形，频率 180 次／分，为短阵室速，与 R_2（室性期前收缩）形态相同，联律间期相等，其后有代偿间期

心电图诊断：心房颤动合并短阵室速

患者男，71 岁，冠心病，室性期前收缩 10 余年，此次快速心律失常反复发作 4 小时，伴心源性晕厥，经同步直流电复律转复为窦性心律（左上角 I 导联）。病情稳定后出院，半年后院外猝死

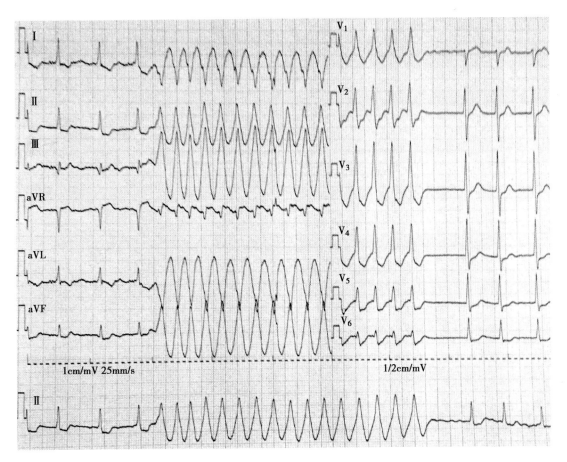

图 7-33（A）　心房颤动合并阵发性室速

窦性 P 波消失，代之以极不规则的颤动波（f 波），肢体导联第 1~3 个及胸前导联第 5~8 个 QRS 波呈室上性，其 R-R 间距绝对不等，故基本心率为心房颤动，其余 QRS 波均宽大畸形，R-R 间距基本规整，QRS 时间 0.15s；V₁ 导联主波向上，类似右束支阻滞型，但 V₆ 导联 R/S 比值<1，以上各点均支持室速，持续时间 4.6s，终止后可见类代偿间歇（见长时间描记的 II 导联）；异位灶可能位于左室流出道

心电图诊断：心房颤动合并阵发性室速

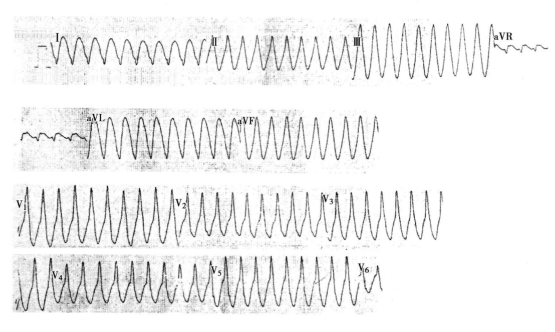

图 7-33（B）　心房颤动合并阵发性室速

［与图 7-33（A）为同一患者］为室速发作时描记，各导联 QRS 波均宽大畸形，R-R 间距基本规整，QRS 时间 0.15s，心室率 187 次/分，图形近似于心室扑动

心电图诊断：心房颤动合并阵发性室速

患者男，70 岁，心房颤动 4 年，反复晕厥 2 年，每年发作 1~2 次，再发 2 天，当地医院心电图显示室速，继之晕厥（心室颤动？），紧急除颤转复；冠脉造影显示：前降支狭窄 60%。临床诊断：冠心病（前降支狭窄 60%），永久性心房颤动，阵发性室速伴心源性晕厥。患者由于家庭原因，暂未进一步治疗，病情稳定后出院，院外坚持用美托洛尔缓释片等治疗

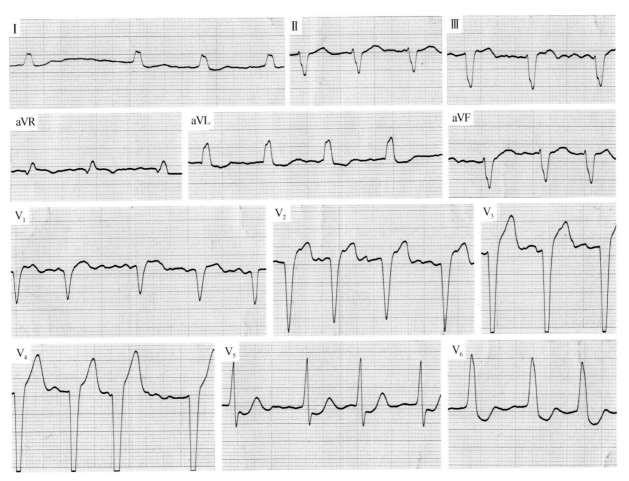

图 7-34　心房颤动合并完全性左束支传导阻滞

正常 P 波消失，代之以极不规则的颤动波（f 波），R-R 间距绝对不整，平均心室率 90 次/分。I 、aVL、V₆ 导联呈 R 型，V₁ 导联呈 QS 型，QRS 时间 0.14s，符合完全性左束支传导阻滞（CLBBB）特点

心电图诊断： 心房颤动合并完全性左束支传导阻滞

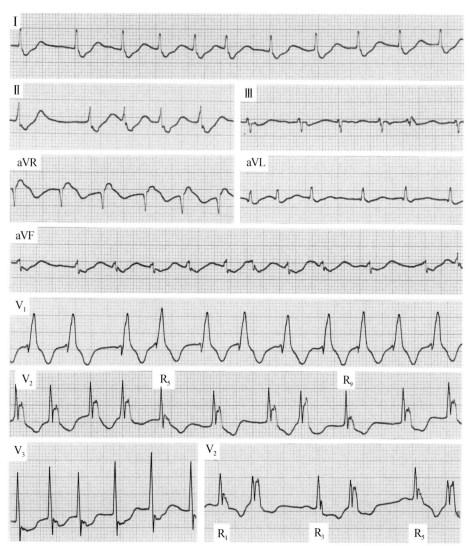

图7-35（A）　持续右束支传导阻滞，心房颤动伴室内差异传导呈蝉联现象

（除第7行 V$_2$ 导联外）正常 P 波消失，心房颤动波极纤细，不易明视，自 R-R 间距绝对不等可以判定为心房颤动。QRS 波呈右束支阻滞型，心室率平均 130 次/分，符合心房颤动特点。第7行 V$_2$ 导联 R$_1$、R$_3$、R$_5$ 为窦性心搏，其前均可见窦性 P 波，其形态与第6行 V$_2$ 导联 R$_5$、R$_9$ 相同，故判断第6行 V$_2$ 导联 R$_5$、R$_9$ 为正常 QRS 波，其余 QRS 波虽无长-短规律，但结合 QRS 波呈右束支阻滞型、心率快等特点判断为室内差异传导。第7行 R$_2$、R$_4$、R$_6$ 为房性期前收缩伴室内差异传导，虽呈二联律形式，但其形态与第6行 R$_1$～R$_4$ 类似，且 R$_1$、R$_3$、R$_5$ 之 T 波倒置较轻，故判断其中重叠有房性 P 波。频频室内差异传导连续发生，呈蝉联现象

心电图诊断：持续右束支传导阻滞，阵发性心房颤动伴室内差异传导呈蝉联现象

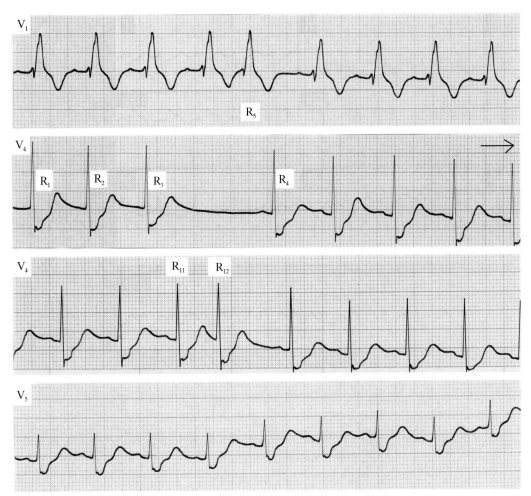

图 7-35 （B）　持续右束支传导阻滞，
短阵阵发性心房颤动

[接图 7-35 （A）] V_1 导联 R_5 为房性期前收缩，其期前收缩 P 波落于其前 T 波内，致 T 波倒置较轻，代偿间歇完全。第 2~3 行（V_4 为连续描记）R_4~R_{11} 之前均有 P 波，P 波形态无明显差异，心率 94 次/分，为窦性心动过速。R_1~R_3 之前未见明显 P 波，QRS 波形态正常，心率与窦性相似，R-R 间距略不等，考虑为阵发性心房颤动 [结合图 7-35 （A）]，R_3~R_4 为较长代偿间歇（R_3 之后 T 波与其他相同，故不支持房性 P 波未下传）。其余 QRS 波均为窦性，QRS 时间 0.16s，V_1 呈 rsR' 型，V_5 导联可见宽 S 波，符合右束支传导阻滞特点

心电图诊断：窦性心动过速伴右束支传导阻滞，偶发房性期前收缩，短阵阵发性心房颤动

患者男，57 岁，阵发性心悸 3 年。临床诊断：冠心病，完全性右束支传导阻滞，阵发性心房颤动

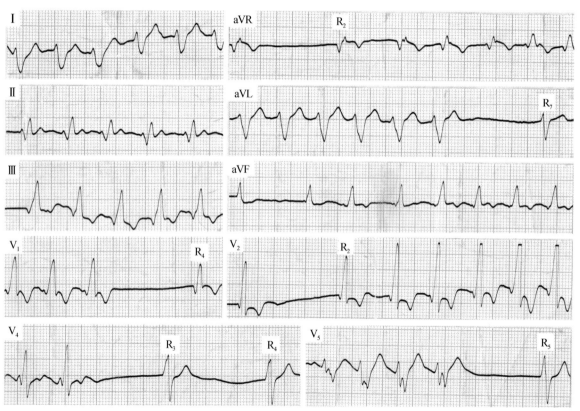

图 7-36　短阵阵发性心房颤动

多数导联可见短阵发作的快速心律失常，其 R-R 间距绝对不等，P 波不能明视，符合心房颤动特点；非发作期仅间停 1.2s，之后或心房颤动复发，如 aVR 导联 R_2 及 aVL 导联 R_7，其 QRS 波形态呈室上性，于 V_1 导联呈 rsR's'，QRS 时间 0.16s，符合室内传导阻滞特点；或心室自身 QRS 波出现，如 V_1 导联 R_4，V_2 导联 R_2，V_4 导联 R_3、R_4 及 V_5 导联 R_5，其 QRS 波形态与同导联室上性下传者不同，心室率 40 次/分，为室性逸搏。由于心房颤动发作持续时间极短，其 f 波极小，易误诊为阵发性室速，但自 V_4、V_5 导联清楚显示的心室逸搏可看出，该患者并非阵发性室速

心电图诊断：短阵阵发性心房颤动伴室内传导阻滞，心室逸搏

患者女，54 岁。临床诊断：狼疮性心肌病，心力衰竭

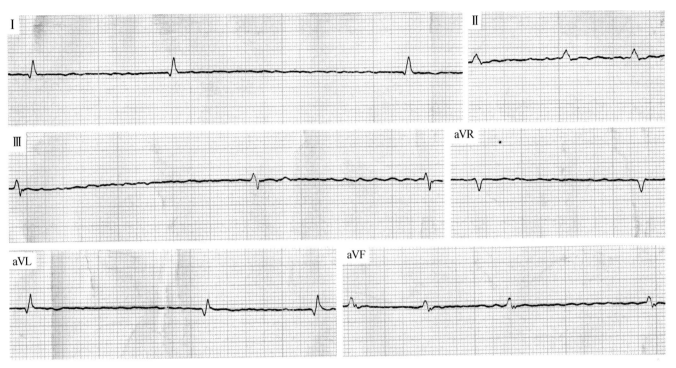

图 7-37（A）　心房颤动伴不完全房室传导阻滞

窦性 P 波消失，代之以极不规则的颤动波（f 波），f 波频率平均 375 次/分，R-R 间距不等，QRS 波呈室上性，符合心房颤动特点。于 $V_1 \sim V_4$ 导联均呈 rS 型，r 波极小，Ⅰ、aVL 导联可见病理 Q 波，符合陈旧性前间壁、心尖部、高侧壁心肌梗死改变。各导联均可见频频长间歇，R-R 间距最长达 2600ms（Ⅲ导联 $R_1 \sim R_4$ 间距），心室率平均 48 次/分，支持心房颤动合并不完全性房室传导阻滞

心电图诊断：陈旧性前间壁、心尖部、高侧壁心肌梗死，心房颤动合并不完全性房室传导阻滞

患者女，58 岁，劳累后心悸、气短 1 年。临床诊断：缺血性心肌病，陈旧性心肌梗死，病窦综合征（慢-快型），心力衰竭Ⅲ度。病史中近期未用洋地黄，住院后仅用硝普钠+硝酸甘油改善心功能，后行起搏治疗。1 年后心脏明显缩小，心功能好转

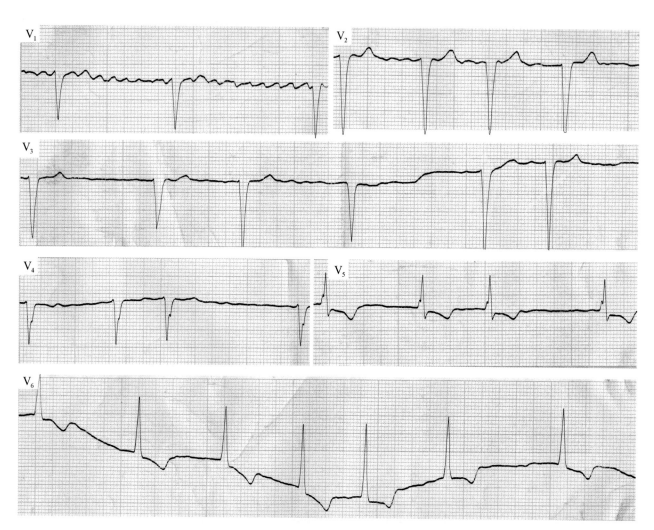

图 7-37 （B） 心房颤动伴不完全性房室传导阻滞

[接图 7-37 （A）]

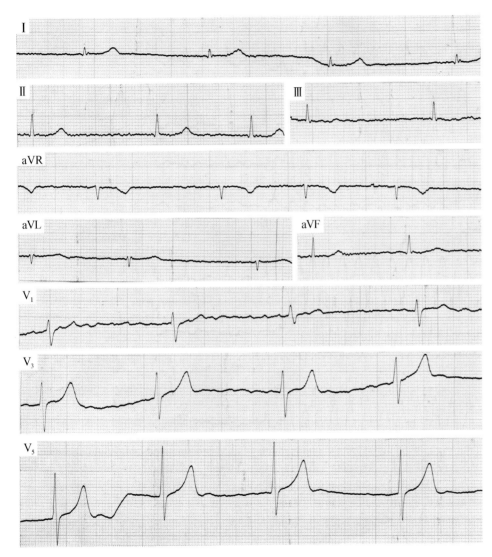

图 7-38　心房颤动合并不完全性房室传导阻滞

正常 P 波消失，代之以极不规则的颤动波（f 波），R-R 间距不完全相等（1.25～1.64s），心室率 37～50 次/分，QRS 波形态正常。由于频频出现长间歇，心室率缓慢，符合心房颤动合并不完全性房室传导阻滞特点

心电图诊断： 心房颤动合并不完全性房室传导阻滞

患者女，82 岁，近 1 个月来未服用洋地黄类强心剂及其他抗心律失常药物。临床诊断：冠心病，心律失常——病窦综合征（双结病变），心房颤动

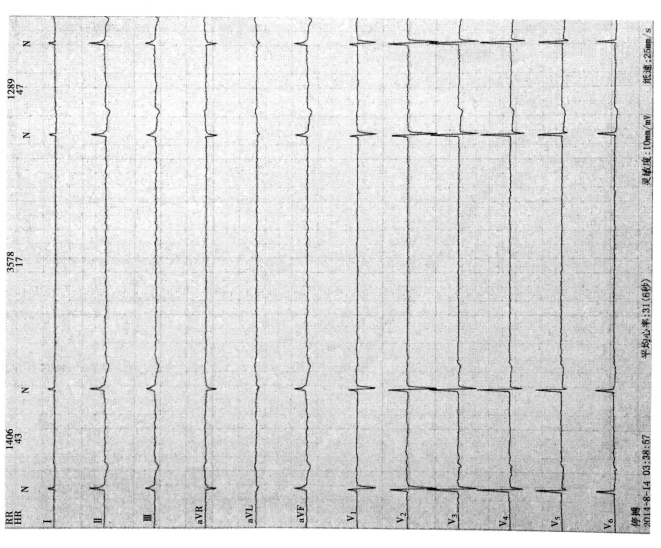

图 7-39　心房颤动合并不完全性房室传导阻滞

正常 P 波消失，R－R 间距绝对不等，R_2－R_3 达 3.58s，平均心室率 31 次/分，QRS 波形态正常，故符合心房颤动合并不完全性房室传导阻滞特点，其颤动波（f 波）极小（结合临床：由于冠脉病变严重，心房肌纤维化，致 f 波极小，房室结传导功能亦差，频频出现长间歇，心室率缓慢）

心电图诊断：永久性心房颤动合并不完全性房室传导阻滞

患者男，72 岁，冠脉内支架（5 枚）术后 6 年，心房颤动 8 年，近 1 个月来未服用洋地黄类及其他抗心律失常药物。临床诊断：冠心病，PCI 术后，心律失常——永久性心房颤动（考患双结病变）

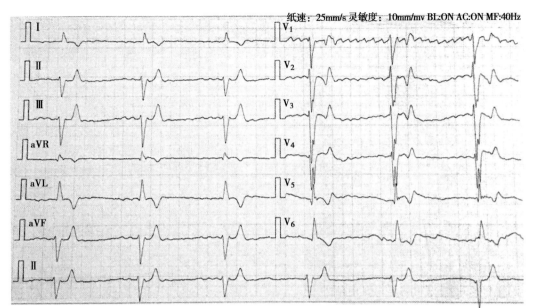

纸速：25mm/s 灵敏度：10mm/mv BL:ON AC:ON MF:40Hz

图 7-40 心房颤动伴完全性房室传导阻滞

正常 P 波消失，代之以极不规则的颤动波（f 波），f 波频率 353 次/分，R-R 间距绝对相等，心室率 35 次/分，QRS 波宽大，QRS 时间 0.16s，符合心房颤动伴完全性房室传导阻滞，室性逸搏（结合临床：由于冠脉病变严重，心房肌纤维化，致 f 波极小，房室结传导功能亦差，频频出现长间歇，心室率缓慢）

心电图诊断： 心房颤动合并不完全性房室传导阻滞

患者男，70 岁，消瘦，身高 169cm，体重 40kg；冠脉搭桥术后 7 年，心房颤动 5 年，长期坚持用地高辛，每日半片。停用地高辛 2 周，心率恢复 90 次/分

临床诊断： 冠心病，CABG 术后，心律失常——永久性心房颤动伴完全性房室传导阻滞（考虑洋地黄中毒）

[临床意义及处理]

1. 临床意义　房颤与房扑无论在病因、发病机制、临床意义及处理等各方面均密切相关。绝大多数由器质性心脏病引起，如二尖瓣狭窄、冠心病、甲亢性心脏病、肺源性心脏病、心肌炎、心肌病、缩窄性心包炎、病窦综合征、预激综合征等，亦见于无明显病因可查的健康人，常为中年男性，心室率 90 次/分左右，预后良好，称为特发性房颤。房颤发生率是房扑的 10~20 倍。其发作可呈阵发性，持续数分钟、数小时或数天（7 天之内），可自行终止，称为阵发性房颤；持续时间超过 7 天，需要治疗方可转复，称为持续性房颤；持续时间长久，曾

经用药物或电复律转复但均不能转复者，称为永久性房颤。

2. 处理　包括心室率控制、抗凝治疗、心律转复及根治。

（1）心室率控制：房扑和房颤常伴快速心室率，久之易诱发心力衰竭，故需要控制心室率。洋地黄加 β 受体阻滞剂是控制心率的主要药物，如果快速心室率合并血流动力学障碍，或为器质性心脏病所致，急性发作可首选毛花苷丙，通过反射性迷走神经兴奋，使房室传导减慢；继之地高辛加 β 受体阻滞剂；若 β 受体阻滞剂有禁忌，亦可加用钙离子拮抗剂，如维拉帕米或地尔硫䓬，控制心室率 80 次/分左右。

（2）抗凝治疗：长期房扑、房颤患者，特别是有左室功能

不全或二尖瓣疾病者，其栓塞发生率较高，需用华法林长期抗凝，尤其对房颤患者。华法林应用过程中，需定期监测，控制INR于2.0~3.0，以防出血风险。目前还有阿哌沙班、利发沙班和达吡加群等新型的抗凝药，不需要检测，但因价格昂贵，临床尚难以推广。

（3）房扑、房颤的转复：①适应证：如果房扑、房颤时间在1年以内，心脏无明显扩大（心胸比<55%，左房<50mm），原发病已得到纠正（如甲亢已控制，二尖瓣狭窄已解除），无其他合并症等，可给予心律转复。②药物选择：洋地黄类既可减慢心室率，又可使部分患者转复，尤适用于合并心功能不全者。首选毛花苷丙0.4mg，缓慢静脉注射，必要时可重复应用0.2mg；一旦转复，改用地高辛（digoxin），0.125~0.25mg/d，维持一段时间，以防复发。若合并预激综合征，尤其QRS波增宽型（旁道下传）者，则禁忌洋地黄。Ⅲ类抗心律失常药物主要是阻滞钾离子通道并延长复极时间，从而阻断折返，在临床上应用较多，如胺碘酮、依布利特、索他洛尔等，这些药物既可终止房扑、房颤的发作，也可预防复发。如果用药7~14天未能转复，可行电复律。③电复律（cardioversion）：电复律是转复房扑、房颤疗效最好的一种方法，对于房扑转复成功率几乎达100%，且需电能量小，50~70J即可转复；对房颤转复成功率达95%左右，电能量需150~200J。一次未成功，必要时相同或稍高能量再重复1~2次。一旦转复，继续药物维持。④规范抗凝治疗：房颤时间<48小时，可直接复律，否则华法林应"前3后4"（转复之前应用至少3周，之后4周）。

[附]　心房颤动的射频消融术及冷冻球囊导管消融术

目前研究显示，房颤的触发因素，是与心房相连的肺静脉

上的"心肌袖"发放快速激动，其持续与心房自身重构也有关。采用导管电极在环肺静脉口消融，形成肺静脉与心房的"电隔离"，或加上在心房内的某些线形消融，可达根治房颤目的。环肺静脉电隔离术+碎裂电位消融是目前常用术式。房颤消融术根据消融能源不同，分为两类。

1. 房颤射频消融术（图7-41）　在三维标测系统指导下进行消融。临床上使用较多的是三维电解剖标测系统（CARTO）和三维非接触标测系统（EnSite 3000）。用Lasso环形标测导管对4根肺静脉标测，同时进行电隔离，消融靶点在冠状静脉窦远端，或窦性心律起搏时，对振幅最高的肺静脉电位，依次放电，使肺静脉电位和左心房的A波间期延长，电位振幅逐渐消失，然后再反复调整电极，直至未显示"肌袖"，表明肺静脉隔离成功。亦可用Carto三维标测环肺静脉前庭隔离：重建左心房三维图，对左右肺静脉口行肺静脉线性消融；对未达肺静脉电隔离者，根据标测导管记录的肺静脉电位或心房波激动顺序，对缝隙（GAP）初步定位，然后在原消融径线上寻找提前的碎裂电位并补充消融，直至肺静脉完全电隔离。待两侧肺静脉电隔离后，反复调整电极，以达消融治疗终点：房颤转为房扑，间断出现窦性心律，表明成功隔离肺静脉。

2. 房颤冷冻球囊导管消融术　冷冻消融是继射频消融之后一种新的治疗技术。①原理：通过液态制冷剂的吸热蒸发（冷冻剂为压缩的N_2O），带走组织热量，使得目标消融部位温度降低，异常电生理的细胞组织遭到破坏，阻止异常电信号传递，达到治疗目的；②方法：患者处于深睡状态，采用直径28mm冷冻消融球囊导管，对患者的四根肺静脉进行1至3次长达5分钟的消融，最低温度在-40~-56℃之间。和传统射频消融

相比，冷冻消融具有标测和消融的双重功能，即在微低温时造成可逆性损伤，可以试探性消融靶点，安全地进行标测；且消融头端与组织牢固相接，避免随心跳及呼吸移动而对房室结及希氏束损伤，使其在靠近正常传导途径的消融中显得更安全有效。冷冻消融更易于操作，缩短了手术时间，有效性高，能减少血栓及肺静脉狭窄等严重并发症。

3. 术后处理　术后给予低分子肝素 5000u，每 12 小时 1 次，共 3 日，华法林抗凝达标，同时给予胺碘酮维持，共 3 个月。

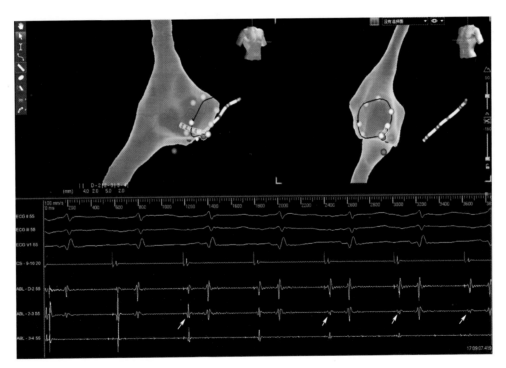

图 7-41　阵发性心房颤动消融后局部电位明显减小

左肺静脉消融过程中，消融电极（ABL）显示，其 A 波振幅逐渐减小，第 5 ~ 7 次搏动极小（箭头所指示），为消融有效表现

第8章 室性心律失常

异位起搏点来自心室的心律失常称为室性心律失常，包括室性心动过速，心室扑动及颤动，以及缓慢的室性逸搏心律。

一、室性心动过速

连续3次以上或3次以上的室性期前收缩称为室性心动过速（ventricular tachycardia，VT），简称室速。

[心电图特点]　（图8-1～图8-43）

1. QRS波宽大畸形，QRS时间≥0.12s，R-R间距基本规则（相差＜40ms）。

2. 可见房室分离现象（图8-12，图8-15，图8-29，图8-31）。这是因为室性心动过速发作时，心脏内有2个节律点分别控制心房和心室活动，窦房结控制心房活动，产生P波，其频率慢，心室内异位节律点控制心室活动，产生QRS波，频率快，当窦性激动下传，恰遇房室交界区（或心室）正处于前一激动不应期时，此激动被干扰而中断，同时心室激动亦因交界区的生理性逆行阻滞而不能逆传心房，出现P波与QRS波无关的"房室分离"现象，此虽然也可见于交界性心动过速，但较室速少见得多，故房室分离是诊断室速的重要证据，但常因心率过快，不易发现。少数情况下，可呈1:1室房传导（图8-4）。

3. 可见心室夺获及室性融合波（图8-12，图8-15，图8-31）。二者是诊断室性心动过速最重要的证据。因为当窦性激动下传，恰遇房室交界区（或心室）处于非不应期时，激动下传，此时P波后有一相关QRS波，此称为"心室夺获"，它具有以下特点：①夺获搏动是提前出现的，即较按时出现的室性搏动更早出现；②此一搏动QRS波为室上性，即QRS时间＜0.12s，除非原有束支、室内传导阻滞，或预激综合征；③QRS波前有一相关P波，P-R间期≥0.12s；④若窦性激动下传到心室时心室内异位节律点已经开始激动，此时心室激动由2个节律点共同支配，形成室性融合波：其QRS波形态介于窦性与室性之间，其前有P波，P-R间期较窦性者短。融合波前后心动周期大致相等。此为部分心室夺获。

4. 发作时与发作前后窦性 QRS 波相比较。如果窦性心律时 QRS 波宽大畸形，有时可见偶发或频发室性期前收缩，此室性期前收缩的 QRS 波形态与心动过速发作时相同，支持室性心动过速。若窦性心律时，QRS 波形态呈束支、室内传导阻滞或预激综合征，与发作时 QRS 波形态相同，有助于室上性心动过速的诊断。

5. QRS 波额面电轴落在无人区（第 3 象限，–90° ~ ±180° 之间），即双极肢体导联和 aVF 导联 QRS 波主波均为负向波（图 8-7，图 8-8，图 8-17，图 8-22，图 8-32，图 8-35，图 8-36），支持室速。

6. 类似束支阻滞图形（图 8-5，图 8-16，图 8-19，图 8-20 ~ 图 8-22，图 8-24，图 8-26）。类似左束支阻滞图形，QRS 时间 >160ms，但又不符合真正的左束支阻滞：V_1 导联 R 波增宽（>30ms），S 波前支顿挫或切迹，R-S 间期（R 波起始至 S 波最深处）>60ms，V_5 为 qR 或 QR 型，或 RS 型，支持室速。类似右束支阻滞，QRS 时间 >140ms，但又不符合真正的右束支阻滞：V_1 为单向 R 波，qR 或 Rs 波，或 V_1 表现所谓的"高兔耳征"（第一个 R 波高，第二个 r 波低，形成前高后低的 Rr' 型），V_6 为 R<S，QR 或 QS 波，支持室速。

7. 胸前导联 QRS 波同向性（图 8-7，图 8-9，图 8-10）。V_1 ~ V_6 导联 QRS 主波均为负向或正向波，提示室速可能性极大，但均为正向波，不能排除室上性心动过速（简称室上速）伴旁路前传。

8. Vi/Vt［QRS 波起始（initial）后移 40ms 处电压绝对值为 Vi，QRS 波终点前移 40ms 处电压绝对值为 Vt（terminal）］比值 <1，支持室速，说明起始来自心室肌，传导缓慢。多导联同步描记，选择 QRS 波起点与终点清晰导联。但心室率快时，始点与终点不易确定，且心肌疾病影响 Vi 或 Vt 值，如前间壁心肌梗死，其 Vi 减小，Vt 不变而误为 VT，或心室激动较晚处的心肌瘢痕使 Vt 减小，易将室速误诊为室上速。

9. 根据 aVR 单导联诊断（图 8-2，图 8-3，图 8-8，图 8-9，图 8-21，图 8-25，图 8-30，图 8-37），初始 R 波支持室速，或初始 r（rS）、qR，但 r 或 q 波宽度 >40ms，支持室速，或负向波时，其降支顿挫、切迹，支持室速，或 Vi/Vt <1，支持室速。

10. 所有胸前导联均无 RS 波形，支持 VT；若任一胸前导联 R-S 间期时限 >100ms，支持室速。

11. 心电监测下行刺激迷走神经动作，心动过速无反应，或仅使 P 波频率变慢，显现 VT 的 A-V 分离现象，或食管心电图更清楚显示 P 波。

12. 电张调整性 T 波变化（electrotonic modulation of T wave）（图 8-38）。室速终止后，可有短暂而明显的 T 波倒置，之后倒置的 T 波渐恢复，此称为电张调整性 T 波改变，此 T 波的极性常与室速发作时 QRS 波方向相同，有人称之为"心脏的记忆"（heart memory）现象，多于室速发作时间较长时方能建立，当室速终止一段时间后，T 波由倒置渐转为直立，多发生于下壁和心前导联中。其机制可能由于室速发作时心室除极程序的变化，在电张力上调整了复极程序，引起电张调整性 T 波变化。此种表现为室速发作过后的正常电生理表现，不应误认为心肌缺血。该现象也见于间歇性左束支阻滞、室性期前收缩、右心室起搏等情况，甚至预激综合征射频消融术后。其特点是：临床上无器质性心脏病证据，冠状动脉造影正常，T 波改变极性与心脏激动顺序改变时的 QRS 波群主波方向一致，不经任何处理可自行恢复。

[临床分型]　室性心动过速根据其临床发作特点，有以下几种类型：

1. 单形性室性心动过速（monomorphic ventricular tachycardia）（图8-1～图8-11）可单发、连发，或呈短阵发作（<3分钟），QRS波形态相同，其间有窦性心律相隔，频率110～150次/分。但如果持续时间长于30秒，且出现明显血流动力学障碍时，则为持续性室速。短阵发作可见于无明显器质性心脏病者，但持续时间较长者更多见于各种器质性心脏病，如冠心病、心肌病，以及致心律失常性右室发育不良（arrhythmogenic right ventricular dysplasia）等，其电生理机制可能有折返激动、触发活动、自律性增强等多种因素参与。致心律失常性右室发育不良所引起的室速呈左束支阻滞型，是由于右室心肌萎缩，由脂肪组织替代，局部室壁运动障碍等所致。

第8章　室性心律失常

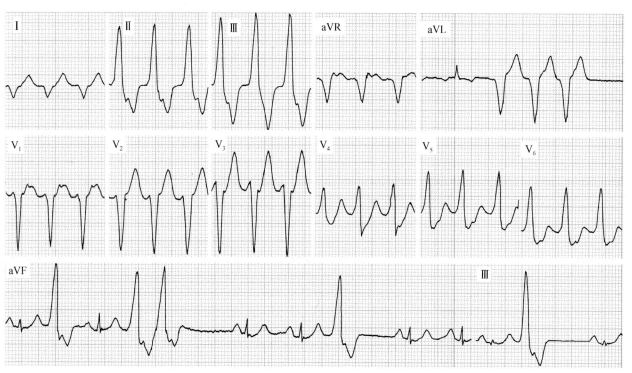

图8-1　单形性室性心动过速

自aVF导联可见提前出现形态较一致的宽大畸形QRS波，其前无相关P波，为频发室性期前收缩。余多数导联均为宽大畸形的QRS波，其后可见逆行P波，于Ⅱ、Ⅲ、aVF导联P波倒置，aVR导联P波直立，心室率150次/分，为单形性阵发性室性心动过速伴室房传导

心电图诊断： 频发室性期前收缩，阵发性室性心动过速伴室房传导

患者男，70岁。临床诊断：冠心病，频发室性期前收缩伴阵发性室性心动过速

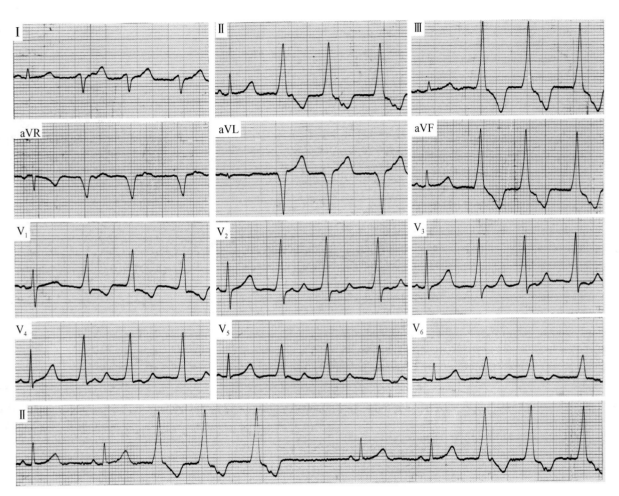

第8章　室性心律失常

图 8-2　短阵单形性室性心动过速

多数导联可见连续 3 次室性搏动，心室率约 100 次/分，律略不等。室性搏动 QRS 波于 $V_1 \sim V_6$ 导联均向上，I、aVL 导联向下，故异位兴奋灶位于左室；虽宽大畸形的 QRS 波起始似顿挫，但其前无 P 波，故非预激波

心电图诊断：短阵非阵发性室性心动过速

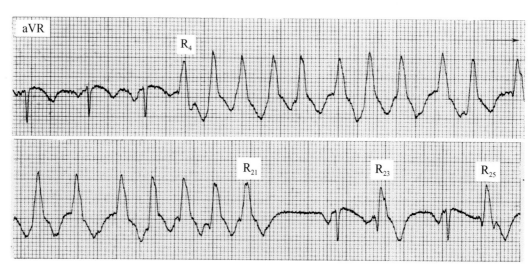

图 8-3　阵发性单形性室性心动过速

R_{23}、R_{25} 为室性期前收缩，$R_4 \sim R_{21}$ 为阵发性室性心动过速，室速时其 QRS 波形态与期前收缩时相同，心室率 176 次/分，节律略不整，代偿间歇完全（$R_3 \sim R_4$ 为 0.36s，$R_{21} \sim R_{22}$ 为 0.84s，二者之和恰等于 2 个窦性周期）

心电图诊断：阵发性单形性室性心动过速

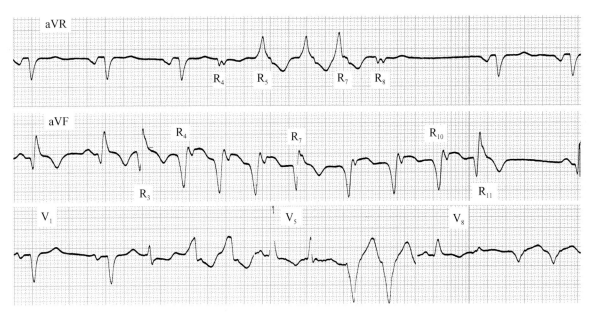

图 8-4　短阵阵发性室性心动过速

aVR 与 aVF 导联均可见连续 3 次或 3 次以上宽大畸形的 QRS 波，其前无相关 P 波，R-R 间距不等，心室率 150 次/分，为短阵阵发性室性心动过速，同导联室速起始与终止的 QRS 形态相同，如 aVR 导联 R_4、R_8，aVF 导联 R_3、R_7、R_{11}，但与室速的 QRS 形态不同，其前无相关 P 波，故可能为交界性期前收缩伴室内差异传导；期前收缩触发心室内异位兴奋灶，形成短阵室速，其 QRS 波之后可见逆行 P 波；于室速终止时，其逆行 P 波经 0.36s 下传心室，形成反复搏动，如 aVR 导联 R_7 与 R_8，aVF 导联 R_6 与 R_7、R_{10} 与 R_{11}（R_7 之后室速未终止）；由于 aVR 导联 R_8 与 R_4 形态相同，R_8 为反复搏动，故支持 R_4 为交界性期前收缩伴室内差异传导。aVF 导联 QRS 波呈 QR 型，ST 段抬高，符合急性下壁心肌梗死

心电图诊断：急性下壁心肌梗死，频发交界性期前收缩伴室内差异传导，短阵阵发性室性心动过速伴室房传导

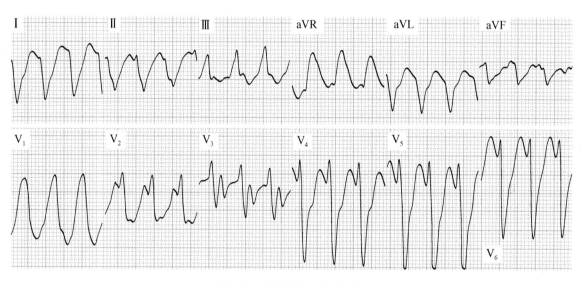

图8-5 阵发性室性心动过速

QRS波宽大畸形，呈右束支阻滞型，但 V_1 为单向 R 波，$V_5 \sim V_6$ 导联呈 rS 型（类似右束支阻滞，而又不符合右束支阻滞特点），QRS 时间 0.19s，节律基本规整，心室率 187 次/分，符合阵发性室性心动过速特点

心电图诊断：阵发性室性心动过速

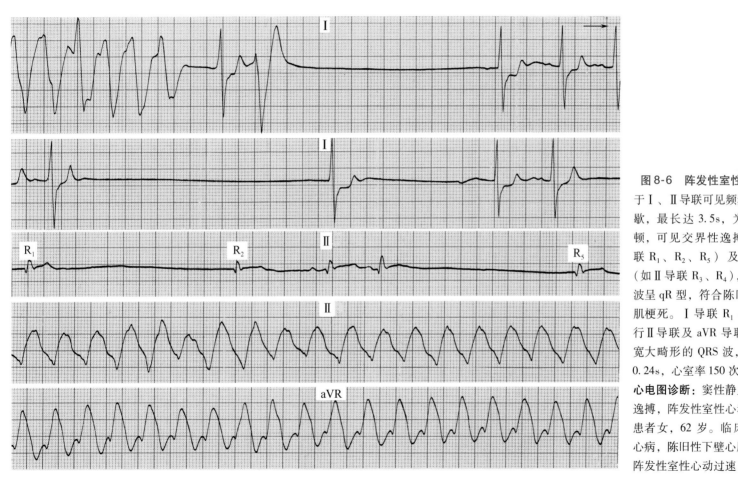

图 8-6 阵发性室性心动过速

于 I、II 导联可见频频出现长间歇，最长达 3.5s，为全心脏停顿，可见交界性逸搏（如 II 导联 R_1、R_2、R_5）及窦性搏动（如 II 导联 R_3、R_4），此时 QRS 波呈 qR 型，符合陈旧性下壁心肌梗死。I 导联 $R_1 \sim R_6$，第 4 行 II 导联及 aVR 导联均可见极宽大畸形的 QRS 波，QRS 时间 0.24s，心室率 150 次/分

心电图诊断：窦性静止，交界性逸搏，阵发性室性心动过速

患者女，62 岁。临床诊断：冠心病，陈旧性下壁心肌梗死合并阵发性室性心动过速

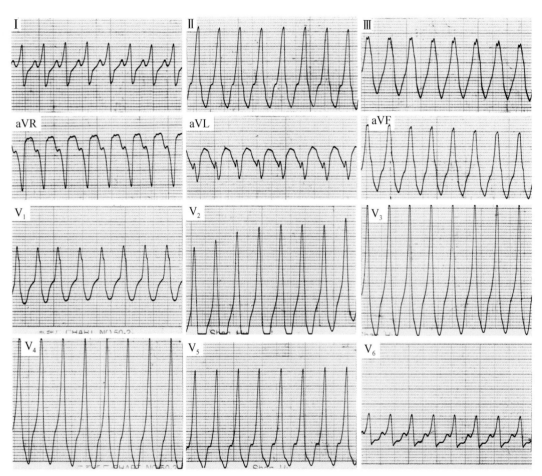

图 8-7（A）　阵发性室性心动过速

QRS 波宽大畸形，形态一致，QRS 时间 0.19s，心室率 200 次/分，节律整齐，心电轴 +90°，aVR 导联似有逆行直立 P 波，不能排除阵发性室上性心动过速。但 V_1 ~ V_6 导联 QRS 波均向上（此为室速特点），V_1 表现为所谓的"高兔耳征"（第一个 R 波高，第二个 r 波低，形成前高后低的 Rr'型），结合图 8-7（B），用药后心率减慢，心动过速仍继续，故支持阵发性室性心动过速

心电图诊断： 阵发性室性心动过速

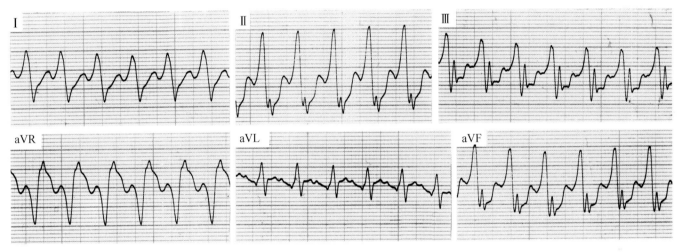

图 8-7（B）　阵发性室性心动过速

［与图 8-7（A）为同一患者］普罗帕酮 70mg 静脉注射后，QRS 波明显加宽，QRS 时间由 0.16s→0.21s，后行直流同步电复律

心电图诊断：阵发性室性心动过速

患者男，23 岁。临床诊断：急性病毒性心肌炎，心律失常，经用糖皮质激素后，心动过速不再复发

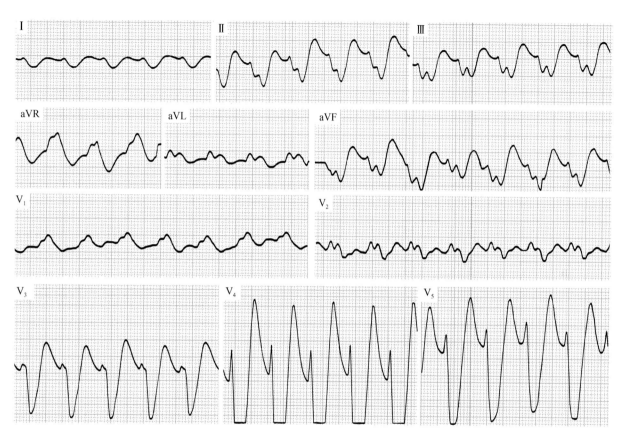

图 8-8　阵发性室性心动过速

Ⅰ、Ⅱ、Ⅲ 导联 QRS 波主波均向下，心电轴 254°，落在无人区，支持室速；aVR 导联 QRS 波主波向上，支持室速；V₁ 导联呈 R 型，V₅ 导联呈 rS 型，支持室速；胸前导联缺乏 RS 型，支持室速；QRS 波极宽，QRS 时间 0.24s，以上多点均支持室速。aVL 导联呈 R 型，Ⅱ、Ⅲ、aVF 导联呈 rS 型，V₁ 导联呈 R 型，V₅ 导联呈 rS 型，故异位兴奋灶可能位于左室间隔部偏下；心室率 125 次/分

心电图诊断：阵发性室性心动过速

患者男，48 岁。临床诊断：酒精性心肌病，心律失常，心力衰竭Ⅲ度

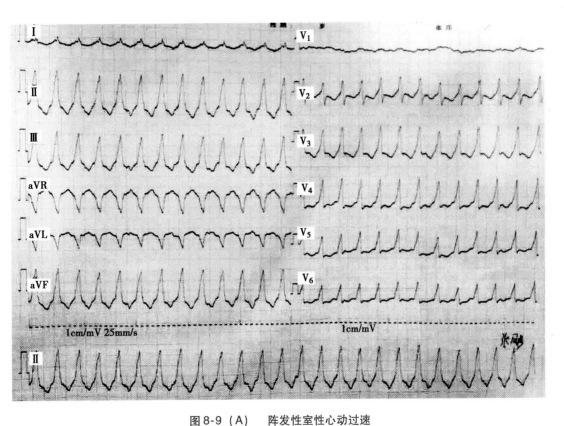

图 8-9 （A） 阵发性室性心动过速

QRS 波加宽，QRS 时间 0.16s，aVR 导联呈 QS 型，其降支顿挫、切迹，Vi/Vt < 1，支持室速

心电图诊断：阵发性室性心动过速

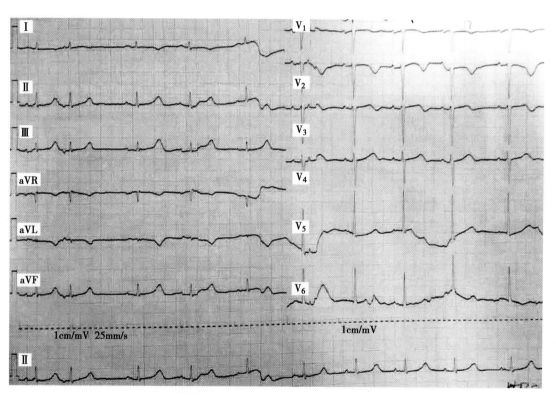

图8-9（B）　阵发性室性心动过速终止后

［与图8-9（A）为同一患者］QRS波形态正常，肢体导联第2个QRS波为房性期前收缩，其前可见相关P波，胸前导联T波低平或轻倒置

心电图诊断：阵发性室性心动过速终止后

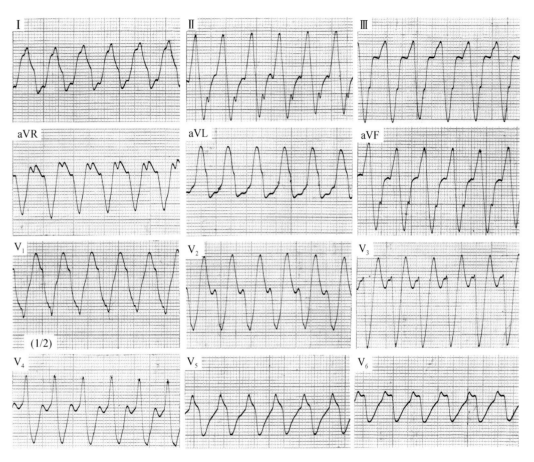

图 8-10（A）　阵发性室性心动过速

QRS 波宽大畸形，QRS 时间 0.22s，$V_1 \sim V_6$ 导联 QRS 波均向下，支持室速特点；R-R 间期整齐，P 波未能明视，心室率 162 次／分，符合阵发性室性心动过速。心电轴 −30°，异位灶位于左后分支处

心电图诊断：阵发性室性心动过速

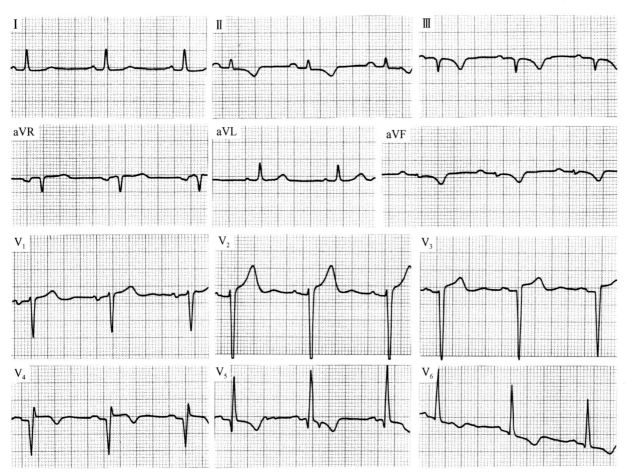

图8-10（B） 陈旧性心肌梗死（室速终止后）

[与图8-10（A）为同一患者] 室速终止后，恢复窦性心律，心率65次/分，QRS波于Ⅲ导联呈QS型，aVF导联呈rs型，V₃～V₄导联呈Qr型；Ⅱ、Ⅲ、aVF导联T波倒置，深达0.3mV，V₃～V₄导联ST段抬高0.05mV，V₄～V₆导联T波倒置，达0.3mV；以上支持陈旧性下壁、局限性前壁心肌梗死，结合病史（3年前心肌梗死），不能排除心尖部室壁瘤可能

心电图诊断： 陈旧性下壁、前壁心肌梗死，心尖部室壁瘤？患者男，69岁。临床诊断：冠心病，陈旧性下壁、前壁心肌梗死，心尖部室壁瘤（经门控心血池显像证实），心律失常，阵发性室性心动过速，心功能Ⅳ级

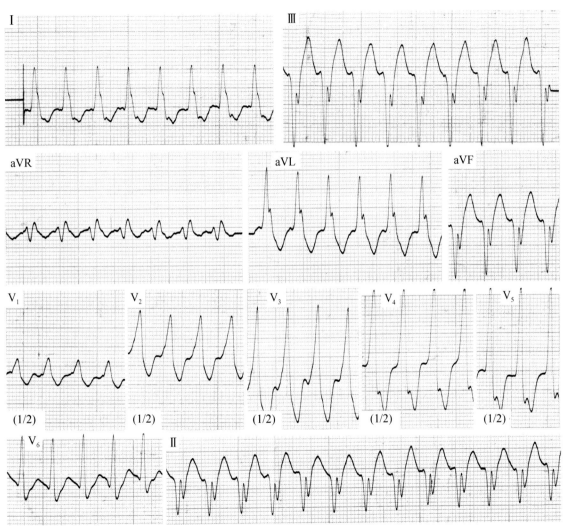

图 8-11　陈旧性下壁心肌梗死
合并阵发性室性心动过速

QRS 波宽大畸形，QRS 时间 0.16s，R-R 间期整齐，P 波未能明视，心室率 176 次/分，胸前导联 QRS 波均向上，支持室速；Ⅱ、Ⅲ、aVF 均向下，Ⅰ、aVL 导联均向上，故异位灶可能位于左室后间隔部，与梗死部位相符合

心电图诊断：陈旧性下壁心肌梗死合并阵发性室性心动过速

患者女，67 岁，阵发心悸 3 小时，1 年前有心肌梗死病史。临床诊断：冠心病，陈旧性下壁心肌梗死，阵发性室性心动过速

2. 多形性室性心动过速（polymorphic ventricular tachycardia）（图8-12）　室速发作时，R-R间距相等，QRS波形态不同。常由于心室内某一兴奋灶兴奋性增强，在折返过程中，其折返途径多变，或触发活动，触发后的除极程序多变所致。

3. 双向性室性心动过速（bidirectional ventricular tachycardia）（图8-13）　当心动过速发作时，心电图表现为2种方向相反的QRS波，二者交替出现，QRS电轴呈交替左偏和右偏。可能由于单源兴奋灶位于左束支附近，交替沿左前或左后分支下传；或单源起搏点在心室内沿2个出口折返，分别位于左前或

左后分支处；亦可由于延迟后除极的触发活动所致，如洋地黄中毒、乌头碱中毒、低钾血症等。近年来，由于洋地黄用量控制较好，此类型心动过速临床极少见。

4. 并行心律性室性心动过速（parasystolic ventricular tachycardia）（图8-14，图8-15）　心室内固定起搏点发放冲动，与窦性起搏点并存，该异位起搏点具有传入阻滞及传出阻滞，故不受窦性节律干扰，心室异位搏动之间有最大公约数或最小公倍数。心动过速呈短阵发作，室性搏动之间有窦性搏动。

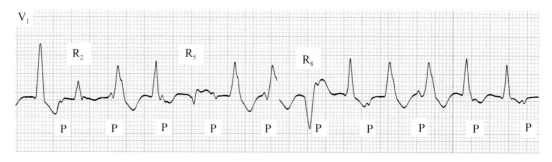

图8-12　多形性室性心动过速

QRS波形态多变，R-R间距基本相等，心室率平均140次/分，心房率107次/分，呈房室分离现象；R_8为心室夺获，其P-R间期0.42s，QRS波形态正常；R_2、R_5为室性融合波，其P-R间期分别为0.16s及0.34s，QRS波形态介于室性与窦性之间

心电图诊断：多形性室性心动过速

患者男，38岁，以阵发性心悸5天为主诉入院，心肌酶轻度升高；住院后经用地塞米松及抗心律失常药物，室速消失。临床诊断：急性病毒性心肌炎，心律失常，多形性室性心动过速

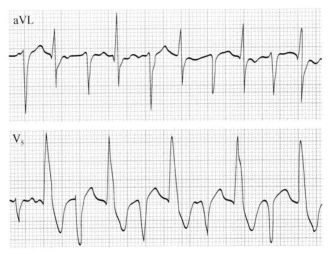

图8-13　双向性室性心动过速

QRS波形态有2种类型，其方向相反，交替出现，R-R间距基本相等，心室率平均158次/分

心电图诊断：双向性室性心动过速

患者女，57岁，患风湿性心脏病30余年，坚持服用地高辛20余年，近半月来腹泻。临床诊断：风湿性心脏病，洋地黄中毒。住院后经补充钾盐、镁盐，静脉注射利多卡因等治疗，室速消失

第8章　室性心律失常

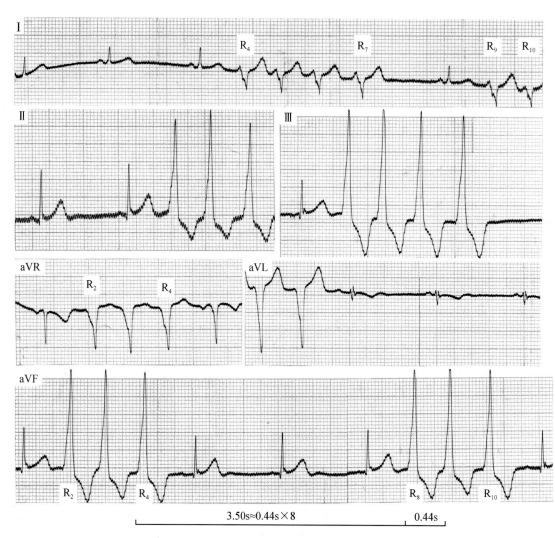

图 8-14（A）　并行心律性室性心动过速

［见图 8-14（B）］

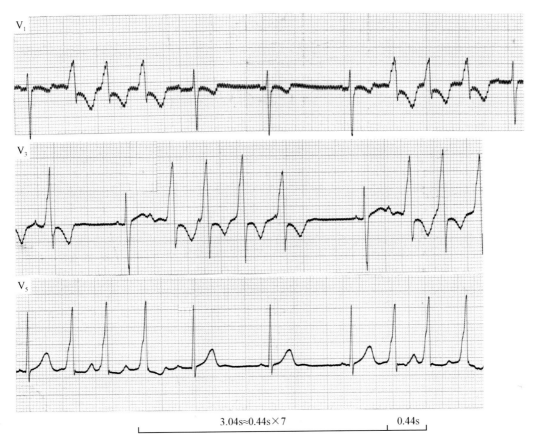

图 8-14（B）　并行心律性室性心动过速

各导联均可见提前出现连续 3 次以上的宽大畸形 QRS 波，其前无相关 P 波，短阵发作，联律间期较固定，但代偿间歇不固定，心室率 136 次/分，节律略不整，心室搏动之间有窦性搏动，但心室异位搏动之间有最大公约数（0.44s），符合并行心律特点

心电图诊断： 并行心律性室性心动过速

患者男，14 岁。临床诊断：病毒性心肌炎后遗症，心律失常

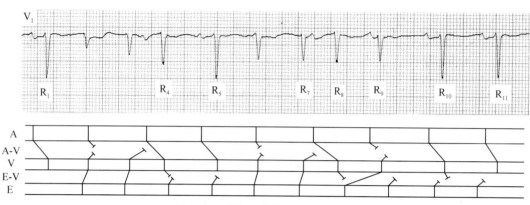

图 8-15　并行心律性室性心动过速

室性心律与窦性心律交叉出现：P-P 间距 0.68s，窦性心率 88 次/分；R_1、R_5、R_{10}、R_{11} 之前均可见相关 P 波，P-R 间期 0.16s，QRS 波形态正常，为窦性心律；R_4、R_8 亦为窦性下传 QRS 波，其前可见相关 P 波，QRS 波形态与窦性不同（伴室内差异传导），P-R 间期分别为 0.22s 及 0.30s，此为房室交界区干扰现象；室性最短 R-R 间距为 0.52s（$R_7 \sim R_8$），长 R-R 间距为短 R-R 间距的整倍数，如 $R_2 \sim R_7$ 间距为 2.60s = 0.52s×5，$R_2 \sim R_9$ 间距为 3.60s≈0.52s×7；自梯形图可见，异位心律频率 109 次/分，较窦性心律略快，二者各有其自身规律，符合并行心律性室性心动过速。其室性 QRS 时间 < 0.12s，故异位兴奋灶可能位于 His 束分叉以上

心电图诊断： 并行心律性室性心动过速

患者男，31 岁。临床诊断：病毒性心肌炎后遗症，心律失常：并行心律性室性心动过速

　　5. 特发性室性心动过速（idiopathic ventricular tachycardia）（图 8-16 ~ 图 8-38）　　传统认为，阵发性室上速常见于无器质性心脏病者，血流动力学影响不明显，而阵发性室速绝大多数发生于有严重心肌损害者，血流动力学影响明显，易发展为心室颤动，预后差。然而，随着心电监护及动态心电图问世，发现临床上有一部分室速患者，尤其是呈短阵发作者，其临床上并无明确器质性心脏病证据，用现有的各种检查方法，甚至冠脉造影、左右心室造影（排除致心律失常性右室发育不良）、

心肌活检等均无异常发现，临床预后良好，猝死发生率极低，这类从心脏解剖和功能上看来均属正常的室速，称为特发性室速。其发作可呈短阵性，亦可呈持续性。根据 QRS 波形态不同分为 2 种类型：①左束支阻滞型：常伴额面电轴向下（无电轴偏移），异位节律点位于右室流出道；若 Ⅱ 导联 QRS 波呈负向波，或低小顿挫波，V_4 导联 R/S 比值 <1，位于右室流出道间隔部，若 Ⅱ 导联 QRS 波呈正向波，V_4 导联 R/S 比值 >1，则位于右室流出道游离壁。少数位于右室流入道时伴电轴左偏。该

型室速又称为右室特发性室速，其电生理特点为运动或异丙肾上腺素可诱发，心房或心室期前刺激不易诱发，可能与延迟后除极的触发活动有关。②右束支阻滞型：常伴电轴左偏，此类

室速又称为分支型室速，多起源于左后分支的浦肯野纤维；偶有电轴右偏，其异位节律起源于左前分支。其发生机制可能与 cAMP 介导的触发活动有关，亦有认为是折返机制。

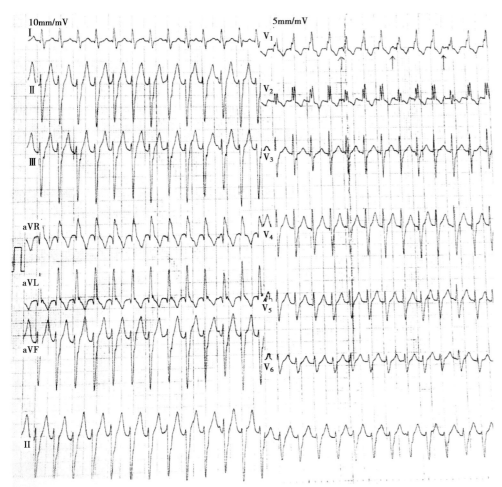

图 8-16（A）　特发性室性心动过速
类似右束支阻滞型，但又不符合真正的右束支阻滞：V₁ 为 qR 波，R 波表现为所谓的"低兔耳征"（第一个 r 波低，第二个 R 波高，形成前低后高的 rR'型），V₆ 为 R＜S，QRS 时间 130ms，支持室速；V₁ 导联可见房室分离现象（箭头所指为 P 波），支持室速；I 导联 QRS 波主波向上，Ⅲ 导联 QRS 波主波向下，心电轴 -82°，故异位兴奋灶可能位于左室流出道（左后分支处）；心室率 187 次/分，符合特发性室速
心电图诊断：特发性室性心动过速（左后分型室速）

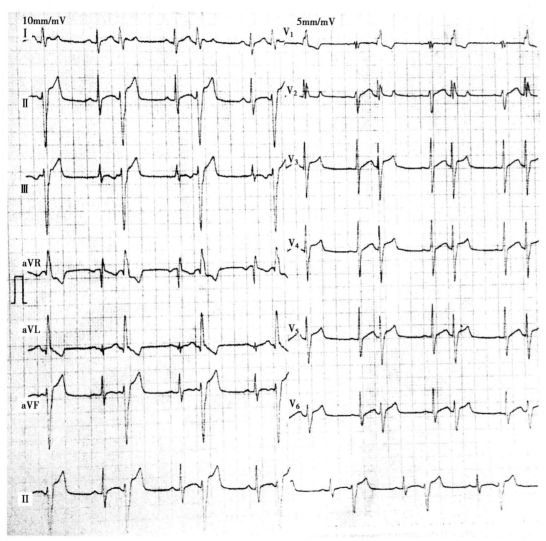

图 8-16（B）　特发性室性心动过速

［与图 8-16（A）为同一患者］室速终止后心电图，各导联均可见频发室性期前收缩，呈二联律，其室性期前收缩形态与室速发作时一致，故亦为室速的支持点；窦性 QRS 波无异常

心电图诊断：室性心动过速终止后，频发室性期前收缩呈二联律

患者男，28 岁。临床诊断：特发性室速

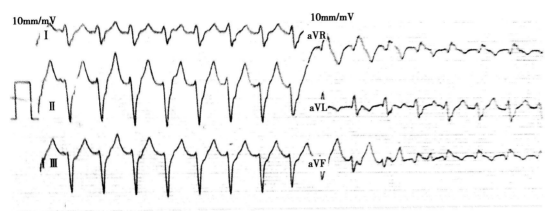

走纸速度: 25mm/s　交流: 50Hz　滤波器: H50 d 35Hz 实时打印模式

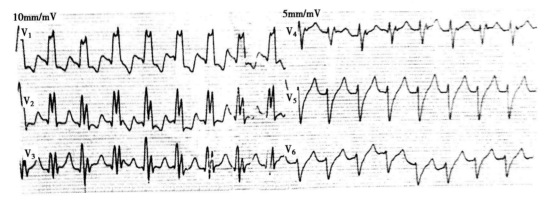

图 8-17（A）　特发性室性心动过速

QRS 时间 160ms，心室率 167 次/分，Ⅰ、Ⅱ、Ⅲ导联 QRS 波主波方向均向下，心电轴 265°，落在"无人区"，支持室速，V₁ 为 qR 波，V₆ 为 R < S，类似右束支阻滞型，但又不符合真正的右束支阻滞，为室速特点；异位兴奋灶可能位于左后分支处，符合特发性室速

心电图诊断: 阵发性室性心动过速（左后分支型室速）

患者男，24 岁。临床诊断: 特发性室速

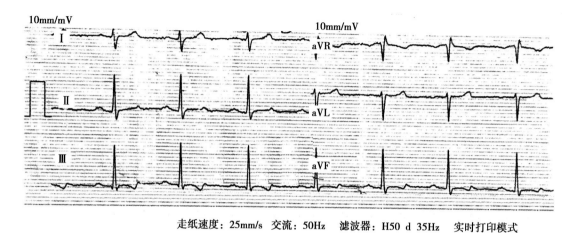

走纸速度：25mm/s　交流：50Hz　滤波器：H50 d 35Hz　实时打印模式

图8-17（B）　阵发性室性心动过速

［与图8-17（A）为同一患者］室速终止后，Ⅱ、Ⅲ、aVF 导联 T 波低平或倒置，其 T 波极性与室速发作时 QRS 波方向一致。此为电张调整性 T 波改变（心脏的记忆），不是心肌缺血的表现

心电图诊断：室性心动过速终止后，Ⅱ、Ⅲ、aVF 导联 T 波低平或倒置

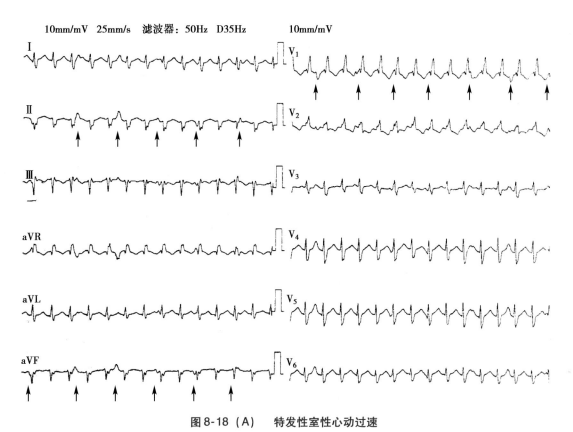

10mm/mV　25mm/s　滤波器：50Hz　D35Hz　　10mm/mV

图 8-18（A）　特发性室性心动过速

V_1 为 rsR' 波，V_6 导联 R＜S，类似右束支阻滞型，但又不符合真正的右束支阻滞，支持室速；各导联均清楚可见房室分离现象（箭头所指为 P 波），支持室速；QRS 时间 130ms，I 导联 QRS 波代数和为 0，II、III、aVF 导联 QRS 波主波均向下，心电轴 -90°，故异位兴奋灶可能位于左室流出道（左后分支处）；心室率 176 次/分，符合特发性室速

心电图诊断： 特发性室性心动过速（左后分支型室速）

患者男，34 岁。临床诊断：特发性室速

10mm/mV　25mm/s　滤波器：50Hz　D 100Hz　10mm/mV

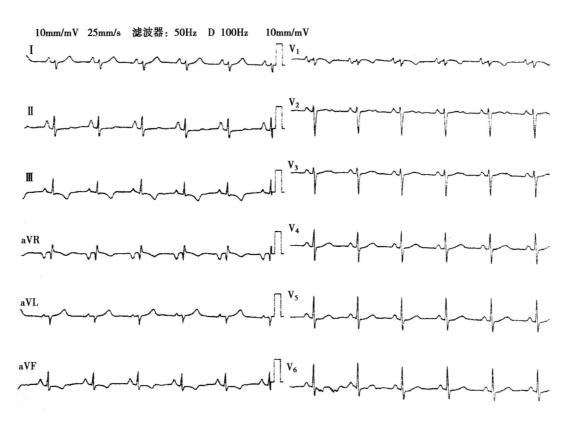

图 8-18（B）　阵发性室性心动过速

［与图 8-18（A）为同一患者］室速终止后 Ⅱ、Ⅲ、aVF 导联 T 波低平或倒置，其 T 波极性与室速发作时 QRS 波方向一致。此为电张调整性 T 波改变

心电图诊断：室性心动过速终止后，Ⅱ、Ⅲ、aVF 导联 T 波低平或倒置

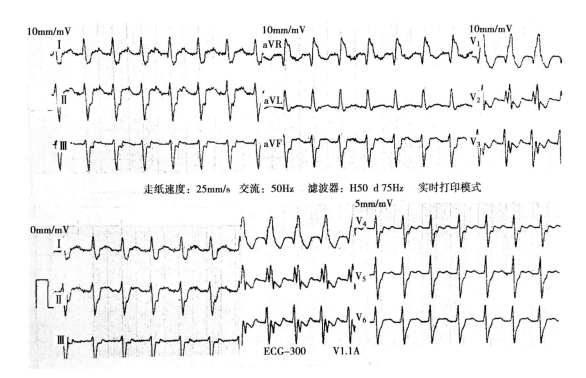

图8-19（A）　特发性室性心动过速

V_1 为 qR' 波，V_6 导联 R < S，类似右束支阻滞型，但又不符合真正的右束支阻滞，支持室速；QRS 时间 140ms，心电轴左偏 −82°，故异位兴奋灶可能位于左室流出道（左后分支处）；心室率 150 次/分，符合特发性室速

心电图诊断： 特发性室性心动过速（左后分支型室速）

患者男，38 岁。临床诊断：特发性室速

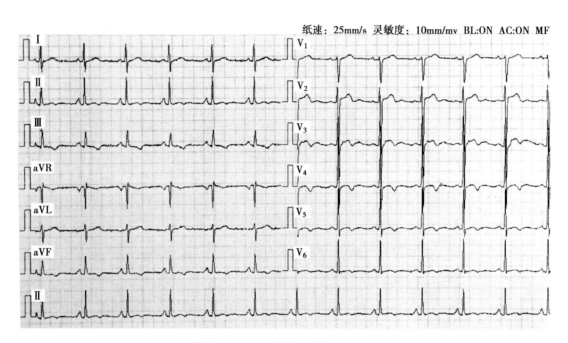

图 8-19（B）　室性心动过速终止后

［与图 8-19（A）为同一患者］室速终止后，Ⅱ、Ⅲ、aVF 及 V$_3$ ~ V$_5$ 导联 T 波倒置，此为电张调整性 T 波改变

心电图诊断： 室性心动过速终止后，多导联 T 波倒置（电张调整性 T 波改变）

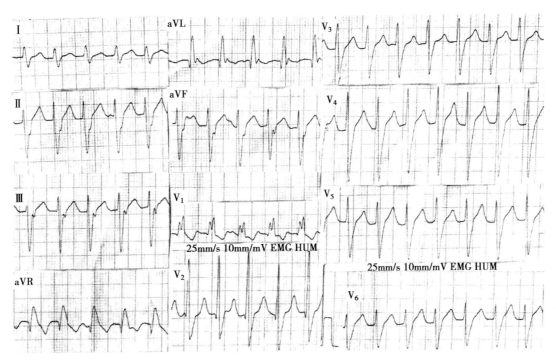

图 8-20　特发性室性心动过速

V_1 为 qR' 波，R' 波宽钝，V_6 导联 R < S，类似右束支阻滞型，但又不符合真正的右束支阻滞，支持室速；QRS 时间 0.16s，心电轴左偏 −84°，故异位兴奋灶可能位于左后分支处；心室率 136 次/分，符合特发性室速

心电图诊断： 特发性室性心动过速（左后分支型室速）

患者男，31 岁。临床诊断：特发性室速

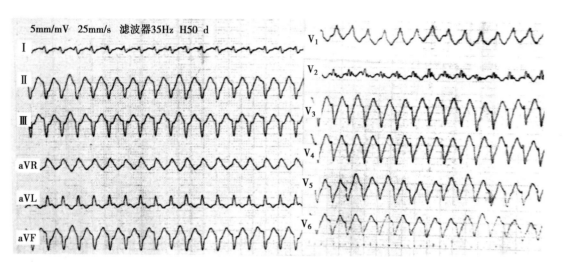

图 8-21　特发性室性心动过速

QRS 波加宽，QRS 时间 0.14s，aVR 导联呈 R 波，支持室速；V_1 为大而宽顿的 R 波，V_6 导联呈 QS 型，类似右束支阻滞型，但又不符合真正的右束支阻滞，支持室速；心电轴左偏 −90°，故异位兴奋灶可能位于左后分支处；心室率 200 次/分，符合特发性室速

心电图诊断：特发性室性心动过速（左后分支型室速）

患者男，28 岁。临床诊断：特发性室速

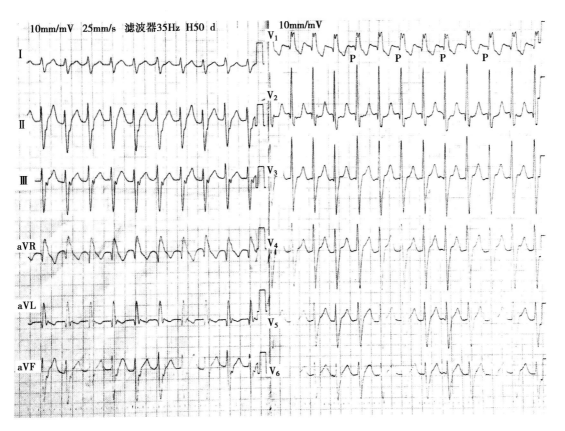

图 8-22　特发性室性心动过速

V_1 为 qR 波，R 波呈"M"型，V_6 导联呈 rS 型，R < S，类似右束支阻滞型，但又不符合真正的右束支阻滞，QRS 时间 0.14s，V_1 导联偶见与 QRS 波无关的 P 波，支持室速；Ⅲ导联 QRS 波主波向下，心电轴 –90°，故异位兴奋灶可能位于左室流出道（左后分支处）；心室率 134 次/分，符合特发性室速

心电图诊断： 特发性室性心动过速（左后分支型室速）

第 8 章　室性心律失常

8

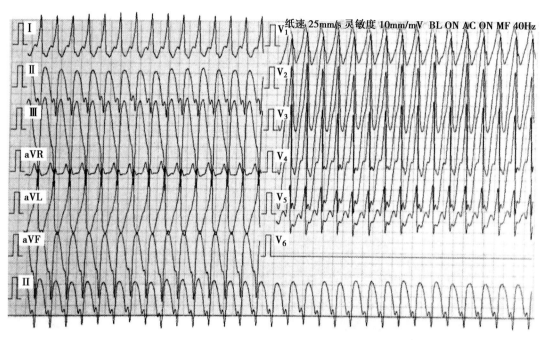

纸速 25mm/s 灵敏度 10mm/mV BL ON AC ON MF 40Hz

图 8-23　特发性室性心动过速

QRS 波加宽，QRS 时间 0.20s，aVR 导联呈 R 波，心室率 187 次/分，支持室速；V_1 为 R 型，R 波宽大，V_5 导联呈 Rs 型，心电轴左偏 −42°，呈右束支阻滞型伴电轴左偏，符合特发性室速特点，异位兴奋灶可能位于左后分支处

心电图诊断：特发性室性心动过速（左后分支型室速）

患者男，36 岁。临床诊断：特发性室速

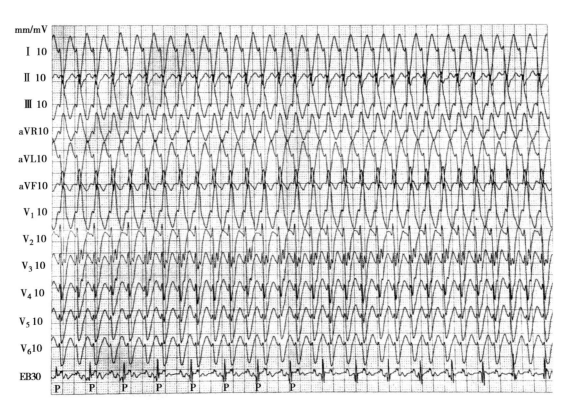

图 8-24 特发性室性心动过速

QRS 波加宽，QRS 时间 0.16s，V_1 为 qR 型，R 波宽大，V_5、V_6 导联呈 rS 型，类似右束支阻滞型，但又不符合真正的右束支阻滞，支持室速；食管心电图清楚可见与 QRS 波无关的 P 波（房室分离），心房率 107 次/分，心室率 187 次/分，心电轴右偏 +150°，故异位兴奋灶可能位于左前分支处，符合特发性室速

心电图诊断： 特发性室性心动过速（左前分支型室速）

患者男，36 岁。临床诊断：特发性室速

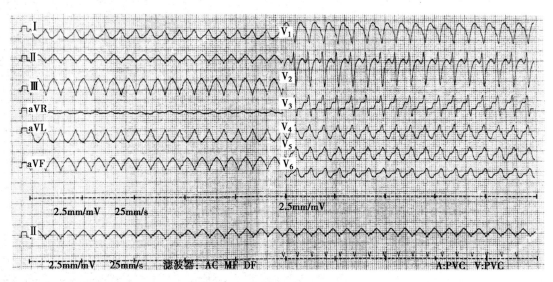

图 8-25　特发性室性心动过速

QRS 波明显加宽，QRS 时间 0.19s，V_5、V_6 为 Rs 型，R 波宽大，V_1 导联呈 QS 型，其降肢顿挫、切迹；
类似左束支阻滞型，但又不符合真正的左束支阻滞，支持室速；心室率 206 次/分，心电轴左偏 −46°，
故异位兴奋灶可能位于左后分支处；符合特发性室速

心电图诊断：特发性室性心动过速（左后分支型室速）

患者男，20 岁。临床诊断：特发性室速

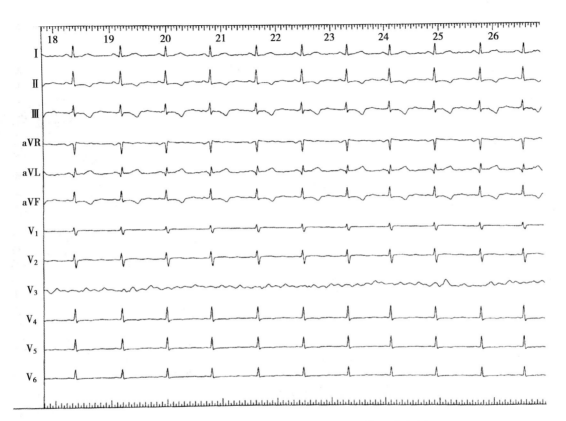

图 8-26（A）　类似室上速的室速（特发性室性心动过速）

心动过速非发作期，P 波及 P-R 间期正常，QRS 时间 0.08s，T 波于 Ⅱ、Ⅲ、aVF 导联倒置 0.3mV，心率 72 次/分

心电图诊断：窦性心律，T 波倒置（心动过速持续发作 4 天，经食管调搏终止后，行心内电生理检查之前描记，故此为电张调整性 T 波改变）

患者女，15 岁。反复心动过速 1 年，彩超显示左室轻度扩大，多次外院诊断为扩张型心肌病

描述：（06:42　速度：25mm/s）

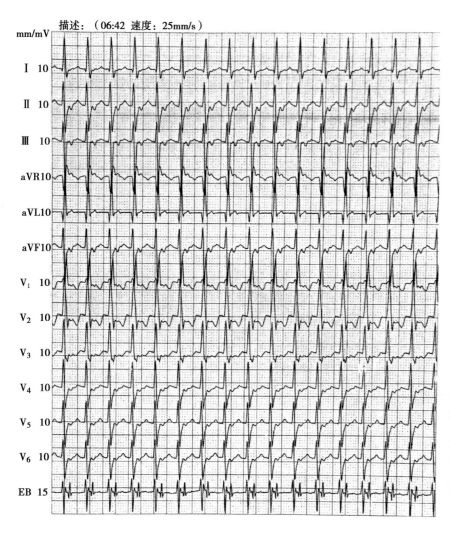

图 8-26（B）　类似室上速的室速

（特发性室性心动过速）

［与图 8-26（A）为同一患者］心动过速发作期，行食管电生理检查，食管心电图（EB）显示：P 波位于 QRS 波之后，R-P 间期 130ms（＞70ms），R-P 间期＜P-R 间期，QRS 时间 0.12s，逆行 P 在 Ⅱ、Ⅲ、aVF 导联倒置，V₁ 导联直立，支持左侧旁道，疑为：隐匿性预激，阵发性室上速（顺逆型）伴室内差异传导（右束支阻滞型）；心率 165 次/分

心电图诊断： 食管电生理检查疑为：左侧旁道？阵发性室上性心动过速（顺逆型）伴室内差异传导（右束支阻滞型）

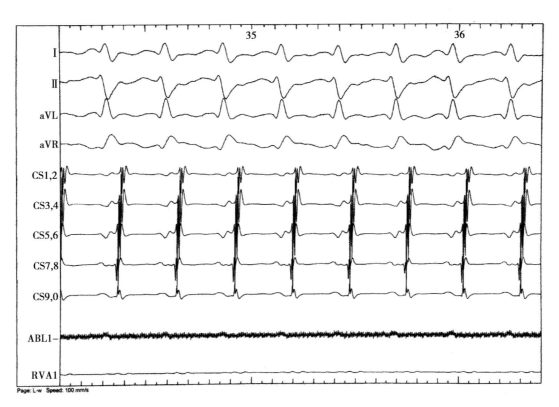

图 8-26 （C） 阵发性室性心动过速

［与图 8-26 （A） 为同一患者］室速发作时心内电图显示：CS9 （冠状窦近端） A 波最早激动，疑为右侧或左后间隔旁道。但结合图 8-26 （D），发作时 V-A 可见脱漏 （第 3 个 V 波后，A 波脱漏），此可排除旁道；同时于 RAV1 处 （电极接近 His 束处），清楚显示心动过速时其传导顺序为 V-H-A，故判断为室性心动过速，室房传导，排除旁道所致室上速

心电图诊断：阵发性室性心动过速

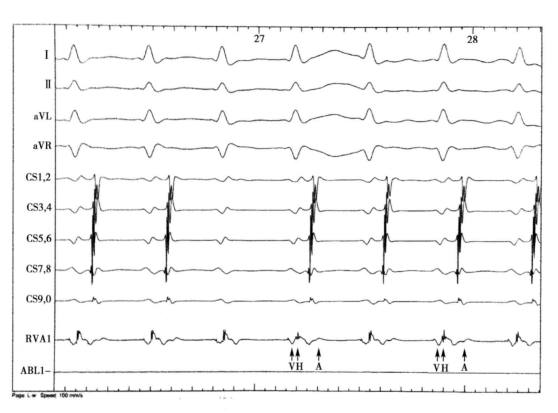

图 8-26（D）　阵发性室性心动过速

［与图 8-26（A）为同一患者］室速发作时心内电图显示：RAV1 处传导顺序为 V-H-A，故判断为室性心动过速，室房传导

心电图诊断：阵发性室性心动过速

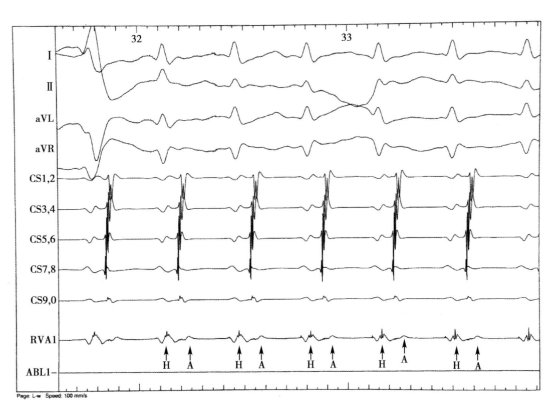

图 8-26（E）　阵发性室性心动过速

［与图 8-26（A）为同一患者］室速发作时心内电图显示：RAV1 处传导顺序为 V-H-A

心电图诊断： 阵发性室性心动过速（心动过速发作时心内电图显示其传导顺序）

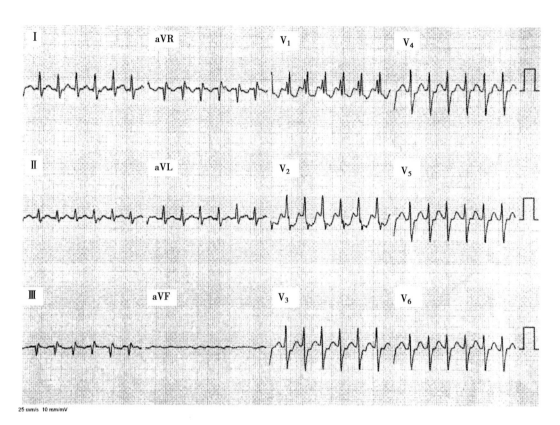

25 mm/s 10 mm/mV

图 8-26（F） 阵发性室性心动过速

［与图 8-26（A）为同一患者］心动过速发作时体表心电图似右束支阻滞型，但 $V_5 \sim V_6$ 呈 rS 型，R <S；心电轴 -39°，类似右束支又不符合真正的右束支阻滞，伴电轴左偏，$S_{III} > S_{II}$，QRS 时间 0.12s，这些特点符合特发性室速（左后分支性室速）的诊断（aVF 导联线脱落）

误诊分析： 由于患者 15 岁（多为旁道致室上速），室房传导绝大多数呈 1 : 1 上传（相对少见），QRS 波不明显宽大（QRS 时间 0.12s），结合食管心电图，故误诊为室上速；由于反复发作，致心脏扩大，1 年前曾多家医院诊断为扩张型心肌病。目前考虑：心脏轻度扩大，可能为快心律失常性心肌病

心电图诊断： 特发性室性心动过速（左后分支性室性心动过速）

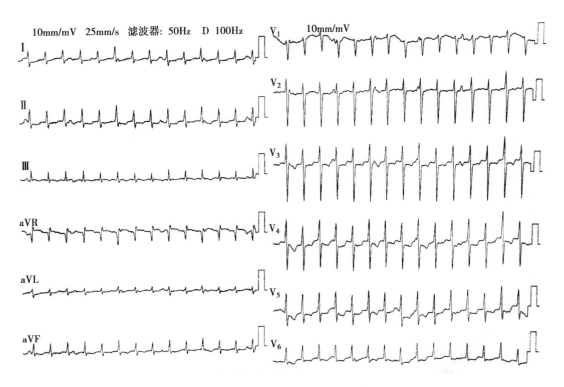

10mm/mV 25mm/s 滤波器: 50Hz D 100Hz

V₁ 10mm/mV

图 8-27　类似室上速的室速（His 束旁室速）

心动过速非发作期，P 波与 QRS 波无关（箭头所指为 P 波），各按自身规律出现，心房率 71 次/分，心室率 175 次/分，QRS 波形态正常，时间 0.08s，继发 ST-T 改变（心内电图显示：V 波之前均有 H 波，用心房刺激改变心房率，其 A 波与 V 波仍不相关，故诊断为 His 束旁室速，由于患者年轻，故暂未行射频消融）

心电图诊断：类似室上速的室速，结合心内心电图（未显示），诊断为 His 束旁室速

患者男，31 岁。反复心动过速半年

第8章　室性心律失常

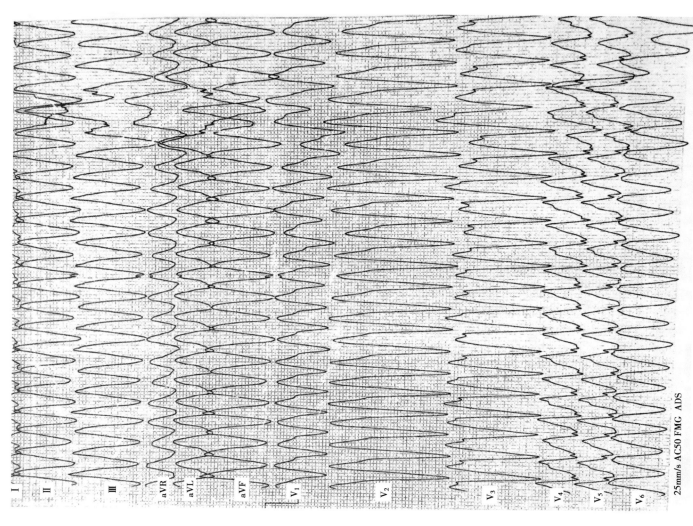

25mm/s AC50 FMG ADS

图 8-28（A）　类似心室扑动的室速

心动过速发作时，QRS 波宽大畸形，其极性较难辨认，类似于心室扑动；aVR 导联 QRS 波呈 R 型，心室率 250 次/分，符合室速；Ⅱ、Ⅲ、aVF 导联 QRS 波向上，V₄～V₆ 导联 QRS 波主波向上，V₁～V₃ 导联 QRS 主波向下，符合右室流出道室速（右室流出道室速）。

心电图诊断： 类似心室扑动的室速。临床诊断：特发性室速。

患者女，14 岁，阵发性心悸 10 天，发作时伴晕厥。

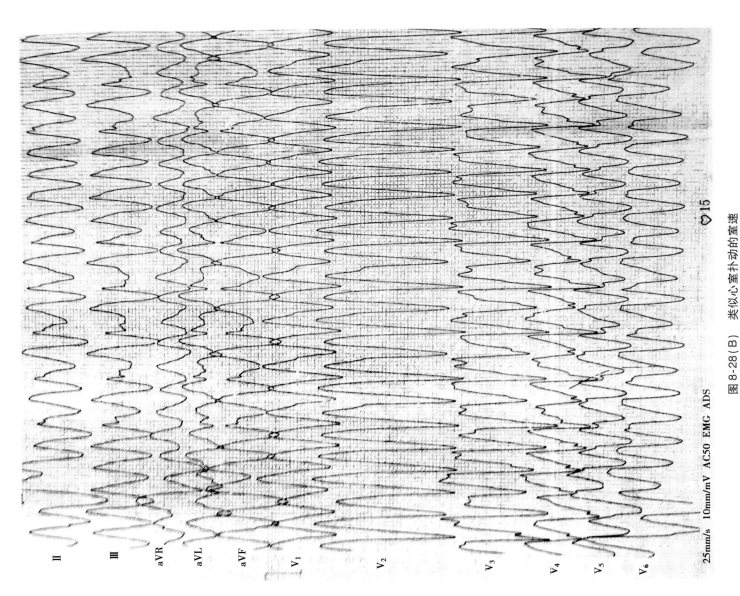

II

III

aVR

aVL

aVF

V₁

V₂

V₃

V₄

V₅

V₆

25mm/s　10mm/mV　AC50　EMG　ADS

♡15

图 8-28（B）　类似心室扑动的室速

［与图 8-28（A）为同一患者］心动过速再次发作，其形态与图 8-15-13（A）类似，更多变

心电图诊断：类似心室扑动的室速（右室流出道室速）

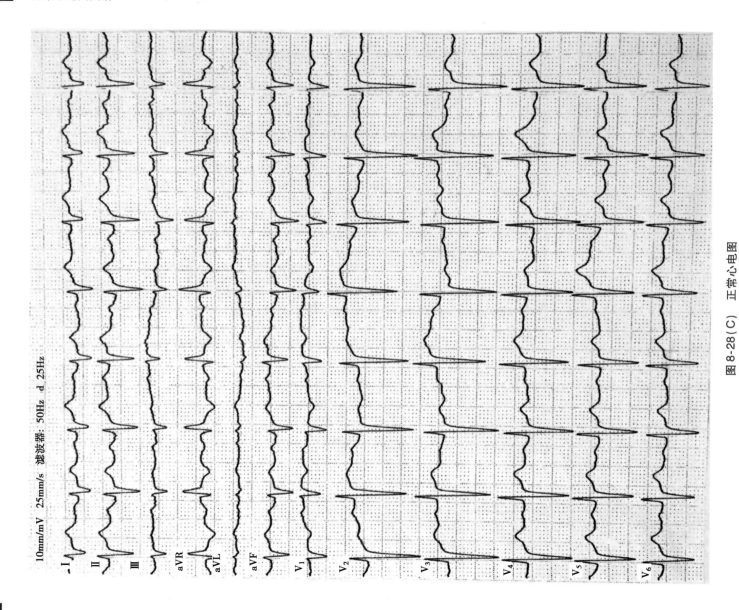

10mm/mV　25mm/s　滤波器：50Hz　d 25Hz

I　II　III　aVR　aVL　aVF　V₁　V₂　V₃　V₄　V₅　V₆

图 8-28（C）　正常心电图

［与图 8-28（A）为同一患者］射频消融术后，每个 QRS 波前均有 P 波，心率 82 次/分，QRS 波形态正常

心电图诊断：正常心电图

患者男，31 岁。反复心动过速半年

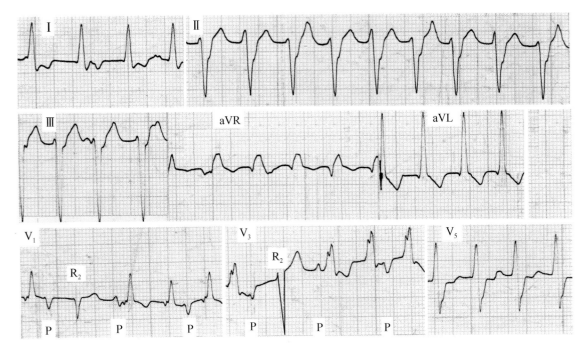

图 8-29（A） 特发性室性心动过速（分支型室速）

QRS 波宽大畸形，呈右束支阻滞型，QRS 时间 0.17s，心室率 187 次/分，节律整齐，心电轴 −60°，可见房室分离及心室夺获（V_1 导联 R_2，其前可见 P 波，P-R 间期 0.32s；V_3 导联 R_2，其前可见 P 波，P-R 间期 0.30s），符合阵发性室速——分支型室速特点，异位节律点位于左后分支处

心电图诊断：特发性室性心动过速（左后分支型室速）

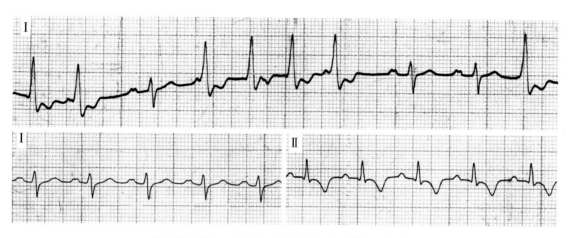

图 8-29（B）　特发性室性心动过速（分支型室速）

［与图 8-29（A）为同一患者］静脉注射维拉帕米 5mg 后室速终止，仍有短阵发作

心电图诊断：短阵阵发性室性心动过速

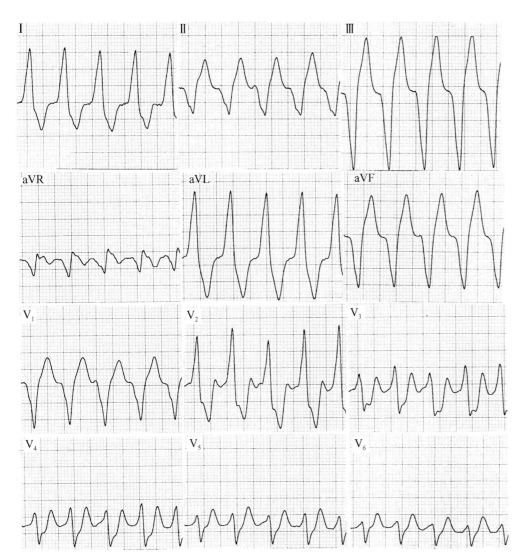

图8-30（A） **特发性室性心动过速**（右室流入道室速）
V₁导联呈 QS 型，V₅呈 rS 型，Ⅰ、aVL 导联呈 "R" 型，类似左束支阻滞，但又不符合真正的左束支阻滞，支持室速；aVR 导联呈 Qr 型，其 Q 波为 0.08s（＞0.04s），支持室速；V₁导联 QS 型，其降支缓慢，Vi/Vt 为 0.5（0.6/1.2，＜1），支持室速；QRS 时间 0.17s，呈 LBBB 型伴电轴左偏（心电轴 –49°）；Ⅱ、Ⅲ、aVF 导联 QRS 波主波方向均向下，符合右室流入道（下后壁）室速

心电图诊断：特发性室性心动过速

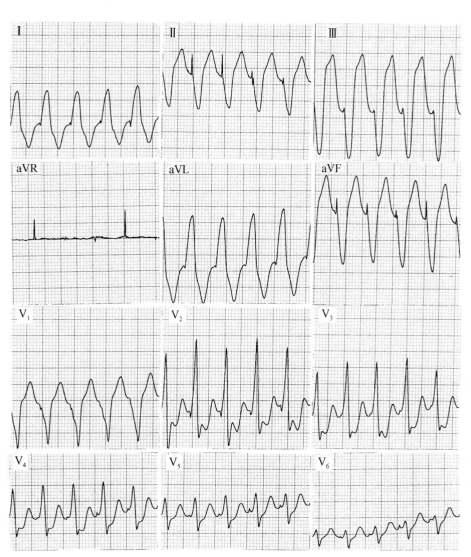

图 8-30（B）　特发性室性心动过速（起搏标测时体表心电图）
［与图 8-30（A）为同一患者］于右室流入道处以 S_1S_1 380ms
刺激心室时显示：每个 QRS 波之前均有一刺激信号，Ⅱ、aVF
导联最明显（aVR 导联因干扰图形未描记成功）。QRS 波形态
类似室速发作时 QRS 波形态，于此处放电行射频消融成功，故
异位灶定位于右室流入道

心电图诊断： 特发性室性心动过速（右室流入道室速）

患者男，18 岁，阵发性心悸 1 年，各项检查均无异常发现。临
床诊断：特发性室速

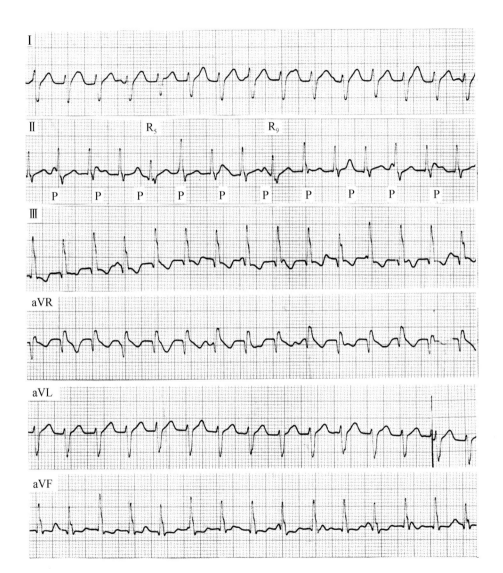

图8-31（A） 特发性室性心动过速（左前分支型）

QRS 时间 0.12s，P 波与 QRS 波无关，心房率 122 次/分，心室率 160 次/分，呈房室分离；以 Ⅱ 导联为例，可以看出 R_5 为心室夺获，其前有 P 波，P-R 间期 0.14s，QRS 波与室性不同，R_9 为室性融合波，其前有 P 波，P-R 间期 0.12s，QRS 波介于窦性与室性之间；根据以上房室分离、心室夺获及室性融合波之特点，符合阵发性室性心动过速表现。V_1 导联呈 R 型，V_5 导联呈 RS 型，S 波明显加宽，符合右束支阻滞型特点，心电轴 +116°（电轴右偏），故室速起源点位于左前分支附近

心电图诊断：特发性室性心动过速（左前分支型）

患者男，16 岁，阵发性心悸 1 年，临床诊断：特发性室速

8

第8章　室性心律失常

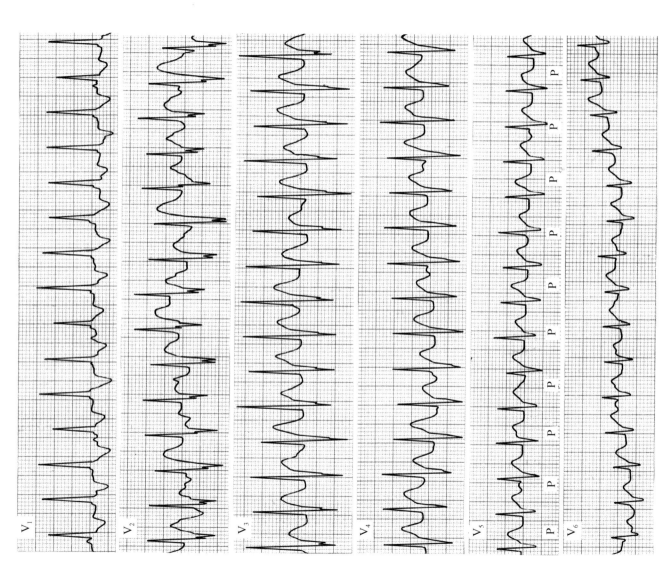

V$_1$　V$_2$　V$_3$　V$_4$　V$_5$　V$_6$

图8-31（B）　特发性室性心动过速（左前分支型）

[接图8-31（A）]

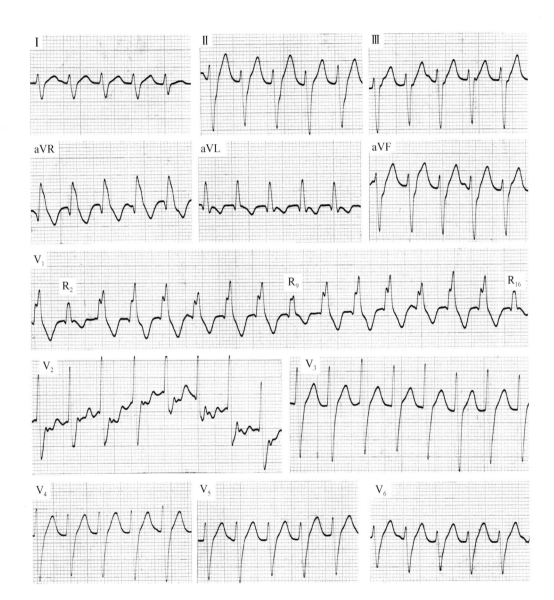

图8-32 特发性室性心动过速（左后分支型）
心室率166次/分，QRS波宽大畸形，Ⅰ、Ⅱ、Ⅲ导联QRS波主波方向均向下，心电轴＋260°，落在"无人区"，支持室速；于V_1导联呈R型，V_5、V_6导联呈rS型，R＜S，类似右束支阻滞型，但又不符合真正的右束支阻滞，支持室速；起源点位于左后分支分布区域。于V_1导联可见2种形态的QRS波，R_2、R_9、R_{16}可能为室性融合波，其前无明显P波，但其R-R间距略不等

心电图诊断：特发性室性心动过速（左后分支型）

10mm/mV　25mm/s　滤波器：50Hz　D　35Hz　　　　　10mm/mV

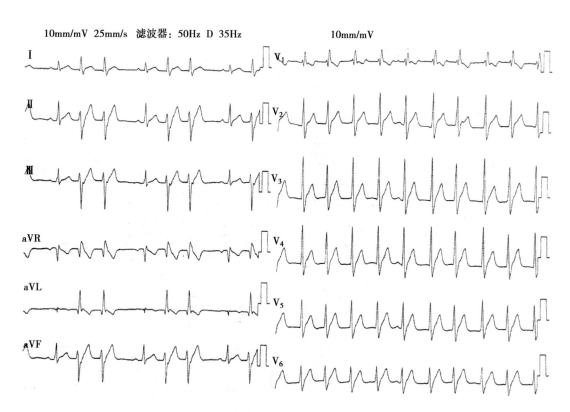

图 8-33　特发性室性心动过速（左后分支型）

肢体导联第 1、4、7 个 QRS 波形态正常，余 QRS 波均宽大畸形，类似右束支阻滞型，QRS 时间 0.12s，心电轴 -44°，心室率 125 次/分，符合特发性室速，异位起源点位于左后分支分布区域

心电图诊断：特发性室性心动过速（左后分支型室速）

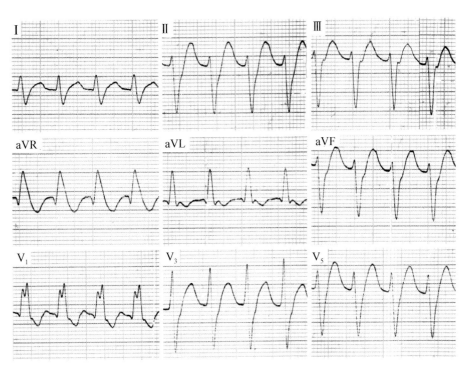

图 8-34　特发性室性心动过速（左后分支型）

QRS 波于 V_1 导联呈 R 型，V_5 导联呈 rS 型，R < S，类似右束支阻滞型，但又不符合真正的右束支阻滞；心电轴 −90°。心室率 150 次/分，符合特发性室速，异位起源点位于室间隔的左后分支分布区域

心电图诊断：特发性室性心动过速（左后分支型）

患者男，26 岁，阵发性心悸 2 年，心脏彩超等辅助检查无阳性发现。临床诊断：特发性室速

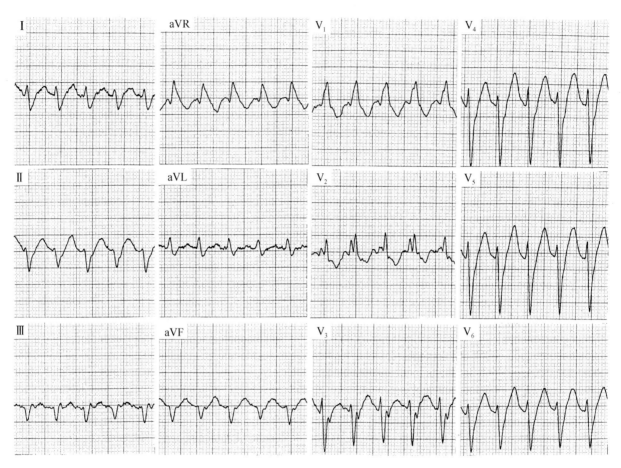

图 8-35（A）　特发性室性心动过速（左后分支型）

QRS 波宽大畸形，Ⅰ、Ⅱ、Ⅲ 导联 QRS 波主波方向均向下，心电轴 +260°，落在"无人区"，支持室速；于 V₁ 导联呈 R 型，
V₅ 导联呈 rS 型，R < S，类似右束支阻滞型，但又不符合真正的右束支阻滞；支持室速；心室率 158 次/分，符合特发性室速，
异位起源点位于室间隔的左后分支分布区域

心电图诊断：特发性室性心动过速（左后分支型）

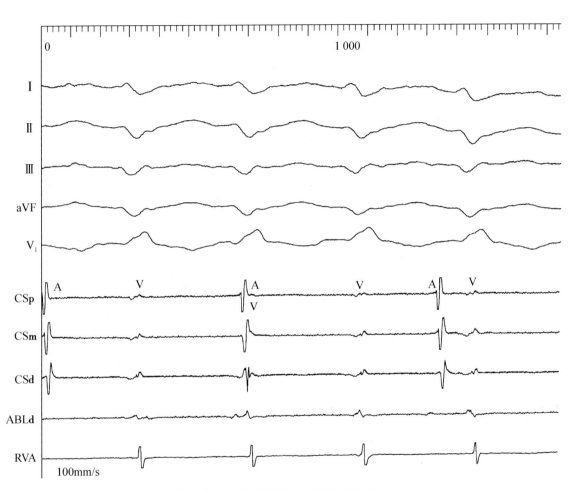

图 8-35（B）　特发性室性心动过速（左后分支型）

［与图 8-35（A）为同一患者］心内电生理检查时显示：A-V 分离，心室率 150 次/分，心房率 88 次/分
（A 波代表心房波，V 波代表心室波）

心电图诊断：特发性室性心动过速（左后分支型）

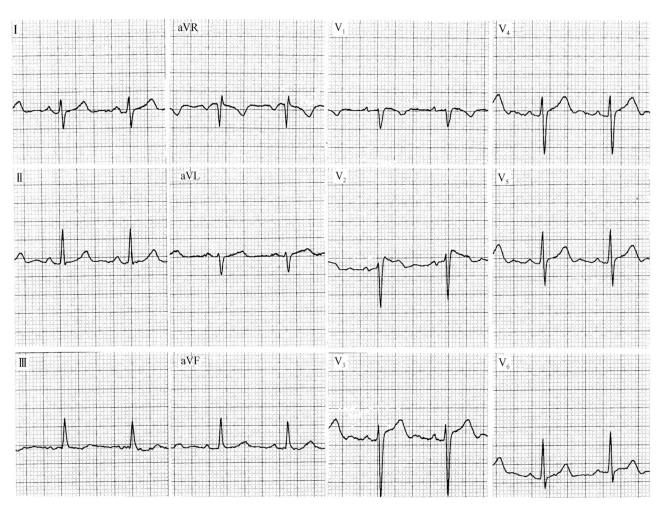

图8-36（A）　特发性室性心动过速（非发作期）

每个 QRS 波之前均有一相关 P 波，P-R 间期 0.17s，P 波于 I、II、aVF、V$_3$ ~ V$_6$ 导联直立，aVR 导联倒置，符合正常窦性心律

心电图诊断：正常心电图

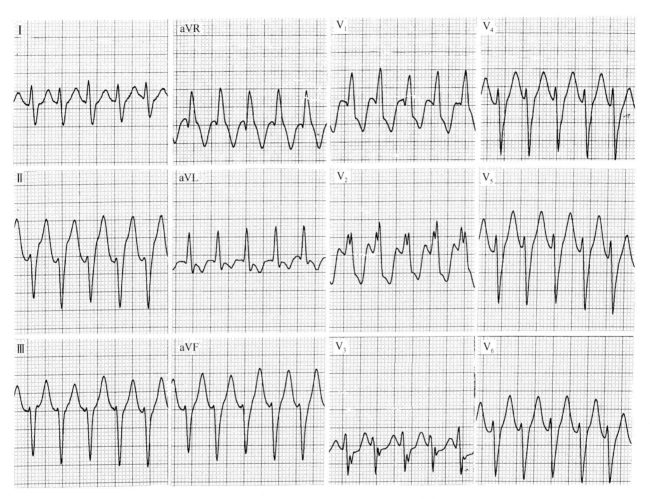

I　aVR　V₁　V₄

II　aVL　V₂　V₅

III　aVF　V₃　V₆

图 8-36（B）　特发性室性心动过速（左后分支型）

［与图 8-36（A）为同一患者］QRS 波宽大畸形，QRS 时间 0.14s，V₁ 导联呈 R 型，V₅、V₆ 导联呈 rS 型，R < S，类似右束支阻滞型，但又不符合真正的右束支阻滞；心电轴 −90°，心室率 176 次 / 分，符合特发性室速，异位起源点位于室间隔的左后分支分布区域

心电图诊断：特发性室性心动过速（左后分支型室速）

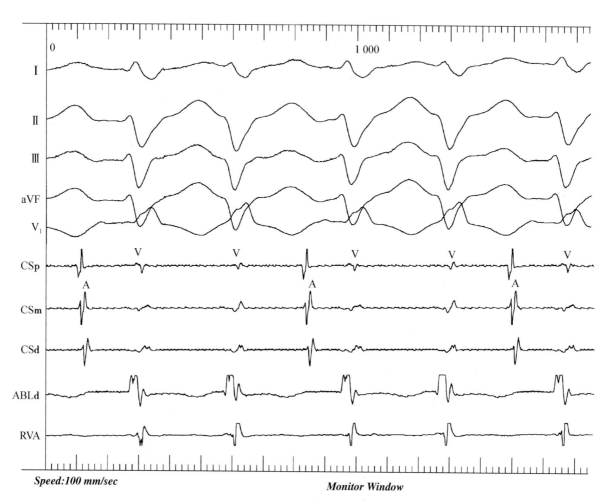

图8-36（C）　特发性室性心动过速发作时心内电生理检查

［与图8-36（A）为同一患者］室速发作时，可见A-V分离现象，支持室速。ABLd为消融靶点，位于左室后间隔处（此处心室最早激动），于此处消融成功，室速不能再被诱发

心电图诊断： 特发性室性心动过速（左后分支型室速）

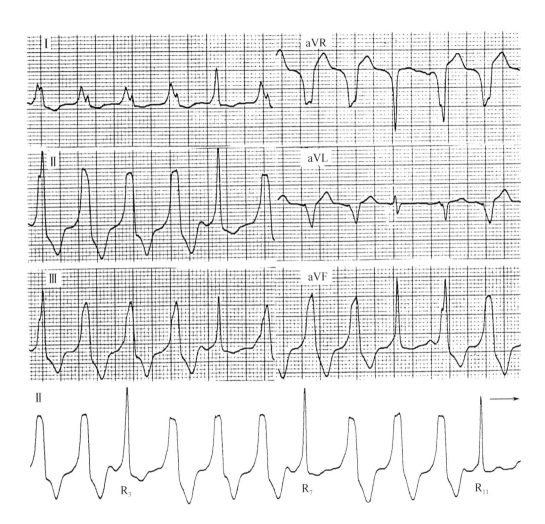

图 8-37（A）　特发性室性心动过速

（右室流出道室速）

（第 4 行 II 导联为连续描记）R-R 间距基本一致，P 波时有显现，可见不同程度的室性融合波（II 导联 R_3、R_7、R_{11}），其前可见 P 波，心室率 125 次/分左右，故可排除预激合并室上速；QRS 波宽大畸形，V_5、V_6 导联呈 R 型，V_1 导联呈 rS 型，呈 LBBB 型，心电轴 +74°，QRS 时间 0.14s，II、III、aVF 导联 QRS 波主波方向均向上，支持异位灶位于右室流出道；II 导联 QRS 波呈正向波，V_4 导联 R/S 比值 >1，故位于右室流出道游离壁（于此处消融成功）

心电图诊断： 特发性室性心动过速（右室流出道室速）

患者男，40 岁，阵发性心悸 3 个月，各种辅助检查均无阳性发现。临床诊断：特发性室速

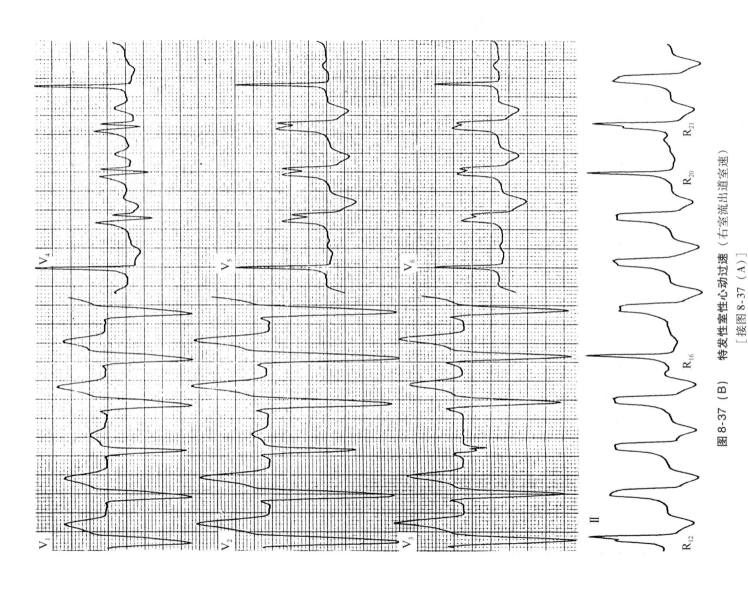

V₄ V₅ V₆ V₁ V₂ V₃ II

R₁₂ R₁₆ R₂₀ R₂₁ R₁₂

图 8-37（B） 特发性室性心动过速（右室流出道室速）

[接图 8-37（A）]

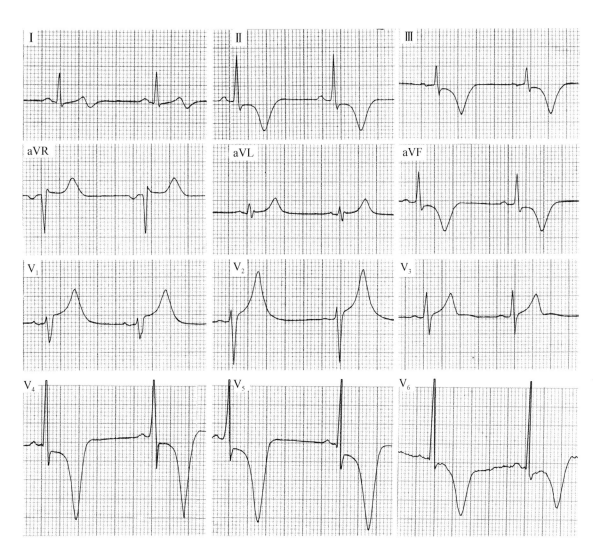

图 8-38（A）　室性心动过速发作后 T 波倒置（心脏的记忆）

（此图为室速终止后描记）Ⅱ、Ⅲ、aVF、$V_4 \sim V_6$ 导联 T 波倒置，最深达 2.2mV，QRS 波形态正常

心电图诊断：室性心动过速终止后，ST-T 改变

患者男，20 岁，临床各项检查均无明显阳性发现。临床诊断：特发性室速（图未显示）。后于室速终止后第 5 天描记［见图 8-38（B）］心电图显示轻度 T 波倒置

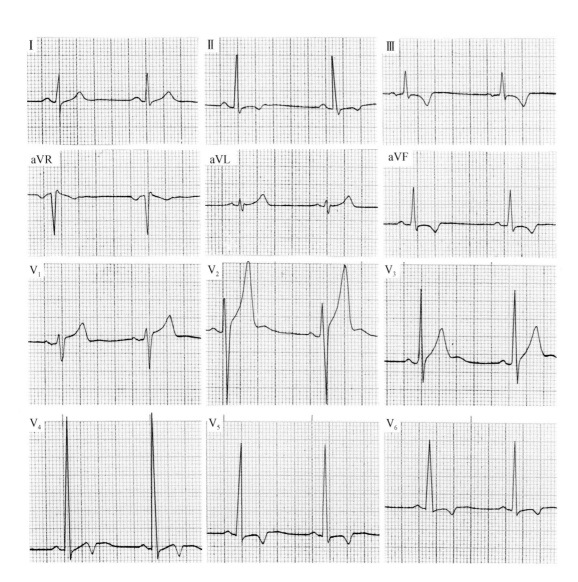

图 8-38（B）　室性心动过速发作后
T 波倒置（心脏的记忆）

［与图 8-38（A）为同一患者］室速终止
后第 5 天，深倒置的 T 波渐恢复至轻倒置，
最深达 0.3mV

心电图诊断：室性心动过速终止后，倒置
的 T 波渐恢复，符合电张调整性 T 波改变
（"心脏的记忆"）

6. 尖端扭转型室性心动过速（torsade depointes，Tdp）　尖端扭转型室速是一种特殊类型的室性心动过速，多由于电解质紊乱（血钾、血镁降低）、药物中毒（如胺碘酮过量）、过缓型心律失常（病窦综合征、高度及完全性房室传导阻滞）、弥漫性心肌病变、脑血管意外、交感神经兴奋性改变（心脏交感神经支配不平衡，左侧交感神经占优势）等致心室肌复极延长，复极不均一，诱发 Tdp。亦见于先天性 Q-T 间期延长（Jervell-Jange-Neilsen 综合征）：此为常染色体隐性遗传性疾病，表现为先天性耳聋、心律失常、晕厥、猝死及 Q-T 间期延长，若听力正常者称为 Romano-Ward 综合征，后者为常染色体显性遗传性疾病，其晕厥原因主要为 Tdp。总之，所有导致心肌复极不均一的疾病均可发生 Tdp。由于复极不均一，导致冲动折返，由于折返途径不完全呈圆形，以及细胞兴奋性的差异，使冲动效能不恒定，形成 QRS-T 波方向的扭转；又由于多数心肌细胞可同时处于不应期，阻挠激动的继续折返，故此类心动过速呈短阵发作，可自行终止。亦有资料提示与后除极的触发活动有关。

心电图表现（图 8-39 ～图 8-46）：①基本心律多为窦性心动过缓、高度及完全房室传导阻滞，偶可见于正常窦性心律；

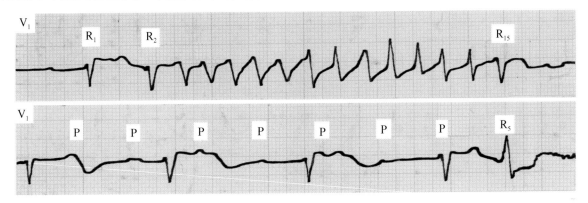

图 8-39　三度房室传导阻滞合并尖端扭转型室性心动过速

第 2 行显示：P 波与 QRS 波无关，各按自身规律出现，心房率 84 次/分，心室率 39 次/分，QRS 时间 0.10s，故异位起搏点位于 His 束分叉以上，符合三度房室传导阻滞。Q-T 间期 0.80s，R_5 为迟发性室性期前收缩，联律间期 0.65s。第 1 行 R_1 为稳定起搏点，R_2 为室性期前收缩，联律间期 0.65s，之后可见连续出现的心动过速，QRS 波几乎每一波形态、振幅、间距均不相同，围绕基线上下扭转，心室率平均 210 次/分，持续 4.2 秒，自动终止，符合尖端扭转型室性心动过速特点

心电图诊断：三度房室传导阻滞，Q-T 间期延长，尖端扭转型室速

患者女，65 岁，反复晕厥 10 天。临床诊断：三度房室传导阻滞，尖端扭转型室速。经异丙肾上腺素 0.5mg/500ml，缓慢静脉滴注，病情稳定，后行永久起搏器植入术

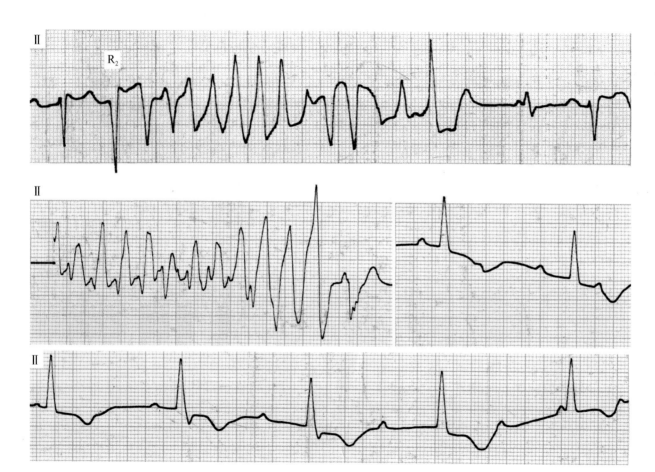

图 8-40 三度房室传导阻滞并尖端扭转型室性心动过速

第 3 行显示：P 波与 QRS 波无关，各按自身规律出现，心房率 92 次/分，心室率 42 次/分，Q-T 间期 0.70s，符合三度房室传导阻滞。第 1 行以舒张晚期室性期前收缩 R_2（联律间期 0.56s）引发心动过速，平均心室率 200 次/分，QRS 波形态多变，几乎每一波形态均不相同，围绕基线上下扭转，为尖端扭转型室速，持续 5 秒，自行终止，后再次发作（第 2 行），持续达 4 秒后终止

心电图诊断：三度房室传导阻滞，Q-T 间期延长，尖端扭转型室速

患者女，60 岁，以头晕、心悸 4 个月为主诉入院。临床诊断：扩张型心肌病，心律失常，三度房室传导阻滞伴尖端扭转型室速，经异丙肾上腺素缓慢静脉滴注，病情稳定，后行永久起搏器植入术

②心室肌复极异常：Q-T 或 Q-U 间期明显延长，可超过 0.6s，T 波增宽、平坦、高大或深倒置，有时 U 波明显，与 T 波融合；③发作时起始的搏动往往为迟发性期前收缩，联律间期较长，但由于 Q-T 间期延长，其期前收缩仍以 RonT 现象出现，此有别于短联律期间的 RonT 现象；④QRS 波形态多变，其形态、振幅、宽度几乎每搏均不同，主波方向围绕基线上、下扭转，常以 5 ~ 10 次心搏，逐渐地或突然地向相反方向转变，R-R 间距极不相等，频率 160 ~ 280 次/分；⑤短阵发作，每次持续时间数秒至十余秒，有自限性，每次发作常可自动终止，但极易复发，可恶化为心室扑动、心室颤动。

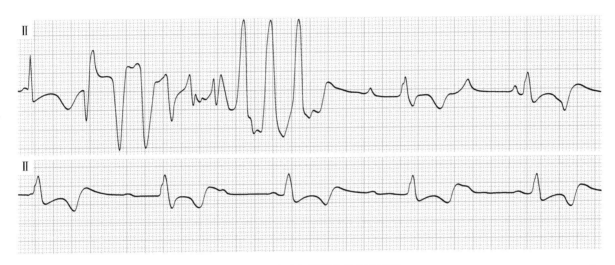

图 8-41　尖端扭转型室性心动过速

第 1 行前 4.2 秒为尖端扭转型室速，QRS 波形态多变，几乎每一波形态、振幅、间距均不相同，围绕基线上下扭转，频率约 210 次/分，自行终止。之后及第 2 行显示 P 波与 QRS 波无关，各按自身规律出现，心房率 115 次/分，心室率 38 次/分，Q-T 间期 0.56s，符合三度房室传导阻滞。QRS 时间 0.20s，故异位起搏点位于 His 束分叉之下。T 波倒置，符合尖端扭转型室速特点

心电图诊断：三度房室传导阻滞，Q-T 间期延长，尖端扭转型室速，心肌呈缺血型改变

（该患者经异丙肾上腺素缓慢静脉滴注，病情稳定，后行永久起搏器植入术）

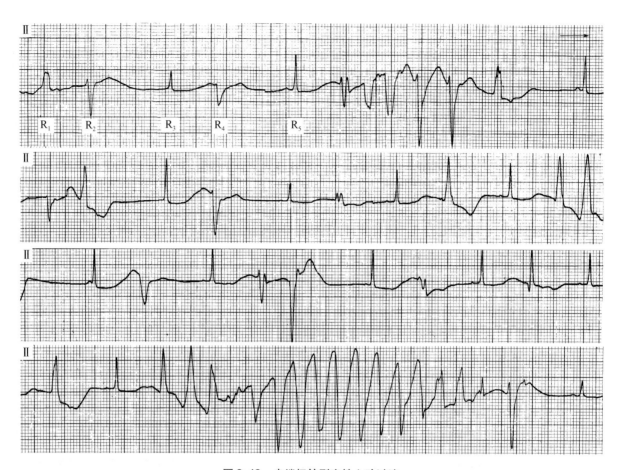

图 8-42　尖端扭转型室性心动过速

（第 1、2 行为连续描记）第 1 行 R_1、R_2、R_4 为多源性室性期前收缩，R_3 为交界性逸搏，R_5 为窦性心律，T 波呈拱桥样改变，其中融合有 U 波，Q-T 间期 0.70s，其后连发 6 次短阵快速室性搏动，QRS 波形态多变，围绕基线上下扭转，心室率平均 190 次/分，持续 2 秒，符合尖端扭转型室性心动过速特点；第 4 行表现与其类似，持续 5 秒；其尖端扭转型室性心动过速均以长联律间期开始，其联律间期与室性期前收缩联律间期相等，为 0.61s。P 波偶有显现，符合窦性静止

心电图诊断： 窦性静止，交界性逸搏，Q-T 间期延长，频发室性期前收缩，尖端扭转型室性心动过速，提示低血钾

患者男，81 岁，心率慢伴头晕 1 年，近 1 个月腹泻，反复晕厥 3 天。临床诊断：冠心病，病窦综合征，低钾血症。经补充钾盐、镁盐等治疗，病情稳定

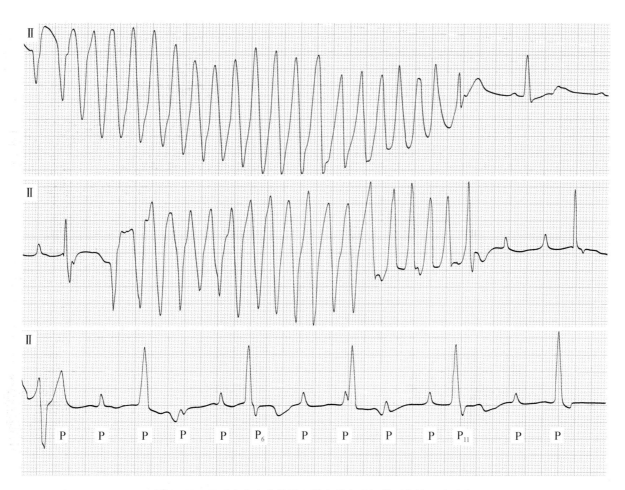

图8-43　几乎完全房室传导阻滞合并尖端扭转型室性心动过速

第1行最后一个搏动为窦性下传的心室搏动，QRS波之前有相关P波。第3行可见P波与QRS波无关，各按自身规律出现，心房率115次/分，心室率47次/分，符合几乎完全房室传导阻滞特点（第1行偶有P波下传），其Q-T间期0.68s。第1、2行可见频率极快的宽QRS心动过速，平均心室率260次/分，QRS波形态多变，振幅、间距均不相等，联律间期0.56s，为舒张晚期室性期前收缩所诱发的尖端扭转型室性心动过速

心电图诊断：几乎完全房室传导阻滞，Q-T间期延长，尖端扭转型室性心动过速

患者女，69岁，间断头晕伴晕厥10天。临床诊断：冠心病，心律失常，心源性晕厥，后行永久起搏器植入术，病情稳定

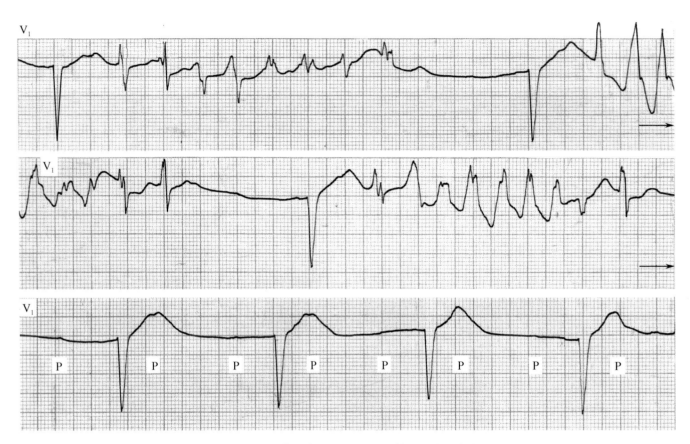

图 8-44　三度房室传导阻滞并尖端扭转型室性心动过速

（连续描记）第 3 行显示：P 波与 QRS 波无关，各自按自身规律出现，心房率 72 次/分，心室率 35 次/分，T 波呈拱桥样改变，其中融合有 U 波。QRS 时间 0.13s，异位兴奋灶位于 His 束分叉以下，符合三度房室传导阻滞。Q-T 间期 0.68s。第 1～2 行显示：频频出现的短阵多形性室速，心室率平均 180 次/分，共发作 3 次，每次持续 3 秒左右，每次发作均以长联律间期（0.70s）室性搏动开始，QRS 波形态极不规则，R-R 间距不等，符合尖端扭转型室速

心电图诊断： 三度房室传导阻滞，QT 间期延长，尖端扭转型室速

患者女，14 岁，恶心、呕吐 1 周，反复短暂头晕伴晕厥 3 天。其姐因同样症状于 1 个月前病故。家中长期使用自家生产棉籽油，血钾 2.1mmol/L。临床诊断：棉酚中毒，低钾血症，三度房室传导阻滞，尖端扭转型室速，心源性晕厥。经补充大量钾盐、镁盐等治疗，病情渐稳定（低钾血症引起三度房室传导阻滞者极少见）

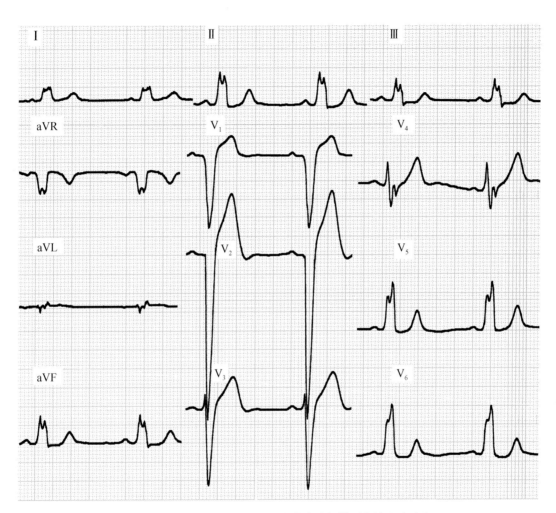

图 8-45（A）　左束支传导阻滞并尖端扭转型室性心动过速

Ⅰ、V₅、V₆ 导联 QRS 波呈 R 型，V₁ 导联呈 QS 型，QRS 时间 0.16s，符合完全性左束支传导阻滞（CLBBB）特点，Q-T 间期 0.44s

心电图诊断：完全性左束支传导阻滞

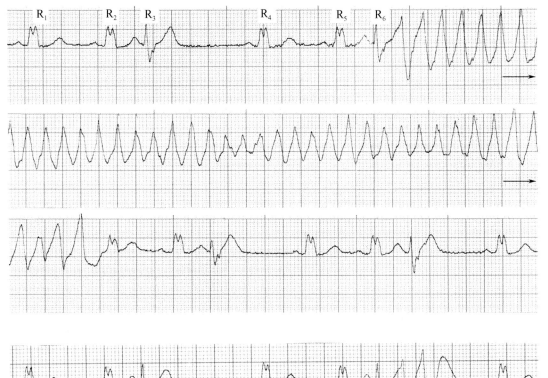

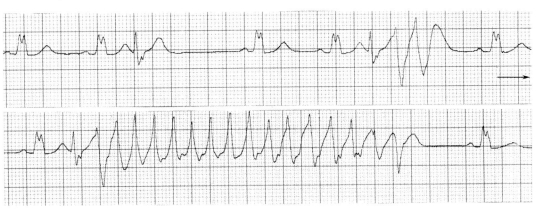

图 8-45（B）　左束支传导阻滞并尖端扭转型室性心动过速

[与图 8-45（A）为同一患者]（监护导联，第 1～3 行为连续描记，第 4～5 行为连续描记）第 1 行 R~1~、R~2~、R~4~、R~5~ 为窦性心律，QRS 波之前均有 P 波，P-R 间期 0.14s。R~3~、R~6~ 为室性期前收缩，联律间期 0.44s，R~6~ 之后连续出现大小、形态极不均一的快速的 QRS 波，心室率 300 次/分，持续达 7.4 秒，为尖端扭转型室性心动过速（此时患者出现晕厥）。第 4～5 行表现同第 1～3 行，持续达 4.4 秒

心电图诊断： 完全性左束支传导阻滞，频发室性期前收缩，尖端扭转型室性心动过速

患者男，30 岁，医师，间断头晕、晕厥 1 年。病前曾有发热 5 天，心肌酶轻度升高，入院后于监护中出现频发室性期前收缩及短阵反复尖端扭转型室速，伴头晕及黑矇。临床诊断：病毒性心肌炎，心律失常。经治疗后病情渐稳定

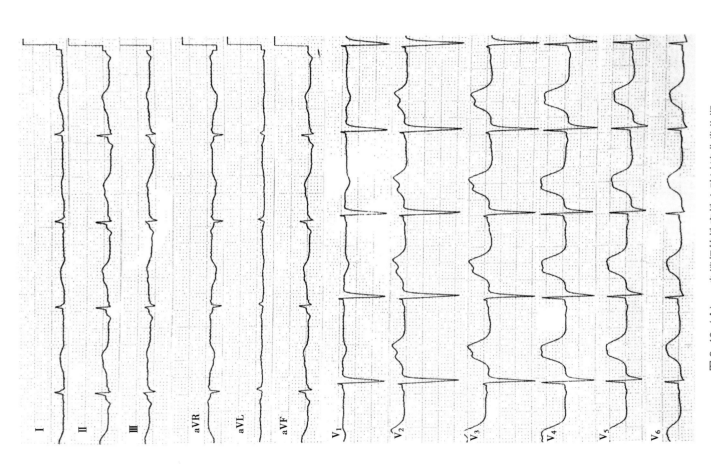

图 8-46（A）　尖端扭转性室性心动过速非发作期

II、III、aVF 导联 P 波倒置，P-R 间期 0.16s，符合交界性心律伴前传阻滞（P-R 间期延长）；U 波增高达 0.7mV，与 T 波近于融合，Q-U 间期延长。Q-U 间期延长 0.64s

心电图诊断： 巨大 U 波，Q-U 间期延长，交界性心律伴前传阻滞

患者女， 29 岁，阵发性晕厥 1 年，加重 1 周。发作时心电图显示尖端扭转型室速［见图 8-46（B）］；辅助检查：电解质，心脏彩超，胸片等均无异常发现。临床诊断：心律失常，尖端扭转型室速伴心源性晕厥。后行 ICD 植入术，观察随访 3 年余，病情稳定，偶有发作

第8章 室性心律失常

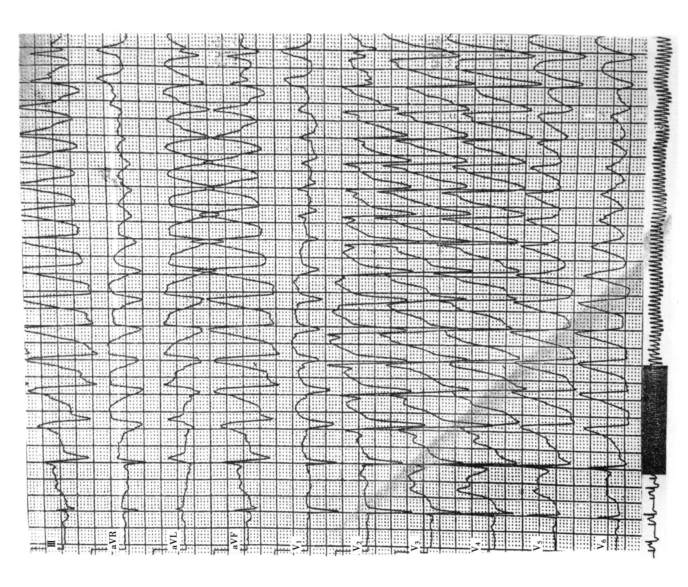

图 8-46 (B) 尖端扭转型室性心动过速发作期

[与图 8-46 (A) 为同一患者] R₁ 为窦性心律，其余 QRS 波均均宽大畸形，QRS 波形态多变，几乎每一波形态均不相同，围绕基线上下扭转，为尖端扭转型室性心动过速，持续 20 余秒，后行电复律转复，伴随患者出现 Adam-Stroke 综合征，其发作时第 1 个 QRS 波与 R₁ 联律间期 0.60s，为舒张晚期室性期前收缩引起的心动过速，平均心室率 200 次/分

心电图诊断：尖端扭转型室性心动过速

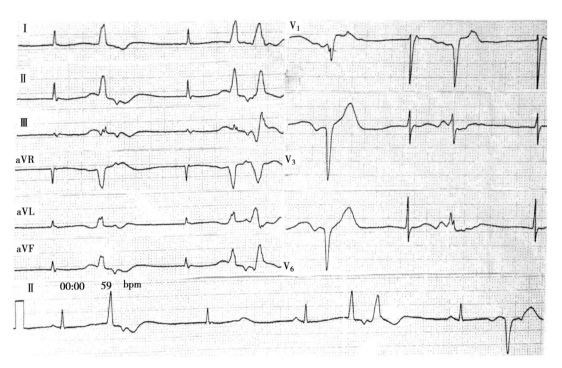

图 8-46（C）　尖端扭转型室性心动过速非发作期

[与图 8-46（A）为同一患者] 尖端扭转型室速非发作期，各导联可见交界性逸搏（长 Ⅱ 导联 R_3）及频发室性期前收缩，其部分室性期前收缩伴逆行上传的 P 波（肢体导联 R_2），联律间期相等，形态不同

心电图诊断： 窦性心律，频发交界性逸搏及室性期前收缩

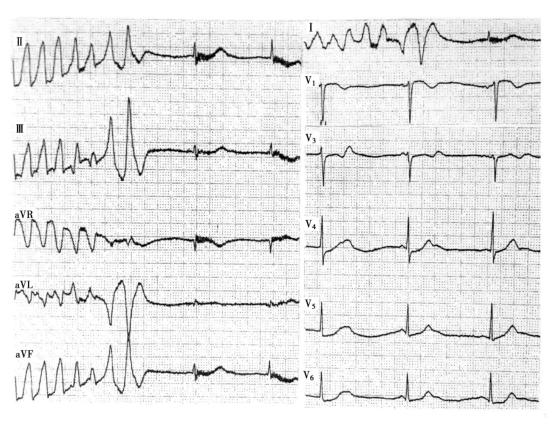

图 8-46（D）　尖端扭转型室性心动过速非发作期

［与图 8-46（A）为同一患者］尖端扭转型室速时有发作，非发作的 QRS 波与 P 波无固定关系，为交界性逸搏

心电图诊断：阵发性尖端扭转型室性心动过速，交界性逸搏心律

临床发作前多有先兆，以心悸、头晕开始，继之黑视（发作时间＜4秒），若发作时间较长（＞10秒），则出现晕厥，甚至抽搐（Adams-Stokes综合征，即心源性脑缺氧综合征）。对其处理包括病因治疗及终止发作：发作时首选异丙肾上腺素，通过增快心率，使心肌复极缩短，复极均一而终止发作；若心率快者，可将心率提至90次/分左右，一般用量0.5mg/500ml，静脉滴注，根据心率调整滴速，但对冠心病、老年人应慎用，必要时配用利多卡因，后者仅用于单用异丙肾上腺素无效或效差时。禁用延迟复极药物。补充钾盐、镁盐，因为常有低钾因素，低镁先于低钾，镁是多种酶的激活剂，如 N^+-K^+-ATP 酶泵活性的恢复，需要镁的参与，及时足量补充钾盐、镁盐，必要时静脉注射硫酸镁，可终止发作；先天性Q-T间期延长综合征者避免紧张、噪声等，坚持服用β受体阻滞剂，若有晕厥史者，加用苯妥英钠0.3g/d，后者可减少星状神经节传出功能；若反复发作，药物无效者，可行左侧胸1～5交感神经节切除术。若无房室传导阻滞，可行食管心房起搏，使心率提至90次/分左右。若

为高度房室传导阻滞或病窦综合征，经药物治疗难以控制发作者，尽早安装心脏永久起搏器；一般不主张电复律，因其具有反复发作，自动终止倾向，且往往伴低钾、传导阻滞，而电击造成心肌损伤，可使病情恶化。但若恶化为心室扑动、心室颤动，可电击除颤。若Q-T间期正常，其治疗同单形性室速。

7. 非阵发性室性心动过速（nonparoxysmal ventricular tachycardia） 又称为加速性心室自律（accelerated idioventricular rhythm），是由于心室自律性轻度增高，产生一系列较其固有频率为快的心搏所组成的心律。其频率与正常窦性心律接近，不引起明显的血流动力学障碍，其发生与消失不易觉察，故称为"非阵发性"心动过速。

心电图表现（图8-47～图8-55）：连续3次以上宽大畸形的QRS波，其频率60～120次/分，多在70～80次/分，常可见并存的窦性心律，两者频率甚为接近，而以室性心律快于窦性者为多，2种心律交替出现，形成干扰性房室脱节，可见室性融合波（其形态介于窦性与室性之间）及心室夺获。

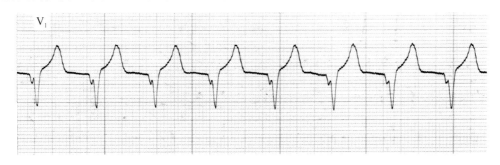

图 8-47　非阵发性室性心动过速
QRS波宽大畸形，QRS时间0.13s，心室率88次/分，P波不能明视，符合非阵发性室性心动过速
心电图诊断： 非阵发性室性心动过速

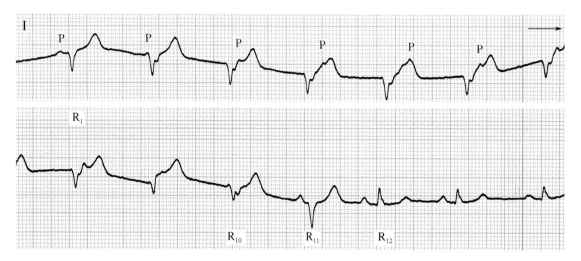

图8-48　非阵发性室性心动过速

$R_{12} \sim R_{14}$为窦性心律，QRS波之前均有相关P波，P-R间期0.18s，QRS波形态正常，P-P间距不等，心率76次/分，符合窦性心律不齐；$R_1 \sim R_{11}$为非阵发性室性心动过速，QRS波形态与窦性不同，P波与其无关，QRS时间0.12s；当窦性频率加快时，非阵发性室性心动过速终止

心电图诊断： 非阵发性室性心动过速

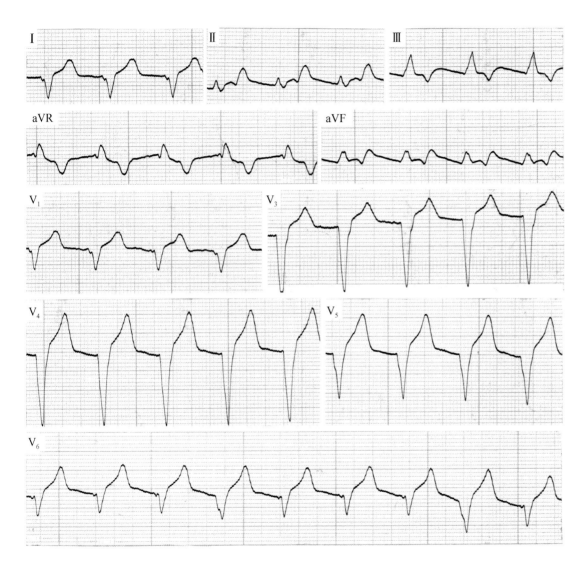

图8-49　非阵发性室性心动过速

$V_1 \sim V_6$、I 导联 QRS 波呈 QS 型，符合急性广泛前壁心肌梗死；QRS 时间 0.14s，P 波不能明视，心室率 91 次/分，$V_1 \sim V_6$ 导联 QRS 波均向下，符合非阵发性室性心动过速

心电图诊断：急性广泛前壁心肌梗死，非阵发性室性心动过速

患者男，48 岁，急性广泛前壁心肌梗死，病后 4 小时入院，行溶栓治疗后 1.5 小时出现非阵发性室性心动过速，此为消融有效的指标

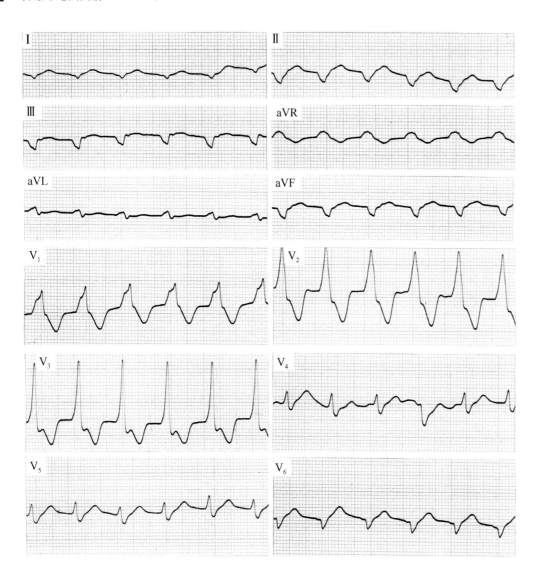

图 8-50（A） 非阵发性室性心动过速
（左室室速）

P 波不能明视，QRS 波宽大畸形，QRS 时间 0.14s，Ⅰ、Ⅱ、Ⅲ导联 QRS 波均向下，心电轴 +240°，落在"无人区"，支持室速；aVR 导联呈 R 波，R 波宽顿，支持室速；V₁ 导联呈 R 型，V₅、V₆ 导联呈 rS 型，R < S，类似右束支阻滞而又不符合真正的右束支阻滞型，支持室速；Ⅰ 导联 QRS 波呈 QS 型，符合左室室速；心室率 115 次/分，符合非阵发性室速

心电图诊断： 非阵发性室性心动过速

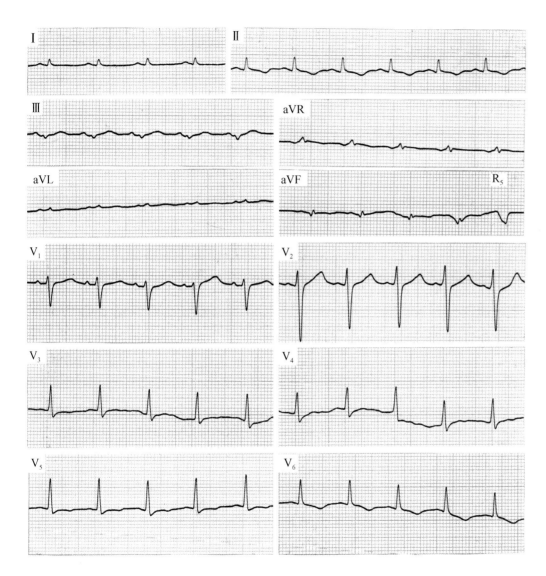

图 8-50（B） 非阵发性室性心动过速终止后恢复窦性心律

[与图 8-50（A）为同一患者] 静脉注射利多卡因后室速终止，转为窦性心律，心率 100 次/分，肢体导联 QRS 波电压＜0.5mV，符合肢体导联低电压。$V_3 \sim V_6$ 导联 T 波低平，轻倒置

心电图诊断：肢体导联低电压，轻度 ST-T 改变

患者男，38 岁，以渐进性胸闷、呼吸困难 1 个月为主诉入院。临床诊断：心包间皮细胞瘤（病理证实）伴心包积液

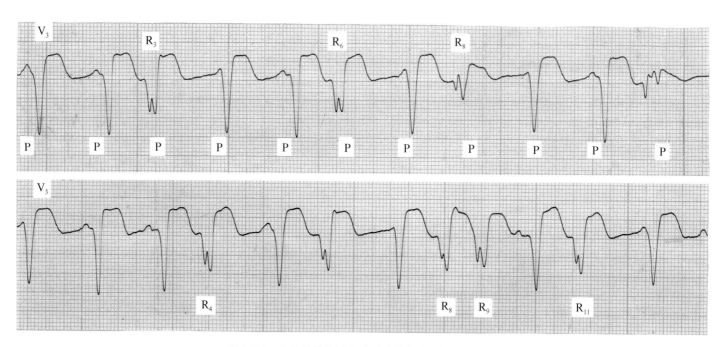

图 8-51 非阵发性室性心动过速伴频发室性期前收缩

P 波与 QRS 波无关，可见房室分离现象，心房率 80 次/分，心室率 82 次/分，QRS 波形态不同，但其前均无相关 P 波，故非室性融合波及心室夺获。基本有 2 种形态：其中第 1 行 R_1、R_2、R_4、R_5 等为一种形态，QRS 波呈 QS 型，QRS 时间 0.14s，ST 段抬高达 0.4mV；R_3、R_6、R_8 等为另一种形态，QRS 波更宽大，QRS 时间 0.20s，与其前 QRS 波联律间期固定（0.48s），为心室内另一兴奋灶，时有冲动发放，偶有 2 次连发（第 2 行 R_8、R_9）。室性期前收缩之后间距等于室性 R-R 间距，如第 1 行 $R_3 \sim R_4$ 间距等于 $R_4 \sim R_5$ 间距，此为室性期前收缩干扰稳定的心室自律点，使之节律顺延，形成代偿间期不完全

心电图诊断：急性广泛前壁心肌梗死合并非阵发性室性心动过速伴频发室性期前收缩

患者男，41 岁，以阵发性胸痛 2 小时入院。临床诊断：冠心病，急性广泛前壁心肌梗死。入院后行溶栓治疗，于溶栓后 2 小时描记，示非阵发性室性心动过速，为溶栓有效的指标

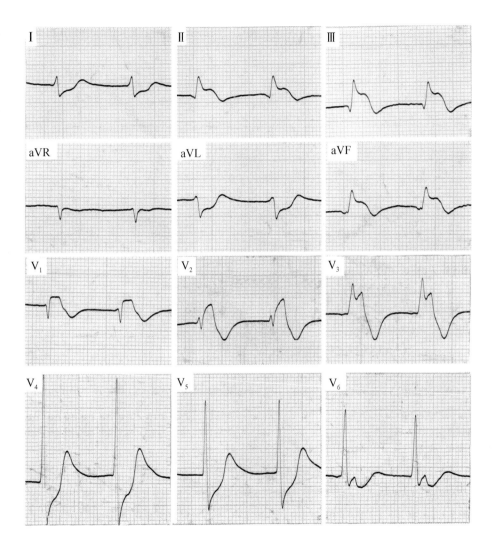

图 8-52　急性下壁、前间壁心肌梗死伴
非阵发性室性心动过速

ST 段于 Ⅱ、Ⅲ、aVF、V$_1$ ~ V$_3$ 导联抬高，最高达 0.3mV，T 波倒置，最深达 0.7mV，Ⅱ、Ⅲ、aVF 导联已出现病理 Q 波；QRS 时间 0.12s，P 波不能明视，心室率 75 次/分；以上改变符合急性下壁、前间壁心肌梗死伴非阵发性室性心动过速

心电图诊断：急性下壁、前间壁心肌梗死，非阵发性室性心动过速

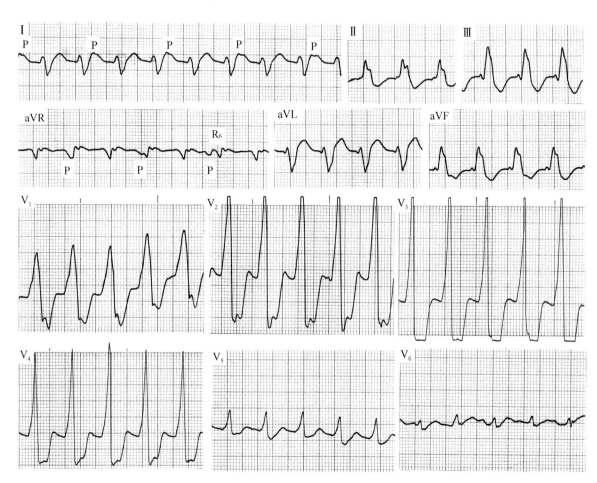

图 8-53（A）　陈旧性广泛前壁心肌梗死伴非阵发性室性心动过速

QRS 波宽大畸形，QRS 时间 0.18s，心室率 125 次/分，心房率 65 次/分，可见房室分离现象（如 I 、aVR 导联显示房室分离）
及室性融合波（如 aVR 导联 R₆，其前有相关 P 波，QRS 波提前，其形态与室性略异，故为室性融合波），符合非阵发性室性
心动过速

心电图诊断：非阵发性室性心动过速

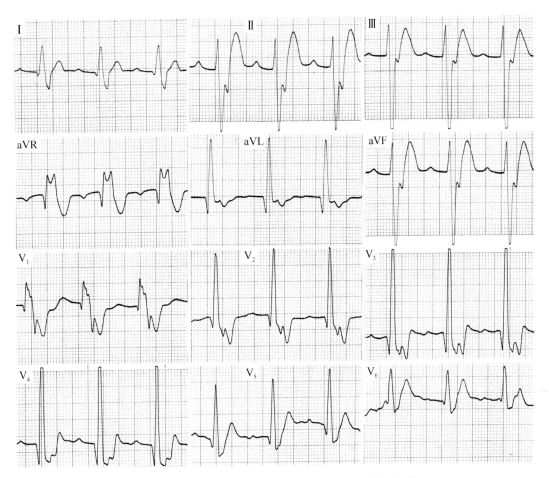

图 8-53（B）　陈旧性广泛前壁心肌梗死（室速终止后）

［与图 8-53（A）为同一患者］ V$_1$～V$_5$、Ⅰ、aVL 导联可见病理 Q 波，QRS 波呈右束支阻滞型，QRS 时间 0.18s，P-R 间期 0.25s，符合陈旧性广泛前壁心肌梗死伴一度房室传导阻滞

心电图诊断： 陈旧性广泛前壁心肌梗死伴完全性右束支及一度房室传导阻滞

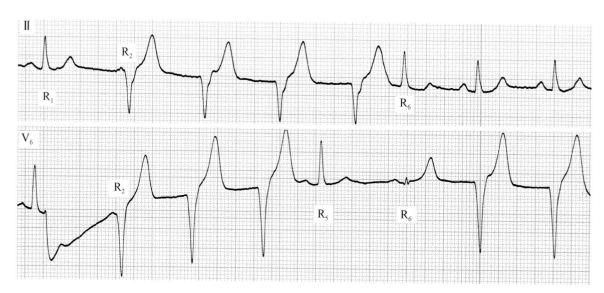

图8-54　非阵发性室性心动过速

Ⅱ导联 $R_2 \sim R_5$ 为加速的心室自律，心室率75次/分，R_6 为心室夺获，R_1、R_7、R_8 为窦性心律，心率71次/分。V_6 导联 $R_2 \sim R_4$、R_7、R_8 为加速的心室自律，R_5 为心室夺获，R_6 为室性融合波，R_1 为窦性心律。当窦性频率加快时，夺获心室，非阵发性室速终止；当窦性频率减慢时，出现室性搏动，连续形成非阵发性室速；由于二者频率接近，形成非阵发性室速间断出现

心电图诊断：非阵发性室性心动过速

纸速：25mm/s　灵敏度：10mm/mv　BL:ON　AC:ON　MF:40Hz

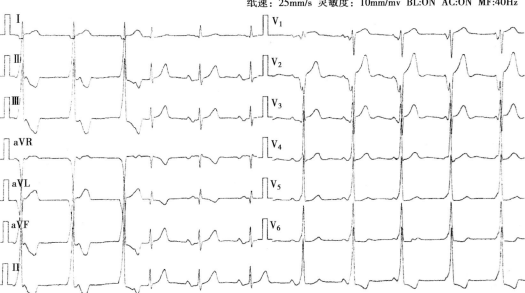

图8-55（A）　非阵发性室性心动过速（类似于预激波的室性搏动）

肢体导联 $R_1 \sim R_3$ 及胸导联 QRS 波均宽大畸形，QRS 时间 0.16s，其起始顿挫，类似于 δ 波，但此 QRS 波与 P 波关系不固定，心室率 60 次/分；P-P 规律出现，窦性频率 55 次/分，故排除间歇性预激波，为加速的心室自律；肢体导联 R_6 为 R_3 逆行上传引起 P 波（Ⅱ、Ⅲ、aVF 导联 P 波倒置），此 P 波再下传引起正常的 QRS 波，故为反复搏动。此心电图亦为非阵发性室速，干扰性房室脱节，窦性与室性频率接近，形成非阵发性室速间断出现

心电图诊断：非阵发性室性心动过速，干扰性房室脱节，反复搏动

第8章 室性心律失常

纸速：25mm/s　灵敏度：10mm/mv　BL:ON　AC:ON　MF:40Hz

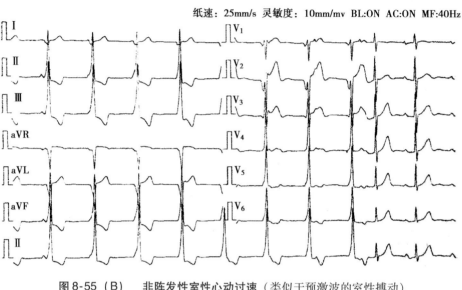

图8-55（B） 非阵发性室性心动过速（类似于预激波的室性搏动）

［与图8-55（A）为同一患者］

［临床意义及处理］ 阵发性室速常发生于器质性心脏病，由于房室收缩不协调，所以患者常有明显血流动力学障碍，且有发展为心室扑动、心室颤动可能，但特发性室速常见于无明显器质性心脏病患者。其发生机制可能是多方面的，持续性室速绝大多数系折返机制，而非持续者有时可能存在2种以上机制。对其治疗，除病因治疗外，选用有效抗心律失常药物，采用必要措施，争取在最短时间内控制发作。

1. 药物治疗　①胺碘酮：150mg 稀释后缓慢静脉注射，转复后口服维持；②普罗帕酮：用量及用法同室上速；③利多卡因（lidocaine）：50~100mg 加葡萄糖液稀释后静注，必要时可重复应用；④苯妥英钠（phenytoin）：100mg 加注射用水稀释后

缓慢静脉注射，必要时重复应用，适用于洋地黄中毒者。对于特发性室速，各种抗心律失常药物均可选用：若发作时心室率过快，可首选β受体阻滞剂，但对折返性者很少有效，后者可选用钙离子拮抗剂维拉帕米，这可能是由于折返环的一部分是钙通道介导的。钙离子拮抗剂对触发活动引起者亦有效。

2. 电治疗：若病情危急，药物无效，应尽早选用直流同步电复律，电功率150~200J。洋地黄中毒者忌之。对于特发性室速反复发作者，目前主张射频消融术（详见第4章［附］室性期前收缩射频消融术）。

非阵发性室速多见于器质性心脏病，如心肌梗死溶栓后冠脉再通时，由于再灌注所致；亦见于洋地黄中毒，心脏手术等，

偶见于无明显器质性心脏病的健康人。由于常为时短暂，一般不需做特殊处理，以治疗原发病为主，如果心室率快，持续时间较长时，可选用抗心律失常药物（同阵发性室速）。

［附］ 宽 QRS 波型心动过速鉴别

宽 QRS 波型心动过速绝大多数是室性心动过速，但少数可以是室上性心动过速伴束支传导阻滞、末梢室内传导阻滞、预激综合征或室内差异传导。由于二者处理方法及预后不同，故应仔细鉴别（表8-1）。鉴别的重要步骤之一是仔细寻找 P 波，测定 P 波与 QRS 波的关系，若二者无关（房室分离现象），支持阵发性室性心动过速。第 2 步是观察发作时与非发作时 QRS 波形态，如果发作时与非发作时 QRS 波形态相同，支持阵发性室上性心动过速，若形态不同，呈右束支阻滞型，考虑阵发性室上性心动过速合并室内差异传导或快心率依赖性右束支传导阻滞可能；若 QRS 波起始顿挫，呈预激波，支持逆向型房室折返性心动过速；若 QRS 波形态多变（窦性 P 波重叠其中），有心室夺获或室性融合波，支持阵发性室性心动过速。当然应结合临床表现进行全面分析。对二者鉴别起重要作用的辅助检查是食管心电图，可更明确显示 P 波，准确判定 P 波与 QRS 波关系。

表8-1　宽 QRS 波型心动过速鉴别

鉴别点	阵发性室上性心动过速	阵发性室性心动过速
器质性心脏病	多无	多有（特发室速例外）
反复发作史	常有	常无（特发性室速例外）
发作时血流动力学影响	多不明显	多严重
发作时 S_1 强度	强弱一致	强弱略有不等

续表

鉴别点	阵发性室上性心动过速	阵发性室性心动过速
心律	绝对整齐	略有不等
QRS 波形态	多呈右束支阻滞型或预激图形	V_1 呈单相（R 型）或双相，类似束支阻滞又不符合之或 $V_1 \sim V_6$ 主波均一致（尤其均向下）
心电轴	多正常或右偏	常明显左偏或落在"无人区"
QRS 时间	常 <0.14s	常 >0.14s
房室分离	无	常有
心室夺获	无	可有
室性融合波	无	可有
发作与非发作时 QRS 波形态	相同或起始向量一致	完全不同
aVR 导联 QRS 形态	rS 或 Qr（r 或 q < 40ms）	R、rS 或 qR（r 或 q > 40ms）、Vi/Vt < 1
刺激迷走神经方法	可突然终止或无效	无效
食管心电图显示	P 波与 QRS 波有关	无关

二、心室扑动与心室颤动

心室扑动（ventricular flutter，VF）与心室颤动（ventricular fibrillation，Vf）简称室扑与室颤，是最为严重的心律失常，室扑为心室快而微弱无效的收缩，室颤为心室肌极快而无规则的乱颤，二者血流动力学影响均相当于心室停搏。

［心电图特点］（图 8-56 ~ 图 8-66）

1. 心室扑动　正常 P-QRS-T 波消失，代之以较规则的正弦曲线样的扑动波，其频率约 150 ~ 250 次/分。

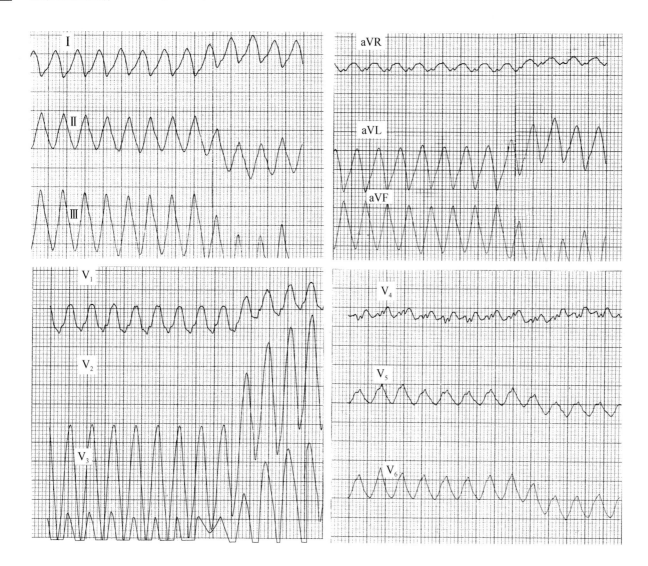

图 8-56　心室扑动

正常 P-QRS-T 波群消失，代之
以规则匀齐的心室扑动波，频
率 250 次/分，符合心室扑动

心电图诊断：心室扑动

患者女，31 岁。临床诊断：脑
胶质细胞瘤，原发心室扑动。
经 300J 紧急直流非同步电复律，
转为窦性心律（未显示）

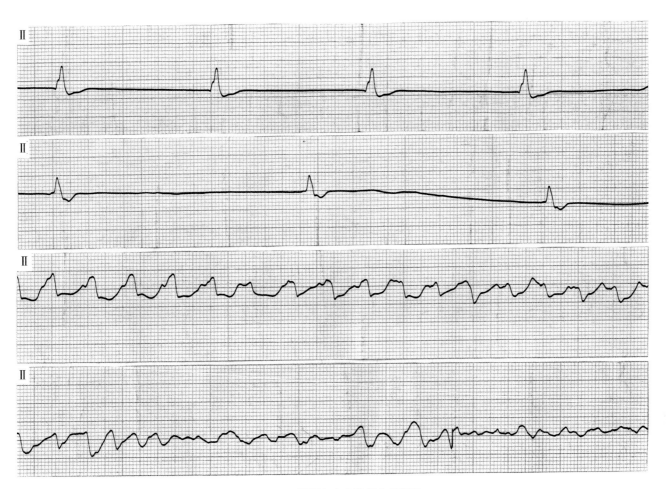

图 8-57　缓慢心室自律及心室颤动

第 1～2 行为缓慢心室自律，心室率自 33 次/分→21 次/分；第 3 行为多形性室速，平均心室率 150 次/分，QRS 波形态多变；第 4 行为心室颤动，由粗颤→细颤

心电图诊断：缓慢心室自律，多形性室速，心室颤动（临终前心电图）

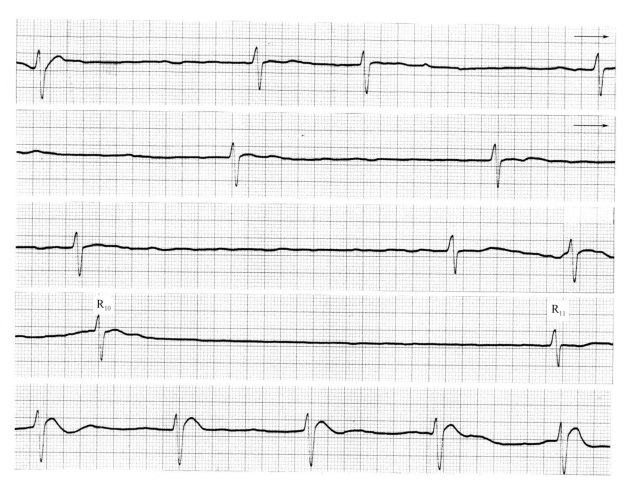

图 8-58（A）　缓慢心室自律及全心脏停顿

（监护导联，第 1～3 行为连续描记）可见频频出现长间歇，最长达 5.48s（第 4 行 R_{10}～R_{11}，为短暂全心脏停顿）。

第 5 行为静脉注射肾上腺素 0.5mg 之后，心室率增快，达 100 次/分，QRS 波形态与以上均相同，故起搏点位置相同

心电图诊断：缓慢心室自律，短暂全心脏停顿

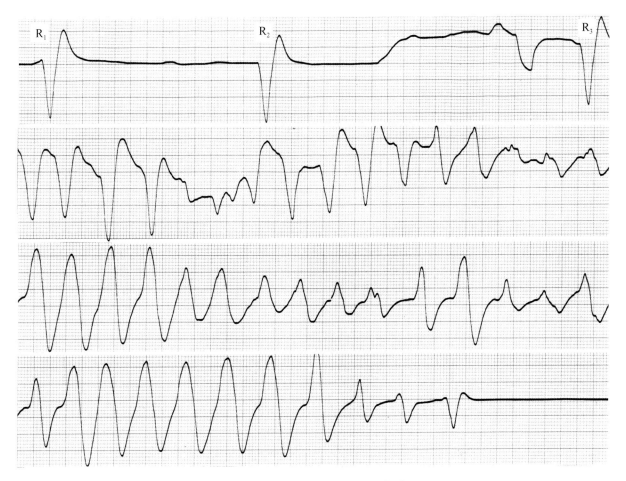

图 8-58（B）　心室扑动与心室颤动

[与图 8-58（A）为同一患者，监护导联连续描记] 缓慢的心室自律（$R_1 \sim R_2$ 间距 2.72s，$R_2 \sim R_3$ 间距 4.0s），心室扑动与心室颤动交替出现→全心脏停顿

心电图诊断：缓慢心室自律，全心脏停顿

（此为扩张型心肌病患者临终前心电图）

第 8 章　室性心律失常

8

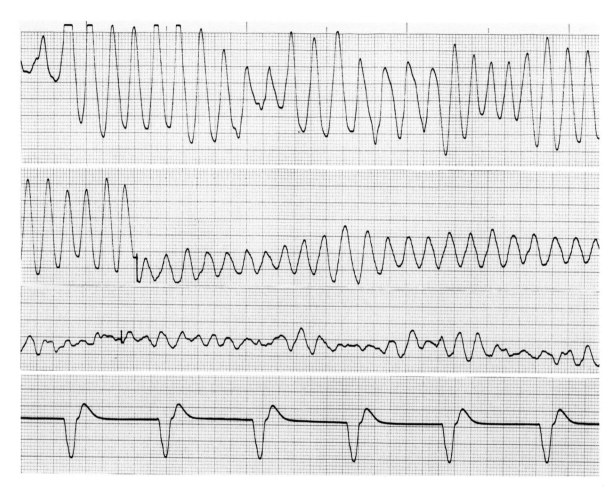

图 8-58（C）　心室扑动与颤动

［与图 8-58（A）为同一患者］第 1~3 行，正常 P-QRS-T 波群消失，代之以粗大的扑动波（F 波）或细小的颤动波（f 波）；F 波较规则匀齐，平均频率 220 次/分，振幅达 3.0mV；f 波振幅低，波形极杂乱，频率 300 次/分左右；第 4 行为心室自律，仅有 QRS-T 波群，频率 50 次/分

心电图诊断：心室扑动，心室颤动，缓慢心室自律交替出现

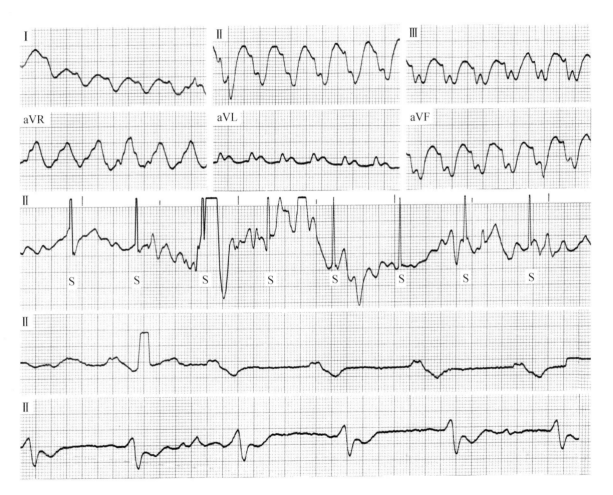

图 8-59　阵发性室性心动过速及心室颤动

第 1、2 行为阵发性室性心动过速发作，心室率 150 次/分，QRS 波宽大畸形，于 aVR 导联呈 R 型，即呈右束支阻滞型（异位兴奋灶位于左室）；第 3 行，QRS-T 均消失，代之以波形极杂乱的心室颤动波，其间可见起搏信号（S）（为临时起搏），心室颤动致起搏无效；第 4 行为 QRS 波振幅极低的心室自律，第 5 行为 QRS 波振幅渐增高的心室自律，心室率 44 次/分

心电图诊断： 阵发性室性心动过速，心室颤动，缓慢的心室自律

患者男，68 岁，以阵发晕厥 5 天住院。心电图显示为反复室速、室颤、窦性停搏达 10 秒（未显示），伴阿-斯综合征；后经永久起搏治疗，病情稳定。临床诊断：冠心病，病窦综合征（传导系统退行性变）

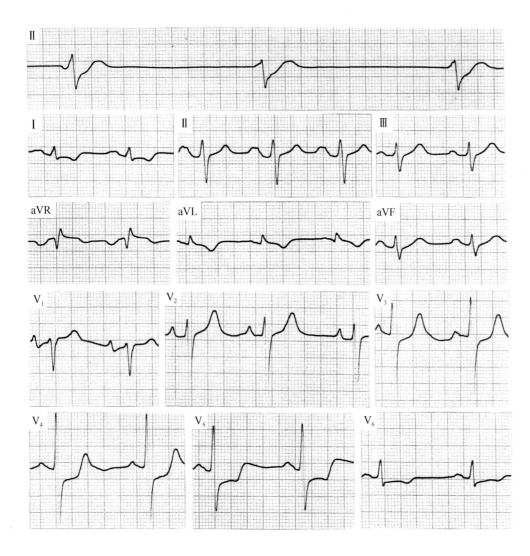

图 8-60　心脏骤停复苏后心电图

第 1 行 II 导联显示缓慢心室自律，QRS 时间 0.20s，QRS 波形态与窦性不同（见第 2 行 II 导联正常 QRS 波），其前无 P 波，心室率 25 次/分；余导联为窦性心律，其 P 波增宽，达 0.16s，双峰，峰间距 0.05s，Ptf$_{V1}$ 为 -0.08mm·s（< -0.04mm·s），符合左房扩大特点。I 、aVL、V$_3$ ~ V$_6$ 导联 ST 段压低，T 波呈 " - +" 双相或倒置，符合心肌缺血型改变（P-R 间期 0.23s，此与左房扩大有关）

心电图诊断： 心脏复苏后缓慢心室自律，左房扩大，心肌呈缺血型改变

患者男，70 岁，缺血性心肌病，入院后突然心脏骤停，紧急盲目电复律后渐恢复自身心律

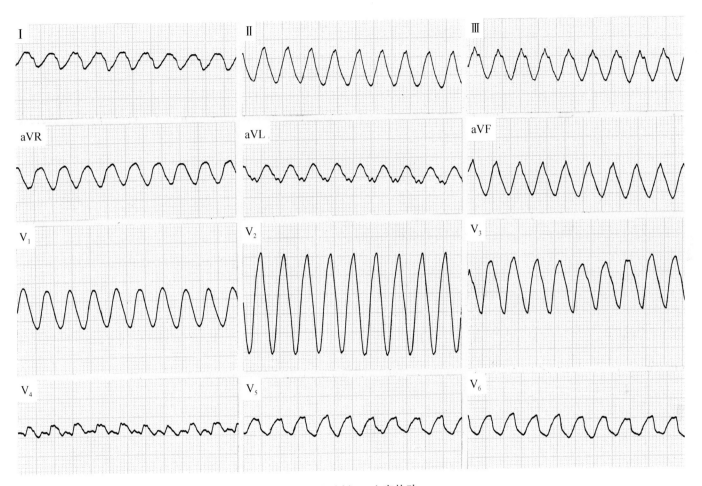

图 8-61（A）　心室扑动

正常的 P- QRS- T 波群消失，代之以规则匀齐的心室扑动波，频率 240 次/分，符合心室扑动

心电图诊断：心室扑动

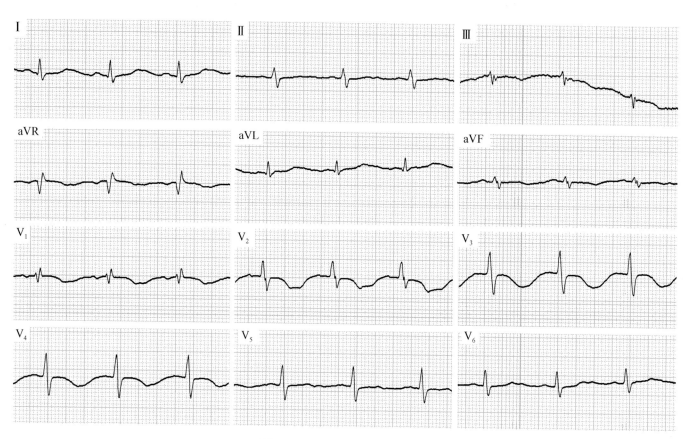

图 8-61（B）　心室扑动转复后

［与图 8-61（A）为同一患者］心室扑动经 300J 电复律后心室扑动消失，恢复窦性心律，显示 T 波与 U 波融合，于 I、aVL 导联呈拱桥样改变，于 V_1 ~ V_4 导联倒置，Q-T 间期 0.60s，提示低血钾。急查血钾 2.8mmol/L，后反复出现心室扑动，伴阿-斯综合征发作；经补钾等治疗 2 小时后病情渐稳定

心电图诊断：窦性心律，提示低血钾

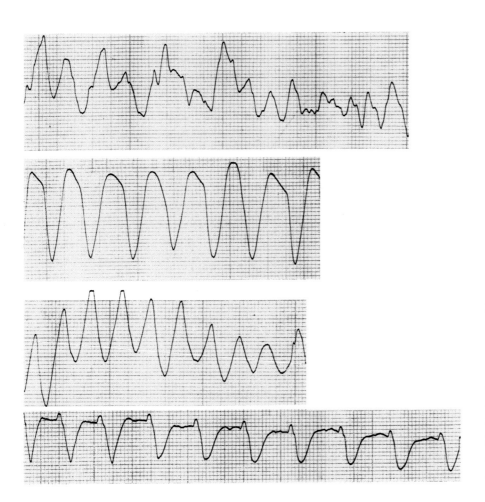

图 8-62（A）　心室扑动、心室颤动及缓慢心室自律

第 1~3 行显示正常 P-QRS-T 波群消失，代之以粗大的扑动波（F 波）或极不规则的颤动波（f 波）；F 波较规则匀齐（第 2 行），平均频率 136 次/分，振幅达 2.5mV；f 波振幅低，波形极杂乱，频率 250 次/分左右。心室扑动及颤动掺杂出现。第 4 行显示宽大 QRS 波，频率 125 次/分，为缓慢的心室自律

心电图诊断：心室扑动，心室颤动，缓慢心室自律

患者男，52 岁，以阵发性晕厥 1 个月为主诉入院，反复发作 4 次。非发作时，心电图显示有 J 波（未显示），此图为患者阿-斯综合征发作时监护导联描记；其孪生兄弟 1 年前猝死；其子（28 岁）心电图有 J 波，无晕厥史。临床诊断：特发性 J 波伴阿-斯综合征

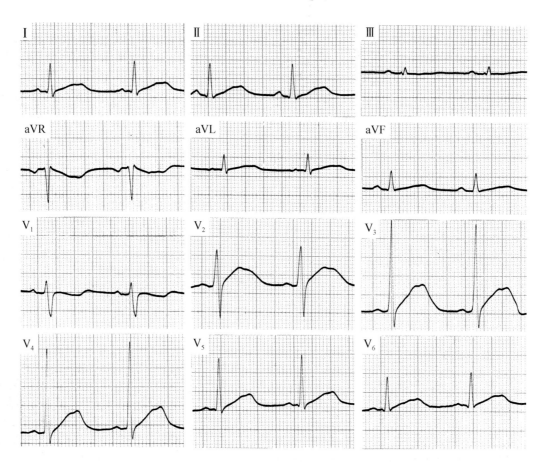

图 8-62（B）　低血钾心电图改变

[与图 8-62（A）为同一患者] U 波增大，与 T 波融合，呈拱桥样改变，以 I 、II 、aVL、aVF、
$V_2 \sim V_6$ 导联最明显，Q-U 间期 0.56s，符合低血钾心电图改变

心电图诊断：低血钾心电图改变

此图为末次发生阿-斯综合征后 3 天描记，因本次阿-斯综合征发作时间较长，脑水肿，意识障
碍，甘露醇脱水，进食少致低钾血症，血钾 2.2mmol/L

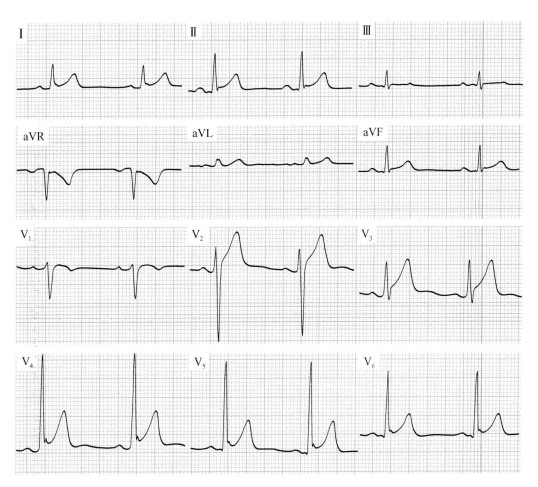

图 8-62（C）　家族性先天性 J 波

［与图 8-62（A）为同一患者］ I、II、aVR、V₄～V₆ 导联均可见 J 波

此为先证者之长子，28 岁，无晕厥史。其心电图 J 波虽非异常增大，但结合家族史仍应重视

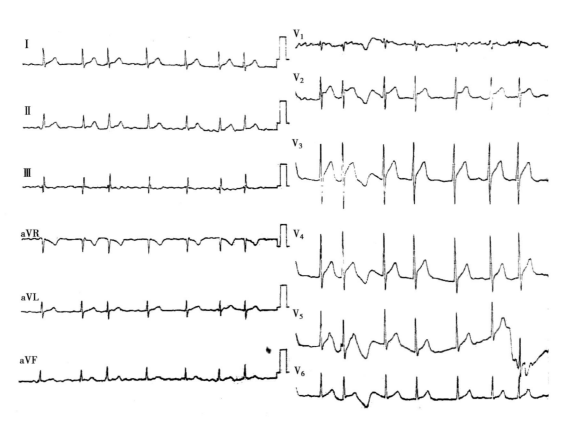

图 8-63（A）　Brugada 综合征

P 波消失，代之以极不规律的小 f 波，R-R 间距不等，QRS 波呈正常型，此为心房颤动特点；胸导联均可见 J 点及 ST 段抬高，以 $V_1 \sim V_3$ 导联明显，类似凹面向上（"马鞍型"）

心电图诊断： 心房颤动，Brugada 综合征（I 型）？

患者男，46 岁，发作性晕厥，伴大汗、心悸、胸闷。冠脉造影显示：前降支中段肌桥 40mm，冠脉狭窄 50%～60%，余均正常；非发作时心电图显示 ST 段及 T 波多变；其父 40 多岁猝死，其弟及其妹各有晕厥 1 次。临床诊断：Brugada 综合征伴心源性晕厥，因家庭原因，未进一步治疗

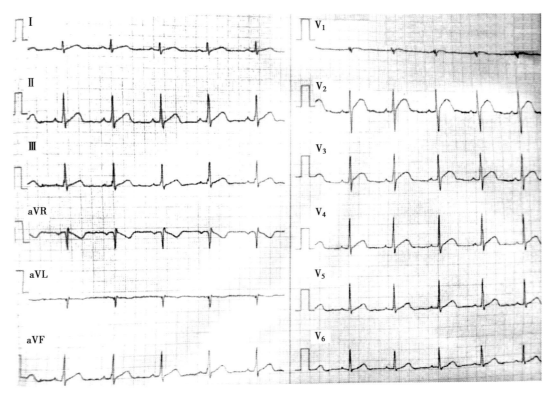

图 8-63（B）   Brugada 综合征

［与图 8-63（A）为同一患者］胸导联均可见 J 点及 ST 段抬高 > 0.2mV，呈穹隆型，以 $V_1 \sim V_4$ 导联明显，ST-T 在不同时期所描记的心电图中变化较大

心电图诊断：结合其晕厥史，应考虑该心电图符合 Brugada 综合征特点

第8章　室性心律失常

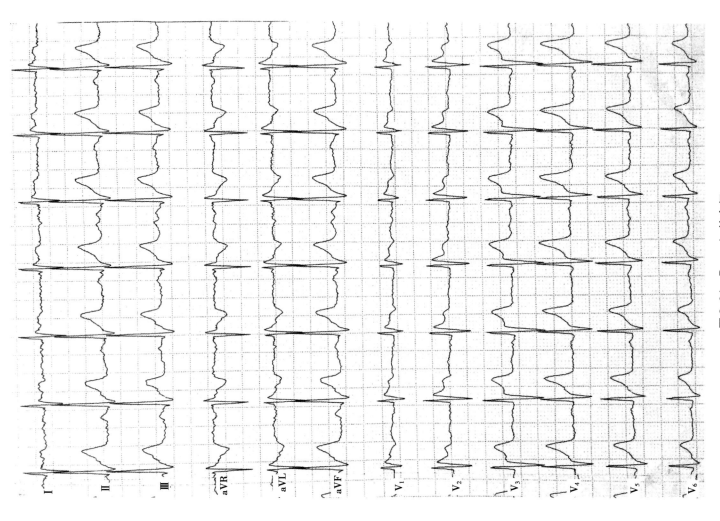

图 8-64　Brugada 综合征

$V_1 \sim V_3$ 导联均可见 J 点抬高，ST 段呈下斜型抬高 >0.2mV，呈弓隆型，V_1 导联伴随 T 波倒置

心电图诊断：结合家族史，应考虑 Brugada 综合征

患者男，21 岁，其父 40 多岁猝死，其兄 26 岁猝死。临床诊断：家族性 Brugada 综合征

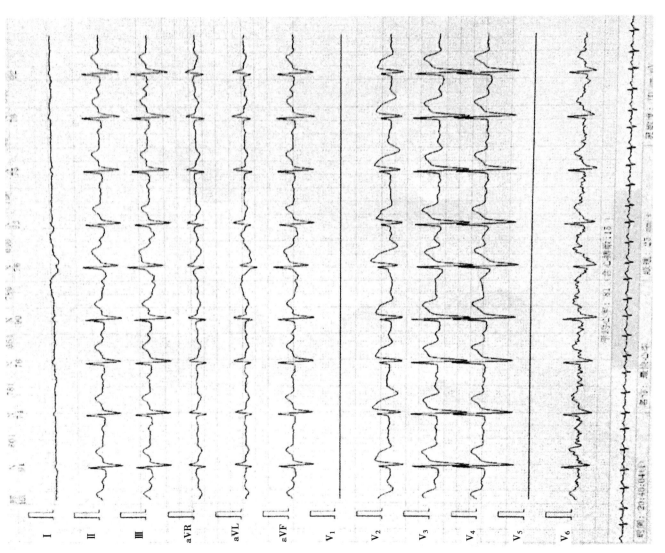

图 8-65（A）　Brugada 综合征

V₂、V₃ 导联 ST 段抬高 0.7mV，呈弓隆型，伴随 T 波双向，形似右束支阻滞（V₁ 及 V₅ 导联电极脱位）；R₆ 为房性期前收缩，其 P-R 间期延长，此为房室交界区干扰现象；Q-T 间期正常

心电图诊断： Brugada 综合征

患者男，95 岁，阵发性室上速 60 年，长期用普罗帕酮维持，偶有发作，未行射频治疗；家族中无晕厥及猝死患者。**临床诊断：** 阵发性室上速，Brugada 综合征

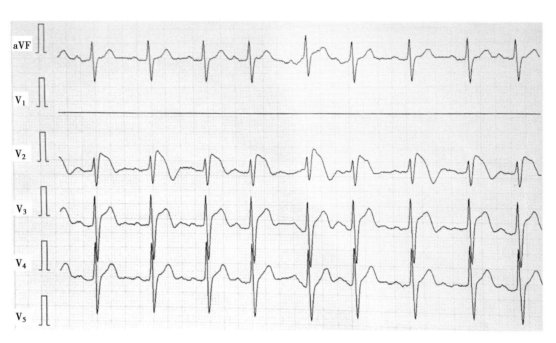

图 8-65（B）　Brugada 综合征

［与图 8-65（A）为同一患者，为同一时间描记的放大图］V₂ 导联 ST 段呈下斜型抬高 0.7mV，犹如穹隆状，伴随 T 波倒置，形似右束支阻滞（V₁ 及 V₅ 导联电极脱位）；Q-T 间期正常

心电图诊断： Brugada 综合征

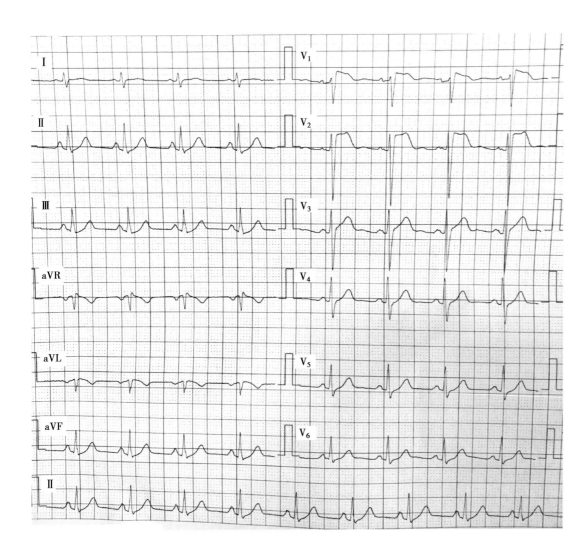

图8-66（A）　Brugada 综合征

V_1、V_2 导联 ST 段抬高 0.5mV，呈马鞍型，伴随 T 波呈正负双相，类似于急性心肌梗死早期型，结合图 8-46-4（B），可排除心肌梗死；Q-T 间期正常

心电图诊断： Brugada 综合征

患者男，44 岁，偶有心悸发作，其兄 32 岁猝死。临床诊断：Brugada 综合征

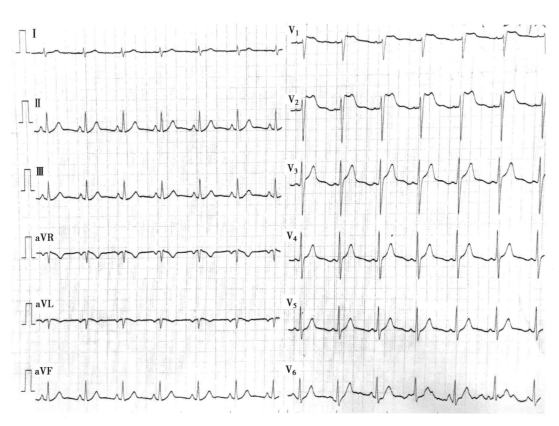

图 8-66（B）　Brugada 综合征

［与图 8-66（A）为同一患者，3 天后描记］V₁、V₂ 导联 ST 段抬高 0.6mV，呈马鞍型，与 T 波近于融合

心电图诊断：Brugada 综合征

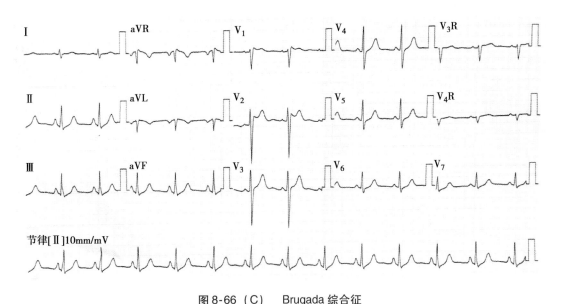

图 8-66（C）　Brugada 综合征

［与图 8-66（A）为同一患者，1 年前描记］V₁、V₂ 导联 ST 段抬高 0.4mV，呈 J 点抬高型，T 波直立（不同时间描记，其图形可以变化，可以呈间歇性）

心电图诊断： Brugada 综合征

2. 心室颤动　正常 P-QRS-T 波消失，代之以极不规则波幅较小的颤动波，其频率约 250～500 次/分；若室颤波波幅 > 0.5mV，称之为粗颤，若波幅 < 0.5mV，称之为细颤。

3. 不纯性心室扑动　其波型介于心室扑动与室颤之间，常出现于心室扑动与颤动互相转变过程中，有时二者掺杂出现。

［临床意义及处理］　心室扑动与颤动常发生于严重的器质性心脏病，最常见于冠心病及其他终末期心脏病，亦见于药物中毒（洋地黄、奎尼丁、普鲁卡因胺等）、电解质紊乱（低血钾、高血钾）、心脏手术、电击伤等，以及某些先天性异常如

Brugada 综合征，后者是由于编码心脏离子通道基因突变引起离子通道功能异常而导致的一组综合征。临床以 V₁~V₃ 导联 ST 段抬高，心脏结构正常，致命性快速室性心律失常反复发作甚至猝死为特征。心室扑动与颤动发作时，由于心室丧失了正常有节律的舒缩活动，心室泵血功能丧失，临床表现为突然意识丧失，大血管搏动消失，心音消失，抽搐，继之呼吸停止、瞳孔散大、发绀等，此称为心源性脑缺氧综合征（Adams-Stokes syndrom，阿-斯综合征），血流动力学相当于心室停搏。室扑往往为室颤前奏，为时极为短暂，常迅速转为室颤。室颤前若无

明显低血压、循环衰竭等表现者称为原发室颤，电除颤成功率可达80％左右；若室颤前已有明显低血压、循环衰竭等表现者称为断发性室颤，其电除颤成功率极低。

心室扑动与颤动处理：立即置于硬板床上，行心前区（胸骨中下段）叩击，胸外心脏按压，保持呼吸道通畅（头后仰、下颌提高），人工呼吸（吸氧），尽快施行非同步直流电复律（争取3分钟内完成），电功率选择300J，必要时可重复进行。若室颤波较细小，静脉注射肾上腺素，使细颤变为粗颤，更有利于电除颤。若室颤波较大而多次除颤仍未成功，可静脉注射利多卡因50～100mg，必要时可重复应用。及时静注5％碳酸氢钠50～100ml，纠正代谢性酸中毒。若室颤持续时间较长，一旦转复后应继续维持有效循环及呼吸（如多巴胺及呼吸兴奋剂应用），防治脑水肿及肾衰竭（脱水剂及糖皮质激素应用），积极治疗诱发室扑和室颤的原发疾病，以防再发。若近期内有反复发作可能，可静脉滴注利多卡因或普鲁卡因胺（1～4mg/min）维持24～72小时。

三、室性逸搏心律

当窦房结及房室交界区的自律性均极度低下时，或窦房结的激动因房室传导阻滞而下传受阻时，心室自身起搏点被动地产生激动，引起心室搏动，称为室性逸搏（ventricular escape），若连续发生，则称为室性逸搏心律（ventricular escape rhythm）。

[心电图特点]　（图8-67～图8-70）

1. 在1个较窦性周期为长的间歇之后，出现1个宽大畸形的QRS波，其前、后无相关P波，QRS时间≥0.12s，T波与QRS波主波方向相反，此为室性逸搏。

2. 如有多个逸搏，则逸搏周期常相等。

3. 连续3次或3次以上的室性逸搏，称为室性逸搏心律（又称心室自律），其频率为20～40次/分，起搏点越低，频率越慢。

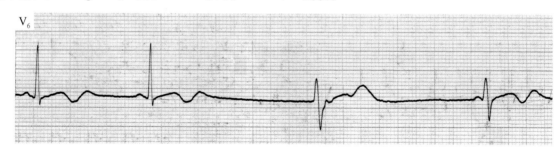

图8-67　室性逸搏

P$_1$～P$_2$间距1.23s，心率49次/分，P$_2$～P$_3$间距2.08s（P$_3$位于R$_3$之末尾），P$_3$～P$_4$间距1.60s，故为窦性心动过缓、窦性静止。R$_3$、R$_4$形态与R$_1$、R$_2$不同，QRS时间0.12s，为室性逸搏，R$_4$前有一P波，P-R间期0.08s，二者无关

心电图诊断：窦性心动过缓、窦性静止，室性逸搏

患者女，42岁，病窦综合征

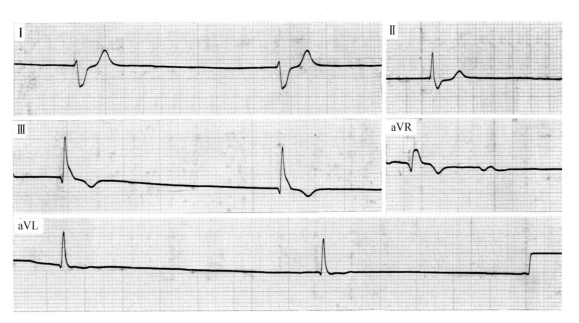

图 8-68　室性逸搏心律

各导联均未见 P 波，QRS 时间 0.14s，R-R 间距逐渐延长，心室率自 27 次/分，渐慢至 21 次/分，直至心室停搏

心电图诊断：窦性静止，室性逸搏

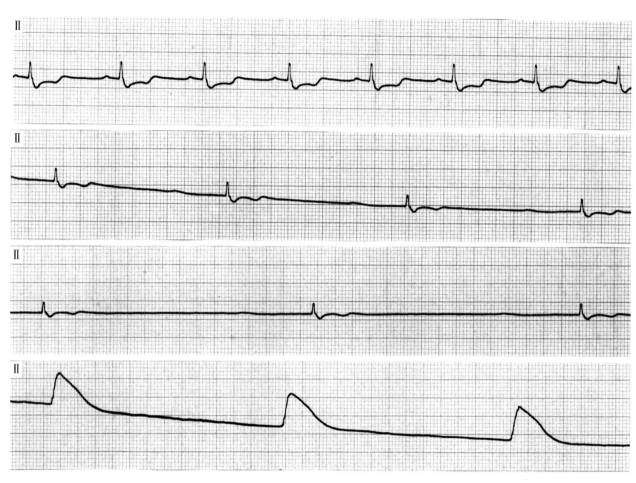

图 8-69 缓慢心室自律及全心脏停顿（临终心电图）

第 1 行：正常窦性心律，心率 60 次/分。第 2 行：缓慢心室自律，心室率 30 次/分。第 3 行：极缓慢心室自律，心室率 20 次/分。第 4 行：心室蠕动，23 次/分

心电图诊断：临终心电图，缓慢心室自律及全心脏停顿

患者男，65 岁。临床诊断：结肠癌晚期广泛转移

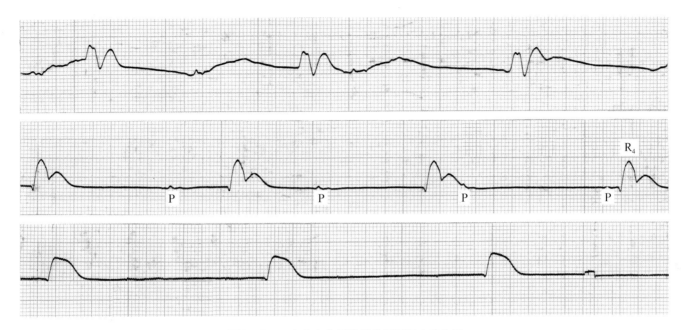

图 8-70　三度房室传导阻滞伴极缓慢心室自律

QRS 时间 0.18s，R-R 间距 2.32 ~ 2.16s，心室率 26 ~ 27 次/分，P-P 间距 1.60s，心房率 37 次/分，心房率大于心室率。其中第 2 行 R_4 之前似有一 P 波，但 R_4 形态与 R_3 相同，P-P 规律未变，故非窦性激动下传

心电图诊断： 三度房室传导阻滞，极缓慢心室自律

［临床意义及处理］　室性逸搏心律是最严重的一种逸搏心律，说明交界区自律性亦低下，常提示双结（窦房结、房室结）病变。见于完全性房室传导阻滞，药物中毒（如奎尼丁、洋地黄等）、电解质紊乱（如高血钾），以及严重的器质性心脏病的临终前心律。故对其治疗除病因治疗外，常需要尽快安装人工心脏起搏器。

［附 1］　Brugada 综合征（见图 8-63 ~ 图 8-66）

Brugada 综合征是一种离子通道基因异常所致的家族性原发心电疾病。其心脏结构多正常，心电图常表现为"三联征"：右束支阻滞、右胸导联（V_1 ~ V_3）ST 呈下斜形或马鞍形抬高、T 波倒置。临床常有晕厥，甚至猝死家族史。该病于 1992 年西班牙学者 Brugada P 和 Brugada J 两兄弟首先提出，1996 年日本学者将此命名为 Brugada 综合征。多见于青年男性，主要分布于亚洲，尤以东南亚地区最高。该病具有较宽的临床疾病谱，从静息携带者、晕厥反复发作者，到猝死生还者，提示其明显的遗传异质性。晕厥前常无先兆症状，多发生在夜间睡眠时，心电监测几乎均为室颤；常规检查多无异常，病理可有轻度左室肥厚。电生理检查大部分可诱发多形性室速或室颤。

根据心电图特征将其分为三型：

Ⅰ型：右胸导联 ST 段抬高呈"穹隆型"，表现为 J 波或 ST 段抬高 ≥0.2mV，伴随 T 波倒置，ST 段与 T 波之间几乎无等电位线。

Ⅱ型：右胸导联 J 波抬高 ≥0.2mV，ST 段下斜型抬高 ≥0.1mV，紧随正向或双向 T 波，形成"马鞍型"。

Ⅲ型：右胸导联 ST 段抬高 <0.1mV，但表现为"马鞍型"或"穹隆型"，或两者兼有。

其心电图表现具有间歇性及多变性，不同时期心电图图型可在同一患者先后出现。应动态观察，注意与急性前间壁心肌梗死、右束支传导阻滞、室壁瘤等相鉴别。

其发生机制不清楚，1998 年 Chen 等最早证实了编码心脏钠通道基因（SCN5A）的 α 亚单位突变是 Brugada 综合征的遗传学基础之一。在心室复极早期，由于 SCN5A 基因突变导致内向钠电流（I_{Na}）减少和外向钾离子流（I_{to}）明显增加，心室外膜与内膜之间 I_{to} 的电位差明显增加，从而产生 J 点的抬高和 ST 段的抬高。由于右室心外膜 I_{to} 电流较左室更具优势，故心电图显示于 $V_1 \sim V_3$ 的右胸导联。2 相折返是其室速和室颤的电生理原因，与跨壁复极离散度增大有关，也与早期后除极触发机制有关。当心室局部某一处内外膜离子流和电位差明显增大时，可引起相邻部位的 2 相折返，从而诱发室速和室颤。

对其治疗在于防止室颤及猝死的发生。理论上任何基因或药物的干预，只要能减少显著的 I_{to} 电流，即能改变心电图异常，但目前研究尚缺乏这种有效药物，Ⅰ A 类中普鲁卡因胺、Ⅰ C 类氟卡胺只阻滞 I_{Na}，不改善 I_{to} 离子，可重现 Brugada 综合征心电图特征，甚至诱发室颤，应禁用。奎尼丁通过抑制迷走神经，应能阻滞一过性外向电流发生，但临床价值尚待研究。β 受体阻滞剂可促发 ST 段抬高，故禁用。植入心脏复律除颤器（ICD）是目前唯一有效的治疗方法，可及时消除室速和（或）室颤，防止猝死。目前专家共识：Ⅰ 型患者若有心脏猝死发作史，应行 ICD 治疗；无症状但有猝死家族史者应进行电生理检查；若无家族史，电生理检查可诱发室性心律失常，应行 ICD 治疗；若无晕厥及猝死发作史，应严密监测。

［附2］　室性心动过速射频消融术

1. 根据体表心电图初步判定起源点位置　术前根据体表心电图初步判定起源点位置：①Ⅱ、Ⅲ、aVF 导联 QRS 波主波向上，起源于心室流出道，QRS 波主波向下，起源于心尖部；②V_1 导联 QRS 波主波向下，胸导联移行区在 V_3 或 V_3 之后，起源于右心室；V_1 导联 QRS 波主波向上，胸导联移行区在 V_1 导联，则起源于左心室；胸导联移行区在 V_2 或 $V_2 \sim V_3$ 之间，根据 R 波时间比值 >50% 和 R 波电压比值 ≥30%，则起源于左心室；③完全性右束支传导阻滞（RBBB）伴电轴左偏者：Ⅱ、Ⅲ、AVF 导联主波向下，Ⅰ 导联主波向上，起源点偏于基底部；Ⅰ 导联主波向下（rS），起源点靠近心尖部；④RBBB 伴电轴右偏者：Ⅰ 导联主波向下（rS），如 Ⅱ、Ⅲ、AVF 导联主波向上但非 R 型（呈 qRs 或 Rs 型），室性期前收缩起源于左室间

第 8 章　室性心律失常

隔前部，如Ⅱ、Ⅲ、AVF 导联呈单向 R 波，则室性期前收缩起源于左心室流出道上部。

2. 心内电生理标测及靶点消融　①常规放置标测电极至冠状窦（CS）和右心室（RV），同步记录 12 导联心电图。若无自发的室性心律失常，则分别在右室心尖部和右室流出道程序刺激和短阵快速刺激诱发，若未能诱发，静脉滴注异丙肾上腺素后重复刺激。②CARTO 或 Ensite 三维系统标测：采用冷盐水灌注温控消融导管，在三维系统指导下行心脏电解剖建模和标测。对于自发或药物与电刺激诱发的室性期前收缩/室性心动过速，同时取点行室性期前收缩/室性心动过速激动标测。各点激动时间以彩色编码绘在三维解剖图像上，红色代表最早激动时间，紫色代表最晚激动时间，中间色带代表最早到最晚激动时间的过渡。三维图像上的最早激动点提示为室性期前收缩/室性心动过速的起源点，此处标测点心内心电图较体表心电图 QRS 波提前若 >20ms，确定为消融靶点。对于主动脉瓣上来源的室性期前收缩/室性心动过速，在冠状窦行激动标测确定靶点后常规行冠脉造影，确定靶点与冠脉开口的距离，以免放电损伤冠状动脉开口。③消融成功标志：频发室性期前收缩/室性心动过速试放电 10 秒，室性期前收缩/室性心动过速消失，或 P 电位振幅减小或消失为有效标志，巩固放电 90～120 秒。之后观察 30 分钟无室性期前收缩/室性心动过速，行心室分级递增刺激、程控刺激、静脉滴注异丙肾上腺素，均不能诱发为消融成功。术后心电监测 24 小时。

3. 特发性室性心动过速消融特点　特发性室性心动过速多起源于流出道、左室分支系统、大动脉根部等较复杂的解剖部位，其中流出道起源约占 70%～80%，且多为右室流出道，其成功率可达 80% 以上；若起源于邻近希氏束部位，其风险较大。若起源于左室，位置比较分散，主要为左后分支区域，还可起源于左前分支区域和邻近希氏束部位等；左室间隔部以激动标测时最早的 P 电位（即浦肯野纤维电位）为消融靶点；左室流出道的前上边界是心室肌，后下是二尖瓣前叶，相比右室流出道起源者，其手术成功率偏低，尤其心外膜和冠状动脉窦起源。左冠窦起源常多于右冠窦，较少起源于无冠窦，因无冠窦下部有结缔组织，阻止了电活动的传递。

第9章 交界性心律

异位起搏点来自房室交界区的心律，称为交界性心律。包括来自心房下部的冠状窦区（既往称为冠状窦心律或左房心律）、房室结（包括房-结区、结区及结-希区）及希氏束内的搏动或心律。分为被动性及主动性2种。被动性是由于窦房结兴奋性低下或窦房结周围传出阻滞时，交界区逃脱高位起搏点抑制作用，发放冲动引起心室搏动，此搏动称为交界性逸搏；连续3次或3次以上的交界性逸搏称为交界性逸搏心律，简称交界性心律。若交界区自律性增强，连续提前发放冲动下传心室，形成较其固有频率为快的、窦性心律与交界性心律交替出现的心律失常，称为"非阵发性"交界性心动过速。

一、交界性逸搏心律

当窦性心动过缓、窦性静止或窦房阻滞时，由于窦房结自律性低于房室交界区，或窦性激动不能下传，此时交界区起搏点起而代之，支配心室激动，称为交界性逸搏（A-V junctional escape beat）；其连续发生，称为交界性逸搏心律（A-V junctional escape rhythm）。

[心电图特点]（图9-1～图9-9）

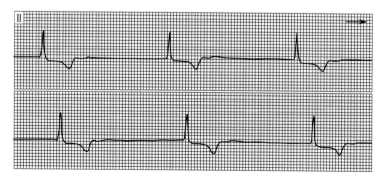

图9-1 交界性逸搏心律

QRS波形态正常，其前后均无P波，心率35次/分，符合交界性逸搏心律（可能为窦性静止或窦房阻滞）。T波倒置深达0.3mV

心电图诊断： 交界性逸搏心律，心肌呈缺血型改变

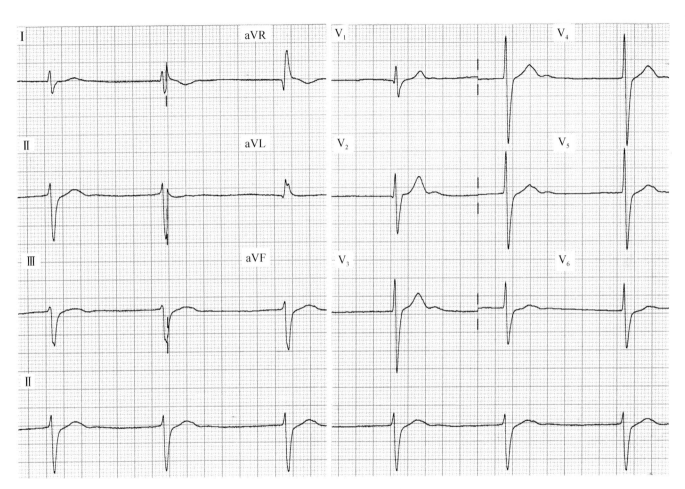

图 9-2　交界性逸搏心律

QRS 波形态正常，其前、后均无 P 波显示。心率 44 次/分，节律规整，符合持续交界性逸搏心律

心电图诊断： 交界性逸搏心律

患者男，17 岁，发现心率慢 1 个月，其祖父为病窦综合征患者，行起搏治疗（家族性病窦综合征）

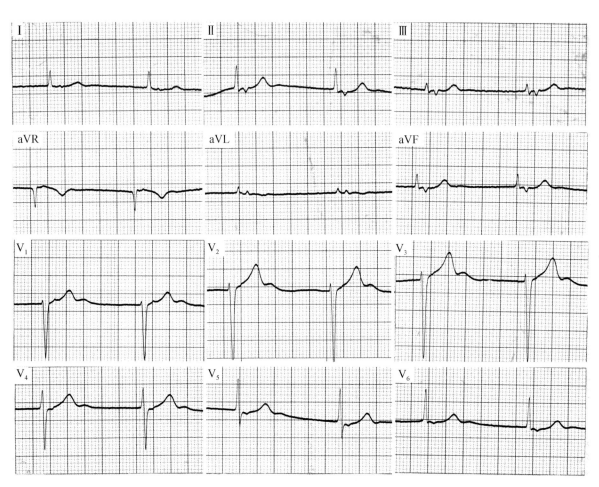

图9-3 交界性逸搏心律

P波落在QRS波之后，于Ⅱ、Ⅲ、aVF导联倒置，aVR导联直立，R-P间期0.10s；QRS波形态正常，心率51次/分，符合交界性逸搏心律

心电图诊断：交界性逸搏心律

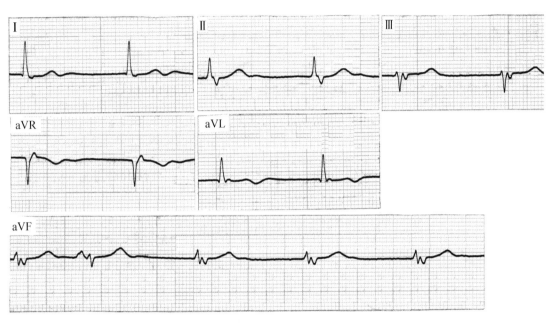

图9-4　交界性逸搏心律伴非时相性室内差传

除 aVF 导联中第 2 个 QRS 波之前 P 波直立，为窦性搏动外，余 QRS 波之前均无相关 P 波，QRS 波之后可见相关 P 波，于 Ⅱ、Ⅲ、aVF 导联 P 波倒置，aVR 导联 P 波直立，为逆行 P 波，R-P 间期 0.06s（＜0.20s），心室率 50 次/分，QRS 波形态与窦性略异，符合交界性逸搏心律伴非时相性室内差传（心率慢时出现的室内差传）

心电图诊断： 交界性逸搏心律伴非时相性室内差传，偶有窦性下传

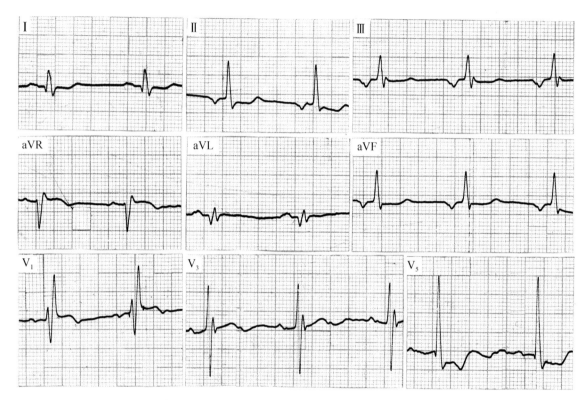

图9-5   交界性心律并右束支传导阻滞

Ⅱ、Ⅲ、aVF 导联 P 波倒置，aVR 导联 P 波直立，为逆行 P 波，P-R 间期 0.17s（>0.12s），心率 62 次/分，为交界性心律。V₁ 呈 rsR'型，V₅、Ⅰ、aVL 呈 qRs 型，S 波加宽，QRS 时间 0.12s，符合完全性右束支传导阻滞特点。V₅、Ⅰ 导联 ST 段呈水平型压低达 0.25mV，符合前外侧壁心肌缺血型改变

心电图诊断：交界性逸搏心律伴逆行上传阻滞，合并完全性右束支传导阻滞，前外侧壁心肌呈缺血型改变

患者女，60 岁。临床诊断：冠心病，病窦综合征，交界性心律

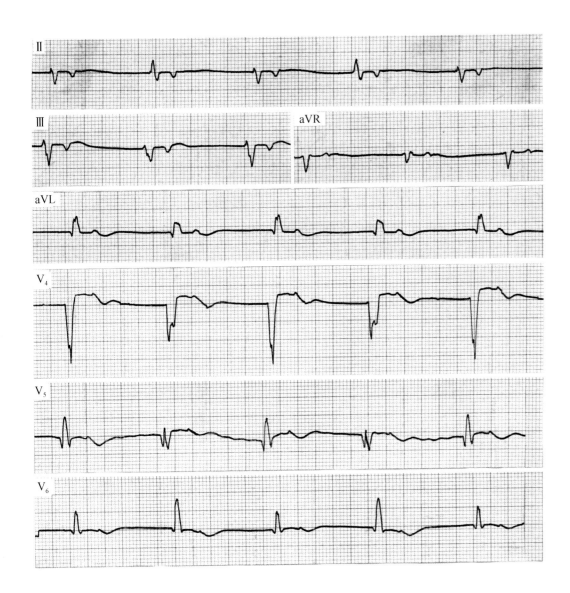

图9-6 交界性逸搏心律伴逆行上传阻滞

aVL、$V_4 \sim V_6$ 导联可见病理 Q 波，符合陈旧性前外侧壁心肌梗死改变。P 波位于 QRS 波之后，于 Ⅱ、Ⅲ 导联倒置，aVR 导联直立，为逆行 P 波。R-P 间期 0.24s（＞0.20s），为交界性心律伴逆行上传阻滞。QRS 波在同导联呈电压高、低交替出现，相差 ＞ 0.1mV，形态相似，符合 QRS 波电交替现象

心电图诊断： 陈旧性前外侧壁心肌梗死，交界性心律伴逆行上传阻滞，QRS 波电交替现象

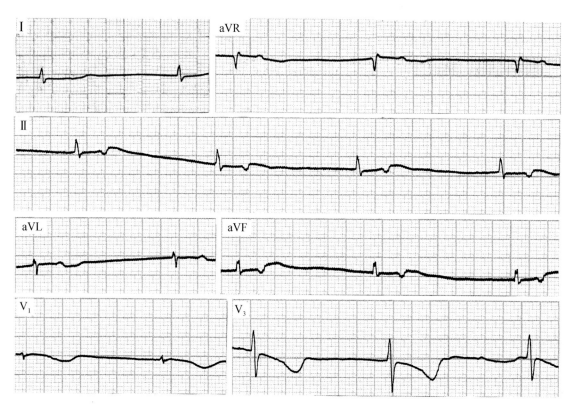

图9-7　交界性心律伴逆行上传阻滞

QRS 波形态正常，每个 QRS 波之后均可见逆行 P 波（Ⅱ、aVF 导联 P 波倒置，aVR 导联 P 波直立）。R-P 间期 0.28s（＞0.20s），为交界性心律伴逆行上传阻滞，心率 39 次/分，Q-T 间期 0.60s

心电图诊断：交界性逸搏心律伴逆行上传阻滞，Q-T 间期延长

患者女，32 岁，心率慢 2 年。临床诊断：病窦综合征，双结病变，持续交界性心律

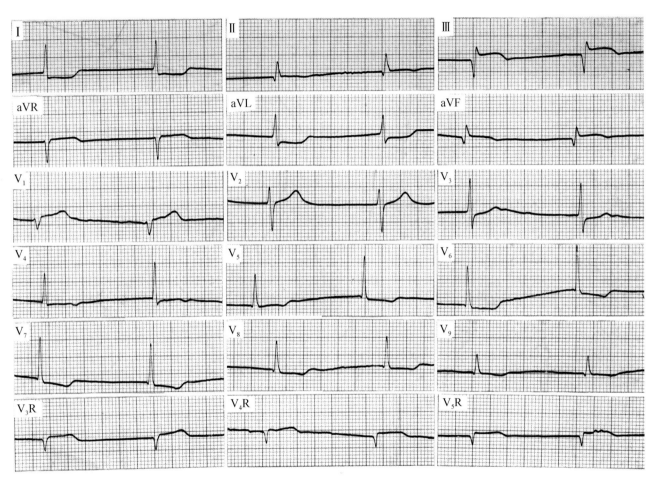

图9-8（A）　急性下壁、右室心肌梗死并交界性逸搏心律

Ⅱ、Ⅲ、aVF 导联可见病理 Q 波，Ⅱ、Ⅲ、aVF、$V_3R \sim V_5R$ 导联 ST 段抬高≥0.1mV，符合急性下壁、右室心肌梗死特点，各导联 P 波均未能明视，QRS 时间 0.10s，心率 47 次/分，为持续交界性逸搏心律

心电图诊断：急性下壁、右室心肌梗死，持续交界性逸搏心律

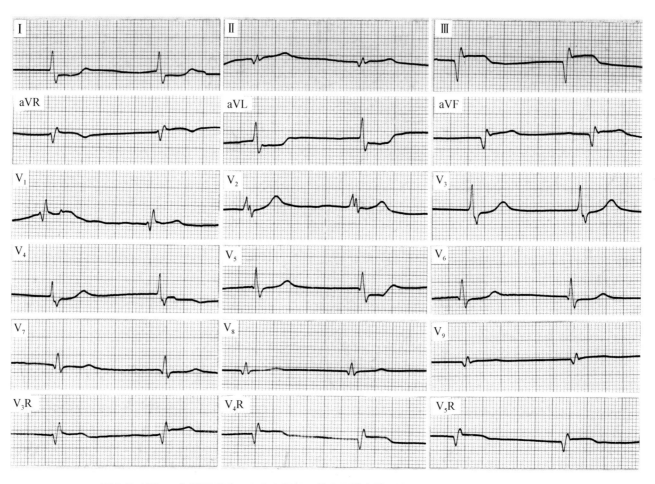

图9-8（B）　急性下后壁、右室心肌梗死并交界性逸搏心律及不完全性右束支传导阻滞

［与图9-8（A）为同一患者］ Ⅱ、Ⅲ、aVF、V$_7$~V$_9$导联R波渐低，Q波渐宽，V$_1$呈rsR'型，V$_5$、V$_6$、Ⅰ、aVL导联均可见宽S波，QRS时间0.11s，符合急性下后壁、右室心肌梗死伴不完全性右束支传导阻滞；各导联P波均未能明视，QRS时间0.10s，心率47次/分，符合持续交界性逸搏心律

心电图诊断： 急性下后壁、右室心肌梗死，持续交界性逸搏心律伴不完全性右束支传导阻滞

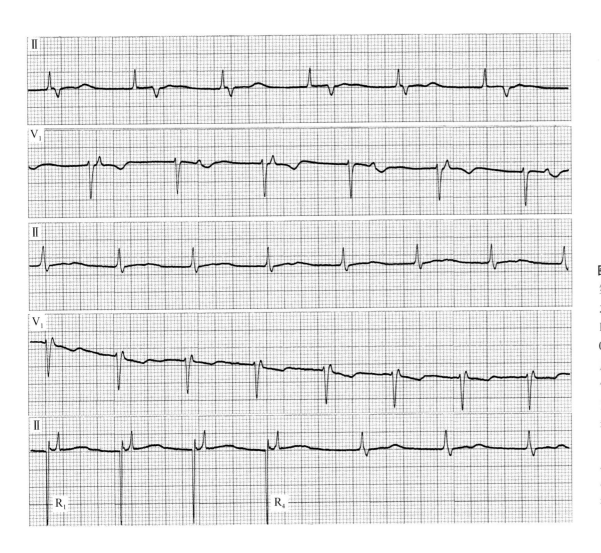

图 9-9　交界性心律伴慢-快双径交替上传

第 1、2 行为交界性逸搏心律，其 QRS 波之后有逆行 P 波（Ⅱ 导联 P 波倒置），R-P 间距长短交替出现，分别为 0.12s 和 0.26s。第 3～5 行为阿托品 1mg 静脉注射后，其 P 波落在 QRS 波之终末部，形成伪 s 波（Ⅱ 导联）及伪 r' 波（V₁ 导联）。当经食管以 62 次/分频率起搏心房时，激动沿房室结下传，逆行 P 波消失（第 5 行 Ⅱ 导联 $R_1 \sim R_4$ 之后无伪 s 波），起搏终止后，交界性逸搏伴逆行快径上传恢复

心电图诊断：交界性逸搏伴逆行慢-快双径交替上传

1. 在一个较窦性周期为长的间歇之后，出现一个正常形态的 QRS 波，此 QRS 波亦可因伴有非时相性室内差异传导（简称差传）而与窦性者略不同。

2. 此 QRS 波前后常无 P 波，或在其前、后有一逆行 P' 波（Ⅱ、Ⅲ、aVF 导联 P 波倒置，aVR 导联 P 波直立）。

3. 多数情况下 P'-R 间期 <0.12s 或 R-P 间期 <0.20s；若伴逆行上传阻滞，则 R-P 间期 >0.20s。此即为交界性逸搏，逸搏连续发生形成交界性逸搏心律。

4. 逸搏周期常相等，逸搏频率 40~60 次/分。

[临床意义及处理]　交界性逸搏及逸搏心律本身是一种生理性代偿机制，是一种最常见的逸搏心律。短暂的交界性心律可见于迷走神经对窦房结的抑制作用，或洋地黄中毒等；持续存在的交界性心律多见于器质性心脏病，如冠心病、心肌病、心肌炎等所引起的窦房结功能衰竭，常是病窦综合征的一种表现。故对其治疗，主要是病因治疗及其原发心律失常的治疗。

二、非阵发性交界性心动过速

非阵发性交界性心动过速（nonparoxysmal A-V junctional tachycardia）又称为加速的交界性心律（accelerated junctional rhythm），是由于交界区自律性增强，形成较其固有频率为快的心动过速。由于其频率与正常窦性心律相接近，不引起明显血流动力学障碍，其发生与消失不易觉察，故称为"非阵发性"心动过速。

[心电图特点]　（图 9-10 ~ 图 9-14）

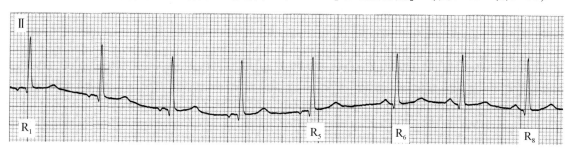

图 9-10　非阵发性交界性心动过速

R₁ ~ R₅ 为交界性心律，QRS 波形态正常，其前有逆行 P 波（Ⅱ导联 P 波倒置），P-R 间期 0.11s，心率 75 次/分；R₆ ~ R₈ 为窦性心律，其前 P 波直立，P-R 间期 0.13s，心率 83 次/分。由于窦性心律不齐的存在，心室激动时而受窦房结控制，时而受房室结控制，窦性心律与交界性心律交替出现。交界性心率较其固有频率快（>60 次/分），故符合非阵发性交界性心动过速，此现象又称为不完全性干扰性房室脱节

心电图诊断：窦性心律与交界性心律交替出现，短阵非阵发性交界性心动过速（不完全干扰性房室脱节）

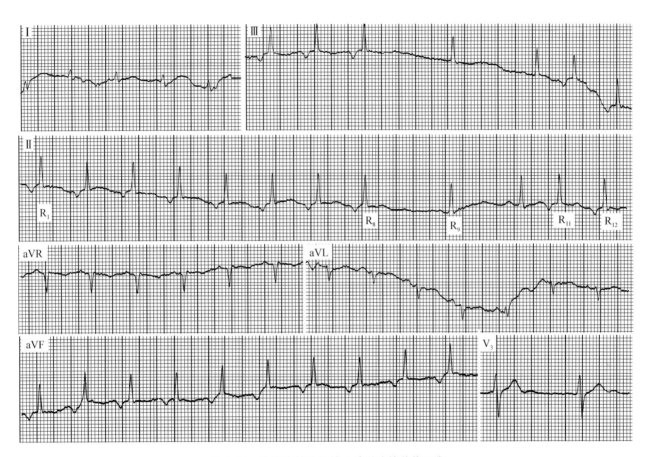

图9-11　非阵发性交界性心动过速伴前传阻滞

Ⅱ、Ⅲ、aVF 导联均可见短阵非阵发性交界性心动过速，如Ⅱ导联 $R_1 \sim R_8$，其 QRS 波之前有倒置 P 波，P-R 间期 0.13s（>0.12s），心室率 115 次/分，符合非阵发性交界性心动过速伴前传阻滞；$R_{10} \sim R_{11}$ 间距虽<0.50s，但其 R_{10}-P 较长，P-R_{11} 较短，不符合前传阻滞特点，且其频率（$R_{10} \sim R_{11}$ 间距）与心动过速频率不同（$R_{10} \sim R_{11}$ 间距<$R_{11} \sim R_{12}$ 间距），故非反复搏动；当交界性心动过速终止时，经 1.04s 左右，可见交界性逸搏（Ⅱ导联 R_9，Ⅲ导联 R_4，V_3 导联 R_1、R_2，其前均无 P 波，此可能由于交界性心率较慢，前传阻滞消失，P 波与 QRS 波同时激动，P 波未能显示）及窦性心搏（Ⅱ导联 R_{10}）。此窦性心律与交界性心律交替出现，符合非阵发性交界性心动过速（不完全性干扰性房室脱节）

心电图诊断：窦性心律与交界性心律交替出现，以非阵发性交界性心动过速伴前传阻滞为主（不完全干扰性房室脱节）

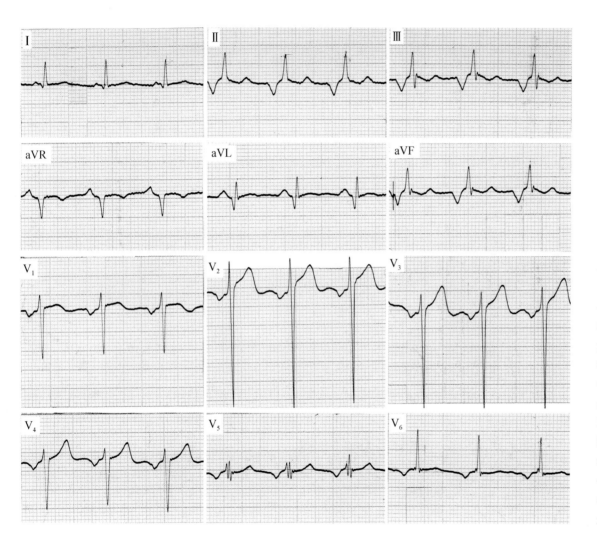

图9-12　非阵发性交界性心动过速

每个 QRS 波之前均有一逆行 P 波（Ⅱ、Ⅲ、aVF 导联 P 波倒置，aVR 导联 P 波直立），P-R 间期 0.13s，QRS 波呈室上性，心室率 91 次/分，始终无窦性 P 波出现，符合交界性心动过速（若窦性心律与交界性心律交替出现，则称为非阵发性交界性心动过速）。P-R 间期略长，此与 P 波增宽（0.12s）有关，而不考虑前传阻滞。$P_{V1} \sim P_{V6}$ 均倒置，此心律失常既往称为左房心律，本例应考虑异位灶位于左房下部的房-结区

心电图诊断：非阵发性交界性心动过速

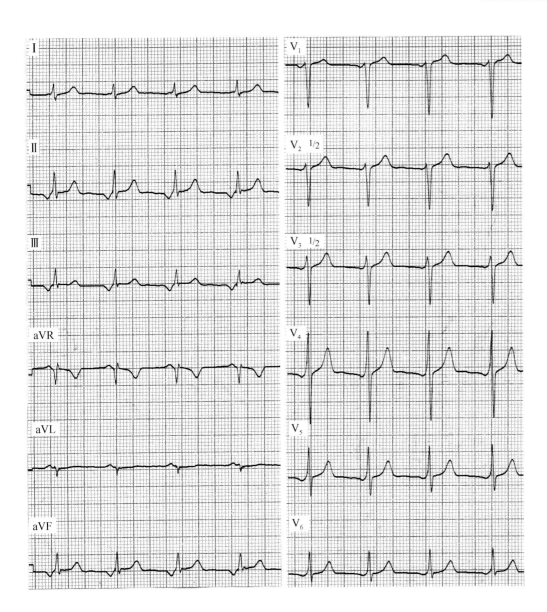

图9-13（A）　非阵发性交界性心动过速（发作期）

[与图9-13（A）为同一患者] 每个 QRS 波之前均有一逆行 P 波（Ⅱ、Ⅲ、aVF 导联 P 波倒置，aVR 导联 P 波直立），P-R 间期 0.11s，QRS 波呈室上性，心室率 78 次/分，始终无窦性 P 波出现，符合交界性心动过速。$P_{V1} \sim P_{V6}$ 均倒置，异位灶位于左房下部的房-结区（但亦不能排除左心房下部激动沿 Jame 束下传）

心电图诊断： 非阵发性交界性心动过速

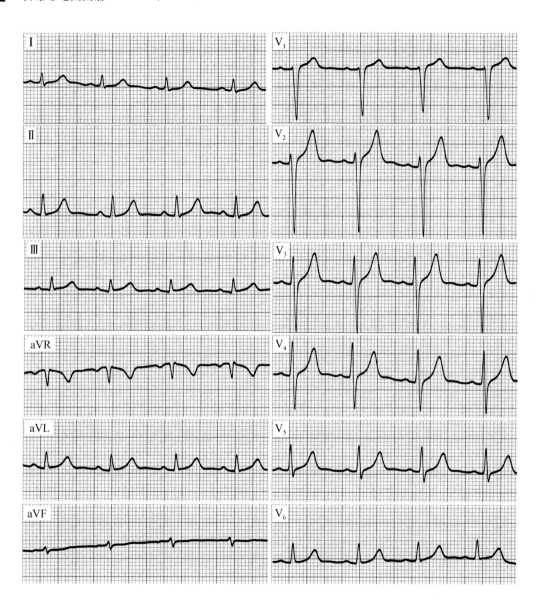

图9-13（B）　交界性心动过速（非发作期）

［与图9-13（A）为同一患者，静脉注射阿托品1mg后描记］当窦性心律增快时，恢复窦性心律，心率80次/分，P波及P-R间期均正常，QRS时间0.08s

心电图诊断：交界性心动过速终止后，恢复正常窦性心律

患者男，11岁。临床诊断：间断交界性心动过速（与迷走神经亢进有关）

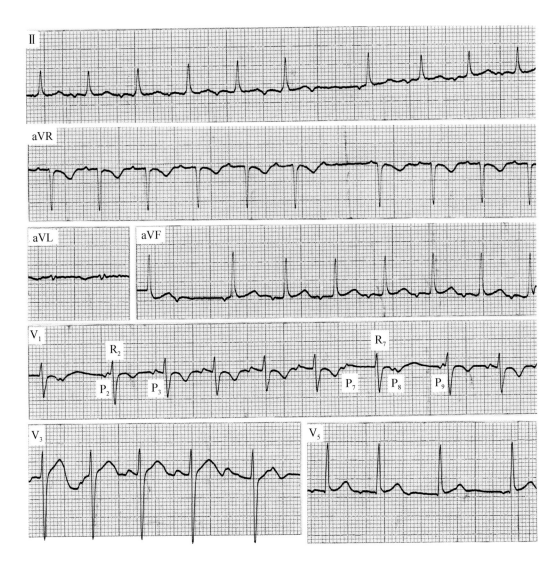

第
9
章

交
界
性
心
律

图9-14　非阵发性交界性心动过速伴前传文氏型传导阻滞

以 V_1 导联为例：R_2 前可见逆行 P 波（Ⅱ、aVF 导联 P 波倒置，aVR 导联 P 波直立），P-R 间期 0.09s（<0.12s），之后 P_3-R→P_7-R 间期逐渐延长（0.13s→0.16s→0.18s→0.21s→0.36s），P_8 后 QRS 波脱漏（交界区搏动向上传引起 P 波，下传障碍，QRS 波脱漏）；之后交界区搏动又分别向心房及心室传导，向心室传导速度又自快（P_9-R 间期 0.09s）渐慢，如此周而复始。P_8 貌似由 R_7 逆传心房所引起，但自逆行 P-P 间距相等（0.52s），且结合其他导联，此 R-P 间距不固定（脱漏之前 R-P 间距 0.20～0.28s）可看出，P_8 非 R_7 逆传心房所引起。心房率 110 次/分，心室率平均 100 次/分，符合非阵发性交界性心动过速伴前传文氏型传导阻滞

心电图诊断：非阵发性交界性心动过速伴前传文氏型传导阻滞

1. 连续 3 次或 3 次以上正常形态的 QRS 波，频率 70 ~ 130 次/分，其前或其后有逆行 P 波（Ⅱ、Ⅲ、aVF 导联 P 波倒置，aVR 导联 P 波直立），也可无逆行 P 波；此与逆行上传速度有关。

2. P'-R 间期 < 0.12s，或 R-P' 间期 < 0.20s。若 P'-R 间期 > 0.12s，应考虑前传阻滞（向心室传导阻滞）；若 R-P' 间期 > 0.20s，则考虑伴逆传阻滞（向心房传导阻滞）。

3. 常可见并存的窦性心律。由于二者频率极为接近，而以交界性心律稍快于窦性者为多。当窦性心率稍快时，或窦性激动下传恰遇房室交界区处于非不应期，则表现为窦性心律，反之，则表现为交界性心律；可见房性融合波。这种窦性心律与交界性心律交替出现的现象又称为不完全干扰性房室脱节。

4. 若无窦性心律与交界性心律交替出现，而心房、心室均由交界区节律点控制，逆行 P 波多在 QRS 波之前，则称为非阵发性交界性心动过速。

[临床意义及处理]　非阵发性交界性心动过速为主动性交界性心律，常见于器质性心脏病，或洋地黄中毒等。为时常短暂，故对其治疗，主要是病因治疗。若持续时间较长，可选用对室上性心律失常有效的药物。

三、反复心律

当某一冲动接连 2 次激动心房或心室，引起 2 次搏动时称为反复搏动（reciprocal beat），最常见的反复搏动为交界性反复搏动，它是由于交界区激动下传引起心室激动，上传引起心房激动（逆行 P 波），此激动在逆行上传过程中，在房室结内折返，再次下传心室，引起心室再激动。故反复搏动实际为折返激动，其连续发生，则形成反复心律（reciprocal rhythm）。室性期前收缩或室性逸搏亦偶有上传，引起反复搏动。

[心电图特点]　（图 9-15 ~ 图 9-17）

1. 在逆行 P' 波前后各有一 QRS 波，此 2 个 QRS 波相距较近，常 < 0.50s（也有长达 0.60 ~ 0.70s 者）。

2. 逆行传导多较慢，故 R-P' 间期 > 0.20s。

3. 逆行 P' 波出现的时间与窦性 P 波发生的时间不同。

4. 逆行 P' 波前后 2 个 QRS 波均为室上性，但第 1 个 QRS 波为交界性逸搏，常伴有非时相性室内差传，其 QRS 波与第 2 个 QRS 波形态略异。

5. 连续 3 次或 3 次以上反复心搏称为反复心律。

[临床意义及处理]　反复心律常继发于其他心律失常，如窦性静止、窦房阻滞等继发交界性逸搏，缓慢的交界性逸搏心律伴室房传导阻滞等，故其临床意义及处理与引起反复心律的心律失常类型有关，反复心律本身不需要做特殊处理。

四、逸搏-夺获搏动

逸搏-夺获搏动既往又称为伪反复搏动（pseudoreciprocal beat），是指在一个异位的 QRS 之后（常为交界性逸搏），又有一个自窦房结下传引起的心室激动，此激动为正常窦性激动。它与反复搏动的区别在于 2 个 QRS 波之间的 P 波并非逆行性。自一系列连续心电图的测量上，此 P 波位置恰好为窦性 P 波应出现的部位。伪反复搏动只能说明该搏动不是折返机制形成的，而逸搏-夺获搏动更能说明其发生机制，故取名逸搏-夺获搏动更确切。

［心电图特点］（图9-18～图9-19）

1. 在交界性逸搏QRS波之后，紧接着出现1个正常的QRS波，2个QRS波之间的P波为窦性P波。

2. P-R间期≥0.12s。

3. P波的位置符合窦性P波应出现的部位。

［临床意义及处理］ 逸搏-夺获搏动常见于逸搏、期前收缩或干扰性房室脱节时，其临床意义及处理与形成逸搏-夺获搏动的基本心律失常有关，逸搏-夺获搏动本身不需要做特殊处理。

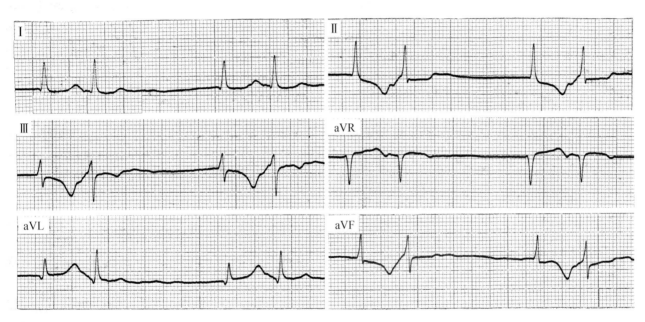

图9-15　交界性反复搏动伴非时相性室内差传

每一导联中均可见R_1、R_3其前无P波，为交界性逸搏；其形态与R_2、R_4略异，为交界性逸搏伴非时相性室内差传；R_1与R_2相距较近（0.56s），其间有一逆行P'波（Ⅱ导联P波倒置），R-P'间期0.40s，为反复搏动；R_3与R_4表现同R_1与R_2。符合交界性反复搏动伴非时相性室内差传

心电图诊断：交界性反复搏动伴非时相性室内差传

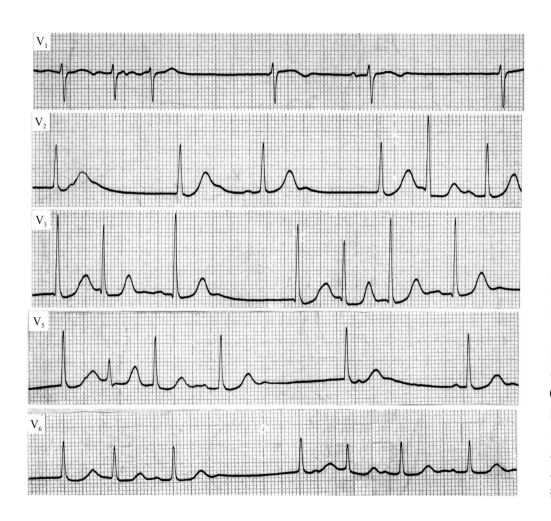

图9-16（A）　交界性逸搏伴反复搏动

各导联均可见窦性静止、交界性逸搏（如Ⅰ导联 R_2、R_5，Ⅱ导联 R_1、R_4，Ⅲ导联 R_1、R_3 等），其 QRS 波形态与同导联窦性相同（如 aVR 导联 R_5 与 R_4 相同），与其后 QRS 波间距 0.50s，之间可见逆行 P 波（Ⅱ导联 P 波倒置，aVR 导联 P 波直立），R-P'间期 0.25s，故为反复搏动。反复搏动之 QRS 波形态（如 aVR 导联 R_2、R_5）与同导联窦性（aVR 导联 R_3、R_6）不同，为室内差传（快心率依赖性室内差传）

心电图诊断： 窦性静止，交界性逸搏，反复搏动伴室内差传

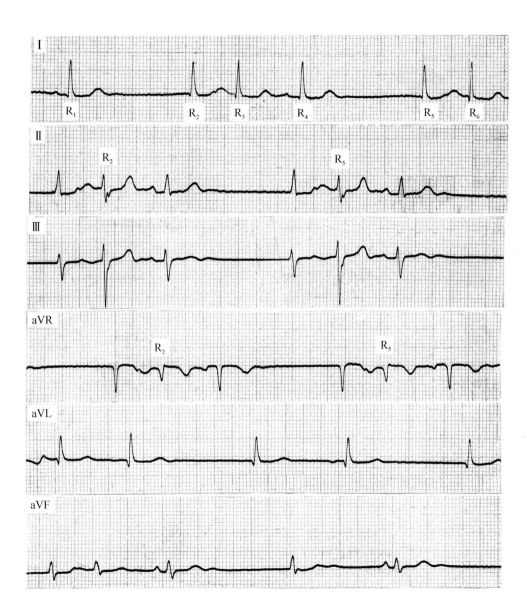

图 9-16（B）　交界性逸搏伴反复搏动

［接图 9-16（A）］

第9章　交界性心律

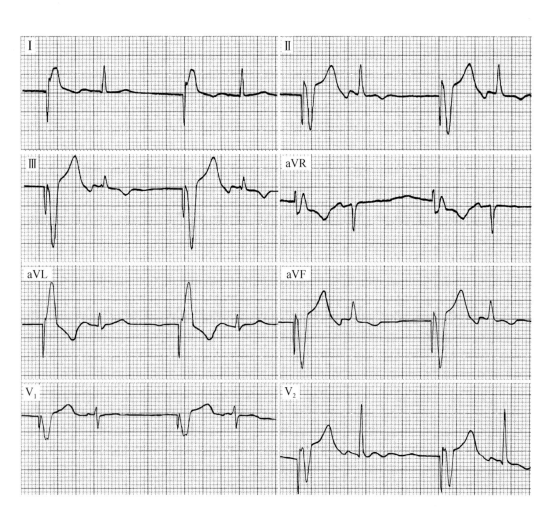

图 9-17　起搏心律中的反复搏动

每个导联均可见 R_1、R_3 为起搏心律，R_2、R_4 为自身心律。起搏心律与自身心律之间距为 0.64s，其间可见逆行 P 波（Ⅱ、Ⅲ、aVF 导联 P 波倒置，aVR 导联 P 波直立），R-P 间距 0.44s；逆行上传之 P 波再次下传引起自身正常形态的 QRS 波，之后经 0.85s 心室脉冲发放，引起起搏的 QRS 波；本例心电图中始终看不到自身 P 波，故可能为病窦综合征患者

心电图诊断： VVI 型起搏心律伴室房传导及反复搏动，起搏及感知功能均正常

患者女，61 岁。临床诊断：病窦综合征，VVI 型起搏器植入术后

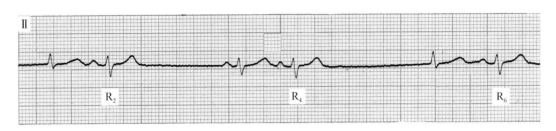

图 9-18　逸搏-夺获心律

R_1、R_5 为交界性逸搏，其前无 P 波，逸搏间期 1.76s；其 QRS 波形态与窦性轻度不同，为非时相性室内差传。R_2、R_4、R_6 为窦性搏动，此与其前搏动间距较近，可能由于逸搏隐匿性传导，引起窦房结节律重整，频率加速，形成逸搏-夺获心律（R_3 可能为房性逸搏或窦性搏动）

心电图诊断：交界性逸搏伴逸搏-夺获心律

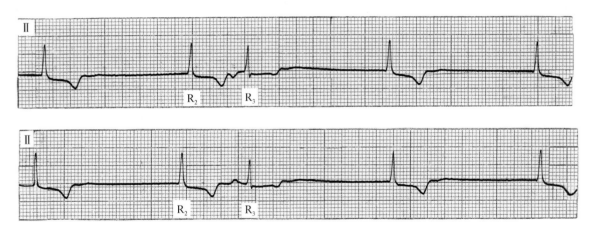

图 9-19　交界性逸搏，反复搏动及逸搏-夺获搏动

上图：R_1、R_2、R_4、R_5 为基本心律，QRS 波前后无 P 波，为交界性逸搏心律，心率 35 次/分；$R_2 \sim R_3$ 间距 0.65s，其间可见逆行 P 波（Ⅱ 导联 P 波倒置），R_2-P 间期 0.45s（>0.20s），P-R_3 间期 0.20s，此为 R_2 逆行上传心房，引起 P 波，在交界区内折返或自心房折返经交界区再次激动心室引起 R_3，形成反复搏动。R_3 为正常形态，余 QRS 波轻度畸形，为非时相性室内差传

下图：基本心律为缓慢交界性心律，R_2 之后可见一直立 P 波，P-R 间期 0.18s，QRS 波正常形态，$R_2 \sim R_3$ 间距 0.76s，此为逸搏-夺获搏动；与反复搏动的区别在于 2 个 QRS 波之间的 P 波非逆行性。余交界性心律 QRS 波轻度畸形（非时相性室内差传）

心电图诊断：交界性逸搏伴非时相性室内差传，反复搏动及逸搏-夺获搏动

五、游 走 心 律

激动起源点游走于窦房结与房室交界区之间的心律称为游走心律（wandering rhythm）。

[心电图特征] （图9-20～图9-22）

1. 同导联中 P 波形态不同，由直立渐变低平，甚至倒置（起搏点游走至交界区时，出现逆行 P 波），而后又渐直立变大；P-R 间期有时 ≥0.12s，有时 <0.12s，或 ORS 波之前无 P 波时，为窦房结-交界区游走心律，或仅称游走心律。

2. 当 P-P 间距不等，P 波形态与 P-R 间期轻度变异，而无逆行 P 波时称为窦房结内游走心律；当 P 波轻倒置时称为窦-房游走心律。

[临床意义及处理] 游走心律可见于正常人，亦可见于洋地黄应用过程中，与迷走神经张力改变有关，一般不需要特殊处理，若系洋地黄引起者，停药后即可恢复正常窦性心律。

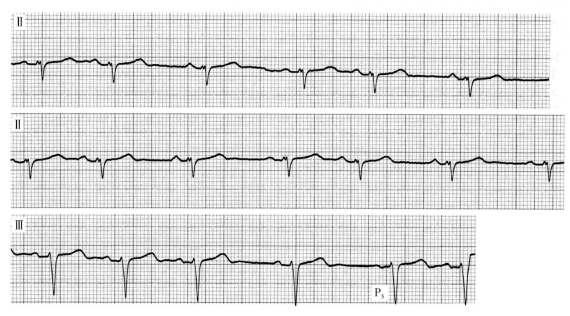

图9-20　窦-房游走心律

（第1、2行为连续描记）P-P 间距不等，P 波形态多变，P-R 间期不等，但均 >0.12s，当心率慢时，P 波低平（如 P_4、P_{10}、P_{13}）。符合窦房结内游走特点。第3行 P_5 轻倒置，P-R 间期 0.12s，为心房下部搏动，故此图为窦-房游走心律

心电图诊断：窦-房游走心律

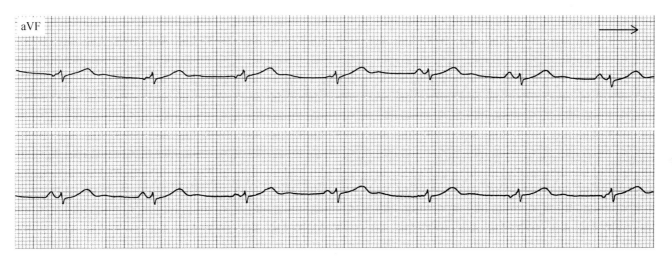

图 9-21 窦房结-交界区游走心律

（连续描记）P 波由倒置→低平→直立→低平→倒置，P-R 间期亦由 <0.12s→ >0.12s→ <0.12s，符合窦房结-房室结游走心律特点

心电图诊断：窦房结-交界区游走心律（或仅称游走心律）

第9章 交界性心律

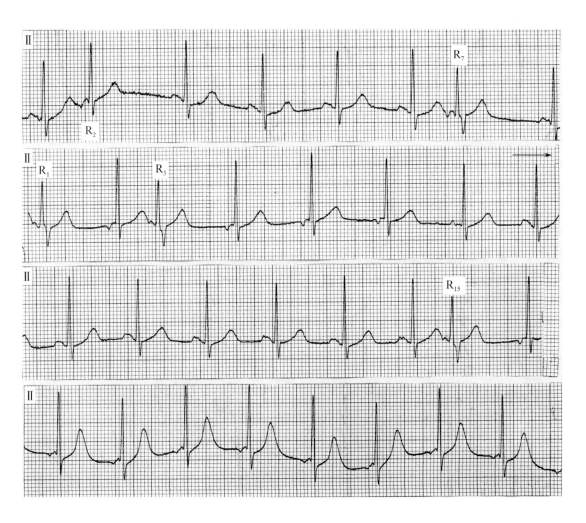

图 9-22　窦房结-交界区游走心律，不完全性干扰性房室分离

（第 2 ~ 3 行为连续描记）第 1 行 R_2、R_7 为交界性期前收缩，其联律间期为 0.49s，其 QRS 波形态与窦性略异，为时相性室内差传（心率快时所出现的室内差传），其 P 波倒置，P-R 间期 0.11s，代偿间歇完全；余为窦性心律，心率 71 次/分。第 2 ~ 3 行 R_3、R_{15} 为交界性期前收缩，其联律间期为 0.44s，后均引起交界性心律，自 R_4 开始，其 P 波由倒置→双向→直立→更大，P-R 间期由 < 0.09s→0.12s→0.14s→0.15s，为交界区至窦房结游走心律，其心率亦于交界性 71 次/分渐增快至窦性 81 次/分，其中交界性心律总发生于交界性期前收缩联律间期为 0.44s（如第 2 行 R_3）之后，此时可能由于交界区兴奋性增强，超过窦房结兴奋性，形成非阵发性交界性心动过速，不完全干扰性房室分离

心电图诊断： 窦房结-交界区游走心律，交界性期前收缩，非阵发性交界性心动过速，不完全性干扰性房室分离

9

第 10 章 干扰与脱节

当窦房结兴奋性低下，或低位节律点兴奋性略增高时，心脏内同时形成两个节律点支配心脏活动，即窦房结支配心房，形成 P 波，异位节律点支配心室，形成 QRS 波，两者频率接近，而低位节律点的频率略高于窦房结。当窦房结激动下传所形成的 P 波，传至房室交界区（或心室）时，该处恰好处于前一次激动所形成的绝对不应期，因此激动不能下传，这种现象称为"干扰"（interference）。干扰的结果，使得 P 波与 QRS 波互不相干，彼此分离，这种现象称为"脱节"（dissociation）。如果干扰发生在心房或心室内，则形成房性或室性融合波。当窦房结激动下传，恰遇交界区（或心室）处于相对不应期或反应期时，此激动下传，引起与 P 波相关的 QRS 波（P-R 间期延长或正常）。此称为"心室夺获"（ventricular capture）。

干扰可发生在心脏各个部位，如窦房结、房室结、心房及心室内等。其共同的生理基础就是心肌及其心脏传导组织在激动过程中都有一个绝对或相对不应期，处于不应期的组织对再次传来的冲动不产生或产生延迟反应。其中房室结干扰最常见。

一、窦房干扰

房性期前收缩与窦性激动在窦房结周围发生干扰者称为窦房干扰（S-A interference）。表现为房性期前收缩代偿间歇完全。这是因为房性（或交界性）期前收缩逆行上传至窦房结周围，与窦房结所发出的冲动在窦房交界处互相干扰，使得窦房结冲动不能传至心房引起 P 波，而房性（或交界性）激动也不能上传干扰窦房结冲动的发放，使得窦房结仍能按其固有规律发放冲动，故代偿间歇完全。

[心电图特点]（图 10-1）
1. 房性期前收缩，其代偿间歇完全。
2. 伴有逆行上传的室性期前收缩，其代偿间歇完全。

[临床意义及处理] 窦房干扰是一种生理现象，其本身仅用于期前收缩后代偿间歇长短的解释。

二、心房内干扰

当窦房结发放的激动与房性期前收缩同时到达心房时互相

干扰，共同支配心房的电学活动，形成房性融合波（atrial fusion），此为心房内干扰现象。

[**心电图特点**]（图10-2）

1. P波形态介于窦性P波与房性期前收缩P'波之间，即同一导联中可见3种形态不同的心房除极波：窦性P波、房性期前收缩P'波及房性融合波。

2. 房性融合波前后的P-P间距与窦性P-P间距大致相等。

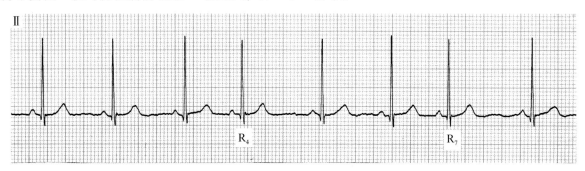

图10-1　窦房干扰——代偿间歇完全的房性期前收缩

R_4、R_7为提前出现的QRS波，其前有相关P波，P波形态与窦性略异，其代偿间歇完全，此为窦房干扰现象，是由于房性期前收缩在控制心房同时向窦房结内传导，此时窦性激动正向心房传导，二者在窦房结与心房交界区相遇，发生干扰，造成房性期前收缩未能逆行传入窦房结，窦性激动亦不能传入心房，窦性节律未重整

心电图诊断：代偿间歇完全的房性期前收缩（窦房干扰现象）

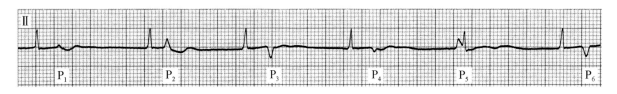

图10-2　心房内干扰——房性融合波

本图中可见3种形态不同的P波：P_2、P_5直立，为窦性P波；P_3、P_6倒置，其R-P间期0.25s（>0.20s），为交界性逸搏伴逆行上传阻滞；P_1、P_4形态相近似，介于P_2、P_5与P_3、P_6之间，R-P间期0.24s，故为窦性下传与交界性上传共同形成的房性融合波。P_2落在ST段，P_5落在QRS波之前，但P-R间期<0.12s，即P_2、P_5之后均无相关QRS波，为房室交界区干扰所致

心电图诊断：交界性逸搏伴逆行上传阻滞，心房内干扰——房性融合波，房室交界区干扰现象

[临床意义及处理]　房性融合波见于舒张晚期房性期前收缩、房性并行心律、房性逸搏心律（特别是左房下部心律）、伴有逆行上传的交界性或室性期前收缩等。其临床意义及处理同原有心律失常。

三、交界区干扰

交界区干扰（A-V junctional interference）是最常见的干扰现象，心房由窦房结、心房内或高位交界区起搏点控制，心室由低位交界区或心室起搏点控制，2 种激动在交界区干扰。当房室交界区处于前一激动的不应期时，后一激动下传，其传导速度延缓或不能下传。

[心电图特点]

1. 房性期前收缩或房性心动过速时，提前出现的 P'波落在前一激动的 T 波上，P'-R 间期延长 >0.20s（图 10-3）。

2. 窦性 P 波出现于异位激动的 QRS 波之前，但 P-R 间期 <0.12s，或出现于异位激动的 QRS-T 之中，其后无相关的 QRS 波（窦性 P 波未下传）（见图 10-2）。

3. 房性心动过速时，其 P'波出现于 T 波后支，P'-R 间期渐延长，直至中断（房性心动过速伴干扰性文氏型房室传导障碍，见图 10-14），或房室传导比例呈 2:1（落在收缩期的 P'波未下传）。

4. 心房扑动时房室传导比例呈 2:1 下传，心房颤动时多数 f 波不能下传等均属房室交界区干扰的结果。

[临床意义及处理]　交界区干扰常继发于房性期前收缩、房性心动过速等心律失常，其本身为一种生理保护现象，故对其本身不需要处理。

四、心室内干扰

心室内干扰（intraventricular interference）表现为室内差异传导，其干扰部位发生在左、右束支或浦肯野纤维内。根据室内差异传导与心率快慢的关系，分为以下 2 种类型。

（一）时相性室内差异传导

当室上性激动下传，通过心室内传导组织及心室肌时，若一部分组织（常为右束支）正处于前一激动的不应期，使得激动沿另一部分组织（常为左束支）下传，此激动在心室内受到相对干扰而传导途径异常，引起心室除极程序改变，故 QRS 波宽大畸形，此种现象多发生在动作电位第 3 位相，故称之为时相性室内差异传导（phasic aberrant ventricular conduction），又称为 3 相阻滞（phase 3 block）。3 相阻滞主要是由于过早激动落在第 2、3 位相上干扰所致。3 相阻滞亦见于房室交界区，如二度文氏现象时，心室脱漏后的长间歇使其第 1 个 P-R 间期正常或明显缩短。

[心电图特点]　（见图 7-17 ~ 7-22，图 10-4，图 11-9，图 11-16）

1. 宽大畸形的 QRS 波多提早出现，其前 P 波可埋于前一心搏的 T 波中。

2. 在一个长周期之后的搏动将有一个较长的不应期，这是因为心室肌的不应期随心率减慢而延长，此时室上性激动下传，恰遇心室肌相对不应期，易引起差异传导，此即为 Ashman 现象，即发生室内差异传导的配对前周期常较长。

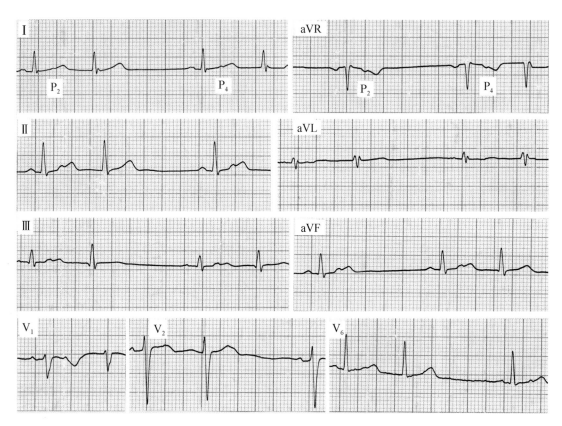

图 10-3　房性期前收缩伴房室交界区干扰现象

Ⅰ～aVF 导联 P_2、P_4 均为提前出现的房性期前收缩，落在前一窦性激动 T 波升支起始处，P-R 间期延长达 0.46s。该期前收缩出现极早，其联律间期 0.32s，故其下传的 P-R 间期极长，aVR 及 aVF 导联 P_2 未下传，此为房室交界区干扰现象

心电图诊断： 频发房性期前收缩伴房室交界区干扰现象

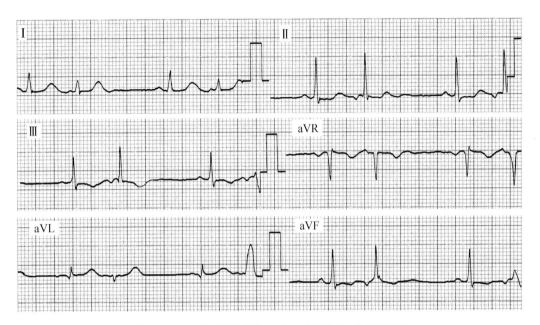

图 10-4　交界性期前收缩伴室内差异传导（3 相阻滞）

各导联均可见提前出现的 QRS 波，其形态与正常窦性者略异，其前可见逆行 P 波（Ⅱ、Ⅲ、aVF 导联 P 波倒置，aVR 导联 P 波直立），P-R 间期 0.11s，此为交界性期前收缩伴室内差异传导，亦为 3 相阻滞。交界性期前收缩与窦性搏动形成二联律

心电图诊断：频发交界性期前收缩呈二联律伴室内差异传导（3 相阻滞）

3. 宽大畸形的 ORS 波多呈右束支阻滞型，其起始向量多与正常 QRS 波相同。这是因为右束支细长，不应期也较左束支长，当室上性激动过早下传时，易落在右束支不应期而沿左束支下传，故呈右束支阻滞型。当激动沿左束支下传时，与正常激动初始除极方向相同，故起始向量与正常 QRS 波相同；亦可呈右束支加左前分支型，或右束支加左后分支型，或左束支阻

滞型（见图 11-16）等。

4. 宽大畸形的 QRS 波可单个发生，亦可连续出现，此时称为蝉联现象（linking phenomena）。连续出现的 QRS 波易变性较大，其波形易变原因与联律间期有关：联律间期愈短，则 QRS 波宽大畸形愈明显（见图 7-17～7-22）。

[临床意义及处理]　时相性室内差异传导是一种生理性传

导障碍,多见于室上性期前收缩、室上性心动过速、心房扑动及颤动时,其本身并无重要临床意义,但当连续发生,形成宽大畸形的 QRS 波型心动过速时,应与室性心动过速相鉴别(见表 7-2,表 8-1),因为二者预后及处理均完全不同。

(二)非时相性室内差异传导

非时相性室内差异传导(non-phasic aberrant ventricular conduction),与心室不应期无关,不是生理性传导障碍,而是由于心动过缓时,产生交界性逸搏,此起源点距离传导系统中心较远,沿旁道下传(如 Mahaim 纤维),或因室内传导异常(如束支阻滞或梗死周围阻滞),使心室除极程序发生改变,引起 QRS 波轻度畸形。它发生于动作电位第 4 位相(非不应期),故称为非时相性室内差异传导,亦称为 4 相阻滞(phase 4 block)。4 相阻滞亦见于束支及房室交界区。

[心电图特点]　(图 10-5,见图 9-4)

1. 基本心律可为窦性心动过缓、窦性静止、窦房阻滞等。

2. 交界性逸搏伴 QRS 波轻度畸形。

[临床意义及处理]　其临床意义及处理取决于基本心律失常。

(三)室性融合波

当来源不同的 2 个激动(通常为窦性激动及室性期前收缩)同时到达心室时,各自激动一部分心室肌,则形成室性融合波(ventricular fusion)。

[心电图特点]　(图 10-6)

1. 在同一导联中,可见 3 种形态不同的 QRS 波:正常形态的窦性搏动,宽大畸形的室性期前收缩以及介于二者之间的室性融合波。

2. 室性融合波之前有 P 波,P-R 间期较窦性者短。

3. 室性融合波较正常窦性搏动稍早出现,而晚于室性期前收缩,故融合波前后的 R-R 间距基本相等。

[临床意义及处理]　室性融合波是来自不同部位的 2 个激动,在心室内发生绝对干扰,使此次激动既不同于窦性,亦不同于室性的融合波。常见于舒张晚期室性期前收缩、并行心律性室性期前收缩、室性心动过速等。室性融合波的出现,为室性并行心律、室性心动过速提供佐证。其处理取决于原发心律失常。

五、干扰性房室脱节

干扰性房室脱节(interference A-V dissociation)为干扰发生于房室交界区最常见的一种干扰性脱节现象。此时心脏 2 个起搏点分别位于窦房结(或心房)及房室交界区(或心室),而交界区(或心室)以其略高于窦房结(或心房)的频率控制心室活动,使得心房激动不能下传,形成 P 波与 QRS 波无关的房室分离现象,此现象在一段时间内持续存在,为完全性干扰性房室脱节。但由于窦性心律不齐存在,而交界性(或室性)心律总是规则的,经过一段时间,窦房结冲动总会有机会落在交界区(或心室)的反应期内,下传心室形成心室夺获,此时为不完全性干扰性房室脱节。

[心电图特点]　(图 10-7~图 10-13)

1. P 波为窦性 P 波,与 QRS 波无关,各按自身规律出现,P-P 间距大致规则,可有窦性心律不齐。

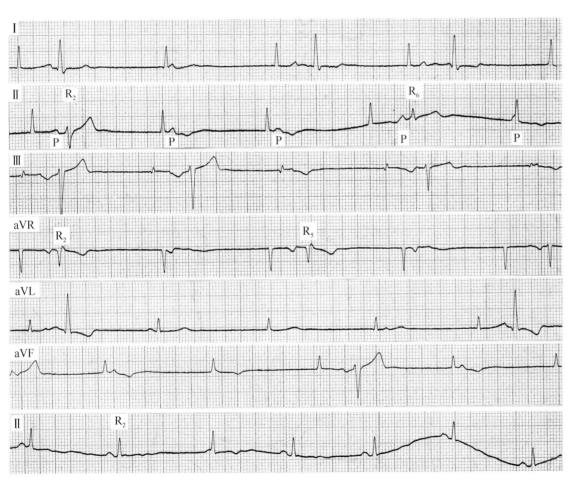

图 10-5（A） 交界性逸搏及逸搏-夺获伴室内差异传导

P 波与 QRS 波多无关，心房率波动在 35 次/分左右，心室率 44 次/分，故多为交界性逸搏心律伴干扰性房室脱节；当 P 波下传落在心室相对不应期或反应期时，下传引起 QRS 波，其 P-R 间期延长或正常，前者为交界区干扰现象，如 aVR 导联 R_5 的 P-R 间期 0.24s（R_2 的 P-R 间期 0.16s）。逸搏-夺获搏动时，其夺获的 QRS 波呈右束支阻滞型 [结合图 10-5（B）V_1 导联 R_3、R_6]，此时心率较逸搏心律时快，故为快心率依赖性右束支传导阻滞（3 相阻滞）。当心率增快时（第 7 行 Ⅱ 导联为活动后描记，心率 60 次/分），基本恢复正常窦性心律。交界性逸搏 R 波与窦性 R 波略不同，为交界性逸搏伴非时相性室内差异传导，即 4 相阻滞

心电图诊断： 窦性心动过缓伴不齐，交界性逸搏伴非时相性室内差异传导（4 相阻滞），逸搏-夺获搏动伴室内差异传导（3 相阻滞），干扰性房室脱节

第
10
章

干
扰
与
脱
节

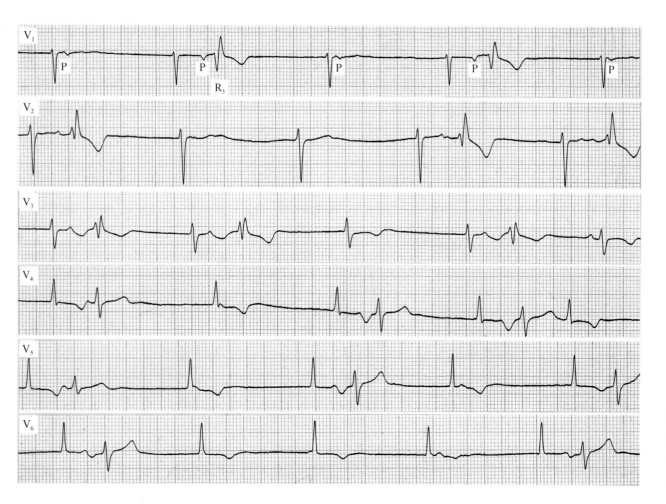

图 10-5（B）　交界性
逸搏及逸搏-夺获伴室
内差异传导

［接图 10-5（A）］

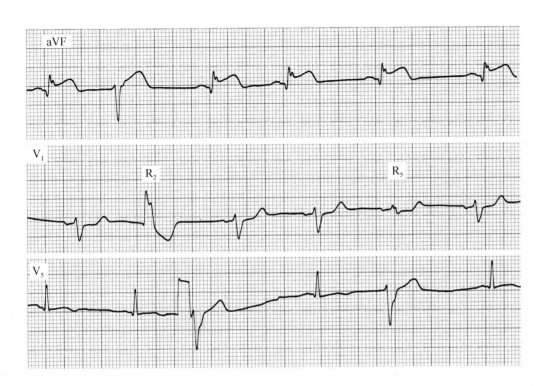

图 10-6　室性期前收缩及室性融合波

在 V₁ 导联中可见 3 种形态不同的 QRS 波。R₁、R₃、R₄、R₆ 为窦性搏动，P-R 间期 0.13s。R₂ 为宽大畸形的室性期前收缩，其前无 P 波。R₅ 形态介于二者之间，其前可见 P 波，P-R 间期 0.12s，其 R₅ ~ R₆ 间距与窦性 R₃ ~ R₄ 间距基本相等，故 R₅ 为室性融合波。aVF 导联可见病理 Q 波，ST 段抬高 0.15mV，符合急性下壁心肌梗死特点，室性期前收缩 QRS 波主波方向于 aVF 导联向下，V₁ 导联向上，V₅ 导联向下，故异位兴奋灶位于左室下壁，与梗死部位相一致

心电图诊断： 急性下壁心肌梗死，频发室性期前收缩

患者男，66 岁。临床诊断：冠心病，急性下壁心肌梗死，频发室性期前收缩

2. 心室率快于心房率（即 R-R 间距＜P-P 间距）。

3. ORS 波形态多正常或轻度异常（起搏点位于希氏束分叉以上），此时称为交界区干扰性房室分离。少数可宽大畸形（起搏点位于希氏束分叉以下），此时称为心室性干扰性房室脱节（图 10-9，图 10-10）。

4. 当窦性 P 波下传引起一提前出现的正常形态 QRS 波，P-R间期≥0.12s 时，称为心室夺获。

5. 当交界区（或心室）激动逆行传导至心房，引起逆行 P 波时（Ⅱ、Ⅲ、aVF 导联的 P 波倒置），称为心房夺获。出现心房夺获或心室夺获时，其房室脱节称为不完全性干扰性房室脱节。

6. 当互相干扰的 P 波与 QRS 波频率相等，且互相钩拢在一起时，称为等频与钩拢现象。

7. 在干扰性房室脱节时，当该发生心室夺获而不发生，或夺获之 P-R 间期异常延长时，常提示干扰性房室脱节伴有房室传导阻滞（图 10-9）。

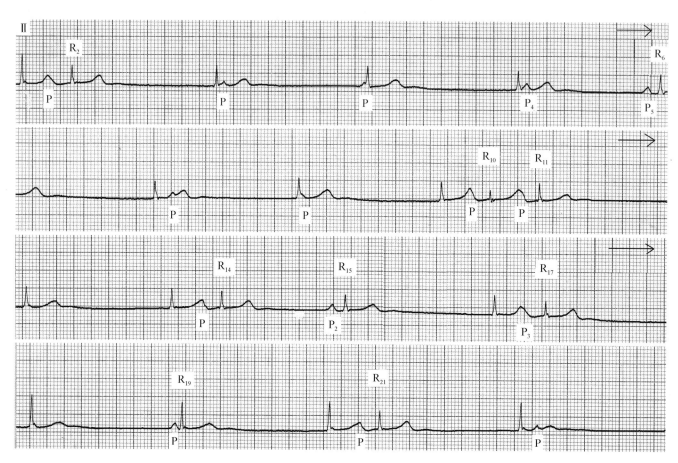

图 10-7　不完全性干扰性房室脱节

（连续描记）P 波直立，频频出现长 P-P 间距，自 1.36s（如第 1 行 P₄～P₅）至 2.23s（如第 3 行 P₂～P₃），心房率 44～27 次/分，此为显著窦性心动过缓伴不齐（但不能排除窦性静止）。R-R 间期多固定，为 1.76s，心室率 34 次/分，QRS 时间 <0.12s，故为缓慢的交界性逸搏心律；当窦性心率慢时，交界性搏动下传心室，形成交界性心律，此时 P 波与 QRS 波无关，形成干扰性房室脱节（连续 3 次以上）；由于有心室夺获（如 R₆、R₁₅），故为不完全性干扰性房室脱节。本例干扰性房室脱节的原因，是窦性频率降低至交界性或室性逸搏心律水平。其中 R₂、R₁₀、R₁₁、R₁₄、R₁₇、R₂₁ 等为逸搏-夺获搏动，其 P 波直立，下传的 P-R 间期多延长，为房室交界区干扰现象。第 4 行 R₁₉ 为交界性逸搏，其前 P 波与其无关，R-R 规律未改变，P-R 间期 <0.12s，故非心室夺获。QRS 形态多相同，偶有轻度室内差异传导

心电图诊断： 显著窦性心动过缓伴不齐，交界性逸搏心律，逸搏-夺获搏动，不完全性干扰性房室脱节

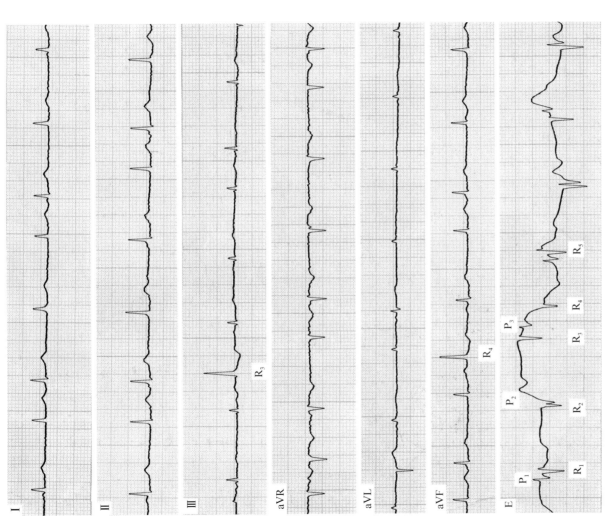

I

II

III

aVR

aVL

aVF

E

图 10-8　不完全性干扰性房室脱节

体表心电图显示：多数 QRS 波之前无相关 P 波，QRS 波形态多正常，R-R 节律不整，为交界性心律，其频率 79 次/分，P 波频率不易确定；相距较近的 R-R 之间无逆行 P 波，故考虑为逸搏-夺获之可能。食管心电图（E）更清楚显示：P 波与 QRS 波多无关，各按自身规律出现，P 波频率 60～79 次/分，R 波频率 79 次/分，心室率快于心房率，为非阵发性交界性心动过速；由于心室率与心房率较接近，形成干扰性房室脱节，时有 P 波下传夺获心室，如食管导联 P₃ 下传引起 R₄，其后 R₅ 亦为心室夺获（如Ⅲ导联 R₃、aVF 导联 R₄，故为不完全性干扰性房室脱节，心室夺获之 QRS 波有时伴室内差异传导（如Ⅲ导联 R₃，aVF 导联 R₄），其中 R₅ 距 R₄ 较近，P-R₅ 同期 0.13s），故为不完全性干扰性房室脱节

心电图诊断：非阵发性交界性心动过速，不完全性干扰性房室脱节

患者女，48 岁，间断头晕、心悸慢 3 年，无晕厥史。临床诊断：病窦综合征。住院后经用阿托品、多巴酚丁胺、长效氨茶碱等治疗，病情稳定

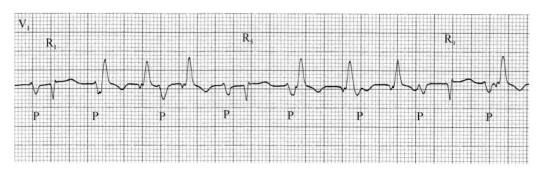

图 10-9　不完全性干扰性房室脱节伴房室传导阻滞

多数 P 波与 QRS 波无关，各按自身规律出现，心房率 83 次/分，心室率 115 次/分，此为干扰性房室脱节；QRS 波与窦性下传者不同，呈右束支阻滞型，QRS 时间 0.14s，为非阵发性室性心动过速，即心室性干扰性房室脱节；在 R_1、R_5 及 R_9 之前均有相关 P 波，QRS 波形态正常，为心室夺获（故其干扰为不完全性），P-R 间期分别为 0.22s、0.25s、0.36s，其 P-R 间期长短与 P 波和其前QRS 波间距有关：当 P 波落在前一激动的相对不应期时，下传 P-R 间期延长（如 P-R_9 间期），此为房室交界区干扰现象。本例由于室性起搏点控制心室，故其干扰部位可能发生于房室束或左束支内（因 QRS 波呈右束支阻滞型）；当 P 波落在前一激动的反应期时，应正常下传，但此时未能正常下传，仍有 P-R 间期延长（如 P-R_5 间期），故为干扰性房室脱节伴一度房室传导阻滞

心电图诊断：非阵发性室性心动过速，不完全性干扰性房室脱节（心室性干扰性房室脱节）伴一度房室传导阻滞

[临床意义及处理]　干扰性房室脱节常为一种暂时现象，少数可见于正常人及迷走神经功能亢进者，但更多见于风湿性心肌炎、急性下壁心肌梗死、急性心肌梗死溶栓治疗后（非阵发性室性心动过速为再灌注的一种最常见的心律失常，常作为冠脉再通的一项指标）、洋地黄应用期间、手术麻醉过程中等情况。常与窦性心动过缓伴不齐、窦性静止、窦房阻滞、非阵发性室性（或交界性）心动过速并存，故对其处理主要是对原发疾病及并存的心律失常的处理。若为窦性心动过缓，必要时选用阿托品对抗迷走神经对窦房结兴奋性的抑制作用。

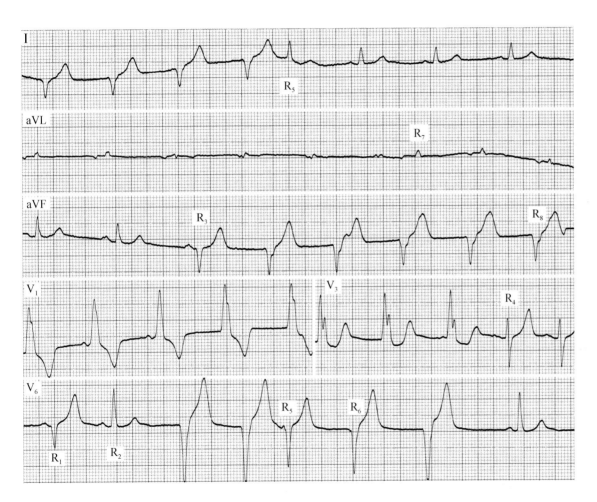

I

aVL

aVF

V₁

V₆

图 10-10　不完全性干扰性房室脱节

（心室性干扰性房室脱节）

P 波规律出现，P-P 间期 0.88～0.92s（窦性心律不齐），心房率 68～65 次/分。当自身心室率增快时（71 次/分），QRS 波宽大，其前无 P 波，出现房室分离现象，如 aVF 导联 R_3～R_8，QRS 波与窦性下传者不同，呈右束支阻滞型，QRS 时间 0.15s，为非阵发性室性心动过速，即心室性干扰性房室脱节；当心房率增快时，P 波下传心室，引起一提前出现的正常形态的 QRS 波，为心室夺获，如 I 导联 R_5，aVL 导联 R_7，V_3 导联 R_4，V_6 导联 R_2 等。当 P 波下传，而心室已开始除极时，则形成室性融合波，如 aVF 导联 R_3，V_6 导联 R_1、R_5

心电图诊断： 加速性心室自律，不完全性干扰性房室脱节

第 10 章　干扰与脱节

10

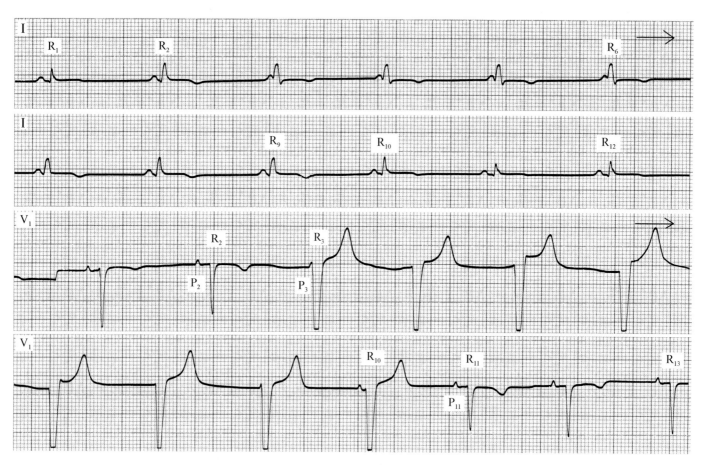

图 10-11　心室性干扰性房室脱节，等频与钩拢现象

P 波与 QRS 波无关，各按自身规律出现。P-P 间距 1.06～1.25s（窦性心律不齐），R-R 间距 1.16～1.24s。当 P 波频率增快时，如 V_1 导联 P_{10}～P_{11} 间距为 1.00s，P_{11} 下传心室引起正常形态的 QRS 波 R_{11}，此为心室夺获，恢复窦性心律 R_{11}～R_{13}；当心室频率增快时，如 V_1 导联 R_2～R_3 为 1.12s，P_2～P_3 间距为 1.24s，则形成宽大畸形的 QRS 波，心室率 54 次/分，较心室固有频率快，为短阵非阵发性室性心动过速（R_3～R_{10}）；此为心室性干扰性房室分离。当心房率与心室率相等时，形成等频与钩拢现象，如 I 导联 R_3～R_7。I 导联 R_1、R_{11}、R_{12} 为窦性心律，R_2、R_8、R_9、R_{10} 为不同程度的室性融合波，其 QRS 波形态介于室性与窦性之间，P-R 间期较窦性短

心电图诊断：心室性干扰性房室脱节（短阵非阵发性室性心动过速），部分呈等频与钩拢现象

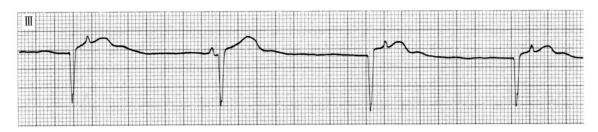

图 10-12　完全干扰性房室脱节

P 波与 QRS 波无关，于Ⅲ导联 P 波直立，为窦性 P 波，P-P 间距不固定（1.33 ~ 1.90s），心房率 45 ~ 31 次/
分，为窦性心动过缓伴不齐。R-R 间距固定（1.60s），QRS 时间 0.08s，心室率 38 次/分，为缓慢的交界性
逸搏心律。P_2-R_2 间期 0.09s，故二者无关

心电图诊断： 完全干扰性房室脱节

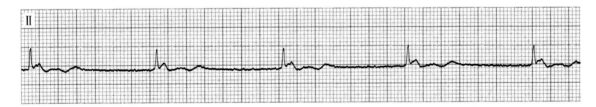

图 10-13　干扰性房室脱节呈等频与钩拢现象

于Ⅱ导联 P 波直立，为窦性 P 波，落在 QRS 之后，R-P 间期 0.06s，P-P 间距等于 R-R 间距，均为 1.40s，
即心房率与心室率均为 43 次/分，QRS 时间 0.06s，为交界性逸搏心律。P 波与 QRS 波无关，但由于二者在
此段时间内，频率相等，故形成完全干扰性房室脱节，呈等频与钩拢现象

心电图诊断： 完全干扰性房室脱节，呈等频与钩拢现象

六、隐匿性传导

当激动到达心脏传导系统的某一部位时，由于落在前一激动的不应期而受干扰，使此次激动不能完全通过该部位，但在该部位产生了新的不应期，而对下一次激动的传导产生干扰，这种不完全传导，在体表心电图上，只有通过对下一次激动所引起的传导障碍方可诊断，故称为隐匿传导（concealed conduction）。

［心电图特点］（图10-14，图10-15，见图7-1，图9-18）

1. 房性期前收缩 P' 波之后无 QRS 波，但其后第一个窦性激动下传的 P-R 间期延长，为房性期前收缩对下一次心房激动下传的干扰。

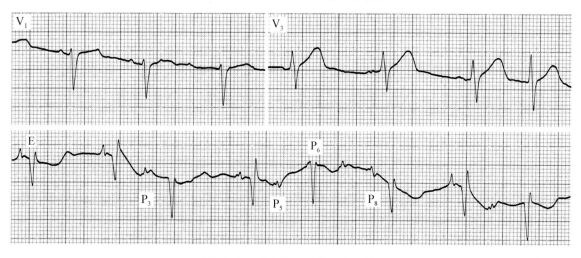

图10-14　交界区干扰伴隐匿传导

体表心电图 V$_1$、V$_3$ 导联中，QRS 波之间可见小波，但不能确定；食管心电图（E）中清楚显示 P 波，P$_1$、P$_2$、P$_9$ 为窦性 P 波，P-R 间期 0.13s；P$_3$ 为房性期前收缩，P$_4$ ~ P$_8$ 为短阵房性心动过速，心房率146 次/分，其中 P$_5$-R 间期 0.40s；P$_{10}$ 为房性期前收缩，P$_{10}$-R 间期 0.40s。房性期前收缩及房性心动过速，其 P 波落在前一激动的相对不应期（如 P$_3$、P$_5$、P$_{10}$），由于受交界区相对干扰致传导延缓，P$_6$ 可能在交界区下部落在绝对不应期致传导中断，但在交界区产生了新的不应期，即有了隐匿传导，使得 P$_7$ 未能下传（根据 P$_3$、P$_5$、P$_{10}$ 与其前 R 波间距为 0.27s 均下传，而 P$_7$ 与其前 R 波间距为 0.32s 却未能下传，故认为是由于 P$_6$ 隐匿传导所产生的新的不应期）

心电图诊断：短阵房性心动过速，交界区干扰伴隐匿传导

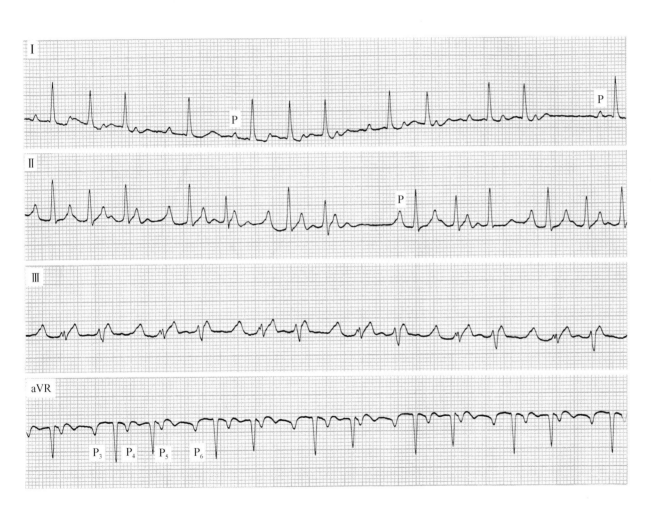

图 10-15　交界区干扰伴隐匿传导

各导联均可见规则的 P'波，其频率 167 次/分，以 aVR 导联最为清楚：P_3'-R 间期 0.23s，P_4'-R 间期 0.28s，P_5 后无 QRS 波（脱漏），其后类似情况反复出现，周而复始，激动在房室间呈 3：2～4：3下传。由于 P 波落在前一激动相对或绝对不应期，致传导延缓或中断，此为交界区干扰现象。其 P-P 之间可见等电位线，符合房性心动过速伴干扰性文氏型房室传导障碍。但脱漏后的 P-R 间期仍较长（0.23s），可能为未下传的 P 波隐匿传导，对下一次心房激动下传时的干扰。可见电交替现象（QRS 波电压幅度高低交替＞0.1mV）。Ⅰ、Ⅱ导联中可见窦性 P 波

心电图诊断： 交界区干扰伴隐匿传导，阵发性房性心动过速伴干扰性文氏型房室传导障碍，QRS 波电交替

10

2. 室性期前收缩 QRS 波之后无逆行 P 波，但其后第一个正常窦性激动的 P-R 间期延长，为室性期前收缩隐匿传导，对窦性激动下传的干扰。

3. 房性心动过速伴干扰性房室传导障碍：当房室间传导比例为 2∶1，且下传的 P-R 间期延长，或短阵房性心动过速，其心房波多次受阻，常为未下传的房性激动隐匿传导，对再次下传的房性激动干扰的结果（图 10-14，图 10-15）。

4. 心房扑动的房室传导比例≥3∶1 时，常为前一个扑动波隐匿传导，对后一个扑动波干扰的表现（见图 7-1）。

5. 心房颤动时，心室律绝对不整，则为多个 f 波隐匿传导，干扰后一个 f 波传导的结果。若心房颤动（或心房扑动）合并连续室内差异传导，则为束支受 f 波隐匿传导而出现的蝉联现象（见图 7-19）。

6. 若二度房室传导阻滞伴有隐匿传导时，可使房室传导阻滞程度加重；若高度或几乎完全房室传导阻滞伴有隐匿传导，其室性激动逆行上传，在交界区产生超常期，可使下一个窦性激动在交界区产生超常传导而下传心室。

7. 在逸搏-夺获心律中，可能由于逸搏心律隐匿传导至窦房结，使窦房结节律重整，频率加速，形成逸搏-夺获心律，此逸搏-夺获心律连续发生，形成逸搏-夺获二联律（见图 9-18）。

[临床意义及处理]　隐匿性传导可发生于心脏传导系统的任一部位，常见于交界区，最易出现于相对不应期与绝对不应期的过渡时期。由于隐匿传导产生了新的不应期，引起紧接而来的心脏激动被干扰而传导延缓或中断，或引起另一起搏点的节律重整。可见于多种心律失常，易致心律失常复杂化，它可以是生理性代偿作用，如心房扑动、心房颤动时的隐匿传导，保证了心室不至于过速搏动；也可能由于隐匿传导引起理应出现的逸搏延迟出现，以致心率过慢，甚至心室停搏。所以隐匿传导在诊断和治疗上都有较为重要的意义。对其处理主要是治疗原发心律失常。

第 11 章　房室传导阻滞

当激动在心肌的任何部位（主要是传导系统）传导受到障碍，使得传导延缓或中断时，称为心脏传导阻滞（heart block）。其传导阻滞的原因，主要是由于该部位心肌，由于病理性改变，使得不应期延长，造成传导延缓或中断；亦可以是由于激动到达时，该处心肌正处于生理不应期，造成传导障碍。后者是一种生理性保护机制，并非真正的传导阻滞。临床最常见的是房室传导阻滞，其次是室内传导阻滞。

当激动自心房到心室传导过程中受到障碍，使得传导速度延缓或中断时，称为房室传导阻滞（atrio-ventricular block，AVB），简称房室阻滞，其阻滞部位可发生在心房至心室内末梢浦肯野纤维的全部传导系统的各个部位，主要在房室结、希氏束（His 束）或左、右束支。根据阻滞轻重程度不同，分为三度。

一、一度房室传导阻滞

房室传导系统由于相对不应期延长致传导延缓，但心房激动均可下传心室，此称为一度房室传导阻滞。其阻滞部位绝大多数发生于房室结（90% 左右）。

[**心电图特点**]　（图 11-1，图 11-2）

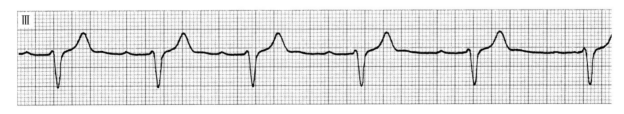

图 11-1　一度房室传导阻滞

P-R 间期固定且延长至 0.32s（>0.20s），每个 P 波后均有一下传的 QRS 波，QRS 时间 0.11s，符合一度房室传导阻滞特点

心电图诊断：一度房室传导阻滞

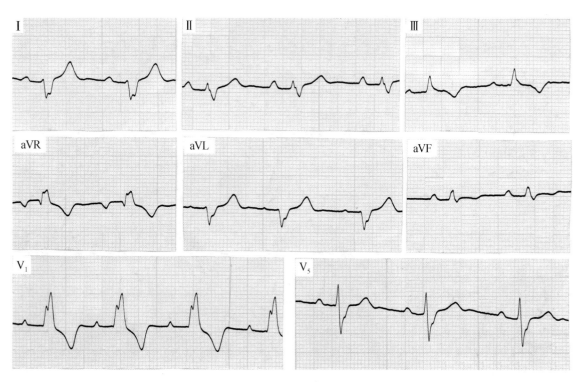

图 11-2 一度房室传导阻滞伴完全性右束支传导阻滞

V_1 导联 QRS 波呈 R 型，R 波宽钝，V_5、I、aVL 导联可见明显加宽的 S 波，QRS 时间 0.13s，可见继发 ST-T改变（T 波与 QRS 波终末向量方向相反：T 波于 V_1 导联倒置，V_5、I、aVL 导联直立），符合完全性 右束支传导阻滞特点；P-R 间期 0.22s（>0.20s），每个 P 波后均有一下传的 QRS 波，符合一度房室传导阻 滞特点

心电图诊断：一度房室传导阻滞伴完全性右束支传导阻滞

1. P-R 间期延长（>0.20s），或达到按心率计算的正常最高值。

2. P-R 间期多数固定不变，亦可不固定，但每个 P 波后均有一相关 QRS 波，即无心室漏搏。

3. P-R 间期在同一导联（心率大致相同时）相差 >0.04s。

4. 交界性心律的 P'-R 间期 >0.12s。

二、二度房室传导阻滞

当房室传导系统相对不应期与绝对不应期均延长，造成房室间传导延缓与中断，出现心室漏搏时，称为二度房室传导阻滞。根据 P-R 间期变化及心室漏搏规律，二度房室传导阻滞分为两型。

[**心电图特点**]（图 11-3 ~ 图 11-13）

1. 二度 I 型房室传导阻滞（图 11-3 ~ 图 11-10）　又称为文氏现象（Wenckebach phenomenon）或莫氏 I 型（Mobitz I 型）。心电图表现为：①P-R 间期逐渐延长，直至出现一次 P

波后无 QRS 波的心室漏搏现象，此称为一个文氏周期，如此周而复始；②每个文氏周期中，第 1 个 P-R 间期最短，第 2 个 P-R 间期递增量最大，递增量呈逐次递减；③R-R 间距逐渐缩短（因为 P-R 间期渐延长），后突然出现一长 R-R 间距，此长 R-R 间距小于任何短 R-R 间距的 2 倍，即 R-R 间距为"渐短突长"；④当 P-R 间期递增量为"逐次递增"或"增减不一"，R-R 间距为时长时短，或逐渐延长时，称为不典型文氏现象（图 11-6 ~ 图 11-8），此多见于房室传导比例较大时。但其共同点为：①有周而复始的文氏周期；②每个文氏周期均以 1 次 QRS 波脱漏的长间歇为终点，此长间期小于正常窦性周期 2 倍；③脱漏后的 P-R 间期小于脱漏前的最后一个 P-R 间期。

当文氏现象与 2:1 房室传导阻滞同时存在时，支持 2:1 房室传导实际是一种特殊的文氏现象（图 11-3）。若单独存在时，不能定论，此时可诊断为 2:1 房室传导阻滞（图 11-11，图 11-12）。文氏现象的阻滞部位多发生于房室结（70% 左右）。

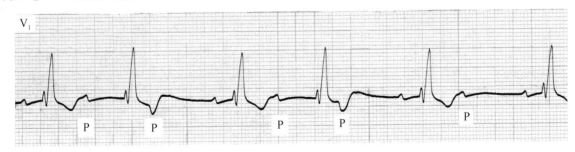

图 11-3　二度 I 型房室传导阻滞伴右束支传导阻滞

P 波规律出现，P-R 间期自 0.24s→0.44s→脱漏 1 次 QRS 波，周而复始；第 1 个 P-R 间期最短，最后一个 P-R 间期最长，激动在房室间呈 3:2 或 2:1 下传；心房率 87 次/分，心室率 60 次/分，符合二度 I 型房室传导阻滞，下传的 QRS 波呈右束支阻滞型，可见继发 ST-T 改变：V₁ 导联 ST 段压低，T 波倒置

心电图诊断：二度 I 型房室传导阻滞（文氏现象）伴右束支传导阻滞

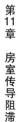

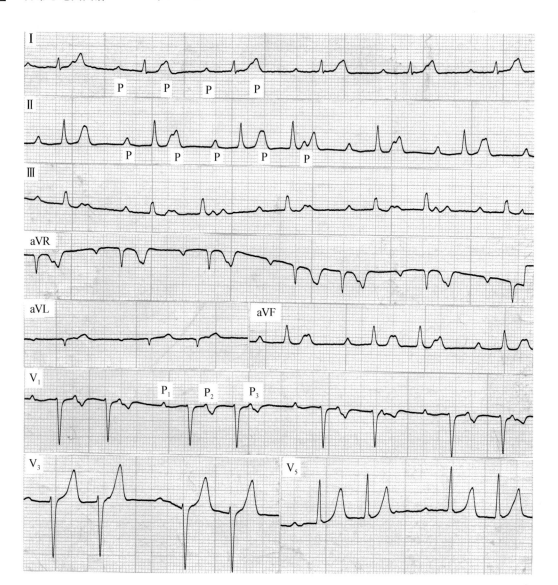

图 11-4　二度Ⅰ型房室传导阻滞（文氏现象）
P 波规律出现，P-R 间期自 0.32s→0.37s→P
波后 QRS 波脱漏，周而复始；有时因第 2 个
P 波过早未下传（如Ⅰ、Ⅱ导联），容易误诊
为窦性心动过缓。激动在房室间呈 3:2 或 2:1
下传；于Ⅰ、Ⅱ、aVR、aVF 导联因 P 波落在
前一激动的 T 波上，故 T 波宽大，但多数导
联经长时间观察，即可发现房室间传导规律。
自Ⅰ导联可看出：房室间传导比例为 2:1，此
时，若无其他导联所表现的文氏现象，不易
判断其阻滞类型

**心电图诊断：二度Ⅰ型房室传导阻滞（文氏
现象）**

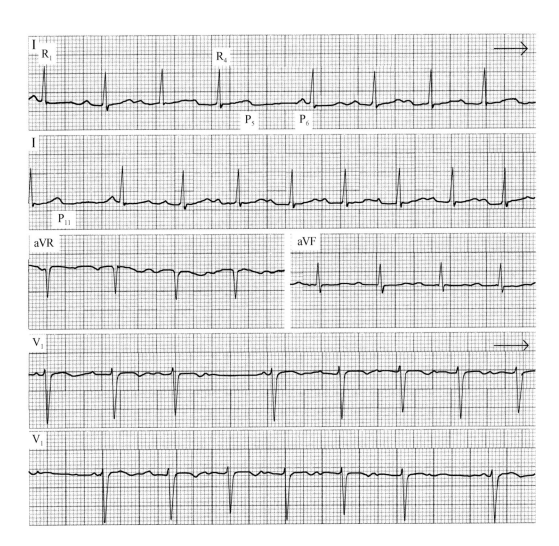

第11章 房室传导阻滞

图 11-5 二度 I 型房室传导阻滞（文氏现象）
$R_1 \rightarrow R_4$ 其 P-R 间期分别为 0.14s、0.21s、0.26s、0.28s，递增量分别为 0.07s、0.05s、0.02s，P_5 后 QRS 波脱漏，之后 P_6-R 间期又缩短→变长，P_{11} 后（第 2 行）QRS 波再次脱漏，周而复始。第 1 个 P-R 间期最短，最后一个 P-R 间期最长，符合二度 I 型房室传导阻滞

心电图诊断：二度 I 型房室传导阻滞（文氏现象）

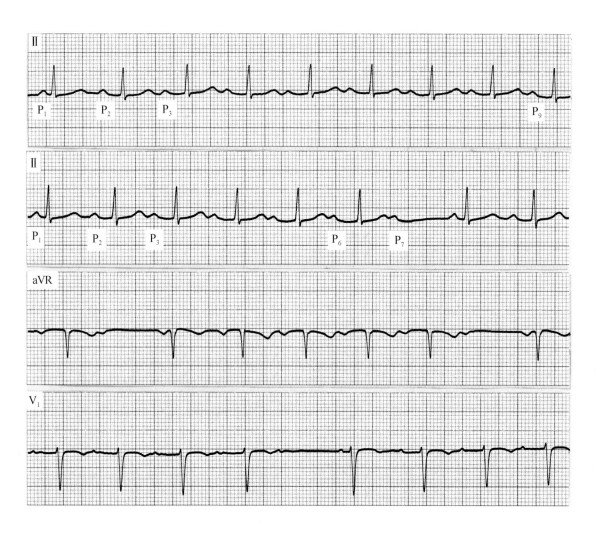

图 11-6　二度 I 型房室传导阻滞

（不典型文氏现象）

第 1 行：P_1-R 间期短（0.14s），P_2-R 间期延长（0.23s），P_3-R ~ P_9-R 间期固定（0.26s）。第 2 行：P_1-R 间期短（0.14s），P_2-R 间期延长（0.23s），P_3-R ~ P_6-R 间期固定（0.28s），P_7 后无 QRS 波，如此周而复始。第 1 个 P-R 间期最短，最后一个 P-R 间期最长，激动在房室间传导比例超过 6：5（如第 2 行 II 导联以 7：6 下传），符合不典型二度 I 型房室传导阻滞特点

心电图诊断：不典型文氏型房室传导阻滞

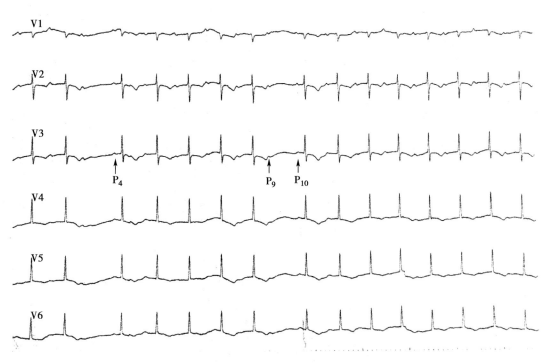

图 11-7　二度 I 型房室传导阻滞（不典型文氏现象）

（胸前导联同步描记）$V_1 \sim V_3$ 导联 P 波最明显，第 3 个 QRS 波之前的 P_4-R 间期最短（0.17s），之后 P-R 间期逐渐延长，依次为 0.24s→0.27s→0.29s→0.30s，P_9 之后 QRS 波脱漏；P_4-R 间期又变短 0.17s，后渐延长依次为 0.24s→0.27s→0.28s→0.28s→0.30s→0.32s，部分 P-R 间期固定，符合不典型二度 I 型房室传导阻滞特点

心电图诊断： 不典型文氏型房室传导阻滞

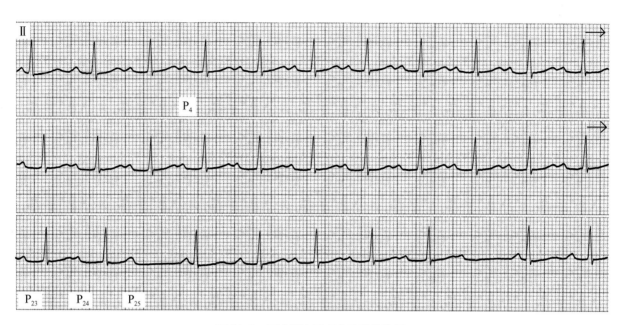

图 11-8　不典型文氏现象及超常传导

（此图为连续描记）$R_1{\rightarrow}R_3$，其 P-R 间期自 0.13s→0.21s→0.24s（递增量分别为 0.08s、0.03s）；$R_4{\rightarrow}R_{23}$，其 P-R 间期固定（0.24s）；P_{24}-R 间期最长，达 0.32s（递增量为 0.08s），P_{25} 后 QRS 波脱漏，周而复始；第 1 个 P-R 间期最短，最后一个 P-R 间期最长，P-R 间距递增量增减不一，或不递增，激动在房室间传导比例超过 6:5（呈 6:5 ～ 25:24 下传），符合二度 I 型房室传导阻滞（不典型文氏现象）。在长达 20 次心搏中（$R_4{\rightarrow}R_{23}$），其 P-R 间期固定，提示随着 P-R 间期延长，P 波下传恰遇房室传导系统的超常传导期，致 P-R 间期固定，此为房室传导阻滞中的超常传导现象

心电图诊断：不典型文氏现象伴传导阻滞中的超常传导现象

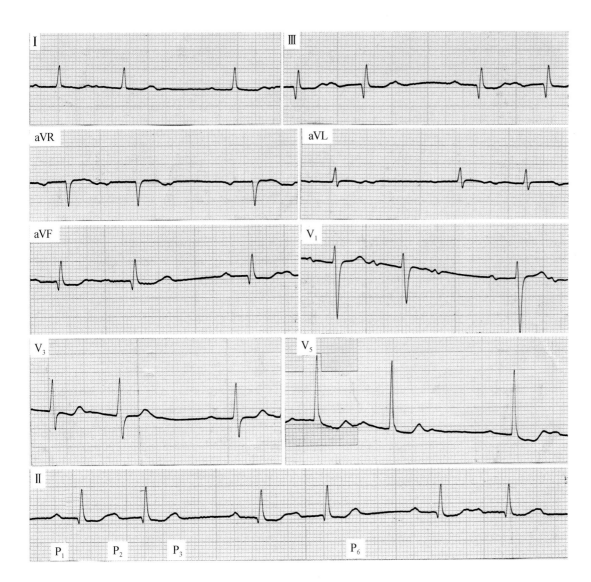

图11-9 二度Ⅰ型房室传导阻滞

P-R 间期逐渐延长（自 0.28→0.33s），直至 P 波后 QRS 波脱漏（如Ⅱ导联 P₃ 后无 QRS 波）。脱漏后 P-R 间期变短（0.28s），再延长，再脱漏（如Ⅱ导联 P₆ 后无 QRS 波），周而复始，激动在房室间传导比例为3：2，符合二度文氏型房室阻滞

心电图诊断： 二度Ⅰ型房室传导阻滞（文氏现象）

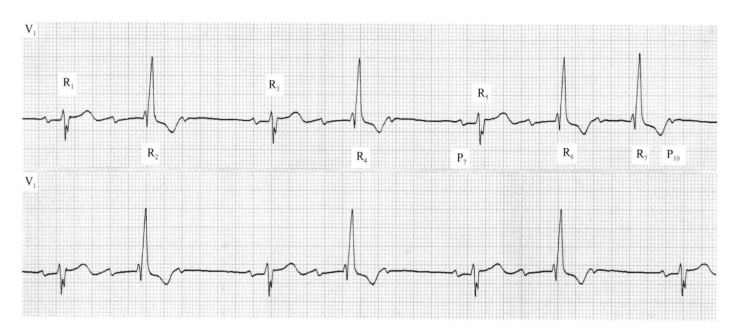

图 11-10　二度 I 型房室传导阻滞伴快心率依赖性右束支传导阻滞

以第 1 行为例：P-R 间期自 0.20s→0.36s→P 波后 QRS 波脱漏。脱漏后的 P-R 间期变短→再延长→再脱漏，周而复始，激动在房室间传导比例为 3∶1～4∶1，符合二度文氏型房室传导阻滞。P_7-R 间期 0.20s，渐延长→0.32s→0.36s→脱漏。脱漏后的第 1 个 QRS 波（R_1、R_3、R_5）形态正常，此时 R-R 间距 1.44s，心率 42 次/分，其余 QRS 波呈右束支阻滞型，此时 R-R 间距 0.85s，心率 71 次/分，符合快心率依赖性右束支传导阻滞

心电图诊断：二度 I 型房室传导阻滞伴快心率依赖性右束支传导阻滞

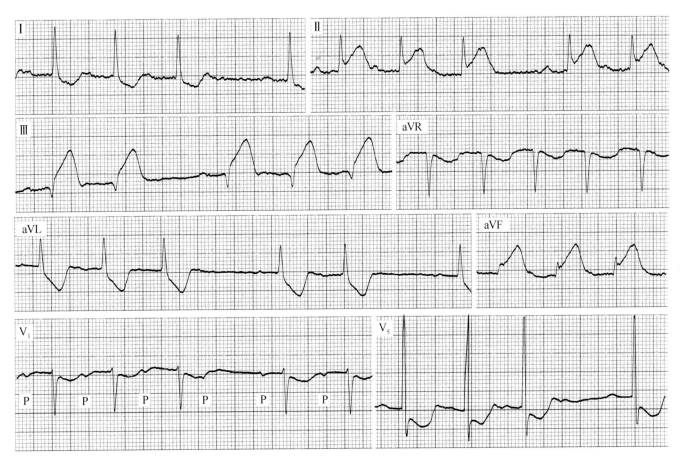

图 11-11　急性下壁心肌梗死合并二度Ⅰ型房室传导阻滞

V_1 导联清楚可见：P 波规律出现，P-R 间期渐延长，直至 P 波后脱漏 1 次 QRS 波。脱漏后的 P-R 间期变短→再延长→再脱漏，周而复始，符合二度文氏型房室传导阻滞。Ⅱ、Ⅲ、aVF 导联 ST 段抬高达 0.3mV，弓背向上，与 T 波融合呈单相曲线，QRS 波于Ⅲ导联呈 QS 型，Ⅱ、aVF 导联呈 R 型，符合急性下壁心肌梗死心电图改变；Ⅰ、aVL、V_5 导联 ST 段压低达 0.3mV，T 波倒置，可能为对应改变，但更可能对应血管亦有明显病变

心电图诊断：急性下壁心肌梗死合并二度文氏型房室传导阻滞

患者男，32 岁，以剧烈胸痛 4 小时为主诉入院。临床诊断：冠心病，急性下壁心肌梗死。经用糖皮质激素治疗 2 天，房室传导阻滞消失；2 周后冠脉造影示左回旋支闭塞，左前降支狭窄 75%

2. 二度Ⅱ型房室传导阻滞（莫氏Ⅱ型）（图11-13～11-17）当房室传导系统绝对不应期延长，而相对不应期正常（少数延长）时，形成P-R间期正常（少数延长），周期性出现QRS波脱漏的特点。心电图表现为：①P-R间期固定（多正常，亦可延长）；②QRS波呈周期性或不定周期性脱漏，房室间呈一定比例下传，如4∶3、3∶2等，或传导比例不固定；③QRS波形态多正常，亦可宽大呈束支阻滞型。

当二度Ⅱ型房室阻滞与2∶1房室阻滞同时存在时，此2∶1阻滞为二度Ⅱ型房室阻滞（图11-13，图11-14）；可伴有室相性窦性心律不齐（图11-13），即含QRS波的P-P间距短，不含QRS波的P-P间距长。阻滞部位多见于房室结

以下的传导系统，其中His束内约占35%，His束以下约占65%。

3. 高度房室传导阻滞（图11-18～图11-23）当房室传导比例≥3∶1，或心室漏搏占全部室上性激动的一半以上时称为高度房室传导阻滞，此时房室传导比例可固定，可不固定，下传搏动的P-R间期大多是固定的（可正常或延长），常伴有逸搏或逸搏心律，多为交界性，亦可为室性，与窦性心律形成不完全性阻滞性房室脱节。

4. 几乎完全房室传导阻滞　心房激动绝大多数不能下传，偶有下传者（<3次/分），称为几乎完全性房室传导阻滞（图11-24～图11-26）。

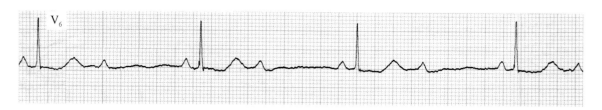

图11-12　2∶1房室传导阻滞

P波规律出现，P-R间期固定0.19s，周期性出现QRS波脱漏，激动在房室间传导比例为2∶1；此种固定2∶1类型，既可是二度Ⅰ型，亦可是二度Ⅱ型房室传导阻滞，故此时可判定为2∶1房室传导阻滞。QRS时间0.06s

心电图诊断：2∶1房室传导阻滞

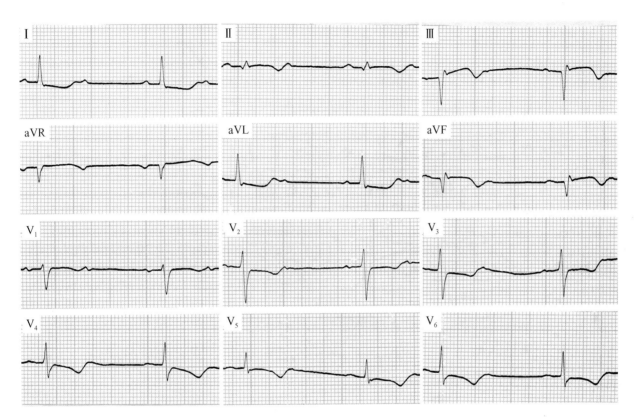

图 11-13　急性下壁心肌梗死合并 2:1 房室传导阻滞

　　P 波规律出现，P-R 间期固定（0.20s），周期性出现 QRS 波脱漏，房室间传导比例呈 2:1 下传；QRS 时间 0.10s，心房率 88 次/分，心室率 44 次/分。Ⅱ、Ⅲ、aVF 导联可见病理 Q 波，ST 段抬高 0.1mV，呈弓背向上型，T 波倒置，符合急性下壁心肌梗死（恢复期）心电图改变。此时，由于下传 P-R 间期正常，结合下壁心肌梗死，故认为其可能系二度Ⅰ型房室传导阻滞

　　心电图诊断：急性下壁心肌梗死合并 2:1 房室传导阻滞

　　患者男，71 岁，急性下壁心肌梗死合并 2:1 房室传导阻滞，经用糖皮质激素治疗，于梗死后第 5 天，房室传导阻滞消失

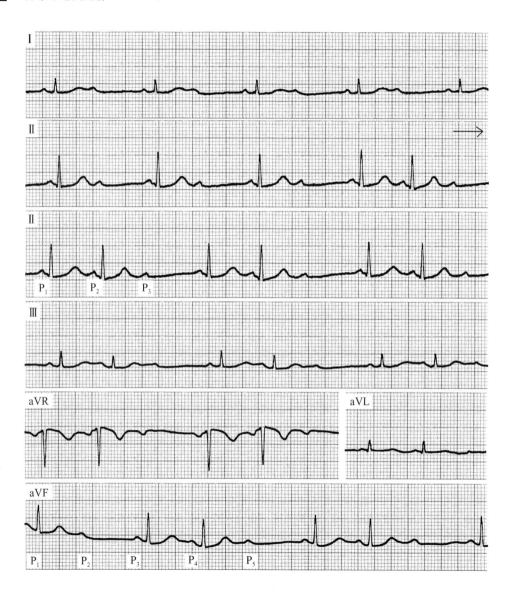

**图11-14 二度Ⅱ型房室传导阻滞伴超常传导
及室相性窦性心律不齐**

P波规律出现，P-R间期固定（0.14s），周期性出现
QRS波脱漏，激动在房室间呈2:1～3:2下传；此时由
于其2:1下传不固定，时而呈3:2下传，故可判断其2:1
阻滞亦为二度Ⅱ型房室阻滞。自Ⅱ导联可见：含QRS波
的P-P间距0.54s，不含QRS波的P-P间距0.66s，符合
室相性窦性心律不齐。当3:2下传时，心室脱漏后的长
间歇使其后第1个P波正常下传，第2个P波具有长的
前周期及短的联律间期，仍能以正常速度下传，第3个
P波前周期短1倍，联律间期相同，却不能下传，故支
持第2个P波下传是房室阻滞中的超常传导

心电图诊断：二度Ⅱ型房室传导阻滞部分呈2:1下传伴
室相性窦性心律不齐

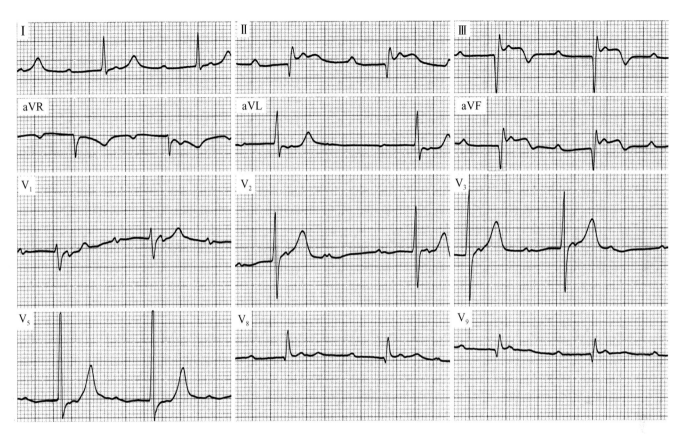

图 11-15　二度Ⅱ型及高度房室传导阻滞部分呈 2∶1 下传

P 波规律出现，下传的 P-R 间期固定 0.40s，周期性出现 QRS 波脱漏，激动在房室间多为 2∶1 下传，少数呈 3∶1 下传（如 aVL 及 V_2 导联的 R_2 之前可见 3 个 P 波，呈 3∶1 下传）；此时由于其 2∶1 下传不固定，时而呈 P-R 间期固定的 3∶1 下传，故可判断其 2∶1 下传亦为二度Ⅱ型房室传导阻滞；呈 3∶1 下传者为高度房室阻滞（房室传导比例≥3∶1）。QRS 时间 0.09s，心房率 115 次/分

心电图诊断：二度Ⅱ型至高度房室传导阻滞

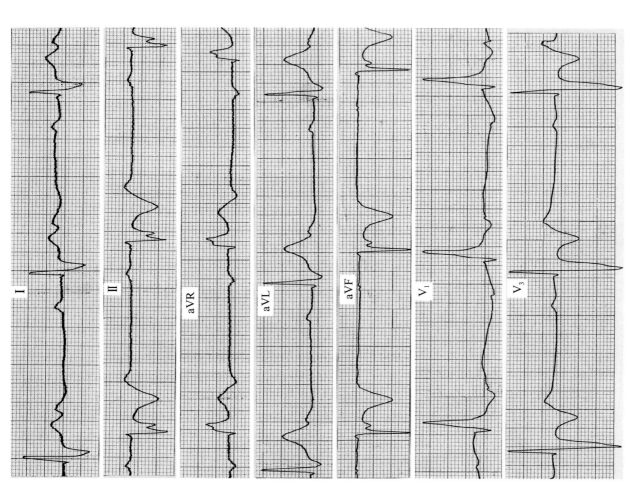

I

II

aVR

aVL

aVF

V₁

V₃

图11-16 二度Ⅱ型房室传导阻滞伴完全性右束支传导阻滞及室相性窦性心律不齐

P波规律出现，P-R间期固定，周期性出现QRS波脱漏，激动在房室间呈2:1下传，下传的P-R间期0.40s（明显延长但固定），故判断此2:1阻滞为二度Ⅱ型房室传导阻滞；V₁导联呈rsR'型，Ⅰ、aVL导联可见宽S波，QRS时间0.18s，符合完全性右束支阻滞特点；P-P间距0.88～1.08s，相差0.20s，含有QRS波的P-P间距短（0.88s），不含QRS波的P-P间距长（1.08s），符合室相性窦性心律不齐。心房率68～55次/分

心电图诊断： 二度Ⅱ型房室传导阻滞伴完全性右束支传导阻滞及室相性窦性心律不齐

11

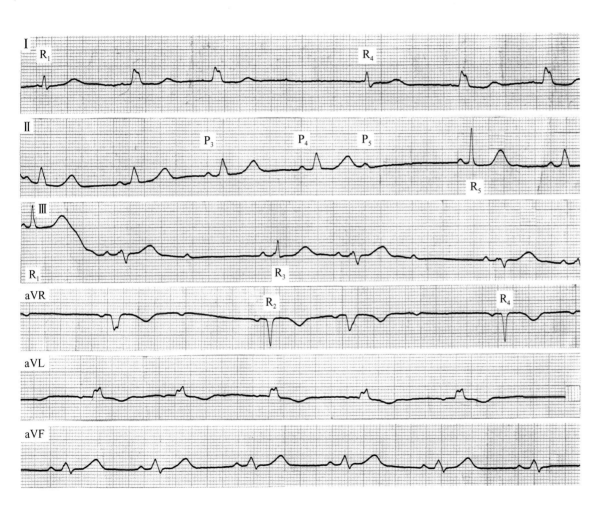

图 11-17（A）　快心率依赖性左束支传导阻滞及间歇性二度 II 型房室传导阻滞

P-P 间距 0.80～1.20s，心房率 75～50 次/分，为窦性心动过缓伴不齐（如 II 导联 P_4～P_5 及 V_5 导联 P_4～P_5 均为 0.80s）。当心率慢时，R-R 间距长达 2s，QRS 波形态正常（如 I 导联 R_1、R_4，II 导联 R_5，III 导联 R_1、R_3，aVR 导联 R_2、R_4）。余 R-R 间距多为 1.16s，QRS 波形态呈左束支阻滞型，QRS 时间 0.12s，符合快心率依赖性左束支阻滞。时有 P 波后 QRS 波脱漏，P-R 间期固定（0.16s）。在 aVL、aVF、V_1～V_4 导联房室传导比例为 1:1，余导联时有 QRS 波脱漏，符合间歇性二度 II 型房室传导阻滞

心电图诊断：间歇性二度 II 型房室传导阻滞伴快心率依赖性左束支传导阻滞

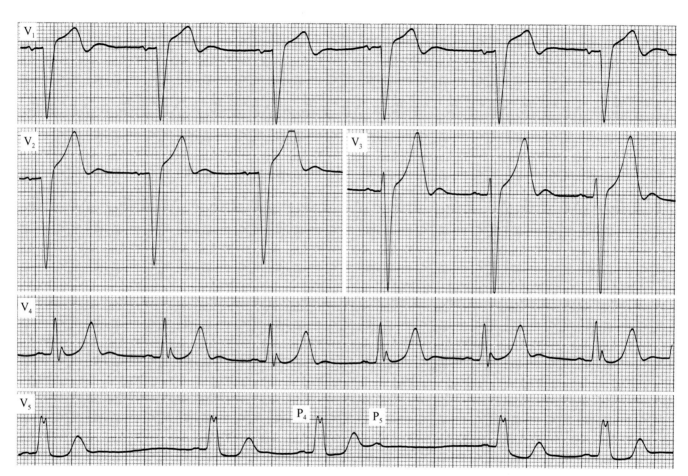

图 11-17（B）　快心率依赖性左束支传导阻滞及二度Ⅱ型房室传导阻滞

[接图 11-17（A）]

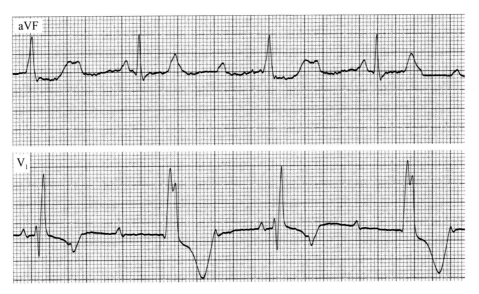

图 11-18　高度房室传导阻滞伴魏登斯基易化作用

aVF 导联中 R_2、R_4，V_1 导联 R_1、R_3 为窦性下传的 QRS 波，呈完全性右束支传导阻滞型，余 QRS 波为心室自律（左室逸搏心律），心房率 115 次/分，心室率平均 45 次/分，每 5 个 P 波，下传引起 1 个 QRS 波，房室间传导比例为 5∶1，故为高度房室传导阻滞。室性逸搏作为一强刺激（aVF 导联中 R_1、R_3，V_1 导联 R_2、R_4），引起窦性激动意外下传（沿左束支下传），此为魏登斯基易化作用（发生于左束支的魏氏易化作用）。本例为完全性右束支加高度左束支阻滞，可能为室内双支或多支阻滞

心电图诊断：完全性右束支加高度左束支阻滞，魏登斯基易化作用（左束支的魏氏易化作用）

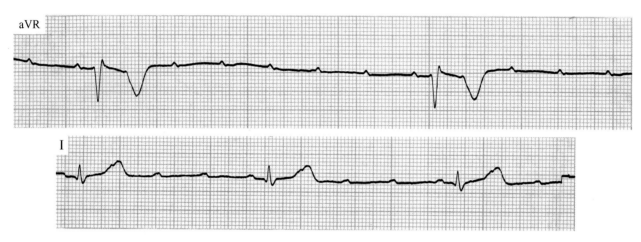

图 11-19　高度房室传导阻滞

P 波规律出现，P-R 间期固定 (0.20s)，频频出现 QRS 波脱漏，激动在房室间呈一定比例下传，如 I 导联呈 4∶1 下传，aVR 导联呈 7∶1 下传 (传导比例≥3∶1)，符合高度房室传导阻滞特点；QRS 时间 0.12s，异位起搏点位于 His 束分叉以下。心房率 115 次/分，心室率 16～21 次/分

心电图诊断： 高度房室传导阻滞伴极缓慢心室率

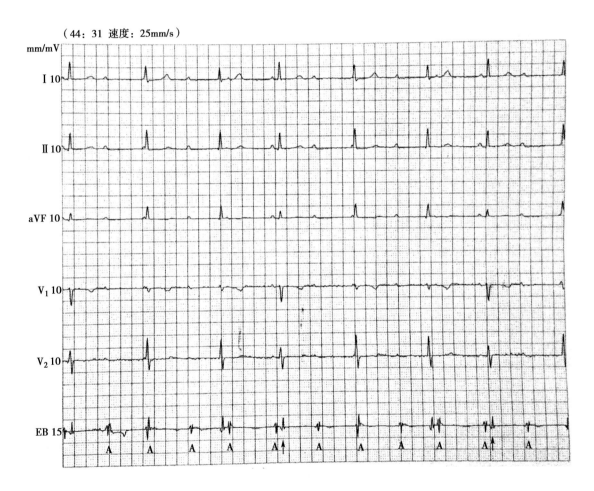

（44：31 速度：25mm/s）

图11-20（A）　高度房室传导阻滞

自食管心电图（EB）看出，P波规律出现，多数P波与QRS波无关，结合体表心电图，R$_3$及R$_6$较其他QRS波提前，之前可见P波，P-R间期0.12s，故此QRS波为下传的QRS波；其他QRS波与其略不同（交界性逸搏伴非时相性室内差异传导），QRS时间<0.12s，故起搏点位于His束分叉以上；下传的P-R间期固定（0.12s），频频出现QRS波脱漏，激动在房室间传导比例不固定，结合图11-20（B）可见，其传导比例呈3:1~5:1下传（传导比例≥3:1），符合高度房室传导阻滞特点；心房率79次/分，心室率45次/分

心电图诊断： 高度房室传导阻滞（起搏点位于His束分叉以上）

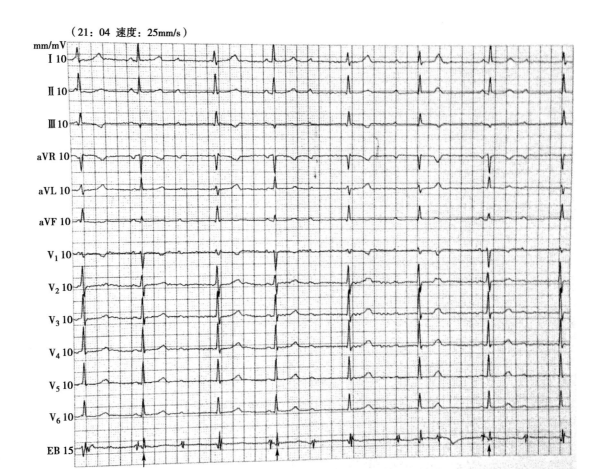

（21：04　速度：25mm/s）

图 11-20（B）　高度房室传导阻滞

［与图 11-20（A）为同一患者］房室间传导比例为 3:1～5:1 下传

心电图诊断：高度房室传导阻滞（起搏点位于 His 束分叉以上）

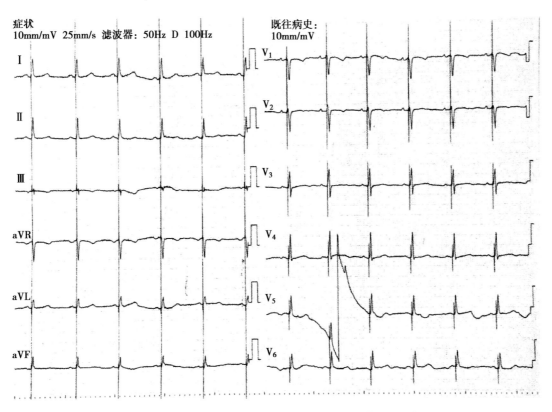

图 11-20（C）　　高度房室传导阻滞，DDD 型起搏器植入术后

［与图 11-20（A）为同一患者］DDD 型起搏器植入术后 6 天描记，P 波为自身心房激动，之后经 0.16s 心室电极发放冲动，起搏心室，心率 72 次/分，起搏与感知功能正常

心电图诊断：高度房室传导阻滞，DDD 型起搏器植入术后

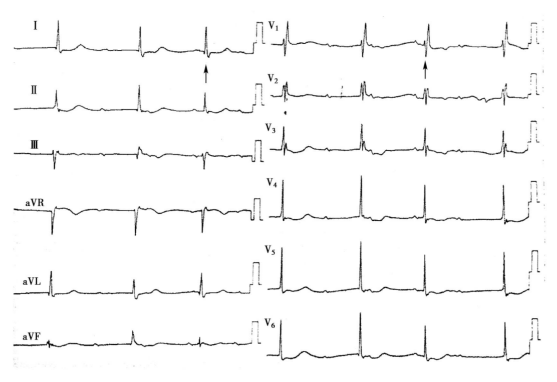

图 11-21（A）　持续右束支加高度左束支传导阻滞

P 波规律出现，P-R 间期不固定，绝大多数 P 波与 QRS 波无关，频频出现 QRS 波脱漏，激动在房室间
呈 5:1 下传（箭头所指为下传的 QRS 波），符合高度房室传导阻滞特点；其下传的 QRS 波形态与未下
传的略异，均呈右束支阻滞型，QRS 时间 0.12s，故异位起搏点位于 His 束分叉以下，呈持续右束支传
导阻滞，高度左束支传导阻滞。心房率 71 次/分，心室率 39 次/分

心电图诊断： 持续右束支加高度左束支传导阻滞

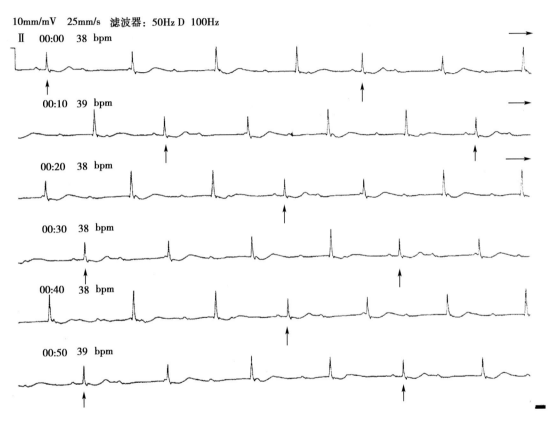

10mm/mV　25mm/s　滤波器：50Hz D　100Hz

Ⅱ　00:00　38 bpm

00:10　39 bpm

00:20　38 bpm

00:30　38 bpm

00:40　38 bpm

00:50　39 bpm

图 11-21（B）　持续右束支加高度左束支传导阻滞

［与图 11-21（B）为同一患者］绝大多数 P 波与 QRS 波无关，激动在房室间呈 7∶1～9∶1 下传（箭头所指为下传的 QRS 波），符合高度房室传导阻滞特点

心电图诊断：持续右束支加高度左束支传导阻滞

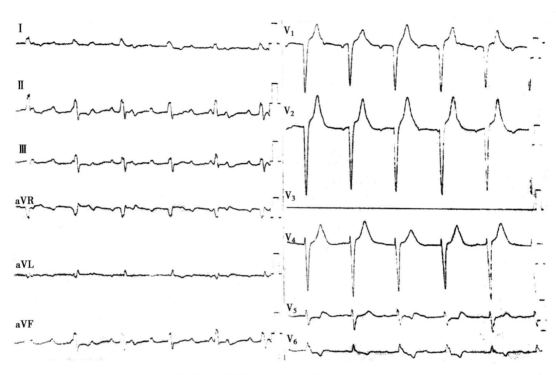

图 11-22（A）　几乎完全房室传导阻滞

绝大多数 P 波与 QRS 波无关，仅肢体导联第 5 个 QRS 波稍提前出现，其形态也略有不同（aVL 导联较明显），符合几乎完全房室传导阻滞特点；其 QRS 波形态与未下传的略异，均呈左束支阻滞型，QRS 时间 0.13s，故异位起搏点位于右束支附近。心房率 145 次/分，心室率 62 次/分（其心房率快，与应用异丙肾上腺素有关）

心电图诊断：几乎完全房室传导阻滞（偶有下传）

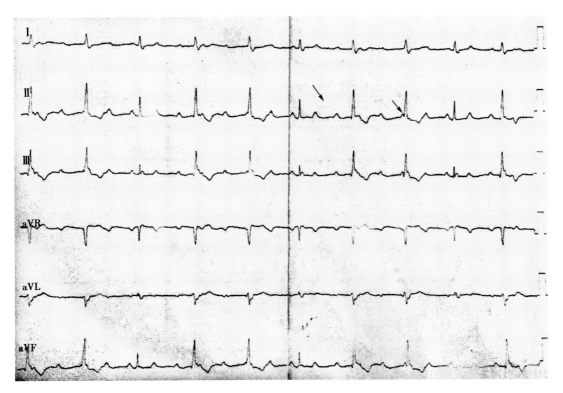

图 11-22（B）　高度房室传导阻滞呈右束支阻滞型

［与图 11-22（A）为同一患者］P 波规律出现，P-R 间期不固定，绝大多数 P 波与 QRS 波无关，频频出现 QRS 波脱漏，激动在房室间呈 7∶1 下传（第 3、6、9 个 QRS 波为下传的 QRS 波，其前有相关 P 波，P-R 间期正常，QRS 波形态与其他不同），符合高度房室传导阻滞特点；其 QRS 波形态呈完全右束支阻滞型，说明异位起搏点位于左束支附近；心房率 140 次/分，心室率 57 次/分

心电图诊断：高度房室传导阻滞（7∶1 下传）

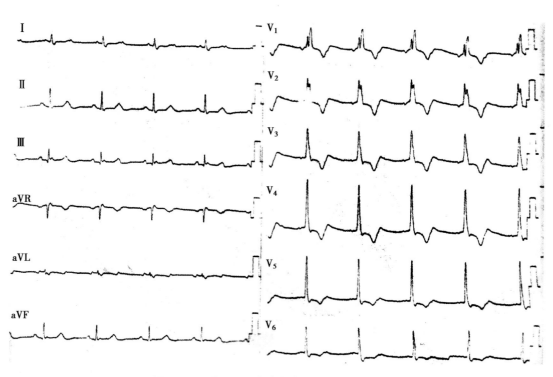

图 11-22（C）　二度房室传导阻滞（2∶1 传导）

［与图 11-22（A）为同一患者］P 波规律出现，激动在房室间呈 2∶1 下传，下传的 P-R 间期正常固定，符合二度房室传导阻滞 2∶1 传导特点；其下传的 QRS 波形态与图 11-22（A）中的第 3、6、9 个 QRS 波形态相同，呈右束支阻滞型，QRS 时间 0.13s，故异位起搏点位于左束支附近；心房率 107 次/分，心室率 58 次/分

心电图诊断：二度房室传导阻滞 2∶1 传导

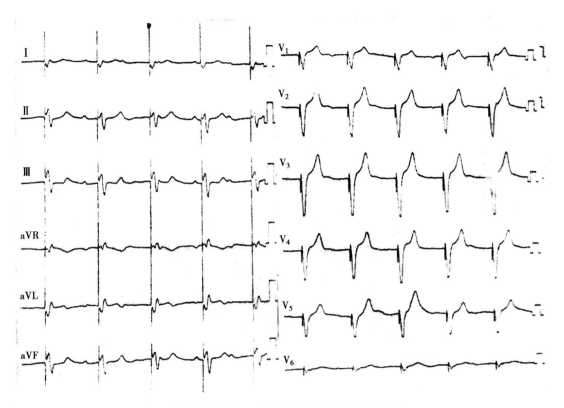

图 11-22（D）   房室传导阻滞 VVI 起搏术后

［与图 11-22（A）为同一患者］各导联 QRS 波之前均可见钉子型起搏信号，起搏频率 60 次/分，P 波规律出现，与 QRS 波无关，符合房室传导阻滞 VVI 起搏心律；QRS 波形态非左束支阻滞型，QRS 时间 0.12s，故起搏电极位于右室间隔部，心房率 62 次/分

心电图诊断： 房室传导阻滞 VVI 起搏术后

患者男，80 岁，间断晕厥 1 个月住院，共发作 2 次，因经济问题，行 VVI 起搏器植入，之后病情稳定

第11章　房室传导阻滞

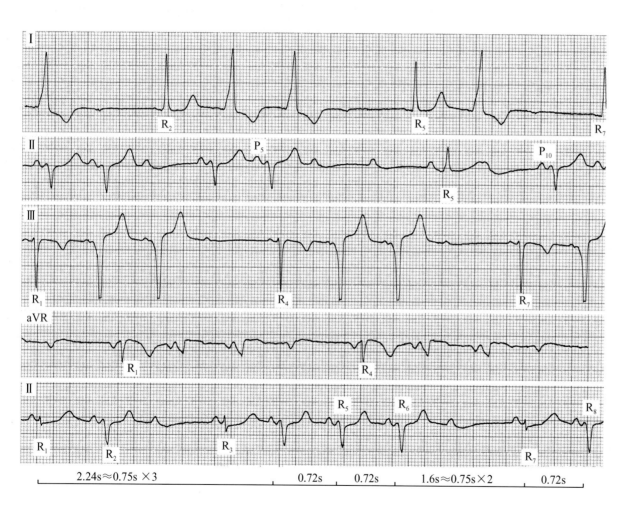

2.24s≈0.75s×3　　　0.72s　0.72s　1.6s≈0.75s×2　　0.72s

图11-23　高度房室传导阻滞伴频发室性期前收缩及短阵室性心动过速

Ⅰ导联 R_2、R_5、R_7，Ⅲ导联 R_1、R_4、R_7，aVR 导联 R_1、R_4，第2行Ⅱ导联 R_5 为正常窦性下传心律，余均为并行心律性室性期前收缩，房室间传导比例为 3:1~8:1，其中第5行Ⅱ导联 R_1、R_3、R_7 为室性融合波，更支持上述诊断。其室性期前收缩发生于舒张晚期，P 波已经开始，室性期前收缩起始顿挫，形似预激波，但其 P-R 间期不固定（如第2行Ⅱ导联 P_5-R 间期与 P_{10}-R 间期略有不等）。宽大 QRS 波之间有最大公约数和最小公倍数关系，支持并行心律性室性期前收缩，第5行Ⅱ导联 R_4~R_6 为连续3次室性波动，频率76次/分，为短阵室性心动过速。多数 P 波未能下传，部分用干扰可解释，但无 QRS 波时 P 波仍未下传（如第2行Ⅱ导联 P_6、P_7 均未下传），则不能解释，此为高度房室传导阻滞

心电图诊断： 高度房室传导阻滞伴频发室性期前收缩及短阵室性心动过速，呈并行心律性
患者女，60岁，间断晕厥1年。
临床诊断：冠心病，心律失常。
后行起搏治疗

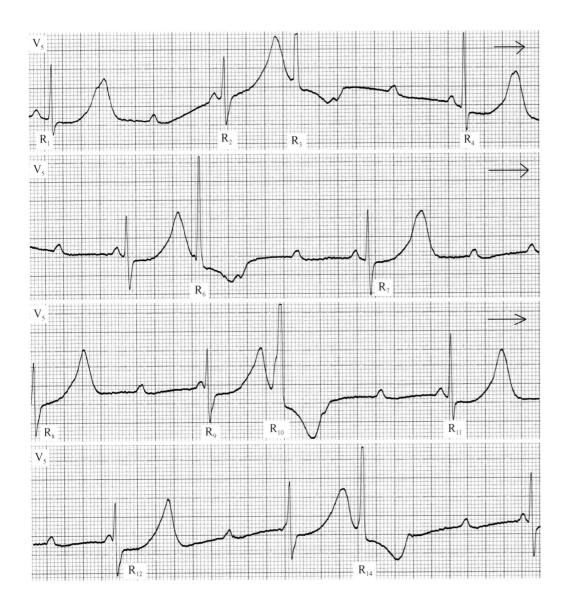

图 11-24　几乎完全性房室传导阻滞伴室性期前收缩

（此图为 V_5 导联连续描记）R_1 之前有相关 P 波，P-R 间期 0.17s，QRS 波形态与其他均不相同，此为窦性下传之 QRS 波。$R_7 \sim R_9$、$R_{12} \sim R_{13}$ 的 R-R 间距相等，为心室自律，心室率 32 次/分，心房率 94 次/分，Q-T 间期 0.80s。R_3、R_6、R_{10}、R_{14} 为提前出现、宽大畸形的 QRS 波群，为室性期前收缩。R_4、R_{11} 的 QRS 波形态与其他 QRS 波（如 R_2）不同，为室性融合波。其余 QRS 波与 P 波无固定关系，绝大多数心房激动不能下传，仅偶有下传，符合几乎完全性房室传导阻滞特点。

心电图诊断：几乎完全性房室传导阻滞伴室性期前收缩，Q-T 间期延长

患者男，68 岁，头晕 3 个月，1 天前晕厥 1 次。临床诊断：冠心病，心律失常。于静脉滴注异丙肾上腺素过程中，出现频发室性期前收缩。后行起搏治疗

11

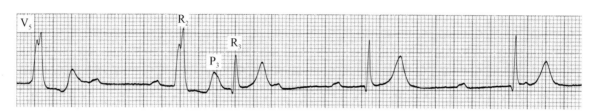

图 11-25   几乎完全性房室传导阻滞伴超常传导

心房激动绝大多数未下传，仅 R3 提前出现，其前有窦性 P 波，为心室夺获，此时 P3-R 间期为 0.42s，短于
或长于此数值的任何 P 波均未下传，故此 P 波下传落在房室传导的超常期，为超常传导现象。心室激动时而
位于 His 束分叉以下（R1、R2），时而位于 His 束分叉以上（R4、R5），起搏点不固定

心电图诊断： 几乎完全性房室传导阻滞伴超常传导（起搏点不固定）

三、三度房室传导阻滞

三度房室传导阻滞又称为完全性房室传导阻滞，是由于房
室传导系统绝对不应期极度延长，使得心房激动完全不能传到
心室，形成心房与心室各自激动，P 波与 QRS 波完全无关的特
点。其阻滞部位多数位于 His 束分叉以下（70% 左右）。

[心电图特点] （图 11-26 ~ 11-43）

1. P 波与 QRS 波无关，各按自身规律出现。

2. 心房率快于心室率，其房室脱节为阻滞性而非干扰性，
即出现于前一心室激动 QRS 波后舒张期的 P 波仍不能下传。

3. 心室率多慢而规则，40 次/分左右，QRS 波形态可正
常，亦可宽大畸形，这均与逸搏点位置有关：逸搏点在 His 束
分叉以上，QRS 波形态正常，心室率 40 ~ 60 次/分，心室律
绝对规整，运动及静脉注射阿托品后，心室率可能增快；逸
搏点在 His 束分叉以下，QRS 波宽大畸形，心室率在 40 次/分
以下，心室律可略不规整，运动及静脉注射阿托品后心室率
不增快。

4. 心房颤动时，其心室律绝对规整，应诊断为心房颤动合
并三度房室传导阻滞。

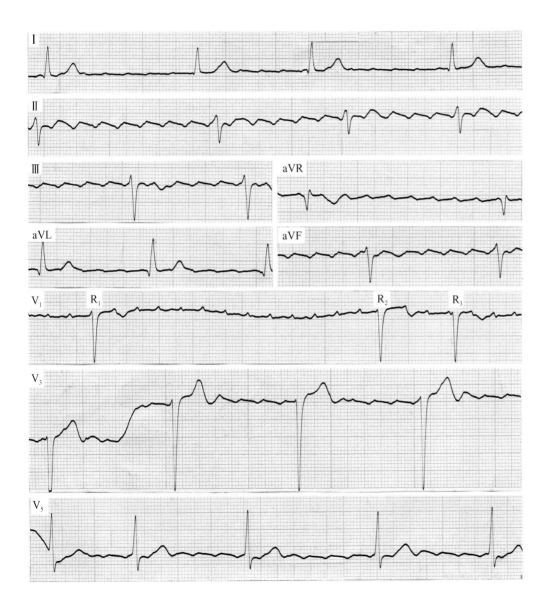

图 11-26（A）　心房扑动合并高度房室传导阻滞

正常 P 波消失，代之以规则的锯齿样 F 波，其频率 230 次/分，虽频率较慢，但其无基线，故不支持房性心动过速。于 II、III、aVF 导联 F 波向下，符合 I 型心房扑动；QRS 波形态正常，R-R 间距不等，激动在房室间传导比例不固定，自 3:1→13:1，如 V$_1$ 导联 R$_1$ ~ R$_2$ 长达 3.4s，其间可见 13 个 F 波，房室传导比例为 13:1；R$_2$ ~ R$_3$ 之间可见 4 个 F 波，但第 4 个 F 波未下传（第 3 个 F 波跨越第 4 个 F 波后下传），房室传导比例为 3:1

心电图诊断： 心房扑动合并高度房室传导阻滞

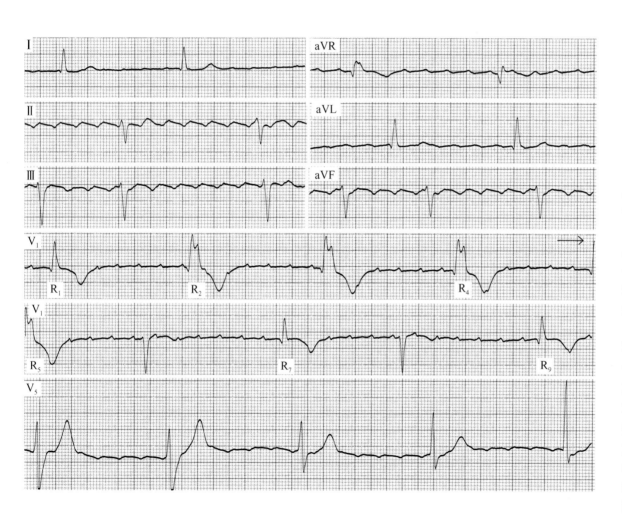

图 11-26（B）　心房扑动伴高度房室传导阻滞

［与图 11-26（A）为同一患者］QRS 波群有 3 种形态，以 V_1 导联为例：$R_2 \sim R_5$ 呈完全右束支阻滞型，R_1、R_7、R_9 呈不完全右束支阻滞型，R_6、R_8 形态正常，提前出现，为正常下传的 QRS 波群（V_5 导联 R_5 及 I、II、III、aVR、aVL、aVF 导联 QRS 波均为下传的 QRS 波群），正常下传的 QRS 波心电轴 $-47°$。QRS 波频率 36 次/分。房室传导比例自 4:1→31:1（如 V_1 导联 $R_1 \sim R_6$ 长达 8.4s，其间可见 31 个 F 波，为 31:1），符合高度房室传导阻滞特点。其心室节律点不固定，时而位于 His 束分叉以上伴不完全右束支阻滞及左前分支阻滞（V_1 导联 R_7），时而位于 His 束分叉以下左束支附近（V_1 导联 $R_2 \sim R_5$）〔结合图 11-26（C）分析，该起搏点位于 His 束分叉以下左束支附近〕

心电图诊断：心房扑动伴高度房室传导阻滞（异位起搏点位置不固定）

11

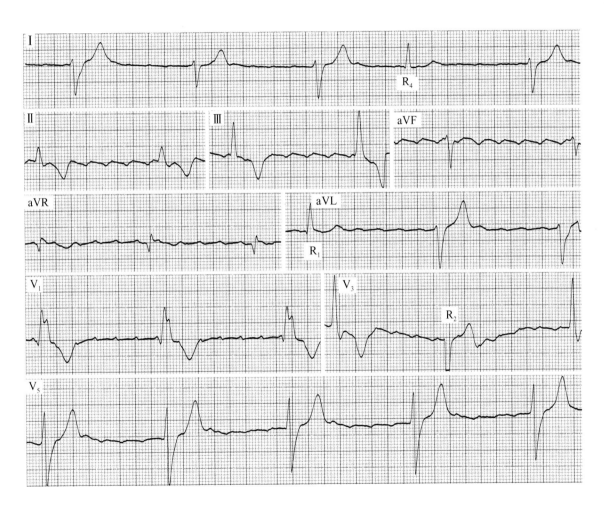

图 11-26（C）　心房扑动伴几乎完全性房室传导阻滞

[与图 11-26（A）为同一患者]该图与图 11-26（A）相比较可看出，下传的 QRS 波更少，Ⅰ 导联 R_4，aVL 导联 R_1，V_3 导联 R_2，aVR 导联 $R_1 \sim R_3$ 及 aVF 导联 R_1、R_2 均为下传的正常形态的 QRS 波

心电图诊断：心房扑动伴几乎完全性房室传导阻滞

患者男，47 岁，阵发性晕厥 1 年，原有心房扑动，后出现房室传导阻滞，近 1 个月来，高度及几乎完全性房室传导阻滞交替出现。临床诊断：心律失常——心房扑动伴几乎完全性房室传导阻滞，后行永久起搏器植入术

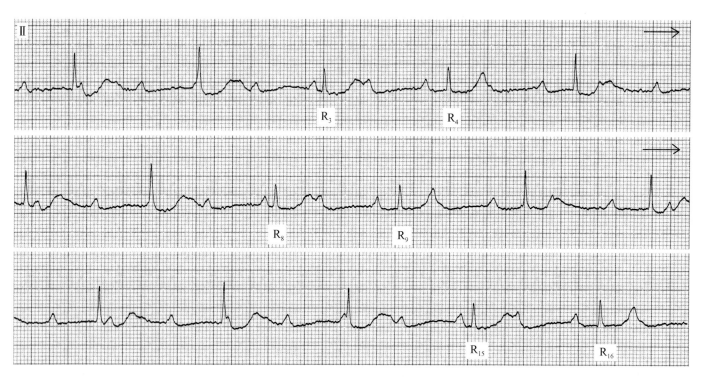

图 11-27　完全性房室传导阻滞

（此图为连续描记）P 波与 QRS 波无关，各按自身规律出现，心房率 88 次/分，心室率 43 次/分，R_3、R_4、R_8、R_9、R_{15}、R_{16} 其 QRS 波形态似与其他 QRS 波形态不同，貌似窦性下传，但其 R-R 间距无改变，即 R-R 规律未打断，且其 P-R 间期不固定，故此 QRS 波非窦性下传；其 QRS 波形态略不同，可能与室性逸搏起搏点伴轻度室内差异传导有关。QRS 时间 0.10s，异位起搏点位于 His 束分叉以上

心电图诊断：完全性房室传导阻滞，异位起搏点位于 His 束分叉以上

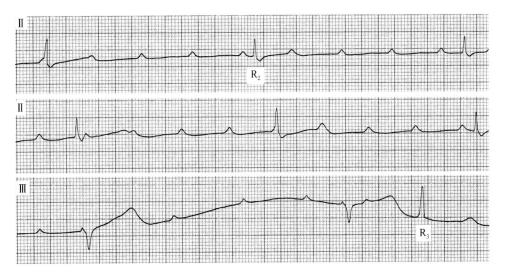

图 11-28　三度房室传导阻滞伴极缓慢心室自律

第 1～2 行 II 导联 P 波与 QRS 波无关，各按自身规律出现，心房率 100 次/分，心室率 25 次/分，QRS 时间 0.10s，故异位起搏点位于 His 束分叉以上。第 1 行 R_2 之前 P-R 间期 0.16s，貌似 P 波与 QRS 波有关，但 P 波与 QRS 波各自规律无改变，故非 P 波下传所引起的 QRS 波。第 3 行 III 导联 R_3 与 R_1、R_2 形态不同，提前出现，其前 P-R 间期 0.65s，故为偶发室性期前收缩

心电图诊断：三度房室传导阻滞（异位起搏点位于 His 束分叉以上）伴极缓慢心室自律，偶发室性期前收缩

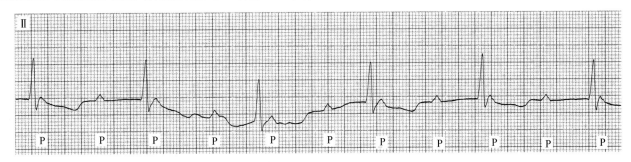

图 11-29　三度房室传导阻滞

P 波与 QRS 波无关，各按自身规律出现，心房率 88 次/分，心室率 52 次/分，QRS 时间 0.12s，异位起搏点位于 His 束分叉以下

心电图诊断：三度房室传导阻滞（异位起搏点位于 His 束分叉以下）

第
11
章

房
室
传
导
阻
滞

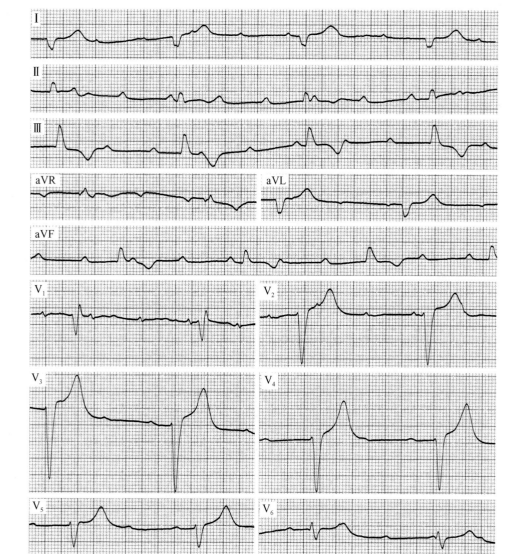

图 11-30（A）　三度房室传导阻滞
（异位起搏点位于 His 束分叉以下）
P 波与 QRS 波无关，各按自身规律出现，心房率 101
次/分，心室率 38 次/分，QRS 时间 0.16s，QRS 波呈
右束支阻滞型，异位起搏点位于 His 束分叉以下左束
支附近，符合三度房室传导阻滞
心电图诊断：三度房室传导阻滞（异位起搏点位于
His 束分叉以下）

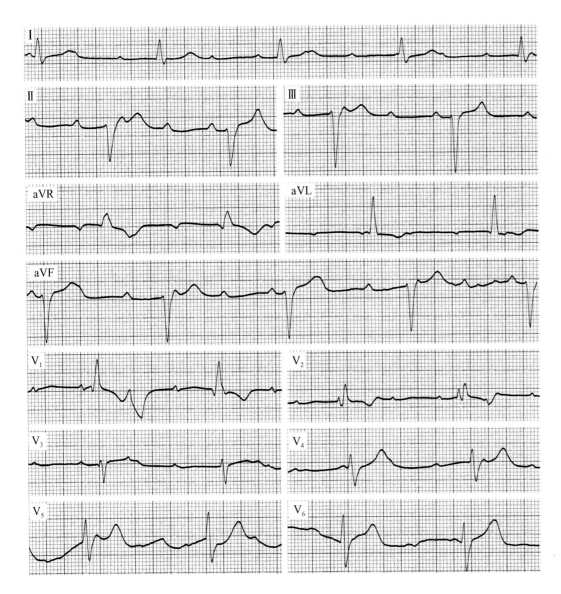

图 11-30（B）　三度房室传导阻滞

（起搏点位于 His 束分叉以上）

[与图 11-30（A）为同一患者，此图为入院后6小时描记] P 波与 QRS 波无关，各按自身规律出现，心房率 115 次/分，心室率 44 次/分，符合三度房室传导阻滞特点。QRS 波形态与图 11-30（A）不同，与图 11-30（C）类似，V_1 导联呈 rsR' 型，V_5、V_6 呈 RS 型，S 波明显加宽，QRS 时间 0.12s，心电轴 $-73°$，呈完全右束支 + 左前分支阻滞（LAB）图形，故其异位起搏点位于 His 束分叉以上

心电图诊断：完全性右束支 + 左前分支 + 三度房室传导阻滞（异位起搏点位于 His 束分叉以上）

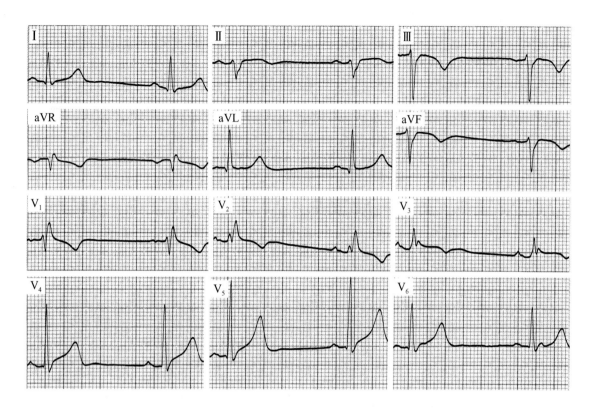

图 11-30（C）　完全性右束支＋左前分支阻滞（房室阻滞消失）

[与图 11-30（A）为同一患者，病后 11 小时描记] 患者经治疗，每个 QRS 波之前均有一相关 P 波；QRS 波于 I 导联呈 qRs 型，Ⅲ 导联呈 rS 型，心电轴 −47°；V_1 导联呈 rsR' 型，V_5、V_6 呈 RS 型，S 波明显加宽，QRS 时间 0.12s，呈完全性右束支＋左前分支阻滞（LAB）图形，故其异位起搏点位于 His 束分叉以上；心率 44 次/分

综合以上表现，该患者为完全性右束支阻滞（持续性）＋左前分支阻滞（持续性）＋左后分支阻滞（间歇性）所致的完全性房室阻滞（即室内多支阻滞）

心电图诊断：窦性心动过缓，完全性右束支＋左前分支阻滞（房室阻滞已消失）

患者男，60 岁，头晕 2 天，病前腹泻。临床诊断：急性病毒性心肌炎，心律失常。应用糖皮质激素治疗，18 天后房室阻滞消失，恢复窦性心律

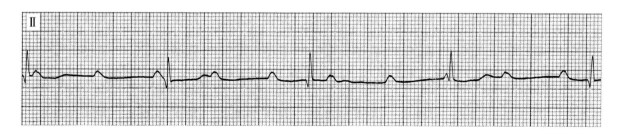

图 11-31　三度房室传导阻滞

P 波与 QRS 波无关，各按自身规律出现，心房率 94 次/分，心室率 39 次/分，符合三度房室传导阻滞特点；QRS 波形态正常，故异位起搏点位于 His 束分叉以上

心电图诊断：三度房室传导阻滞

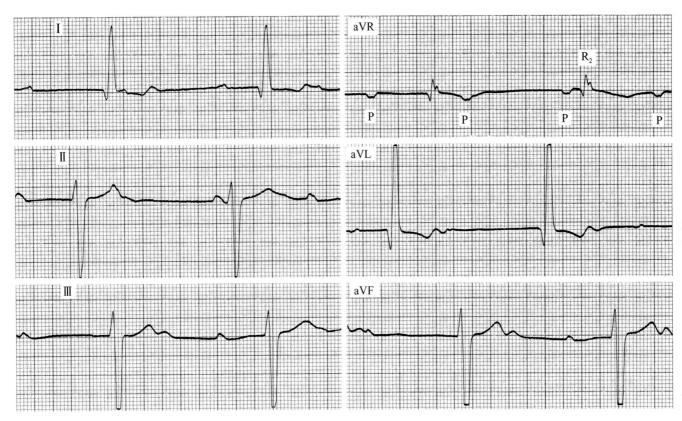

图 11-32（A）　陈旧性前壁、高外侧壁心肌梗死伴三度房室传导阻滞

P 波与 QRS 波无关，各按自身规律出现，心房率 60 次/分，心室率 35 次/分，QRS 时间 0.13s，符合三度房室传导阻滞，异位起搏点位于 His 束分叉以下。aVR 导联 R_2 之前可见 P 波，P-R 间期 0.20s，似二者相关，但自 P-P 间距及 R-R 间距规律可以看出 R_2 不提前，故认为二者无关，为三度房室传导阻滞。Q-T 间期 0.62s，Ⅰ、aVL 及 V_3～V_5 导联可见病理 Q 波，V_6、V_7、V_9 导联均呈 rS 型——符合陈旧性前壁、高外侧壁心肌梗死

心电图诊断：陈旧性前壁、高外侧壁心肌梗死伴三度房室传导阻滞，Q-T 间期延长

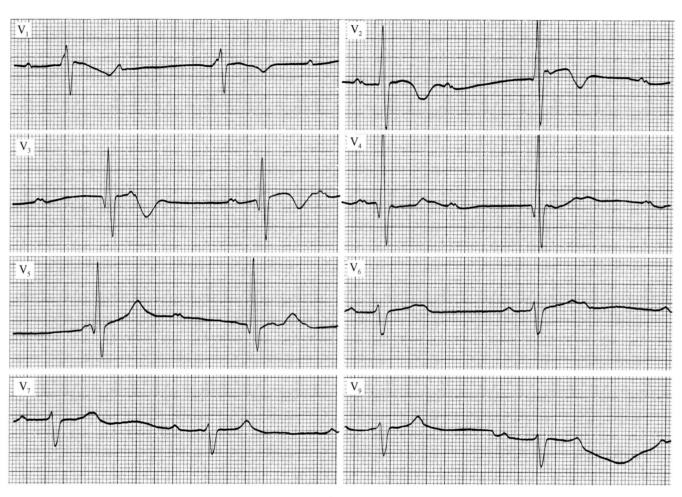

图 11-32 （B） 陈旧性前壁、高外侧壁心肌梗死伴三度房室传导阻滞

[接图 11-32 （A）]

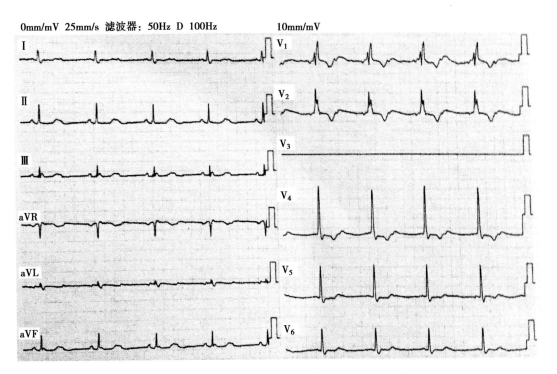

0mm/mV 25mm/s 滤波器：50Hz D 100Hz　　　10mm/mV

图 11-33（A）　二度 II 型与三度房室传导阻滞交替出现

QRS 波呈右束支传导阻滞型，QRS 时间 0.13s，心室率 52 次/分，P 波与 QRS 波之间呈 2∶1 下传，下传的 P-R 间期 0.16，

心电图诊断： 二度 II 型房室传导阻滞呈 2∶1 下传

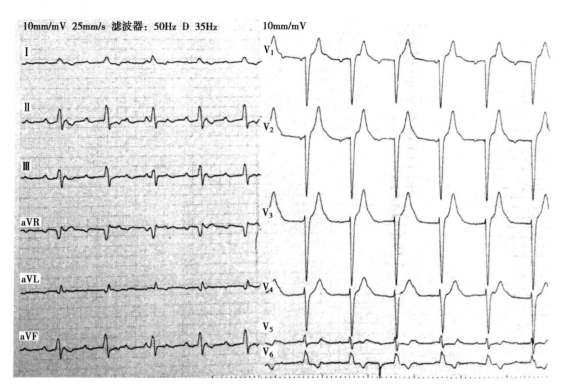

10mm/mV　25mm/s　滤波器：50Hz　D 35Hz　　10mm/mV

图 11-33（B）　二度Ⅱ型与三度房室传导阻滞交替出现

［与图 11-33（A）为同一患者］P 波与 QRS 波无关，心房率 136 次/分，心室率 61 次/分，QRS 时间 0.17s，符合三度房室传导阻滞，异位起搏点位于 His 束分叉之下；结合图 11-33（A），二度Ⅱ型房室传导阻滞（下传呈完全性右束支阻滞型）伴间歇性三度房室传导阻滞（异位心室起搏点位于右室）

心电图诊断：二度Ⅱ型与三度房室传导阻滞交替出现

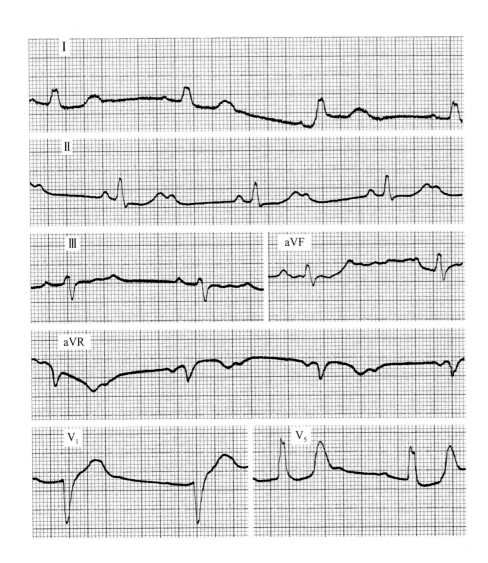

图 11-34　三度房室传导阻滞

P 波与 QRS 波无关，P-P 间距 0.75s，心房率 80 次/分，R-R 间距 1.41s，心室率 37 次/分。由于 R-R 间距等于 P-P 间距的 2 倍，故多数 P-R 间期相等，易误诊为二度 II 型房室传导阻滞。由于轻度窦性心律不齐（P-P 间距轻度不等），故多个导联相比较，P-R 间期不固定（II、aVR 导联 P-R 间期 0.18s，aVF、V$_1$、V$_5$ 导联 P-R 间期 0.28s），QRS 时间 0.12s，呈左束支阻滞型，符合三度房室传导阻滞，异位起搏点位于 His 束分叉以下右束支附近。Q-T 间期 0.60s

心电图诊断： 三度房室传导阻滞，Q-T 间期延长

患者男，55 岁，以阵发性晕厥 3 年为主诉入院。临床诊断：传导系统退行性变。后行永久起搏器植入术

第11章　房室传导阻滞

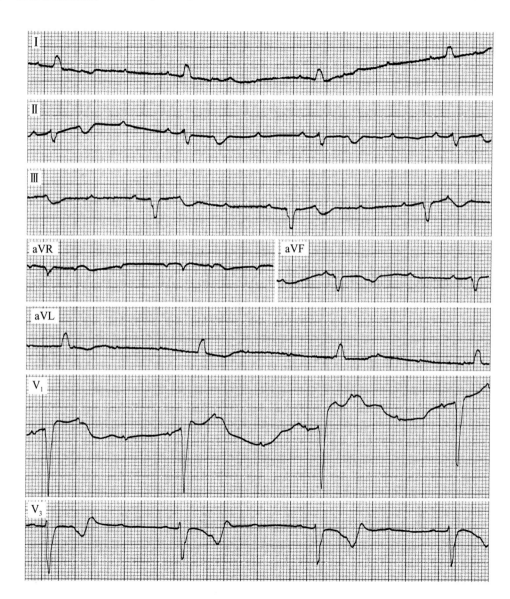

图 11-35　三度房室传导阻滞

P 波与 QRS 波无关，各自按自身规律出现，心房率 100 次/分，心室率 34 次/分，符合三度房室传导阻滞特点，QRS 波于 I、aVL 导联呈 R 型，V_1 导联呈 rS 型，S 波明显加宽，QRS 时间 0.12s，符合左束支阻滞特点，故异位起搏点位于 His 束分叉以下右束支附近。Q-T 间期 0.60s

心电图诊断：三度房室传导阻滞（起搏点位于 His 束分叉以下），Q-T 间期延长

患者男，62 岁，以头晕，阵发性晕厥半年为主诉入院。临床诊断：冠心病，心律失常。后行永久性起搏器植入术

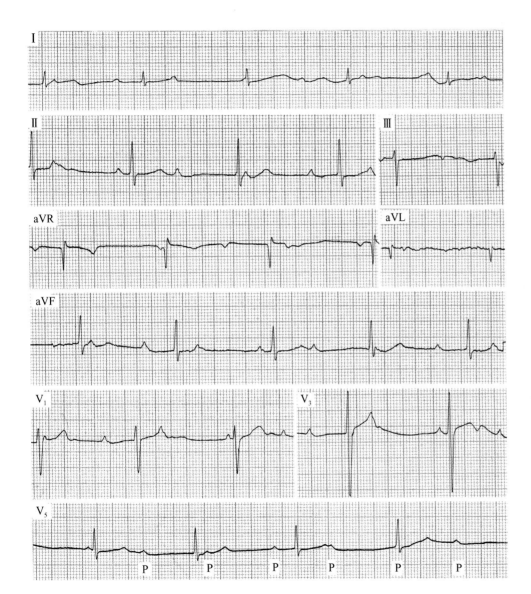

图 11-36　三度房室传导阻滞伴室相性窦性心律不齐

P 波与 QRS 波无关，各自按自身规律出现，P-P 间距 0.73～0.88s，心房率 82～68 次/分，P-R 间期相等，心室率 45 次/分，QRS 时间 0.10s，符合三度房室传导阻滞，异位起搏点位于 His 束分叉以上。含 QRS 波的 P-P 间距短（0.73s），不含 QRS 波的 P-P 间距长（0.88s）。符合室相性窦性心律不齐，Q-T 间期 0.48s

心电图诊断： 三度房室传导阻滞伴室相性窦性心律不齐

患者女，14 岁，以发热、头晕 1 周入院。临床诊断：急性病毒性心肌炎，心律失常。后经糖皮质激素应用，房室传导阻滞消失，恢复正常窦性心律（未显示）

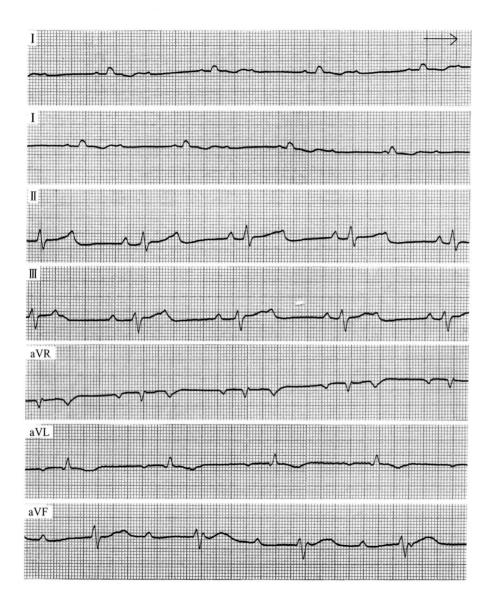

第 11 章　房室传导阻滞

图 11-37（A）　三度房室传导阻滞

第 1 行 Ⅰ 导联房室间传导比例貌似呈 2∶1 下传，但第 2 行却显示 P-R 间期不固定，无规律，P 波与 QRS 波无关，各按自身规律出现。心房率 83 次/分，心室率 43 次/分，符合三度房室传导阻滞特点；QRS 波于 Ⅰ、V_6 导联呈 R 型，V_1 导联呈 rS 型，S 波明显加宽，QRS 时间 0.12s，符合左束支阻滞特点，QRS 时间 0.13s。异位起搏点位于 His 束分叉以下右束支附近，Q-T 间期 0.52s

心电图诊断：三度房室传导阻滞

患者男，70 岁，以阵发性晕厥 2 个月为主诉入院。临床诊断：冠心病，心律失常。后行永久性起搏器植入术

11

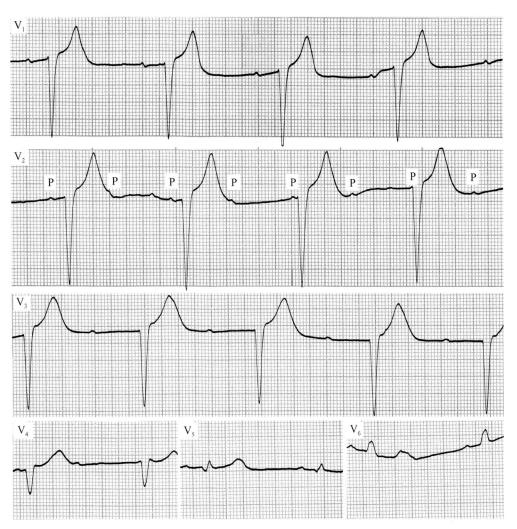

图 11-37 （B）　 三度房室传导阻滞

[接图 11-37 （A）]

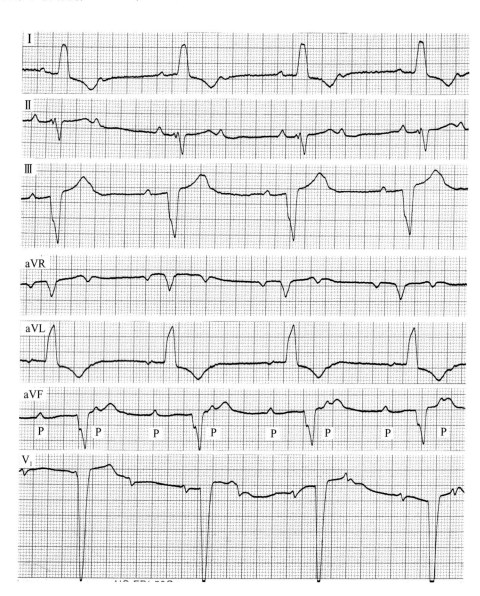

图 11-38（A）   三度房室传导阻滞

P 波与 QRS 波无关，各按自身规律出现。心房率 83 次/分，心室率 41 次/分，在一段时间内，心房率是心室率的 2 倍（如Ⅰ、Ⅱ、Ⅲ、aVR、aVL 等导联），故 P 波与 QRS 波似有关，貌似二度Ⅱ型房室传导阻滞（2:1 下传），但在 aVF、V_1 导联可见 P-R 间期不固定，P 波与 QRS 波无关，符合三度房室传导阻滞特点。QRS 波于Ⅰ、aVL、V_5、V_6 导联呈 R 型，V_1 导联呈 rS 型，S 波明显加宽，QRS 时间 0.17s，符合左束支阻滞特点，异位起搏点位于 His 束分叉以下右束支附近；T 波于 V_1、V_3 导联本应直立，但却倒置，深达 0.5mV，V_4 导联倒置，深达 0.9mV，符合前间壁心肌缺血型改变。Q-T 间期 0.72s

心电图诊断：三度房室传导阻滞，异位起搏点位于 His 束分叉以下右束支附近，Q-T 间期延长，前间壁心肌呈缺血型改变

患者男，58 岁，以阵发性晕厥 2 年为主诉入院。临床诊断：冠心病，心律失常。后行永久性起搏器植入术

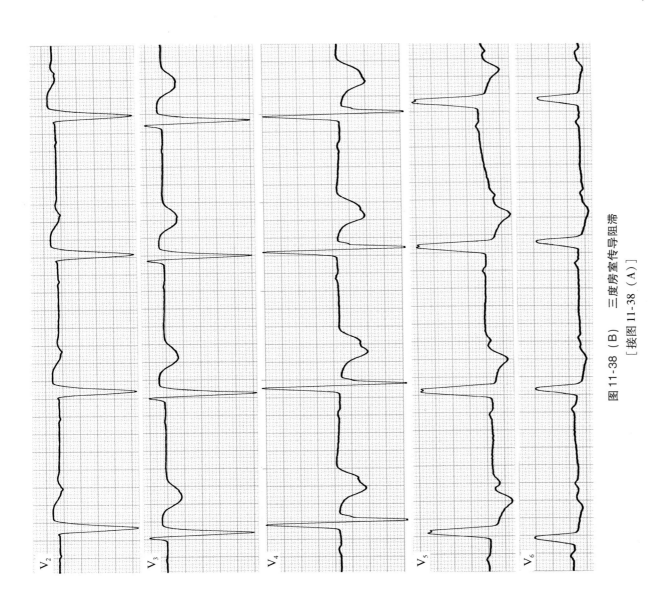

图 11-38（B）　三度房室传导阻滞

[接图 11-38（A）]

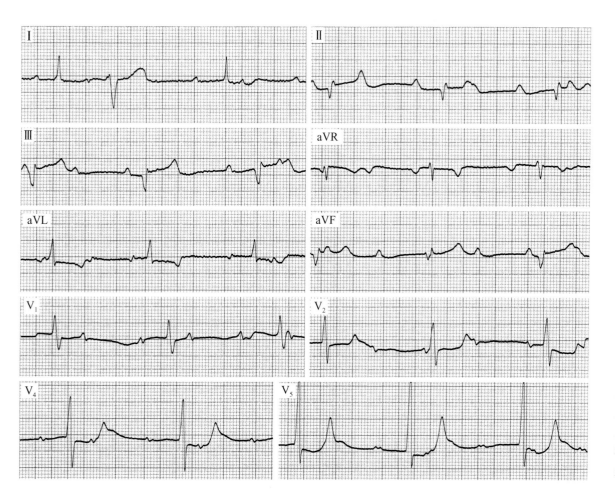

图 11-39　急性下壁心肌梗死合并三度房室传导阻滞

（心肌梗死后第 3 天描记）Ⅱ、Ⅲ、aVF 导联可见病理 Q 波，ST 段抬高约 0.1mV，$V_2 \sim V_5$ 导联 ST 段压低约 0.1mV，符合急性下壁心肌梗死。P 波与 QRS 波无关，P-P 间距不等（0.52~0.69s），相差大于 0.12s，含 QRS 波的 P-P 间距短，不含 QRS 波的 P-P 间距长，符合室相性窦性心律不齐。心房率 87~115 次/分，心室率 42 次/分，QRS 时间 0.11s，异位起搏点位于 His 束分叉以上

心电图诊断：急性下壁心肌梗死合并三度房室传导阻滞（异位起搏点位于 His 束分叉以上），室相性窦性心律不齐

患者女，54 岁。临床诊断：冠心病，急性下壁心肌梗死，心律失常。后经糖皮质激素应用，房室传导阻滞消失，恢复正常窦性心律（未显示）

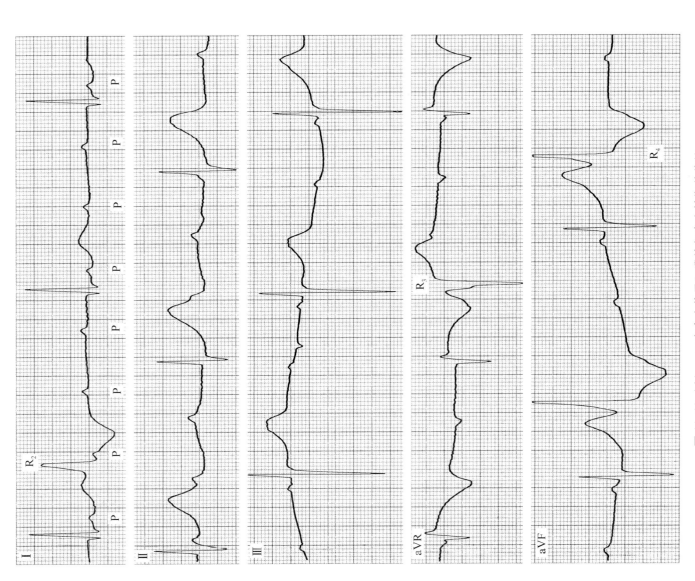

图 11-40（A）　三度房室传导阻滞伴频发室性期前收缩

P 波与 QRS 波无关，各按自身规律出现，三度房室传导阻滞，心房率 94 次/分，心室率 30 次又以下。异位起搏点位于 His 束分支以下，多数导联可见提前出现，宽大畸形 QRS 波（V_1 导联 R_2、R_4，V_3 导联 R_3），为室性期前收缩，其形态于 V_1 呈 rS 型，Ⅰ、V_5 呈 R 型，aVF 导联呈 R 型，故室性期前收缩起搏点位于右室流出道，Q-T 间期 0.80s，Q-T 间期延长

心电图诊断：三度房室传导阻滞伴频发室性期前收缩

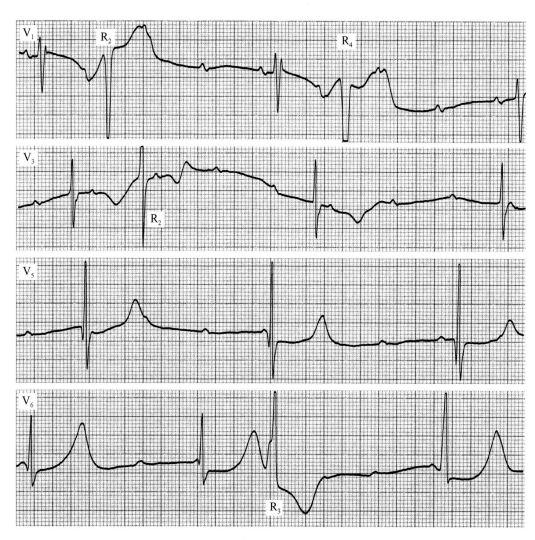

图 11-40（B）　三度房室传导阻滞伴频发室性期前收缩

［接图 11-40（A）］

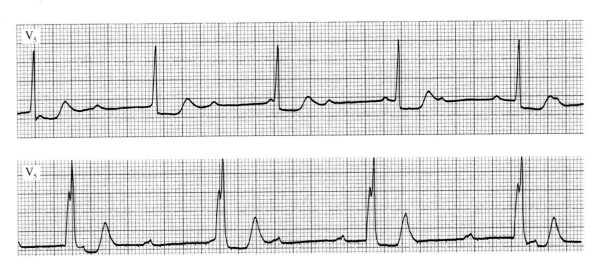

图11-41　三度房室传导阻滞（起搏点位置不固定）

（此图为同一患者，均为 V$_5$ 导联）P 波与 QRS 波无关，各按自身规律出现，心房率快于心室率。起搏点时而位于 His 束分叉以上，时而位于 His 束分叉以下。第 1 行心房率 94 次/分，心室率 44 次/分，QRS 时间＜0.12s，起搏点位于 His 束分叉以上。第 2 行心房率 83 次/分，心室率 35 次/分，QRS 时间 0.15s，起搏点位于 His 束分叉以下

心电图诊断：三度房室传导阻滞（起搏点位置不固定）

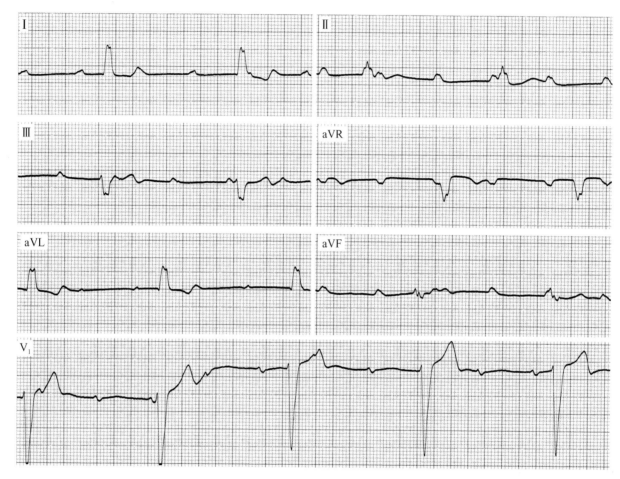

图 11-42（A） 三度房室传导阻滞（起搏点位置不固定）

P 波与 QRS 波无关，各按自身规律出现。心房率 95 次/分，心室率 38 次/分，符合三度房室传导阻滞心电图表现。QRS 波形态于 I、aVL 导联呈 R 型，V₁ 导联呈 rS 型，QRS 时间 0.15s，故异位起搏点位于 His 束分叉以下。P 波宽 0.12s，提示左房扩大

心电图诊断：三度房室传导阻滞（起搏点位置不固定）

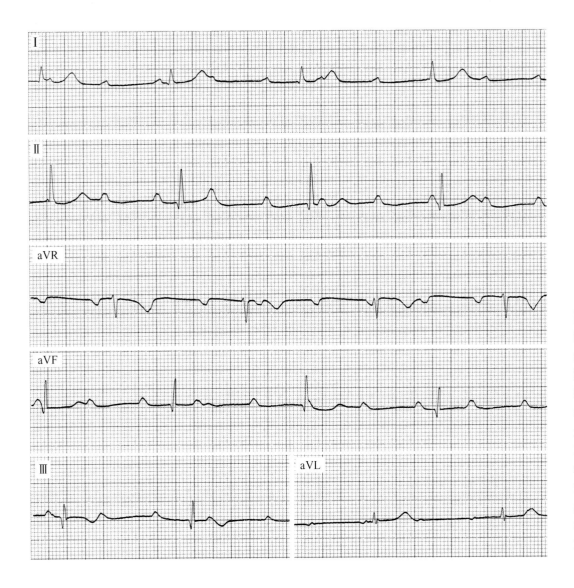

图11-42（B）　三度房室传导阻滞

（起搏点位置不固定）

［与图11-42（A）为同一患者］P 波与 QRS 波无关，各按自身规律出现，心房率 94 次/分，心室率 46 次/分，符合三度房室传导阻滞心电图特点。QRS 时间＜0.12s，故异位起搏点位于 His 束分叉以上；结合图 11-42（A），其起搏点位置不固定，时而位于 His 束分叉以上，时而位于 His 束分叉以下。Ⅱ、Ⅲ、aVF 导联可见病理 Q 波

心电图诊断：陈旧性下壁心肌梗死，三度房室传导阻滞（起搏点位置不固定）

患者男，53 岁，以反复晕厥 1 天为主诉入院。

临床诊断：冠心病，陈旧性下壁心肌梗死，三度房室传导阻滞。后行起搏治疗

11

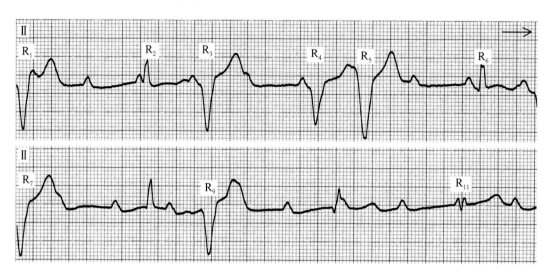

图 11-43　三度房室传导阻滞伴频发室性期前收缩

（连续描记）P 波与 QRS 波无关，心房率 100 次/分，由于心室起搏点位置不固定，QRS 波形态不同，共有 3 种：R_2、R_6、R_8、R_{10}形态相同，距其前 R 波间距 1.30s，为稳定的心室起搏点，心室率 46 次/分；QRS 时间 0.09s，异位起搏点位于 His 束分叉以上；R_1、R_3、R_4、R_5、R_7、R_9 形态相同，提前出现，为室性期前收缩，R_{11}无明显宽大（其中重叠有 P 波），距其前 R 波间距亦为 1.30s。故为稳定的心室起搏点伴轻度室内差异传导

心电图诊断：三度房室传导阻滞伴频发室性期前收缩

四、房室传导阻滞的临床意义及处理

　　房室传导阻滞常见于器质性心脏病，如冠心病、心肌炎、心肌病等，亦见于原发传导束退化症（Lenegre 病）、心脏纤维支架钙化与硬化（Lev 病）、手术损伤、高血钾、洋地黄及奎尼丁中毒等。一度及二度I型可见于正常人及迷走神经张力增高者。

　　一度房室传导阻滞很少有症状，听诊时发现第一心音减弱。

二度Ⅰ型房室传导阻滞，可有心脏停搏或心悸感。听诊发现第一心音由较强→渐弱→漏搏，周而复始；二度Ⅱ型房室传导阻滞症状明显，头晕、乏力、气促，甚至出现晕厥，症状轻重与房室间传导比例有关，听诊发现频频心音脱漏，或明显心动过缓（房室传导比例呈 2:1 或 3:1 下传时）。三度房室传导阻滞，症状同二度Ⅱ型，若心室率极缓慢，心室自律性低下，甚至出现心室停搏时，则可出现阿-斯综合征（Adams-Stokes syndrome），即当心脏停搏达 10 秒以上时，突然出现意识丧失伴抽搐的心源性脑缺氧综合征。听诊时，心率慢而规则，40 次/分左右，第一心音强弱不等；可闻及心房音及"大炮音"（心电图示 P-R 间期最短者即为听诊时的大炮音）。

房室传导阻滞的确切定位需依靠 His 束电图帮助，但由于其为有创性检查而限制了临床应用，临床常根据 His 束电图经验，结合体表心电图表现，分析其可能的阻滞部位：His 束分叉以上阻滞，多表现为一度或二度 I 型房室传导阻滞，其病程一般较短，症状较轻，发展为三度者少见；若为急性下壁心肌梗死，常由于房室结局部炎症、水肿所致，经治疗预后良好。His 束分叉以下阻滞（束支阻滞）者，多先表现为单支或双束支传导阻滞，继而出现对侧束支不同程度的房室传导阻滞，其阻滞程度变化多较突然，转变为三度房室传导阻滞时，由于心室起搏点位置低，心室率缓慢，且不稳定，易出现心室停搏，阿-斯综合征常见，故对其处理同三度房室传导阻滞。急性前壁心肌梗死，多为二度 II 型或三度房室传导阻滞，常反映梗死范围广，室间隔局部心肌坏死，预后差。

房室阻滞的治疗有以下 3 个方面：①病因治疗：纠正电解质紊乱，停用有关药物，解除迷走神经张力过高等。如为各种急性心肌炎、心脏手术损伤或急性心肌梗死引起者，选用糖皮质激素，地塞米松 10mg/d，短期应用，观察疗效。②增快心率，促进传导药物应用：阿托品通过降低迷走神经张力，对 His 束以上的传导阻滞有一定改善作用，对 His 束内及其下的阻滞作用甚小或无效。阿托品 0.3mg，口服，每 4 小时一次；必要时 2mg，加入葡萄糖液 500ml 内静脉滴注。异丙肾上腺素可通过增强低位起搏点的自律性增快心率，若有阿-斯综合征发作者，选用异丙肾上腺素 0.5mg，加入葡萄糖液 500ml 内缓慢静脉滴注，严密监护心

率，调整用量，使心室率维持在 60 次/分左右，过量时，可因心房率明显增快而导致房室传导阻滞加重，甚至诱发严重室性心律失常。③起搏治疗：适用于二度 II 型及三度房室传导阻滞，尤其伴晕厥史者。若病情短暂，经治疗房室传导阻滞可消失时，选用临时起搏。若持续时间长，经药物治疗仍效差时，选用永久起搏，尤其对于器质性心脏病，原发传导系统退行性变等，此时，传导系统常由于缺血坏死、变性、纤维化等病变，发生不可逆转的器质性改变，且阻滞部位常位于希-浦系统内，应及时行起搏治疗。起搏治疗是目前治疗房室传导阻滞的最有效方法。起搏器选择以 DDD 型首选，少数情况亦可选用 VVI 型。

[附]　意外传导

意外传导（unexpected conduction）是指在一般情况下不会出现而意外出现的传导，包括超常传导、魏登斯基现象及空隙现象。

超常传导（supernormal conduction）

在心脏传导功能障碍时，本应中断或延缓的激动却意外下传，或较快下传，此即为超常传导。它常发生在房室交界区，亦可出现在左、右束支，其时相在不同患者，或同一患者的不同时期均可不同，可位于 ST 波，T 波末尾与 U 波之间，或 T 波结束之后 0~0.66s（平均 0.28s 左右）的时期内。

[心电图特点]（见图 11-8，图 11-14，图 11-25，图 14-58）

1. 高度或几乎完全性房室传导阻滞中的超常传导（见图 11-25，图 14-58）　室上性激动在心动周期某一时间能下传，而较其更早或更迟的激动则受阻滞而传导中断。此为房室阻滞中常见超常传导形式之一。此现象亦可用交界区分层阻滞解释：交界区上部不应期延长，呈 2:1 下传，下部不应期正常，且伴

逆向阻滞，下传的室上性激动与室性逸搏在交界区干扰，形成房室脱节，只有当二者均处于应激期时，方可下传。

2. 二度Ⅱ型房室传导阻滞中的超常传导（见图11-14）以3:2下传为例：心室脱漏后的长间歇使其后第1个P波正常下传，第2个P波具有长的前周期及短的联律间期，仍能以正常速度下传，第3个P波前周期短1倍，联律间期相同，却不能下传，故提示第2个P波下传是房室阻滞中的超常传导。

3. 二度Ⅰ型房室传导阻滞中的超常传导（见图11-9）　P-R间期逐渐延长，后固定不变，或长短不定，但不产生心室漏搏。提示随着P-R间期逐渐延长，P波下传恰遇房室传导系统的超常传导期，致P-R间期固定，此为二度Ⅰ型房室传导阻滞中的超常传导现象。

4. 一度房室传导阻滞中的超常传导　P-R间期延长，呈长、短交替出现。

超常传导仅发生于传导异常的心脏，这是与传导正常的心脏心动周期中超常期的本质区别。其产生原理，可能由于交界性或室性激动逆传至交界区，产生短暂的超常期，此时恰逢室上性激动下传，形成超常传导；或交界区上部与下部不应期的不一致性（分层阻滞），使得室上性激动，大多数不是受阻于上部，便是受阻于下部，仅少数激动避开了二者的不应期，得以下传，形成超常传导。

空隙现象（见图4-5，图11-44）

空隙现象（gap phenomenon）又称为假超常传导（pseudo-supernormal conduction），是指激动在心动周期某一时期不能自心室传入心房（房室传导的空隙现象），或自心房传入心室（室房传导的空隙现象），心动周期中的这一时期称为"空隙期"，而早于或迟于此时期的激动反而通过。空隙现象的诊断需依靠His束电图。收缩早、中期房性期前收缩，经较长的P'-R间期后下传引起QRS波时，应考虑为空隙现象，可能因为此时并无真正的房室传导阻滞存在。其产生原理，可能与交界区分层阻滞有关：在房室传导组织的近断与远端，其不应期长短不一致，较晚激动落在近端反应期下传时，恰遇远端尚处于绝对不应期，致传导中断；而较早激动落在近端相对不应期，传导延缓，到达远端时恰遇远端已脱离不应期，致激动下传。

魏登斯基现象（见图11-18，图11-45）

魏登斯基现象（Wedensky phenomenon）包括魏登斯基易化作用（Wedensky facilitation）和魏登斯基效应（Wedensky effect）。在高度房室传导阻滞时，一般窦性激动对交界区来说是一种阈下刺激，不能通过交界区下传，当交界区接受一次强刺激（如交界性或室性逸搏）后，交界区应激阈值降低，传导功能暂时改善，原为阈下刺激的窦性激动得以下传，是魏登斯基易化作用所形成的意外传导。它发生于逸搏之后的一定时间内（R-P间期有一定范围），在此范围外的多数P波仍不能下传。已通过阻滞区的窦性激动，又可作为强刺激而使后一窦性激动下传，形成连续数次下传，此即为魏登斯基效应。逸搏、魏登斯基易化作用、魏登斯基效应共同构成高度房室传导阻滞中的3项代偿机制，以防心室停搏。目前大多数认为魏登斯基现象是超常传导的一种表现形式：强刺激在阻滞区的隐匿传导，形成了超常期，使适时的对侧激动得以通过，产生魏登斯基易化作用，通过阻滞区的激动产生的超常期，又使其后激动通过，形成魏登斯基效应。

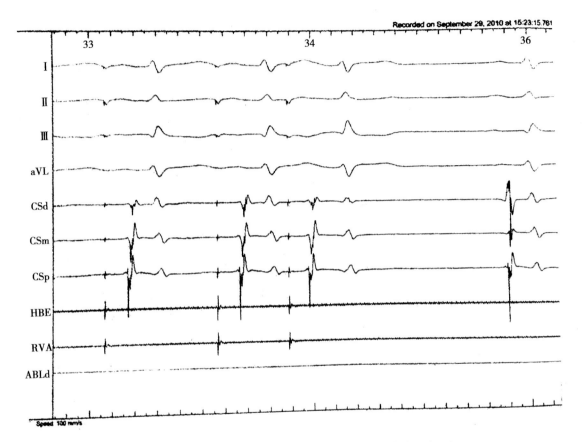

图 11-44（A）　阵发性室上速心内电生理检查过程中的空隙现象

（阵发性室上速患者心内电生理检查）S_1S_2 心房刺激，当 S_1S_2 间距为 320ms 时，S_2 之后可见 A 波与 V 波，A-V 间期为 175ms［图 11-44（A）］，当 S_1S_2 刺激间距为 310ms 时，S_2 之后仅见 A 波，心室 V 波脱漏［图 11-44（B）］；当 S_1S_2 刺激间距为 300ms 时，S_2 之后亦仅见 A 波，心室 V 波脱漏［图 11-44（C）］；当 S_1S_2 刺激间距为 290ms 时，S_2 之后出现 A 波，经 260ms 下传心室，引起 V 波，同时 V 波沿快径逆传，引起 A 波，室上速发作（房室结折返性心动过速）［图 11-44（D）］；故 S_1S_2 间距 310～320ms 这一段时期称为空隙期，当 S_1S_2 间距为 300ms 时，经较长的 A-V 间距下传心室，这一现象应考虑为空隙现象

心电图诊断：阵发性房室结折返性心动过速电生理检查中的空隙现象

第 11 章　房室传导阻滞

11

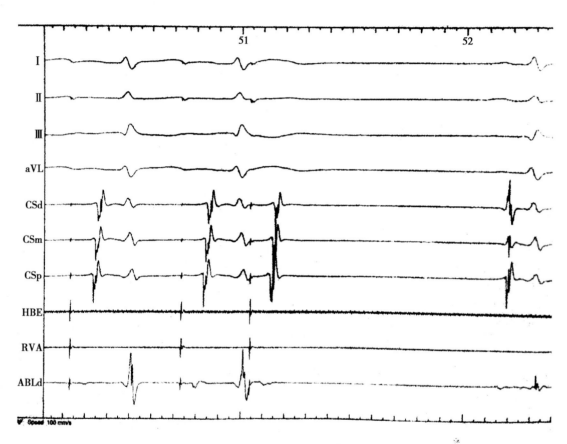

图 11-44（B）　阵发性室上速心内电生理检查过程中的空隙现象

[与图 11-44（A）为同一患者] 解释见上。S_1S_2 刺激间距为 310ms 时，S_2 之后仅见 A 波，心室 V 波脱漏

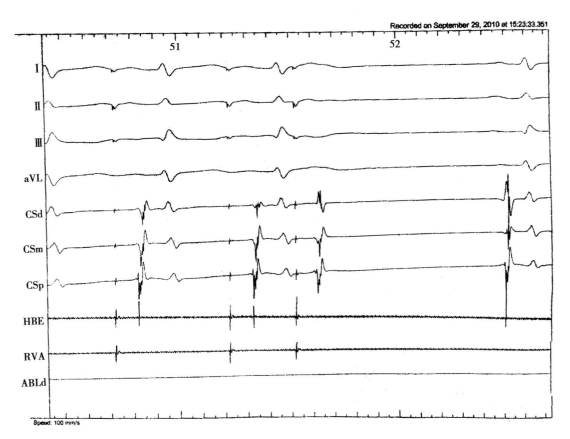

图 11-44（C） 阵发性室上速心内电生理检查过程中的空隙现象

［与图 11-44（A）为同一患者］解释见上。当 S_1S_2 刺激间距为 300ms 时，S_2 之后亦仅见 A 波，心室 V 波脱漏

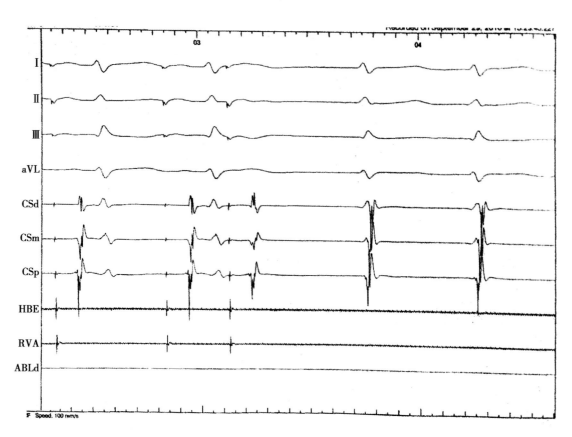

图 11-44（D）　阵发性室上速心内电生理检查过程中的空隙现象

［与图 11-44（A）为同一患者］当 S_1S_2 刺激间距为 290ms 时，S_2 之后出现 A 波，经 260ms 下传心室，引起 V 波，同时 V 波沿快径逆传，引起 A 波，室上速发作（房室结折返性心动过速）

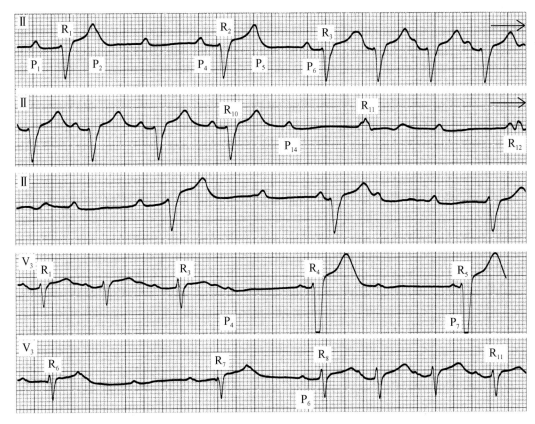

图 11-45（A）　高度房室传导阻滞中的魏登斯基现象

第 1~3 行显示：P_1 ~ P_6 之间的 P 波与 QRS 波无关，心房率 98 次/分，心室率 35 次/分；R_3 为心室逸搏，之后连续 7 个 P 波下传，其 P-R 间期 0.13 ~ 0.20s，为窦性心律；当交界区接受一次来自心室的强刺激 R_3 之后，交界区应激阈值降低，使得原为阈下刺激的窦性激动 P_7 下传，形成魏登斯基易化作用，之后 R_4 又作为强刺激而使后一窦性激动下传，连续共 7 次下传，形成魏登斯基效应。下传者只发生于 R-P 间距为 0.40s 时，故此时为室性逸搏隐匿传导，在房室结所形成的超常期，使得窦性激动得以下传，形成魏登斯基易化作用；通过阻滞区的激动产生的超常期，又使之后的激动得以下传，形成魏登斯基效应；其他长于或短于此的 P 波均未能下传。R_1、R_2 其 QRS 波形态与窦性相同，符合异位起搏点位于 His 束分叉以上；R_{11}、R_{12} 的 QRS 波形态与 R_1、R_2 的不同，为 His 束分叉以下另一起搏点。本例心室起搏点不固定

心电图诊断：高度房室传导阻滞伴魏登斯基易化作用及魏登斯基效应

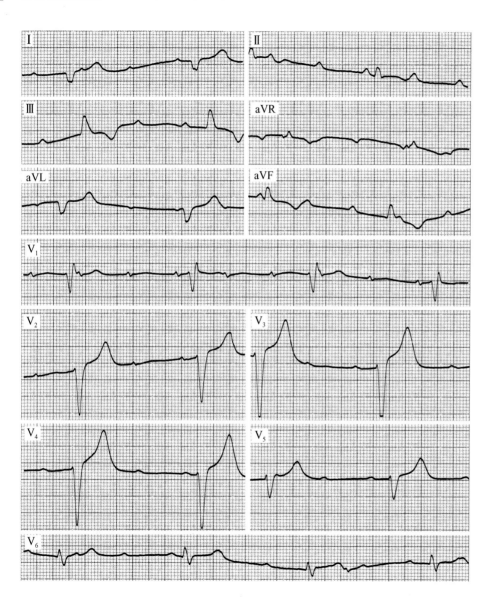

图 11-45（B）　三度房室传导阻滞

[与图 11-45（A）为同一患者] P 波与 QRS 波无关，各按自身规律出现，心房率 98 次/分，心室率 37 次/分；符合三度房室传导阻滞特点。QRS 时间 0.13s，故异位起搏点位于 His 束分叉以下；结合图 11-45（A），其起搏点位置不固定，时而位于 His 束分叉以上，时而位于 His 束分叉以下。QRS 波于 $V_1 \sim V_5$ 导联均呈 rS 型

心电图诊断：三度房室传导阻滞（起搏点位置不固定），结合病史考虑陈旧性前壁心肌梗死

患者男，53 岁，1 年前患急性心肌梗死，近半月来常头晕。临床诊断：冠心病，陈旧性前壁心肌梗死，三度房室传导阻滞。后行起搏治疗

第 12 章　室内传导阻滞

↓

12

当传导阻滞部位发生于 His 束分叉以下的心室内传导系统时，称为室内传导阻滞，简称室内阻滞，包括左、右束支传导阻滞，左束支分支（左前分支、左后分支及左间隔分支）传导阻滞等。

一、完全性左束支传导阻滞

左束支主干很短，自 His 束一经分出后，很快在左室间隔内膜下呈扇形展开，达左室内膜下分为浦肯野纤维，故完全性左束支传导阻滞（complete left bundle branch block，CLBBB）常意味着病变范围广。当左束支阻滞时，激动沿右束支下传，右束支细长，分支较晚，室间隔除极程序由原先的左后向右前，变为自室间隔下 1/3 的右前向左后进行，同时部分右室肌亦开始除极，由于室间隔较右室壁厚，除极综合向量指向左后，故 V_5（V_6）无 q 波；左室除极不是通过左束支及浦肯野纤维，而是通过室间隔沿心室肌传向左室，左室缓慢除极，形成 V_5（V_6）导联起始顿挫、顶端有切迹的宽大 R 波，以及 V_1（V_2）导联的"QS"波，或 rS 波，S 波明显加宽。心室除极综合向量

更向左后偏移。在额面上向量环略偏左，但不超过 −30°。由于激动在心肌内传导速度缓慢，整个心室除极时间延长。除极程序的改变，导致复极程序亦发生了相应改变。

[心电图特点]（图 12-1，图 12-2）

1. QRS 波形态改变。以胸导联改变最明显。V_5（V_6）呈 R 型，R 波宽钝，顶端有切迹，其前无 q 波，其后无 S 波（因为除极综合向量指向左后，左室最后除极，此时其他部位除极均早已结束）；V_1（V_2）导联呈 QS 型或 rS 型，S 波明显加宽；肢体导联波形可有相应改变，如 I、aVL 导联可呈宽钝的 R 波。

2. QRS 时间延长（≥0.12s）。

3. 继发性 ST-T 改变。ST-T 方向与终末向量方向相反，即 V_1（V_2）导联 ST 段抬高，T 波直立，V_5（V_6）导联 ST 段压低，T 波倒置。

4. 当 R_{V5}≥2.5mV 时，应诊断合并左室肥大。

若 QRS 波形态改变符合上述条件，QRS 时间未达 0.12s 时，既往称为不完全性左束支传导阻滞，但近年来认为部分正常人或左室肥大者亦可有类似改变，故不完全性左束支传导阻

559

滞诊断应慎重。波形改变典型，即使 QRS 时间未达 0.12s，亦可结合其他资料，判定有无左束支传导阻滞。

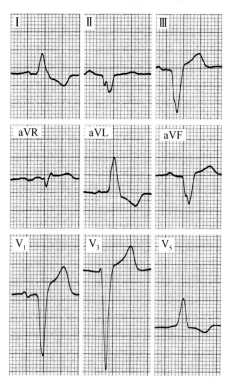

图 12-1　完全性左束支传导阻滞

V₅、Ⅰ、aVL 导联 QRS 波呈 R 型，R 波宽钝，其前无 q 波，其后无 S 波，说明心室除极方向是指向左后的，其除极第一向量（左束支间隔支除极）因左束支传导阻滞而改变方向；V₁ 导联呈 QS 型，S 波明显加宽，QRS 时间 0.15s，可见继发 ST-T 改变：Ⅰ、aVL、V₅ 导联 ST 段压低，T 波倒置，V₁ 导联 ST 段抬高，T 波直立；符合完全性左束支传导阻滞（LBBB）特点

心电图诊断：完全性左束支传导阻滞

二、左前分支传导阻滞

左前分支为左束支前（上）分支，当左前分支传导阻滞（left anterior fascicular block，LAB）时，左心室的激动由左间隔支及左后分支下传，初始激动（0.02s）由左上向右下进行（间隔支除极），形成 Ⅰ 导联 q 波，Ⅱ、Ⅲ、aVF 导联的 r 波，继之激动向左前上传导，形成 Ⅱ、Ⅲ、aVF 导联 S 波，QRS 平均向量指向左前上，心电轴明显左偏。由于激动沿浦肯野纤维进行，故 QRS 时间正常或轻度延长。横面向量无明显改变。

[心电图特点]（图 12-3 ~ 图 12-5）

1. 心电轴左偏在 -30° 以上（多在 -60° 左右）。

2. QRS 波在 Ⅰ、aVL 导联呈 qR 型，Ⅱ、Ⅲ、aVF 导联呈 rS 型（即 Q₁S₃），S₃ > S₂，R_{aVL} > R_{aVR}（QRS 最大向量在左上方）。

3. QRS 时间正常或轻度延长（0.08 ~ 0.10s）。

左前分支传导阻滞是电轴左偏最常见的原因，但应除外其他引起电轴左偏的情况，如左室肥大、下壁心肌梗死、肺气肿（假性电轴左偏）等。左室肥大其电轴轻度左偏（在 -30° 以下），若 R_{V5} ≥2.5mV，伴电轴左偏在 -30° 以上时，则诊断为二者合并存在。肺气肿时，常可见 S₁、S₂、S₃ 征，S₂ > S₃，常伴 QRS 波低电压等，可资鉴别。下壁心肌梗死时，Ⅱ、Ⅲ、aVF 导联可见病理 Q 波，Ⅱ 导联常见终末 R 波，而左前分支传导阻滞时，Ⅱ、Ⅲ、aVF 导联呈 rS 型，Ⅱ 导联终末不出现 R 波。

第 12 章　室内传导阻滞

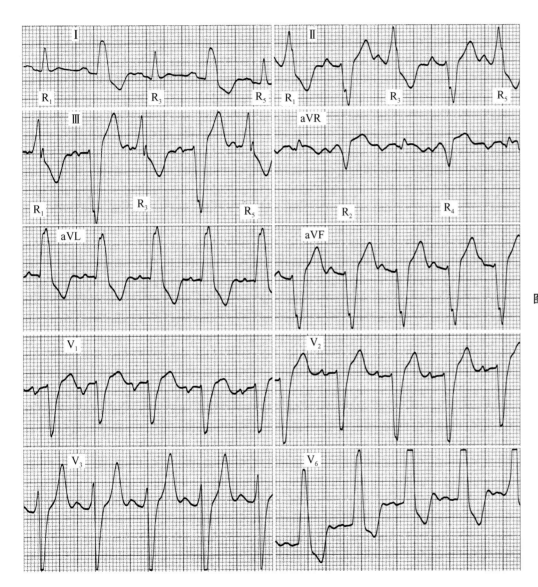

图 12-2　完全性左束支传导阻滞伴频发室性期前收缩

QRS 时间 0.16s，QRS 波于 I 、aVL、V₆ 导联呈 R 型，V₁ 导联呈 rS 型，S 波明显加宽，QRS 时间 0.17s，符合左束支传导阻滞特点。于 I 、II 、III 、aVR 导联可见频频出现的期前收缩（ I 、II 、III 导联均为 R₁、R₃、R₅，aVR 导联 R₂、R₄）。其前均有 P 波，但 P-R 间期小于正常 P-R 间期，T 波与主波方向相反，代偿间歇完全，故仍为舒张晚期室性期前收缩，多呈二联律。P 波宽 0.12s，Ptf_V1 −0.07mm · s （ < −0.04mm · s），符合左房扩大心电图改变

心电图诊断： 完全性左束支传导阻滞伴频发舒张晚期室性期前收缩，多呈二联律，左房扩大

患者男，75 岁。临床诊断：冠心病，心律失常

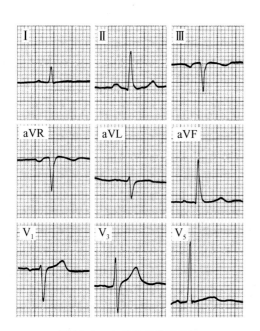

图 12-3　左前分支传导阻滞

ORS 波在 I 导联呈 Rs 型，III 导联呈 QS 型，心电轴 −59°，QRS 时间 0.06s，符合左前分支传导阻滞心电图改变

心电图诊断：左前分支传导阻滞

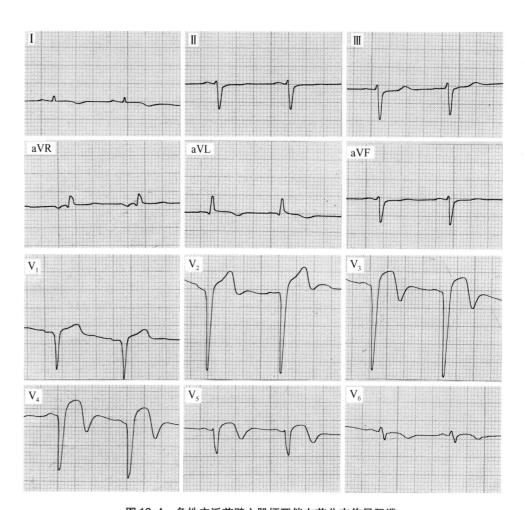

图 12-4　急性广泛前壁心肌梗死伴左前分支传导阻滞

$V_1 \sim V_6$ 导联 QRS 波呈 QS 型，ST 段抬高，呈弓背向上型，最高达 0.4mV，T 波倒置，最深达 0.4mV；QRS 波在 I 导联呈 R 型，II、III、aVF 导联呈 rS 型，$S_{III} > S_{II}$，$R_{aVL} > R_{aVR}$，心电轴左偏 −81°，符合急性广泛前壁心肌梗死（急性期）伴左前分支阻滞

心电图诊断：急性广泛前壁心肌梗死（急性期）伴左前分支阻滞

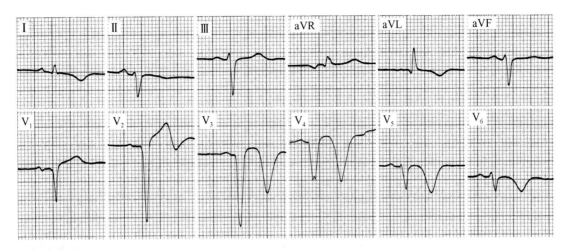

图 12-5   急性广泛前壁心肌梗死伴左前分支传导阻滞

Ⅰ、aVL 导联呈 qR 型，Ⅱ、Ⅲ、aVF 导联呈 rS 型，即 $Q_I S_{II}$，$S_{III} > S_{II}$，$R_{aVL} > R_{aVR}$，心电轴 $-70°$，QRS 时间 0.10s，符合左前分支传导阻滞心电图特点；$V_1 \sim V_4$ 导联呈 QS 型，$V_5 \sim V_6$ 导联呈 rS 型，ST 段抬高 $0.1 \sim 0.2$mV，T 波倒置，最深达 1.2mV，符合急性广泛前壁心肌梗死（急性期）心电图特点

心电图诊断：急性广泛前壁心肌梗死（急性期）伴左前分支传导阻滞

三、左后分支传导阻滞

左后分支为左束支后（下）分支，当左后分支传导阻滞（left posterior fascicular block，LPB）时，激动沿左前分支及左间隔支下传，首先引起左室前上侧壁除极，初始向量指向左上方，形成 Ⅰ、aVL 导联的 r 波，Ⅱ、Ⅲ、aVF 导联的 q 波，继之左室后下壁除极，额面平均向量指向右下方，形成 Ⅰ、aVL 导联的 S 波，Ⅱ、Ⅲ、aVF 导联的 R 波，电轴明显右偏。由于激

动沿浦肯野纤维进行，故 QRS 时间正常或轻度延长。

[心电图特点]（图 12-6，图 12-7）

1. 心电轴明显右偏 $\geq +110°$。

2. QRS 波 Ⅰ、aVL 导联呈 rS 型，Ⅱ、Ⅲ、aVF 导联呈 qR 型（即 $S_1 Q_{III}$）。

3. QRS 时间正常或轻度延长（$0.08 \sim 0.10$s）。

左后分支传导阻滞的诊断需结合临床情况，排除右室肥大、肺气肿、极度垂位心、高侧壁心肌梗死等引起的电轴右偏，方可诊断。如果临床上有器质性心脏病依据，加之心电图有以上改变，或其心电图动态变化符合以上特点，即可诊断。

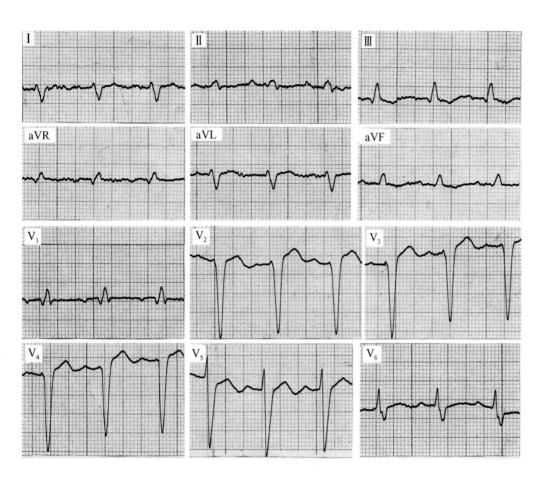

图 12-6　完全性右束支并左后分支传导阻滞
V_1 导联呈 qRs 型，Ⅰ、aVL、V_5 导联可见明显加宽的 S 波，QRS 时间 0.15s，Ⅰ导联呈 rS 型，Ⅲ导联呈 qR 型，心电轴 + 137°，符合完全性右束支 + 左后分支阻滞特点。V_1 导联呈 qRs 型，$R_{V1} > R_{V2} \sim R_{V4}$，提示前间壁及心尖部心肌呈梗死样改变。aVR 导联 R/Q > 1，V_1 导联 R/Q > 1，心电轴 + 137°，符合右室肥大特点

心电图诊断： 完全性右束支并左后分支传导阻滞，右室肥大，前间壁及心尖部呈心肌梗死样改变

患者男，54 岁，以胸闷气短 20 天为主诉入院，病前有急性呼吸道感染史；胸片示心影扩大，心胸比 58%；心肌酶学轻度升高。临床诊断：急性病毒性心肌炎，心律失常：室内双分支传导阻滞。于入院第 23 天猝死

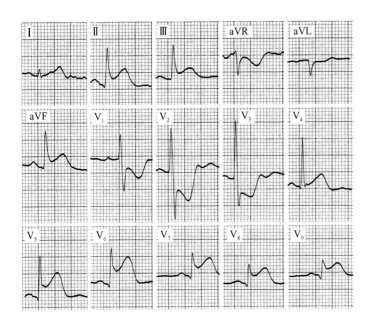

图 12-7（A）　急性心肌梗死超急期

Ⅱ、Ⅲ、aVF、$V_5 \sim V_9$ 导联 ST 段呈上斜型抬高，最高达 0.5mV，其 q 波宽度 <0.04s，深度小于同导联 R 波的 1/4；$V_1 \sim V_3$ 导联 ST 段呈下斜型压低，最低达 0.6mV（对应性改变，或对应血管有明显病变），支持急性下壁、后外侧壁心肌梗死（超急期）

心电图诊断： 急性下壁及后外侧壁心肌梗死（超急期）

患者男，59 岁，以剧烈胸痛 40 分钟急诊入院。临床诊断：冠心病，急性下壁及后外侧壁心肌梗死（超急性损伤期）

四、左间隔支传导阻滞

　　正常情况下激动同时沿左束支三分支传导，左前及左后分支分别向左前上及右后下传导，其向量互相抵消，表现为左间隔分支向右前下方传导，形成 Ⅰ、aVL、V_5、V_6 导联的 q 波及

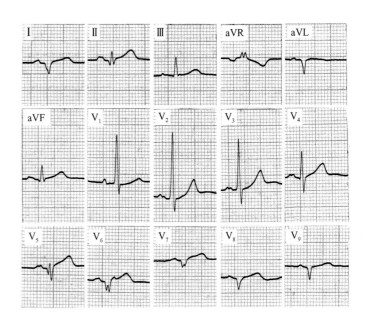

图 12-7（B）　陈旧性心肌梗死合并左后分支传导阻滞

［与图 12-7（A）为同一患者］2 个月后心电图显示：$V_5 \sim V_9$、Ⅰ、aVL 导联均可见病理 Q 波或呈 QS 型，Ⅱ、aVF 导联可见 q 波，V_1 导联 R 波增高，各导联 ST-T 段正常，结合图 12-7（A）典型改变，支持下壁、高外侧壁及后外侧壁心肌梗死（陈旧）。心电轴 +127°，支持梗死周围传导阻滞（左后分支传导阻滞）

心电图诊断： 陈旧性下壁、高外侧壁及后壁心肌梗死合并左后分支传导阻滞

V_1、V_2 导联的 r 波。当左间隔支传导阻滞（left septal block，LSB）时，激动沿左前及左后分支传导，初始向右的向量消失，V_5、V_6 导联不出现 q 波，最后激动通过浦肯野纤维网到达间隔支及其分布区域，使间隔中部及左室前壁除极，最大向量指向左前下，QRS 环体明显前移，表现为右胸导联 R 波明显增高。

[心电图特点]（图12-8）

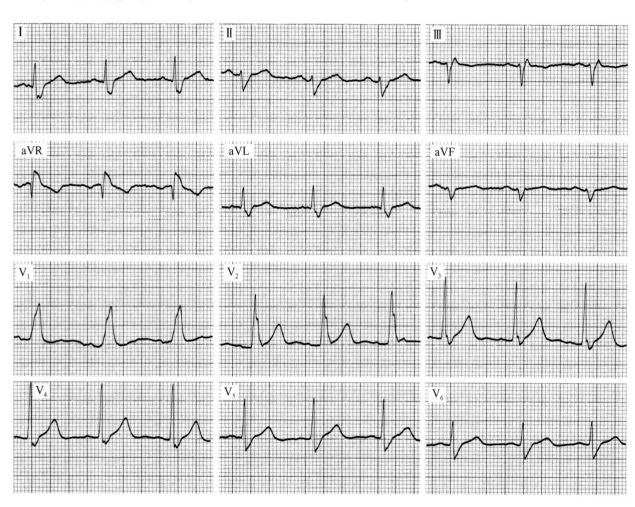

图12-8　完全性右束支伴左间隔支传导阻滞

V_1 导联呈 R 波，V_5、V_6、I 及 aVL 导联呈 Rs 型，S 波明显加宽。aVR 导联呈 QR 型，QRS 时间延长 ≥0.14s，符合完全性右束支传导阻滞特点。V_1 导联 R 波升支缓慢，I、aVL 及 V_5、V_6 导联无 q 波（有干扰伪波），$Rv_2 > Rv_6$，符合左间隔支传导阻滞表现

心电图诊断：完全性右束支伴左间隔支传导阻滞

患者男，65 岁。临床诊断：冠心病，心律失常

1. V_5、V_6、Ⅰ、aVL 导联 q 波消失或 <0. 15mV。

2. V_1、V_2 导联呈升支缓慢的 r 波（心室前向传导延缓，V_1、V_2 导联室壁激动时间延长），$Rv_2 > Rv_6$。

3. QRS 时间正常。

以上心电图改变亦可见于右室肥大、后壁心肌梗死以及某些正常人，故对其诊断应结合其他资料分析，目前对其是否存在尚有不同意见。

五、 完全性右束支传导阻滞

完全性右束支传导阻滞（complete right bundle branch block，CRBBB）时，心室除极的起始程序与正常相同，即自室间隔左侧中 1/3 开始，向右前下方除极，形成 V_1（V_2）导联的 r 波，以及 V_5（V_6）导联的 q 波；由于右束支传导阻滞，激动继续沿左束支传导，左室除极，形成 V_1（V_2）导联的 S 波，以及 V_5（V_6）导联的 R 波；左室除极完毕，激动继续沿心室肌自室间隔向右室传导，由于激动沿心室肌进行传导，传导速度缓慢，形成 V_1（V_2）导联宽大的 R' 波，以及 V_5（V_6）导联明显宽钝的 S 波，QRS 时间明显延长。

[心电图特点] （图 12-9 ～图 12-11）

1. QRS 波形态改变：V_1 导联呈 rsR' 型或粗钝宽大的 R 型，或 R 波升支有切迹，V_5 呈 qRs 型或 Rs 型，S 波明显加宽。肢体导联 QRS 波形态有相应改变，如 Ⅰ、aVL 导联有宽钝的 S 波，aVR 导联呈 QR 型或 qR 型。

2. QRS 时间延长 ≥0. 12s。

3. 继发 ST-T 改变　ST-T 方向与终末向量（即除极的最后

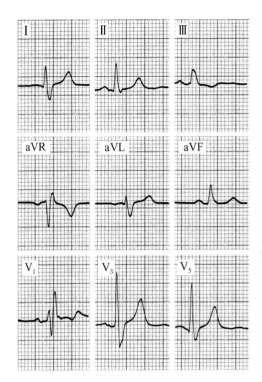

图 12-9　完全性右束支传导阻滞

V_1 导联呈 rsR' 型，Ⅰ、aVL、V_5 导联呈 qRs 型，S 波明显加宽，QRS 时间 0. 12s，符合完全性右束支传导阻滞特点

心电图诊断：完全性右束支传导阻滞

向量）方向相反，终末向量为 R 波者（如 V_1 导联），ST 段压低，T 波倒置；终末向量为宽钝 S 波者（如 V_5 导联），ST 段抬高，T 波直立。此为除极程序改变所引起的复极程序变化。

4. 当 V_1 导联 R' 波 ≥1. 5mV，电轴右偏时，应考虑合并右室肥大的诊断。

当 QRS 波形态同完全性右束支传导阻滞，而 QRS 时间 <0.12s 时，可诊断为不完全性右束支传导阻滞；但此改变亦见于部分正常心电图变异，后者表现为 V₁ 呈 rSr' 型，r'<r，r'<0.15mV，r'/S<1，当加描 LV₁（V₁ 导联低一肋间）时，r' 消失，此与不完全性右束支传导阻滞不同。此变异原因是由于心室除极的最后阶段——室上嵴处的肺动脉圆锥部除极延迟的结果。

若 QRS 时间≥0.12s，但其图形既不符合完全性右束支传导阻滞特点，也不符合完全性左束支传导阻滞特点，既往称为末梢室内传导阻滞；但根据 His 束电图可知，其阻滞部位多涉及双束支，故将其笼统称为室内传导阻滞。

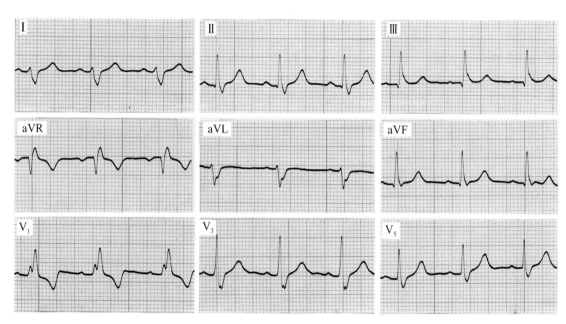

图 12-10　完全性右束支传导阻滞

各导联均显示，QRS 波除极的终末向量明显延迟，波形加宽，方向指向右前方，V₁、V₂ 导联呈 R 型，R 波顶端宽钝，有切迹，V₅、V₆、Ⅰ、aVL 导联呈 Rs 型（或 rS 型），S 波明显加宽，QRS 时间 0.12s，T 波与 QRS 波终末向量方向相反：V₁ 导联 T 波倒置，V₅、V₆、Ⅰ、aVL 导联 T 波直立，此为继发 ST-T 改变，符合完全性右束支传导阻滞（CRBBB）特点

心电图诊断：完全性右束支传导阻滞

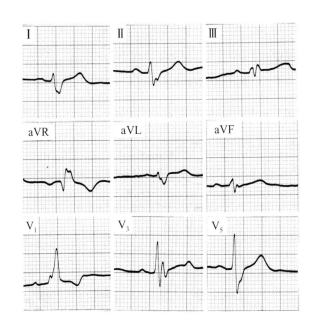

图 12-11　完全性右束支传导阻滞

V_1 导联呈 R 型，R 波升支有切迹，V_5 导联呈现 RS 型，S 波明显加宽，aVR 导联呈现 qR 型，R 波宽钝，Ⅰ、aVL 导联均有宽 S 波，QRS 时间 0.14s，可见继发 ST-T 改变：V_1、aVR 导联 T 波倒置，Ⅰ、V_5 导联 T 波直立；符合完全性右束支传导阻滞特点

心电图诊断：完全性右束支传导阻滞

六、双支传导阻滞

双支传导阻滞（bifascicular block）通常指右束支伴左前或左后或左间隔支传导阻滞，或束支传导阻滞伴一度、二度房室传导阻滞。

［心电图特点］（图 12-12 ～图 12-14，见图 12-6、图 12-8 和图 11-26）

1. 右束支伴左前分支阻滞（RBBB + LAB）（图 12-12，图 12-13）　胸导联呈典型右束支阻滞型，肢体导联呈左前分支阻滞波形，心电轴明显左偏（ - 60°左右），QRS 时间≥0.12s。

2. 右束支伴左后分支阻滞（RBBB + LPB）（图 12-14，见图 12-6）　胸导联呈典型右束支阻滞型，肢体导联呈左后分支阻滞波形，心电轴明显右偏（≥ +110°），QRS 时间≥0.12s。

3. 右束支伴左间隔支阻滞（RBBB + LSB）（见图 12-8）　胸导联呈典型右束支阻滞型，V_1、V_2 导联小 r 波不明显，呈缓慢上升的 R 波，V_5、V_6 及Ⅰ、aVL 导联无 q 波（或 q <0.15mV）。

4. 束支阻滞伴房室传导阻滞（见图 11-2，图 11-9，图 11-15，图 11-26，图 12-17）　既有束支阻滞特点，又有房室阻滞特点。

室内传导阻滞的准确定位需依靠 His 束电图，但由于其为有创性检查，故临床较少应用。

七、频率依赖性束支传导阻滞

当束支传导阻滞间歇出现，与心率快慢有关时，称为频率依赖性束支传导阻滞（rate-dependent bundle branch block）。

［心电图特点］（图 12-15 ～图 12-19）

1. 快心率依赖性束支传导阻滞（tachycardia-dependent bundle branch block）　又称为 3 相束支传导阻滞（phase 3 bundle branch block）（图 11-10，图 12-15，图 12-17，图 12-18），表

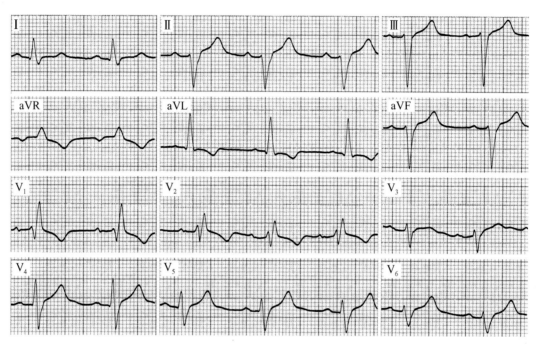

图12-12　完全性右束支 + 左前分支传导阻滞

QRS 波于 V₁ 导联呈 rsR' 型，Ⅰ、V₅、V₆ 导联可见宽 S 波，QRS 时间 0.12s，符合完全性右束支传导阻滞特点。Ⅰ 导联呈 qRs 型，Ⅲ 导呈 rS 型，心电轴 –70°，符合左前分支传导阻滞特点。此时，心室除极初始 0.02s 向量向下并略偏右，最大向量指向左上，形成 Ⅰ 导联 q 波及 Ⅲ 导联 S 波；终末除极指向右前方，形成 V₁ 导联 R'，Ⅰ、V₅、V₆ 导联宽 S 波，符合完全性右束支 + 左前分支传导阻滞特点

心电图诊断： 完全性右束支 + 左前分支传导阻滞

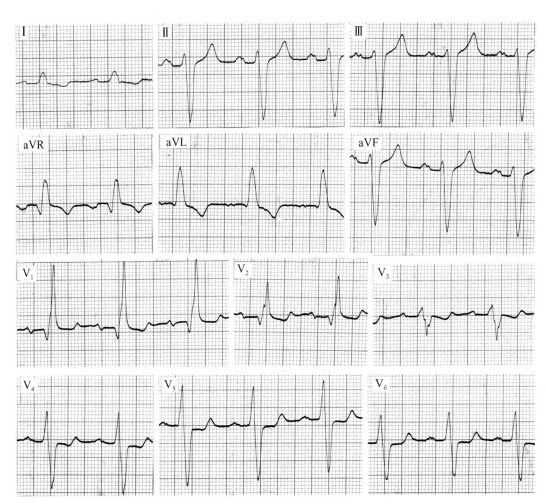

图 12-13　完全性右束支＋左前分支传导阻滞

QRS 波于 V_1、V_2 导联呈 qR 型，V_5、V_6 导联呈 RS 型，S 波明显加宽，QRS 时间 0.16s，符合陈旧性前间壁心肌梗死合并完全性右束支阻滞特点。心电轴 -77°，Ⅲ 导联呈 rS 型，符合左前分支阻滞特点。P 波宽 0.13s，呈双峰，峰间距 0.05s，Ptf_{V1} -0.05mm·s（< -0.04mm·s），符合左房扩大特点。V_1 导联 R/Q > 1，R_{V1} 振幅 1.8mV（> 1.5mV 时不能单用右束支阻滞解释），V_5 导联 R/S < 1，$R_{V1} + S_{V5}$ = 2.7mV（> 1.2mV），aVR 导联 R/Q > 1，R_{aVR} 振幅 > 0.5mV，以上电压条件符合右室肥大。此时心电轴 -82°，明显左偏，应考虑双心室肥大

心电图诊断：陈旧性前间壁心肌梗死合并完全性右束支＋左前分支阻滞，左房扩大，双心室肥大

患者女，42 岁，患风湿性联合瓣膜病多年，胸片示心影明显扩大，2 年前因突然胸痛 3 小时入院，心肌酶学升高，心脏彩超示左房血栓。临床诊断：风湿性联合瓣膜病，陈旧性前间壁心肌梗死（左房血栓脱落致冠状动脉栓塞）

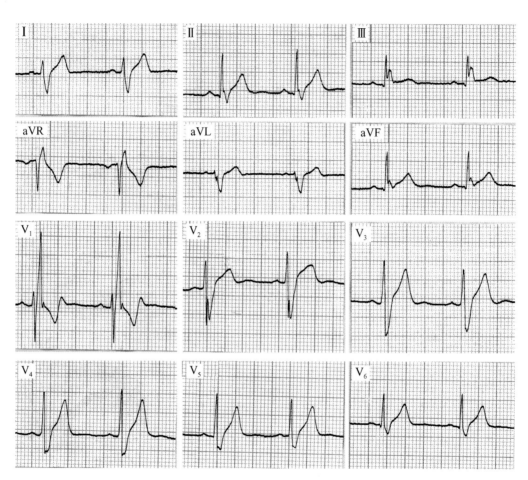

图 12-14　完全性右束支 + 左后分支传导阻滞

各导联均显示 QRS 波除极的终末向量明显延迟，波形加宽，V_1 导联呈 rsR' 型，V_5、V_6、Ⅰ、aVL 导联可见明显加宽的 S 波，QRS 时间 0.13s，T 波与 QRS 波终末向量方向相反：V_1 导联 T 波倒置，V_5、V_6、Ⅰ、aVL 导联 T 波直立，此为继发 ST-T 改变，符合完全性右束支阻滞特点；Ⅰ 导联呈 rS 型，Ⅲ 导联呈 qR 型，心电轴 +110°，符合完全性右束支 + 左后分支阻滞特点

心电图诊断：完全性右束支 + 左后分支传导阻滞

现为心率增快时出现左（或右）束支阻滞，心率减慢时其束支阻滞消失。这是由于心率增快时激动过早下传，此激动出现于前一激动动作电位3位相，恰遇前一激动的生理不应期；或受损的束支动作电位3位相异常延长，复极不完全所致。该阻滞较易出现于心动周期变化较大的情况，如房室传导阻滞、心房颤动等。

2. 慢心率依赖性束支传导阻滞（bradycardia-dependent bundle branch block）又称为4相束支传导阻滞（phase 4 bundle branch block）（图12-19），表现为心率减慢时出现左（或右）束支阻滞，心率增快时其束支阻滞消失。可能是由于束支病变，舒张期自动除极，使动作电位4位相负值减低（细胞膜极化不足）所致。

3. 3相+4相束支传导阻滞（图12-16）同一患者，当心率稍增快或减慢时呈束支传导阻滞，居于二者之间一定范围内的心率时则不出现束支阻滞，即同时具有3相+4相束支阻滞。其传导阻滞的临界心率可有变化，这可能与自主神经影响有关。

八、室内传导阻滞的临床意义及处理

室内传导阻滞多见于器质性心脏病，其常见病因有：①原发传导束退化症（Lenegre病）及左室支架硬化症（Lev病）：其传导束退化的原因可能与冠状动脉小分支病变有关，或由于心肌炎后遗瘢痕引起，临床常见于中、老年人，病情进展缓慢，缺乏冠心病诊断依据，冠脉造影正常。左室支架硬化症是由于左室支架（包括中央纤维体、室间隔膜部及肌部的顶端，二尖瓣及主动脉瓣环等）纤维化或钙化，压迫邻近传导束引起，它

与原发传导束退化症临床上无法鉴别，且二者常常并存，故有人认为此两种疾病实际是一种疾病。该病因在室内传导阻滞中居于首位。②冠心病：冠心病在室内传导阻滞中居第二位，由于冠状动脉供血不足＋束支缺血受损所致，其中最易受损的是右束支及左前分支，其次为左束支主干及左后分支，这是由于右束支细长，主要接受左冠脉前降支的一个小分支（前穿支）供血，血液供应较差，易受损伤；左前分支较左后分支细小，血液供应亦较差（同样接受左前降支的前穿支供血），所以右束支及左前分支阻滞最常见，且二者易合并存在（由于同接受左前降支供血）。但由于右束支阻滞可见于部分正常人，故确诊需靠冠脉造影。对于中、老年人，既往心电图正常，若排除心肌炎可能，则应考虑冠心病诊断。左后分支纤维短而粗，血液供应较丰富（左、右冠状动脉双重供血），较少出现缺血损伤，一旦出现，常提示病变严重而广泛，此时多为双支或多支阻滞合并存在，常为完全性房室传导阻滞的先兆。③其他：病毒性心肌炎、原发性心肌病、风湿性心脏病、高血压病、肺源性心脏病、房间隔缺损、心脏手术等均可引起室内传导阻滞，与传导束炎症、水肿、纤维化等多种因素有关。

快心率依赖性束支传导阻滞应与功能性3相阻滞相鉴别，因为后者本身无病理意义。当心动周期超过400ms时出现的束支阻滞，应认为系非功能性的，因为希-浦纤维最长不应期为400ms。

室内传导阻滞本身不需特殊处理，主要治疗原发病，若为急性炎症，可短期选用糖皮质激素，观察疗效；对于双支或多支病变，尤其伴有晕厥史者，经内科治疗不能恢复时，宜早期安装人工心脏起搏器。

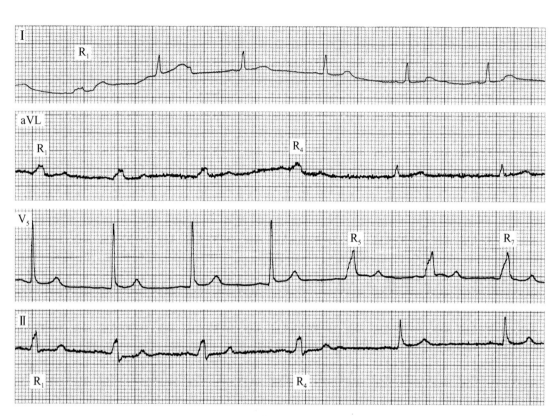

图 12-15　间歇性完全性左束支传导阻滞

Ⅰ 导联 R_1，Ⅱ、aVL 导联 $R_1 \sim R_4$，V_5 导联 $R_5 \sim R_7$，QRS 波呈 R 型，QRS 时间 0.12s，符合完全性左束支传导阻滞（CLBBB）特点，此时其 R-R 间距为 0.90 ~ 1.12s，呼吸频率 53 ~ 66 次/分；余 QRS 波形态正常，此时 R-R 间距为 1.0 ~ 1.2s，呼吸频率 60→50 次/分。其 QRS 波由宽→窄，或由窄→宽，其转变时有以下特点：当 R-R 间距变长，心率变慢时，左束支传导阻滞（LBBB）消失；当 R-R 间距变短，心率增快时，LBBB 出现。如：aVL 导联 $R_4 \sim R_6$ 其 R-R 间距为 1.20s 时，R_5、R_6 形态正常，$R_1 \sim R_4$ 其 R-R 间距为 1.0 ~ 1.08s，$R_1 \sim R_4$ 呈 CLBBB 型；Ⅱ 导联 $R_1 \sim R_4$ 其 R-R 间距为 1.0 ~ 1.16s 时，$R_1 \sim R_4$ 呈 CLBBB 型，当 $R_4 \sim R_6$ 其 R-R 间距为 1.20s 时，LBBB 消失；V_5 导联 $R_4 \sim R_7$ 其 R-R 间距为 0.88s 时，$R_5 \sim R_7$ 呈 CLBBB 型，$R_1 \sim R_4$ 其 R-R 间距为 0.92s 时，LBBB 消失；以上改变符合间歇性完全性 LBBB——快心率依赖性完全性左束支传导阻滞

心电图诊断：快心率依赖性完全性左束支传导阻滞

患者男，48 岁，以上图形描记分别为活动、谈话、吞咽时（此时心率略增快）及卧床休息时（此时心率略减慢）。临床诊断：冠心病，心律失常。5 年后其心律转变为持续性完全性左束支传导阻滞

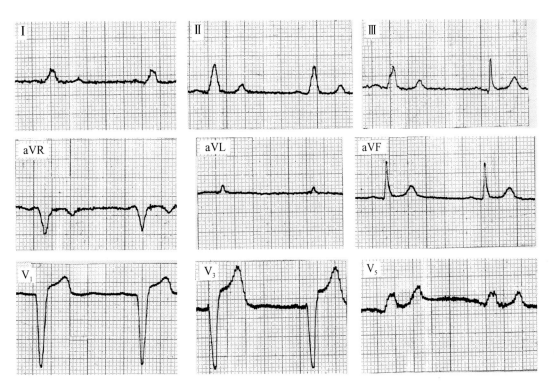

图 12-16（A）　间歇性完全性左束支传导阻滞

QRS 波于 Ⅰ、V₅ 导联呈 R 型，R 波宽钝，其前无病理 Q 波，其后无 S 波，V₁ 导联呈 QS 型，S 波明显加宽，QRS 时间 0.14s；符合完全性左束支传导阻滞特点，R-R 间距 1.12s。aVL、aVF 导联中 QRS 波形态正常，QRS 时间 0.08s，符合间歇性完全性左束支传导阻滞特点。R-R 间距 1.00～1.12s

心电图诊断：间歇性完全性左束支传导阻滞

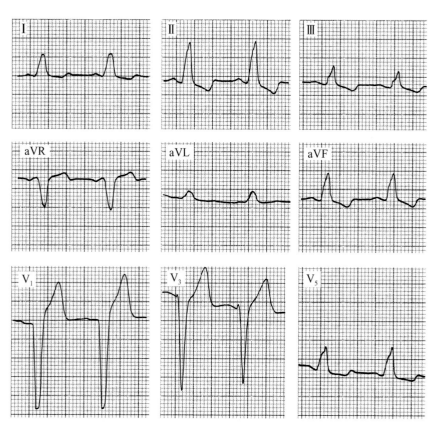

图 12-16（B） 间歇性完全性左束支传导阻滞

［与图 12-16（A）为同一患者］QRS 波于 I 、aVL、V$_5$ 导联呈 R 型，R 波宽钝，其前无病理 Q 波，其后无 S 波，V$_1$ 导联呈 QS 型，S 波明显加宽，QRS 时间 0.14s；符合完全性左束支传导阻滞特点；R-R 间距 0.68 ~ 0.72s

心电图诊断：完全性左束支传导阻滞

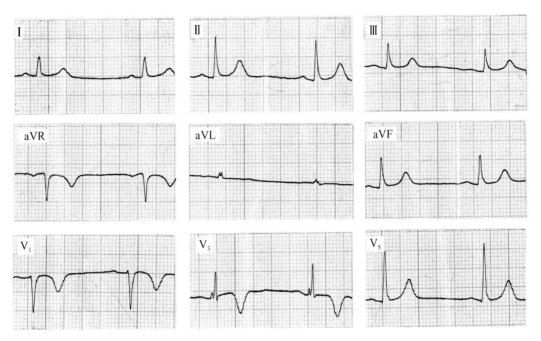

图 12-16（C）　间歇性完全性左束支传导阻滞

［与图 12-16（A）为同一患者］QRS 波形态正常，QRS 时间 0.08s，R-R 间距 1.08～1.12s（平均心率 54 次/分），与图 12-16（B）相比，心率明显减慢。此时束支阻滞消失。自上述图 12-16（A）、（B）、（C）可知，R-R 间距为 0.68～0.72s 时，呈完全性左束支传导阻滞，R-R 间距为 1.08～1.12s 时阻滞消失，当 R-R 间距为 1.12s 时，时有传导阻滞，故本例多为快心率依赖性左束支为阻滞，少数情况下，左束支为阻滞亦出现于心率慢时，这可能与自主神经影响有关

心电图诊断：间歇性完全性左束支传导阻滞（快心率依赖性）

12

第12章 室内传导阻滞

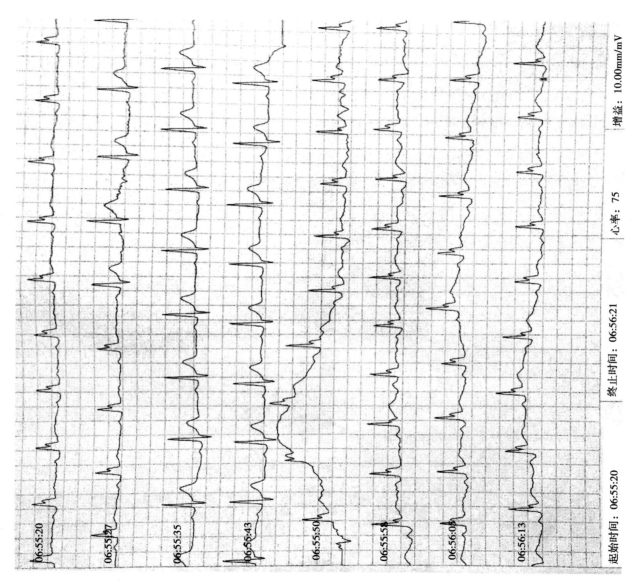

起始时间：06:55:20　　终止时间：06:56:21

心率：75

增益：10.00mm/mV

图 12-17　快心率依赖性间歇性右束支传导阻滞

持续 V₃ 导联描记显示：QRS 波由窄→宽，或由宽→窄。其转变时有以下特点：当 R-R 间距变短、心率增快时（R-R 间距 0.66～0.72s，心率 91～83 次／分），QRS 时间增宽（0.12s），呈右束支传导阻滞图形；当 R-R 间距变长、心率变慢时（R-R 间距 0.84～0.88s，心率 71～68 次／分），QRS 波形态正常，QRS 时间 <0.12s，符合快心率依赖性右束支传导阻滞。

心电图诊断：快心率依赖性右束支传导阻滞

12

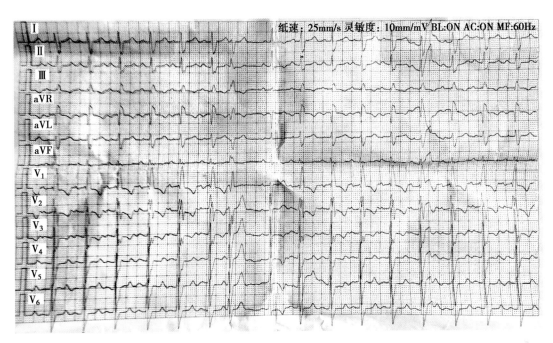

纸速：25mm/s 灵敏度：10mm/mV BL:ON AC:ON MF:60Hz

图 12-18　快心率依赖性间歇性右束支传导阻滞

第 7 个 QRS 波为室性期前收缩，其前无相关 P 波，其后可见较长的代偿间歇，第 8 个 QRS 波形态正常，其前有相关的 P 波；其余的 QRS 波呈右束支传导阻滞型，其前均有相关的 P 波，其 R-R 间距均较 R_7-R_8 间距短，故为快心率依赖性右束支传导阻滞

心电图诊断：快心率依赖性右束支传导阻滞

第12章　室内传导阻滞

10mm/mV　25mm/s　滤波器：35Hz　H　50 d

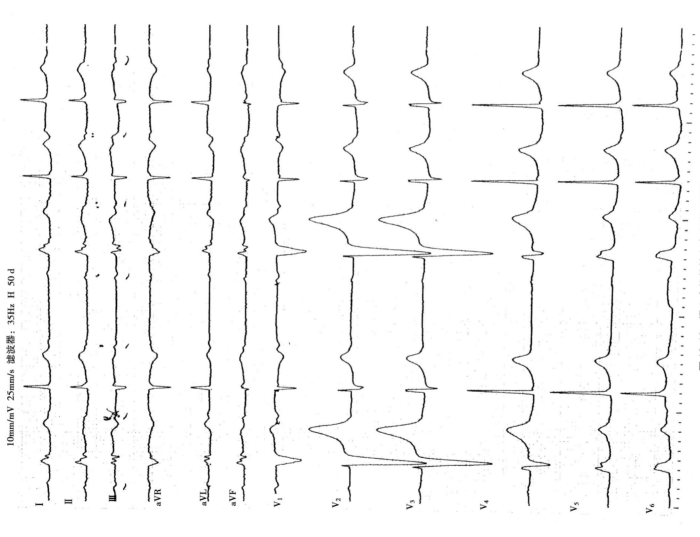

I

II

III

aVR

aVL

aVF

V₁

V₂

V₃

V₄

V₅

V₆

图 12-19　慢心率依赖性左束支传导阻滞

心房率 83 次/分，V₁ 导联清楚显示：P 波规律出现，P-R 间期逐渐延长至脱漏（P₃、P₇、P₁₁ 之后无 QRS 波），房室间呈文氏型下传（二度 I 型房室传导阻滞）。QRS 波形态有 2 种：当心率慢时（R-R 间距 1.4s，心率 43 次/分），QRS 波形态呈左束支传导阻滞型（R₁、R₃），QRS 时间 0.15s，其余 QRS 波形态正常（R-R 间距 0.28s，心率 75 次分，符合慢心率依赖性完全性左束支传导阻滞特点。

心电图诊断：慢心率依赖性左束支传导阻滞（双支阻滞）伴二度 I 型房室传导阻滞

↘

13

第 13 章　心房扩大与心室肥大

一、心房扩大

心房壁较薄，当心房内血容量增加或压力增大时，心房扩张而很少出现心房壁增厚。心房扩张引起除极向量改变，表现为 P 波电压增高及除极时间延长。

[心电图特点]（图 13-1～图 13-8）

1. 左房扩大（left atrial enlargement）（图 13-1～图 13-3）　①P 波增宽，时间 ≥0.12s，以 Ⅰ、Ⅱ、aVL 导联最明显；②P 波呈双峰，峰间距 ≥0.04s；③Ptf$_{V1}$（V$_1$ 导联 P 波终末电势，即 V$_1$ 导联 P 波的负向波）≤ −0.04mm·s；④P 波宽度与 P-R 段比值 >1.6。

2. 右房扩大（right atrial enlargement）（图 13-4）　①P 波形态高尖，电压 ≥0.25mV，以 Ⅱ、Ⅲ、aVF 导联最明显；②P$_{V1}$ 直立，电压 ≥0.15mV；③低电压时，P 波振幅 ≥同导联 R 波的 1/2。

3. 双房扩大（bilateral atrial enlargement）（图 13-5～图 13-8）　①P 波电压 ≥0.25mV，时间 ≥0.12s；②P$_{V1}$ 双相，Ptf$_{V1}$ ≤ −0.04mm·s。

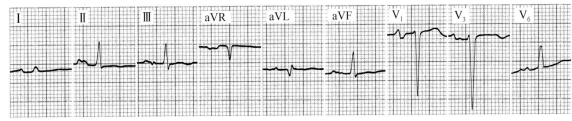

图 13-1　左房扩大

P 波宽 0.12s，双峰状，有切迹，以 Ⅱ、aVF、V$_6$ 导联较明显，Ptf$_{V1}$ 为 −0.05mm·s（< −0.04mm·s）符合左房扩大特点

心电图诊断： 左房扩大

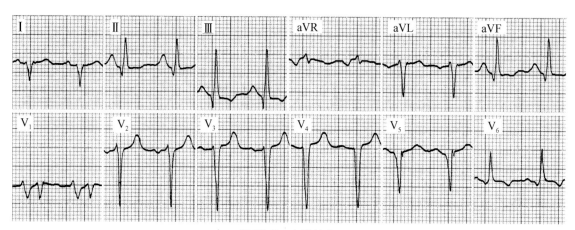

图 13-2　左房扩大

Ptf$_{V1}$ 为 −0.12mm·s（< −0.04mm·s），符合左房扩大特点。QRS 波于 I、V$_4$、V$_5$ 导联呈 QS 型，V$_6$ 导联可见病理 Q 波，V$_2$、V$_3$ 导联呈 rS 型，r$_{V3}$ < r$_{V2}$，II、III、aVF 导联可见病理 Q 波，ST 段无明显抬高，符合陈旧性下壁、前壁心肌梗死特点

心电图诊断： 陈旧性下壁、前壁心肌梗死，左房扩大

患者男，60 岁。临床诊断：冠心病，陈旧性下壁、前壁心肌梗死，心功能Ⅳ级

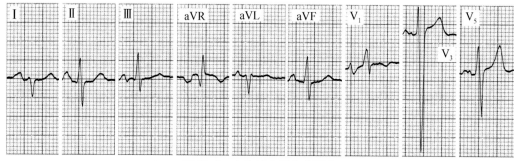

图 13-3　左房扩大及右室肥大

P 波宽 0.12s，双峰状，有切迹，以 I、II、V$_3$、V$_5$ 导联较明显，Ptf$_{V1}$ 为 −0.06mm·s（< −0.04mm·s），符合左房扩大特点；QRS 波于 aVR 导联 R/Q>1，V$_1$ 导联 R/S>1，V$_5$ 导联 R/S<1，R$_{V1}$ + S$_{V5}$ 为 1.4mV（>1.2mV），心电轴 +127°，符合右室肥大特点

心电图诊断： 左房扩大，右室肥大

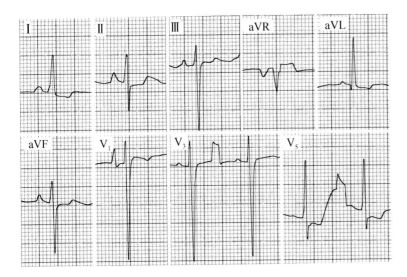

图 13-4　右房扩大及左室肥大伴劳损

V_1 导联 P 波高尖，振幅 0.35mV，R_{V5} 为 3.0mV，$R_{V5}+S_{V1}$ 为 5.5mV，Ⅰ、Ⅱ、aVL、aVF、V_5 导联 ST 段压低，T 波低平，支持右房扩大及左室肥大伴劳损

心电图诊断： 右房扩大及左室肥大伴劳损

患者女，42 岁。临床诊断：先天性心脏病，动脉导管未闭，继发 Eisenmenger 综合征，心力衰竭Ⅲ度

［临床意义及处理］　左房扩大常见于二尖瓣狭窄，左心房血液进入左室障碍，引起左心房扩张，故此 P 波形态又称为"二尖瓣型 P 波"。左房扩大除常见于二尖瓣狭窄外，亦见于主动脉瓣病变、冠心病、心肌病等，可由于左室舒张末压增高，左房血液进入左室障碍，左房扩张，引起左房扩大心电图改变。

右房扩大常见于肺部疾病，如肺源性心脏病，由于肺动

脉高压，右室肥大、右房扩大，右心房与左心房共同除极时间延长，形成 P 波电压增高，故此 P 波形态又称为"肺型 P 波"。亦见于某些先天性房、室间隔缺损，肺动脉瓣狭窄，动脉导管未闭等，以及心肌病（右室受累明显者），冠心病右室梗死等，均由于右房、右室负荷过重，形成右房扩大的 P 波改变。

双房扩大常见于风湿性心脏病二尖瓣病变，首先表现为左房扩大，继之右室、右房扩大，形成双房扩大的心电图改变。亦见于冠心病、先天性心脏病、心肌病等多种心脏病所引起的心功能不全。

对其治疗主要是原发病治疗，以及减轻心脏负荷药物的应用。

二、心室肥大

当心室负荷过重时，造成心室肌向心性肥厚，继之形成离心性扩张，这种肥厚与扩张，形成心室肥大（ventricular hypertrophy）的心电图特点。

（一）左室肥大

左室肥大（left ventricular hypertrophy）时，心室除极总的向量更加偏向左后，投影在左室导联的 R 波电压增高，相对应的右胸导联 S 波加深；额面向量环偏向左上，部分亦可偏左下，形成 $R_Ⅰ$ 或 R_{aVL} 电压增高，或Ⅱ、Ⅲ、aVF 导联 R 波电压增高；由于心肌肥厚，当激动传导尚未到达心外膜时，心内膜已开始复极，产生了由于复极程序改变的继发 ST-T 改变。

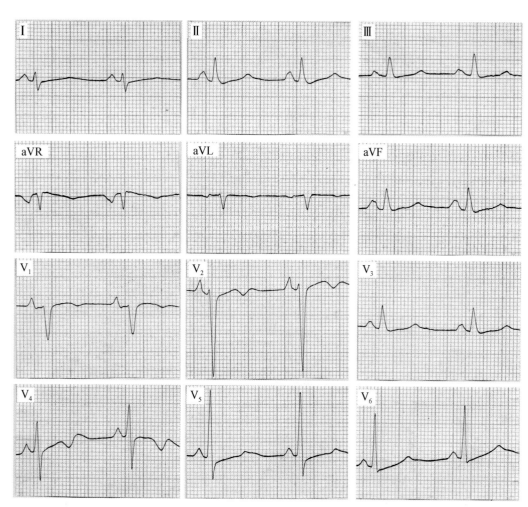

图 13-5　双房扩大

P 波宽 0.13s（>0.12s），双峰，有切迹，符合左房扩大特点；P 波电压增高，达 0.27mV（>0.25mV），V$_2$ 导联最明显；P 波电压增高导联 P-R 段压低，这是由于 P 波电压增高，心房复极波（Ta波）显示，其方向与 P 波相反，致 P-R 段压低。符合右房扩大特点；本例 P 波既宽又高，符合双房扩大特点

心电图诊断：双房扩大

患者女，49 岁，风湿性联合瓣膜病，于瓣膜置换术后 3 个月，由于心房扑动服用胺碘酮 0.2g，3 次/天，1 周后行电复律术，50J 电功率一次转复成功，此图为电复律后描记

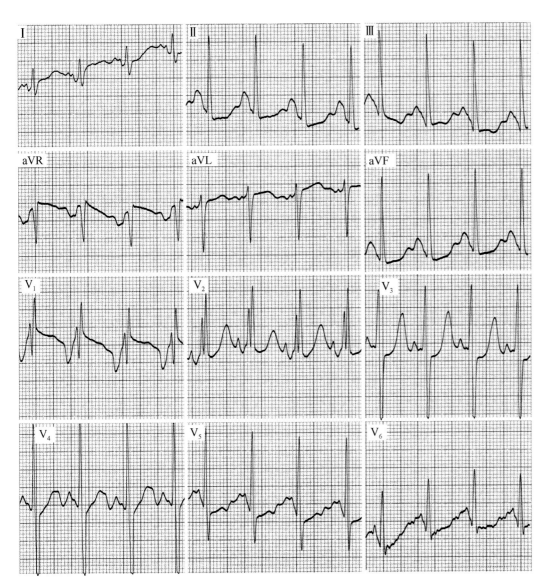

图13-6 双心房扩大，不完全性右束支传导阻滞
P 波电压增高，于 Ⅱ、aVF 导联最明显，高达 0.4mV，其电压增高导联 P-R 段压低，符合右房扩大特点；P 波增宽达 0.13s，双峰状，有切迹，Ptf_{V1} 为 $-0.4mm \cdot s$（$< -0.04mm \cdot s$），符合左房扩大特点；本例 P 波既宽又高，V_1 导联 P 波负向波极大，符合双心房扩大心电图改变。QRS 波于 V_1 导联呈 rsR' 型，QRS 时间 0.11s，符合不完全性右束支阻滞心电图特点

心电图诊断：双心房扩大，不完全性右束支传导阻滞

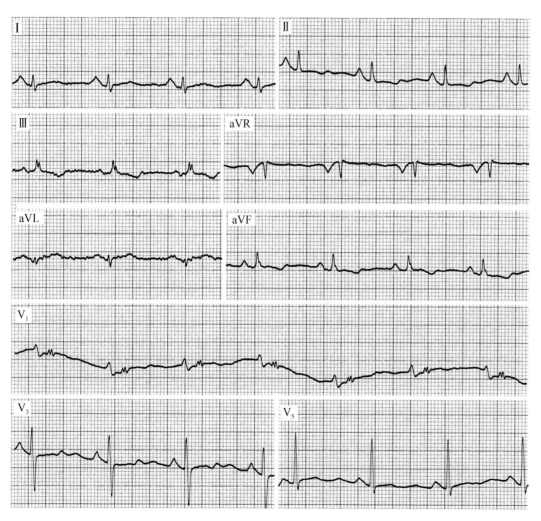

图 13-7　双心房扩大

P 波电压增高，P_Ⅱ达 0.25mV（≥0.25mV），伴Ⅱ导联 P-R 段压低，符合右房扩大心电图表现；P 波宽 0.14s，Ptf_{V1}为 - 0.05mm·s（< -0.04mm·s），符合左房扩大心电图改变；P 波既宽又高，符合双心房扩大特点

心电图诊断：双心房扩大

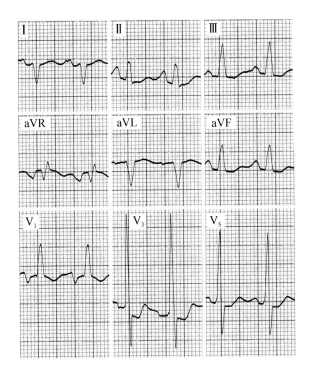

图 13-8　双心房扩大、右室肥大

P_{II} 电压增高达 0.25mV，符合右房扩大心电图表现；P_I、P_{aVR} 呈双峰，峰间距 0.05s，Ptf_{V1} 为 -0.07mm·s（< -0.04mm·s），符合左房扩大心电图改变。QRS 波于 V_1 导联呈 R 型，心电轴 +120°，V_1 导联室壁激动时间达 0.04s（> 0.03s），T_{V1} 倒置，符合右室肥大心电图改变，心率 125 次/分

心电图诊断：窦性心动过速，双心房扩大，右室肥大

患者女，36 岁。临床诊断：风湿性心脏病，二尖瓣狭窄，心功能IV级

[心电图特点] （图 13-9 ~ 图 13-11）

1. QRS 波电压改变。$R_{V5} \geq 2.5mV$，$R_{V5} + S_{V1} \geq 3.5mV$（女）~ 4.5mV（男）；$R_I$ 电压增高 $\geq 1.5mV$，S_{III} 变深，$R_I + S_{III} \geq 2.5mV$；$R_{aVL} \geq 1.2mV$ 或 $R_{aVF} \geq 2.0mV$。

2. 电轴轻度左偏，平均心电轴在 -10° ~ -30° 之间。

3. QRS 时间稍延长，达 0.10 ~ 0.11s（< 0.12s）。

4. 继发 ST-T 改变。在 ORS 波主波向上的导联中，ST 段压低，T 波低平、倒置，在 QRS 波主波向下的导联中，ST 段抬高，T 波直立，此为除极程序改变，继发复极程序改变；或相对供血不足而产生原发性 T 波改变，此时 T 波呈对称倒置的冠状 T。

上述心电图表现中，QRS 波电压改变为主要条件（即必备条件），余为次要条件（参考条件），其诊断条件具备越多，QRS 波电压超过正常值越多，则诊断可靠性愈大。若仅具备主要条件之一时，可诊断为"左室高电压"；若仅有左胸导联 ST-T 改变者，可诊断为"左室劳损"；二者均具备时，诊断为"左室肥大伴劳损"。

关于左室室壁激动时间（VAT），即自 QRS 波开始至 R 波顶峰所经过的时间，部分左室肥大者可延长，但由于左室肥大时其横面 QRS 环主要是向左后增大，且以向后为主，而 V_5 导联的导联轴在横面基本是向左的，投影于 V_5 导联轴的时间（最向左的向量）并不是其最大向量，故目前认为 V_5 的室壁激动时间这一概念并不正确，主张删除。

[左室肥大与束支传导阻滞的鉴别]　左室肥大与左束支传导阻滞波形相似，均有 QRS 时间延长及继发 ST-T 改变，但前者以 R 波电压增高为主，后者以 QRS 时间加宽为主，其鉴别见表 13-1。

13

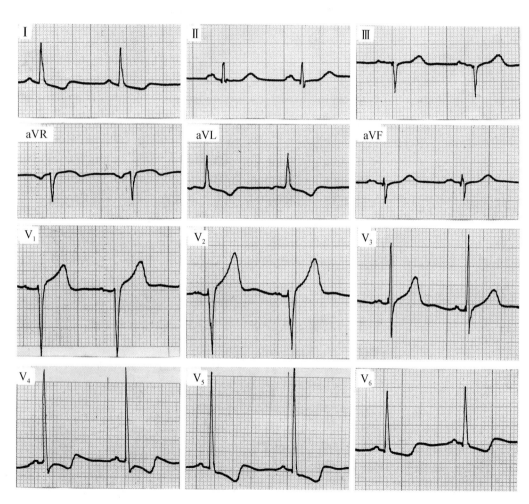

图 13-9　左室肥大伴劳损

QRS 波电压改变：R_{V5} 为 2.5mV，S_{V1} 为 1.7mV，R_{V5} + S_{V1} = 4.2mV（> 3.5mV）；心电轴 − 24°，Ⅰ、aVL 及 V_5、V_6 导联 ST 段下斜型压低达 0.1mV，T 波倒置达 0.25mV

心电图诊断： 左室肥大伴劳损

患者男，66 岁。临床诊断：高血压病 3 级，高血压心脏病

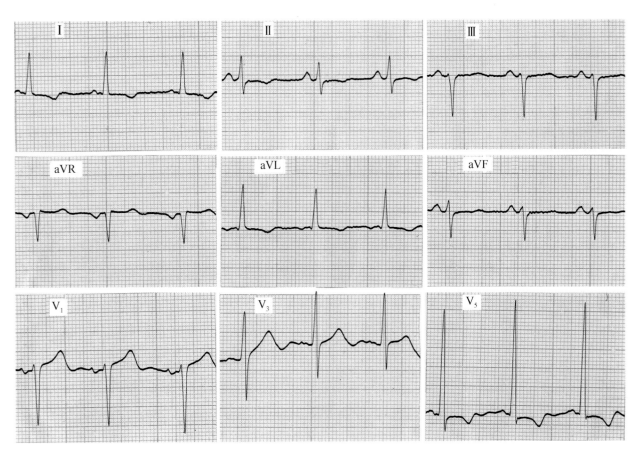

图 13-10　左室肥大伴劳损

QRS 波电压改变：R_{V5} 为 3.0mV，S_{V1} 为 1.5mV，$R_{V5} + S_{V1} = 4.5mV$（> 4.0mV）；心电轴 −22°，Ⅰ、aVL、V_5 导联 T 波倒置，以上符合左室肥大伴劳损心电图改变

心电图诊断：左室肥大伴劳损

患者男，59 岁，血压高 10 余年，最高达 230/130mmHg，未正规治疗。1 年来劳累后闷气，心脏彩超示 LV 57mm，LA 34mm。临床诊断：高血压病 3 级，极高危

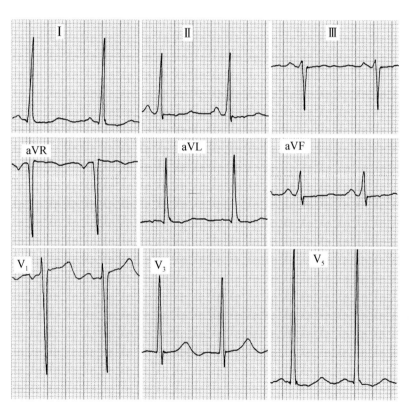

图 13-11 左室肥大伴劳损

QRS 波电压改变：R_I 为 2.2mV（>1.5mV），$R_I + S_{III} = 3.3$mV（>2.5mV），R_{aVL} 为 1.6mV（>1.2mV），R_{V5} 为 3.5mV（>2.5mV），$R_{V5} + S_{V1} = 6.2$mV（>3.5mV）；QRS 时间 0.11s，心电轴 −22°；I、aVL、V_5 导联 ST 段压低 0.05mV，T 波低平；以上特点符合左室肥大伴劳损

心电图诊断：左室肥大伴劳损

患者女，53 岁，血压高 23 年，最高达 190/110mmHg，未正规治疗。临床诊断：高血压病 3 级，极高危

表 13-1　左室肥大与完全性左束支传导阻滞的鉴别

鉴别点	左室肥大	完全性左束支传导阻滞
QRS 时间	$0.10 \sim 0.11s$，$< 0.12s$	$\geqslant 0.12s$
V_1（V_2）	QRS 波多呈 rS 型	QRS 波多呈 QS 型
V_5（V_6）	QRS 波呈 qR 型，R 波稍增宽	QRS 波呈 R 型，R 波明显宽钝，有切迹，无 q 波及 S 波

当 $R_{V5} \geqslant 2.5mV$，QRS 波具有左束支阻滞特点时，则诊断为左室肥大合并左束支传导阻滞。

左室肥大合并右束支传导阻滞时，V_5 导联可见右束支传导阻滞所致的较宽钝的 S 波，V_1 导联可见左室肥大所致的较深的 S 波。

[临床意义及处理]　左室肥大常见于高血压心脏病、冠心病、风湿性心脏病的主动脉瓣病变及二尖瓣关闭不全，肥厚型及扩张型心肌病，先天性心脏病的动脉导管未闭、室间隔缺损、主动脉缩窄等。若临床上有引起左室肥大疾病存在。心电图显示左胸导联电压明显增高，同时有轻度电轴左偏，或 V_5、V_6 有继发 ST-T 改变，则可作出左室肥大的肯定性诊断；若临床上诊断尚未明确，左胸导联电压明显增高，心电轴左偏，可作出提示左室肥大的诊断；若为健康青年人，瘦长体型，仅有左胸导联电压增高者，可诊断为左室高电压。对于左室肥大的治疗，除了原发病的治疗外，对于已肥厚的心肌，可选用血管紧张素转换酶抑制剂如苯那普利（benazepril）等，通过抑制血管紧张素转换酶的生成，保护心肌，使肥厚的心肌消退同时，心肌内胶原组织也消退，左室顺应性提高，心室舒张功能改善，以保持正常的心室功能。

（二）右室肥大

正常右心室壁厚度仅是左室壁厚度的 1/3，所以心电图表现主要为左心室除极向量的影响；由于右心室在右前，左心室在左后，所以心室除极总的平均向量（最大综合向量）指向左后下方，当右室肥大（right ventricular hypertrophy）到一定程度时，心室除极的最大向量发生了变化，自左、后、下转为右、前、下（或上），左、右心室相互间除极向量的比值发生了变化，额面环体向右下突出，投影于Ⅰ导联负侧，Ⅲ导联正侧，此即为心电轴右偏。关于右室室壁激动时间（VAT_{V1}），即自 V_1 导联 QRS 波开始至 R 波顶峰所经过的时间可延长。这是因为右室壁薄，即使右室明显肥厚，也难以超过左室厚度，故整个心室除极时间常正常，而 QRS 环体自起始到转向左后的时间可延长。

[心电图特点]　（图 13-12 ～ 图 13-13）

1. QRS 波电压改变（以 R/S 比值变化为主）。V_1 导联 R/S > 1，V_5 导联 R/S < 1，$R_{V1} + S_{V5} \geqslant 1.05mV$（重症时可 $\geqslant 1.2mV$），aVR 导联 R/q > 1，$R_{aVR} > 0.5mV$。

2. 电轴右偏 $\geqslant +90°$（重症时可 $\geqslant +110°$）。

3. QRS 时间多正常；$VAT_{V1} > 0.03s$。

4. 继发 ST-T 改变。反映右室面的导联 ST 压低，T 波低平、倒置，此为右室除极时间延长，继发复极程序改变所致。

上述心电图表现中，QRS 波电压改变及电轴右偏为主要条件，余为参考条件。电压超过正常值越多，具备条件越多，则诊断可靠性愈大。若具备 QRS 波电压改变，电轴右偏，右室室壁激动时间延长等条件，诊断为右室肥大；且伴有 ST-T 改变者，诊断为右室肥大伴劳损。在少数正常人，V_1 导联可呈 RS 型或 Rs 型，R/S > 1，但 R_{V1} 很少超过 0.7mV，亦无 ST-T 继发改变，此与右室肥大不同。

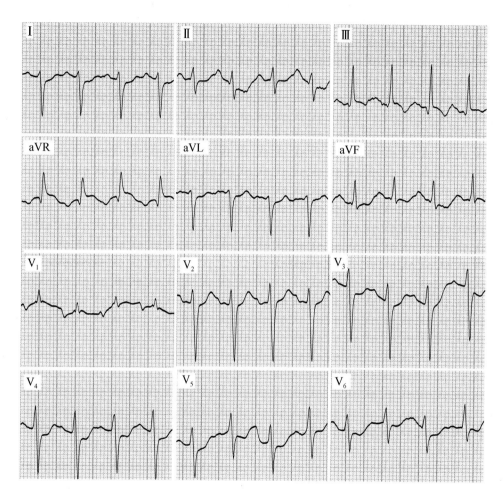

图 13-12　右室肥大

QRS 波电压改变：V_1 导联呈 Rs 型，R/S > 1，V_5 导联呈 RS 型，R/S < 1，R_{aVR} 为 0.6mV（> 0.5mV），aVR 导联 R/q > 1；心电轴右偏 +145°，以上符合右室肥大心电图特点，心率 136 次/分

心电图诊断：右室肥大，窦性心动过速

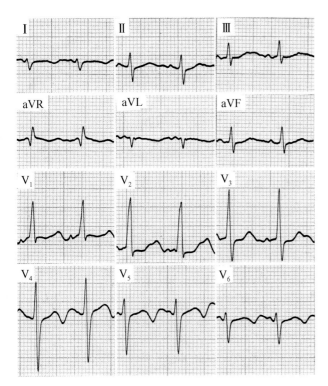

图 13-13　右室肥大，低血钾

QRS 波电压改变：V_1 导联 R/S > 1，V_5 导联 R/S < 1，R_{V1} + S_{V5} 为 1.6mV（> 1.2mV），aVR 导联 R/q > 1；心电轴 + 112°（> + 110°），V_1 导联室壁激动时间达 0.04s（> 0.03s）；以上符合右室肥大心电图改变。T 波低平，U 波增高，T、U 融合近似拱桥样改变（以 Ⅲ、V_2、V_3 导联最为明显），符合低血钾特点

心电图诊断：右室肥大，低血钾

患者女，28 岁。临床诊断：风湿性心脏瓣膜病，利尿剂治疗过程中血钾 3.0mmol/L

［右室肥大与束支传导阻滞的鉴别］　右室肥大与右束支传导阻滞图形相类似，二者鉴别见表 13-2。

表 13-2　右室肥大与完全性右束支传导阻滞的鉴别

鉴别点	完全性右束支传导阻滞	右室肥大
QRS 时间	≥0.12s	<0.12s
V_1 导联 QRS 波形	rsR'型，无 q 波及 s 波	R、Rs 或 qR 型，少数呈 rsR'型
V_5 导联 S 波	明显宽钝	以深为主
VAT_{V1}	>0.06s	0.03～0.05s

当 QRS 波具备右束支传导阻滞图形特点，而 R_{V1}≥1.5mV，T_{V1} 显著倒置，电轴右偏时，应诊断为右室肥大合并右束支传导阻滞；在不完全性右束支传导阻滞中，R_{V1}≥1.0mV，即可考虑二者合并存在。

右室肥大合并左束支传导阻滞时，V_1 导联出现较宽 S 波（左束支传导阻滞所致），V_5 导联出现较深 S 波（右室肥大所致）；由于左束支传导阻滞，V_1 导联常呈 QS 型，故二者合并存在不易诊断，此时若 V_5、V_6 有较深 S 波（左束支传导阻滞时 V_5、V_6 不出现 S 波），可考虑二者合并存在。此种情况临床少见。

［临床意义及处理］　右室肥大常见于风湿性心脏病二尖瓣狭窄，肺源性心脏病，先天性心脏病，如房、室间隔缺损，肺动脉瓣狭窄，法洛四联症，原发肺动脉高压等。轻度右室肥大，心电图不易显示，只有当右室肥大达到一定程度时方能显示，所以典型右室肥大的心电图表现，常示重度右室肥大。对于右室肥大的处理，除原发病治疗以外，对于肺动脉高压者，选用

钙离子拮抗剂、血管紧张素转换酶抑制剂等药物，以降低肺动脉压力，减轻右室后负荷，有利于右室肥大的消退。

（三）双心室肥大

双心室肥大（bilateral ventricular hypertrophy）时，心电图可有以下3种表现：

1. 同时具有左、右室肥大的心电图特征（图13-14）　①V_1导联 R/S ＞1，R_{V1}≥0.7mV，V_5导联 R 波电压≥2.5mV；②R_{V5}≥2.5mV，但 V_5导联 R/S ＜1，aVR 导联 R/Q ＞1，R_{aVR}≥0.5mV；③QRS 波电压改变符合左室肥大，但电轴右偏 ＞ +90°。

2. 仅表现为某一侧心室肥大图形　当左、右室肥大，而某一侧心室肥大更甚时，其心电图往往仅表现为某一心室肥大，而对

侧轻度心室肥大被掩盖，此时心电图仅能作出某一心室肥大的诊断，而不能诊断为双心室肥大。由于左室壁较右室壁厚，故双心室肥大常以左室肥大多见。有无双心室肥大，需结合临床判断，心电图诊断为某一心室肥大，不能排除临床上的双心室肥大。

3. 近于正常心电图　当左、右室肥大，其左、右两侧除极向量（电势）互相抵消、使左、右室肥大的特点均不能显示，而表现为近于正常的心电图。此时心电图不能作出双心室肥大的诊断。

[临床意义及处理]　双心室肥大常见于风湿性心脏病二尖瓣狭窄合并关闭不全，或合并主动脉瓣病变，先天性心脏病室间隔缺损，动脉导管未闭，心肌病等，以及各种病因心脏病如高血压心脏病、冠心病等所引起的全心衰竭。对其处理，同左、右室肥大。

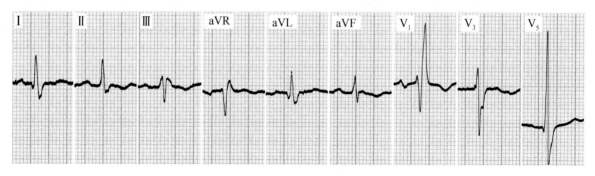

图13-14　双心室肥大伴右束支传导阻滞

V_1 导联呈 rsR'型，R'为 1.6mV（＞1.5mV），T 波倒置；V_5 导联呈 qRs 型，S 波加宽，R 波电压为 2.6mV（＞2.5mV）。T 波低平，Ⅰ、Ⅱ、aVL 导联均可见宽 S 波，QRS 时间 0.14s。由于 QRS 波符合右束支传导阻滞特点，R_{V1} ＞1.5mV，R_{V5} ＞2.5mV，伴有继发性 ST-T 改变，故诊断为双室肥大，伴右束支传导阻滞

心电图诊断：双心室肥大伴右束支传导阻滞

患者男，78 岁，高血压 10 多年，心界向左扩大，心尖部可闻及 SM 3/6 级，肝大，下肢水肿。临床诊断：高血压及冠心病，乳头肌功能不全，心力衰竭Ⅲ度

第 14 章　心 肌 梗 死

心肌梗死（myocardial infarction）是由于供应心脏的冠状动脉突然闭塞，使其供血部位的心肌发生缺血、损伤、坏死，出现了典型的心电图改变及其一系列临床表现。

不同的冠状动脉阻塞，引起不同部位的心肌坏死：左前降支闭塞，可引起左室前壁、下外侧壁、前间隔部、心尖部以及二尖瓣前乳头肌心肌坏死；左回旋支闭塞，可引起左室高侧壁、下后壁、左房心肌坏死，病变可波及窦房结、房室结；右冠脉闭塞，可引起左室下后壁、后室间隔部、右室等心肌坏死，病变可波及窦房结、房室结。坏死心肌可波及心室壁全层，称为透壁性心肌梗死（transmural infarction），亦可仅波及心内膜下心肌（不超过室壁厚度 1/2），称为心内膜下心肌梗死（subendocardial infarction）。目前临床上根据 ST 段有无抬高，分为 ST 段抬高心肌梗死及非 ST 段抬高心肌梗死，亦有利于临床处理。

一、心肌梗死心电图波形改变的机制

急性心肌梗死特征性的心电图改变为病理 Q 波、ST 段抬高、T 波倒置，它反映了心肌缺血损伤程度的差别，此可由动物实验证实。用包有橡皮套的血管钳，钳夹犬的某支冠状动脉，在该动脉所供应的心肌部位放置探查电极，其钳夹重力及持续时间不同，形成不同的心电图表现（图 14-1）。

由图 14-1 可看出，当冠脉血流短暂而未完全中断时，心肌暂时缺血，形成 T 波倒置的"缺血型"改变，松钳后，T 波恢复。当钳夹时间延长，心肌因缺血受损伤时，心电图表现为 ST 段抬高，或抬高的 ST 段与 T 波融合形成单向曲线，此为"缺血、损伤型"改变，松钳后 ST 段逐渐下降至基线，T 波渐恢复。当冠脉血流长时间完全中断时，心肌因缺血、损伤，形成不可逆的心肌坏死，心电图表现为病理 Q 波、ST 段抬高、T 波倒置，此为"缺血、损伤、坏死型改变"，松钳后 ST 段及 T 波均可恢复，而病理 Q 波持续存在。

对于心肌梗死心电图波形改变的机制，目前尚有较多争论，多数学者主张对其波形改变做如下解释：

1. 病理 Q 波产生机制　病理 Q 波为心肌坏死的表现，由于心肌坏死，电学活动消失，不能参与除极，但仍可传导电流，而

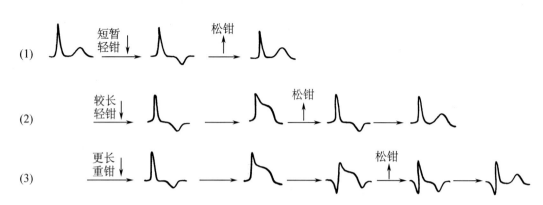

图14-1　动物实验中心肌缺血、损伤、坏死时心电图演变示意图

（1）缺血型改变：T 波对称倒置

（2）缺血、损伤型改变：ST 段抬高，T 波倒置

（3）缺血、损伤、坏死型改变：病理 Q 波，ST 段抬高，T 波倒置

坏死区的对侧，除极照常进行，且因此时坏死区失去其抵消向量的作用，使得相对应的心肌除极向量增大（坏死区相对应部位 R 波增高），所以除极开始的0.04s 向量总是向着坏死区相反方向进行，形成了坏死区的病理 Q 波。如果心肌坏死仅限于心内膜下一部分心肌（不超过心室壁厚度1/2），对 QRS 波影响不大，这可能因为心内膜层有浦肯野纤维分布，激动传导速度快，同时向不同方向除极，其电位互相抵消；只有当坏死心肌超过心内膜下室壁厚度一半，或全层坏死时，则不产生电学活动，该处探查电极描出 QS 型波，即心腔内波形；如果坏死区尚有少部分心肌存活（在心外膜层的一半范围内），则形成 QS 波有切迹，或出现胚胎 r 波（于 QS 波中，可见未超出基线的 r

波），或形成 QR 型；如果外膜下层尚留有部分健康心肌，则形成相对应导联中 R 波降低，呈 rS 型或 rs 型。

2. ST 段抬高产生机制

（1）损伤电流学说：当心肌受损时，细胞膜通透性改变，膜外电位降低，即损伤心肌处于"部分极化"状态，与正常心肌产生了电位差，电流自正常心肌流向受损心肌，此即为"损伤电流"。当除极进行时，正常心肌和受损心肌同样全部除极，除极结束后，这两个部位不再有电位差，损伤电流消失；当心肌复极结束后，这两个部位电位差再次出现，又产生了损伤电流，所以损伤电流出现于复极结束到除极开始之前的一段时间内，在心电图上出现于 T-P 段。如心外膜下心肌受损，此部位电位降低，描记出的 T-P 段低于正常基线。由于习惯上以 T-P 段为等电位线，故心电图机上附加了一套调节装置，可增加一项补偿电流，从而使 T-P 段上移，此时仍以 T-P 段为等电位线，则相对显示 ST 段抬高（图 14-2）。

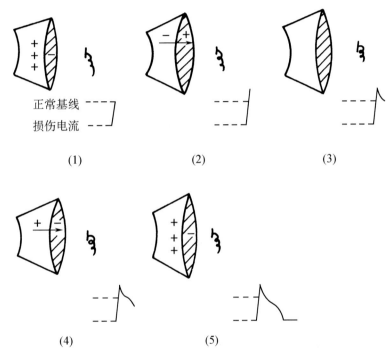

图 14-2　损伤电流引起 ST 段抬高示意图
（1）损伤心肌静息状态下有电位差（损伤电流）
（2）除极进行
（3）除极完毕，电位差消失，曲线回至正常基线
（4）复极进行
（5）复极完毕，正常与损伤心肌之间再次出现电位差，T-P 段又回至基线

（2）除极受阻学说：在正常心肌与受损心肌交界处，除极波受阻而不能进入损伤区。正常心肌除极，在对应心外膜面描出 R 波，当正常心肌除极完毕时，损伤心肌仍保持原来极化状态，故损伤部位电位高；若探查电极放在损伤部位的心外膜处，电极受高电位影响，引起 R 波后的 ST 段抬高；当心肌复极时，ST 段渐下降，复极完毕，损伤区电位差消失，ST 段降至基线（图 14-3）。

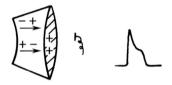

图 14-3　除极受阻引起 ST 段抬高示意图
正常心肌与受损心肌交界处，除极波受阻
而不能进入损伤区，正常心肌除极完毕，
损伤心肌仍保持原来极化状态，引起 R 波
后 ST 段抬高

3. T 波倒置形成机制　T 波倒置是心肌缺血表现（图 14-4）。①心内膜下心肌缺血：由于心内膜下心肌缺血，复极延迟，而健侧复极结束，患侧最后复极不受对侧影响，故表现为 T 波增高（急性心肌梗死早期，可表现为 T 波高耸，此也可能由于心肌严重缺血，细胞内 K^+ 外逸，细胞外高钾所致）；②全层心肌缺血：全层心肌缺血时，心内膜面有心腔内血液直接供应，缺血程度较轻，而心外膜面较显著，故复极程序由正常情况下的自心外膜向心内膜进行，改为自心内膜向心外膜进行，形成对称倒置的缺血型 T 波，称之为冠状 T。

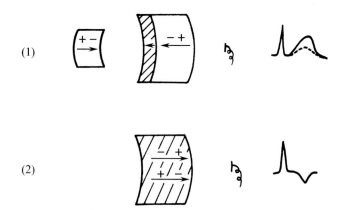

图 14-4　心肌缺血 T 波变化示意图

（1）心内膜下心肌缺血：心内膜下心肌缺血，复极延迟，致 T 波增高

（2）全层心肌缺血：复极程序改为自心内膜向心外膜进行，T 波对称倒置

二、急性心肌梗死心电图演变及定位诊断

当冠状动脉突然完全闭塞造成心肌梗死时，在相对应的导联中出现一系列特征性的心电图改变及演变，此对急性心肌梗死的诊断具有极重要意义。

1. 特征性表现　病理 Q 波，Q 波宽度 >0.04s，深度大于同导联 R 波的 1/4，为心肌坏死表现；ST 段抬高，为心肌损伤表现；T 波倒置，为坏死区心肌周围缺血表现。

2. 动态演变　在心肌梗死的不同时期，心电图表现不同。

（1）早期（超急期）：梗死后数分钟至数小时。ST 段抬高，呈上斜型或弓背向上型；T 波高耸宽大；或 ST 段抬高，弓背向上，与 T 波融合，呈单向曲线。急性损伤阻滞：R 波上升缓慢，VAT 及 QRS 时间均稍延长，可有 R 波电压增高。

（2）急性期（充分发展期）：梗死后数小时至数周。R 波降低，出现病理 Q 波，或呈 QS 型；抬高的 ST 段渐下降，但尚未降至基线（一般数小时至数天，少部分延长至 2 周，方可降至基线）；随着 ST 段下降，T 波逐渐倒置，由浅至深（一般在 3~6 周达最深）。

（3）亚急性期：梗死后数周至数月。ST 段降至基线；对称倒置的 T 波由深变浅，逐渐恢复；病理 Q 波存在。

（4）慢性稳定期（陈旧期）：梗死后数月至数年。T 波恢复正常，或倒置的 T 波长期观察无变化（形成慢性冠状动脉供血不足）；ST 段正常；病理 Q 波存在。

病理 Q 波常说明心肌呈透壁性坏死，形成瘢痕后亦不能如正常心肌进行除极，故常持续存在。亦有少数患者，其病理 Q 波可消失，主要见于下壁心肌梗死。这可能由于坏死范围较小，瘢痕组织收缩，被周围正常心肌包围，描记不到病理 Q 波。

在非梗死区，其心电图可有对应性改变，即 ST 段压低、R 波更高等，如后壁心肌梗死时，其 V_1V_2 导联可有 ST 段压低，R 波更高表现；但临床上凡有明显对应性改变者，应考虑到可能相对应的冠脉血管亦有较明显狭窄。

3. 心肌梗死定位诊断　心肌梗死部位不同，在面向梗死部位的导联上出现特征性心电图表现，根据不同导联心电图改变，可进行心肌梗死定位诊断（表 14-1）。

表 14-1　常见心肌梗死定位诊断

梗死部位	I	II	III	aVR	aVL	aVF	V_1	V_2	V_3	V_4	V_5	V_6	V_7	V_8	V_9
前间壁	0	0	0	0	0	0	+	+	+	0	0	0	0	0	0
心尖部	0	0	0	0	0	0	0	0	(+)	+	(+)	0	0	0	0
前外侧壁	+	0	0	0	+	-	(-)	(-)	0	(+)	+	+	0	0	0
高侧壁	+	-	-	0	+	-	0	0	0	0	0	0	0	0	0
广泛前壁	(+)	-	-	0	(+)	-	+	+	+	+	+	+	0	0	0
下壁	-	+	+	0	-	+	0	0	0	0	0	0	0	0	0
后壁	0	0	0	0	0	0	-	-	(-)	(-)	0	0	+	+	+
后外侧壁	+	+	+	0	+	+	-	-	-	0	(+)	+	+	+	+

注：+：典型梗死波；-：对应性改变；(+)：可能有典型梗死波；(-)：可能有对应性改变；0：无变化

（1）前间壁心肌梗死（anterior septal infarction）（图 14-5 ~ 14-9）：典型梗死波出现于 V_1 ~ V_3 导联，当左冠状动脉前降支的右侧支阻塞时，形成室间隔前 2/3 部分与相对应的左室前壁心肌梗死，由于该部位正常情况下最先除极，形成 V_1V_2 导联的 rS 波，一旦该部位梗死后，初始向右前向量消失，形成 V_1 ~ V_3 导联 QS 型。随着梗死范围不同，V_1 ~ V_3 导联中可出现不同类型的心电图表现：①V_1 导联呈 rS 型，V_2V_3 呈 QS 型，提示梗死范围可能位于室间隔前面的左室前壁，而室间隔部分无心肌梗死；②V_1 ~ V_3 均呈 qrS 型，此种情况见于室间隔左侧面心内膜下受累，前壁受累较少或仅限于心内膜下（正常 V_1V_2 导联 R

波前不应有 q 波）；③V_1 ~ V_3 均呈 rS 型，但 r 波所占时限极短，此种情况可能由于室间隔未发生梗死，或仅室间隔右侧面心内膜下梗死，形成 QRS 波初始 0.01s 向量正常，而 0.02s 则转向左后方；④V_1 ~ V_3 均呈 rS 型，r 波逐渐降低，提示为室间隔所对应的左室前壁梗死；⑤V_1 ~ V_3 均呈 rS 型，r 波渐高，但与既往心电图对比，其 R 波振幅显著降低（排除心脏顺钟向转位）。

以上几种情况，应结合临床，动态观察，除 QRS 波形变化外，结合 ST-T 变化，确定诊断。

（2）心尖部心肌梗死（apical infarction）（图 14-6 ~ 14-9）：典型梗死波出现于 V_4 导联，有时可波及 V_3 及 V_5 导联。为左冠

状动脉前降支的末梢支阻塞所致。单纯心尖部心肌梗死较少见，多与前间壁心肌梗死合并存在。

（3）前外侧壁心肌梗死（anterolateral infarction）（图14-24）：典型梗死波出现于 V_5、V_6、Ⅰ 及 aVL 导联。为左冠状动脉前降支的左侧支，或回旋支的一部分阻塞所致。若典型梗死波仅出现于Ⅰ 及 aVL 导联，为高侧壁心肌梗死。亦可仅出现于 V_5、V_6 导联，此时梗死范围较小。

（4）广泛前壁心肌梗死（extensive anterior infarction）（图14-10~14-19，图14-26，图14-27）：典型梗死波出现于 V_1~V_5（V_6）、Ⅰ、aVL 导联。为左冠状动脉前降支主干阻塞引起。亦可仅出现于 V_1~V_5 导联。此时反映下后壁的导联（Ⅱ、Ⅲ、aVF 及 V_7~V_9）可有对应性改变。

（5）下壁心肌梗死（inferior infarction）（图14-19~图14-25，图14-28~图14-31）：下壁心肌梗死多由于右冠状动脉后降支（少数为左冠状动脉回旋支）闭塞引起。典型梗死波出现于Ⅱ、Ⅲ、aVF 导联，又称为膈面心肌梗死，正常情况下，这一部分心肌开始除极的时间较早，在心室除极开始后 10~20ms 之内，其所产生的向量向下。当该部分心肌坏死时，除极所产生的向下的向量消失，使得相反方向的电势增大，向量便向上移位，使 QRS 向量环于开始后即向上偏移，形成Ⅱ、Ⅲ、aVF 导联上的 Q 波。单独Ⅲ导联呈 QS 型，或有 Q 波，不能诊断下壁心肌梗死，这是因为只要 QRS 环的位置较横（QRS 环的最大向量向左上偏移），在Ⅲ导联上，即可大

部分或全部投入在其负侧，只有当Ⅱ及 aVF 导联，尤其是Ⅱ导联同时出现病理 Q 波时，方可诊断。至于其 Q 波宽度，则应结合临床病史等资料进行分析诊断，不要因其宽度 <0.02s 或 0.03s 而将其排除。

（6）后壁心肌梗死（posterior infarction）（图14-22，图14-28~图14-31）：典型梗死波出现于 V_7、V_8、V_9 导联，为右冠状动脉后降支或左冠状动脉回旋支阻塞所致。由于左室后基底部正常除极较晚，所以该部位梗死对整个心脏除极程序影响不大，只是由于缺乏向后的向量，使得 QRS 环向前向量增大，表现为 V_1、V_2 导联 R 波增高，V_7、V_8、V_9 导联的病理 Q 波。由于在正常情况下，V_7~V_9 导联中 R 波较低，故 Q 波相对较深，常大于 R 波的 1/4，一旦出现后壁心肌梗死，Q 波更进一步加深。所以对于后壁心肌梗死的诊断不能单纯根据 Q 波而确定，需结合 ST-T 改变及典型的演变。对于陈旧性后壁心肌梗死的诊断，应结合既往心肌梗死病史进行诊断。单纯后壁心肌梗死较少见，常与下壁、外侧壁心肌梗死合并存在。

（7）后外侧壁心肌梗死（posterolateral infarction）（图14-29，图14-31）：典型梗死波出现于 V_6~V_8、Ⅰ、aVL 导联，为左冠状动脉回旋支阻塞引起。若为低位后外侧壁心肌梗死，其Ⅰ、aVL 导联可不显示，此时，可波及Ⅱ、Ⅲ、aVF 导联；若为高位后外侧壁心肌梗死，则在高一肋间的 V_6~V_8 导联显示。

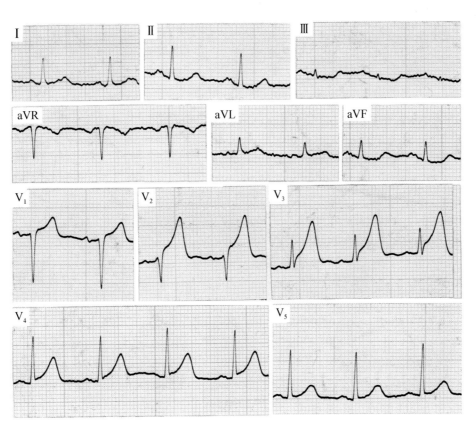

图 14-5　急性前间壁心肌梗死（超急期）

QRS 波于 V_1、V_2 导联呈 rS 型，V_3、V_4 导联呈 R 型，$V_1 \sim V_4$ 导联 ST 段抬高，达 0.3mV，各导联尚无 Q 波形成，符合急性前间壁心肌梗死超急期心电图表现

心电图诊断：急性前间壁心肌梗死（超急期）

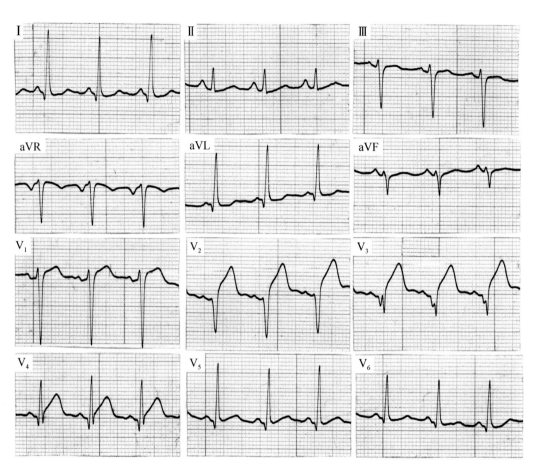

图 14-6　急性前间壁、心尖部心肌梗死（急性期）

QRS 波于 V_3 导联呈 QS 型，$r_{V2} < r_{V1}$，V_4 可见病理 Q 波；$V_1 \sim V_4$ 导联 ST 段抬高达 0.3mV，近似弓背向上型。符合急性前间壁、心尖部心肌梗死心电图表现，心率 107 次／分

心电图诊断：急性前间壁、心尖部心肌梗死（急性期）

患者女，59 岁。临床诊断：冠心病，急性前间壁、心尖部心肌梗死

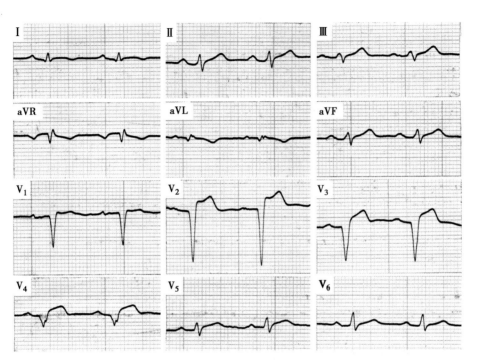

图 14-7　急性前间壁、心尖部心肌梗死（急性期）

V_1 ~ V_4 导联 QRS 波呈 QS 型，ST 段抬高达 0.25mV，与 T 波融合，呈单相曲线，符合急性前间壁、心尖部心肌梗死；Ⅰ ~ aVL 各导联 QRS 波电压均 < 0.5mV，符合肢体导联低电压

心电图诊断： 急性前间壁、心尖部心肌梗死（急性期），肢体导联低电压

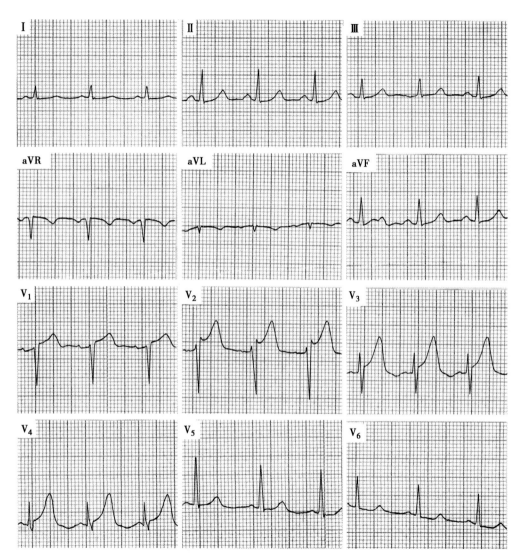

图 14-8（A） 急性前间壁、心尖部心肌梗死（超急期）

$V_1 \sim V_4$ 导联 ST 段抬高，最高达 0.2mV，弓背向下，T 波较高，r 波尚存在，无 Q 波形成

心电图诊断：急性前间壁、心尖部心肌梗死（超急期）患者男，48 岁，持续胸痛 0.5 小时。该图为入院后即刻描记心电图。5 分钟后突然发作阿-斯综合征，立即紧急除颤，后自主心律恢复［见图 14-8（B）］。临床诊断：冠心病，急性前间壁、心尖部心肌梗死

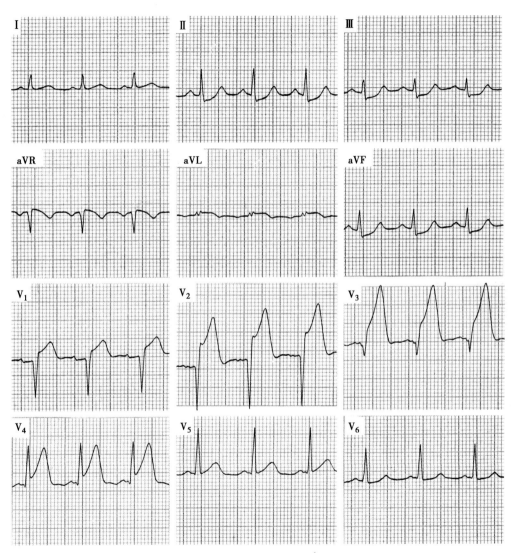

图 14-8（B） 急性前间壁、心尖部心肌梗死（急性期）
［与图 14-8（A）为同一患者］V₁ ~ V₃ 导联 QRS 波呈
QS 型，r 波消失，V₁ ~ V₄ 导联 ST 段抬高，最高达
0.6mV；Ⅱ、Ⅲ、aVF 导联 ST 段压低 0.15mV，呈对应
性改变；符合急性前间壁、心尖部心肌梗死（急性期）
心电图诊断：急性前间壁、心尖部心肌梗死（急性期）

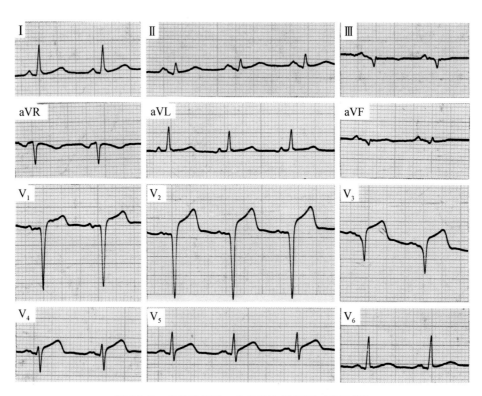

图14-9　急性前间壁、心尖部心肌梗死（急性期）

V_1 ~ V_3 导联 QRS 波呈 QS 型，V_4 呈 rS 型，V_1 ~ V_5 导联 ST 段抬高，最高达 0.3mV；符合急性前间壁、心尖部心肌梗死（急性期）

心电图诊断：急性前间壁、心尖部心肌梗死（急性期）

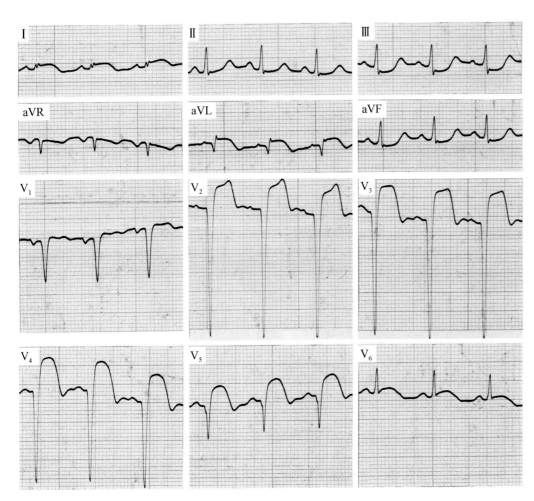

图14-10　急性广泛前壁心肌梗死（急性期）

QRS波于 V_1 ~ V_5 呈 QS 型，aVL 可见病理 Q 波，Ⅰ导联 r 波极小，电压 0.1mV；Ⅰ、aVL、V_1 ~ V_6 导联 ST 段抬高，最高达 0.8mV，弓背向上，与 T 波融合，呈单相曲线（部分导联 T 波已经开始倒置）；Ⅱ、Ⅲ、aVF 导联 ST 段轻度压低，最低达 0.15mV，为对应性改变

心电图诊断： 急性广泛前壁心肌梗死（急性期）

患者女，54 岁，以持续胸痛 5 小时为主诉入院。临床诊断：冠心病，急性广泛前壁心肌梗死

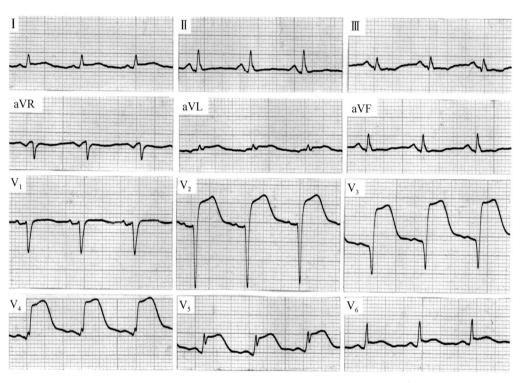

图 14-11　急性广泛前壁心肌梗死（急性期）

QRS 波于 V$_3$ 导联呈 QS 型，V$_1$、V$_2$ 导联呈 rS 型，V$_3$ 导联呈 QS 型、V$_4$ 导联 R 波极小，电压 0.2mV；Ⅰ、aVL、V$_1$ ~ V$_6$ 导联 ST 段抬高，最高达 1.0mV，弓背向上，与 T 波融合，呈单相曲线

心电图诊断：急性广泛前壁心肌梗死（急性期）

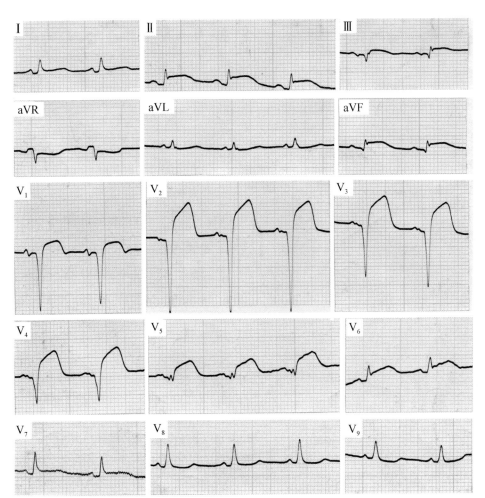

第14章　心肌梗死

图 14-12　急性广泛前壁及下壁心肌梗死（急性期）

QRS 波于 $V_1 \sim V_5$ 导联呈 QS 型，Ⅱ、Ⅲ、aVF 及 V_6 导联均可见病理 Q 波，以上导联 ST 段抬高，最高达 0.5mV，弓背向上

心电图诊断： 急性广泛前壁、下壁心肌梗死（急性期）

患者女，46 岁，冠脉造影显示前降支近端完全闭塞，开通后显示前降支长，越过心尖部供应下后壁心肌，故其下后壁同时心肌梗死

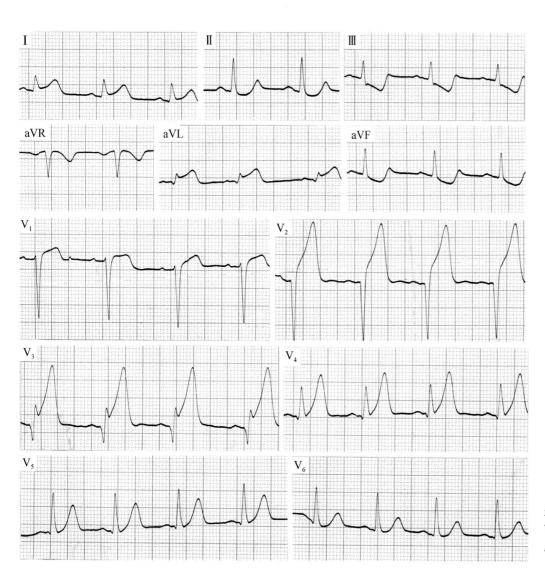

图14-13　急性广泛前壁心肌梗死（急性期）
Ⅰ、aVL、V₁～V₅导联 ST 段抬高，最高达 0.5mV，呈弓背向上型，与 T 波融合，呈单相曲线。V₂、V₃、aVL 导联已有 Q 波形成（胸痛 1 小时后描记）
心电图诊断：急性广泛前壁心肌梗死（急性期）

14

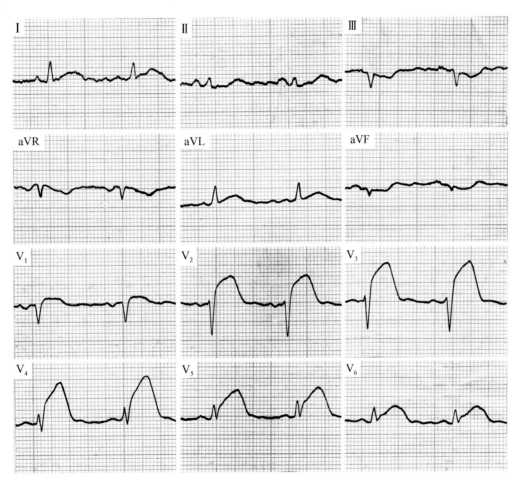

图14-14　急性广泛前壁心肌梗死（超急期）

QRS 波于 I 、aVL、$V_1 \sim V_6$ 导联 ST 段抬高，弓背向上，与 T 波融合，呈单相曲线。$V_1 \sim V_6$ 导联 r 波明显降低，尚无 Q 波形成

心电图诊断：急性广泛前壁心肌梗死（超急期）

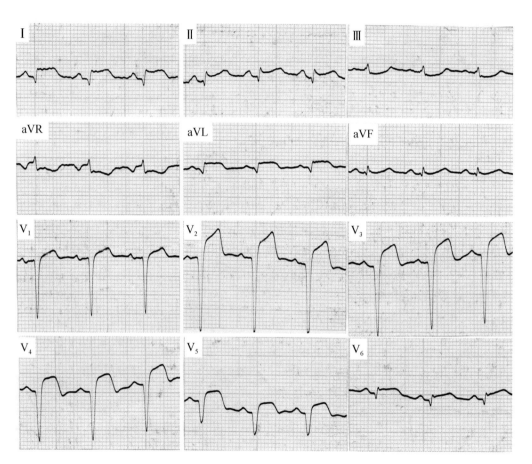

图 14-15　急性广泛前壁心肌梗死（急性期）

QRS 波于 $V_1 \sim V_5$ 导联呈 QS 型，V_6、I 、aVL 导联呈 Qr 型，上述导联 ST 段抬高，弓背向上，最高达 0.3mV，与 T 波融合，呈单相曲线，部分 T 波已经开始倒置

心电图诊断：急性广泛前壁心肌梗死（急性期）

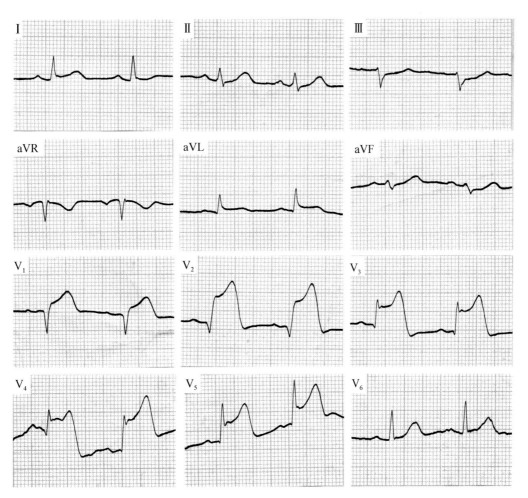

图 14-16　急性广泛前壁心肌梗死（急性期）

V_1 ~ V_5 导联均可见病理 Q 波，ST 段抬高，最高达 0.7mV，与 T 波融合，呈单相曲线，Ⅰ、aVL 导联 ST 段亦轻度抬高；Ⅱ、Ⅲ、aVF 导联 ST 段轻度压低

心电图诊断：急性广泛前壁心肌梗死（急性期）

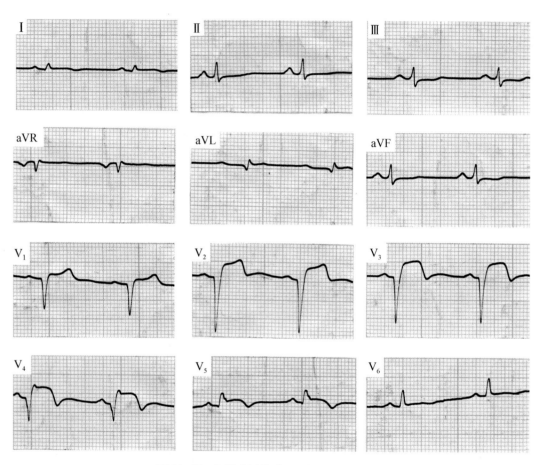

图 14-17　急性广泛前壁心肌梗死（急性期）

$V_1 \sim V_5$ 导联 ST 段抬高，最高达 0.3mV，弓背向上，T 波倒置；$V_1 \sim V_3$ 导联 QRS 波呈 QS 型，$V_4 \sim V_5$ 导联可见病理 Q 波，I、aVL 导联可见病理 Q 波

心电图诊断：急性广泛前壁心肌梗死（急性期）

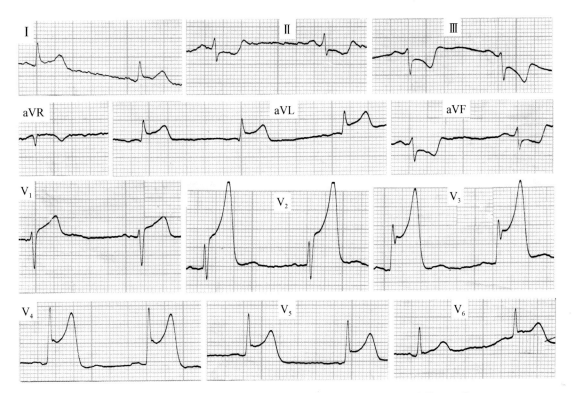

图 14-18（A）　急性广泛前壁心肌梗死（超急期）+左前分支传导阻滞

$V_1 \sim V_6$、I、aVL 导联均可见 ST 段抬高，最高达 0.8mV，T 波高耸，自 $V_1 \to V_4$ 导联 R 波渐高，无 Q 波形成；II、III、aVF 导联 ST 段呈下斜型压低达 0.2mV，为对应性改变。以上符合广泛前壁心肌梗死（超急期）特点，电轴左偏 −43°

心电图诊断： 急性广泛前壁心肌梗死（超急期）+左前分支传导阻滞

此图为患者胸痛 0.5 小时后急描心电图，入院后即刻静脉滴注尿激酶 150 万 U 行溶栓治疗

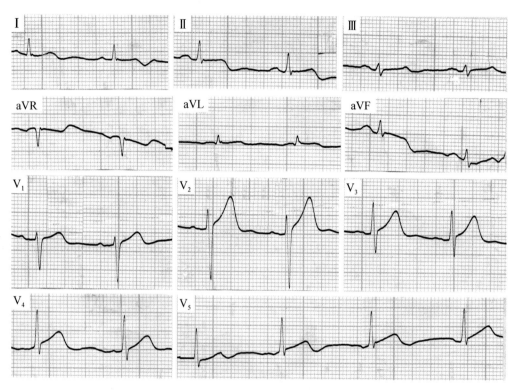

图 14-18（B） 急性广泛前壁心肌梗死溶栓后血管再通

［与图 14-18（A）为同一患者，溶栓后 2 小时描记］ V_1 ~ V_5、Ⅰ、aVL 导联 ST 段基本恢复正常，V_1→V_5 导联 R 波渐高，无 Q 波形成，电轴左偏 +30°，此为溶栓治疗有效指标之一

心电图诊断：急性广泛前壁心肌梗死（超急期），溶栓后心电图基本恢复正常

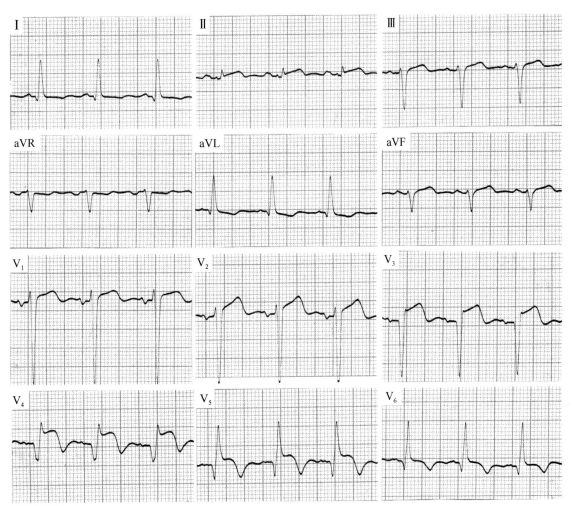

图 14-19（A） 急性前壁、下壁心肌梗死（急性期）

QRS 波于 $V_3 \sim V_6$ 导联可见病理 Q 波，$r_{V2} < r_{V1}$；上述导联 ST 段抬高达 0.3mV，T 波已开始倒置，深达 0.3mV；Ⅱ、Ⅲ、aVF 导联 ST 段抬高，其 r 波极小，Ⅱ 导联呈 qR 波，符合急性前壁、下壁心肌梗死（急性期）

第14章　心肌梗死

14

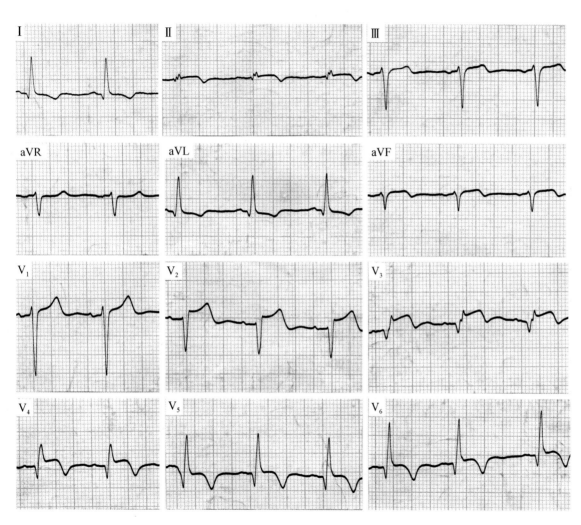

图 14-19（B）　急性前壁、下壁心肌梗死
（急性期）

［与图 14-19（A）为同一患者，1 周后描记］Ⅱ 导联呈 qr 型，Ⅱ、aVF 导联 T 波已开始倒置，故下壁心肌梗死亦为急性期表现

心电图诊断：急性前壁、下壁心肌梗死（急性期）

患者女，74 岁，持续胸闷 10 小时。临床诊断：冠心病，急性前壁、下壁心肌梗死

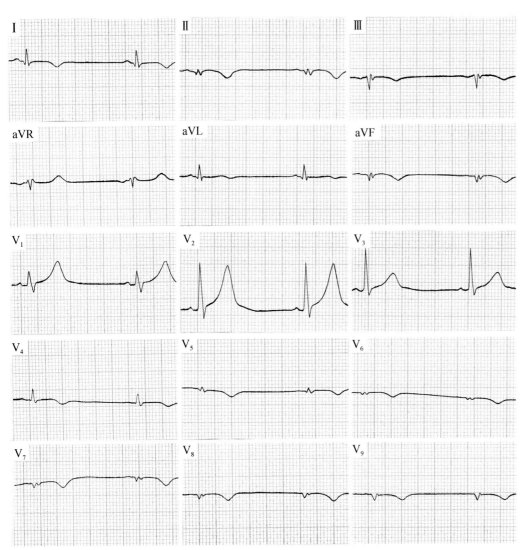

图 14-20　急性下壁、后外侧壁心肌梗死

（亚急性期）

Ⅱ、Ⅲ、aVF、$V_5 \sim V_9$ 导联 QRS 波基本呈 QS 型，其间可见胚胎 r 波，ST 段已恢复至基线，T 波倒置，最深达 0.2mV（此图为急性心肌梗死后第 10 天描记）；$V_1 \sim V_3$ 导联 R 波较高，T 波直立，与后壁心肌梗死形成对应性改变

心电图诊断：急性下壁、后外侧壁心肌梗死（亚急性期）

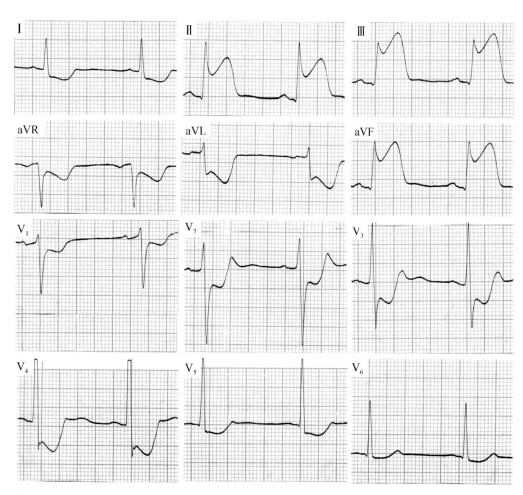

图 14-21（A）　急性下壁心肌梗死（超急期）
（胸痛 3 小时后描记） Ⅱ、Ⅲ、aVF 导联 ST 段抬高，最高达 0.8mV，弓背向上，与 T 波融合，呈单相曲线，无明显 Q 波形成，符合急性下壁心肌梗死特点（超急期）， Ⅰ、aVL、$V_1 \sim V_6$ 导联 ST 段压低，最低达 0.5mV，其改变明显，可能对应血管亦有严重病变
心电图诊断：急性下壁心肌梗死（超急期），前壁心肌呈缺血型改变
患者男，70 岁。临床诊断：冠心病，急性下壁心肌梗死（超急期）；2 型糖尿病

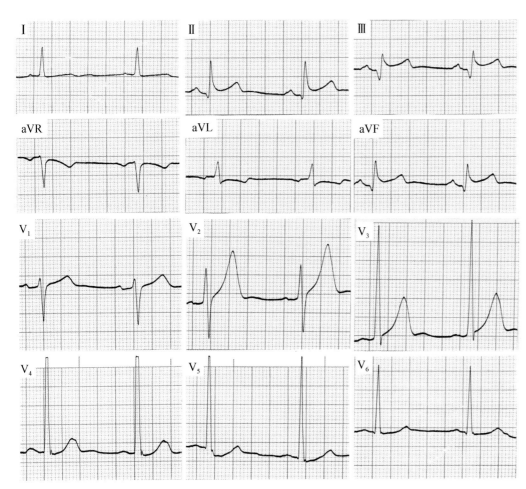

图 14-21 （B）　急性下壁心肌梗死（超急期）

［与图 14-21 （A）为同一患者］Ⅱ、Ⅲ、aVF 导联 ST 段抬高 0.1mV（明显下降），胸前导联 ST-T 改变已基本恢复正常，Ⅱ、Ⅲ、aVF 导联 QRS 波呈 qR 型

心电图诊断：急性下壁心肌梗死（急性期）

（此图为静脉滴注重组链激酶 150 万 U，2 小时后描记，其 ST 段迅速下降，超过原 ST 段 50% 以上，为溶栓有效指标之一）

第 14 章　心肌梗死

14

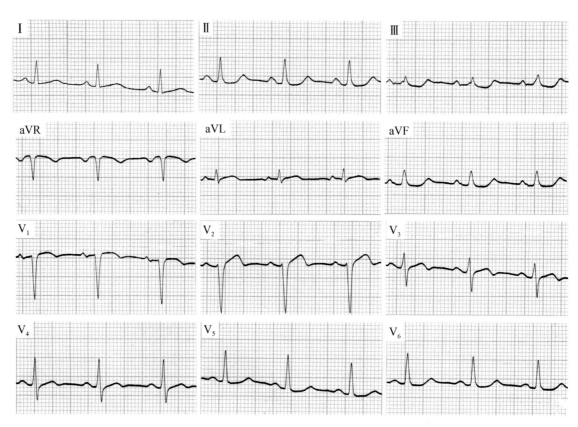

图 14-21（C）　下壁心肌梗死溶栓后病理 Q 波消失

［与图 14-21（A）为同一患者，入院第 6 天描记］病理 Q 波消失，仅Ⅱ、Ⅲ、aVF、V_5、V_6 导联 ST 段压低 0.05mV，V_3、V_4 导联 T 波轻倒置

心电图诊断： 轻度 ST-T 改变（急性下壁心肌梗死，溶栓后病理 Q 波消失）

［该患者冠脉造影显示，右冠中段狭窄 90%（罪犯血管再通，但仍重度狭窄），前降支弥漫长病变，最重处狭窄 90%，回旋支近中段狭窄，最重处 80%，分次行支架植入（患者拒绝搭桥）］

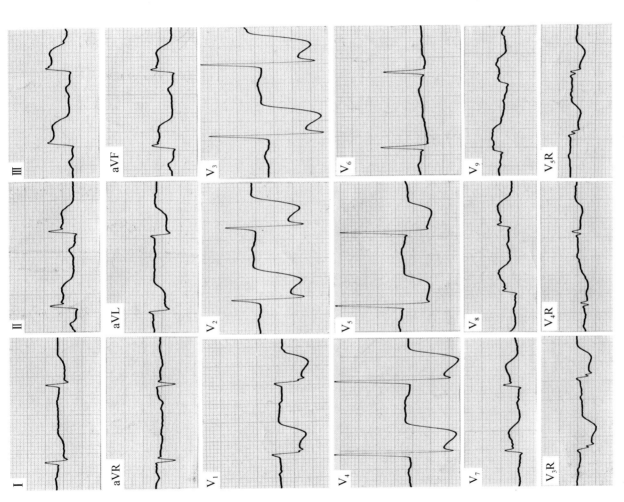

图 14-22　急性下、后壁心肌梗死（超急期）

II、III、aVF、V$_7$~V$_9$ 导联 ST 段抬高，弓背向上，与 T 波融合，呈单相曲线，尚无明显病理性 Q 波，符合急性下、后壁心肌梗死（超急期）心电图改变；I、aVL、V$_1$~V$_5$ 导联 ST 段明显压低，深达 0.9mV，应考虑对应前降支血管亦有明显狭窄之可能，而非对应性改变；V$_3$R~V$_5$R 导联改变与 V$_1$ 导联相同

心电图诊断： 急性下、后壁心肌梗死（超急期），前壁心肌呈缺血型改变

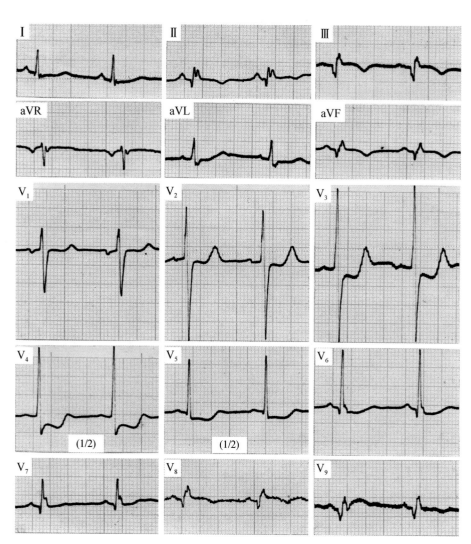

图 14-23（A） 急性下、后壁心肌梗死

Ⅱ、Ⅲ、aVF、$V_7 \sim V_9$ 导联可见病理 Q 波，ST 段抬高 0.1mV，T 波倒置，符合急性下、后壁心肌梗死特点；$V_2 \sim V_6$ 导联 ST 段压低，最深达 0.4mV（对于此前壁明显 ST-T 改变，亦不能认为仅是对应性改变，而应考虑是否相应血管狭窄所致）；R_{V5} 为 2.8mV（＞2.5mV），$R_{V5} + S_{V1}$ 为 3.9mV（＞3.5mV），符合左室肥大特点

心电图诊断：急性下后壁心肌梗死，前壁心肌呈缺血型改变，左室肥大

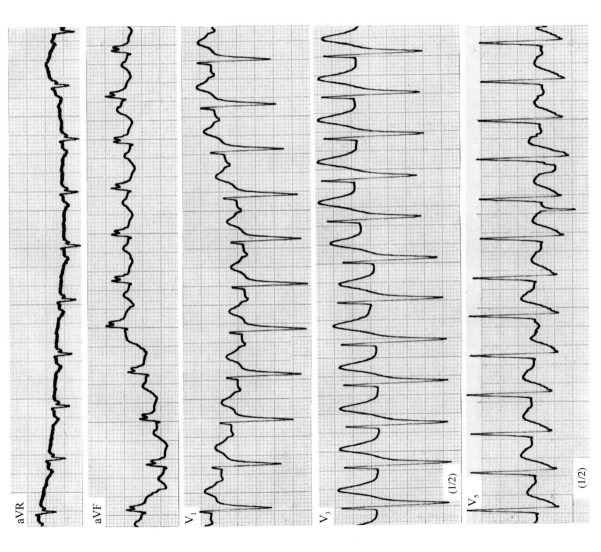

aVR

aVF

V₁

V₃ (1/2)

V₅ (1/2)

图 14-23 (B)　急性下、后壁心肌梗死

[与图 14-23（A）为同一患者]　每个 QRS 波之前均可见相关 P 波，P- R 间期固定 0.16s，
QRS 波为室上性，心率自 125 次/分，渐增快至 146 次/分，窦性心动过速

心电图诊断：急性下后壁心肌梗死，窦性心动过速

患者女，82 岁，以阵发性胸闷 2 天入院。原有高血压病 30 年，治疗不正规。临床诊断：冠心
病，急性下后壁心肌梗死。于住院次日，睡眠中突然出现呼吸困难，血压下降，两肺可闻较
多中小水泡音及哮鸣音，诊断为急性左心衰竭

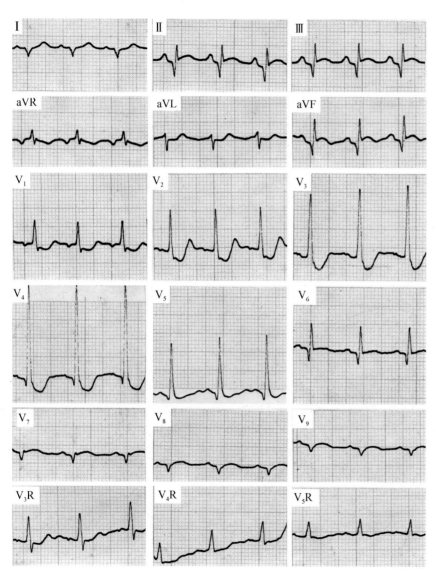

图 14-24　急性下后壁、高外侧壁心肌梗死

Ⅱ、Ⅲ、aVF、$V_6 \sim V_9$ 导联可见病理 Q 波，Ⅰ、aVL 呈 rS 形，ST 段抬高 0.05mV，V_1、V_2 导联呈 Rs 形（后壁心肌梗死对应性改变）；符合急性下后壁、高外侧壁心肌梗死特点；$V_1 \sim V_5$ 导联 ST 段压低，最深达 0.3mV

心电图诊断： 急性下后壁、高外侧壁心肌梗死，前壁心肌呈缺血型改变

患者男，52 岁，阵发性胸痛 5 小时。临床诊断：冠心病，急性下后壁、高外侧壁心肌梗死后经冠脉造影证实，回旋支近段狭窄 95%，前降支中段狭窄 75%

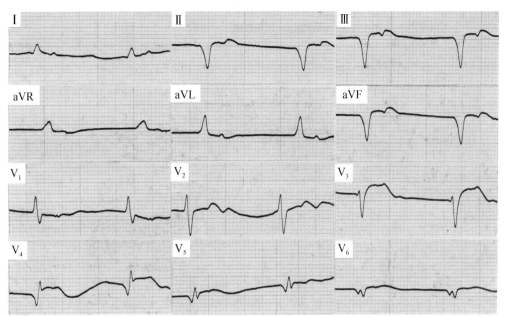

图 14-25（A）　急性下壁及前外侧壁心肌梗死，交界性逸搏心律

QRS 波于 Ⅱ、Ⅲ、aVF 导联呈 QS 型，V_3 导联呈 qrS 型，V_4、V_5 呈 QRs 型，V_6 呈 QS 型，其间可见胚胎 r 波。ST 段于上述导联稍抬高，弓背向上，支持急性下壁、前外侧壁心肌梗死。P 波位于 QRS 波之后，于 Ⅱ、Ⅲ、aVF 导联倒置，呈逆行 P 波，R-P 间期 0.21s，心率 57 次/分，为交界性心律伴逆行上传阻滞

心电图诊断：急性下壁、前外侧壁心肌梗死，交界性逸搏心律伴逆行上传阻滞

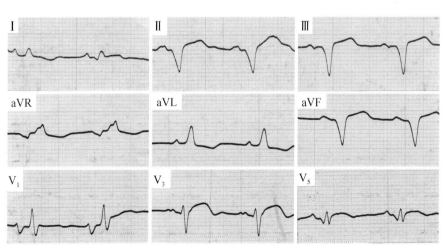

图 14-25（B）　急性下壁及前外侧壁心肌梗死，交界性逸搏心律

[与图 14-25（A）为同一患者] 治疗后恢复窦性心律，心率 73 次/分，Ptf_{V1} 为 -0.10mm·s（< -0.04mm·s），支持左心房扩大

心电图诊断：急性下壁、前外侧壁心肌梗死，交界性逸搏心律伴逆行上传阻滞，治疗后恢复正常窦性心律，左心房扩大

第14章 心肌梗死

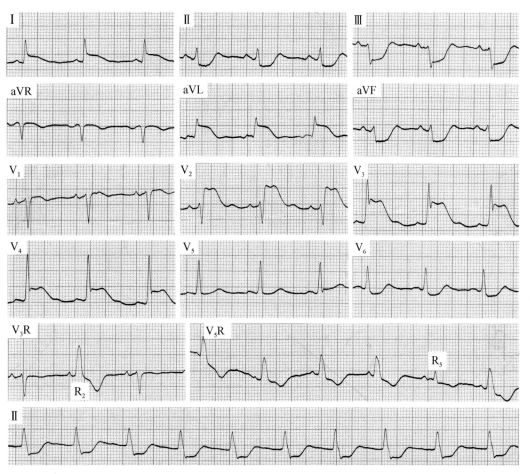

图 14-26（A） 急性前壁、高侧壁心肌梗死，
短阵非阵发性室性心动过速

（病后 5 小时描记）Ⅰ、aVL、V_1 ~ V_4 导联 ST 段抬高，最高达 0.6mV，弓背向上，与 T 波融合，呈单相曲线；Ⅱ、Ⅲ、aVF 导联 ST 段压低，达 0.4mV；以上符合急性前壁、高侧壁心肌梗死；V_3R 导联 R_2 为迟发性室性期前收缩，其前 P 波与其无关，P-R 间期 <0.12s；V_5R 导联 R_5 为室性融合波，其形态介于室性及窦性（该导联窦性 QRS 波主波方向应向下）之间，其前有相关 P 波，P-R 间期 >0.12s，其他 QRS 波宽大畸形，心室率 83 次/分（快于窦性心率 75 次/分），其前 P 波与其无关，为短阵非阵发性室性心动过速；第 6 行 Ⅱ 导联与第 1 行 Ⅱ 导联 QRS 波形态不同，QRS 波之前无相关 P 波，亦为短阵非阵发性室性心动过速

心电图诊断： 急性前壁、高侧壁心肌梗死，短阵非阵发性室性心动过速

患者女，55 岁。临床诊断：冠心病，急性前壁、高侧壁心肌梗死伴短阵非阵发性室性心动过速

14

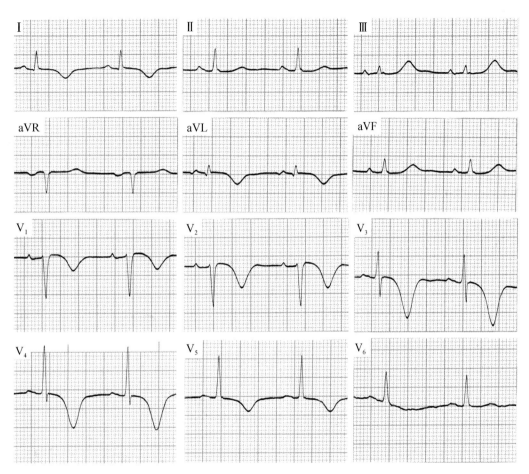

第14章　心肌梗死

图 14-26（B）　急性前壁、高侧壁心肌梗死

［与图 14-26（A）为同一患者，溶栓治疗 24 小时后］V$_1$、V$_2$ 导联 QRS 波呈 rS 型，Ⅰ、aVL、V$_1$ ~ V$_5$ 导联 ST 段回至基线，T 波倒置，最深达 1.0mV，未形成病理 Q 波

心电图诊断：前壁、高侧壁心肌呈重度缺血型改变

于住院第 15 天，行冠脉造影，显示左前降支近段狭窄 85%（冠脉再通），行冠脉内支架植入

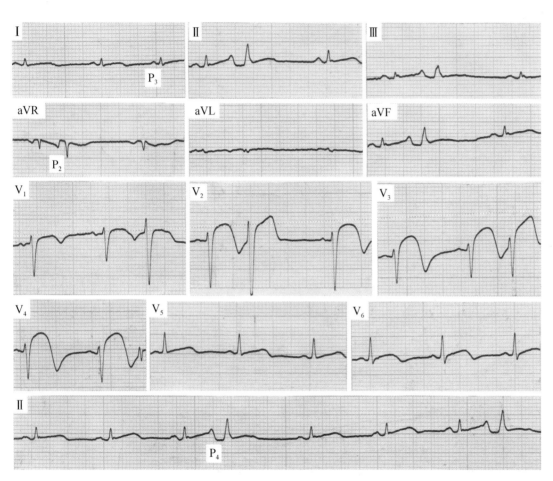

**图 14-27　急性前壁心肌梗死、房性并行心律性
期前收缩伴室内差异传导**

V_1 ~ V_6 导联 ST 段抬高，弓背向上，T 波倒置，
QRS 波自 V_2 到 V_4 导联 r 波渐低（R_{V4} < R_{V3} <
R_{V2}），支持前壁心肌梗死。多导联可见提前出
现的 P-QRS-T 波群，P 波形态与窦性不同，其
后 QRS 波宽大畸形，起始向量与窦性 QRS 波相
同，支持房性期前收缩伴室内差异传导；其P-R
间期较窦性略长，此为房室交界区干扰现象；
期前收缩的联律间期不等，分别为 0.30s（aVR
导联 P_1 ~ P_2）、0.64s（Ⅰ导联 P_2 ~ P_3），其余多
数为 0.45s；Ⅰ导联 P_3 发生于前一激动的舒张
晚期，故 P-R 间期正常；其他导联发生于收缩
晚期（T 波顶峰），房室交界区处于相对不应
期，故其 P-R 间期延长。由于联律间期不等，
故考虑为房性并行心律性期前收缩

心电图诊断：急性前壁心肌梗死、房性并行心
律性期前收缩伴室内差异传导

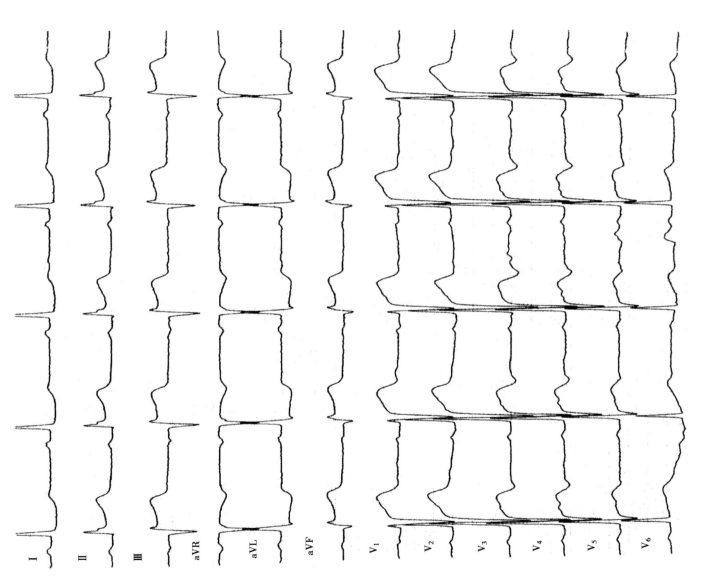

I　II　III　aVR　aVL　aVF　V₁　V₂　V₃　V₄　V₅　V₆

图 14-28　急性下壁、前壁心肌梗死

II、III、aVF、V₁~V₆ 导联 ST 段抬高，最高达 0.4mV，弓背向上，与 T 波融合，呈单相曲线（V₃、V₄导联 T 波正负双相）；II、III、aVF 导联已有 Q 波形成，符合急性下壁、前壁心肌梗死

心电图诊断：急性下壁、前壁心肌梗死

患者男，43 岁，以持续胸痛 3 小时入院。冠脉造影显示：前降支细长，近中段狭窄 95%，回旋支及右冠均狭窄达 60%~70%，故犯罪血管为前降支（由于前降支特长，故病变波及下壁）

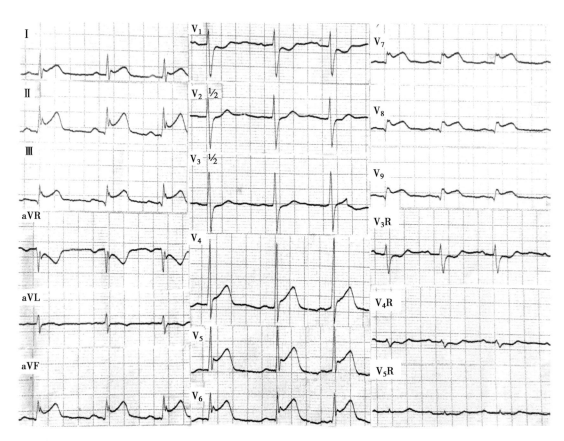

图 14-29（A）　急性下壁、后外侧壁心肌梗死

Ⅱ、Ⅲ、aVF、V₅~V₉导联 ST 段抬高，最高达 0.4mV，与 T 波融合，已有 Q 波形成，符合急性下壁、后外侧壁心肌梗死

心电图诊断：急性下壁、后外侧壁心肌梗死

患者男，63 岁，以持续胸痛 2 小时入院。临床诊断：冠心病，急性下壁、后外侧壁心肌梗死

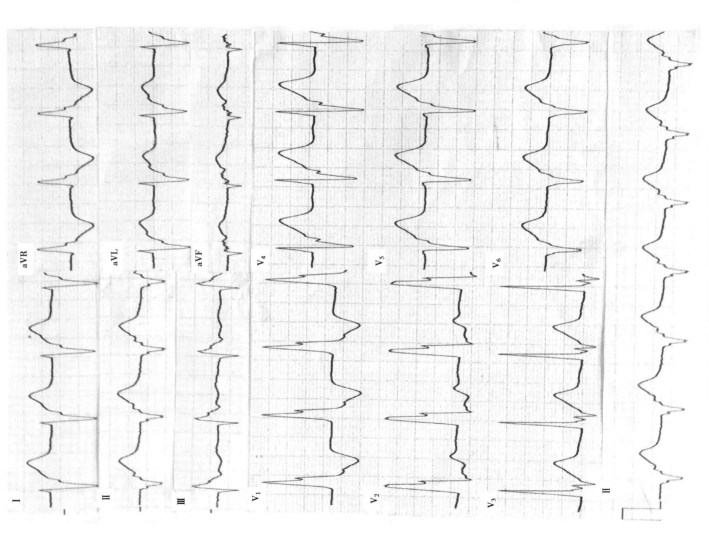

第14章 心肌梗死

图14-29（B） 急性下壁、后外侧壁心肌梗死溶栓后

[与图14-29（A）为同一患者] 住院后行溶栓治疗，尿激酶150万 U，用后30 分钟描记，心电图显示：QRS 波呈右束支阻滞型，其前无 P 波，Ⅱ、Ⅲ、aVF 导联 QRS 波之后可见逆行倒置的 P 波，QRS 时间 0.17s，此为 溶栓有效的标志（再灌注心律失常：非阵发性室性心动过速，呈右束支阻滞型）

心电图诊断： 非阵发性室性心动过速，呈右束支阻滞型

14

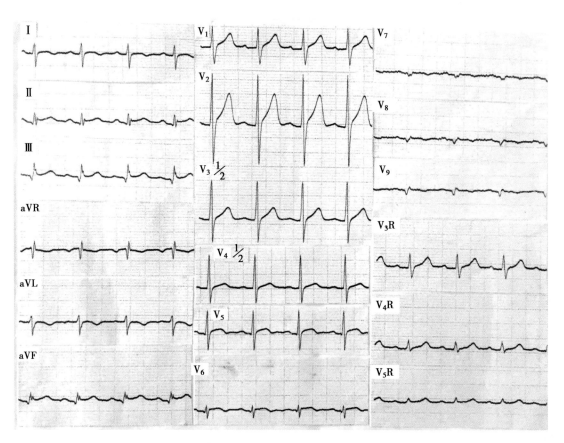

图 14-29 （C）   急性下壁、后外侧壁心肌梗死溶栓后

［与图 14-29 （A）为同一患者，溶栓后 2 小时描记］ Ⅱ、Ⅲ、aVF、V₅ ~ V₉ 导联 ST 段基本回至基线，已有 Q 波形成，符合急性下壁、后外侧壁心肌梗死，溶栓后血管再通

心电图诊断：急性下壁、后外侧壁心肌梗死，溶栓后血管再通

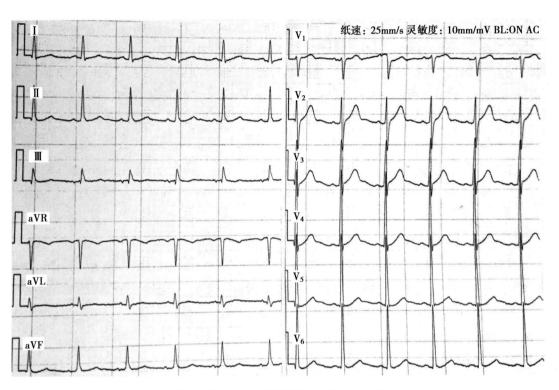

图 14-30（A） 不稳定型心绞痛非发作期

窦性心律，无明显心肌缺血改变

心电图诊断：正常心电图

患者男，79 岁，阵发性胸痛 9 年，再发加重 2 天，发热 1 天，体温 38.3℃，高血压 10 年，糖尿病 6 年，入院当天心电图正常

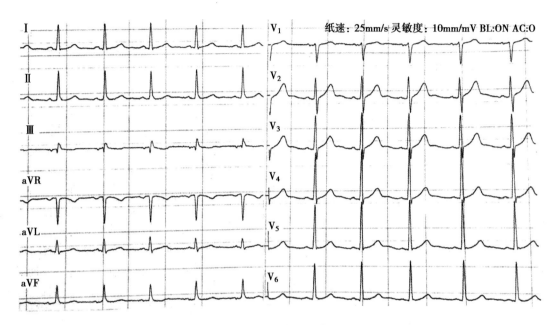

图 14-30（B） 不稳定型心绞痛非发作期

［与图 14-30（A）为同一患者］窦性心律，无明显心肌缺血改变

心电图诊断：正常心电图

（此为术后即刻描记）入院次日，行冠脉造影，示前降支近中段长病变，狭窄 90%，植入支架 2 枚（乐普支架），其他多支血管亦有不同程度狭窄；术后用 3 联抗血小板（阿司匹林、氯吡格雷及替罗非班）及低分子肝素抗凝，以及其他相关治疗。病毒抗体为：巨细胞病毒 IgG（＋），EB 病毒 IgG（＋）；hCRP 83mg/L（＞10mg/L）

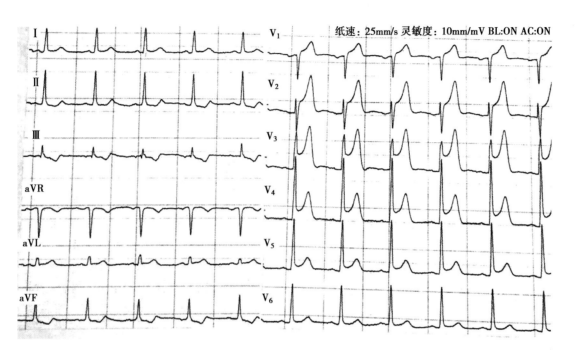

纸速：25mm/s 灵敏度：10mm/mV BL:ON AC:ON

图14-30（C） 心绞痛发作时

[与图14-30（A）为同一患者] 术后第3天，替罗非班停药16小时后，胸痛再次发作，心电图显示：$V_1 \sim V_5$ 导联ST段抬高，最高达0.5mV，Ⅱ、Ⅲ、aV导联ST段轻度压低，立即给予替罗非班，冠脉造影显示急性血栓，再次予以开通（球囊扩张）

心电图诊断：广泛前壁心肌呈急性损伤性改变

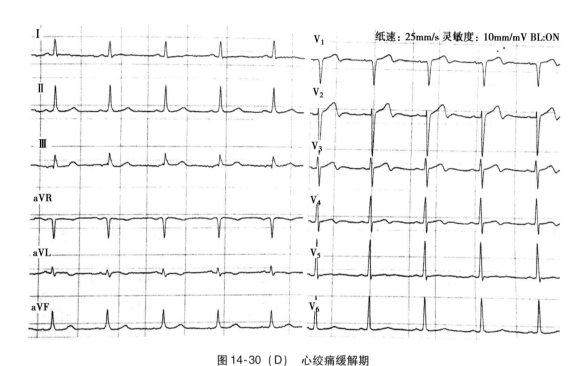

纸速：25mm/s 灵敏度：10mm/mV BL:ON

图 14-30（D） 心绞痛缓解期

［与图 14-30（A）为同一患者］第 2 次术后即刻，心电图基本恢复，仅有轻度 ST-T 改变

心电图诊断：轻度 ST-T 改变

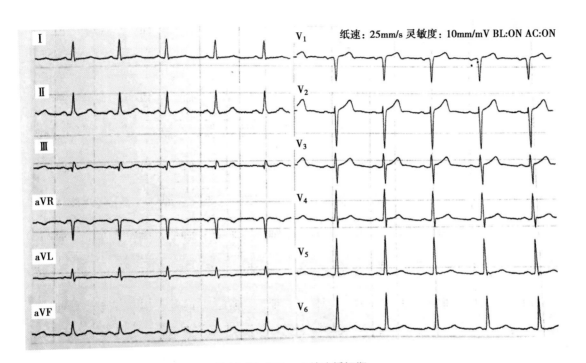

图 14-30 （E） 心绞痛缓解期

［与图 14-30 （A） 为同一患者］第 2 次术后 3 小时，心电图完全恢复

心电图诊断：正常心电图

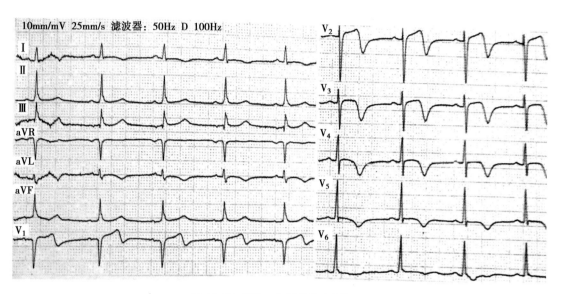

图 14-30（F）　急性前壁心肌梗死

［与图 14-30（A）为同一患者］第 2 次术后次日，再次出现胸痛，胸前导联 ST-T 亦有明显改变；心肌酶升高

心电图诊断： ST-T 改变，提示心肌缺血，结合酶学，考虑前壁心肌梗死

第 2 次术后持续用替罗非班 8 天，氯吡格雷增加用量至 150mg/d，他汀强化（可定 20mg）等，对治疗方案进行了适当调整

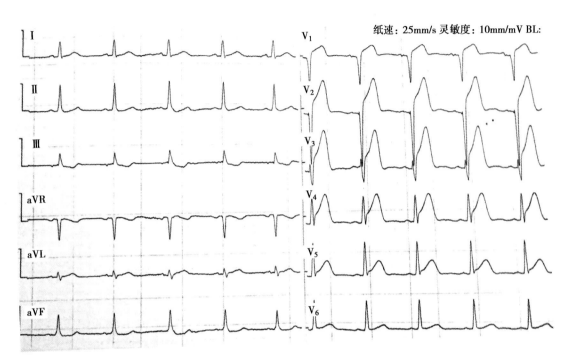

纸速：25mm/s 灵敏度：10mm/mV BL：

I　V₁
II　V₂
III　V₃
aVR　V₄
aVL　V₅
aVF　V₆

图14-30（G）　急性前壁心肌梗死

［与图14-30（A）为同一患者］第2次手术后第8日，再次出现胸痛，胸前导联 ST-T 再次升高，弓背向上，与 T 波融合，呈单相曲线

心电图诊断：急性前壁心肌梗死

第3次行冠脉造影，显示前降支支架内血栓，再次予以扩张

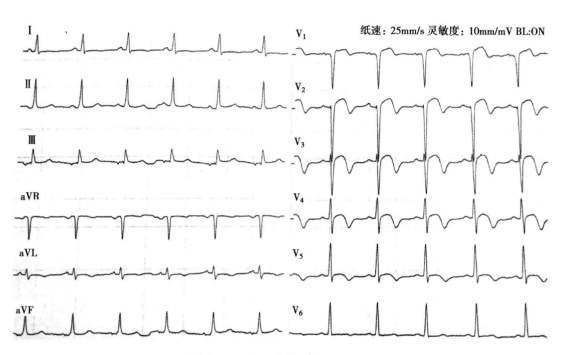

纸速：25mm/s 灵敏度：10mm/mV BL:ON

图 14-30 （H） 急性前壁心肌梗死

［与图 14-30 （A） 为同一患者］第 3 次术后即刻描记，无症状，其 ST-T 尚未明显恢复

心电图诊断：急性前壁心肌梗死

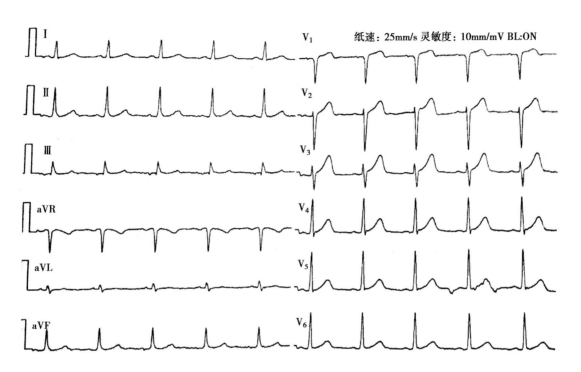

纸速：25mm/s 灵敏度：10mm/mV BL:ON

图 14-30（I）　正常心电图

［与图 14-30（A）为同一患者］术后第 11 日描记，心电图正常

心电图诊断：正常心电图

此后多次观察，未再出现胸痛及心电图变化，心肌酶完全恢复正常，心脏彩超无异常改变，查氯吡格雷代谢类型呈慢代谢型，故考虑该患者反复出现支架内血栓，与其高龄、糖尿病、发热（近期内病毒感染，炎症标记物明显升高）及其氯吡格雷抵抗等诸多因素有关（后将氯吡格雷改为替格瑞洛），但只要及时发现、及时处理，可免于大面积心肌坏死

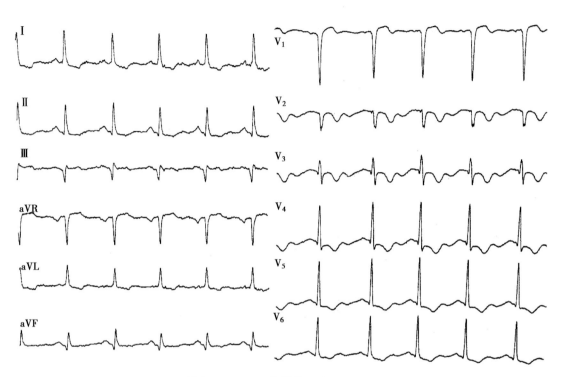

图 14-31 （A）　急性前间壁心肌梗死

V_1V_2 导联呈 QS 型，ST 段稍抬高， Ⅱ 、Ⅲ 、aVF 及 $V_3 \sim V_6$ 导联均可见 q 波，多导联 ST 段压低，T 波低平或倒置，符合急性前壁陈旧性下壁心肌梗死

心电图诊断： 急性前壁陈旧性下壁心肌梗死

患者女，58 岁，持续胸痛 1 天，糖尿病 5 年，心肌酶升高。冠脉造影显示：右冠及左前降支均完全闭塞，回旋支狭窄 85%，行前降支开通，植入支架 2 枚。临床诊断：冠心病，急性前壁陈旧性下壁心肌梗死，2 型糖尿病

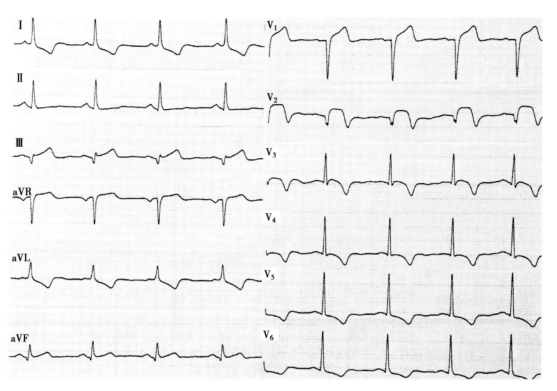

图 14-31（B） 急性前间壁心肌梗死

[与图 14-31（A）为同一患者] 支架术后 6 天，再发胸痛，心电图显示与支架前相类似（V_1V_2 导联呈 QS 型，ST 段抬高）。复查冠脉造影，前降支急性血栓，导致冠脉再闭塞，用药物球囊扩张，同时更换氯吡格雷（慢代谢型）为替格瑞洛，后病情稳定出院

心电图诊断：急性前壁陈旧性下壁心肌梗死，符合急性支架内血栓致冠脉再闭塞

三、几种特殊类型心肌梗死的诊断

（一）右室梗死

单纯右室梗死（right ventricular myocardial infarction）少见，其发生率约占心肌梗死的 2% 左右，常与左室下壁梗死合并存在，其发生率可达 10%～40%，这是因为二者通常均由右冠状动脉供血。故对于下壁心肌梗死患者，常规加描右胸导联 $V_3R \sim V_5R$，以确定是否合并右室梗死。

[心电图特点]（图 14-32～图 14-35）

1. $V_3R \sim V_5R$ 导联 ST 段抬高 ≥0. lmV，其中尤以 V_4R 最为重要。
2. QRS 波在 V_1 导联呈 rS 型，$V_3R \sim V_5R$ 呈 QS 型或 Qr 型。
3. 同时存在下壁或下后壁心肌梗死。

对于下壁心肌梗死者，如果临床上出现了血流动力学障碍及体循环瘀血表现，而无肺瘀血征象，心肌酶学异常增高，则应高度怀疑右室梗死合并存在之可能。此时加描右胸导联心电图以确定诊断。

（二）心房梗死

心房梗死（atrial myocardial infarction）常与心室梗死合并存在，且常被心室梗死所掩盖。由于其心电图诊断特异性不强，故临床上较少诊断。近年来对其研究较多，认为心肌梗死患者，如果出现了房性心律失常，如心房扑动、阵发性房性心动过速等，其非心功能不全所致，应疑及心房梗死可能。据报道心房梗死，其房性心律失常的发生率可高达 90% 以上。

[心电图特点]（图 14-36，图 14-37）

1. P-R 段抬高 ≥0.05mV（主要为 I 及 V_5、V_6 导联），或压低 ≥0.1mV（主要为 V_1、V_2 及 II、III 导联），前者更有诊断意义。
2. P 波增宽、有切迹，呈 M 型或 W 型。
3. 出现房性心律失常。

以上三者均具备，为典型的心房梗死；若仅具备其中之一，应结合临床及心电图动态变化，进行诊断。

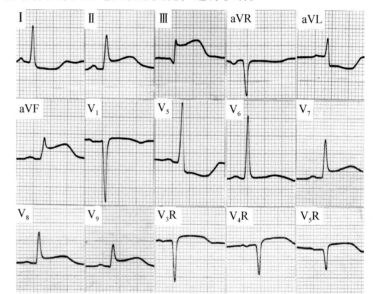

图 14-32　急性下壁、后壁、右室心肌梗死（超急期）

QRS 波于 II、III、aVF、$V_7 \sim V_9$、$V_3R \sim V_5R$ 导联 ST 段抬高，最高达 0.4mV，弓背向上，与 T 波融合，呈单相曲线；III 导联 QRS 波呈 qR 型；I、aVL、V_5 导联 ST 段压低，最深达 0.2mV；符合急性下壁、后壁、右室心肌梗死（超急期）

心电图诊断： 急性下壁、后壁、右室心肌梗死（超急期）

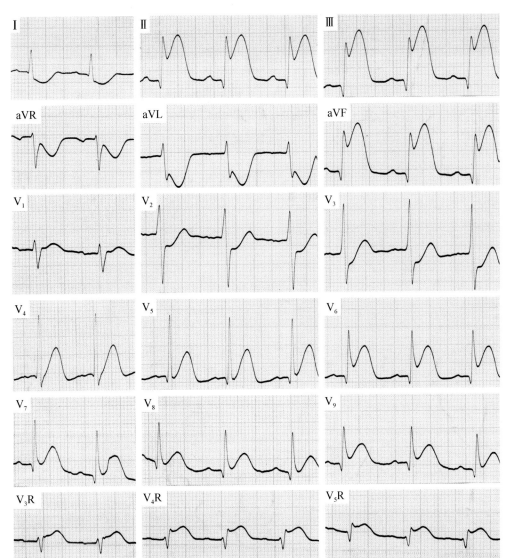

图 14-33（A） 急性下壁、后外侧壁及右室
心肌梗死（超急期）

（病后 3 小时描记）QRS 波于 Ⅱ、Ⅲ、aVF、$V_5 \sim V_9$ 导
联可见病理 Q 波，上述导联 ST 段抬高，最高达 0.9mV，
与 T 波融合呈单相曲线，$V_3R \sim V_5R$ 导联 ST 段抬高达
0.2mV，以上改变符合急性下壁、后外侧壁、右室心肌
梗死特点；心率 94 次/分

心电图诊断：急性下壁、后外侧壁、右室心肌梗死（急
性期）

14

第14章　心肌梗死

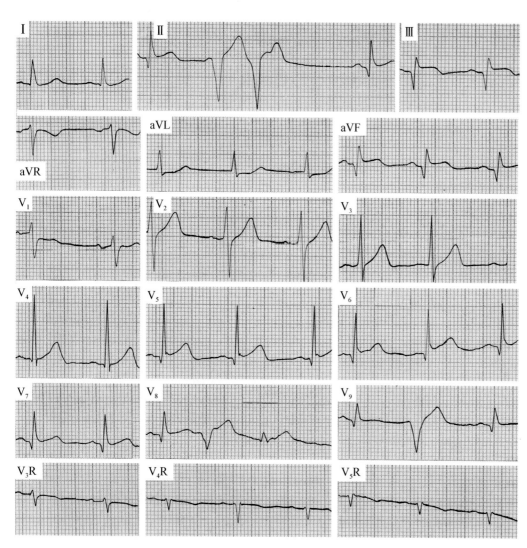

**图 14-33（B）　急性下壁、后外侧壁及右室
心肌梗死**（超急期）

［与图 14-33（A）为同一患者，重组链激酶 150 万 U
溶栓后 2 小时描记］Ⅱ、Ⅲ、aVF、$V_5 \sim V_9$ 导联 ST
段抬高 0.1mV，与图 14-33（A）相比已基本降至正
常；Ⅱ、V_8、V_9 均可见迟发性室性期前收缩，部分
呈 2 次连发

心电图诊断：急性下壁、后外侧壁、右室心肌梗死
（急性期），频发舒张晚期室性期前收缩，部分呈 2
次连发

患者男，68 岁，以持续胸痛 3 小时为主诉入院。临
床诊断：冠心病，急性下壁、后外侧壁、右室心肌梗
死；链激酶溶栓治疗，结合酶学峰值前移，峰值更
高，判定为溶栓有效。冠脉造影显示：右冠起始部狭
窄 90%，内可见血栓，左回旋支狭窄 60%，前降支
狭窄 65%，后行支架植入术

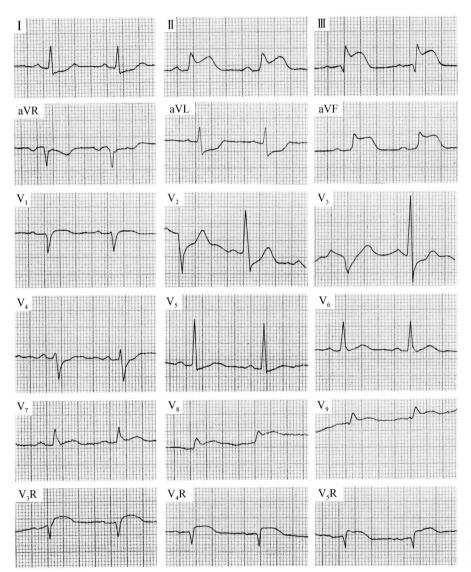

图14-34 急性下壁、后壁及右室心肌梗死（超急期）

Ⅱ、Ⅲ、aVF、$V_7 \sim V_9$、$V_3R \sim V_5R$ 导联 ST 段抬高，弓背向上，与 T 波融合，呈单相曲线，尚无明显 Q 波形成，符合急性下壁、后壁及右室心肌梗死（超急期）

心电图诊断： 急性下壁、后壁及右室心肌梗死（超急期）

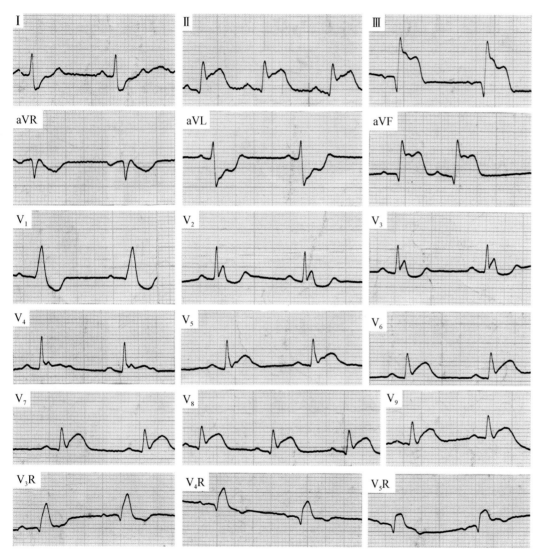

图 14-35（A）　急性下壁、后外侧壁及右室心肌梗死伴右束支传导阻滞

Ⅱ、Ⅲ、aVF、V₅~V₉ 导联 ST 段抬高，最高达 0.4mV，弓背向上，与 T 波融合，呈单相曲线，已有 Q 波形成，符合急性下壁、后外侧壁心肌梗死；QRS 波于 V₁ 导联呈 R 型，Ⅰ、aVL 导联可见宽 S 波，QRS 时间 0.13s，符合完全性右束支传导阻滞；V₃R~V₅R 导联 QRS 波呈 qR 型，故诊断为右室梗死，因若仅有右束支阻滞，其 QRS 波应呈 R 型，不应有 q 波

心电图诊断：急性下壁、后外侧壁及右室心肌梗死，伴右束支传导阻滞

患者男，59 岁，以持续胸痛半小时入院。临床诊断：冠心病，急性下壁、后外侧壁心肌梗死伴右束支传导阻滞

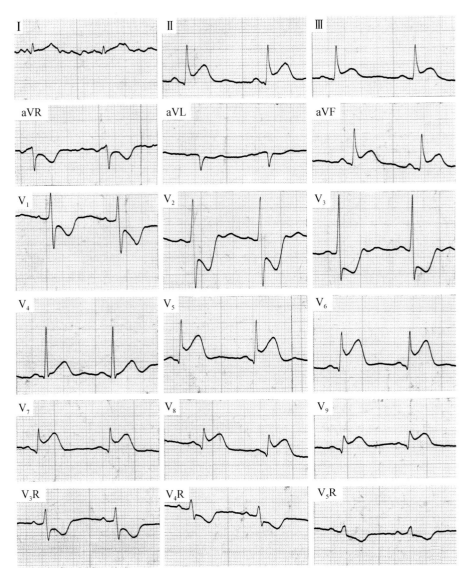

**图14-35（B） 急性下壁、后外侧壁及右室心肌梗死
伴右束支传导阻滞**

［与图14-35（A）为同一患者］Ⅱ、Ⅲ、aVF、$V_5 \sim V_9$ 导联ST段抬高，最高达0.2mV，弓背向上，与T波融合，呈单相曲线，已有Q波形成，符合急性下壁、后外侧壁心肌梗死（超急期）特点；$V_1 \sim V_3$、$V_3R \sim V_5R$ 导联ST段压低，最低达0.6mV（Ⅰ导联有干扰）（此为病后1小时描记，右束支阻滞已消失）

心电图诊断：急性下壁、后外侧壁及右室心肌梗死（原右束支阻滞已消失）

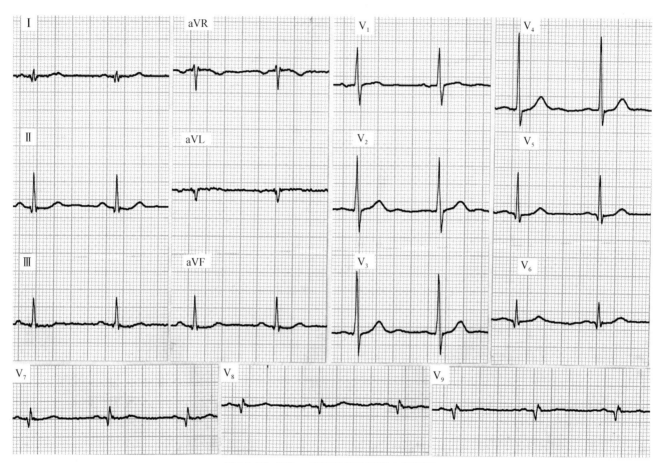

图 14-35（C） 陈旧性后外侧壁心肌梗死

［与图 14-35（A）为同一患者，2 年后描记］与上图 14-35（B）比较，Ⅰ、aVL 导联 R 波降低，Ⅰ 导联呈 qrs 型，aVL 导联呈 QS 型；Ⅱ、Ⅲ、aVF 导联可见极小的 q 波，V₇～V₉ 导联呈 qr 型，V₆ 导联呈 qRs 型，以上表现符合陈旧性后外侧壁心肌梗死，而下壁心肌梗死已完全不能显示；V₁、V₂ 导联 R 波增高，呈 Rs 型，为后壁心肌梗死对应性改变；此心电图若不结合既往心电图，又不加描后壁导联时，则易诊断为大致正常心电图，但仔细观察 V₁、V₂ 导联 R 波极高，V₆ 导联 q 波较宽，则可发现此心电图并不正常，加描后壁导联，结合既往病史及心电图，即可正确诊断

心电图诊断：陈旧性后外侧壁心肌梗死

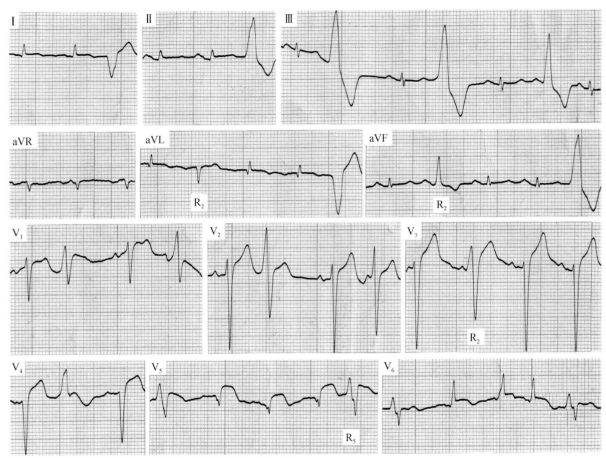

图 14-36（A）　急性前外侧壁心肌梗死伴心房梗死及并行心律性室性期前收缩

QRS 波于 V_4 ~ V_5 导联呈 QS 型，V_1 ~ V_3 导联呈 rS 型，R_{V3} < R_{V2}，I、aVL 导联可见 Q 波（由于肢体导联低电压，故此 Q 波较小）；V_1 ~ V_6、I、aVL 导联 ST 段抬高，最高 0.3mV，弓背向上，与 T 波融合，呈单相曲线，以上符合急性前外侧壁心肌梗死；各导联均可见宽大畸形的 QRS 波，联律间期不等，自 0.38s（V_5 导联 R_5）到 0.63s（V_3 导联 R_2），可见室性融合波（aVL 导联 R_2，aVF 导联 R_2）；符合频发室性期前收缩，呈并行心律性；根据室性期前收缩形态判断，异位兴奋灶位于左室前外侧壁，与梗死部位一致。P 波宽 0.13s，呈双峰，峰间距 0.06s，II、III、aVF 导联 P-R 段轻度压低，不能排除心房梗死可能。肢体导联 QRS 电压 <0.5mV

心电图诊断：急性前外侧壁心肌梗死，并行心律性室性期前收缩（异位灶位于左室前外侧壁），肢体导联低电压，考虑心房梗死

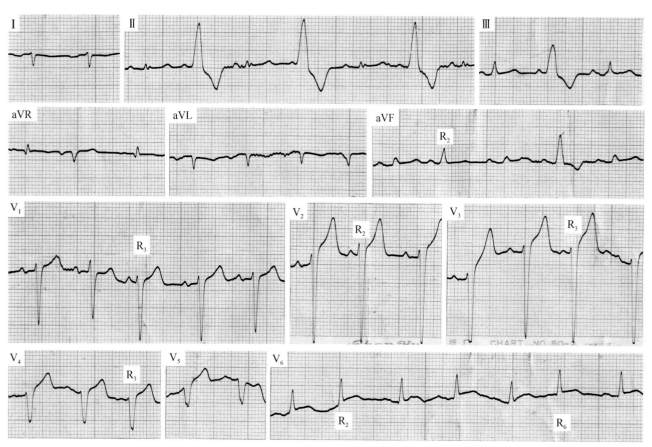

图 14-36（B）　急性前外侧壁心肌梗死伴心房梗死及并行心律性室性期前收缩

［与图 14-36（A）为同一患者］自 V_1 到 V_5 导联 R 波渐小，符合急性前外侧壁心肌梗死特点；多数导联可见宽大畸形、提前出现的 QRS 波，其联律间期仅较自身 R-R 间距提前 0.06s，落于其后 P 波上（呈 R on P 现象）；其 P 波并未提前，故非房性期前收缩伴室内差异传导（如 V_1 导联 R_3，V_2 导联 R_2，V_3 导联 R_3，V_4 导联 R_3，V_6 导联 R_2、R_6）；可见室性融合波（aVF 导联 R_2）。期前收缩形态在某些导联（如 V_4 及 V_6 导联）与正常窦性相似，故应多导联观察。自 aVF、V_6 可见 P 波宽达 0.13s，顶峰有切迹，支持左心房扩大或心房梗死。结合梗死部位为前外壁心肌梗死，左回旋支病变，故考虑心房梗死可能。肢体导联 QRS 电压 < 0.5mV（注：左右上肢导联连接错误，其 I 导联应为其倒影，Ⅱ、Ⅲ 导联互换，aVR 与 aVL 互换）

心电图诊断：急性前外侧壁心肌梗死，并行心律性室性期前收缩，肢体导联低电压，考虑心房梗死

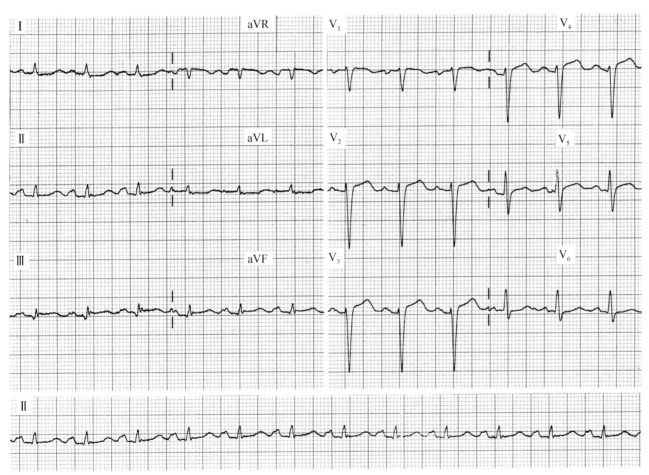

图 14-37（A）　急性下壁、前间壁及心尖部心肌梗死

（此图为同步描记）Ⅱ、Ⅲ、aVF 导联可见 q 波，$V_1 \sim V_4$ 导联 QRS 波呈 rS 型，$r_{V3} < r_{V2}$，上述导联 ST 段轻度抬高；以上符合急性下壁、前间壁及心尖部心肌梗死（恢复期）；P 波增宽达 0.12s，顶端有切迹，呈双峰，峰间距 0.05s，心率 107 次/分

心电图诊断：急性下壁、前间壁及心尖部心肌梗死，窦性心动过速，心房梗死？患者男，45 岁，以间断心悸胸痛 5 天入院，原有高血压病 8 年，糖尿病 2 年，未正规治疗。查心肌酶学显示乳酸脱氢酶 680U，$H_1 > H_2$，胸片显示心影不大，综合临床特点及反复房性心律失常，支持心房梗死。冠脉造影显示：前降支中段狭窄 90%，回旋支近段狭窄 85%

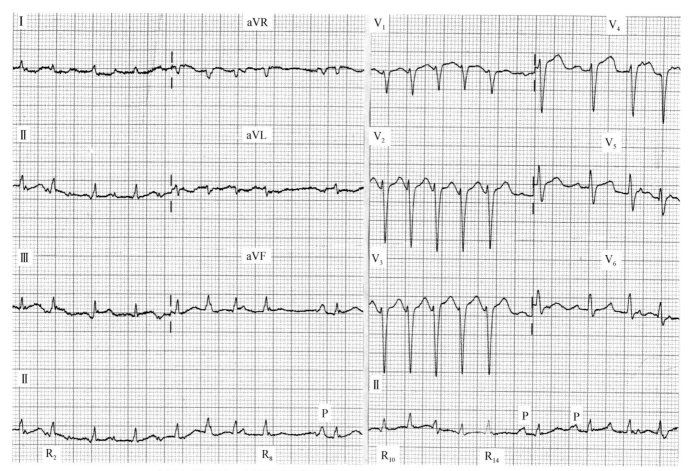

图 14-37（B） 急性下壁、前间壁及心尖部心肌梗死伴快速房性心律失常

[此图为同步描记，与图 14-37（A）为同一患者] QRS 波形态同图 14-37（A），为室上性，同导联 P 波形态不同。以第 4 行长Ⅱ导联为例，$R_2 \sim R_8$ 为短阵房性心动过速，其 QRS 波之前可见相关 P 波，房室间呈 2:1～5:4 下传，P-R 间期不固定（0.15～0.27s），有渐长-脱漏规律，R-R 间距不等，故为多源性房性心动过速伴干扰性文氏型房室传导障碍。$R_{10} \sim R_{14}$ 其 P 波不易明视，R-R 间距相等，为 1:1 下传的短阵房性心动过速。本图共有窦性 P 波 3 次，均标有 "P"

心电图诊断：急性下壁、前间壁及心尖部心肌梗死，多源性房性心动过速伴干扰性文氏型房室传导障碍，心房梗死

（三）非 ST 段抬高心肌梗死（non ST- segment ele- vation myocardial infarction）

非 ST 段抬高心肌梗死既往称之为"无 Q 波心肌梗死"（non Q- wave myocardial infarction）、"心内膜下心肌梗死"（sub- endocardial myocardial infarction）或"非透壁性心肌梗死"（non- transmural myocardial infarction），多见于心内膜下心肌坏死，不超过室壁厚度的 1/2。近年来尸检证实，少部分透壁性心肌梗死（室壁全层梗死）心电图中亦可不出现 Q 波，这可能由于梗死范围较小，不影响 30ms 左右的除极向量；或两个梗死部位，其面积相近似，而方位相反，互相抵消等而未能形成典型梗死波。常由于多支冠状动脉严重狭窄所致，或在冠状动脉完全阻塞时有广泛的侧支循环，血栓总负荷较低，前向血流从未消失。这些机制均使心肌坏死较早停止，限制梗死的发展。一般情况下，非 ST 段抬高型心肌梗死近期预后较好，但梗死后心绞痛、再梗死以及猝死发生率高，这些特点提示常有残余的濒危心肌存在。

[**心电图特点**]　（图 14-38 ~ 图 14-48）

1. ST 段呈水平型或下斜型压低≥0.1mV，尤其明显压低者。部分患者亦可抬高。

2. T 波深而对称倒置。

3. 无病理 Q 波，可有 R 波幅度轻度降低。

4. ST- T 改变持续时间超过 24 小时，后逐渐恢复，有动态演变。

上述改变常出现于除 aVR 及 V₁、V₂ 导联以外的多数导联，尤其胸前导联更明显。若梗死范围较小，亦可仅出现于少数导联。由于该型仅表现为 ST- T 改变，故其动态观察甚为重要，结合临床表现及心肌酶学进行诊断。应与心绞痛、急性心包炎、早期复极综合征、脑出血性疾病等相鉴别。心绞痛 ST- T 改变较轻微，持续时间短暂。急性心包炎常为多数导联轻度 ST 段抬高，弓背向下，持续时间多短暂，后长时间 T 波倒置；伴有临床发热、心包摩擦音、白细胞升高等表现。早期复极综合征多为生理变异，无动态变化。脑出血性疾病可伴有宽而深的 T 波，Q- T 间期延长，此可能与脑部自主神经中枢受压等急性紊乱状态，引起双侧交感神经结发出激动的张力与强度不同，心肌复极不同步有关。

（四）再梗死

再梗死（re- infarction）指第 1 次心肌梗死恢复后，再次心肌梗死。它可以为原梗死部位再梗死（见图 14-44），也可以为与第 1 次梗死部位不同的另一部位梗死（见图 14-45）。对于后者易确定诊断，对于前者需结合临床症状、心肌酶学及动态观察心电图演变，以明确诊断。

[**心电图特点**]　（图 14-49，图 14-50）

1. 与既往心电图比较，原有病理 Q 波加深、加宽或增多，或原为 Qr 型、QR 型或 rS 型，现变为 QS 型。

2. 原已恢复正常的 ST 段再次抬高或明显压低（见图 14-44）。

3. 原已直立或倒置较浅的 T 波，现倒置较深。

4. 出现新的心律失常，如频发多源性室性期前收缩、束支传导阻滞等。

临床上尤其出现难以解释的低血压状态或心源性休克、心力衰竭、室性心动过速等时，应仔细对照原心电图，以及时作出诊断。

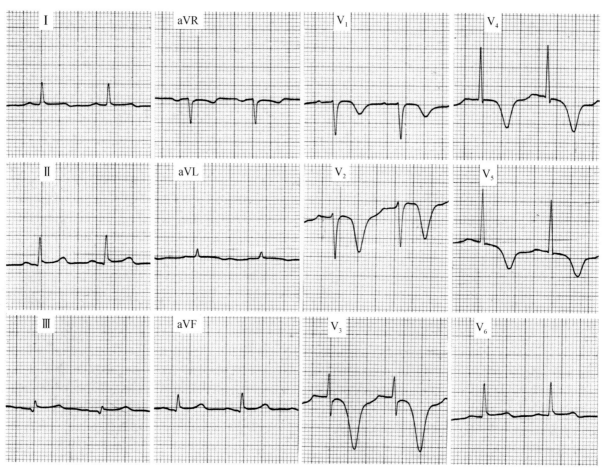

图 14-38（A）　急性非 ST 段抬高心肌梗死

V_1 ～ V_5 导联 T 波倒置，最深达 1.3mV，两肢对称，呈冠状 T，Q-T 间期 0.44s，QRS 波形态正常，无病理 Q 波形成

心电图诊断：前壁心肌呈重度缺血型改变。结合临床符合急性非 ST 段抬高心肌梗死

患者女，58 岁，以阵发性胸痛 3 天、持续胸痛 1 小时入院，心肌酶学升高，结合心电图有明显 ST-T 改变，持续时间较长，以及动态演变，符合急性非 ST 段抬高心肌梗死。临床诊断：冠心病，急性非 ST 段抬高心肌梗死

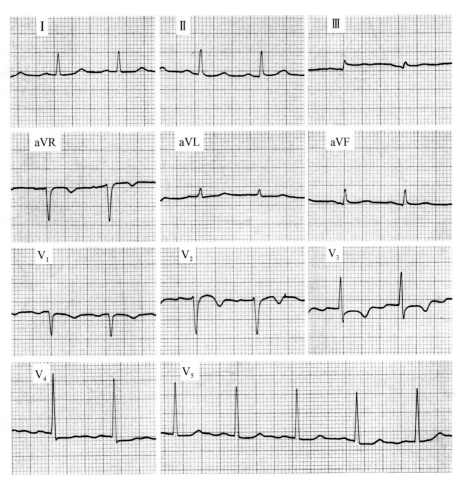

图 14-38（B） 急性非 ST 段抬高心肌梗死（3 天后）

［与图 14-38（A）为同一患者，3 天后描记］心电图已明显好转：$V_1 \sim V_6$ 导联 ST 段轻度压低约 0.05mV，T 波轻倒置达 0.3mV，QRS 波形态正常

心电图诊断： 前壁心肌呈缺血型改变，较图 14-38（A）已明显恢复

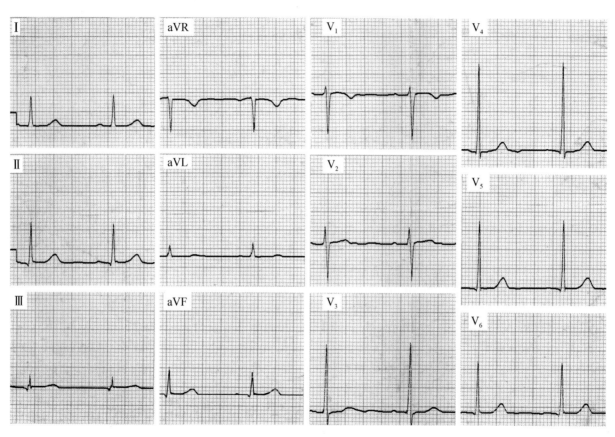

图 14-38（C）　非 ST 段抬高心肌梗死恢复正常

［与图 14-38（A）为同一患者，1 年后描记］ST 段已完全恢复正常

心电图诊断：正常心电图

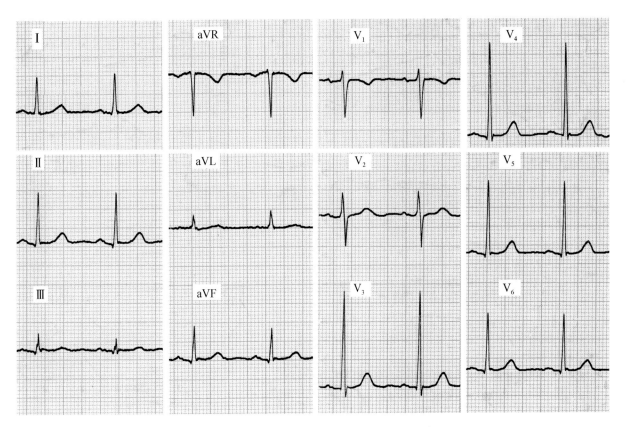

第14章　心肌梗死

图 14-38 （D）　非 ST 段抬高心肌梗死恢复正常

［与图 14-38 （A） 为同一患者，3 年后复查］心电图仍正常

患者病情稳定，偶有胸痛发作。本例进一步说明，心电图正常不能排除冠心病

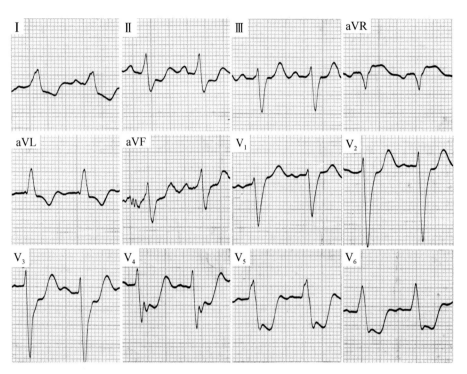

图 14-39　急性非 ST 段抬高心肌梗死

$V_3 \sim V_6$、Ⅰ、Ⅱ、aVL 导联 ST 段呈水平型、下斜型压低，最深达 0.8mV，符合重度心肌缺血型改变。QRS 时间 0.14s，Q-T 间期 0.42s，QRS 波形态不符合左束支或右束支阻滞特点，故诊断为室内传导阻滞。心率 100 次/分

心电图诊断：心肌呈重度缺血型改变，室内传导阻滞。符合急性非 ST 段抬高心肌梗死

患者女，75 岁，以间断胸痛 5 天为主诉入院，心肌酶学升高。临床诊断：冠心病，急性非 ST 段抬高心肌梗死

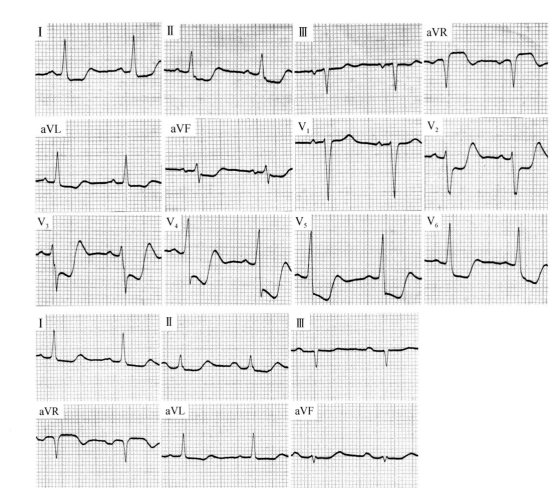

图 14-40（A） 急性非 ST 段抬高心肌梗死

Ⅰ、Ⅱ、aVL、aVF、$V_2 \sim V_6$ 导联 ST 段明显压低，最深达 0.8mV，持续时间达 48 小时，QRS 波形态正常，Q-T 间期 0.40s

心电图诊断：心肌呈重度缺血型改变。结合临床符合急性非 ST 段抬高心肌梗死

患者女，77 岁，持续胸闷不适 3 小时，心肌酶学升高，经治疗后逐渐缓解。临床诊断：冠心病，急性非 ST 段抬高心肌梗死

图 14-40（B） 急性非 ST 段抬高心肌梗死

［与图 14-40（A）为同一患者，10 天后描记］Ⅰ、Ⅱ、aVL、$V_2 \sim V_6$ 导联 ST 段轻度压低，心电图已基本恢复正常

心电图诊断：急性非 ST 段抬高心肌梗死恢复期

14

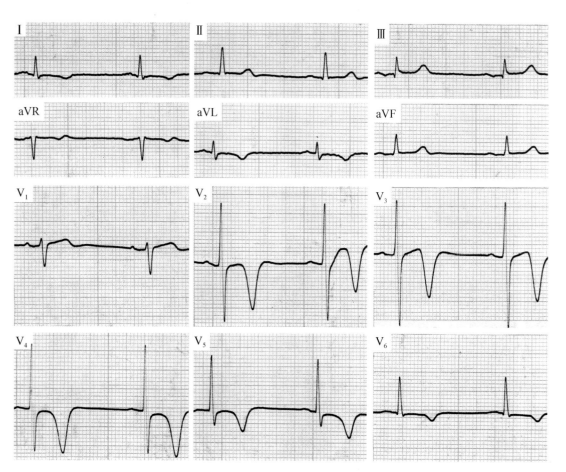

图 14-41（A）　广泛前壁非 ST 段抬高心肌梗死

Ⅰ、aVL、$V_2 \sim V_6$ 导联 T 波倒置，最深达 1.2mV，两肢对称，呈冠状 T，ST 段轻度压低，各导联均无病理 Q 波，Q-T 间期 0.48s，心率 53 次/分

心电图诊断：心肌呈重度缺血型改变。结合临床符合广泛前壁非 ST 段抬高心肌梗死

患者男，74 岁，以阵发性胸痛 6 天为主诉入院，心肌酶学升高，肌酸激酶同工酶（CK-MB）达 75U/L

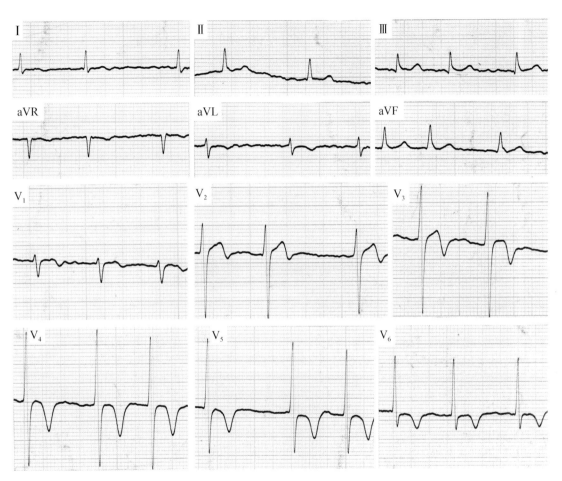

图 14-41（B）　广泛前壁非 ST 段抬高心肌梗死伴心房颤动

[与图 14-41（A）为同一患者，8 天后描记] 正常 P 波消失，代之以纤细的颤动波（f 波）。QRS 波形态正常，R-R 间距绝对不整，心室率平均 90 次/分，倒置的 T 波逐渐恢复，最深达 0.7mV

心电图诊断：心肌呈缺血型改变，结合临床符合广泛前壁非 ST 段抬高心肌梗死，心房颤动

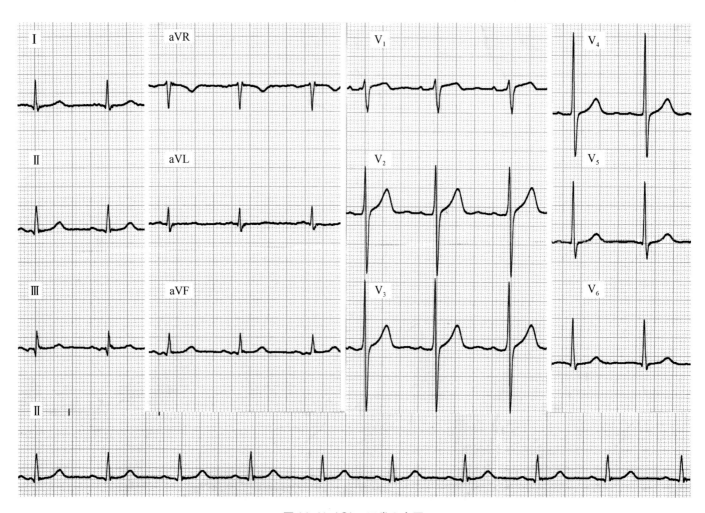

图 14-41（C）　正常心电图

［与图 14-41（A）为同一患者，9 年后复查］心电图完全恢复正常

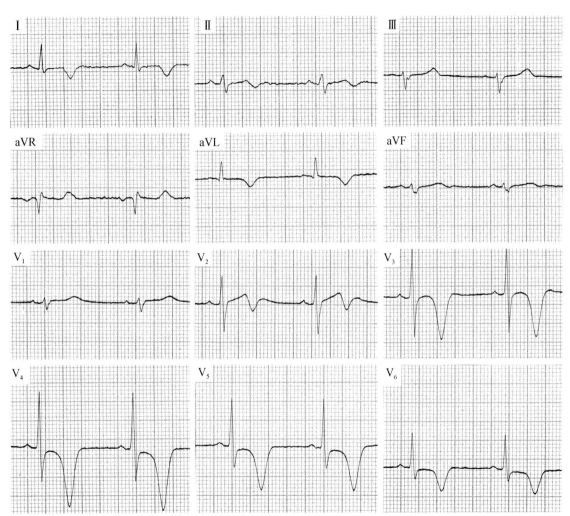

图 14-42（A）　急性非 ST 段抬高心肌梗死

$V_2 \sim V_6$、Ⅰ、aVL 导联均可见 T 波倒置，最深达 1.5mV，两肢对称，呈冠状 T，以胸前导联最明显；部分导联 ST 段轻度压低约 0.1mV，QRS 波形态正常，Q-T 间期 0.48s，心率 60 次/分

心电图诊断：心肌呈重度缺血型改变。结合临床符合急性非 ST 段抬高心肌梗死

患者男，41 岁，以持续胸痛 2 天为主诉入院，入院后查心肌酶学升高，CK-MB 达 88U/L。临床诊断：冠心病，急性非 ST 段抬高心肌梗死

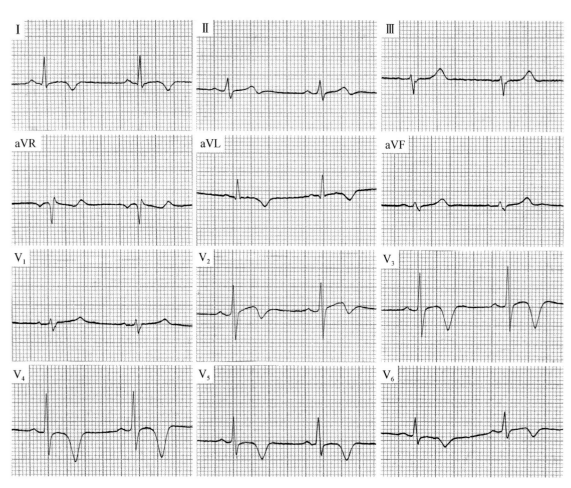

图 14-42（B）　急性非 ST 段抬高心肌梗死

［与图 14-42（A）为同一患者，住院治疗 3 天复查］原倒置 T 波已明显好转，由 1.5mV→0.7mV，QRS 波形态正常

心电图诊断：急性非 ST 段抬高心肌梗死

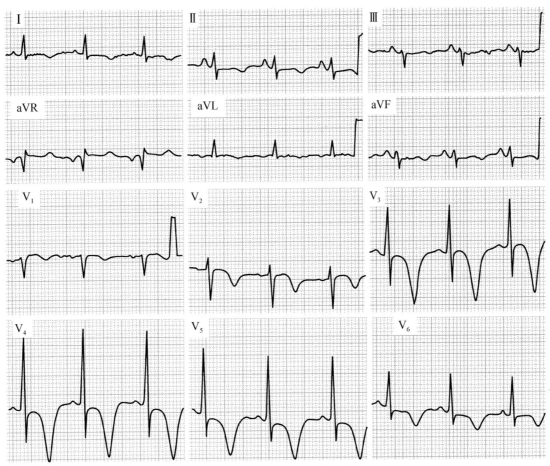

图 14-43　急性非 ST 段抬高心肌梗死

T 波于 V$_2$ ~ V$_6$ 导联明显倒置，两肢对称，呈冠状 T，最深达 1.5mV，ST 段轻度压低达 0.15mV（持续 48 小时，有动态演变）；始终无 Q 波形成，Q-T 间期 0.48s，心率 86 次/分

心电图诊断：心肌呈重度缺血型改变。结合临床符合急性非 ST 段抬高心肌梗死

患者男，82 岁，胸痛持续达 3 小时，心肌酶学升高，CK-MB 达 60U/L。临床诊断：冠心病，急性非 ST 段抬高心肌梗死

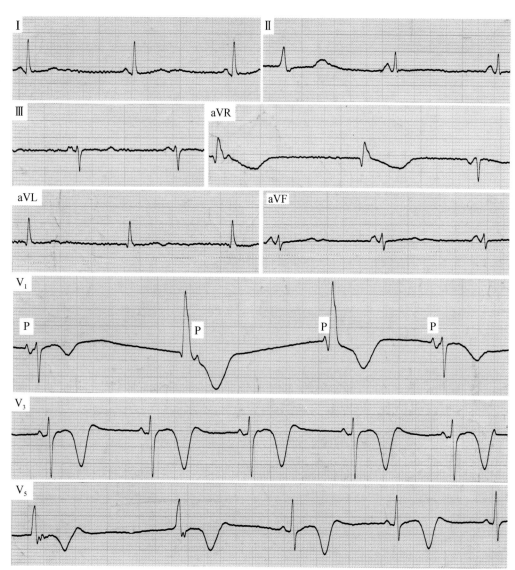

图14-44 急性非ST段抬高心肌梗死伴
窦性静止，室性逸搏

P-P间距不固定，可见较长P-P间距，最长达2.12s
（见V_1导联$P_1 \sim P_2$）；部分导联可见宽大畸形的QRS
波（Ⅱ导联R_1、aVR导联R_1、R_2，V_1导联R_2、R_3，
V_5导联R_1、R_2），R-R间距1.8s，心室率33次/分；
符合窦性静止，室性逸搏特点。T波在$V_1 \sim V_5$导联均
倒置，最深达1.3mV，两肢对称，呈冠状T；Q-T间
期0.56s

心电图诊断：心肌呈重度缺血型改变。结合临床符合
急性非ST段抬高心肌梗死，伴窦性静止，室性逸搏，
Q-T间期延长

患者男，67岁，胸闷持续达13小时，心肌酶学升高，
CK-MB达108U/L。临床诊断：冠心病，急性非ST段
抬高心肌梗死

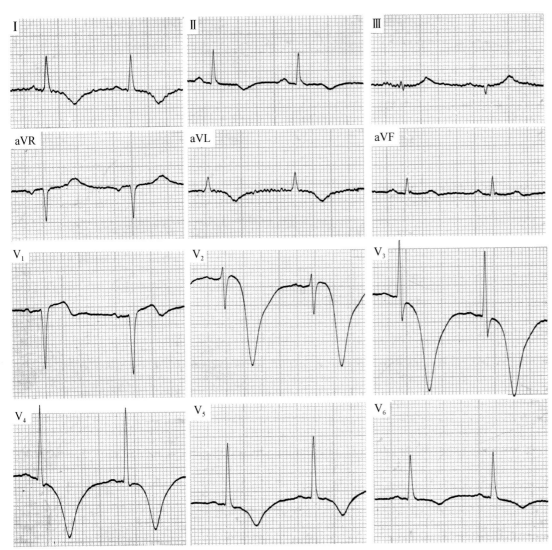

图 14-45　急性非 ST 段抬高心肌梗死
（巨大倒置 T 波）

V_2 ~ V_6、Ⅰ、Ⅱ、aVL 导联 T 波倒置，最深达 2.3mV，两肢对称，呈巨大倒置的冠状 T，ST 段轻度压低，QRS 波形态正常，Q-T 间期 0.65s

心电图诊断：心肌呈重度缺血型改变，Q-T 间期延长。结合临床符合急性非 ST 段抬高心肌梗死

患者男，52 岁，以间断胸痛 3 天为主诉入院，查心肌酶学升高达正常 3 倍以上，1 周后心电图基本恢复。临床诊断：冠心病，急性非 ST 段抬高心肌梗死

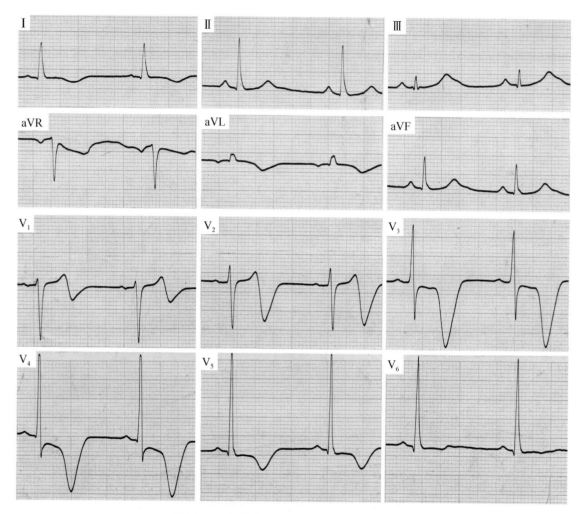

图 14-46 急性广泛前壁非 ST 段抬高心肌梗死

$V_1 \sim V_6$、Ⅰ、aVL 导联 T 波倒置，最深达 1.7mV，两肢对称，呈冠状 T，ST 段轻度压低 0.2mV，QRS 波形态正常，Q-T 间期 0.56s

心电图诊断： 心肌呈重度缺血型改变，符合急性非 ST 段抬高心肌梗死。Q-T 间期延长

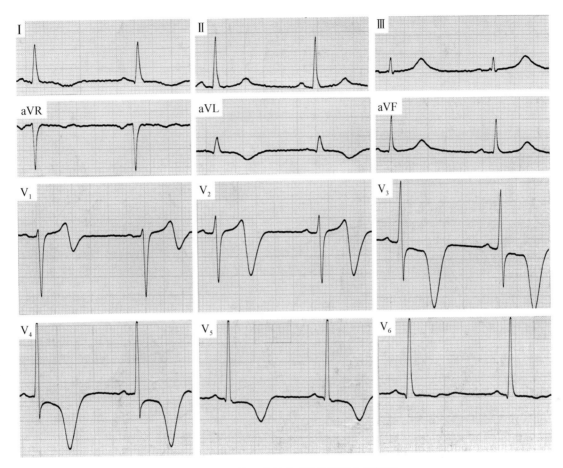

图 14-47（A）　急性非 ST 段抬高心肌梗死

$V_1 \sim V_6$、Ⅰ、aVL 导联 T 波倒置，最深达 1.4mV，两肢对称，呈冠状 T，ST 段轻度压低 0.15mV，QRS 波形态正常；Q-T 间期 0.56s

心电图诊断：心肌呈重度缺血型改变，结合临床符合急性非 ST 段抬高心肌梗死。Q-T 间期延长

患者男，50 岁，心肌酶学升高达正常值 3 倍，支持急性非 ST 段抬高心肌梗死。后经冠脉造影证实前降支起始段狭窄达 90%

14

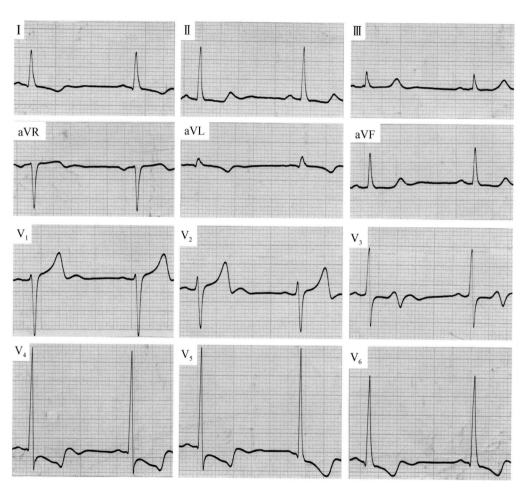

图 14-47（B）　急性非 ST 段抬高心肌梗死

［与图 14-47（A）为同一患者，5 天后复查］原倒置 T 波已明显变浅，由 1.4mV→0.4mV，ST
段轻度下斜型压低 0.15mV，QRS 波形态正常

心电图诊断：急性非 ST 段抬高心肌梗死（已明显恢复）

第14章 心肌梗死

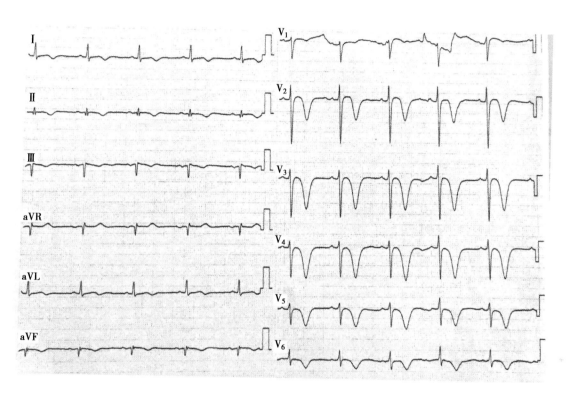

图 14-48　急性非 ST 段抬高心肌梗死

$V_2 \sim V_6$ 导联 T 波倒置，最深达 1.5mV，两肢对称，呈冠状 T，ST 段正常，R 波自 $V_2 \rightarrow V_5$ R 波渐低，Q-T 间期 0.52s

心电图诊断： 心肌呈重度缺血型改变，结合临床符合急性非 ST 段抬高心肌梗死

患者男，50 岁，心肌酶学升高达正常值 3 倍，支持急性非 ST 段抬高心肌梗死。冠脉造影显示：前降支起始段狭窄达 80%（支架 1 枚），回旋支 60%

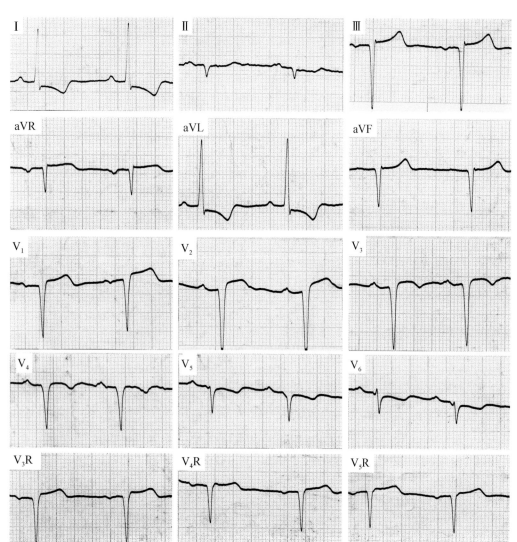

图14-49（A） 陈旧性下壁、广泛前壁心肌梗死

Ⅱ、Ⅲ、aVF 导联 QRS 波呈 QS 型或 Qr 型，$V_1 \sim V_6$ 导联呈 QS 型，ST 段基本回至基线；Ⅰ、aVL 导联 ST 段压低，T 波倒置达 0.3mV

心电图诊断：陈旧性下壁、广泛前壁心肌梗死（1 年前心电图）

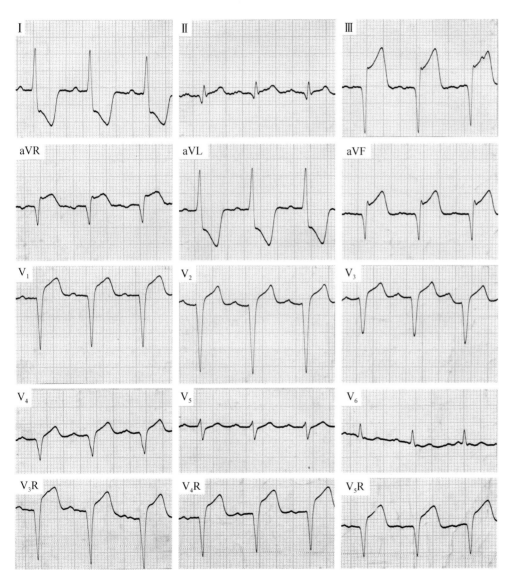

图 14-49（B）　急性下壁、右室再梗死

［与图 14-49（A）为同一患者］Ⅱ、Ⅲ、aVF、V_3R ~ V_5R 导联 ST 段再次抬高，最高达 0.5mV，Ⅰ、aVL 导联 ST 段压低达 0.5mV

心电图诊断： 陈旧性下壁、广泛前壁心肌梗死，急性下壁、右室再梗死

患者男，75 岁，3 年前有急性下壁、右室心肌梗死，2 年前第 2 次心肌梗死（广泛前壁心肌梗死），此次再发胸痛 1 小时入院，心肌酶学升高（CK-MB 225U/L）。后经冠脉造影证实：前降支近段完全闭塞，回旋支中段狭窄 60%，右冠近、中段狭窄 95%；呈弥漫性 3 支冠脉血管病变，后行冠脉搭桥术（CABG 术）

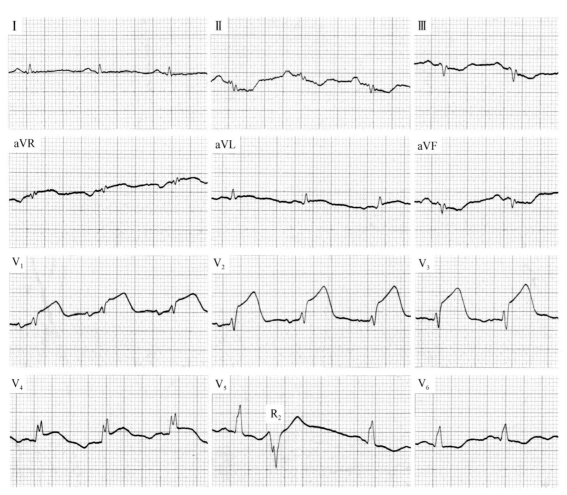

图 14-50（A）　陈旧性下壁、急性前间壁及心尖部心肌梗死（超急期）

$V_1 \sim V_4$ 导联 ST 段抬高，弓背向上，最高达 0.4mV，与 T 波融合，呈单相曲线，无 Q 波形成，符合前间壁、心尖部心肌梗死（超急期）；Ⅱ、Ⅲ、aVF 导联呈 QS 型，ST 段压低，符合陈旧性下壁心肌梗死；QRS 波低电压（肢体导联 < 0.5mV，胸导联 < 0.8mV），V_5 导联可见偶发室性期前收缩（R_2）

心电图诊断：急性前间壁、心尖部心肌梗死（超急期），陈旧性下壁心肌梗死，QRS 波低电压

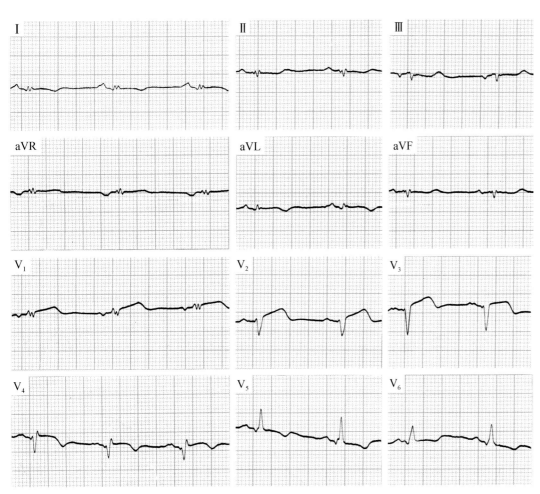

图 14-50（B）　前间壁、心尖部心肌梗死
（亚急性期）

［与图 14-50（A）为同一患者］QRS 波于 V$_4$ 导联呈 Qr 型，r$_{V3}$＜r$_{V2}$＜r$_{V1}$，Ⅱ、Ⅲ、aVF 导联呈 QS 型，V$_1$～V$_4$ 导联 ST 段抬高 0.1mV（此为病后第 13 天描记，ST 段已基本恢复）

心电图诊断：急性前间壁、心尖部心肌梗死（亚急性期），陈旧性下壁心肌梗死，QRS 波低电压

患者男，61 岁，8 年前有急性下壁心肌梗死，此次再发胸痛 4 小时入院，心肌酶学升高（CK-MB 185U/L）。临床诊断：冠心病，陈旧性下壁心肌梗死，前间壁、心尖部再梗死

四、陈旧性心肌梗死

急性心肌梗死后部分患者其 ST-T 可能完全恢复正常，仅遗留病理 Q 波，也可能 ST-T 未完全恢复正常，呈慢性冠状动脉供血不足表现。故陈旧性心肌梗死的诊断在典型病例较容易：根据病理 Q 波持续存在，伴或不伴 ST-T 改变，以及既往典型发作史，即可诊断（图 14-51）。但部分患者无急性发作史，只能依据有无 Q 波确定诊断，而 Q 波存在又受一些因素影响，如梗死范围较小，瘢痕挛缩，或梗死区呈网状、片状，分布弥散，使心肌产生的异常向量互相抵消，致病理 Q 波消失；或由于束支传导阻滞，心肌除极程序发生变化，病理 Q 波被掩盖等。故在陈旧性心肌梗死的诊断中，若无急性心肌梗死病史，应首先排除其他非梗死情况。

1. 类似前间壁心肌梗死　正常人，由于室间隔除极的初始向量指向右下，形成 V_1、V_2 导联的 r 波，但由于 r 波较小，易受多种因素影响，形成了类似前间壁心肌梗死的图形改变：①肺气肿及瘦长体型：此两种情况均由于心脏位置下移，而常规 V_1、V_2 导联位置较高，不能显示初始的右下向量，若低 1～2 肋间描记，则可显示；②心肌炎及心肌病：由于心肌细胞溶解、坏死，或心肌变性、萎缩、纤维化，室间隔心肌发生以上改变，其右下除极向量消失，形成 V_1～V_3 导联呈 QS 型改变；但由于心肌病变常较广泛，弥漫性心肌缺血，多数导联 ST-T 改变（ST 段压低，T 波低平、倒置），结合临床不难诊断。肥厚梗阻型心肌病，由于室间隔明显增厚，除极时间延长，形成 V_5、V_6 导联较深 Q 波，但其宽度常 <0.04s，结合典型心脏杂音，以及超声心动图室间隔明显增厚特点，不难鉴别；③慢性肺源性心脏病：由于右室肥大，心脏极度顺钟向转位，使初始右前向量向左偏移，形成 V_1～V_3 导联呈 QS 型或 rS 型，但其 r 波于胸导联中自右向左逐渐增高，结合心电轴明显右偏，肺性 P 波，以及慢性肺部疾病病史，协助鉴别；④左束支传导阻滞及左室肥大：左束支传导阻滞时，由于左间隔支初始右下向量消失，故 V_1、V_2 导联呈 QS 型，但 V_3、V_4 导联常呈 rS 型，若加描 V_E 导联（剑突下导联），可显示为 rS 型，且 V_5、V_6 导联 QRS 波呈宽钝的 R 型，QRS 时间 ≥0.12s。若 V_3 呈 QS 型、Qr 型或 QR 型，则支持前间壁心肌梗死。左室肥大时，由于心肌变性，束支传导系统受累等，使初始右下向量消失，类似左束支传导阻滞图形改变，但 V_5 导联 R 波明显增高，可协助鉴别。

总之，单纯自 V_1～V_3 导联呈 QS 型而无 ST-T 改变去判断有无陈旧性前间壁心肌梗死是不可靠的，但若 V_1、V_2 导联呈 qRs 型或 qrS 型，则多支持陈旧性前间壁心肌梗死的诊断。因为心肌梗死后侧支循环建立，瘢痕中有部分正常心肌存在，形成正常除极的 r 波。

2. 类似下壁心肌梗死　①横位心脏：在肥胖、妊娠、腹水等情况下，由于心脏向左上方偏移，其初始 40ms 向量偏向左上，形成 Ⅲ、aVF，甚至 Ⅱ 导联较深 Q 波，或 QS 型改变，但 Q 波宽 <0.04s，于加描 V_E 导联或深吸气时 Q 波明显变浅或消失；②急性肺动脉栓塞：由于肺动脉栓塞，右室后负荷急剧增加，右心室迅速扩大，引起心脏沿纵轴顺钟向转位，形成 Ⅰ 导联 QRS 波呈 rS 型，Ⅲ 导联呈 Qr 型，同时伴 T 波倒置，即所谓 "$S_IQ_{III}T_{III}$" 改变。但 aVF 导联无 Q 波，且常伴肺性 P 波及电轴右偏；③预激综合征（W-P-W 综合征）：在某些预激综合征

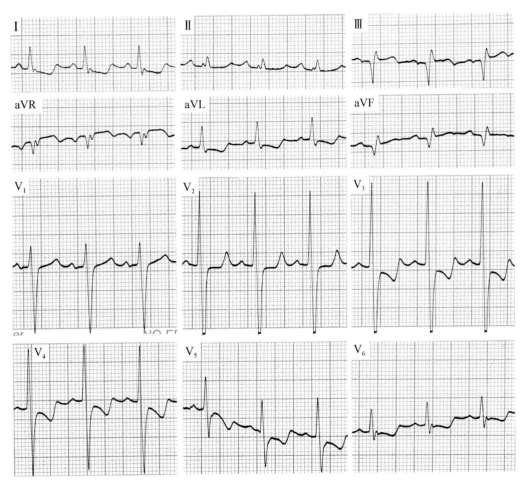

**图 14-51　陈旧性下壁心肌梗死及慢性
冠状动脉供血不足**

Ⅰ、aVL、V$_3$ ~ V$_6$ 导联 ST 段压低 0.2mV，T 波呈
"－＋"双相，Ⅲ、aVF 导联可见病理 Q 波

心电图诊断：陈旧性下壁心肌梗死，前壁心肌呈缺血
型改变

患者男，58 岁，阵发性胸痛 3 年，1 年前因急性心肌
梗死住院。临床诊断：冠心病，陈旧性下壁心肌
梗死，心绞痛。此图为心绞痛非发作期描记，呈慢性冠
状动脉供血不足表现。冠脉造影显示：右冠狭窄
95％，前降支狭窄 70％，回旋支狭窄 80％；后行
CABG 术

患者中，当旁道位置引起额面心室除极向量指向上时，Ⅱ、Ⅲ、aVF 导联形成 QS 型，酷似下壁心肌梗死，但根据其 P-R 间期短，QRS 波加宽，QRS 波有初始顿挫的 δ 波，不难鉴别。

五、心肌梗死与心脏传导阻滞

急性心肌梗死可合并心脏传导阻滞，如前壁心肌梗死易出现左、右束支传导阻滞，下壁心肌梗死易合并房室传导阻滞。当急性心肌梗死合并左、右束支传导阻滞时，后者引起前者典型梗死图形发生了变化，或典型梗死图形被掩盖。对此要有充分认识，及时识别（图 14-52 ~ 图 14-64）。

1. 心肌梗死合并右束支传导阻滞（图 14-52 ~ 图 14-56）心肌梗死时，QRS 波初始 0.03 ~ 0.04s 向量改变，而右束支阻滞时，其初始向量是正常的，故二者特点均可显现。由于右束支阻滞 QRS 波形态改变主要在胸导联，故下壁心肌梗死合并右束支阻滞时，心肌梗死与右束支阻滞二者特点均可显示，即Ⅱ、Ⅲ、aVF 导联呈梗死波形改变，胸导联显示右束支阻滞波形，QRS 时间≥0.12s。而前壁心肌梗死合并右束支传导阻滞时，其显示右束支阻滞的 QRS 波初始除极向量（室间隔除极，指向右前）消失，即 V₁、V₂ 导联 r 波消失，由 rsR′型变为 QR 型，V₃ ~ V₅ 可见病理 Q 波，Ⅰ、aVL 及 V₅、V₆ 导联 S 波宽钝，QRS 时间≥0.12s，伴有原发 ST-T 改变。

2. 心肌梗死合并左束支传导阻滞（图 14-60）左束支阻滞时，其初始向量即已改变，室间隔除极自右向左进行，历时约0.04s，左胸导联描记出向上波，此时合并心肌梗死，则不能描出 Q 波。而右胸导联在左束支阻滞可呈 QS 型，伴 ST-T 改变，

故此时应结合临床并根据以下几点进行判断：①下壁心肌梗死合并左束支阻滞时，Ⅱ、Ⅲ、aVF 导联呈梗死波，胸导联呈左束支阻滞波形。虽左束支阻滞时Ⅲ、aVF 导联也可有 Q 波，但同时Ⅱ导联有 Q 波，则可明确判断为左束支阻滞合并下壁心肌梗死；②前间壁心肌梗死合并左束支阻滞时，由于左束支阻滞，左室除极程序发生了变化，在左室面探查电极下描不出 Q 波，心肌梗死可被掩盖；但若梗死范围较广，室间隔除极向量不存在，而此时右室除极，则形成Ⅰ、aVL、V₅、V₆ 导联 q 波，尤其伴有原发 ST-T 改变者，提示左束支阻滞合并前间壁心肌梗死（虽有极少数单纯左束支阻滞，亦可有以上导联 q 波改变）。若 V₁ ~ V₃ 均呈 QS 型，V₄ 呈 Qr 型，伴原发 ST-T 改变，Ⅰ、aVL、V₅、V₆ 呈宽钝 R 波，亦提示二者合并存在；③前侧壁心肌梗死合并左束支阻滞时诊断较难，因为此时前侧壁除极发生在室间隔自右向左除极结束之后，即 0.04s 之后，因此在左胸导联上描记出 0.04s 的 R 波之后才会出现一些相应改变，如 R 波幅低，或呈矮小错综波，或自右向左 R 波波幅渐低，或呈 rS 型。

若左束支阻滞时，其室性期前收缩在面向左室面的导联中（V₄ ~ V₆、Ⅰ、aVL），在 R 波之前有病理 Q 波，支持二者合并存在。有时，此条件可能为诊断心肌梗死的唯一依据。这是因为室性期前收缩发生于心肌梗死部位（左室），此时左室与右室同时收缩，与正常心室除极所形成波形相似，使梗死波得以显现。

3. 心肌梗死合并梗死周围阻滞（见图 14-18，图 14-69）当心肌梗死患者 QRS 向量的变化，除了初始向量背向梗死区外，其终末向量对向梗死区时（该部分最后除极），则为心肌梗死周

围传导阻滞的表现，在心向量图上表现为初始向量与终末向量方向相反，在心电图上表现为有病理Q波的导联上出现终末R波。①高侧壁梗死周围传导阻滞：由于左束支的前（上）分支分布于左室前侧壁及高侧壁的心内膜下，所以高侧壁心肌梗死时易合并左前分支阻滞，此时Ⅰ、aVL及V₅、V₆导联可见梗死波（呈qR型，q波宽≥0.04s），心电轴明显左偏；②下壁梗死周围传导阻滞：由于左后（下）分支分布于左心室下壁心内膜下，所以下壁心肌梗死时，易合并左后分支传导阻滞，此时Ⅱ、Ⅲ、aVF导联可见梗死波（呈qR型），心电轴右偏。

4. 心肌梗死合并不完全性双束支传导阻滞（图14-57~图14-59） 心肌梗死合并右束支加左前或左后分支阻滞时，称为心肌梗死合并不完全性双束支传导阻滞，其中右束支加左前分支阻滞多见，而左后分支阻滞多见于下后壁心肌梗死。①前壁心肌梗死合并右束支加左前分支阻滞时，除了具备心肌梗死合并右束支阻滞心电图特点外，心电轴左偏 > -30°，Ⅲ导联可见较深S波，形成$Q_1S_Ⅲ$改变；②下后壁心肌梗死合并右束支加左后分支阻滞时，除了具备心肌梗死合并右束支阻滞心电图特点外，Ⅰ导联可见S波，形成$S_1Q_Ⅲ$改变，心电轴右偏 > +110°。

5. 心肌梗死合并房室传导阻滞（图14-61~图14-64） 下壁心肌梗死易合并一度及二度Ⅰ型房室传导阻滞，是由于房室交界区局部炎症、水肿所致，预后良好；广泛前壁心肌梗死常合并二度Ⅱ型及三度房室传导阻滞，反映心肌梗死面积广泛，预后极差。房室传导阻滞不影响心室除极程序，故二者特点均可显现。

六、心肌梗死与预激综合征

预激综合征B型与前间壁心肌梗死易混淆，Ⅲ、aVF导联呈QS型或rS型时，类似下壁心肌梗死，Ⅰ、aVL导联出现病理Q波时，类似高侧壁心肌梗死等，其鉴别见表14-2。当预激综合征与心肌梗死并存时，后者可被前者掩盖，此时应根据ST-T改变及病理Q波进行判断，若为原发性ST-T改变，病理Q波 > 0.04s，应考虑二者并存可能（图14-65，图14-66）。

表14-2 预激综合征与心肌梗死心电图的鉴别

鉴别点	预激综合征	心肌梗死
P-R间期	<0.12s	≥0.12s
QRS时间	≥0.12s	<0.12s
δ波	多可见，R波为主导联更明显	无
病理Q波	q波宽 <0.04s	q波宽 >0.04s
ST-T改变	呈继发改变，无动态变化	呈原发改变，急性期动态演变
加快正道传导		
药物或措施	预激波可消失	QRS波图形无变化

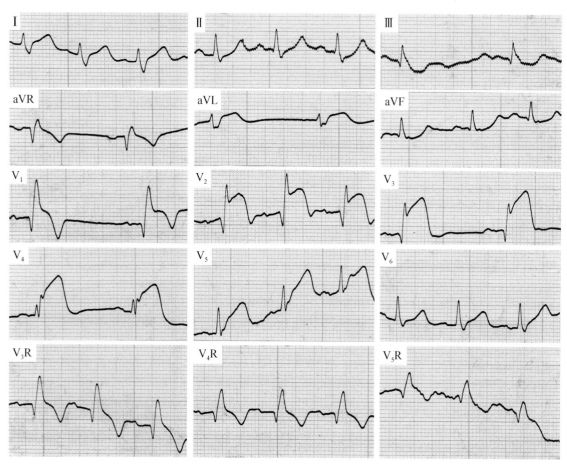

图 14-52（A）　急性广泛前壁心肌梗死伴右束支传导阻滞

QRS 波于 $V_1 \sim V_3$ 导联呈 qR 型，$V_4 \sim V_5$ 导联呈 R 型，ST 段于 $V_1 \sim V_5$ 导联抬高，最高达 0.6mV，弓背向上，与 T 波融合，呈单相曲线；I、aVL、V_6 导联可见宽 S 波，QRS 时间 0.14s，支持急性广泛前壁心肌梗死合并完全性右束支传导阻滞。$V_3R \sim V_5R$ 导联波形与 V_1 导联相似，此为广泛前壁心肌梗死的影响，而非右室梗死（在前间壁、广泛前壁心肌梗死时，$V_3R \sim V_5R$ 波形均可与 V_1 导联相类似，故前壁心肌梗死时，不需加描 $V_3R \sim V_5R$ 导联，因为前壁为前降支供血，前降支闭塞不引起右室梗死）。aVR、aVL、V_1、V_3、V_4 导联 R-R 间距 1.20 ~ 1.04s，较其他 R-R 间距 0.68s 明显长，但此长 R-R 之间无 P 波，故不支持房性期前收缩未下传，或 2 1 房室传导阻滞，仍考虑为窦性心律不齐，电轴正常（+30°）

心电图诊断：急性广泛前壁心肌梗死，完全性右束支传导阻滞，窦性心律不齐

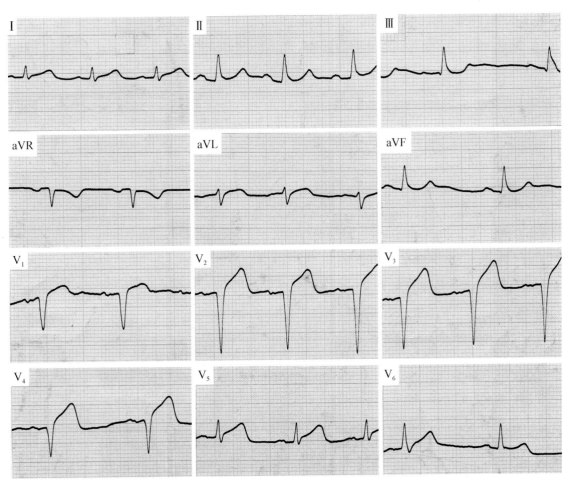

图 14-52（B） 急性广泛前壁心肌梗死（急性期）

［与图 14-52（A）为同一患者，溶栓 2 小时后描记］完全性右束支传导阻滞消失（再灌注心律变化），ST 段明显下降（较原 ST 段下降 > 50% 以上），$V_1 \sim V_4$ 导联 QRS 波呈 QS 型

心电图诊断： 急性广泛前壁心肌梗死（急性期），右束支传导阻滞消失

患者男，51 岁，以胸痛 3 小时入院。重组链激酶 150 万 U 静脉滴注，于溶栓 2 小时后，胸痛基本消失；多次复查心肌酶学，其 CK-MB 峰值达 380U/L，出现于病后 10 小时。综合临床特点，支持溶栓治疗有效；经冠脉造影证实前降支狭窄 80%（溶栓后冠脉再通）

14

第14章　心肌梗死

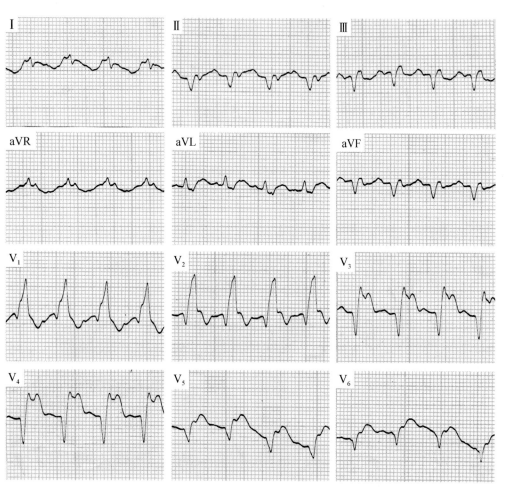

图 14-53（A）　急性广泛前壁及陈旧性下壁心肌梗死伴右束支传导阻滞

QRS 波于 Ⅱ、Ⅲ、aVF 导联呈 Qr 型，ST 段正常，符合陈旧性下壁心肌梗死；$V_1 \sim V_4$ 导联呈 QR 型，$V_5 \sim V_6$ 导联呈 QS 型，QRS 时间 0.15s；$V_2 \sim V_6$ 导联 ST 段抬高，最高达 0.5mV；符合急性广泛前壁心肌梗死合并完全性右束支传导阻滞；心率 133 次/分；肢体导联电压 <0.5mV，符合肢体导联低电压特点，电轴正常（+30°）

心电图诊断： 急性广泛前壁、陈旧性下壁心肌梗死，完全性右束支传导阻滞，肢体导联低电压，窦性心动过速

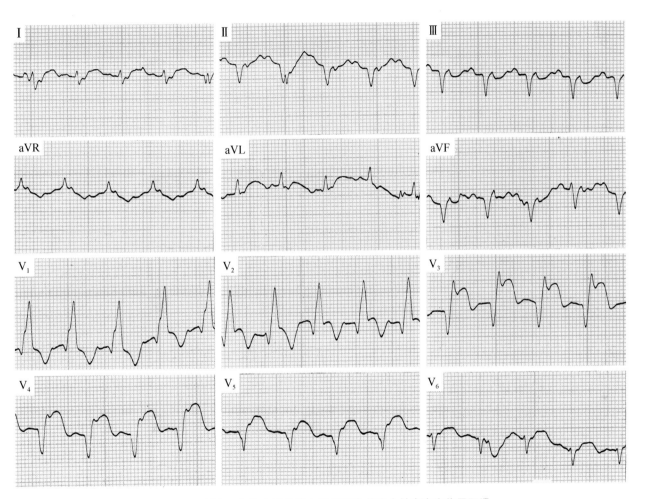

图 14-53（B）　急性广泛前壁心肌梗死合并完全性右束支传导阻滞

［与图 14-53（A）为同一患者］各导联波形相同，肢体导联电压达 0.6mV，心率 123 次/分

心电图诊断： 急性广泛前壁、陈旧性下壁心肌梗死，完全性右束支传导阻滞，窦性心动过速

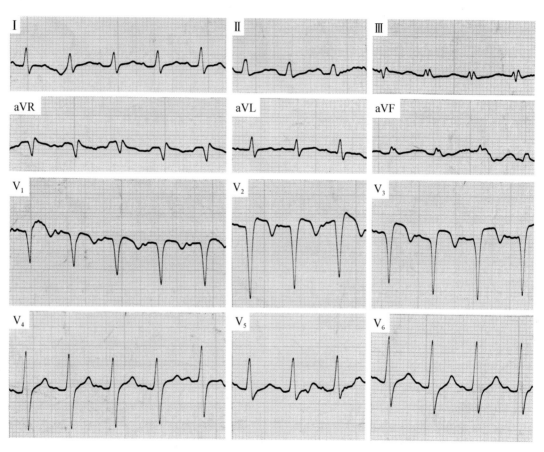

图 14-54（A）　急性前间壁心肌梗死

$V_1 \sim V_3$ 导联 QRS 波呈 QS 型，ST 段抬高，弓背向上，T 波倒置，符合前间壁心肌梗死（急性期）

心电图诊断： 急性前间壁心肌梗死（急性期）

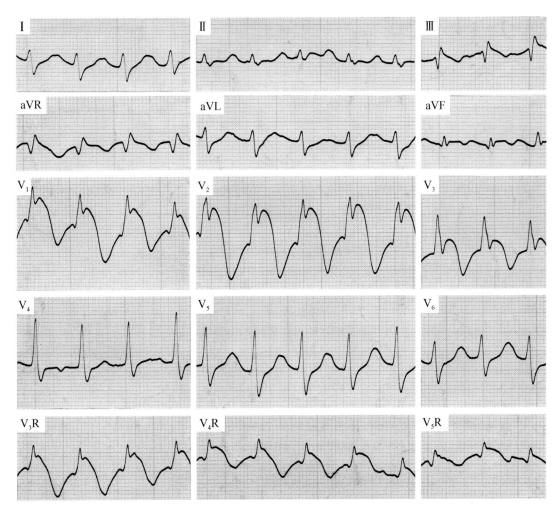

图 14-54（B）　急性前间壁心肌梗死伴非阵发性室性心动过速

［与图 14-54（A）为同一患者］QRS 波宽大畸形，$V_1 \sim V_2$ 导联呈 qR 型，$V_5 \sim V_6$ 导联 S 波明显加宽，与图 14-54（A）相比明显不同，QRS 时间 0.16s，心室率 113 次/分，P 波不能明视，$V_1 \sim V_3$ 导联 ST 段抬高，弓背向上，最高达 0.9mV，T 波倒置，最深达 0.7mV，符合急性前间壁心肌梗死合并非阵发性室性心动过速，呈右束支阻滞型，故异位兴奋灶位于左室。自 $V_3R \sim V_5R$ 导联 ST 段抬高与 V_1 导联相似可看出：当前壁 ST 段抬高时，必然影响 $V_3R \sim V_5R$ 导联，此时不能诊断右室梗死

心电图诊断：急性前间壁心肌梗死，非阵发性室性心动过速（左室室性心动过速，呈右束支阻滞型）

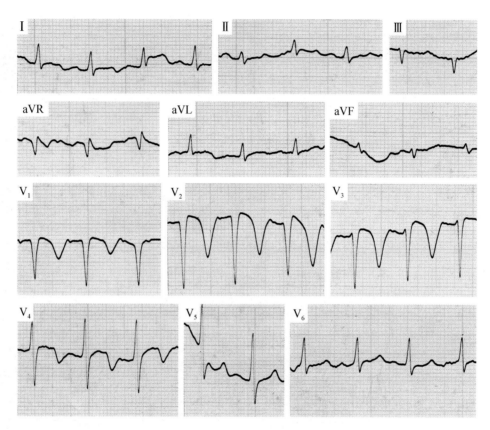

图 14-54（C）　急性前间壁心肌梗死

[与图 14-54（A）为同一患者] QRS 波于 V_1、V_2 导联呈 QS 型，V_3 导联呈 rS 型，$V_1 \sim$ V_4 导联 ST 段抬高 0.1mV，T 波倒置，最深达 1.0mV，QRS 时间 0.10s，QRS 波之前均有相关 P 波，心率 101 次/分

心电图诊断：急性前间壁心肌梗死（急性期），窦性心动过速（室性心动过速终止）

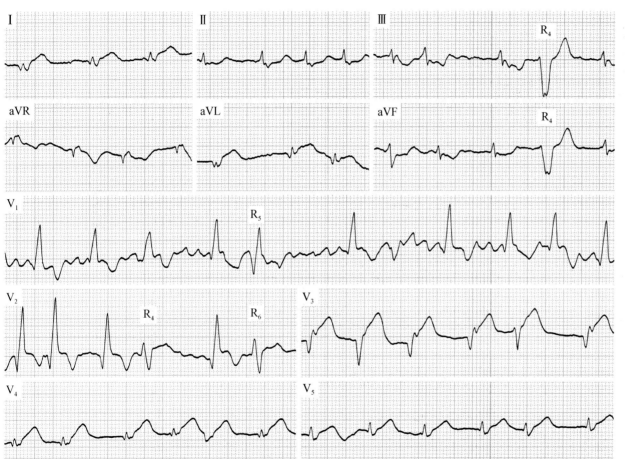

图 14-55　急性广泛前壁心肌梗死合并右束支阻滞及心房颤动伴室内差异传导

QRS 波于 V_1 ~ V_3 导联呈 qR 型，I、aVL、V_5 导联 S 波加宽，QRS 时间 0.12s，I、aVL、V_1 ~ V_5 导联 ST 段抬高，弓背向上，符合广泛前壁心肌梗死伴完全性右束支传导阻滞特点；P 波消失，代之以极不规则的较粗大颤动波（f 波），f 波频率平均 460 次/分，心室率平均 100 次/分，R-R 间距绝对不整，多呈长-短周期现象（Ⅲ导联 R_4，V_1 导联 R_5，V_2 导联 R_4），符合快速心房颤动伴室内差异传导

心电图诊断：急性广泛前壁心肌梗死并完全性右束支传导阻滞，快速心房颤动伴室内差异传导，电轴正常（+90°）

患者男，67 岁，以间断胸闷 3 天为主诉入院。临床诊断：冠心病，急性广泛前壁心肌梗死，心房颤动伴右束支传导阻滞

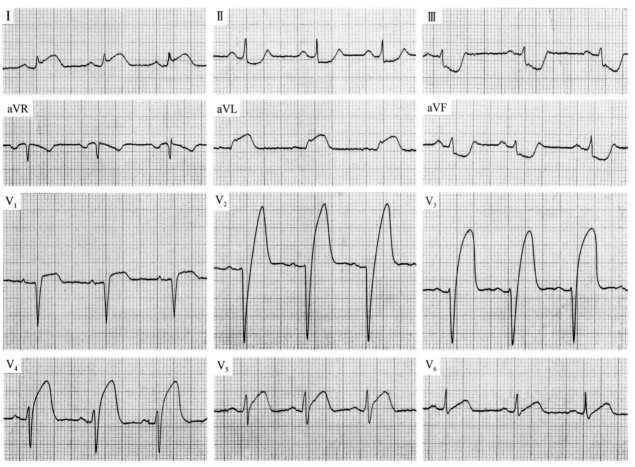

图 14-56（A） 急性广泛前壁心肌梗死（超急期）

V_1 ~ V_6、Ⅰ、aVL 导联 ST 段抬高，最高达 1.1mV，弓背向上，与 T 波融合，呈单相曲线；V_1 ~ V_4 导联 QRS 波呈 rS 型，符合广泛前壁心肌梗死（超急期）；Ⅱ、Ⅲ、aVF 导联 ST 段呈水平型、下斜型压低，最深达 0.3mV，为对应性改变可能

心电图诊断：急性广泛前壁心肌梗死（超急期）

患者男，40 岁，持续胸痛 2 小时，入院后急行重组链激酶 150 万 U 静脉滴注（行溶栓治疗）

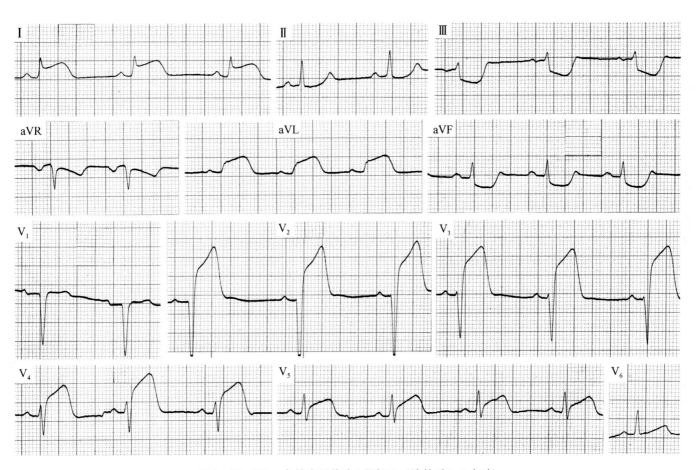

图 14-56（B） 急性广泛前壁心肌梗死（溶栓后 0.5 小时）

［与图 14-56（A）为同一患者，溶栓后 0.5 小时］心电图示上述导联抬高的 ST 段已渐下降，最高达 0.7mV

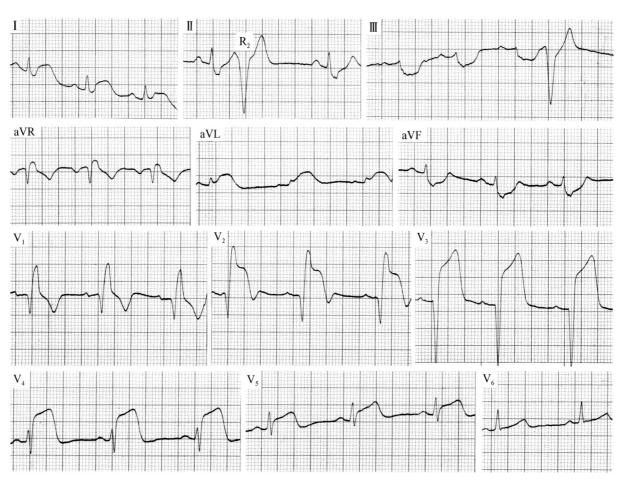

图 14-56（C） 急性广泛前壁心肌梗死伴完全性右束支传导阻滞

［与图 14-56（A）为同一患者，溶栓后 1 小时］QRS 波于 V_1 导联呈 QR 型，QRS 时间 0.14s，符合完全性右束支传导阻滞特点。Ⅱ 导联 R_2 为舒张早期室性期前收缩（联律间期 0.32s），期前指数 0.32/0.40＝0.80（＜0.85），为 R on T 现象

心电图诊断：急性广泛前壁心肌梗死，完全性右束支传导阻滞，偶发室性期前收缩

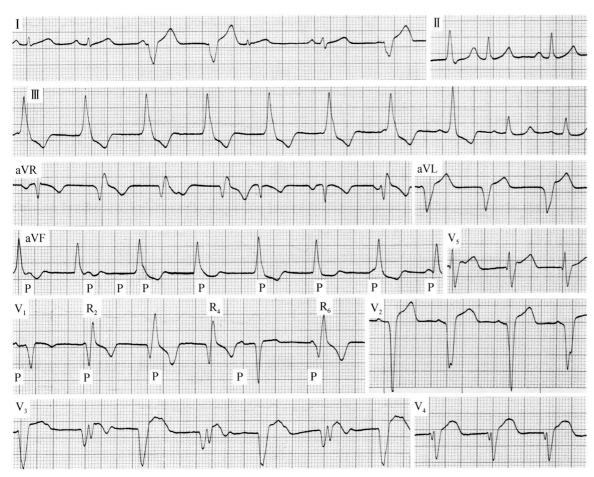

图 14-56（D）　急性广泛前壁心肌梗死
（溶栓后 2 小时）

[与图 14-56（A）为同一患者] 各导联均可见宽大畸形的 QRS 波，QRS 时间 0.14s，频率 79 次/分，为短阵非阵发性室性心动过速，QRS 波于 V_1 导联呈 QR 型，aVF 导联呈 R 型，故异位兴奋灶位于左室前壁，与梗死部位相一致。以 V_1 导联为例：$R_2 \sim R_4$ 为短阵室性心律，R_5 为自身窦性搏动，P-R 间期及 QRS 波形态正常；R_1 为室性融合波，其形态介于室性与窦性之间；可见房室分离现象。窦性 QRS 波于 $V_1 \sim V_4$ 导联呈 QS 型，V_5 导联呈 qRS 型，ST 段已明显下降，自 1.1mV 降至 0.3mV（2 小时内超过 50%）。当心室频率增快时，呈加速的心室自律；当窦性心律快时，下传夺获心室（如 V_1 导联 P_4 下传），形成不完全性干扰性房室分离。此类型心律失常出现于溶栓过程，是溶栓有效的指标

心电图诊断： 急性广泛前壁心肌梗死，短阵非阵发性室性心动过速，不完全性干扰性房室分离

第 14 章　心肌梗死

14

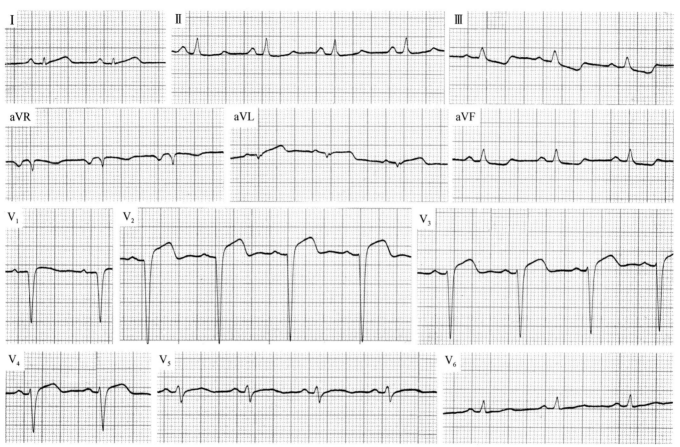

图 14-56（E）　急性广泛前壁心肌梗死

［与图 14-56（A）为同一患者，梗死后第 2 天描记］aVL、V_1、V_2 导联呈 QS 型，$V_3 \sim V_5$ 导联呈 rS 型；上述导联 ST 段已明显恢复，最高达 0.2mV，均为窦性心律

心电图诊断：急性广泛前壁心肌梗死

患者男，40 岁，以阵发性胸痛 2 小时入院。临床诊断：冠心病，急性广泛前壁心肌梗死。于梗死后第 11 天行冠脉造影显示左前降支近端狭窄 70%，内有血栓（血管已再通）

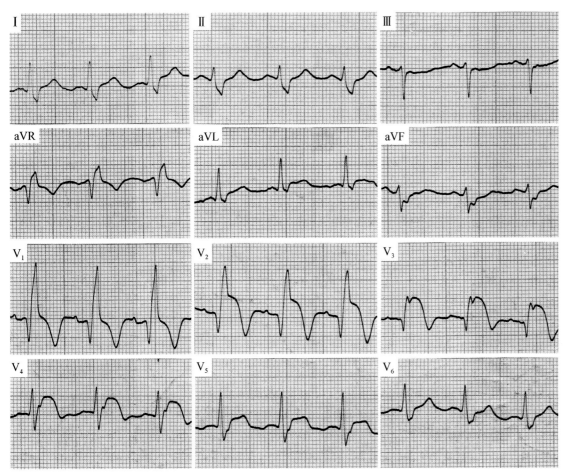

图 14-57 急性广泛前壁心肌梗死合并右束支 + 左前分支传导阻滞

$V_1 \sim V_3$ 导联呈 QR 型，V_5、I、aVL 导联 S 波加宽；$V_1 \sim V_5$、I、aVL 导联 ST 段抬高，最高达 0.5mV，呈弓背向上型，QRS 时间 0.13s，符合广泛前壁心肌梗死合并完全性右束支传导阻滞；II、III、aVF 导联 ST 段轻度压低，为对应性改变，电轴左偏（-41°），符合广泛前壁心肌梗死并完全性右束支 + 左前分支阻滞

心电图诊断：急性广泛前壁心肌梗死合并完全性右束支 + 左前分支传导阻滞

14

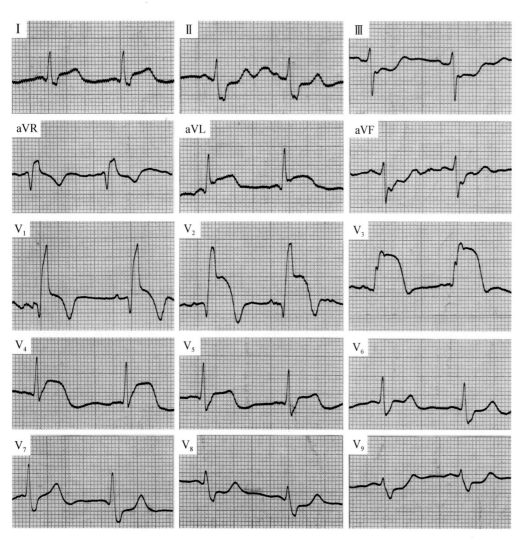

图 14-58　急性广泛前壁心肌梗死合并右束支 + 左前分支传导阻滞

Ⅰ、aVL 导联 ST 段抬高，弓背向上，最高达 1.0mV，T 波倒置，深达 0.5mV；V_1、V_2 导联呈 qR 型，V_5、V_6 导联可见宽 S 波，QRS 时间 0.14s；符合广泛前壁心肌梗死合并完全性右束支传导阻滞心电图特点；Ⅱ、Ⅲ、aVF、V_7 ~ V_9 导联 ST 段轻度压低，为对应性改变，电轴左偏（−51°）

心电图诊断： 急性广泛前壁心肌梗死合并完全性右束支 + 左前分支传导阻滞

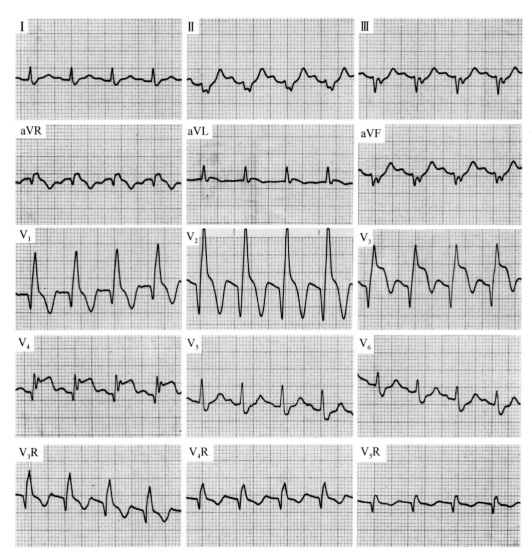

图 14-59　急性前间壁、心尖部心肌梗死合
并右束支＋左前分支阻滞

$V_1 \sim V_6$ 导联 QRS 波呈 qR 型，QRS 时间 0.13s，ST
段抬高，最高达 0.5mV，弓背向上，T 波倒置，最深
达 0.8mV；Ⅰ、aVL、V_5、V_6 导联 S 波加宽；心电轴
－58°；符合急性前间壁、心尖部心肌梗死合并完全
性右束支及左前分支传导阻滞。$V_3R \sim V_5R$ 导联 QRS
波及 ST-T 段改变与 V_1 导联相类似，此时不能诊断
右室梗死

心电图诊断： 急性前间壁、心尖部心肌梗死伴完全
性右束支＋左前分支传导阻滞

第
14
章

心
肌
梗
死

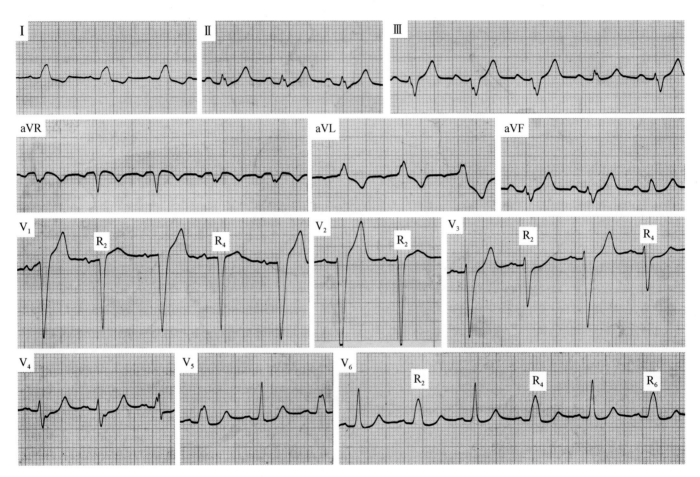

图 14-60　急性前壁心肌梗死伴间歇性左束支传导阻滞

QRS 波形态在多数导联可见宽窄两种类型：一种呈左束支阻滞型（CLBBB），如 V$_6$ 导联 R$_2$、R$_4$、R$_6$，一种呈正常形态；其 R-R 间距基本相等，束支传导阻滞与频率无关。V$_1$ 导联 R$_2$、R$_4$，V$_2$ 导联 R$_2$ 均呈 rS 型，r 波极小，ST 段抬高 0.15mV，呈弓背向上型。V$_3$ ~ V$_5$ 导联 ST 段水平型压低约 0.1mV。结合本例患者胸痛 35 分钟，心肌酶学升高，肌钙蛋白阳性等，符合急性前壁心肌梗死特点（此为病后第 2 天描记）

心电图诊断：急性前壁心肌梗死，非频率依赖性间歇性左束支传导阻滞

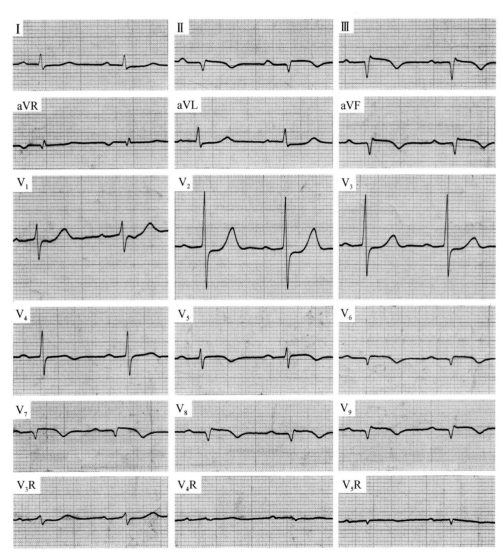

图 14-61（A）　急性下壁、后外壁心肌梗死
伴一度房室传导阻滞

Ⅱ、Ⅲ、aVF、V₆~V₉ 导联 QRS 波呈 Qr 型或 QS 型，ST
段抬高 0.1mV，弓背向上，T 波倒置 0.2mV；符合急性下
壁、后外壁心肌梗死特点；P-R 间期 0.25s

心电图诊断：急性下壁、后外壁心肌梗死，一度房室传导
阻滞

14

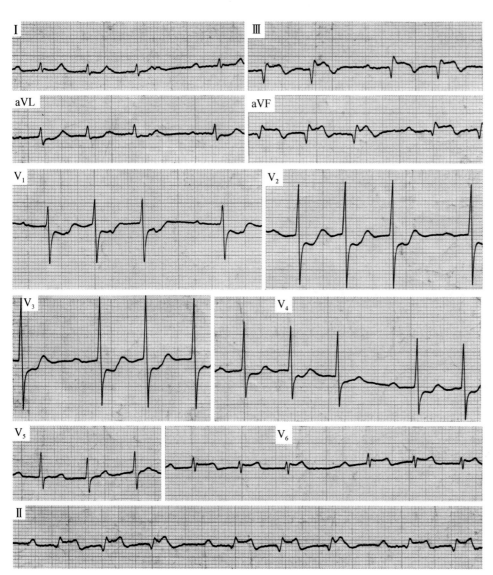

图 14-61（B） 急性下壁、后壁心肌梗死伴非
阵发性房性心动过速呈文氏型下传

[与图 14-61（A）为同一患者] 以Ⅱ导联为例，P-R 间期
不固定，自 0.30s→0.34s→0.38s→QRS 波脱漏，激动在房
室间呈文氏型下传，P 波形态与图 14-61（A）不同（增
宽），心房率 107 次/分，故诊断为非阵发性房性心动过速
呈文氏型下传；出现房性心律失常，故应考虑心房梗死可
能（左房）。$V_1 \sim V_4$ 导联 ST 段明显压低，达 0.3mV

心电图诊断：急性下壁、后外壁心肌梗死，非阵发性房性
心动过速伴干扰性文氏型房室传导障碍，前壁心肌呈缺血
型改变

患者女，73 岁，病后第 5 天心绞痛时描记；对于下壁心肌
梗死伴前壁心肌呈明显缺血型改变者，应考虑可能为对应
血管病变所致。冠脉造影显示：回旋支完全闭塞，前降支
近中段狭窄 80%

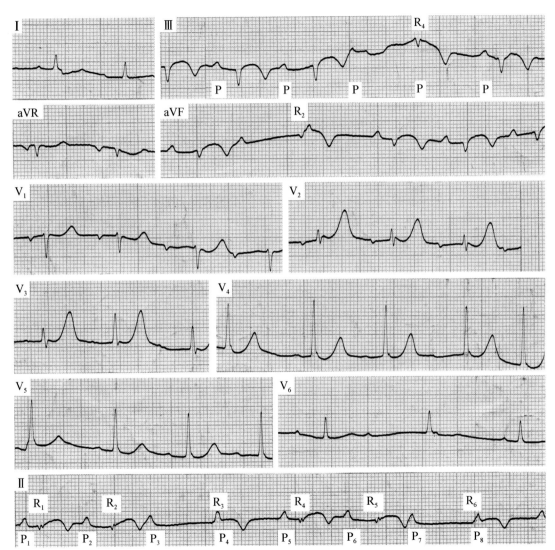

图14-62（A）　急性下壁心肌梗死伴二度 Ⅰ型房室传导阻滞

Ⅱ、Ⅲ、aVF导联QRS波呈QS型，ST段抬高，弓背向上，T波倒置，符合急性下壁心肌梗死。自Ⅱ导联可以看出，P-R间期逐渐延长（自0.20s→0.35s→0.69s），P₃下传的R₃与其后P波相重叠（类似情况尚有Ⅱ导联R₆、aVF导联R₂、Ⅲ导联R₄）。从P波形态与正常P波不同，以及其后所显示的T波，可以验证与P波相重叠的QRS波（Ⅱ导联P₄与R₃、P₈与R₆，aVF导联P₃与R₂，Ⅲ导联P₄与R₄均相重叠），与R波相重叠的P波未下传（脱漏），符合二度Ⅰ型房室传导阻滞

心电图诊断：急性下壁心肌梗死，二度Ⅰ型房室传导阻滞

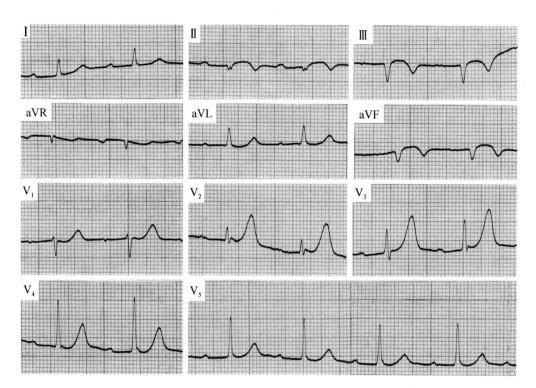

图 14-62（B）　急性下壁心肌梗死伴一度房室传导阻滞

［与图 14-62（A）为同一患者］每个 QRS 波前均有相关 P 波，P-R 间期 0.28s。Ⅱ、Ⅲ、aVF
导联 QRS 波呈 QS 型，ST 段轻度抬高，T 波倒置，与图 14-62（A）相比，由二度Ⅰ型房室传导
阻滞已恢复至一度房室传导阻滞

心电图诊断：急性下壁心肌梗死，一度房室传导阻滞

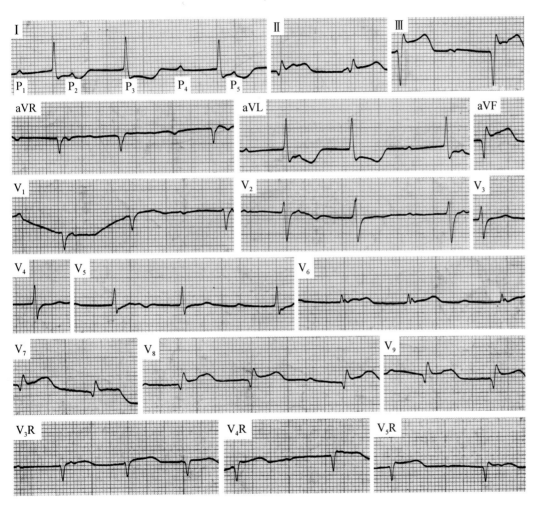

图14-63（A）　急性下后壁、右室心肌梗死合并二度Ⅰ型房室传导阻滞

Ⅱ、Ⅲ、aVF、V_8～V_9 导联可见病理 Q 波，ST 段抬高 0.1～0.3mV，V_3R～V_5R 导联 ST 段抬高约 0.1mV；符合急性下后壁、右室心肌梗死心电图特点。以Ⅰ导联为例，R-R 间距不等，P-P 间距 0.60s，心房率 100 次/分，P_1-R 间期 0.40s，P_2-R 间期 0.48s，P_3 后 QRS 波脱漏，脱漏后 P_4-R 间期 0.40s；自 R-R 间距明显不等，有规律可循：长 R-R 间距 1.04s，短 R-R 间距 0.70～0.80s（窦性心律不齐影响），诊为二度Ⅰ型房室传导阻滞，不应误认为 P 波与 QRS 波无关的三度房室传导阻滞（较长的导联均可见以上规律，V_3R 导联 P 波均下传）；下传的 QRS 波与自身 QRS 波形态相同，故异位起搏点位于 His 束分叉以上

心电图诊断： 急性下后壁、右室心肌梗死，二度Ⅰ型房室传导阻滞

患者女，73 岁，心肌梗死后第 1 天描记。临床诊断：冠心病，急性下后壁、右室心肌梗死

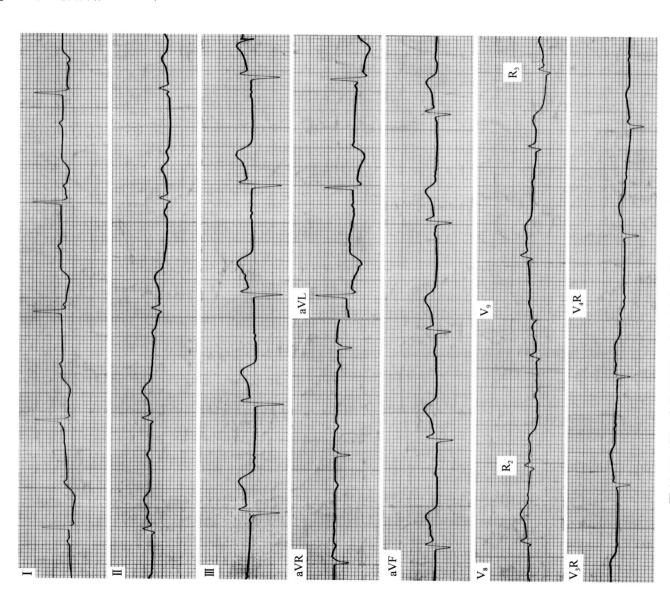

图 14-63 (B)　急性下后壁、右室心肌梗死合并几乎完全性房室传导阻滞

[与图 14-63 (A) 为同一患者，心肌梗死后第 2 天描记] Ⅱ、Ⅲ、aVF、V_8～V_9 导联可见病理 Q 波，ST 段抬高 0.05mV，V_3R、V_4R 导联 ST 段抬高约 0.1mV，符合急性下后壁、右室心肌梗死特点；P 波多与 QRS 波无关，心房率 94 次/分，心室率 54 次/分；V_8 导联 R_2 及 V_9 导联 R_2、R_3 提前出现，为 P 波下传引起的 QRS 波，符合几乎完全性房室传导阻滞；QRS 波呈室上性，起搏点位于 His 束分叉以上

心电图诊断：急性下后壁、右室心肌梗死，几乎完全性房室传导阻滞

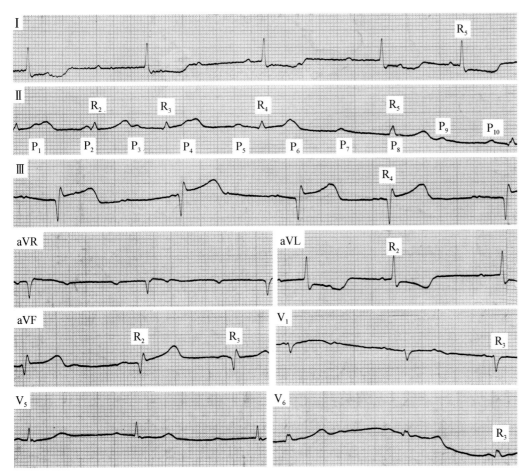

图 14-63（C） 几乎完全性房室传导阻滞中的超常期房室传导

[与图 14-63（A）为同一患者，心肌梗死后第 3 天描记] P 波多与 QRS 波无关，心房率 100 次/分，心室率 50 次/分；以 Ⅱ 导联为例：当 R-P 间距为 0.22s 时（R_1-P_1 间距 0.22s），P_1 下传引起 R_2，而长于此（如 R_4-P_6 间距为 0.34s，P_6 未下传）则未能下传；故 P_1 下传为超常传导；Ⅰ 导联 R_5 提前出现，其前有相关 P 波，P-R 间期 0.13s，为下传的 QRS 波；其余如 aVL 导联 R_2、aVF 导联 R_3、V_1 导联 R_3、V_6 导联 R_3 等均为下传的 QRS 波；Ⅱ 导联 R_2 为 P_1 下传，呈跨越式传导，R_3 为 P_3 下传，R_4 为 P_5 下传，其下传 P-R 间期无规律（0.68s，0.33s，0.29s），与 P 波起始早晚有关，此为房室交界区干扰现象。自此图可以看出，绝大多数 P 波未下传，下传的 QRS 波提前，符合几乎完全性房室传导阻滞

心电图诊断： 急性下后壁、右室心肌梗死，几乎完全性房室传导阻滞，可见超常传导现象

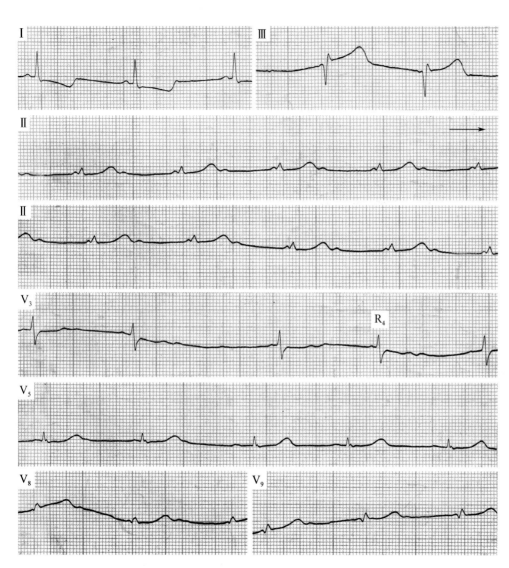

图 14-63（D）　急性下、后壁心肌梗死合并
完全性房室传导阻滞

［与图 14-63（A）为同一患者，心肌梗死后第 4 天描记］
自 I 导联看来貌似二度 II 型房室传导阻滞呈 2：1 下传，
心房率 94 次/分，心室率 50 次/分；P-R 间期 0.12s；但
II 导联 P-R 间期 0.08s，V_3、V_5 导联 P-R 间期不固定，
故判断其 P 波与 QRS 波无关；V_3、V_5 导联 R-R 间距不完
全相等，可能由于窦性 P 波在房室交界区隐匿传导所致；
由于其 R-R 间距无明显缩短（即无提前的 QRS 波），故
无 P 波下传的 QRS 波，符合完全性房室传导阻滞；QRS
时间 0.10s，提示异位起波点位于 His 束分叉以上
心电图诊断：急性下后壁、右室心肌梗死，完全性房室
传导阻滞

14

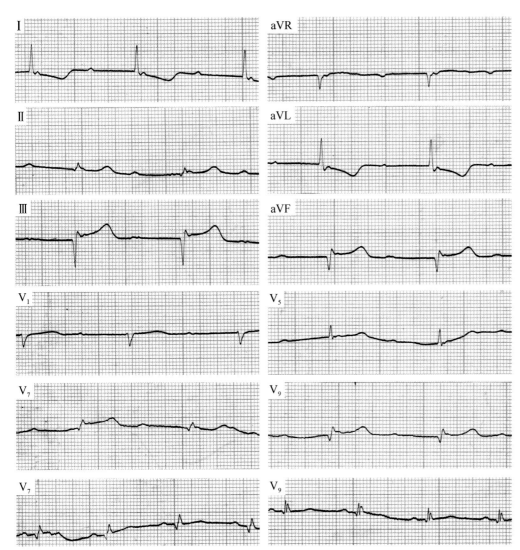

第
14
章
　
心
肌
梗
死

图 14-63（E）　急性下后壁心肌梗死合并
2:1 房室传导阻滞

[与图 14-63（A）为同一患者，心肌梗死后第 5 天描记] 各导联均可见 P-R 间期长达 0.57s，固定，房室传导呈 2:1 下传，未下传的 P 波均落在 QRS 波之终末部，心房率 94 次/分，心室率 47 次/分；若窦性心律不齐存在，或改变窦性频率时，其 P-R 间期仍固定，则支持 2:1 房室传导阻滞；否则支持三度房室传导阻滞。$V_7 \sim V_8$ 为正常窦性心律（治疗后），心率 75 次/分

心电图诊断： 急性下后壁、右室心肌梗死，2:1 房室传导阻滞，及房室传导阻滞恢复后的正常窦性心律

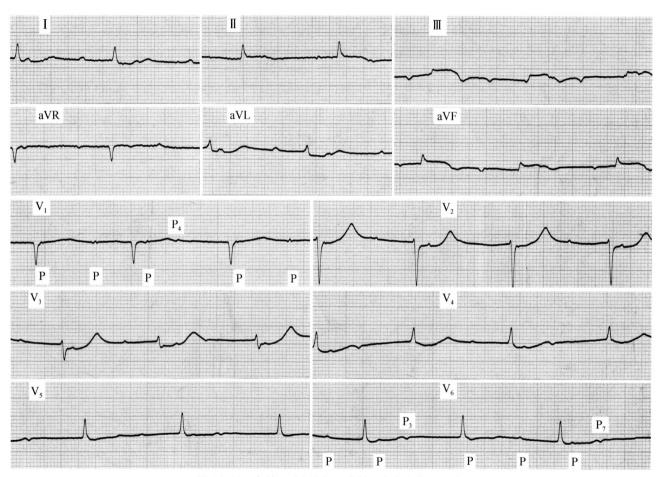

图 14-64　急性下壁心肌梗死合并三度房室传导阻滞

P 波与 QRS 波无关，各按自身规律出现，心房率 100 次/分，心室率 54 次/分，QRS 波呈室上性（起搏点位于 His 束分叉以上），符合三度房室传导阻滞特点；Ⅲ、aVF 导联可见病理 Q 波，Ⅱ、Ⅲ、aVF 导联 ST 段抬高，弓背向上，符合急性下壁心肌梗死特点；多数导联可见提前出现的 P 波，其形态与窦性不同，为房性期前收缩（如 V$_1$ 导联 P$_4$，V$_6$ 导联 P$_3$、P$_7$）

心电图诊断： 急性下壁心肌梗死合并三度房室传导阻滞，频发房性期前收缩

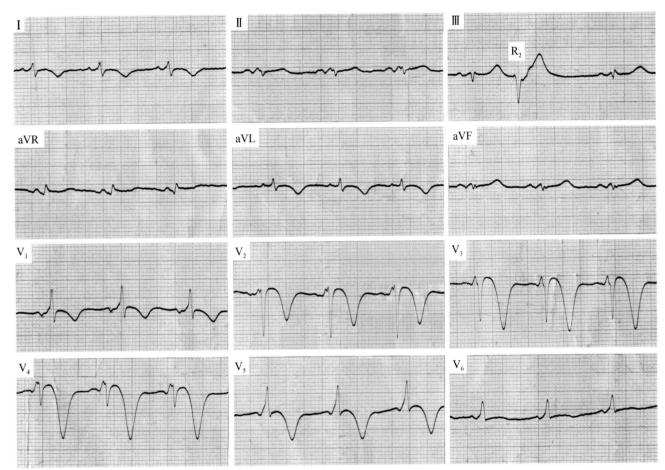

图 14-65 急性广泛前壁心肌梗死合并预激综合征

V_2、V_3 导联 QRS 波呈 QS 型，V_4 导联呈 rS 型，$V_1 \sim V_5$ 导联 T 波深倒置，最深达 1.3mV，ST 段抬高 0.15mV，支持广泛前壁心肌梗死（急性期）。P-R 间期短（<0.12s），QRS 时间加宽（>0.12s）。QRS 波初始顿挫，可见预激波，V_1、V_5、V_6 导联 QRS 波均呈 Rs 型，符合预激综合征 A 型。Ⅲ 导联 R_2 为偶发室性期前收缩（其前无 P 波）

心电图诊断： 急性广泛前壁心肌梗死合并预激综合征 A 型，偶发室性期前收缩

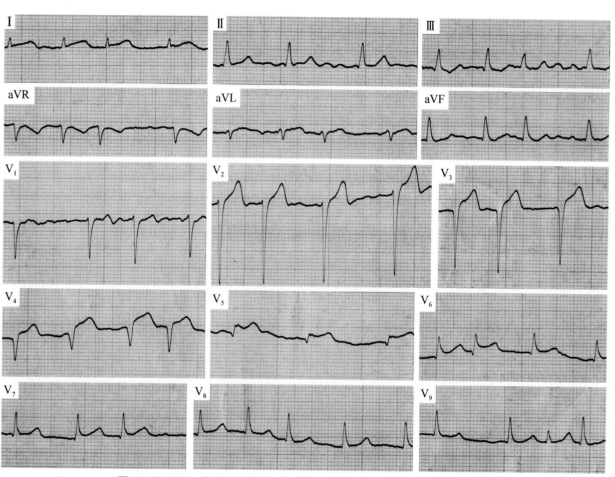

图 14-66（A）　急性广泛前壁心肌梗死伴间歇性预激综合征（正道下传）

正常 P 波消失，代之以极不规则的颤动波（f 波），QRS 波呈室上性，未见明显预激波。R-R 间距绝对不整，符合心房颤动心电图改变。V₁、V₂ 导联 QRS 波呈 rS 型，V₃、V₄ 导联呈 QS 型，V₅～V₇ 导联均可见病理 Q 波；I 、aVL、V₂～V₇ 导联 ST 段抬高，弓背向上，最高达 0.3mV，符合广泛前壁、高外侧壁心肌梗死特点

心电图诊断：广泛前壁、高外侧壁心肌梗死（急性期），心房颤动（正道下传）

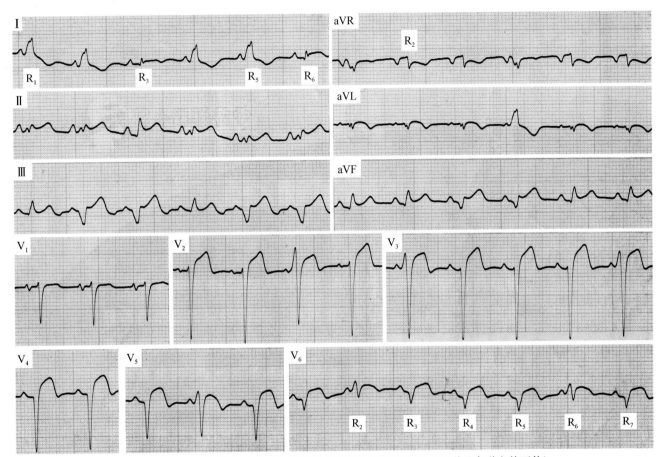

图14-66（B） 急性广泛前壁心肌梗死伴间歇性预激综合征（正道及旁道交替下传）

［与图14-66（A）为同一患者］多数导联可见间歇性预激波，如Ⅰ导联 R_1、R_2、R_4、R_5，V_6 导联 R_2、R_6，其 P-R 间期短，QRS 波宽，初始顿挫，有 δ 波。预激 δ 波于Ⅰ、aVL 导联向上，aVF 导联向下，Ⅱ导联呈"±"相，故为右后侧壁旁道。δ 波及 P-R 间期固定，不支持迟发性室性期前收缩。正道下传的 QRS 波（如Ⅰ导联 R_3、R_6，V_6 导联 R_1、$R_3 \sim R_5$、R_7），其 QRS 波形态于 $V_1 \sim V_3$ 呈 rS 型，$r_{V3} < r_{V2}$，$V_4 \sim V_6$、aVL 导联呈 QS 型，上述导联 ST 段抬高，最高达 0.3mV，弓背向上，符合急性广泛前壁心肌梗死特点

心电图诊断： 急性广泛前壁心肌梗死，间歇性预激综合征（正道及旁道交替下传）

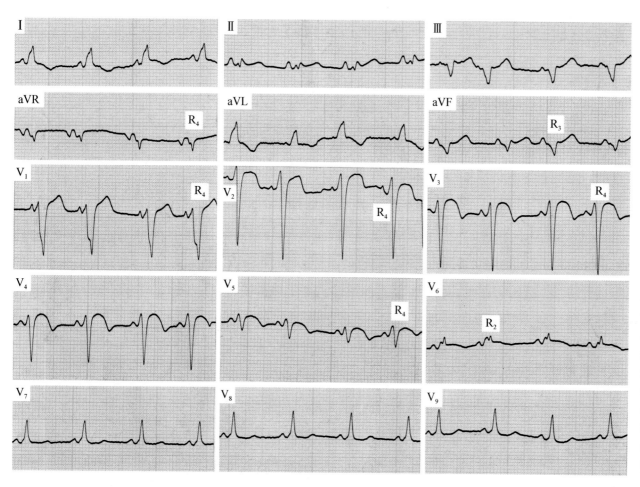

图 14-66（C）　急性广泛前壁心肌梗死伴间歇性预激综合征（旁道下传）

[与图 14-66（A）为同一患者] P-R 间期 < 0.12s，QRS 时间 0.13s，QRS 波初始顿挫，形成 δ 波，符合预激综合征特点。I、aVL 导联 δ 波向上，aVF 导联 δ 波向下，II 导联 δ 波呈"±"相，故为右后侧壁旁道。V₁ ~ V₆ 导联 ST 段抬高，最高达 0.3mV，呈弓背向上型，T 波已开始倒置，虽无 Q 波，仍可诊断广泛前壁心肌梗死（急性期）。此为预激图形掩盖心肌梗死心电图表现（右后侧旁道使除极自右后向左前进行，胸前导联 Q 波被掩盖）。另外多数导联可见房性期前收缩，其期前收缩亦经旁道下传

心电图诊断：急性广泛前壁心肌梗死合并间歇性预激综合征（旁道下传），频发房性期前收缩经旁道下传

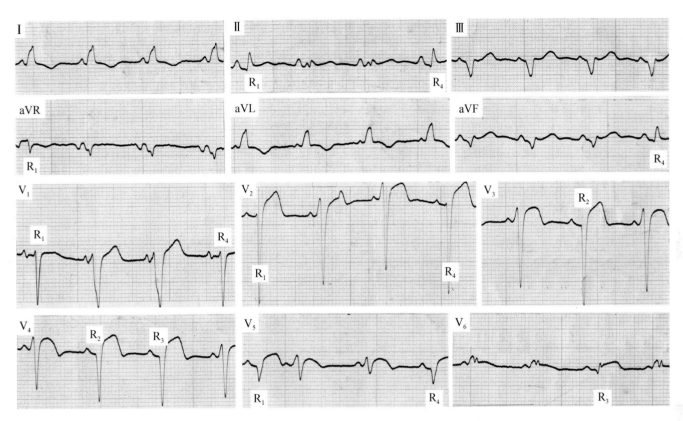

图 14-66（D）　急性广泛前壁心肌梗死合并间歇预激综合征

［与图 14-66（A）为同一患者］ Ⅱ 导联 R_1、R_4，aVR 导联 R_1，aVF 导联 R_4，V_1 导联 R_1、R_4，V_2 导联 R_1、R_4，V_3 导联 R_2，V_4 导联 R_2、R_3，V_5 导联 R_1、R_4，V_6 导联 R_3 其 QRS 波之前 P-R 间期正常，QRS 波无预激图形。其余 QRS 波均可见预激波，P-R 间期 <0.12s，QRS 时间 0.13s，符合间歇性预激综合征特点。于 V_1、V_2 导联预激波呈 rS 型，V_6 导联呈 R 型，符合 B 型预激综合征。V_1 呈 rS 型，为右侧游离壁旁道；aVF 呈负向 δ 波说明旁道偏后；Ⅱ 导联 δ 波呈 "±" 相，符合右后侧游离壁旁道。非预激于 V_1、V_2 导联呈 rS 型，$r_{V2} < r_{V1}$，$V_3 \sim V_5$ 导联非预激 QRS 波呈 QS 型，ST 段抬高，弓背向上，T 波已开始倒置，符合急性广泛前壁心肌梗死

心电图诊断：急性广泛前壁心肌梗死合并间歇性预激综合征（B 型）

七、心肌梗死与室壁瘤

在心肌梗死的演变过程中，抬高的 ST 段多于数日后渐恢复至基线，若抬高的 ST 段下降至一定程度后不能降至基线，持续时间超过 2 周，应怀疑室壁瘤形成之可能（图 14-67 ~ 图 14-73），尤其临床上出现难以控制的心功能不全、心律失常、体循环栓塞等时。常见于梗死范围较广泛者，尤其广泛前壁梗死后血压仍较高者、过早活动、曾应用糖皮质激素或强心剂者

等。好发部位为心尖及前壁。胸片可见心脏扩大，心外形异常，二维超声显像及核素心血池显像可见局部室壁呈矛盾运动（占 80% 以上），对其诊断具有决定意义。少部分患者无运动或运动低下，此时，如果临床上有其他疑点，可行食管调搏，于心脏收缩加快、增强的情况下，复查核素心血池显像，呈现矛盾运动，支持诊断。室壁瘤诊断需综合分析：心肌梗死后一般 ST 段多于 2 周内降至基线，若长期降不到正常，临床心脏扩大，心功能差，或难以纠正的心律失常，栓塞等，应考虑室壁瘤可能；门控心血池显像示心尖部矛盾运动是诊断室壁瘤最好的方法。

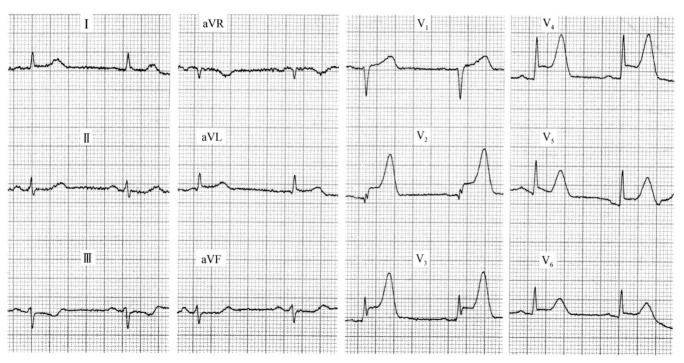

图 14-67（A）　急性广泛前壁心肌梗死（超急期）

QRS 波于 V_2 导联呈 qrs 型，尚无明显病理 Q 波形成；I、aVL、V_1 ~ V_6 导联 ST 段抬高，最高达 0.3mV，T 波高耸；II、III、aVF 导联 ST 段压低约 0.05mV，为对应性改变

心电图诊断：急性广泛前壁心肌梗死（超急期）

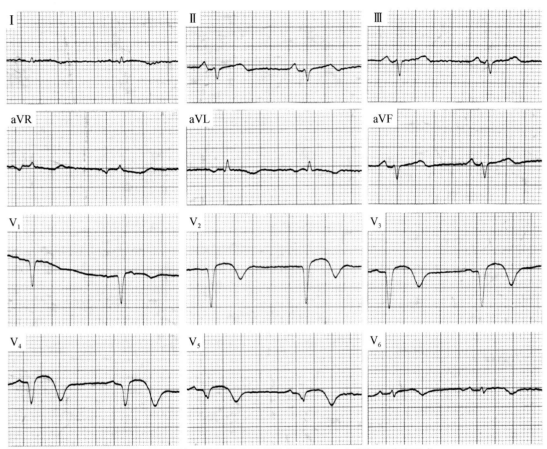

图 14-67（B）　陈旧性广泛前壁心肌梗死，心尖部室壁瘤形成

［与图 14-67（A）为同一患者，3 个月后描记］V₁～V₅ 导联 QRS 波呈 QS 型，V₆ 导联呈 rs 型，Ⅰ、aVL 导联呈 qR 型（较入院时 R 波降低 50% 以上），以上导联 T 波倒置，最深达 0.4mV；V₂～V₅ 导联 ST 段抬高 0.1mV，弓背向上，未能降至基线；Ⅱ、Ⅲ、aVF 导联 QRS 波呈 rS 型，ST-T 无异常

心电图诊断： 陈旧性广泛前壁心肌梗死（结合病史，不能排除室壁瘤形成）

患者男，69 岁，以持续胸闷 1 小时为主诉入院，原有高血压病 15 年。临床诊断：冠心病，急性广泛前壁心肌梗死（超急性损伤期）。后经治疗，病情稳定，但抬高的 ST 段始终未能降至基线，门控心血池显像示心尖部室壁瘤形成

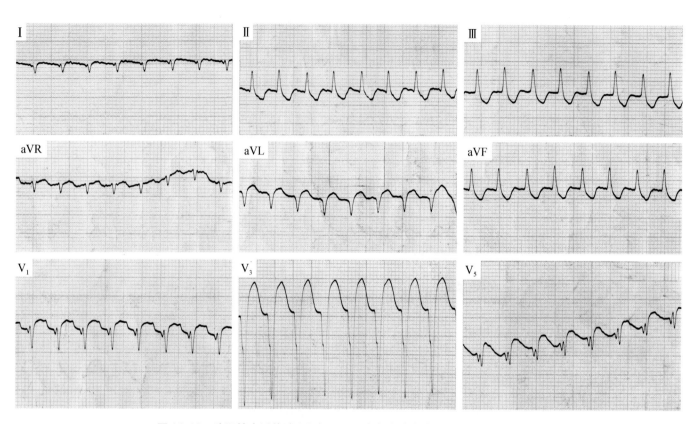

图 14-68　陈旧性广泛前壁心肌梗死，心尖部室壁瘤伴阵发性房性心动过速

Ⅰ、aVL、$V_1 \sim V_5$ 导联 QRS 波呈 QS 型，ST 段抬高，最高达 0.6mV，以 V_3 导联最明显，弓背向上，与 T 波融合，呈单相曲线，心电图符合急性广泛前壁心肌梗死；V_1 导联可清楚显示与 QRS 波相关的 P 波，QRS 时间 0.08s，心率 187 次/分，符合阵发性房性心动过速

心电图诊断：（结合病史）陈旧性广泛前壁心肌梗死，心尖部室壁瘤形成，阵发性房性心动过速

患者男，66 岁，3 年前患急性心肌梗死，后多次出现心功能不全，门控心血池显像示心尖部室壁瘤形成。临床诊断：冠心病，陈旧性广泛前壁心肌梗死，心尖部室壁瘤形成，阵发性房性心动过速，心功能 4 级

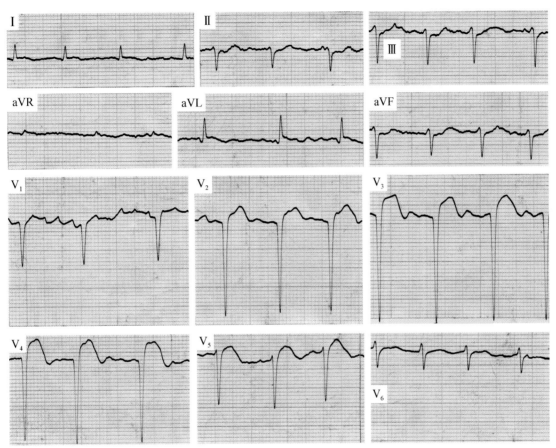

图 14-69　陈旧性广泛前壁心肌梗死伴心尖部室壁瘤形成

正常 P 波消失，代之以极不规则的颤动波（f 波），f 波频率平均 375 次/分，QRS 时间 0.08s，R-R 间距绝对不整，心室率平均 110 次/分，符合心房颤动特点；QRS 波于 $V_1 \sim V_5$ 导联呈 QS 型，Ⅰ、aVL 导联呈 qR 型，ST 段抬高，最高达 0.3mV，以 V_3、V_4 导联最明显，弓背向上，T 波倒置，心电图符合急性广泛前壁心肌梗死；心电轴 $-70°$，R_{aVL} 大于 $R_Ⅰ$、R_{aVR}

心电图诊断：（结合病史）陈旧性广泛前壁心肌梗死，心尖部室壁瘤形成，心房颤动，左前分支传导阻滞（梗死周围阻滞）

患者男，70 岁，1 年前广泛前壁心肌梗死，后心功能差。门控心血池显像示心尖部窜壁瘤

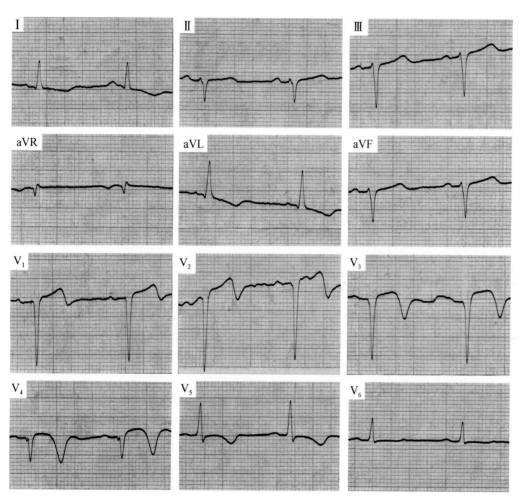

图 14-70　陈旧性前间壁心尖部心肌梗死
伴心尖部室壁瘤形成

$V_1 \sim V_4$ 导联 QRS 波呈 QS 型，ST 段抬高约 0.1mV，弓背向上，T 波倒置，最深达 0.6mV，心电图符合急性前间壁心尖部心肌梗死。Ⅰ、aVL 导联呈 qR 型，Ⅱ、Ⅲ、aVF 导联呈 rS 型，心电轴 −53°，R_{aVL} 大于 R_I、R_{aVR}，符合左前分支传导阻滞特点

心电图诊断：（结合病史）陈旧性前间壁心尖部心肌梗死，心尖部室壁瘤形成，左前分支传导阻滞（梗死周围阻滞）

患者男，61 岁，2 年前心肌梗死，后心功能差，门控心血池显像示心尖部矛盾运动。支持陈旧性前间壁心尖部心肌梗死，心尖部室壁瘤形成

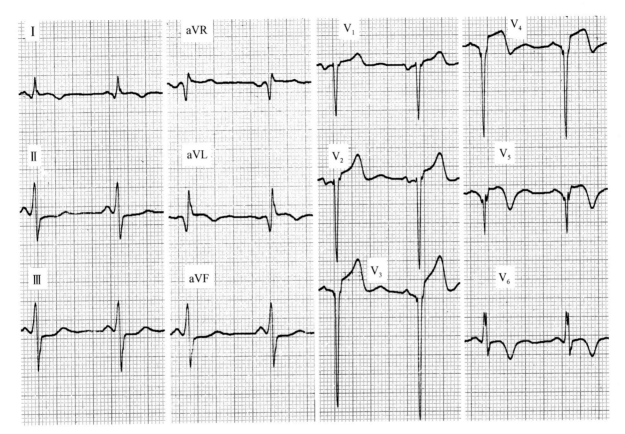

图 14-71　陈旧性广泛前壁心肌梗死，心尖部室壁瘤形成

$V_1 \sim V_5$ 导联 QRS 波呈 QS 型，Ⅰ、aVL 导联可见病理 Q 波，上述导联 ST 段抬高，弓背向上，最高达 0.3mV，T 波倒置达 0.5mV，心电图改变符合急性广泛前壁心肌梗死改变

心电图诊断：（结合病史）陈旧性广泛前壁心肌梗死，心尖部室壁瘤形成

患者男，52 岁，5 年前有心肌梗死史，梗死后 ST 段始终未降至正常，活动后心悸、气短，门控心血池显像示心尖部室壁瘤形成，EF 为 23%

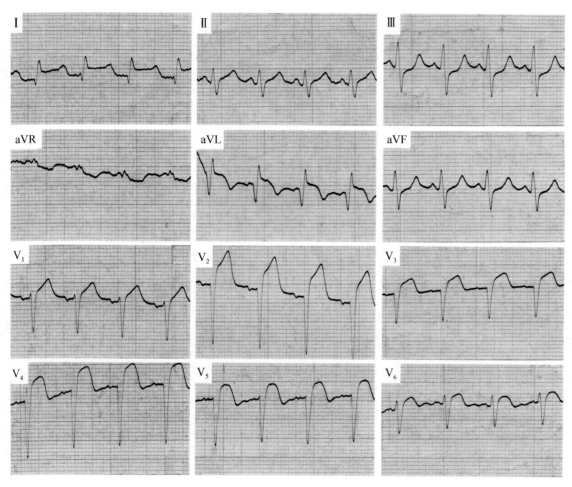

图 14-72（A）　急性广泛前壁心肌梗死

$V_1 \sim V_6$、Ⅰ、aVL 导联 ST 段抬高，弓背向上，与 T 波融合成单相曲线，最高达 0.5mV，部分导联 T 波已开始倒置，QRS 波于 V_1、V_2 导联呈 rS 型，$r_{V2} < r_{V1}$，$V_3 \sim V_5$ 导联呈 QS 型，V_6 导联呈 rS 型，心率 125 次/分，符合急性广泛前壁心肌梗死特点

心电图诊断：急性广泛前壁心肌梗死，窦性心动过速

患者男，63 岁，以持续胸痛 6 小时入院，因有消化道出血史，未行溶栓治疗。治疗后第 5 天描记心电图，ST 段仍较高

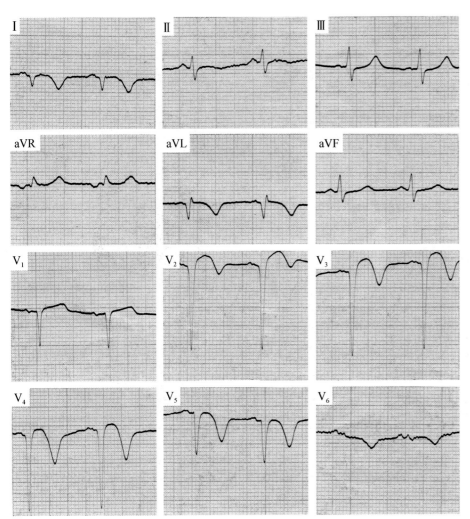

第14章　心肌梗死

图 14-72（B）　陈旧性广泛前壁心肌梗死并心尖部室壁瘤形成
［与图 14-72（A）为同一患者，6 个月后描记］$V_1 \sim V_5$、I 导
联 QRS 波呈 QS 型，aVL 导联呈 Qr 型，上述导联 T 波倒置，最
深达 0.7mm，$V_2 \sim V_4$ 导联 ST 段抬高 0.2mV，符合急性广泛前
壁心肌梗死

心电图诊断：（结合病史）陈旧性广泛前壁心肌梗死，心尖部室
壁瘤形成

6 个月前急性广泛前壁心肌梗死，后多次复查 ST 段未恢复正常，
故诊断为陈旧性广泛前壁心肌梗死，心尖部室壁瘤形成（心尖
部是室壁瘤好发部位，门控心血池显像示心尖部室壁瘤形成。
此图 V_4 导联 ST 段抬高不如 V_3 导联，考虑与电极位置有关）

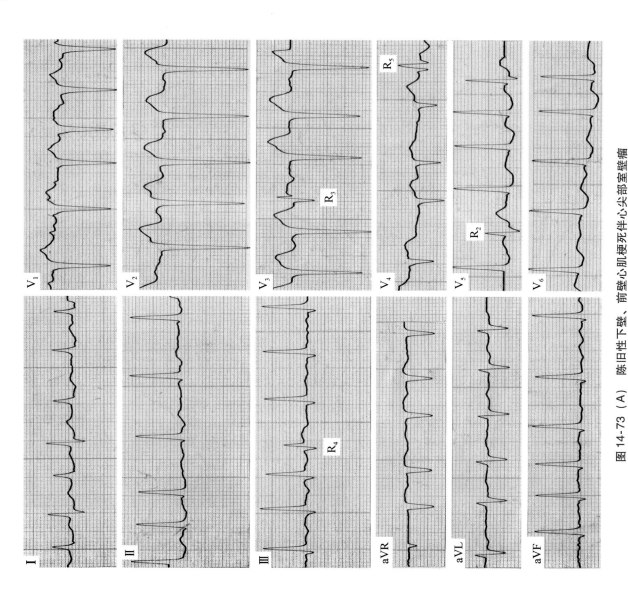

图 14-73（A）　陈旧性下壁、前壁心肌梗死伴心尖部室壁瘤

V_1～V_4 导联 QRS 波呈 QS 型，ST 段抬高，弓背向上；Ⅱ、Ⅲ、aVF 导联可见病理 Q 波，ST 段正常，符合结合病史，心尖部及陈旧性下壁心肌梗死（但结合病史，诊断为陈旧性下壁、前壁心肌梗死伴心尖部室壁瘤）。P 波消失，代之以极不规则的 f 波，f 波频率平均 360 次/分，R-R 间距绝对不等，心室率平均 130 次/分，部分导联可见宽大畸形的 QRS 波，有长-短规律，如 V_4 导联 R_3～R_4 间距较 R_2～R_3 明显长，呈右束支传导阻滞型（V_5 导联 R_2 可见宽 S 波），较符合心房颤动伴室内差异传导，如 V_4 导联 R_3～R_4 之前 R_3、R_4 间距较 R_2～R_3 明显长，呈右束支传导阻滞型，较符合心房颤动伴室内差异传导

心电图诊断： 陈旧性下壁、前壁心肌梗死伴心尖部室壁瘤形成，快速合心房颤动伴室内差异传导

患者男，75 岁，分别于 3 年前及 1 年前先后发生 2 次心肌梗死，第 2 次梗死后 ST 段始终未降至正常，常感心悸、气短；门控心池显像示心尖部室壁瘤形成，EF 为 19%。临床诊断：冠心病，陈旧性下壁、前壁心肌梗死伴心尖部室壁瘤形成，快速心房颤动，心功能 4 级

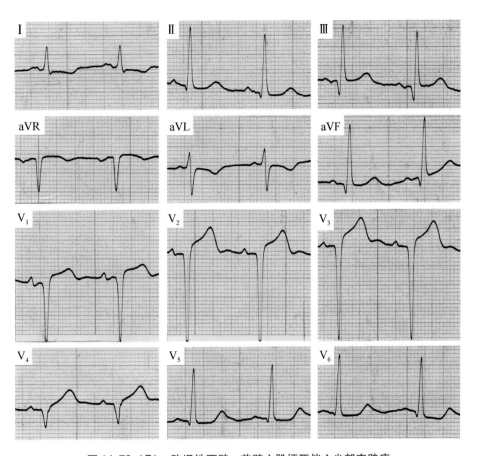

图 14-73（B）　陈旧性下壁、前壁心肌梗死伴心尖部室壁瘤

［与图 14-73（A）为同一患者，住院后第 3 天］P 波宽 0.12s，双峰，Ptf_{V1} 为 0.05mm · s。
符合左心房扩大；心房颤动消失，窦性心律恢复

心电图诊断：陈旧性下壁、前壁心肌梗死伴心尖部室壁瘤

八、急性心肌梗死临床表现及处理

[临床表现]　急性心肌梗死 50%~80% 患者具有以下先兆表现：①心绞痛首次发作（即初发劳力性心绞痛），尤其在 1 周以内者；②原有疼痛性质发生变化（即恶化型劳力性心绞痛），呈逐渐加重趋势；③疼痛伴有恶心、呕吐、大汗、明显心动过缓；④疼痛伴有血压大幅度波动（升高或降低）、心律失常或心力衰竭；⑤疼痛伴有明显 ST-T 改变。对于有以上表现者，应严密监护，及时处理，部分患者可免于心肌梗死。心肌梗死最突出的症状是剧烈胸痛，呈压榨性，伴有濒死感，常大汗淋漓，烦躁不安，持续时间常达数小时，对硝酸甘油无效，可出现心律失常、心力衰竭、休克、胃肠道症状（下壁多见）以及坏死物质吸收表现（梗死 24 小时后发热，持续 1 周左右）。体检发现多数患者心率增快，第 1 心音减弱，心尖部可闻第 4 心音（左室舒张末压升高，舒张期顺应性下降）。心肌酶学明显增高，呈动态变化。以上症状、心肌酶学，结合心电图，三者进行诊断。其中心电图改变为最重要特点。

[处理]　减少心肌需氧量，增加心肌供氧及供能，及时处理并发症。

1. 一般治疗　①监护：12 小时内卧床休息，12~24 小时可床上肢体活动，若无合并症，第 3 天可适当下床活动，渐增加活动量；饮食以流质、半流质为主，低脂、低盐，少食多餐。保持大便通畅。吸氧及严密监护，观察体温、脉搏、呼吸、血压及心电监护，及时发现心律失常，及时处理；②解除疼痛：选用吗啡 2~4mg 静脉注射或哌替啶（度冷丁）50mg，肌内注射，必要时重复；缓解疼痛，减少疼痛所致烦躁不安，从而减少心肌耗氧量；③硝酸酯类：扩张冠脉，增加冠脉灌注，扩张静脉，降低心脏前负荷，减少心肌耗氧量；如硝酸甘油，静脉滴注，10~50μg/min，根据血压调整用量；④β 受体阻滞剂：减少心肌耗氧量，防止心室颤动等恶性心律失常的发生；尤其前壁梗死伴有交感神经亢进者，如无禁忌证，即可选用，自小剂量开始，逐渐增加；⑤血管紧张素转换酶抑制剂（angiotensin converting enzyme inhibitor，ACEI）：通过抑制血管紧张素转换酶的作用，减少血管紧张素 II 的生成，抑制缓缴肽降解，从而扩张血管，增加心肌供氧量；⑥钙离子拮抗剂（calcium channel blocker）：如地尔硫䓬（diltiazem），扩张冠脉及周围血管，适用于血压偏高者。

2. 再灌注心肌　ST 段抬高急性心肌梗死绝大多数是由于冠脉内血栓形成，血管闭塞，致心肌缺血坏死；故病后尽早使闭塞血管再通，挽救濒危心肌是治疗的关键。①经皮冠状动脉介入治疗（percutaneous coronary intervention，PCI）：是目前首选的最有效的有创性治疗方法：3~6 小时，最多不超过 12 小时行冠脉造影，对罪犯血管行球囊扩张及支架植入（如病情允许，其他严重病变亦可以同时解决）；②溶栓疗法：如果没有实施介入治疗条件，则行溶栓疗法；可选用尿激酶（urokinase，UK）30 分钟内静脉滴注 150 万~200 万 U；或链激酶（streptokinase，SK）150 万 U，60 分钟内静脉滴注；或重组组织型纤溶酶原激活剂（recombinant tissure-type plasminogen activator，rt-PA），先静脉注射 15mg，继之 50mg 于 30 分钟内静脉滴注，之后再于 60 分钟内滴注 35mg；该类药物激活纤溶酶原，使之变成纤溶酶，从而血栓溶解。用药后冠脉是否再通，可于溶栓后 3~24 小时行冠脉造影，必要时进行补救性 PCI 术。亦可根据胸痛迅速缓解，抬高的 ST 段迅速下降（2 小时内下降 >50%），酶学峰值前移（如 CK-MB 峰值提前至 14 小时以内），再灌注心律失常（加速性心室自律、短暂窦性心动过缓、原有的房室或束支阻滞突然消失）等间接判断血管是否再通。

3. 抗血小板及抗凝治疗　①阿司匹林：抑制血栓素 A_2 的生成，从而抑制血小板聚集；除非有禁忌证，常规使用，首剂嚼服肠溶阿司匹林 300mg，之后 75 ~ 100mg 长期维持；②ADP（二磷酸腺苷）受体拮抗剂：氯吡格雷不可逆地与 P2Y12 受体结合，抑制 ADP 受体的表达、结合及其活性，从而抑制血小板聚集；与阿司匹林二者联用，明显提高抗血小板疗效；尤其行支架植入或药物球囊扩张及冠脉搭桥术的患者，建议联用至少 1 年；首剂量 300 ~ 600mg，之后 75mg/d 维持，其他尚有替格瑞洛（ticagrelor）、普拉格雷（prasugrel）等；③血小板膜糖蛋白（GP）Ⅱb/Ⅲa 受体拮抗剂：激活的血小板通过血小板 GP Ⅱb/Ⅲa 受体与纤维蛋白原结合，致血栓形成，这是血小板聚集的最后途径。阿昔单抗为直接抑制 GP Ⅱb/Ⅲa 受体的单克隆抗体，目前临床应用人工合成的拮抗剂替罗非班（tirofiban），主要用于介入治疗前后的危重患者；④肝素：通过抑制凝血酶，阻止纤维蛋白原转变为纤维蛋白，抑制血小板聚集和释放。目前临床多应用低分子肝素，疗效肯定，使用方便；其他尚有选择性 Xa 因子间接抑制剂磺达肝癸钠、直接抗凝血酶制剂比伐卢定等，这些新型的抗凝药出血风险较低。

4. 调脂治疗　他汀类药物通过调脂、稳定斑块、抗炎等作用，降低急性心肌梗死事件发生率；应尽早应用，急性期可强化治疗（双倍剂量），控制 LDL-C 达标（降低原水平的 50% 以上，小于 1.8mmol/L）；可选用作用强、副作用少的阿托伐他汀、瑞舒伐他汀、匹伐他汀等，长期维持。

5. 心律失常的治疗　与无心肌梗死者相类似，但由于大面积心肌坏死，心肌应激性增强，药物耐受性差，易出现药物中毒或诱发心功能不全，故在治疗上应权衡其利弊，选择用药。①快速室性心律失常：最常见的为室性期前收缩，其次为阵发性及非阵发性室性心动过速，甚至心室颤动，对于前二者，首选利多卡因 50mg，稀释后静脉注射，必要时可反复应用；亦可选用胺碘酮。如果室性心动过速持续，药物效差，应尽快行直流同步电复律。对于非阵发性室性心动过速，可动态观察，若持续时间较长，亦可选用利多卡因。一旦出现心室颤动，尽速行直流非同步电复律（见心室扑动与颤动的处理）。②快速室上性心律失常：此类心律失常可见于合并心房梗死者，亦见于心功能差者，故有人称之为"心力衰竭型心律失常"，对于二者处理，原则上相同。对于心室率 >120 次/分，急性心肌梗死后 24 小时以内者，应严密观察，应用减轻心脏前后负荷、改善心功能的药物（见合并心力衰竭的治疗）为主；24 小时后心律仍未转复者，减量选用毛花苷丙 0.1 ~ 0.2mg + 葡萄糖液 20ml，缓慢静注；亦可选用普罗帕酮 35 ~ 70mg + 葡萄糖液 20ml，缓慢静脉注射，但应严密观察血压及心律变化，以防诱发心源性休克的发生。如果药物效差，心室率快，持续时间较长，有心功能恶化趋势，亦可行直流同步电复律，其电能量选择应偏低。心律转复后，可继用胺碘酮 0.2g，1 ~ 2 次/天维持。③过缓性心律失常：多见于下壁心肌梗死，故若心率 <50 次/分时，可用阿托品 0.3 ~ 0.5mg，稀释后静脉注射，必要时重复；或 1 ~ 2mg，加入极化液内缓慢静脉滴注。下壁心肌梗死引起的房室

传导阻滞是由于房室结缺血、局部释放负性频率物质及迷走神经兴奋等所致，一度及二度Ⅰ型房室传导阻滞多见，多于数日内消失，对阿托品及异丙肾上腺素反应好。常选用阿托品2mg＋异丙肾上腺素0.5～1mg，加入极化液内静脉滴注，滴速为1ml/min。若为前壁心肌梗死合并房室传导阻滞，常提示室间隔广泛梗死，病变累及左、右束支及其分支，引起完全性双束支传导阻滞，表现为二度Ⅱ型及三度房室传导阻滞，此类房室传导阻滞较难恢复，对此除可选用以上治疗外，加用糖皮质激素地塞米松10mg/d，以稳定溶酶体膜，防止细胞的自溶和异溶，消除水肿，改善传导功能。但由于该药可抑制瘢痕的形成，增加室壁瘤及心脏破裂的可能，故应短期应用（3～5天），一旦房室传导功能改善，即渐减量至停用。必要时行临时起搏治疗。

6. 泵衰竭的治疗　急性心肌梗死出现的心力衰竭称为泵衰竭，休克是泵衰竭的极型表现。当心肌坏死占左室面积25%～40%时，即可出现心力衰竭；一旦出现心源性休克，说明心肌坏死已达左室面积的40%以上。①心力衰竭的治疗：急性心肌梗死患者心功能的评价是根据Killip分级判定的。Ⅰ级：无心力衰竭；Ⅱ级（轻至中度心力衰竭）：心率快，室性奔马律，肺部啰音＜50%；Ⅲ级：急性肺水肿；Ⅳ级：心源性休克（伴或不伴急性肺水肿）。梗死后前24小时内尽量避免应用洋地黄，这是由于梗死早期的心力衰竭，常由于心肌充血、水肿，心室顺应性下降，而舒张期容量并不明显增加，且此时心肌缺血坏死，对洋地黄耐受性差，其平均中毒剂量减少1/3，易诱发严重室性心律失常、心脏破裂，以及室壁瘤的可能。如果合并快速室上性心律失常，心室率＞120次/分，可减量应用洋地黄（常用量的1/2～1/3）。急性心肌梗死合并心力衰竭常首选动静

脉均衡扩张的血管扩张剂硝普钠（sodium nitroprusside）20～100μg/min，以减轻心脏前后负荷，利于心力衰竭的纠正。为防止血压过低，常联合应用多巴胺（dopamine），或多巴酚丁胺（dobutamine），二者用量相同，即2～10μg/（min·kg），在此剂量范围内，以正性肌力作用较明显，若＞15μg/（min·kg），则常有心率增快。对于急性肺水肿，可反复舌下含化硝酸甘油，亦可10～50μg/min静脉滴注。以上扩血管药物应用中，均应严密监测血压；重症者选用呋塞米（furosemide）静脉注射，但应避免过度利尿，因可引起血压下降，或血液黏滞度增加，梗死范围扩大。对于右室梗死，应慎用利尿剂，因易导致左室前负荷不足，诱发心源性休克。②心源性休克的治疗：在排除低血容量、疼痛反射或严重心律失常等因素影响外，休克仍持续存在时，则为原发性心源性休克，其发生率约占15%左右，死亡率高达80%以上，常由于梗死范围广，尤其广泛前壁心肌梗死，且此类患者多存在3支冠脉严重病变。对其处理：严密监测下适量补液，因左室梗死，肺动脉楔压（pulmonary wedge pressure，PWP）增高，若补液过量，有诱发和加重急性肺水肿可能；有条件者可监测心排出量及PWP，若PWP＜18mmHg，可小心补液，使PWP升至15～18mmHg。中心静脉压（central venous pressure，CVP）不能作为补液的依据。右室梗死者，虽右室压力较高，仍可较大量快速补液，以保证左室充盈压，有利于休克纠正。在补液同时，选用升压药物多巴胺，必要时加用少量扩血管药物硝普钠，尤其对于周围血管阻力较高者。经以上治疗，休克仍无明显好转时，短期选用糖皮质激素；必要时亦可少量选用碱性药物。有条件者可行主动脉内气囊反搏术（intraaortic balloon counterpulsation，IABC）或左心室辅助装置

进行辅助循环；对于 IABC 反应较差或依赖者，应考虑行急诊冠脉搭桥术。

7. 机械性并发症的处理　①乳头肌功能不全与断裂（dysfunction and rupture of papillary muscle）：常见于下壁梗死，多发于梗死后 2~7 天，主要表现为心功能不全，伴心尖部响亮粗糙的收缩期杂音。对其治疗为选用血管扩张剂，降低心脏后负荷，增加前向血流，减少反流，以及利尿剂、强心剂联合应用（见心力衰竭的治疗）。必要时于 4~6 周，行冠脉搭桥及二尖瓣置换术。②心脏破裂与室间隔穿孔（rupture of the heart and perforation of ventricular septure）：多见于高龄、高血压、广泛前壁梗死者，常为游离壁破裂，表现为梗死 1 周内突然出现的剧烈胸痛、呼吸困难、休克，或猝死。若缓慢破裂，血流进入心包，引起心脏压塞。绝大多数起病急剧，来不及诊断及手术而死亡，较缓慢起病者，可紧急行心脏修补及冠脉搭桥术。室间隔穿孔见于下壁及前壁近心尖部心肌梗死，临床表现为突然出现的胸骨左缘 3~4 肋间粗糙的吹风样杂音，伴收缩期震颤，心功能迅速恶化，部分患者可有房室传导阻滞。若病情允许，内科保守治疗，待 4~6 周后行内冠脉搭桥及室间隔修补术。③梗死后综合征（postinfarction syndrome）：于梗死后数周甚至数月反复出现的心包炎、胸膜炎、肺炎，称为梗死后综合征，常为机体对坏死物质的过敏反应，表现为发热、胸痛，以及心包、胸膜摩擦音等。其积液量常较少。对其处理可选用吲哚美辛（indomethacin）25mg，或阿司匹林（aspirin），无效或病情严重者改用糖皮质激素。

8. 其他治疗　极化液（glucose-insulin-potassium，GIK 液）：葡萄糖增加心肌细胞代谢底物，保留组织糖原和高能磷酸键，增加心肌细胞能量供应；K^+ 进入细胞内，有利于细胞极化状态的恢复，发挥抗心律失常作用；胰岛素促使葡萄糖的运转和利用。国内常用量为：10% 葡萄糖 500ml + 正规胰岛素 8~12u + 10% 氯化钾 10~15ml，静脉滴注，滴速 1ml/min，1~2 次/天，连用 7~14 天。

第15章 冠状动脉供血不足

冠状动脉供血不足（coronary ischemia）绝大多数是由于冠状动脉粥样硬化，管腔狭窄，所供应的心肌缺血缺氧，形成心电图上缺血型 ST-T 改变。可呈短暂发作性，同时伴有胸痛症状，此称为急性冠状动脉供血不足（acute coronary ischemia），或心绞痛（angina pectoris）；亦可并无症状，而持续存在 ST-T 改变，此称为慢性冠状动脉供血不足（chronic coronary ischemia）；或仅运动后诱发心电图改变。后二者临床上称之为无症状性心肌缺血。极少数情况下，亦见于主动脉瓣病变（狭窄或关闭不全），风湿性冠状动脉炎，波及冠状动脉的多发性大动脉炎，严重贫血、甲亢等。

一、心 绞 痛

心绞痛（angina pectoris）是由于冠状动脉供血不足，心肌缺血缺氧所引起的胸痛或胸部不适为主要表现的临床综合征。典型心绞痛发作部位为胸骨中上段后部，可以波及心前区，向左肩、左背、左上肢尺侧、颈部等多部位放射，持续数分钟，经休息或

含化硝酸甘油 1～3 分钟缓解，是急性冠状动脉供血不足的表现。发作时心电图表现为 ST-T 异常。根据心电图表现不同，分为两种类型。一类为稳定型心绞痛，其发作与劳累、情绪激动等有关，此时心肌需氧量增加，而冠状动脉由于狭窄，血流量不能相应增加，造成心肌缺血缺氧，诱发胸痛，同时出现典型心电图改变，而非发作期心电图可正常或轻度异常。另一类为血管痉挛性心绞痛，亦称为变异型心绞痛，常出现于休息、睡眠中，多为夜间或凌晨发作，发作时间较固定，其疼痛程度较典型心绞痛更重，持续时间更长，对硝酸甘油反应较差。此类心绞痛为自发性，常由于冠脉痉挛，造成心肌较严重缺血缺氧。其痉挛可见于正常冠脉，但更常见于病变冠脉。此类病人较易出现心肌梗死，一旦心肌梗死，其部位往往是心绞痛发作时 ST 段抬高的部位。

［心电图特点］（图 15-1 ～ 图 15-16）

1. 稳定型心绞痛（stable angina pectoris）（图 15-1 ～ 图 15-9） 面对缺血区导联 ST 段呈水平型或下斜型压低≥0.1mV，T 波低平、双相、或倒置，呈两肢对称的"冠状 T"，可出现 U 波倒置，可有短暂心律失常，QRS 波多正常。

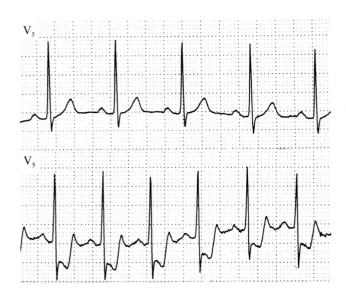

图 15-1　心绞痛发作时心电图

第 1 行为心绞痛非发作时心电图，ST-T 均正常；第 2 行为心绞痛发作时心电图，ST 段明显压低达 0.5mV，提示心肌重度缺血

心电图诊断： 明显 ST-T 改变，结合病史符合心绞痛心电图改变

患者男，41 岁，阵发性胸痛 2 个月，每次持续 5 分钟左右。临床诊断：冠心病，心绞痛

2. 血管痉挛性心绞痛（vasospastic angina pectoris）（图 15-13，图 15-16）　又称为 Prinzmetal 心绞痛。面对缺血区导联，ST 段抬高，T 波高大；或原有 ST 段压低，发作时 ST 段回至基线，原有 T 波倒置的导联发作时 T 波直立的"伪改善"现象；可有短暂心律失常。QRS 波多正常。

血管痉挛性心绞痛的心电图改变类似急性心肌梗死的早期型表现。但持续时间短暂，始终不出现典型的坏死波（Q 波），

以及心肌坏死所致的心肌酶学改变。

以上为心绞痛发作期心电图特点，而非发作期心电图可正常，或持续存在轻度 ST-T 改变，即慢性冠状动脉供血不足表现。

3. 左主干病变（left main desease）引起的心绞痛（图 15-10 ~ 图 15-12）　左主干供给左室心肌血液占 75%。当左主干完全或次全闭塞时，患者可能出现致命性左室功能不全和恶性室性心律失常。常表现为非 ST 段抬高型急性冠脉综合征，可以完全闭塞或严重狭窄，其心电图特征是广泛导联的 ST 段压低 > 0.1mV 及 T 波倒置，包括 Ⅰ、Ⅱ、Ⅲ 和 aVF 导联及 V_2 ~ V_6 导联，其中 V_4 ~ V_6 导联改变最明显，而 V_1 和 aVR 导联 ST 段抬高，且 aVR 导联 ST 段抬高振幅大于 V_1 导联。心电学家把这种心电图表现称为"6+2 现象"，即至少有 6 个导联的 ST 段压低和 2 个导联的 ST 段抬高。其机制推测急性左主干闭塞后，左前降支（LAD）近端血流中断，导致室间隔基底部穿壁性缺血，产生损伤电流指向右肩，致使 aVR 导联 ST 段抬高。其左旋支（LCX）血流中断，导致后壁缺血，与前壁缺血所形成的向量互相抵消，使 V_1、V_2 导联 ST 段抬高程度相对减轻。

［心绞痛处理］

1. 一般措施　①控制易患因素：如高血压、高血脂、高血糖、肥胖、吸烟等；②避免诱因：如劳累、紧张、情绪波动、饱餐、寒冷、浓茶、浓咖啡等。

2. 终止发作　立即停止一切活动，选用硝酸甘油含化，1 ~ 3 分钟有效，持续 30 分钟；硝酸异山梨酯含化，2 ~ 5 分钟有效，持续 2 ~ 3 小时；若为冠脉痉挛性心绞痛，首选钙拮抗剂。硝酸甘油对各类心绞痛均有效。

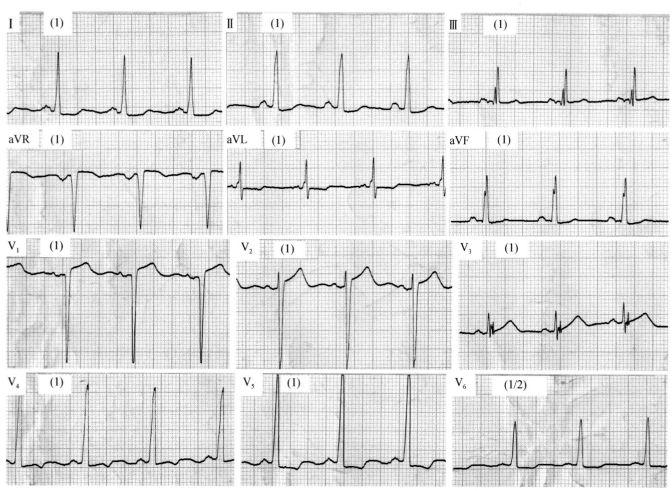

图 15-2（A）　心绞痛非发作时心电图

Ⅰ、aVL、V₄～V₆ 导联 ST 段水平型压低 0.07mV

心电图诊断： 轻度 ST-T 改变；结合病史，符合慢性冠状动脉供血不足心电图改变

患者女，66 岁，阵发性胸痛 2 年，加重 1 个月，非发作期呈持续轻度 ST-T 改变

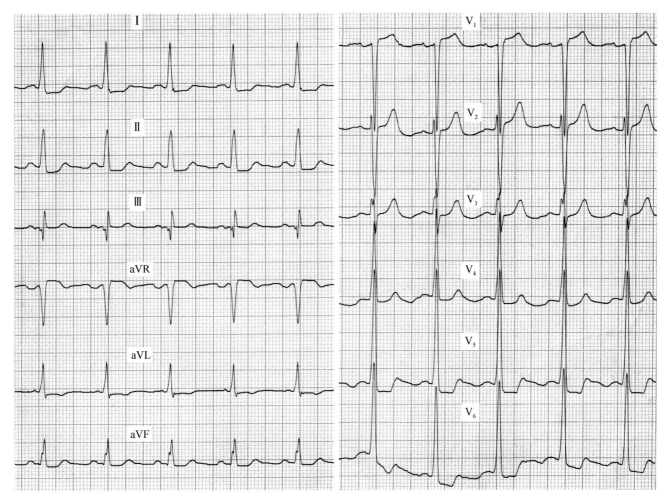

图 15-2（B）　心绞痛发作时心电图

［与图 15-2（A）为同一患者］Ⅰ、aVL、Ⅱ、aVF、$V_3 \sim V_6$ 导联 ST 段水平型压低，最低达 0.2mV，与图 15-2（A）相比，其 ST-T 改变明显（此为心绞痛发作时描记）

心电图诊断： ST-T 改变；结合病史，符合心绞痛心电图改变

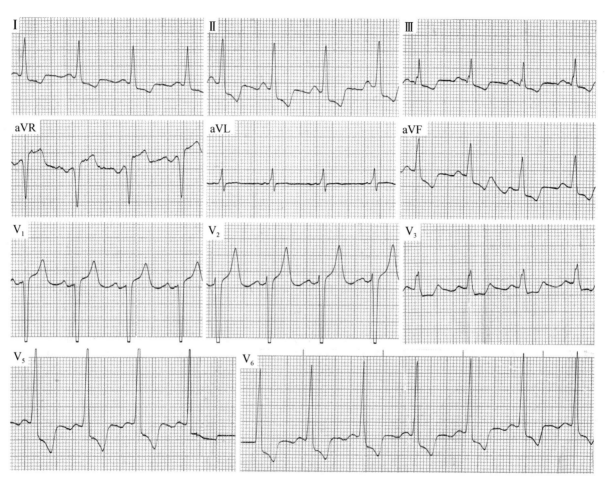

图 15-2（C）　心绞痛发作时心电图

［与图 15-2（A）为同一患者］Ⅰ、Ⅱ、Ⅲ、aVF、$V_3 \sim V_6$ 导联 ST 段呈下斜型压低，最低达 0.3mV，与图 15-2（A）相比，其 ST-T 改变更明显（此为再次胸痛发作时描记）

心电图诊断：心肌呈缺血型改变，结合病史符合心绞痛心电图改变

临床诊断：冠心病，心绞痛（经冠脉造影证实：前降支起始部狭窄 80%，第一对角支狭窄 70%，回旋支狭窄 80%）

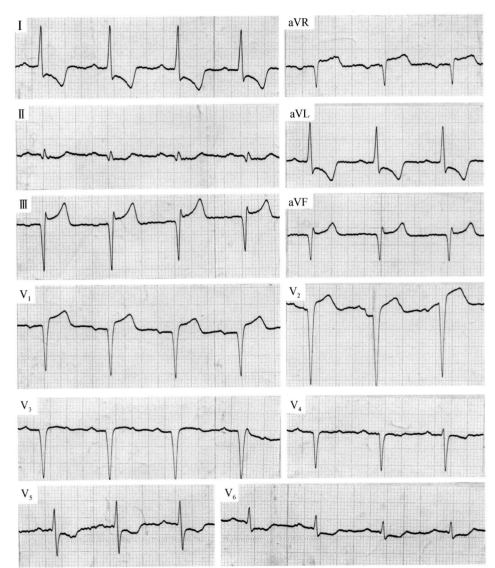

图 15-3　心绞痛发作时心电图

QRS 波于 V_1 ~ V_4 导联呈 QS 型，V_4 呈 rS 型，Ⅱ、Ⅲ、aVF 导联可见病理 Q 波，符合陈旧性前间壁、心尖部及下壁心肌梗死特点；Ⅰ、aVL、V_5、V_6 导联 ST 段呈水平型压低，达 0.2mV（心绞痛发作时描记）（非发作时 ST-T 正常，未显示）

心电图诊断：陈旧性前壁及下壁心肌梗死，多导联 ST-T 改变

患者男，74 岁。临床诊断：冠心病，陈旧性前壁及下壁心肌梗死，不稳定型心绞痛

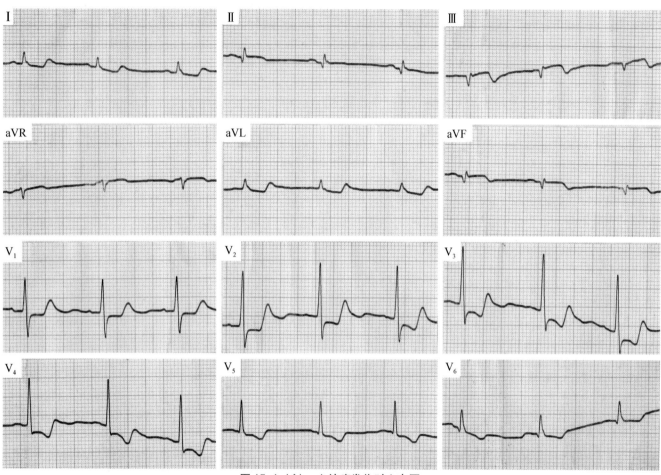

图 15-4（A）　心绞痛发作时心电图

Ⅱ、Ⅲ、aVF 导联可见病理 Q 波，ST 段稍抬高，T 波倒置，最深达 0.15mV，$V_1 \sim V_6$、Ⅰ、aVL 导联 ST 段水平型压低达 0.25mV，符合陈旧性下壁心肌梗死，心肌呈重度缺血型改变（此为心绞痛发作时描记）

心电图诊断：陈旧性前壁及下壁心肌梗死，多导联明显 ST-T 改变

临床诊断：冠心病，陈旧性下壁心肌梗死，不稳定型心绞痛

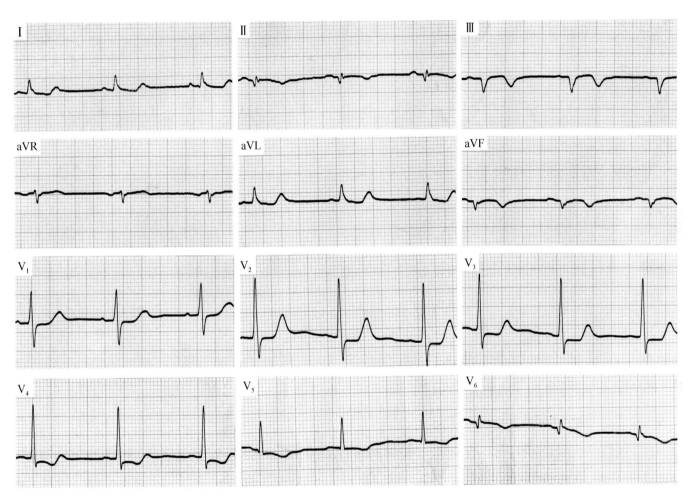

图 15-4 （B） 心绞痛缓解后心电图

[与图 15-4 （A）为同一患者] 含化硝酸甘油 4 分钟后，上述 ST-T 改变已明显恢复，但尚未完全正常

心电图诊断：陈旧性下壁心肌梗死，心肌呈缺血型改变

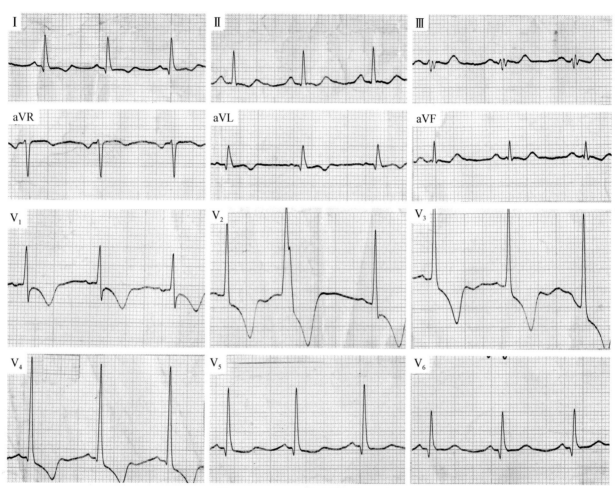

图 15-5（A） 心绞痛发作时心电图

$V_1 \sim V_5$ 导联可见 ST 段压低，最深达 0.3mV，T 波对称性倒置（冠状 T），最深达 1.0mV，类似无 Q 波心肌梗死；V_2 可见室性期前收缩（R_2）（心绞痛发作时描记）

心电图诊断： 广泛前壁心肌重度缺血型改变，偶发室性期前收缩

第15章　冠状动脉供血不足

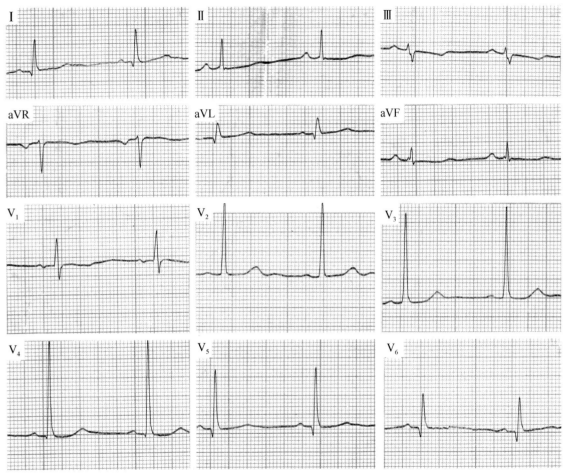

图 15-5 （B）　心绞痛缓解后心电图

［与图 15-5 （A）为同一患者］与图 15-5 （A）比较，原压低的 ST 段已基本恢复至基线，深倒置的 T 波已直立，仅有轻度 ST-T 改变（心绞痛发作后描记）

心电图诊断：轻度 ST-T 改变

患者女，70 岁，以阵发性胸痛 1 年，加重 10 天为主诉入院。临床诊断：冠心病，不稳定型心绞痛。冠脉造影示：前降支近中段狭窄 90%，长约 4cm，回旋支及右冠脉均有较弥漫中、重度狭窄，后准备行冠脉搭桥术，术前 1 天猝死

15

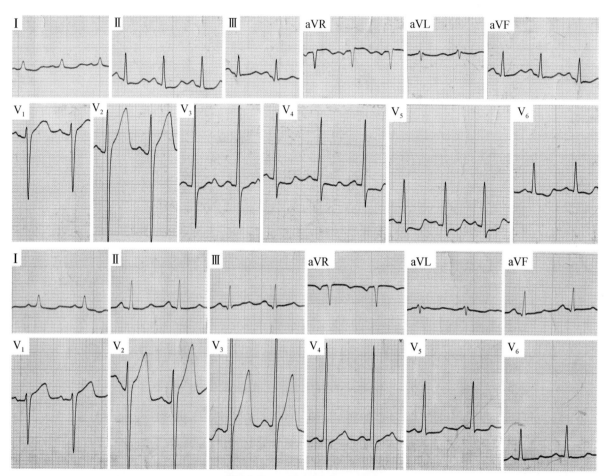

图 15-6　心绞痛发作时心电图

第 1～2 行为心绞痛发作时描记：V_4～V_6 导联 ST 段压低达 0.15mV

第 3～4 行为心绞痛非发作时描记：ST-T 改变有好转

心电图诊断： 心肌呈缺血型改变

患者女，50 岁，阵发性胸痛 1 年。临床诊断：冠心病，稳定型心绞痛

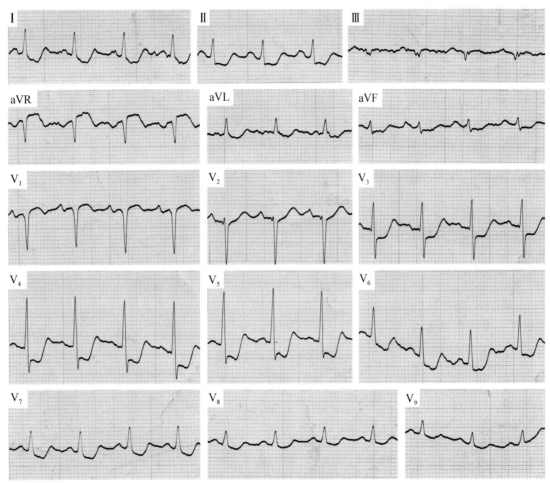

图 15-7（A）　心绞痛发作时心电图

Ⅰ、Ⅱ、aVL、aVF、$V_3 \sim V_9$ 导联 ST 段水平型压低，最低达 0.4mV，以 $V_3 \sim V_5$ 导联最明显；T 波呈 " － ＋" 双相；QRS 波于 V_1 导联呈 QS 型，V_2 导联呈 qrS 型（心绞痛发作时描记）

心电图诊断：陈旧性前间壁心肌梗死，心肌呈重度缺血型改变

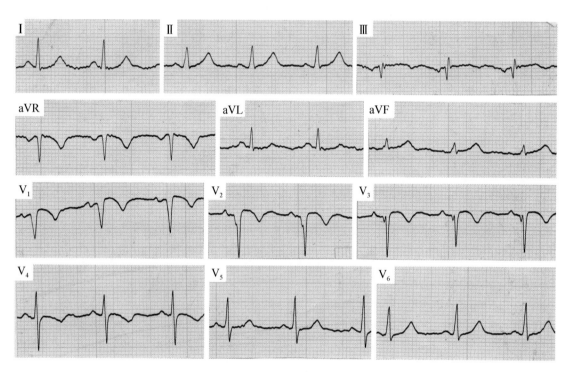

图 15-7 （B） 心绞痛缓解后心电图

［与图 15-7（A）为同一患者］ST 段恢复至基线，QRS 波于 $V_1 \sim V_3$ 呈 QS 型，T 波倒置达 0.3mV （疼痛缓解 10 分钟后描记）

心电图诊断：陈旧性前间壁心肌梗死，前壁心肌呈缺血型改变

患者男，62 岁，以阵发性胸痛 3 年，加重半个月为主诉入院。冠脉造影显示：前降支中段闭塞，右冠脉近、中段及回旋支均有较弥漫狭窄，后行冠脉搭桥术（CABG）

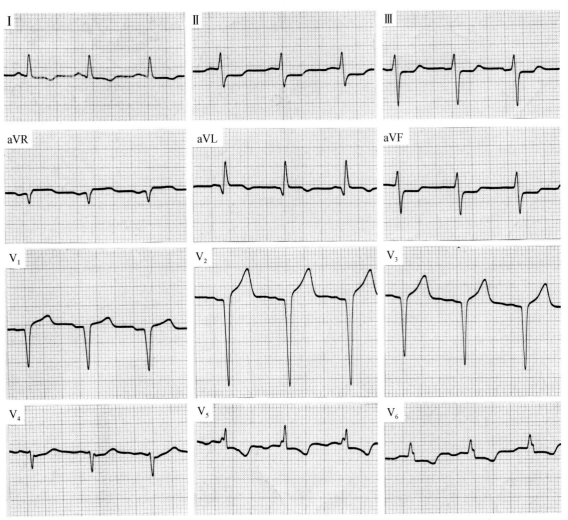

图 15-8　心绞痛发作时心电图

QRS 波于 $V_1 \sim V_3$ 导联呈 QS 型，V_4 呈 rS 型，符合陈旧性前间壁、心尖部心肌梗死；Ⅰ、Ⅱ、Ⅲ、aVF、V_5、V_6 导联 ST 段水平型压低达 0.15mV，T 波倒置达 0.2mV（为心绞痛发作时描记）（非发作时 ST-T 恢复正常，未显示）

心电图诊断：陈旧性前间壁、心尖部心肌梗死，心肌呈缺血型改变

患者男，45 岁，1 年前患急性前间壁、心尖部心肌梗死，近几日再发胸痛。冠脉造影显示：前降支中上段狭窄约 80%，第一对角支完全闭塞，回旋支中段狭窄 60%。后行 PTCA 及冠脉内支架置入术

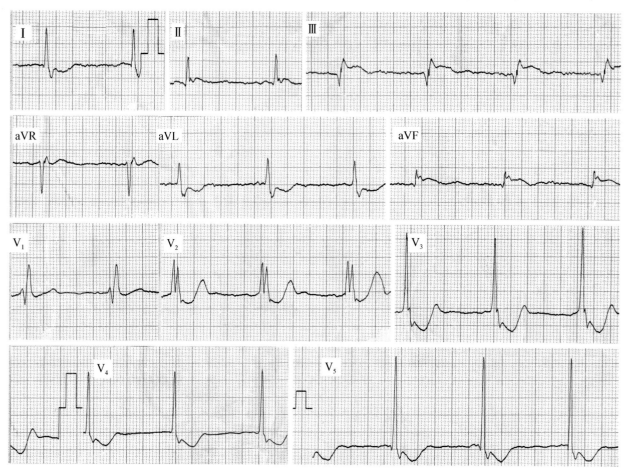

图 15-9（A）　急性下壁心肌梗死伴梗死后心绞痛

Ⅱ、Ⅲ、aVF 导联可见病理 Q 波，ST 段抬高达 0.15mV，弓背向上，符合急性下壁心肌梗死心电图改变；Ⅰ、aVL、V_2 ~ V_5 导联 ST 段呈下斜型压低达 0.4mV，T 波倒置或呈" – +"双相，最深达 0.6mV，符合广泛前壁心肌重度缺血型改变。QRS 波于 V_1 导联呈 rsR'型，Ⅰ、aVL、V_5 导联 S 波加宽，QRS 时间 0.12s，符合完全性右束支传导阻滞（此为心肌梗死后 2 周，心绞痛发作时描记）

心电图诊断： 急性下壁心肌梗死，前壁心肌呈重度缺血型改变

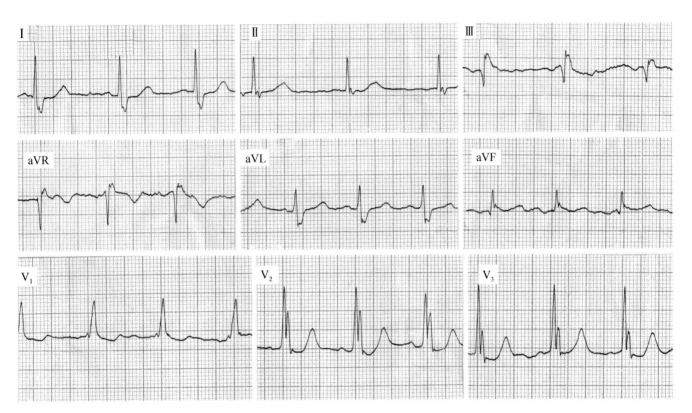

图 15-9（B） 心绞痛非发作期心电图

［与图 15-9（A）为同一患者］Ⅱ、Ⅲ、aVF 导联 ST 段基本恢复至基线，胸前导联 ST 段有较明显恢复（此为心绞痛非发作期描记）

心电图诊断：急性下壁心肌梗死（恢复期），轻度 ST-T 改变

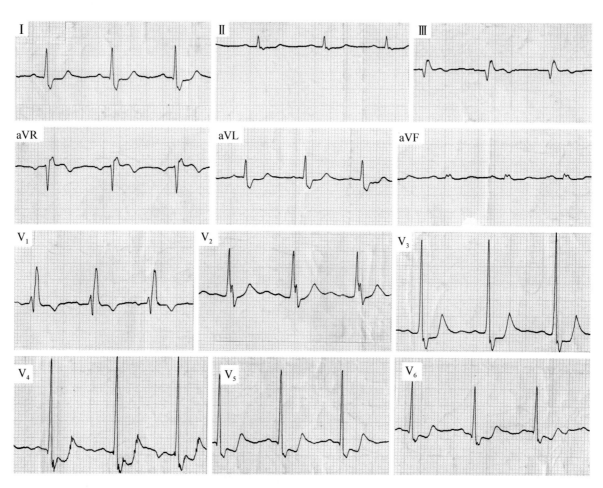

图 15-9（C）　心绞痛发作期心电图

［与图 15-9（A）为同一患者］再次胸痛发作时，心电图 $V_3 \sim V_6$ 导联 ST 段水平型压低达 0.4mV，Ⅱ、aVF 导联 r 波降低，Ⅲ导联呈 QR 型

心电图诊断：急性下壁心肌梗死，前壁心肌呈重度缺血型改变

患者男，61 岁，急性下壁心肌梗死第 3 天入院，梗死后仍有心绞痛发作。冠脉造影显示：左回旋支近段闭塞，左前降支中段狭窄 85%

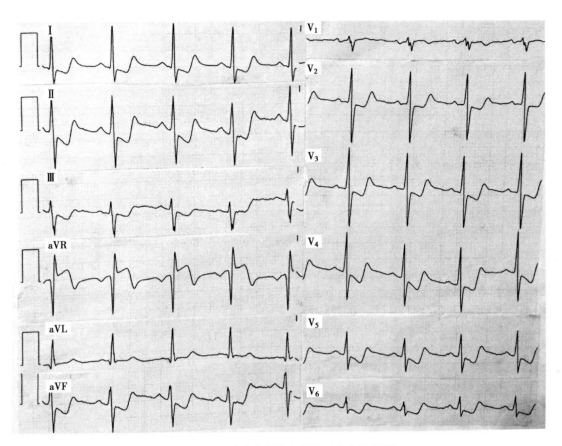

图 15-10　心绞痛发作期心电图（左主干病变）

除 aVR 导联 ST 段抬高 0.15mV 外（V$_1$ 导联 ST 段亦轻度抬高），其他导联 ST 段均明显压低，最深达 0.25mV，包括 Ⅰ、Ⅱ、

Ⅲ 和 aVF 导联及 V$_2$ ~ V$_6$ 导联；而 V$_1$ 和 aVR 导联 ST 段抬高，且 aVR 导联 ST 段抬高振幅大于 V$_1$ 导联，心电学家把这种心电

图表现称为 "6 + 2 现象"，即至少有 6 个导联 ST 段压低和 2 个导联 ST 段抬高。此为心绞痛发作期描记，提示左主干病变

心电图诊断：心绞痛发作期，心肌呈重度缺血型改变（提示左主干病变）

患者男，56 岁，阵发性胸痛 1 周。冠脉造影显示：左主干与前降支回旋支分叉处重度狭窄达 95%，行支架植入

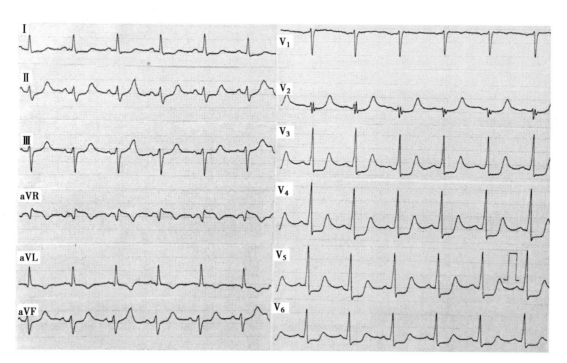

图15-11　心绞痛发作期心电图（左主干病变）

aVR 导联 ST 段轻度抬高 0.05mV，呈弓背向上型，余导联 ST 段均压低，以胸前导联为甚，最深达 0.3mV。此为心绞痛发作时描记，提示左主干病变

心电图诊断：心绞痛发作期，心肌呈重度缺血型改变（提示左主干病变）

患者男，32 岁，阵发性胸痛半个月。冠脉造影显示：左主干开口狭窄达 70%，行支架植入

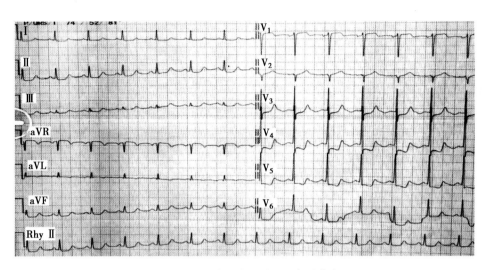

图 15-12　心绞痛发作时（左主干病变）

aVR 及 V$_1$ 导联 ST 段抬高，弓背向上，余多导联 ST 段压低，尤其 V$_3$ ~ V$_6$ 导联，最低达 0.3mV，符合 "6 + 2 现象"；除 V$_2$ 导联外（可能原有小灶性心肌梗死），余 QRS 波均正常（此为心绞痛发作时描记，非发作期 ST 段恢复正常）

心电图诊断：重度心肌缺血，考虑左主干病变

患者男，48 岁，胸痛 3 小时住院。冠脉造影显示：左主干起始狭窄 80%，行支架植入。

临床诊断：急性冠脉综合征

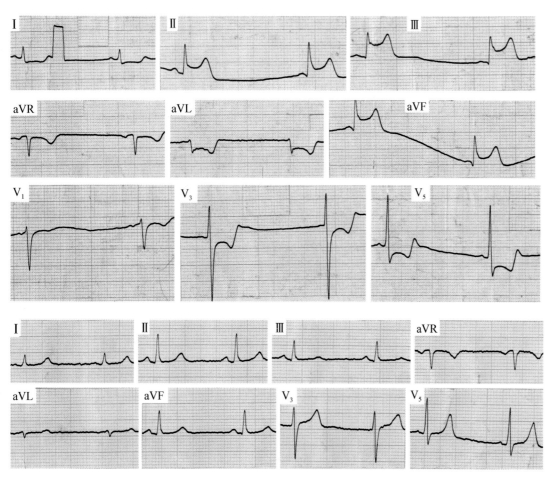

图15-13　变异型心绞痛心电图改变

第1～3行：心绞痛发作时描记；Ⅱ、Ⅲ、aVF 导联 ST 段抬高，最高达 0.4mV，Ⅰ、aVL、V₃、V₅ 导联 ST 段压低，最深达 0.3mV

第4～5行：心绞痛发作缓解 12 分钟后描记，ST-T 恢复正常

心电图诊断：心肌损伤型改变，结合病史，符合冠脉痉挛性（变异型）心绞痛心电图改变

患者男，68 岁，以阵发性胸痛 5 天为主诉入院，多于夜间 2：00 发作。临床诊断：冠心病，不稳定型心绞痛（冠脉痉挛性心绞痛）。冠脉造影显示：左回旋支狭窄 50%，未行 PTCA 及冠脉内支架植入术。后应用钙拮抗剂等治疗，病情稳定

3. 预防复发　选用抗心肌缺血药物硝酸酯类、钙离子拮抗剂、β 受体阻滞剂等；β 受体阻滞剂仅适用于稳定型心绞痛，禁用于冠脉痉挛性心绞痛，因为 β 受体被阻断，α 受体兴奋性更强，加重冠脉痉挛。

4. 其他　抑制血小板聚集药物阿司匹林，他汀类调血脂药物长期应用。对于那些经内科治疗仍疗效差者，及时行介入治疗（冠脉内支架置入术或药物球囊扩张术），病变广泛者可行搭桥术。

二、慢性冠状动脉供血不足

慢性冠状动脉供血不足（chronic coronary ischemia）是指持续存在的冠状动脉供血不足，但无缺血性胸痛等临床症状者；目前又称为无症状性心肌缺血。心电图表现为持续 ST-T 异常（心肌呈缺血型改变）。

[**心电图特点**]（见图 15-2，图 15-5，图 15-7）

1. T 波低平、双向或倒置，呈"冠状 T"。

2. ST 段水平型或下斜型压低≥0.05mV。

3. 可伴有各种心律失常。

4. QRS 波多正常。

长期动态观察，ST-T 异常无明显变化，排除心肌炎、低血钾、消化道及泌尿生殖道疾病等所引起的 ST-T 改变。包括心肌梗死后长期存在的 ST-T 异常，心绞痛非发作期 ST-T 异常，Holter 监测期间短暂 ST-T 异常而不伴有症状者，或心电图负荷试验中，有 ST-T 异常改变而不伴有症状者，临床上诊断为冠心病，无症状性心肌缺血（silent myocardial ischemia）。由于此类心肌缺血无症状，不引起患者重视，故其猝死率较高，心肌梗死发生率与心绞痛相类似，其临床亦与心绞痛具有同等重要意义。对其治疗与心绞痛非发作期相同。

三、动态心电图监测

动态心电图（dynamic electrocardiogram，DEG）又称为 Holter 心电图，是由美国物理学家 Holter 于 1957 年创建的一种心电记录方法，1961 年用于临床。近年来，随着电子技术的飞速发展，此项技术在临床应用日益广泛，已成为临床心电图学的重要组成部分。它可连续记录 24 小时内心脏电学活动，显示 24 小时内短暂发作胸痛时心电图改变、心律失常发生时间以及与临床症状的关系（图 15-14～图 15-21）。

1. 应用范围　监测一过性心肌缺血，心律失常，间歇性预激综合征，判定临床症状与心律失常关系，抗心律失常药物的选择，起搏器功能评价等。短暂发作的胸痛，不易为常规心电图检出，而 24 小时 DCG 监测，可及时发现在完全自然状态下，有无 ST 段改变，结合患者活动记录及临床症状记录，确定其胸痛性质，判断心绞痛类型，检出短暂无症状性心肌缺血。此项检查尤适用于自发性心绞痛患者。

2. 报告内容　24 小时总心率数，最高、最低心率，平均心率，基本心律（窦性及异位心律），异位心律失常类型、出现时间及频度，描述心律失常与日常活动、症状之间的关系，缺血型 ST 段改变出现的时间以及与胸痛的关系，评价抗心律失常药物的疗效；若为起搏患者，应判定起搏器功能有无障碍。目前对缺血型 ST-T 改变常按照"三个一"标准确定，即 ST 段呈水平型或下斜型压低≥1mm（J 点后持续 0.08s），持续时间≥1 分钟，相间隔≥1 分钟。

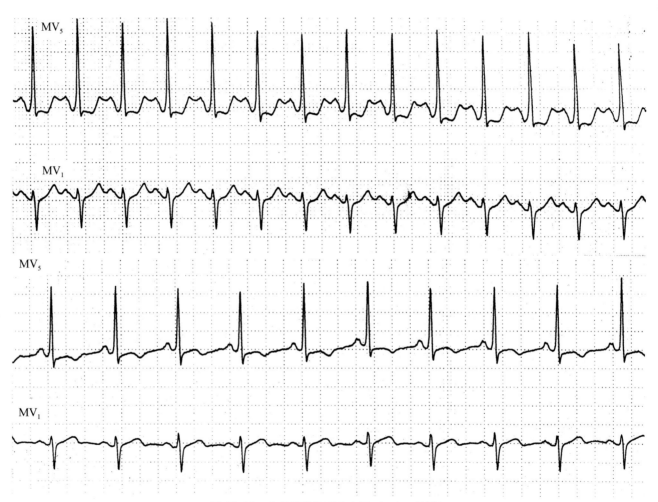

图15-14　心绞痛发作时心电图（Holter 监测）

第1、2行为心绞痛发作时记录：MV$_5$ 导联可见 ST 段呈水平型压低达 0.3mV。第3、4行为心绞痛缓解后记录：上述导联 ST 段基本恢复至基线，T 波轻倒置达 0.1mV，为持续性 ST-T 改变。符合慢性冠脉供血不足基础上急性冠脉供血不足——心绞痛发作心电图表现

心电图诊断： ST-T 明显改变，结合病史，符合心绞痛心电图特点

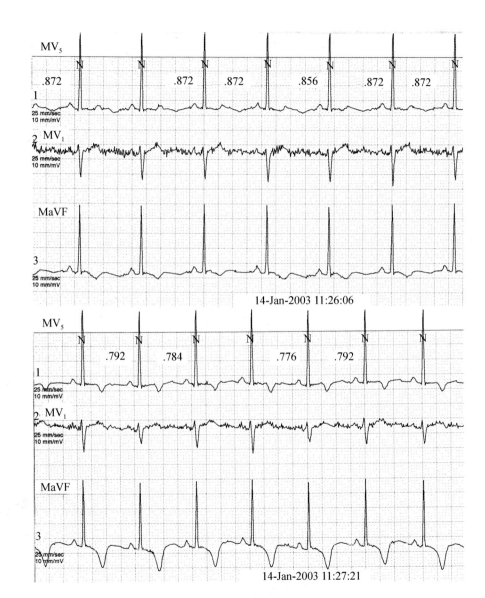

图 15-16（C）　变异型心绞痛非发作时心电图

［与图 15-16（A）为同一患者］心绞痛缓解时，第 1 行（MV5）ST-T 已基本恢复正常，第 3 行（MaVF）T 波轻倒置达 0.15mV，ST 段恢复至基线；第 4 行（MV5）T 波轻倒置达 0.2mV，第 6 行（MaVF）T 波深倒置达 0.7mV

心电图诊断：血管痉挛性心绞痛非发作期，心肌呈缺血型改变

患者男，51 岁，阵发性胸痛 3 个月，发作时及缓解后心电图如上。临床诊断：冠心病，变异型心绞痛。本例经冠脉造影证实既有冠脉狭窄（前降支近段狭窄 60%，回旋支近中段狭窄 75%），又有冠脉痉挛，形成以上心电图改变

15

第15章　冠状动脉供血不足

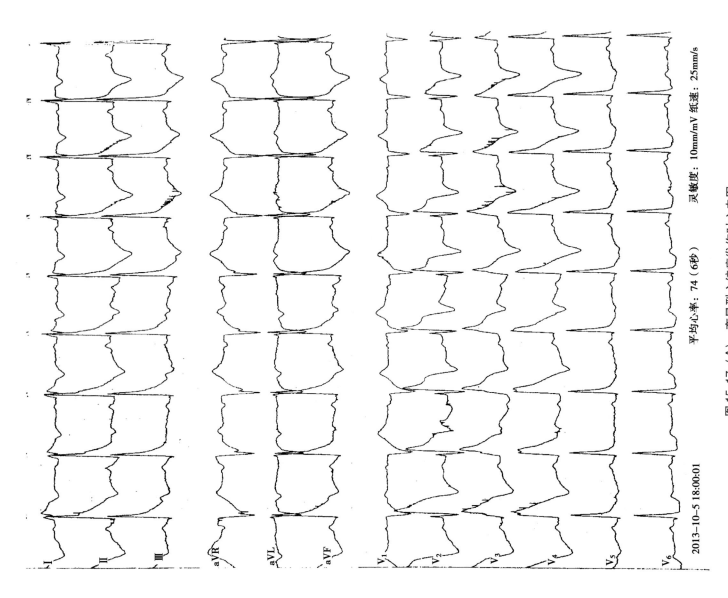

灵敏度：10mm/mV　纸速：25mm/s

平均心率：74（6秒）

2013-10-5 18:00:01

图 15-17（A）　变异型心绞痛发作时心电图

Ⅰ、Ⅱ、Ⅲ、aVF，V₂～V₄ 导联 ST 段抬高，最高达 0.8mV，弓背向上，T 波倒置，最深达 0.9mV；此为 Holter 监测期间，心绞痛发作时记录

心电图诊断： 符合变异型心绞痛心电图特点

15

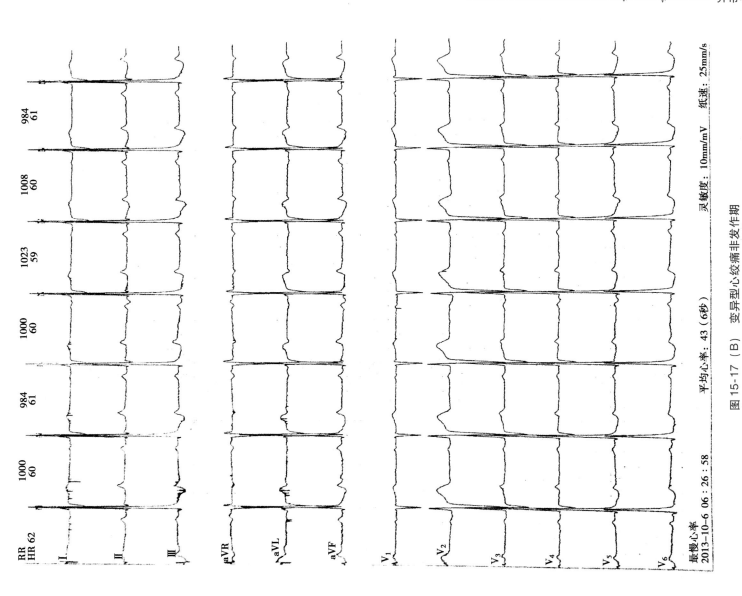

RR
HR 62

1000
60

984
61

1000
60

1023
59

1008
60

984
61

I

II

III

aVR

aVL

aVF

V₁

V₂

V₃

V₄

V₅

V₆

最慢心率
2013-10-6 06∶26∶58

平均心率：43（6秒）

灵敏度：10mm/mV　　纸速：25mm/s

图15-17（B）　变异型心绞痛非发作期

[与图15-17（A）为同一患者] 上述改变持续3分钟后缓解，非发作期仅显示轻度 ST-T 改变

心电图诊断：变异型心绞痛非发作期

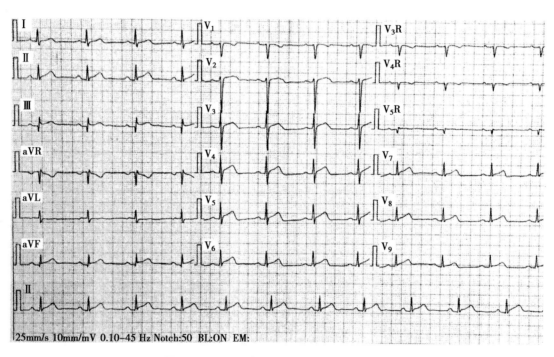

25mm/s 10mm/mV 0.10–45 Hz Notch:50 BL:ON EM:

图 15-18（A） 变异型心绞痛发作时心电图

多导联可见 ST 段抬高 0.1～0.2mV，弓背向上，T 波直立（此图为心绞痛发作即将结束时描记，虽改变轻微，但结合症状，仍应考虑为变异型心绞痛）

心电图诊断：符合变异型心绞痛心电图特点

纸速：25mm/s 灵敏度：10mm/mv BL:ON AC:ON MF:40Hz

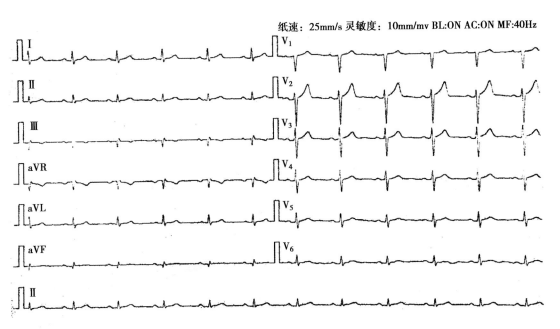

图 15-18（B）　变异型心绞痛非发作期

［与图 15-18（A）为同一患者］胸痛缓解后描记，ST-T 恢复正常

心电图诊断：变异型心绞痛非发作期，心电图正常

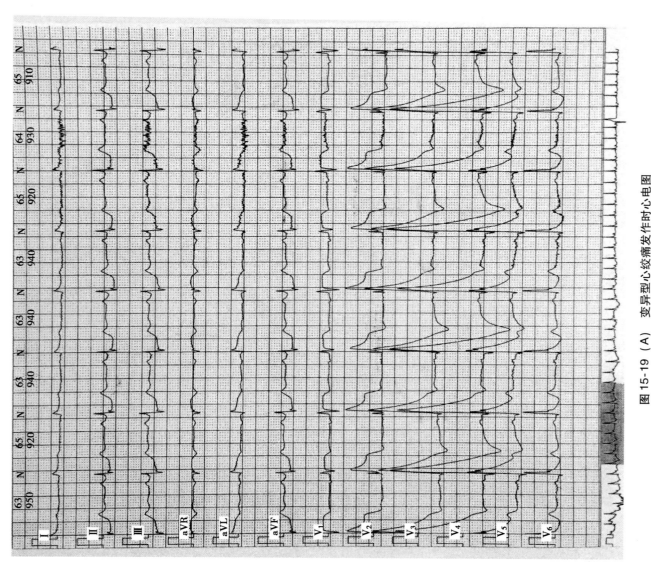

图15-19（A）　变异型心绞痛发作时心电图

I、aVL、V$_1$~V$_6$导联ST段抬高，最高达2.5mV，弓背向上，与T波融合，II、III、aVF导联ST段压低，达0.2mV；此为Holter监测期间，心绞痛发作时记录

心电图诊断：符合变异型心绞痛发作心电图特点

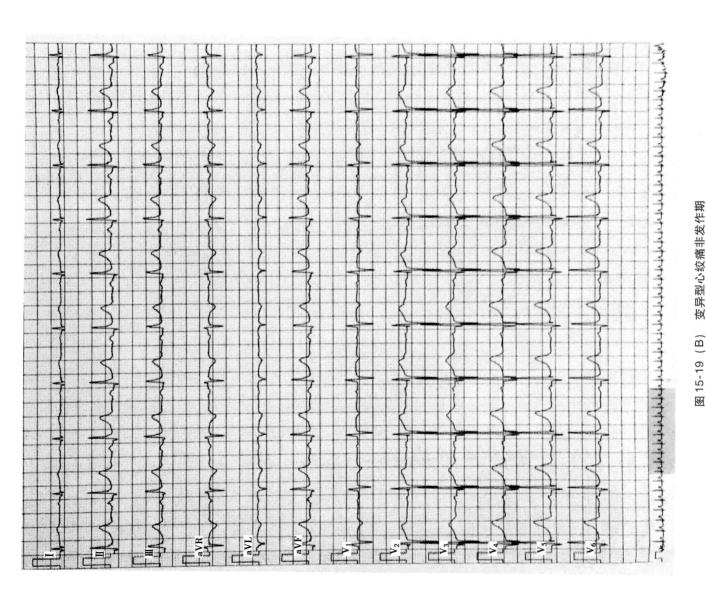

图 15-19（B） 变异型心绞痛非发作期

[与图 15-19（A）为同一患者] 上述改变持续 2 分钟后缓解，非发作期 ST-T 完全恢复基线
心电图诊断：变异型心绞痛非发作期，心电图正常

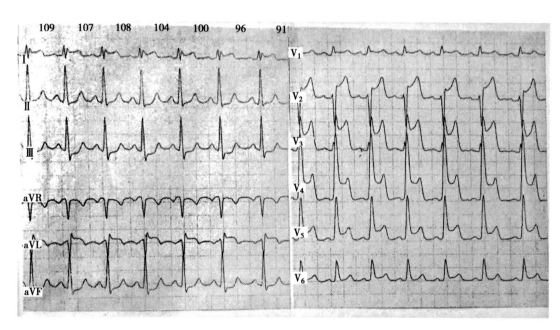

图 15-20（A）　变异型心绞痛发作时心电图

V_1 ~ V_6 导联 ST 段抬高，最高达 0.7mV，与 T 波融合，Ⅱ、Ⅲ、aVF 导联 ST 段压低，达 0.1mV；此为心绞痛发作时记录，疼痛持续 25 分钟

心电图诊断：符合变异型心绞痛心电图特点

患者男，40 岁，阵发性胸痛 20 天。冠脉造影显示：右冠脉起始狭窄 30%，前降支近中段狭窄 40%，回旋支中段狭窄 30%。心肌酶正常

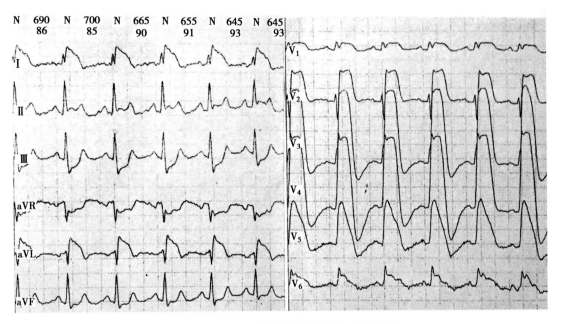

图 15-20（B）　变异型心绞痛发作时心电图

［与图 15-20（A）为同一患者］　Ⅰ、aVL、V$_1$ ~ V$_6$ 导联 ST 段抬高，最高达 2.5mV，与 T 波融合，

Ⅱ、Ⅲ、aVF 导联 ST 段压低，达 0.3mV；此为再次心绞痛发作时描记，疼痛持续 17 分钟

心电图诊断：变异型心绞痛发作期

第15章　冠状动脉供血不足

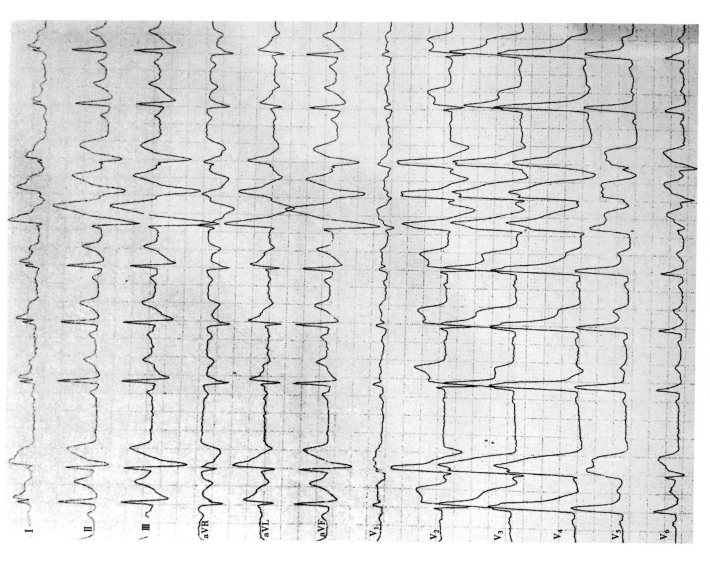

图 15-20（C）　变异型心绞痛发作时心电图

[与图 15-20（A）为同一患者] Ⅰ、aVL、V₁～V₆ 导联 ST 段抬高，最高达 1.0mV，与 T 波融合，Ⅱ、Ⅲ、aVF 导联轻度 ST 段压低，达 0.1mV；其中 R₂ 为室性期前收缩，R₆～R₈ 为短阵室性心动过速，室性心动过速发作时 ST 段抬高更甚，达 1.4mV；此为另一次心绞痛发作时描记，疼痛持续 20 分钟

心电图诊断：变异型心绞痛发作期，短阵室性心动过速

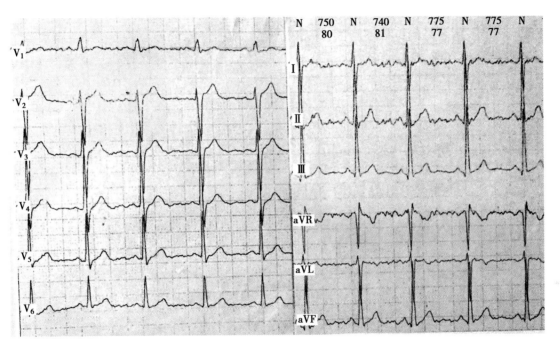

图 15-20（D）　心绞痛非发作期

［与图 15-20（A）为同一患者］其 ST-T 改变已恢复正常

心电图诊断：心绞痛非发作期，轻度 ST-T 改变

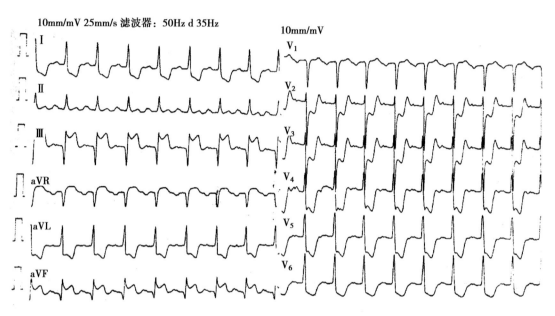

10mm/mV 25mm/s 滤波器：50Hz d 35Hz　　　　10mm/mV

图15-21（A）　类似于心肌梗死的心绞痛发作时心电图

Ⅱ、Ⅲ、aVF 导联 ST 段抬高，最高达 0.5mV，T 波直立，其余导联 ST 段明显压低，最低达 1.0mV，心电图诊断为急性下壁心肌梗死，但 2 小时后图 15-20（B）显示其 ST-T 改变明显恢复。冠脉造影显示：前降支弥漫长病变，狭窄达 95%，回旋支近中段狭窄 80%～90%，右冠脉第二转折之后狭窄 90%，系多支血管严重病变。故其临床诊断为急性冠脉综合征（心电图诊断为急性下壁心肌梗死也是可以的）

心电图诊断： 心绞痛发作期，明显 ST-T 改变，重度心肌缺血

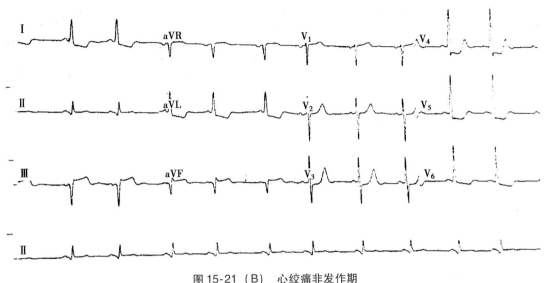

图 15-21 （B） 心绞痛非发作期

[与图 15-21 （A） 为同一患者] 其 ST-T 改变已明显恢复

心电图诊断： 心绞痛非发作期，轻度 ST-T 改变

四、心电图负荷试验

对于临床怀疑冠心病，而常规心电图正常者，可选用增加心脏负荷的方法，使心肌需氧量增加，此时，由于冠状动脉固定狭窄，血流不能相应增加，造成心肌缺血缺氧，诱发心电图出现缺血型改变，此种方法称为心电图负荷试验。最常用的是活动平板（treadmill）运动试验：让被检者在保持一定坡度和速度的特制活动平板上行走，逐渐增加活动量，增加心脏负荷，加快心率达最大耐受量（195 - 年龄），诱发心肌缺血的一种方法。其运动量共分 7 级，转速自 3km/h，坡度自 10° 开始，每级运动 3 分钟，速度增加 1.5km/h，坡度增加 2°。运动前常规描记 12 导联心电图，运动中监测心电图，运动后即刻、2 分钟、4 分钟、6 分钟，分别描记 V_6、V_5、V_4、Ⅱ、Ⅰ 及以 R 波占优势的 aVF 或 aVL 导联心电图（图 15-22）。

关于判定标准，参照 1974 年我国冠心病、高血压病普查预防座谈会制定的运动试验标准判定。其中以缺血型 ST 段下移 ≥ 0.1mV，以及严重心律失常最可靠。若缺血型 ST 段下移 ≥ 0.3mV，常提示冠脉病变严重。

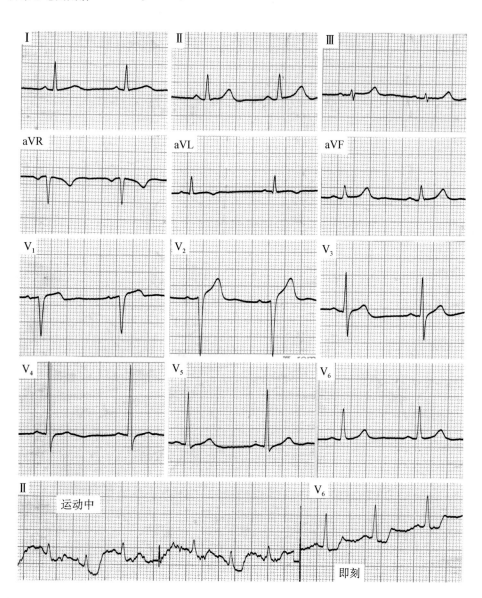

图 15-22（A）　活动平板运动试验心电图

第 1~4 行为运动前心电图：常规心电图检查无明显 ST-T 改变，仅 aVL 导联 T 波轻倒置，V_4 导联 T 波低平；第 5 行为运动中及运动后即刻描记，运动中心率最快达 136 次/分，运动后即刻可见 V_6 导联 ST 段水平型压低约 0.1mV

心电图诊断： 心电图大致正常（活动平板运动试验之前）

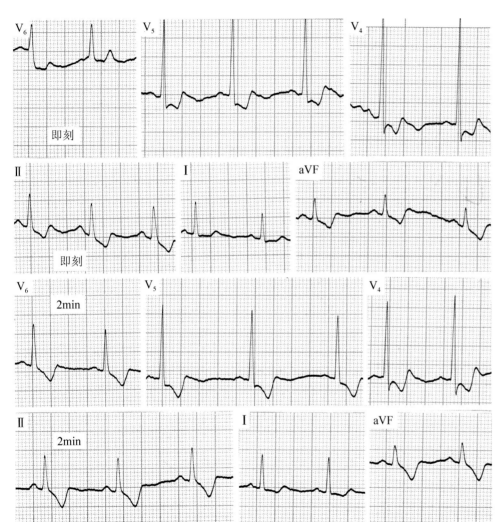

图 15-22 （B）　运动后即刻及 2 分钟心电图

［与图 15-22 （A）为同一患者］运动后即刻，$V_6 \sim V_4$、Ⅱ、Ⅰ、aVF 导联 ST 段明显压低，最深达 0.25mV，T 波倒置，最深达 0.5mV，2 分钟时其改变同上

心电图诊断： 明显 ST-T 改变（活动平板运动试验之后），运动试验阳性

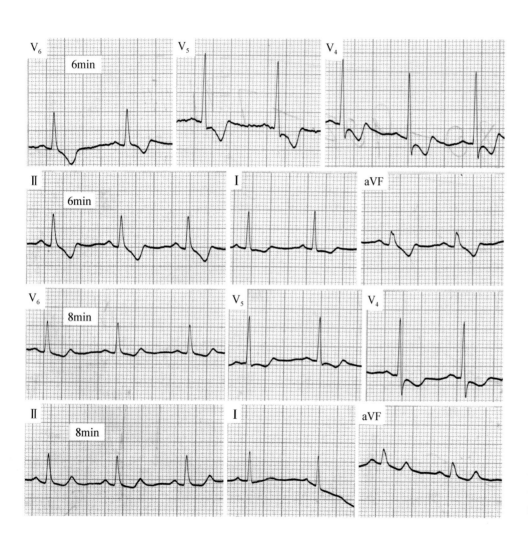

图 15-22（C）　运动后 6 分钟及 8 分钟心电图

[与图 15-22（A）为同一患者] 上述 ST-T 改变，持续 6 分钟，后渐好转，于 8 分钟时，$V_6 \sim V_4$、Ⅱ、Ⅰ、aVF 导联 ST-T 改变已有明显恢复，但仍较静息时改变明显（以胸前导联为甚）（以上心电图改变，伴有胸痛发作。经含化硝酸甘油 0.3mg 后，心电图改变完全恢复）

心电图诊断： 活动平板运动试验阳性

患者男，58 岁，阵发性胸痛 3 个月。临床诊断：冠心病，心绞痛？为明确诊断，行活动平板运动试验。

临床诊断：冠心病，心绞痛

1. 运动中出现典型心绞痛或运动后心电图改变符合下列条件之一者为阳性　①在 R 波占优势的导联上，运动后出现缺血型 ST 段下移≥0.05mV，持续 2 分钟者；②在 R 波占优势的导联上，运动后 T 波由直立变为倒置，持续 2 分钟者；③U 波倒置；④运动后出现下列任何一种心律失常者；多源性室性期前收缩、阵发性心动过速、心房扑动或颤动、窦房传导阻滞、频发窦性静止、房室传导阻滞、左右束支或左分支传导阻滞或室内传导阻滞。

2. 运动后心电图改变符合下列条件之一者为可疑阳性　①在 R 波占优势导联中，运动后出现近似缺血型 ST 段下移 0.05mV 或接近 0.05mV 及 QX/QT≥50%，持续 2 分钟者；②在 R 波占优势导联中，运动后出现近似缺血型 ST 段下移≥0.075mV 及 QX/QT≥50%，持续 2 分钟者；③J 点下移≥0.2mV，持续 2 分钟者；④在 R 波占优势的导联上，T 波由直立变低平、切迹，或双相，持续 2 分钟者；⑤运动后出现频发室性期前收缩者。

QX/QT 间期测量方法如下（图 15-23）：以 2 个 QRS 波起点连线为基线，若 P-R 段倾斜显著时，则将 P-R 段向下延长，与 J 点垂直线相交于"O"点，从 O 点作水平线，即为矫正后基线；X 点为 ST 段回至 2 个 QRS 波起点连线上的交点；Q 波起点到 X 点为 Q-X 间期，Q 波起点至 T 波终点为 Q-T 间期，计算 QX/QT 比例。

ST 段压低有以下几种类型（图 15-24）：①单纯 J 点压低：

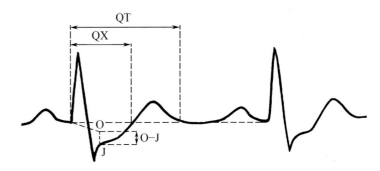

图 15-23　J 点及 QX/QT 间期测量方法示意图

若 P-R 段倾斜显著时，则将 P-R 段向下延长，与 J 点垂直线相交于"O"点，从 O 点作水平线，即为矫正后基线；ST 段回至 2 个 QRS 波起点连线上的交点为 X 点；Q 波起点到 X 点为 Q-X 间期，Q 波起点至 T 波终点为 Q-T 间期

ST 段向上倾斜，与 T 波前肢几乎呈一直线，与 R 波顶点垂线交角≤80°，或 QX/QT<50%，此型常见于过早复极或窦性心动过速时，与心肌细胞复极加快或心房复极波 Ta 波影响有关；②近似缺血型 J 点压低：J 点下移，ST 段呈下凹型缓慢上升，回升速度<10mm/s（即 0.1s 内回升小于 1mm），ST 段压低与 R 波顶点垂线交角<90°，但>80°或 QX/QT>50%；③缺血型 ST 段水平压低：ST 段呈水平型压低，持续时间≥0.08s，与 R 波顶点垂线交角等于 90°；④缺血型 ST 段下垂型压低：ST 段压低，与 R 波顶点垂线交角>90°。以上②～④型 ST 段压低为心肌缺血表现。

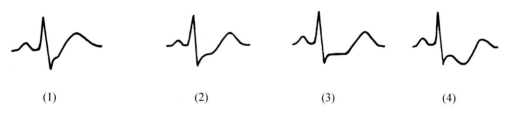

图 15-24 ST 段压低类型示意图

（1）单纯 J 点压低   （2）近似缺血型 J 点压低

（3）缺血型 ST 段水平压低   （4）缺血型 ST 段下垂型压低

本试验适用于临床可疑冠心病而常规心电图无明显心肌缺血型改变者；禁用于不稳定型心绞痛、急性心肌梗死、严重心律失常、充血性心力衰竭、重度高血压及其他心肺疾病。一旦运动中出现心绞痛、严重心律失常或面色苍白、大汗、极度疲劳等，应立即躺下，描记心电图，并同时给予及时处理，如吸氧、含化硝酸甘油等。由于 ST-T 改变并非冠心病的特异性改变，不能仅根据心电图负荷试验阳性与否予以排除或确诊，特别是 ST 段下移 0.05mV 时，应结合临床资料，全面分析诊断。

［附1］ Wellens 综合征

Wellens 综合征是不稳定型心绞痛的一种特殊表现，有胸痛病史，其冠脉严重狭窄。目前对其认识尚不广泛，故在此予以介绍。

［心电图特点］ （图 15-25 ~ 图 15-32）

1. 胸前导联 T 波呈双向或深倒置，可以仅波及 V$_2$ 和 V$_3$ 导联，亦可波及全胸前导联。少数其他导联亦有此改变。

2. 相关导联 ST 段在等电位线或轻度抬高（常 <0.1mV）。

3. 无病理性 Q 波，其 R 波振幅亦无改变（无下降或消失）。

Wellens 综合征是 Wellens 于 1982 年首先提出的，是指在部分冠心病不稳定型心绞痛（UA）患者中，当心绞痛发作时出现胸前导联（以 V$_2$ ~ V$_3$ 导联为主）的 T 波倒置，或原有的 T 波倒置加深或变为直立（伪改善现象），而 ST 段无明显移位，当心绞痛发作终止后反而出现 T 波进一步对称性深倒置或双向，持续时间数小时至数周的现象。心肌酶正常或轻度升高，冠脉造影显示左前降支近端严重狭窄，临床上又称左前降支 T 波综合征（LAD coronary T wave syndrome）。这种特征性 T 波改变只发生在部分冠心病 UA 中，当心绞痛发作终止后，反而出现胸前导联 T 波对称性深倒置或双向，此特征性 T 波改变可以重复出现；心脏超声示左室前壁运动减弱。T 波倒置持续时间越长，其病变越严重。确切机制尚不十分清楚，可能与下列因素有关：①心肌顿抑与心肌冬眠：多数学者认为，当左室前壁心肌缺血严重时，引起 T 波特征性改变，当顿抑或冬眠心肌功能恢复时，其缺血状况改善；②心肌轻度坏死：部分患者心肌损伤标志物轻度增高，说明心肌有损伤、坏死，这种损伤、坏死深度浅，不足以引起 QRS 波及 ST 段像 ST 段抬高型心肌梗死那样的动态演变，只能引起 T 波演变，是心肌梗死的一种特殊类型。此种看法有待进一步研究证实。总之，这是一种急性冠脉综合征，应高度重视，否则有可能进展为急性广泛前壁心肌梗死。对此类型患者，应及时行冠脉造影及介入或搭桥术，绝对禁忌行运动试验，避免心肌梗死甚至猝死。

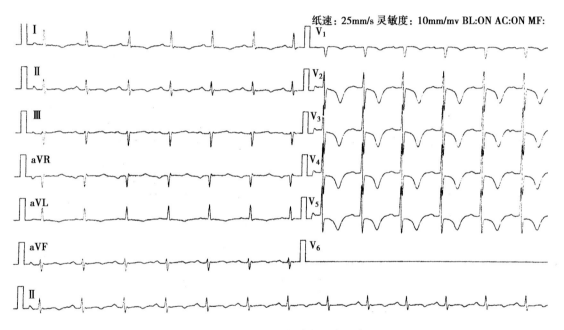

纸速：25mm/s 灵敏度：10mm/mv BL:ON AC:ON MF:

图 15-25　Wellens 综合征心电图表现

$V_1 \sim V_5$ 导联 T 波倒置，最深达 0.7mV，Ⅰ、Ⅱ、aVL 导联 T 波轻倒置，QRS 波无变化，心率 77 次/分（心绞痛非发作期描记）

心电图诊断：结合临床，符合 Wellens 综合征心电图表现

患者男，48 岁，阵发性胸痛 2 年，心肌酶学正常。冠脉造影显示：前降支近中段严重狭窄，最重达 90%，植入支架 2 枚；右冠中段狭窄 70%，未处理

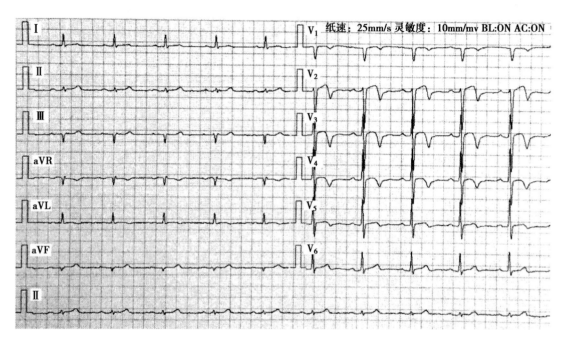

图 15-26　Wellens 综合征心电图表现

$V_1 \sim V_5$ 导联 T 波倒置，最深达 0.5mV，QRS 波无变化，心率 65 次/分（心绞痛非发作期描记）

心电图诊断：结合临床，符合 Wellens 综合征心电图表现

患者男，61 岁，阵发性胸痛 3 个月，心肌酶学正常。冠脉造影显示：前降支近段狭窄达 95%，植入支架 1 枚

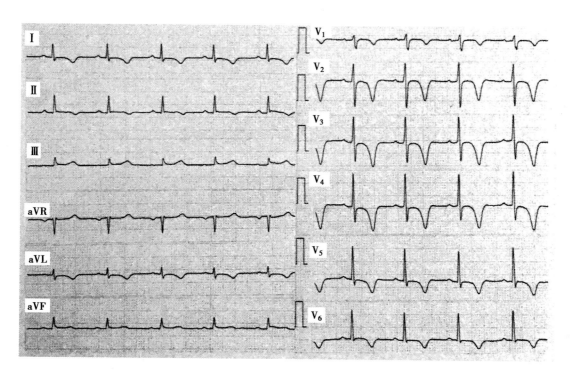

图 15-27　Wellens 综合征心电图表现

V_1 ~ V_6 导联 T 波倒置，最深达 1.0mV，Ⅰ、Ⅱ、aVL 导联 T 波轻倒置，QRS 波无变化，心率 71 次/分（心绞痛非发作期描记）

心电图诊断：结合临床，符合 Wellens 综合征心电图表现

患者男，60 岁，阵发性胸痛 1 个月，心肌酶学正常。冠脉造影显示：前降支近段狭窄达 90%，植入支架 1 枚

纸速：25mm/s 灵敏度：10mm/mv BL:ON AC:ON MF:100Hz

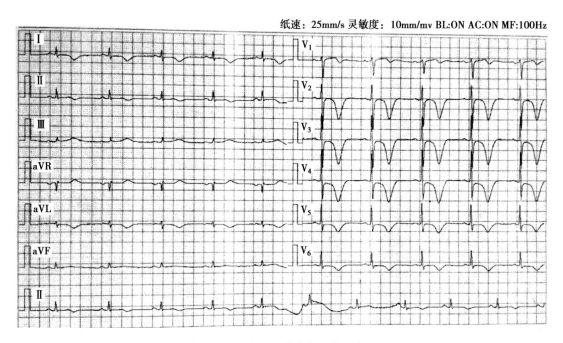

图 15-28　Wellens 综合征心电图表现

$V_1 \sim V_6$ 导联 T 波倒置，最深达 1.2mV，Ⅰ、Ⅱ、aVL 导联 T 波轻倒置，QRS 波无变化，心率 60 次/分（心绞痛非发作期描记）

心电图诊断：结合临床，符合 Wellens 综合征心电图表现

患者男，52 岁，阵发性胸痛 10 天，心肌酶学正常。冠脉造影显示：前降支近段狭窄达 95%，植入支架 1 枚

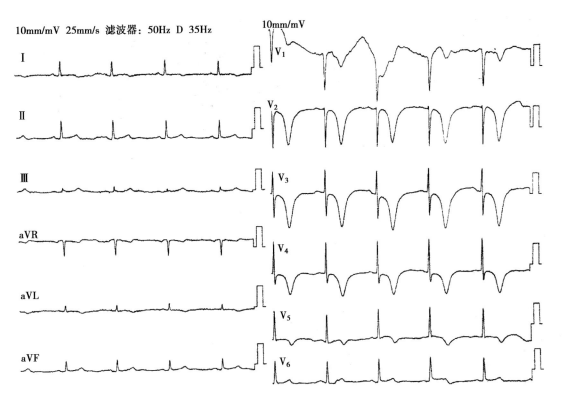

图 15-29　Wellens 综合征心电图表现

$V_1 \sim V_6$ 导联 T 波倒置，最深达 1.9mV，QRS 波无变化，ST 段轻度压低，心率 58 次/分（心绞痛非发作期描记）

心电图诊断：结合临床，符合 Wellens 综合征心电图表现

患者女，42 岁，阵发性胸痛 4 个月，心肌酶学正常。冠脉造影显示：前降支近段几近闭塞，植入支架 1 枚

第15章 冠状动脉供血不足

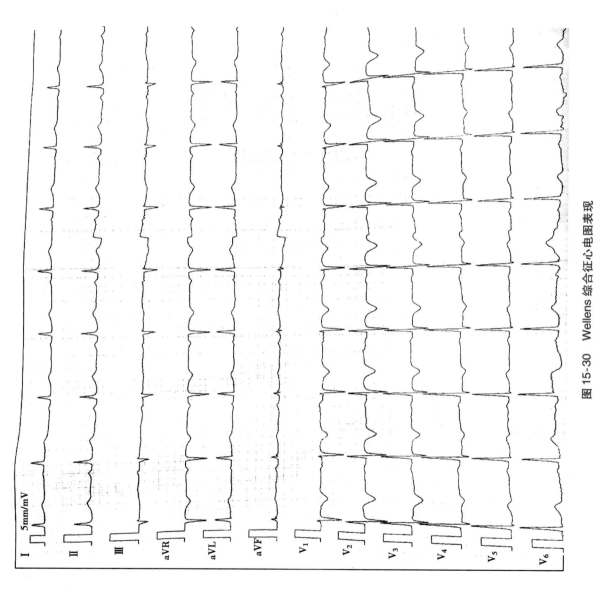

图 15-30　Wellens 综合征心电图表现

$V_1 \sim V_4$ 导联 T 波倒置，最深达 0.5mV，QRS 波无变化，ST 段轻度抬高，心率 75 次/分（心绞痛非发作期描记）

心电图诊断：结合临床，符合 Wellens 综合征心电图表现

患者男，63 岁，阵发性胸痛 1 个月，心肌酶学正常。冠脉造影显示：前降支近段狭窄 90%，植入支架 1 枚

10mm/mV 25mm/s 滤波器：50Hz D 100Hz　　10mm/mV

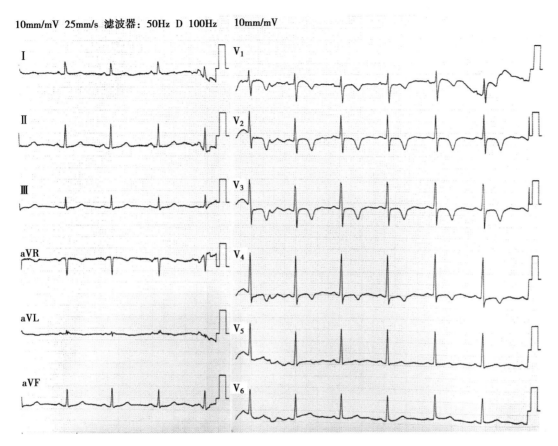

图 15-31 （A）　Wellens 综合征心电图表现

$V_1 \sim V_4$ 导联 T 波倒置，最深达 0.5mV，QRS 波无变化，心率 75 次/分（心绞痛非发作期描记）

心电图诊断： 结合临床，符合 Wellens 综合征心电图表现

患者男，62 岁，阵发性胸痛 1 个月，心肌酶学正常。冠脉造影显示：前降支近段狭窄达 90%，植入支架 1 枚

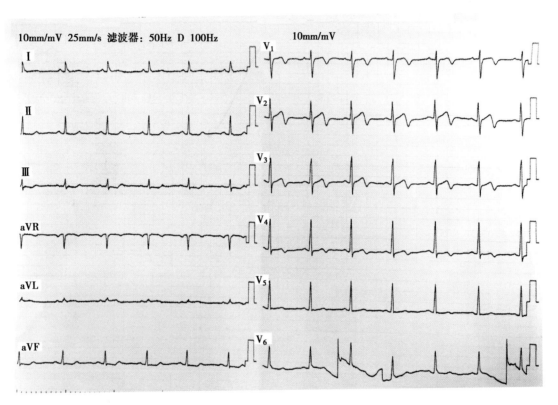

图 15-31（B）　Wellens 综合征心电图表现

［与图 15-31（A）为同一患者］V_1～V_4 导联 ST 段稍抬高，T 波呈"＋－"双相，QRS 波无变化，心率 74 次/分（心绞痛发作期描记）

心电图诊断：结合临床，符合 Wellens 综合征心电图表现

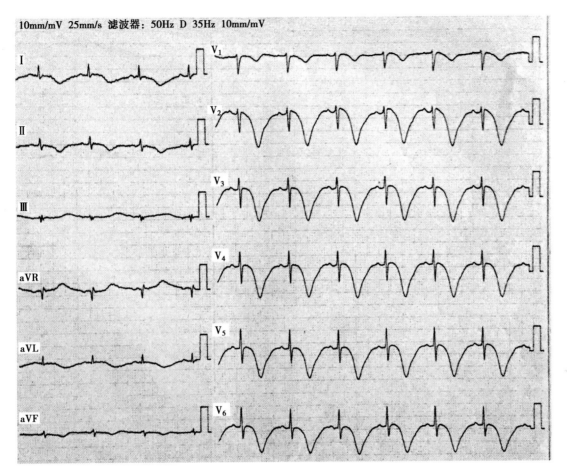

图 15-32　Wellens 综合征心电图表现

$V_1 \sim V_6$ 导联 T 波倒置，最深达 1.3mV，QRS 波无变化，ST 段轻度抬高，心率 73 次/分（心绞痛非发作期描记）

心电图诊断：结合临床，符合 Wellens 综合征心电图表现

患者男，41 岁，阵发性胸痛 5 天，心肌酶学正常。冠脉造影显示：前降支近段狭窄 98%，植入支架 1 枚

[附2] Niagara 瀑布样 T 波

尼亚加拉（Niagara）瀑布样 T 波是指巨大倒置的 T 波（giant T wave inversion），其形态类似于 Niagara 瀑布，故命名为 Niagara 瀑布样 T 波。2001 年美国波士顿哈佛医学院 Hurst JW 教授首先提出。

[心电图特点]（图 15-33，图 15-34）

1. T 波深而宽大 其宽度可达 0.6 ~ 0.8s，深可达 1.0 ~ 2.0mV；主要出现在胸前导联，以 V₃ ~ V₆ 导联最为明显，其他肢体导联亦可类似，而 aVR、Ⅲ 及 V₁ 导联 T 波多直立。

2. T 波形态 其前肢常与 ST 段融合，难以区分；后肢常与倒置的 U 波融合，其开口及底部均增宽，最深处圆钝。

3. QT 间期 明显延长达 0.80s，与 T 波增宽有关。

4. 伴随状况 不伴病理 Q 波及 ST 段偏移，可伴快速性室性心律失常。

5. 持续时间 以上改变为时较短暂，随着其病因缓解而渐恢复。

6. 鉴别 缺血型 T 波双肢对称，不伴 Q-T 间期延长，可伴病理 Q 波及 ST 段偏移，演变较慢；肥厚型心肌病者，其 T 波倒置导联的 R 波常明显增高，常同时伴 ST 段明显压低（左室肥大伴劳损），此改变呈持续性存在。

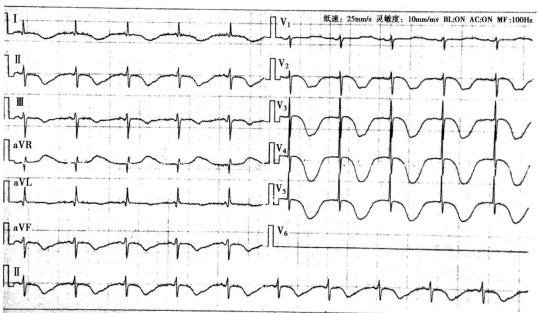

图 15-33 Niagara 瀑布样 T 波

每个 QRS 波之前均有相关 P 波，QRS 时间 0.08s，心率 59 次/分，T 波巨大倒置，宽 0.60s，深达 1.1mV，前肢缓慢、顿挫，后肢陡直；基底宽，底部圆钝，不伴病理 Q 波及 ST 段偏移；上述改变主要表现在胸前导联，以 V₂ ~ V₅ 导联（V₆ 导联电极脱位）最为明显，其他肢体导联亦有类似表现，而 aVR 导联 T 波直立；Q-T 间期 0.79s

心电图诊断：Niagara 瀑布样 T 波，Q-T 间期延长 患者女，59 岁，阵发性晕厥 1 个月，因家庭原因仅住院 1 天，未能进一步检查；此 T 波改变应排除脑血管意外、肥厚型心肌病、非 ST 段抬高型心肌梗死等，如果排除以上疾病，考虑为交感神经过度兴奋所介导的巨大倒置 T 波，此种 T 波改变一般恢复较快

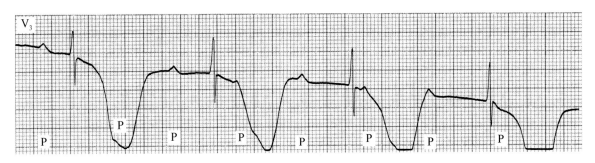

图 15-34　三度房室传导阻滞伴 Niagara 瀑布样 T 波改变

P 波与 QRS 波无关，心房率 82 次/分，心室率 40 次/分，T 波巨大倒置，宽 0.56s，深达 2mV，Q-T 间期 0.80s。QRS 时间 0.06s，符合三度房室传导阻滞，异位起搏点位于 His 束分叉以上；此图为阿-斯综合征发作后描记，其 T 波形态呈 Niagara 瀑布样改变，此为交感神经过度兴奋所介导的巨大倒置 T 波。其特点为：前肢缓慢、顿挫，升支陡直；基底宽，底部圆钝，宽大畸形，不伴病理 Q 波及 ST 段偏移，Q-T 间期明显延长

心电图诊断：三度房室传导阻滞伴巨大倒置 T 波（呈 Niagara 瀑布样 T 波改变），Q-T 间期延长（后起搏治疗）

[**临床意义及处理**]　该 T 波可能由于交感神经过度激活，大量儿茶酚胺释放，形成交感风暴，交感神经刺激，心肌损伤，冠状动脉痉挛引起广泛心肌缺血，致巨大倒置 T 波；主要表现为心室复极延长，复极离散度增加，致恶性心律失常发生率显著增加。见于蛛网膜下腔出血、颅内损伤、急性脑梗死、脑外科手术、各种原因引起的阿-斯综合征发作后、严重的过缓型心律失常、急腹症等急症患者。对于有脑血管意外的患者要注意其心电图变化，对存在脑血管意外危险因素的患者早期行心电图检查，预防脑血管意外的发生。对于交感风暴，及时予以抗交感治疗，如美托洛尔静脉注射等；心室率过缓所继发的 Q-T 间期延长，心室复极弥漫性不均一，有可能诱发多形性室性心动过速，必要时及时行起搏治疗。

第 16 章　药物及电解质对心电图的影响

一、药物对心电图的影响

临床上不少药物可引起心电图改变，如洋地黄、奎尼丁、胺碘酮等药物。在这些药物的应用中，常需及时观察心电图改变，以及时发现其毒性作用。

1. 洋地黄（digitalis）　洋地黄增强心肌收缩力，同时增加心脏对迷走神经的反应性，从而窦性心率减慢，房室传导速度减慢；直接作用于心室肌，使动作电位 2 位相缩短至消失，减少 3 位相坡度，动作电位时间缩短，形成短 Q-T 间期。QRS 波之后紧随倒置 T 波的典型洋地黄作用曲线（图 16-1，图 16-2）：ST 段呈下垂型压低，与 T 波前肢融合呈直线下倾，T 波后肢突然上升，有时可超过电平线，形成倒置而不对称的"鱼钩状"改变，Q-T 间期缩短。此改变在以 R 波为主的导联上最典型，说明患者正在应用或近期内用过洋地黄，而不是洋地黄中毒的表现。

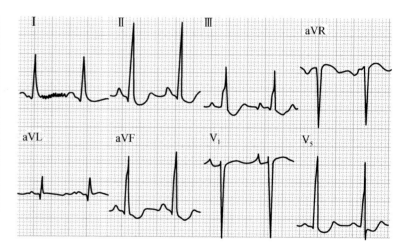

图 16-1　洋地黄作用曲线

ST 段呈下垂型压低，与负、正双向 T 波形成鱼钩样改变，Q-T 间期缩短（0.30s），符合洋地黄作用曲线

心电图诊断：洋地黄作用曲线

患者女，36 岁。临床诊断：风湿性心脏病，心力衰竭（地高辛应用过程中描记）

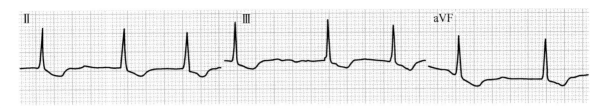

图 16-2 洋地黄作用曲线

ST 段呈下垂型压低，与倒置的 T 波前肢融合，T 波后肢上升迅速，与前肢不对称，形成鱼钩样改变，Q-T 间期缩短（0.29s），符合洋地黄作用曲线。P 波消失，极小的 f 波不易明视，自 R-R 间距绝对不等可诊断为心房颤动

心电图诊断：心房颤动，洋地黄作用曲线

患者女，30 岁。临床诊断：风湿性心脏病，复合瓣膜病，心力衰竭（在地高辛应用过程中描记）

洋地黄过量时可引起各种心律失常，这是由于洋地黄有抑制心肌细胞膜"Na^+-K^+-ATP 酶"泵活性作用，细胞内钠离子过多，心肌 4 位相除极速度增加，易出现快速心律失常；同时可抑制房室结 0 位相除极，引起房室传导阻滞。中毒时心电图最重要的表现为：①频发室性期前收缩尤其呈联律形式出现者（图 16-3），或多源性室性期前收缩，严重者可出现室性心动过速、心室扑动、心室颤动等；②阵发性室上性心动过速伴 2∶1 下传者（图 16-4）；③不同程度的房室传导阻滞（图 16-3），尤其心房颤动患者在洋地黄应用中心律突然规整，经除极，少数转为窦性心律外，均提示洋地黄中毒。

洋地黄应用过程中，应注意易引起其中毒的因素，并给予相应处理。如电解质紊乱（低钾、低镁、高钙等）；广泛心肌病变；药物对洋地黄的影响，如奎尼丁、胺碘酮等可延缓洋地黄排泄，当它们与洋地黄同用时，洋地黄应减半应用。近 30 多

年来，洋地黄中毒发生率明显降低，与选用缓慢给药法有关。洋地黄中毒时，立即停用洋地黄及排钾利尿剂，补充钾盐镁盐；快速心律失常时，首选苯妥英钠，该药可降低异位灶的自律性，加快已受抑制的房室传导，所以对于并发房室传导阻滞的快速心律失常亦可选用。利多卡因也可用于快速室性心律失常。若为过缓型心律失常，可选用阿托品 2mg + 10% 葡萄糖 500ml，静脉滴注。

2. 奎尼丁（quinidine） 奎尼丁是转复心房颤动疗效最好的"王牌"药物，通过抑制细胞膜的通透性，抑制 Na^+ 内流和 K^+ 外流，延缓心肌细胞的除极和复极，从而抑制心肌的自律性及传导性，延长心肌的不应期，发挥其抗心律失常作用。

奎尼丁应用过程中，心电图可出现 U 波增高，T 波低平或倒置，ST 段压低、延长，QRS 时间增宽，Q-T 间期延长等。当后二者超过用药前的 25% 时，应立即停药或减量。

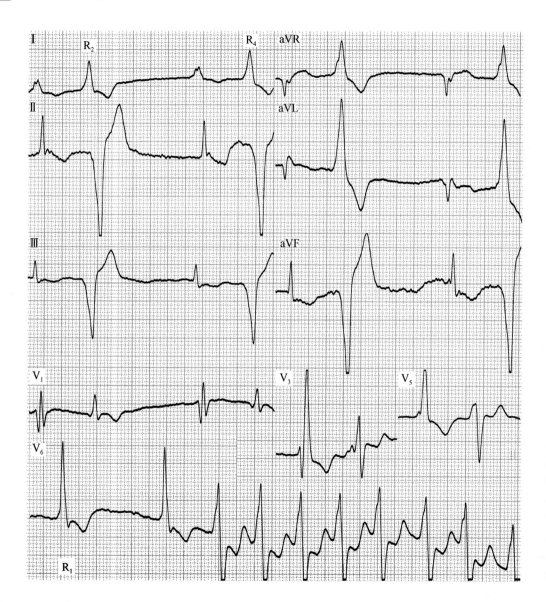

图 16-3（A）　洋地黄中毒——心房颤动合并
完全性房室传导阻滞

P 波消失，代之以极纤细的颤动波，基本心律的 R-R 间距 [V6 导联 R1～R2，与图 16-3（B）Ⅲ导联 R2～R3] 相等（1.24s），心室率 48 次/分，QRS 时间 0.13s，符合心房颤动合并三度房室传导阻滞特点，异位起搏点位于 His 束分叉以下。各导联均可见提前出现的宽大畸形 QRS 波（Ⅰ～V1 导联均为 R2、R4，为另一起搏点），为室性期前收缩呈二联律，联律间期 0.60s，为舒张晚期室性期前收缩。V6 导联可见快速 QRS 波群，频率 125 次/分，律略不等，QRS 时间 0.18s，符合非阵发性室性心动过速

心电图诊断： 心房颤动合并完全性房室传导阻滞，频发室性期前收缩呈二联律，短阵非阵发性室性心动过速。以上均支持洋地黄中毒

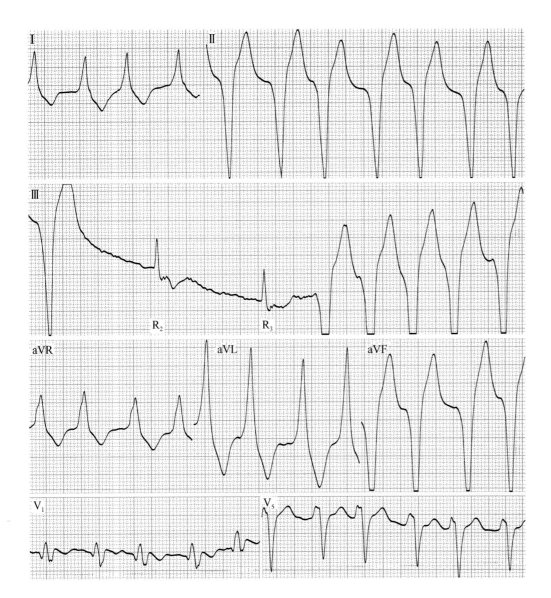

图 16-3（B）　洋地黄中毒——心房颤动合并短阵非阵发性室性心动过速

[与图 16-3（A）为同一患者] 各导联均可见宽大畸形 QRS 波，频率 125 次/分，律略不等，为非阵发性室性心动过速，其 QRS 波形态同室性期前收缩形态

心电图诊断：心房颤动合并完全性房室传导阻滞，短阵非阵发性室性心动过速，提示洋地黄中毒

患者男，66 岁。Lutembacher 综合征，以劳累后心悸、气短 10 多年，加重 3 年为主诉入院。长期服用地高辛维持，近 10 天受凉后发热，心力衰竭加重。服用地高辛 0.25mg，2 次/天，反复心脏停搏，阿-斯综合征发作。临床诊断：Lutembacher 综合征，心力衰竭，洋地黄中毒

16

第16章　药物及电解质对心电图的影响

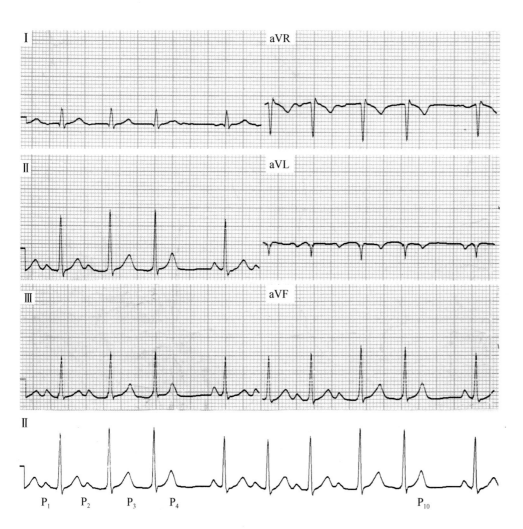

图16-4（A）　洋地黄中毒——非阵发性房性心动过速伴文氏型房室传导阻滞

（此图为同步描记）自长Ⅱ导联（第4行）清楚显示：P-R间期渐延长（自0.12s→0.14s→0.16s→0.24s）直至P波后QRS波脱漏（P$_4$，P$_{10}$），脱漏后P-R间期变短，再渐延长，周而复始，心房率125次/分，符合非阵发性房性心动过速伴文氏型房室传导阻滞

心电图诊断： 非阵发性房性心动过速伴文氏型房室传导阻滞，结合病史，符合洋地黄中毒

患者女，59岁。临床诊断：风湿性心脏病，联合瓣膜病，心力衰竭，长期不规律应用洋地黄，考虑洋地黄中毒

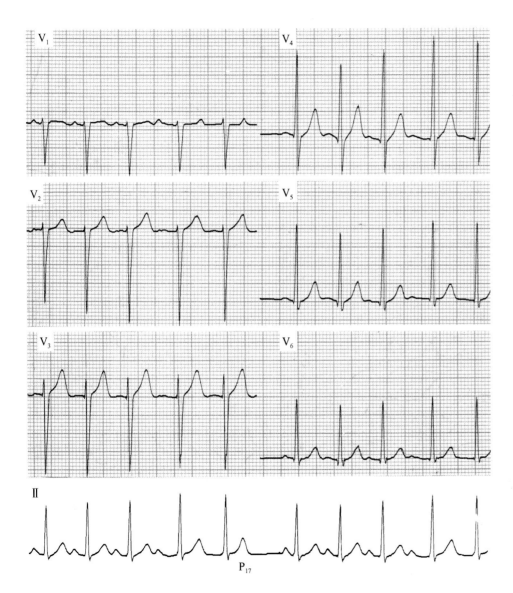

第16章　药物及电解质对心电图的影响

图 16-4 （B）　洋地黄中毒——非阵发性房性
心动过速伴文氏型房室传导阻滞

［接图 16-4 （A）］

奎尼丁中毒时，常引起"奎尼丁晕厥"，此时心电图多表现为尖端扭转型室性心动过速，甚至心室颤动。这是由于奎尼丁引起心室弥漫性传导障碍、复极延长及复极不均一所致，故在用药过程中应严密观察，每次用药前观察心率、节律、血压、描记心电图，及时发现中毒先兆。一旦出现"奎尼丁晕厥"（阿-斯综合征），应立即停用奎尼丁，叩击心前区，胸外心脏按压，并根据心律失常的不同类型进行抢救。由于该药毒副作用较大，目前在临床已极少应用。

3. 胺碘酮（amiodarone）　胺碘酮是近20多年来临床应用较广的一种抗心律失常药物，对各种类型的期前收缩，心房颤动及心房扑动的转复，阵发性室上性心动过速尤其合并预激综合征者，以及阵发性室性心动过速等均有较好疗效。它主要通过延长心房和心室肌动作电位时间，发挥其抗心律失常作用。

胺碘酮应用过程中，心电图可出现 T 波高大，Q-T 间期延长，若超过用药前 25% 时应减量或停药。中毒时常反复出现尖端扭转型室性心动过速，甚至心室颤动。由于长期应用易出现毒性反应（干扰甲状腺功能、肺间质纤维化等），故对于期前收缩不作为首选，仅用于其他抗心律失常药物无效时。目前主要用于心房颤动的转复和维持。

4. 其他　多种抗心律失常药物，如普鲁卡因胺、维拉帕米、普萘洛尔、美西律、普罗帕酮等应用过程中，均可出现心电图改变，主要表现为窦性心动过缓、房室及室内传导阻滞、期前收缩、阵发性心动过速等（抗心律失常药物的致心律失常作用）。故在抗心律失常药物应用过程中，应定期检查心电图。

酒石酸锑钾是治疗血吸虫病的常用药物，对心脏有一定毒性作用，可直接引起心肌弥漫性损伤，也可由于严重的胃肠道反应引起低钾致严重心律失常。

二、电解质紊乱对心电图的影响

电解质平衡是机体进行正常代谢的基础，当其平衡遭到破坏时，必然影响心肌代谢过程，导致心电图改变，其中以钾、钙离子变化对心电图影响最为明显和重要。

1. 低血钾（hypokalemia）（图 16-5 ~ 图 16-8）　正常血钾浓度为 3.5 ~ 5.5mmol/L，当低于 3.5mmol/L 时为低血钾。血钾过低时，心肌细胞动作电位 3 位相 K^+ 外逸缓慢，此阶段延长，该作用对浦肯野纤维作用较心室肌更明显，导致复极延缓；同时可使心室肌细胞成为起搏细胞，使舒张期自动除极速度加快，自律性增强。心电图表现为 T 波低平、倒置、增宽，U 波增高 ≥1mm（一些学者认为 U 波系浦肯野纤维复极），与 T 波融合，呈拱桥样改变，或 T 波与 U 波矛盾，即 U 波 >T 波（正常 U 波 <同导联 1/4 T 波），甚至 T 波倒置，U 波直立；Q-T 间期（T-U 融合，不易区分，故实为 Q-U 间期）延长；可出现心律失常，如频发多源性室性期前收缩，阵发性室性心动过速，心室扑动、颤动等。

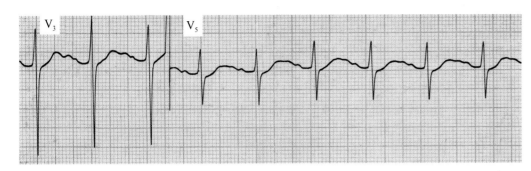

图 16-5　低血钾心电图改变

U 波增高，达 0.25mV，与 T 波融合，呈拱桥样改变，Q-U 间期 0.48s，心率 97 次／分

心电图诊断：提示低血钾

患者女，16 岁，以恶心、呕吐 10 天，阵发性晕厥 1 天为主诉入院。住院后反复晕厥（阿-斯征发作），查血钾 1.7mmol/L，经大量补充钾盐（氯化钾 1.5g/h），2 小时后病情渐好转。此图为病情好转后描记，当时血钾为 2.1mmol/L。其姐于 1 个月前因同样症状病故。

临床诊断：棉酚中毒，低钾血症（追问病史：家中每日所用食油为自家打磨）

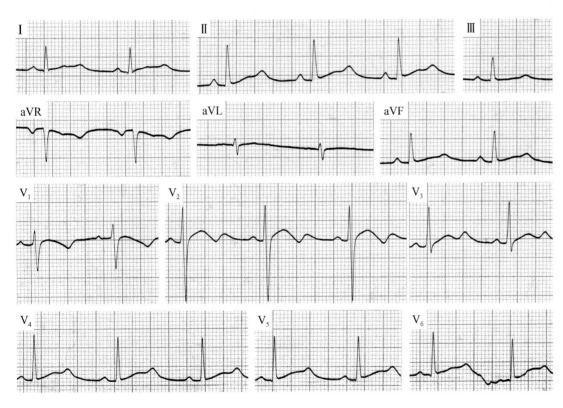

图 16-6　低血钾心电图改变

T 波低平，U 波增高，T-U 融合近似拱桥样改变，I、II、aVF、V$_4$ ~ V$_6$ 导联较明显，Q-U 间期 0.60s

心电图诊断：提示低血钾

患者男，26 岁，查血钾 2.6mmol/L。临床诊**断：**急性弥漫性病毒性心肌炎，心力衰竭，应用呋塞米较大剂量

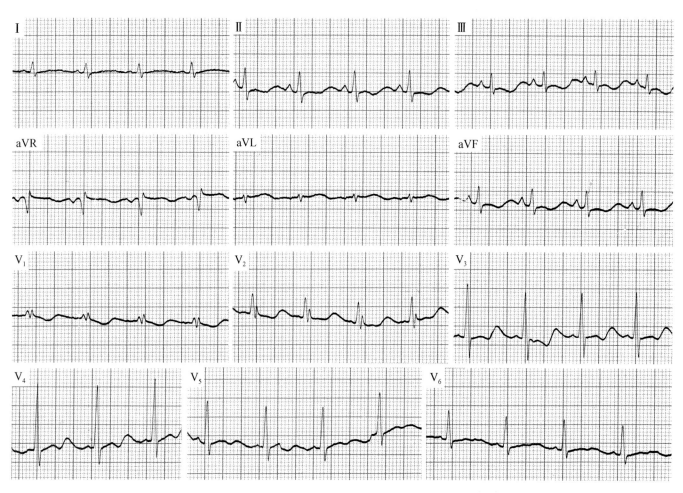

图16-7　低血钾心电图改变

T波低平、倒置，U波增高，T、U矛盾（Ⅱ、Ⅲ、aVF、$V_1 \sim V_4$导联）或T、U融合近似拱桥样改变（Ⅰ、V_6导联），符合低血钾心电图改变

心电图诊断： 提示低血钾

患者男，69岁，查血钾2.8mmol/L。临床诊断：冠心病，心尖部室壁瘤，心力衰竭

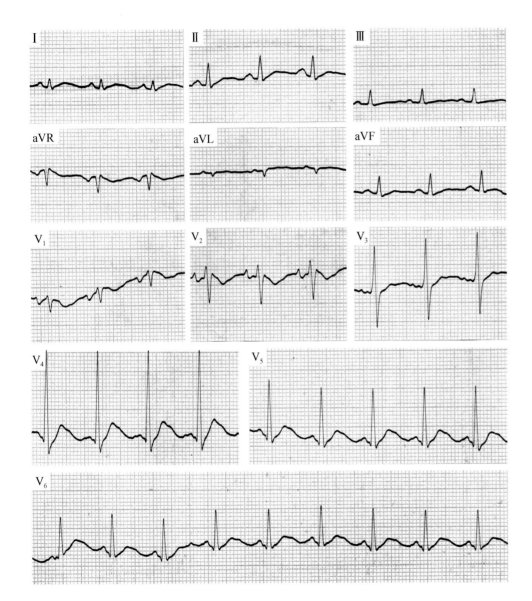

图16-8　低血钾心电图改变

U波增高，T-U融合，近似拱桥样改变，以 $V_4 \sim V_6$ 导联更明显。Ptf_{V1} 为 $-0.05mm \cdot s$（$< -0.04mm \cdot s$），符合左心房扩大心电图改变，心率107次/分

心电图诊断： 左心房扩大，低血钾

患者男，47岁，联合瓣膜病，心力衰竭，查血钾 3.0mmol/L

低血钾是临床较常见的电解质紊乱，见于恶心、呕吐、腹泻等胃肠道疾病及术后胃肠减压、长期大量应用排钾利尿剂及糖皮质激素、大量抽放腹水、棉酚（棉籽油）中毒、原发醛固酮增多症等原因所致钾盐丧失过多，或慢性消耗性疾病时钾盐摄入不足。对于严重低血钾者，可在心电图监测下，静脉输注较大量钾盐（可达 1～1.5g/h）。我们曾诊治一例棉酚中毒，恶心、呕吐，反复发作阿-斯综合征患者，每日补钾量达 10g，经半个月治疗，完全康复。

2. 高血钾（hyperkalemia）（图 16-9，图 16-10）　当血钾浓度 >5.5mmol/L 时为高血钾。血钾过高时，心肌动作电位 0 位相除极延缓，3 位相复极加快，形成 T 波高尖，基底变窄，"帐篷状"改变；QRS 时间增宽，R 波降低，S 波加宽，与 ST-T 连接在一起，形成宽大畸形的双相波；P 波变低，甚至消失，出现窦-室传导（sino-ventricular conduction），此为心房肌麻痹所致；严重者出现房室传导阻滞、阵发性室性心动过速、心室颤动、心脏停搏等。

高血钾主要见于钾盐排泄减少，如慢性肾炎尿毒症；组织细胞破坏，如烧伤、手术、休克、糖尿病酮症酸中毒、溶血等情况下，由于较多组织细胞破坏，钾离子大量进入血清，引起高钾血症。对其处理如下：①5% 碳酸氢钠 100ml，快速静脉滴注，造成细胞外液暂时性碱中毒，使钾进入细胞内；②10% 葡萄糖液 500ml + 正规胰岛素 12 单位，静脉滴注，促使钾离子进入细胞内；③10% 葡萄糖酸钙 10ml，缓慢静脉注射，对抗钾离子对心肌的抑制作用。重者应血液透析，促使钾排出。

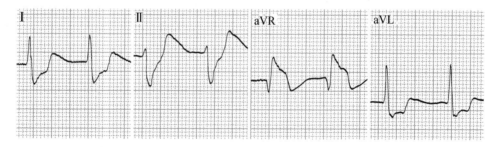

图 16-9　高血钾心电图改变

R 波降低，S 波明显加宽，QRS 时间 0.20s，P 波消失，形成窦-室传导，符合高血钾心电图改变。Ⅰ、aVL 导联 ST 段压低

心电图诊断：高血钾

患者男，50 岁，血钾 7.9mmol/L。临床诊断：慢性肾炎，尿毒症，高钾血症

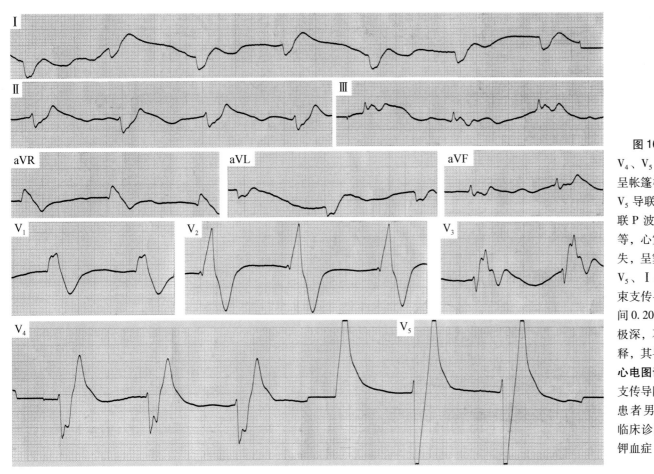

图 16-10　高血钾心电图改变

V_4、V_5 导联 T 波高尖，基底变窄，呈帐篷样改变；Ⅰ、Ⅱ、aVL、V_4、V_5 导联 R 波变低，S 波加宽；各导联 P 波均不能明视，R-R 间距相等，心室率 55 次/分，故为 P 波消失，呈窦-室传导；V_1 导联呈 R 型，V_5、Ⅰ、aVL 导联呈 rS 型，符合右束支传导阻滞心电图改变，QRS 时间 0.20s（V_5 导联呈 rS 型，其 S 波极深，不能单用右束支传导阻滞解释，其导联电极位置偏 V_4 导联）

心电图诊断：高血钾伴完全性右束支传导阻滞

患者男，35 岁，血钾 6.5mmol/L。

临床诊断：慢性肾炎，尿毒症，高钾血症

3. 低血钙（hypocalcemia）与高血钙（hypercalcemia）（图 16-11，图 16-12）　正常血钙含量为 2.25～2.75mmol/L。血钙过低时，心肌细胞动作电位 2 位相延长，形成 ST 段平坦、延长，Q-T 间期延长的心电图表现。血钙过高时，动作电位 2 位相缩短，形成 ST 段下垂、缩短，Q-T 间期缩短的心电图表现。

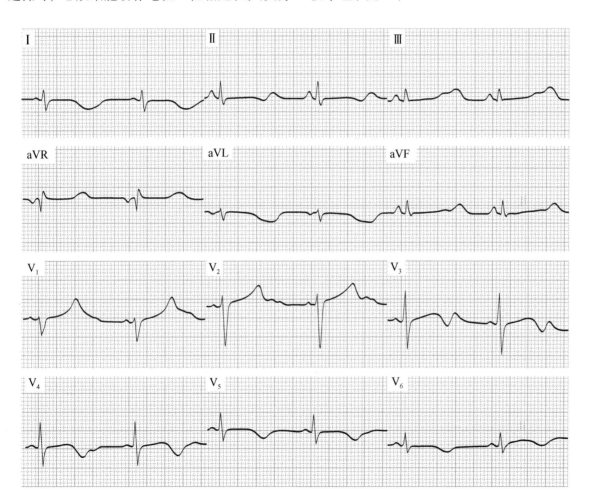

图 16-11　低血钾、低血钙心电图改变

各导联均可见明显 U 波增高，以 Ⅱ、Ⅲ、aVF、V_1～V_3 导联最清楚，T-U 融合，呈拱桥样改变，V_3 导联 T 波倒置，U 波增高，T、U 矛盾，符合低血钾心电图改变；ST 段呈水平型延长，达 0.28s，Q-U 间期 0.70s，符合低血钙心电图改变。Ⅰ、aVL、V_4～V_6 导联 T 波倒置，达 0.3mV，符合前外侧壁心肌缺血型改变

心电图诊断：低血钾、低血钙心电图改变，前外侧壁心肌呈缺血型改变

患者女，42 岁。临床诊断：扩张型心肌病，心力衰竭Ⅲ度。治疗过程中血钾、血钙明显低于正常

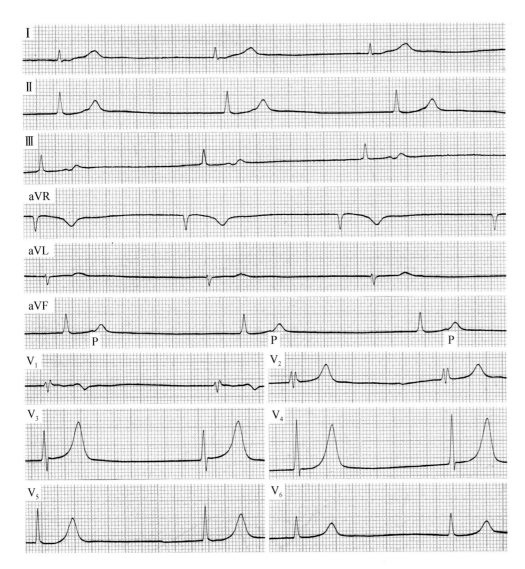

图 16-12（A）　高血钾，低血钙，窦性静止，
交界性逸搏心律

QRS 波呈室上性，其前无 P 波，其后可见逆行 P 波
（Ⅱ、Ⅲ、aVF 导联 P 波倒置，落在 T 波起始部），
R-P 间距 0.33s，符合窦性静止，交界性逸搏心律，
室房传导伴逆行上传障碍；心率 29 次/分，QRS 时
间 0.10s，故异位起搏点可能位于 His 束下端；由于
逸搏的心率极慢，支持病窦综合征，双结病变；ST
段平坦、延长，达 0.22s，T 波高耸，基底变窄（以
$V_3 \sim V_5$ 导联最明显），Q-T 间期 0.60s，符合高血
钾、低血钙心电图改变

心电图诊断：高血钾，低血钙，窦性静止，交界性
逸搏心律伴逆行室房传导障碍，Q-T 间期延长
患者女，62 岁，血钾 6.58mmol/L。临床诊断：高血
压病，2 型糖尿病并糖尿病肾病，尿毒症，缓慢交
界性逸搏心律

16

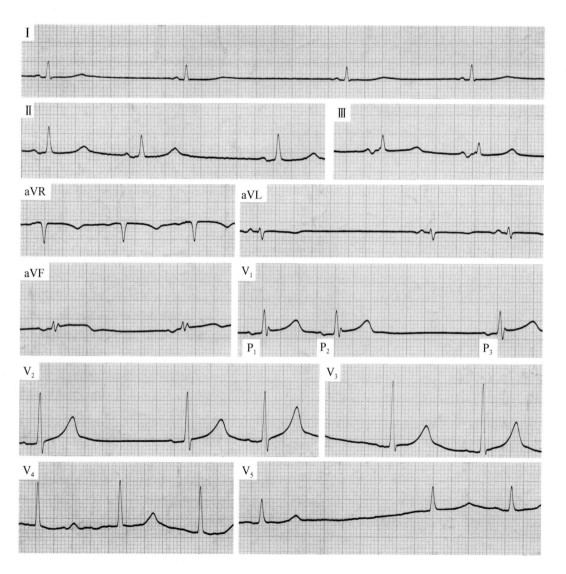

图 16-12（B） 低血钙，窦性静止

［与图 16-12（A）为同一患者］P-P 间距不等，可见频频长 P-P 间距，最长达 1880ms（V_1 导联 $P_2 \sim P_3$），长 P-P 间距与短 P-P 间距之间无明显倍数关系，符合窦性心动过缓伴不齐、窦性静止。高大 T 波已恢复正常，ST 段尚无明显缩短

心电图诊断：窦性心动过缓伴不齐，窦性静止，低血钙（高血钾已纠正）

低血钙常见于甲状旁腺功能减退、慢性肾衰竭、肾小管性酸中毒、呼吸及代谢性碱中毒等。处理除了积极治疗原发病之外，应及时补充钙剂及维生素 D。高血钙主要见于甲状旁腺功能亢进、骨肿瘤、肾性佝偻病等。对其处理可应用利尿剂增加钙排泄。

第 17 章 常见心脏病心电图表现

一、心 包 炎

心包炎（pericarditis）分为急性和慢性两种，急性多伴有心包渗液，慢性多引起心包缩窄。由于其病变部位在心包，波及心外膜下心肌，故其心电图改变主要为 ST-T 改变，而不引起心室除极程序变化，即无明显 QRS 波形改变。由于其病变较广泛，故除 aVR 导联外，其余导联均显示 ST-T 异常。

[心电图特点]（图 17-1）

1. ST 段抬高　见于急性期，多呈弓背向下型，为心外膜下心肌损伤表现，因损伤不严重，故常不超过 0.5mV，持续数天即恢复至基线，出现于多数导联，无对应性改变。

2. T 波倒置　常不超过 0.3 ~ 0.5mV，出现于 ST 段降至基线后。在缩窄性心包炎（constrictive pericarditis），与心外膜下心肌复极延迟有关。

3. QRS 波低电压　由于渗液或增厚的心包"电短路"所致。

4. 电交替现象　可呈 P-QRS-T 全部电交替，亦可仅为 QRS 波电交替（QRS 波振幅高低不等，交替出现，相差 ≥ 1mm），仅见于大量渗液，这是由于心脏悬于液体之中，摆动幅度增大，引起心脏电轴交替改变。

5. 窦性心动过速。

[临床意义及处理]　心包炎是最常见的心包病变，可由多种病因引起，以结核性、特发性非特异性（多由病毒引起）、化脓性、风湿性、癌性等病因最常见，尤其是结核性心包炎，在国内居于首位。不同病因的心包炎，其心电图表现类似。ST 段抬高是诊断急性心包炎的重要依据，但必须结合临床，例如脉压小、奇脉、静脉压明显升高、颈静脉怒张、肝大、心音弱等支持心包炎的特点存在。其与急性心肌梗死的区别在于：后者 ST 段抬高波及导联与梗死冠脉有关，随着 ST 段渐下降，T 被渐倒置，即 T 波倒置出现于 ST 段尚未恢复至基线时，有病理 Q 波及心肌酶学升高等特点。缩窄性心包炎多由结核引起，少数亦见于化脓性心包炎感染控制之后，其心电图表现无特异性，需结合临床分析诊断。对于急性心包炎，当渗液量较大时，

应进行心包穿刺抽液，解除心脏压塞，进一步明确病因。急性期进行病因治疗的同时，联合应用糖皮质激素，泼尼松 10mg，

3 次/天，以促使液体尽快吸收，减轻中毒症状，预防心包粘连。一旦有缩窄趋势，应及时行心包剥脱术。

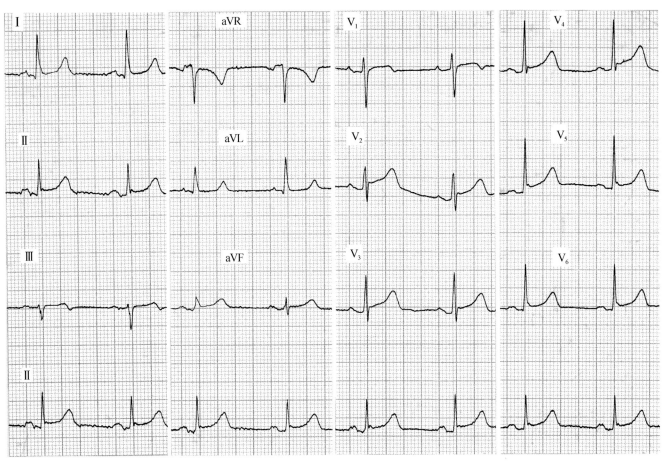

图 17-1（A） 急性心包炎心电图表现

（胸痛 13 小时描记）除 aVR、aVL 导联外，余导联均显示 ST 段轻度抬高，达 0.2mV，呈弓背向下型

心电图诊断： 符合急性心包炎心电图特点

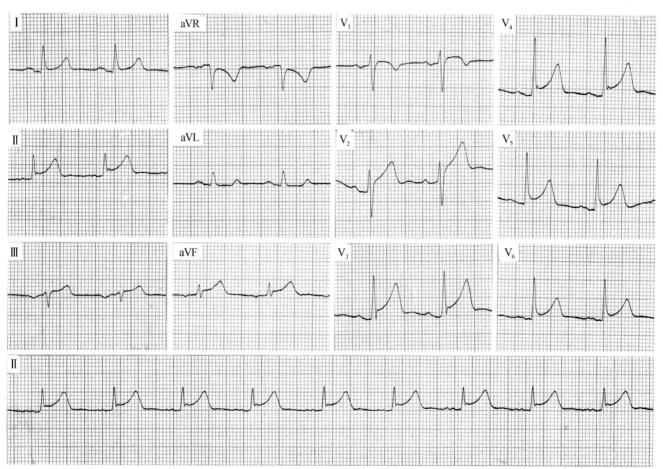

图 17-1（B）　急性心包炎心电图表现

[与图 17-1（A）为同一患者，病后 20 小时描记] 除 aVR、aVL 导联外，余导联均显示 ST 段抬高，最高约 0.2mV，弓背向下，与图 17-1（A）比较，QRS 波电压降低，ST-T 无动态变化

心电图诊断：符合急性心包炎心电图特点

患者女，60 岁，以持续胸痛 13 小时为主诉入院，胸痛与咳嗽、深呼吸有关，既往有结核病史。心脏超声示：心包内少量积液。临床诊断：急性结核性渗出性心包炎，经抗结核治疗，联合应用泼尼松 1 个月，后治愈

二、心肌炎与心肌病

1. 心肌炎（myocarditis） 心肌炎是由某种原因所引起的心肌局灶性或弥漫性的急、慢性炎症。可以出现一系列心电图改变，对其诊断提供重要线索。

[心电图特点]（图17-2～图17-4） ①ST段压低，当病变波及心外膜下心肌时，ST段抬高；②T波低平、双相、倒置；③P-R间期延长；④可出现各种心失常，如室性期前收缩、房室传导阻滞等；⑤可有房室肥大、病理Q波等，前者见于弥漫性心肌炎，心脏明显扩大，显示左室肥大伴劳损；后者见于心肌变性坏死，当坏死范围较广时，此部位心肌电活动消失，出现病理Q波；⑥窦性心动过速。以上心电图改变结合临床进行诊断。

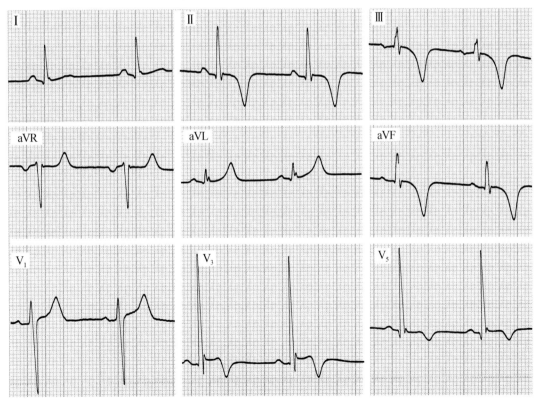

图17-2　急性病毒性心肌炎心电图表现

Ⅱ、Ⅲ、aVF、V_3、V_5导联T波倒置，最深达0.9mV，无病理Q波，符合心肌呈缺血型改变特点

心电图诊断：心肌呈缺血型改变

患者男，23岁，以发热、胸闷1周为主诉入院。查心肌酶升高：LDH 1040U/L，$LDH_1 >$ LDH_2，CPK 800U/L。临床诊断：急性病毒性心肌炎（经治疗后心电图恢复正常）

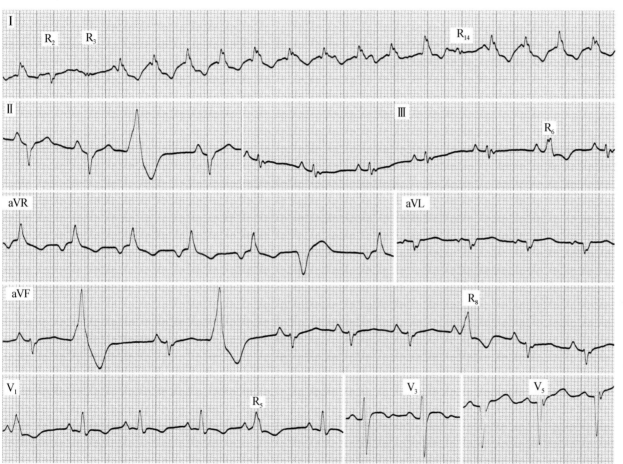

图 17-3　急性病毒性心肌炎心电图表现

自 Ⅱ、Ⅲ 导联窦性 P-QRS-T 波，可以推断 Ⅰ 导联无窦性心律（因为根据艾氏三角定律推断，若 Ⅰ 导联为窦性心律，则其 QRS 波应较深倒置），均为畸形的 QRS 波，QRS 时间 0.12s，心室率 150 次/分，节律基本整齐。R_2、R_3、R_{14} 为室性融合波。其他导联亦可见迟发性室性期前收缩，如 Ⅱ 导联 R_3，Ⅲ 导联 R_6，aVR 导联 R_6，aVF 导联 R_2、R_4、R_8，V_1 导联 R_1、R_5 等。部分呈室性融合波（如 aVF 导联 R_8），其形态介于窦性与室性之间，P-R 间期短于窦性 P-R 间期。aVL、Ⅰ、V_5 导联 QRS 波呈 QS 型，符合高外侧壁心肌梗死样改变

心电图诊断：频发舒张晚期室性期前收缩，短阵阵发性室性心动过速，高外侧壁心肌梗死样改变

患者男，15 岁。临床诊断：急性病毒性心肌炎，心律失常。经应用糖皮质激素治疗，病情渐稳定

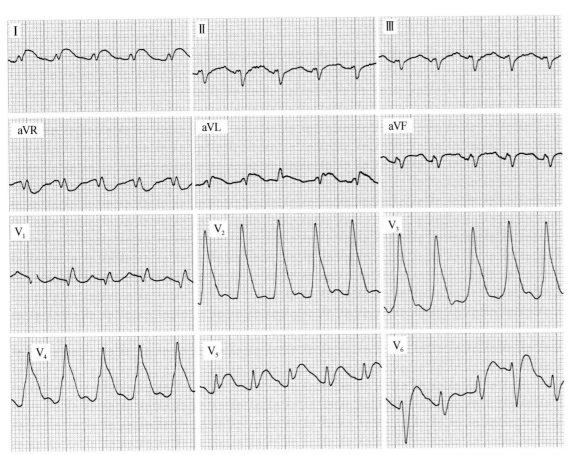

图 17-4　急性弥漫性病毒性心肌炎
心电图表现（心肌呈梗死样改变）

P 波于 V_1 及 aVF 导联清楚可见，QRS 波宽大，QRS 时间 0.12s，于 V_1 导联呈 qR 型，$V_2 \sim V_4$ 均呈 R 型，V_6 呈 rS 型，S 波加宽，符合完全性右束支传导阻滞特点。I、aVL、$V_2 \sim V_6$ 导联 ST 段抬高达 1.0mV，弓背向上，与 T 波融合，呈单相曲线，符合广泛前壁心肌梗死样改变。心率 150 次/分，符合窦性心动过速

心电图诊断：急性广泛前壁心肌梗死样改变合并完全性右束支传导阻滞

患者女，23 岁，以咳嗽、发热 1 周，胸闷 2 天为主诉入院，胸片示心影向两侧扩大。临床诊断：急性弥漫性病毒性心肌炎，心功能IV级。于住院 5 小时猝死，死后心肌病理检查示：心肌细胞及小血管周围可见大量单核细胞及淋巴细胞浸润，多数心肌细胞变性坏死

[**临床意义及处理**]　心肌炎的病因有感染性如病毒感染，有变态反应性如风湿性疾病（如风湿热、系统性红斑狼疮）等；其中病毒性心肌炎最常见。其临床表现为新近 1～3 周内病毒感染史，心脏扩大、心律失常、心力衰竭等心脏受损表现，以及血清心肌酶学轻度升高，严重心肌坏死者，亦可明显升高。心内膜心肌活检为可靠的诊断方法，但因有创，临床应用受限。对其处理主要为休息，部分经充分休息，心脏可完全恢复正常；适当应用营养心肌药物，如极化液、曲美他嗪、大剂量维生素 C 等。若病情严重，如心脏扩大、严重心律失常、心力衰竭、休克等，选用糖皮质激素。其他尚有对症治疗，抗病毒药物应用等。

2. 心肌病（cardiomyopathy）　心肌病是一组基本病变位于心肌的心脏病，是排除其他原因所致心脏病以外的心肌疾病。分为原发性和继发性两类，原发性是一种原因不明的心肌病，简称心肌病，又分为扩张型、肥厚型、限制型三类，其中扩张型心肌病（dilated cardiomyopathy）最常见，其次为肥厚型心肌病（hypertrophic cardiomyopathy），而限制型心肌病（restrictive cardiomyopathy）在我国极少见。继发性心肌病是继发于其他原因，或属全身疾病一部分的心肌病变，如围生期心肌病（peripartum cardiomyopathy），酒精性心肌病（alcoholic cardiomyopathy）等。

[**心电图特点**]　（图 17-5～图 17-14）　①ST-T 改变：ST 段压低，T 波低平、双相、倒置；②病理 Q 波：扩张型心肌病可见于 V_1～V_3 导联（室间隔心肌变性、萎缩、纤维化），肥厚型心肌病可见于 V_5、V_6、Ⅰ、aVL（室间隔肥厚，除极向量增大），此病理 Q 波多以增深为主；③房室肥大，以左室肥大伴劳损多见；④各种心律失常，如束支传导阻滞、房室传导阻滞、期前收缩、心房颤动、阵发性心动过速等。

[**临床意义及处理**]　心肌病与心肌炎的心电图表现类似，均不具有特异性，需结合临床诊断。

扩张型心肌病的诊断要点：心脏扩大、心力衰竭、心律失常而排除其他原因者。结合超声心动图示各室腔均扩大，X 线示中、高度普大心影，心脏听诊有第 3 心音和（或）第 4 心音，随着心功能好转，心影明显缩小，第 3、4 心音消失等特点即可诊断。

肥厚型心肌病诊断要点：多见于青年人，胸骨左缘 3、4 肋间有粗糙的收缩期吹风样杂音，此杂音可随某些药物或措施而变化，当用增加心肌收缩力的药物（如洋地黄、异丙基肾上腺素等）或措施（剧烈运动）时，由于心肌收缩力增加，梗阻程度加重，杂音增强；当用减轻心脏负荷的药物（硝酸甘油）时，由于回心血量减少，肥厚的室间隔与二尖瓣前叶更靠近，致梗阻程度加重，杂音增强；相反，当用抑制心肌收缩力的药物（如普萘洛尔），或增加心脏负荷的措施（如抬腿、握拳等）时，杂音减弱。少数患者无心脏杂音（肥厚型非梗阻性心肌病）。结合超声心动图检查：心室肌肥厚，室间隔增厚更甚，室间隔与左室后壁厚度之比 ≥1∶3，支持诊断。

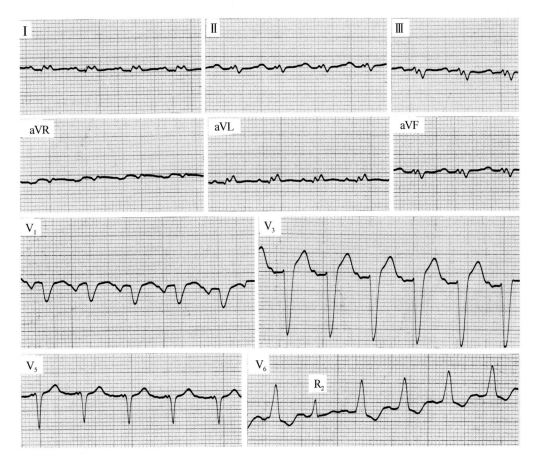

图 17-5（A） 扩张型心肌病（前壁心肌梗死样改变）

QRS 波在 V$_6$ 导联呈 R 型，V$_1$ 导联呈 QS 型，QRS 时间 0.12s，符合 CLBBB 心电图特征；QRS 波电压在肢体导联 < 0.5mV，符合肢体导联低电压特点；V$_1$ ~ V$_5$ 导联呈 rS 型，类似广泛前壁心肌梗死；V$_6$ 导联可见提前出现的 QRS 波（R$_2$），形态与同导联其他 QRS 波不同，P-R 间期较其他短，为偶发舒张晚期室性期前收缩；Ptf$_{V1}$ 为 – 0.07mm·s（< – 0.04mm·s），符合左心房扩大心电图改变；心率 127 次/分，符合窦性心动过速

心电图诊断： 窦性心动过速，CLBBB，左心房扩大，偶发室性期前收缩，肢体导联低电压，广泛前壁心肌梗死样改变

患者女，48 岁，以劳累后心悸、气短半年为主诉入院。心脏超声示：左室 69mm，右室 27mm，左房 38mm。临床诊断：扩张型心肌病，心功能Ⅳ级

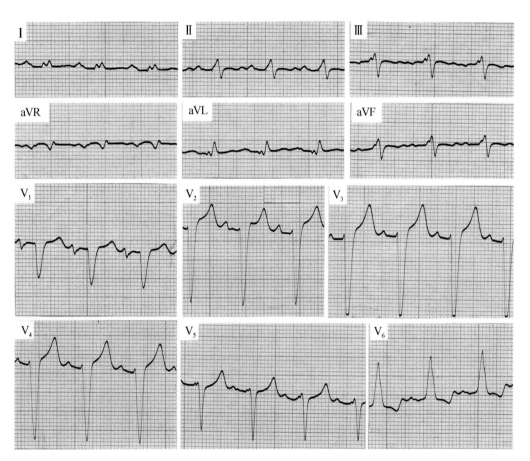

图 17-5（B）　扩张型心肌病（前壁心肌梗死样改变）

[与图 17-5（A）为同一患者] 经治疗 10 天后，心功能好转，肢体导联电压已恢复正常。V_1 ～ V_5 导联呈 rS 型，类似广泛前壁心肌梗死。P-R 间期 0.22s，符合一度房室传导阻滞特点；Ptf_{V1} 为 -0.06mm·s（< -0.04mm·s），符合左心房扩大心电图改变

心电图诊断：CLBBB，左心房扩大，一度房室传导阻滞，广泛前壁心肌梗死样改变

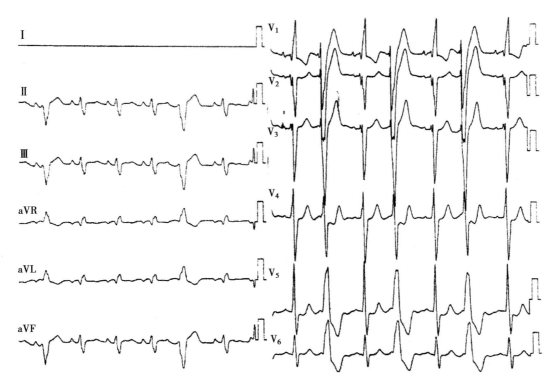

图 17-6（A） 扩张型心肌病（右束支传导阻滞伴频发室性期前收缩）

QRS 波在 V₁ 导联呈 rsR' 型（R₁、R₃、R₅、R₇），V₅ 导联呈 Rs 型，s 波加宽达 0.05s，QRS 时间 0.16s，符合 CRBBB 心电图特征；其 V₁ 导联 R₂、R₄、R₆ 及肢体导联 R₅ 均为提前出现的宽大畸形的 QRS 波，QRS 时间 0.21s，其前可见与其无关的 P 波，P-R 间期极短 0.08s（＜0.12s）；肢体导联 R₁ 亦为宽大畸形的 QRS 波，但其形态与同导联的 R₅ 不同，其前可见 P 波，P-R 间期 0.13s，短于同导联窦性心律时的 0.19s，故为室性融合波；Ptf_V1 为 −0.05mm·s（＜−0.04mm·s），提示左房扩大；V₁ 导联 R' 电压达 1.8mV（＞1.5mV），V₅ 导联 R 波电压达 2.5mV，支持双心室肥大；期前收缩形态于 Ⅱ、Ⅲ、aVF 及 V₁ 导联均向下，故起源点可能位于右室下壁。心率 83 次/分

心电图诊断：CRBBB，频发室性期前收缩部分呈二联律，左心房扩大，双心室肥大

患者男，53 岁，以劳累后心悸、气短 3 个月为主诉入院。心脏超声示：左室 78mm，右室 28mm，左房 41mm，EF 值 26%，冠脉造影正常。临床诊断：扩张型心肌病，心律失常，心功能Ⅳ级，纠正心功能后予以 CRT-D 治疗，1 年后复查心功能明显改善，左室 68mm，右室 21mm，左房 38mm，EF 值 39%

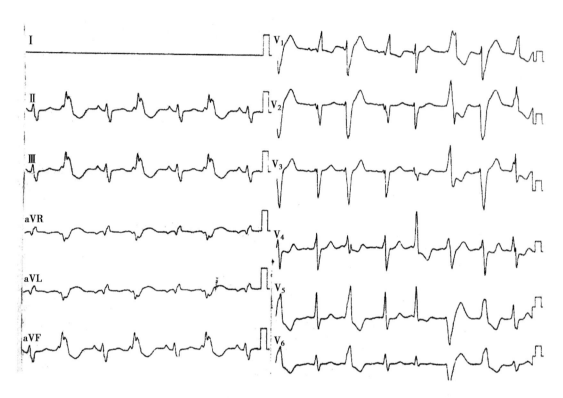

图 17-6（B）　扩张型心肌病（右束支传导阻滞伴频发多源室性期前收缩）

[与图 17-6（A）为同一患者] 各导联宽大畸形 QRS 波较图 17-6（A）增多，形态不同，尤其胸前导联 $R_5 \sim R_8$，呈 4 次连发，其中除了 R_6 以外，余室性期前收缩均为不同程度的室性融合波，期前收缩的联律间期除了 R_6 以外，均相同（R_6 疑为左室起源）；其余期前收缩形态于 II、III、aVF 均向上，V_1 导联向下（结合肢体导联，考虑 R_1、R_3、R_5 为基本的较多的室性期前收缩，为一个起源点），故起源点可能位于右室流出道 [与图 17-6（A）起源点不同]

心电图诊断： CRBBB，频发多源室性期前收缩，短阵室性心动过速

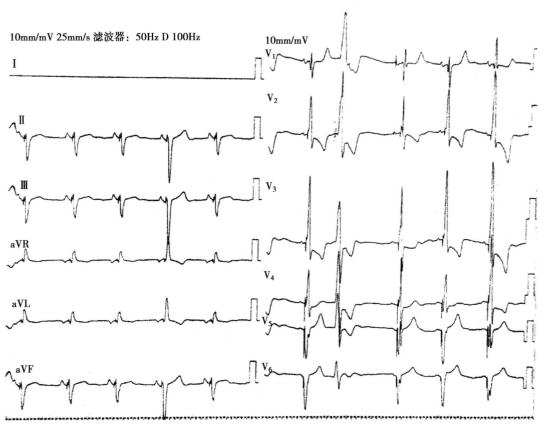

10mm/mV 25mm/s 滤波器：50Hz D 100Hz

10mm/mV

图 17-6（C）　扩张型心肌病 CRT-D 植入术后

［与图 17-6（A）为同一患者］肢体导联第 4 个 QRS 波前有起搏信号，其前亦有 P 波，P-R 间期 0.15s，该 QRS 波形态不同于其他起搏 QRS 波，故为室性融合波；胸导联 R_2 为室性期前收缩，QRS 波形态宽大畸形，V_1 导联呈 R 型，V_5 导联呈 Rs 型，Ⅱ、Ⅲ、aVF 导联主波向下，QRS 时间 0.16s，异位灶来自左室下壁心尖部；胸导联第 3 个 QRS 波之前的 P 波为心房起搏波（可见心房起搏信号），逸搏间期（V-A 间期：自室性期前收缩 QRS 波开始至之后的心房起搏信号的间距）为 1.16s，起搏的 QRS 时间 0.13s，较自身 QRS 时间 0.16s［见图 17-6（A）及（B）］明显缩短（较好地发挥心脏再同步化治疗的目的）

心电图诊断：CRT-D 植入术后，起搏及感知功能正常，偶发室性期前收缩

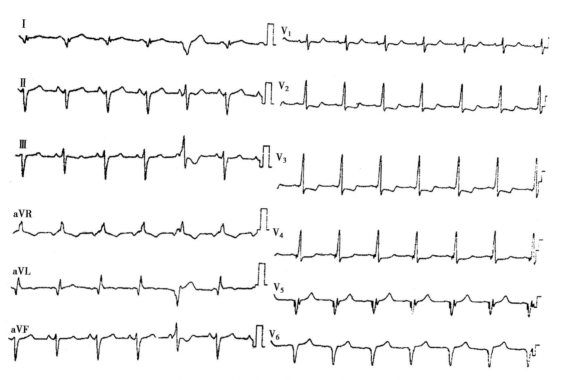

图17-6（D）　扩张型心肌病CRT-D植入术后1年

［与图17-6（A）为同一患者］肢体导联第5个QRS波宽大畸形，其前有P波，P-R间期0.08s，故该P波与之无关，为室性期前收缩，该期前收缩的QRS时间较原来的亦明显缩短

心电图诊断：CRT-D植入术后，起搏及感知功能正常，偶发室性期前收缩

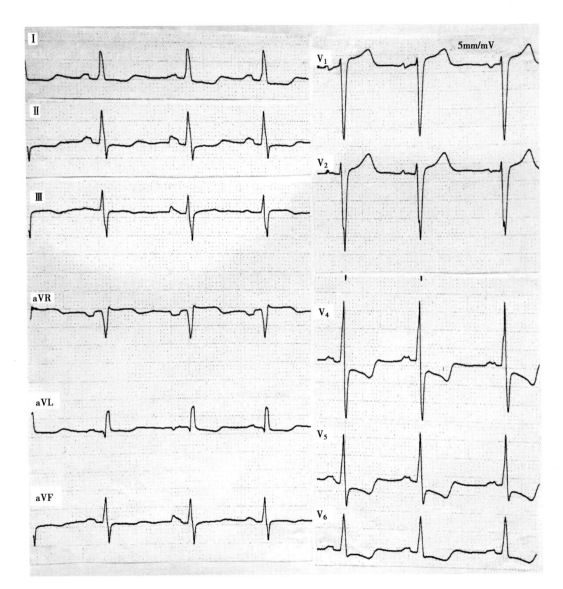

图 17-7　肥厚型心肌病

QRS 波电压改变：R_1 1.7mV （≥1.5mV），R_1 + S_{III} = 3.6mV （≥2.5mV）；RV_5 2.7mV （≥2.5mV）；可见继发 ST-T 改变：在 QRS 波主波向上导联中，ST 段压低，T 波低平、倒置

心电图诊断： 左室肥大伴劳损，结合病史，符合肥厚型心肌病心电图特点

患者女，51 岁。胸骨左缘可闻收缩期杂音（SM）3/6 级，彩超显示室间隔厚 28mm，左室后壁厚 10mm，左室流出道及主动脉根部压力阶差为 58mmHg，诊断为肥厚型心肌病

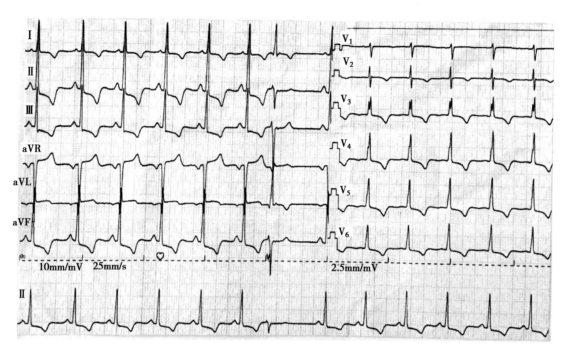

图 17-8 肥厚型心肌病

QRS 波电压改变：$R_I + S_{III} = 2.7mV$（$\geqslant 2.5mV$）；RV_5 4.8mV（$\geqslant 2.5mV$）；可见继发 ST-T 改变：在 QRS 波主波向上导联中，ST 段压低，T 波倒置，最深达 1.0mV

心电图诊断： 左室肥大伴劳损，结合病史，符合肥厚型心肌病心电图特点

患者男，48 岁。胸骨左缘可闻收缩期杂音（SM）3/6 级，彩超显示室间隔厚 27mm，左室后壁厚 9mm，左室流出道及主动脉根部压力阶差为 46mmHg，诊断为肥厚型心肌病

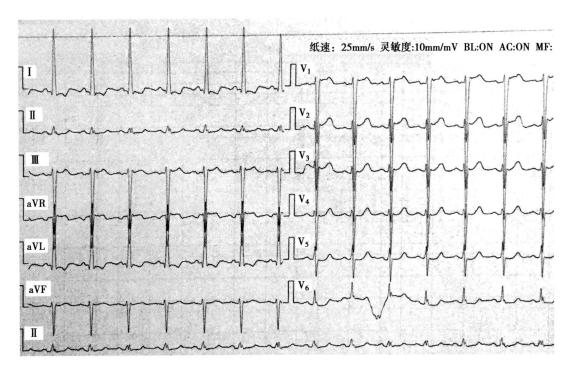

纸速：25mm/s 灵敏度：10mm/mV BL:ON AC:ON MF:

图17-9（A）　肥厚型心肌病化学消融术前心电图

QRS 波电压改变：R_I 电压 3.0mV（≥1.5mV），$R_I + S_{III}$ = 5.7mV（≥2.5mV）；R_{aVL} 2.5mV（≥1.2mV），心电轴 −22°；可见继发 ST-T 改变：在 QRS 波主波向上导联中，ST 段压低，T 波低平、倒置，在 QRS 波主波向下导联中，ST 段轻度抬高，T 波直立

心电图诊断：肥厚型心肌病化学消融术前，左室肥大伴劳损

患者女，43 岁。心尖部收缩期杂音（SM）4/6 级，彩超显示室间隔厚 34mm，左室后壁厚 11mm，左室流出道及主动脉根部压力阶差为 110mmHg，诊断为肥厚型心肌病，行化学消融；消融前左室及主动脉根部压力分别为 280/13mmHg［图 17-9（B）］及 160/105mmHg［图 17-9（C）］，压力阶差为 120mmHg；冠脉造影显示左前降支发出的第 1 间隔支较粗，起始后分为 2 支，分别于该 2 支血管内沿导丝送入 over the wire PTCA 球囊导管，扩张球囊后，向中心腔内缓慢注入无水酒精各 3ml，维持球囊 10 分钟，严密观察心电及血压变化；术后复查左室及主动脉根部压力分别为 190/13mmHg［图 17-9（D）］及 140/90mmHg［图 17-9（E）］，压力阶差为 50mmHg，证实消融有效，心电图显示 I 导联由 qRs 型变为 Rs 型，S 波明显加宽，呈右束支传导阻滞型，结束手术

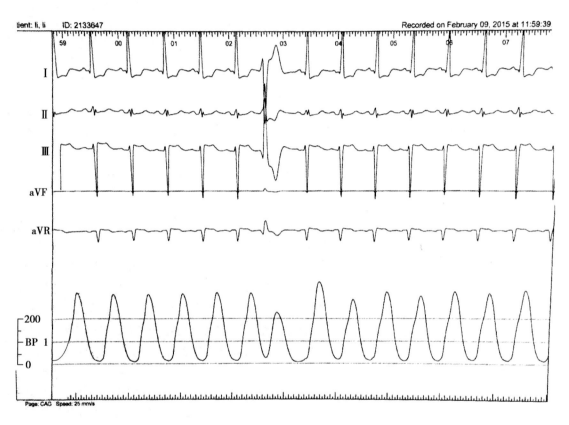

图 17-9（B）　肥厚型心肌病化学消融术前左室压力

［与图 17-9（A）为同一患者］化学消融术前左室压力为 280/13mmHg

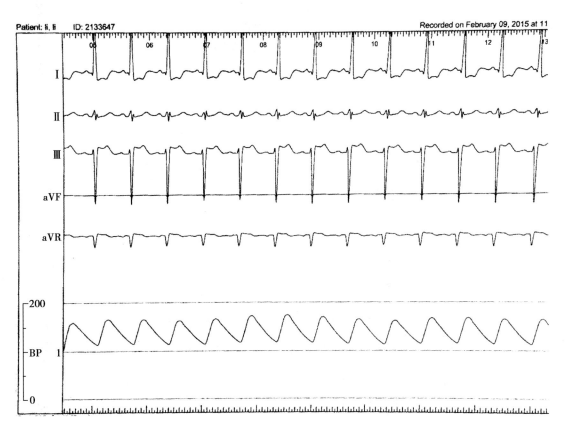

图 17-9（C）　肥厚型心肌病化学消融术前主动脉根部压力

［与图 17-9（A）为同一患者］化学消融术前主动脉根部压力为 160/105mmHg，压力阶差为 120mmHg

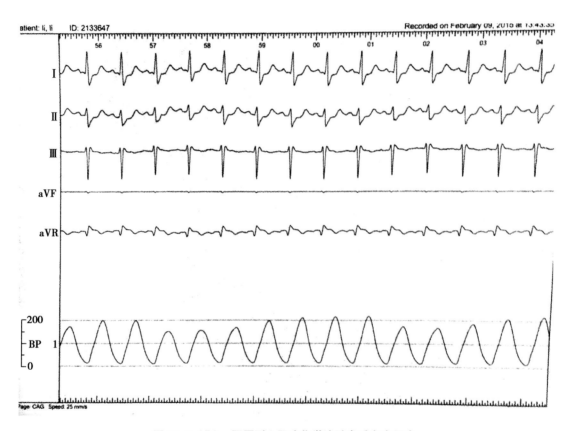

图 17-9（D）　肥厚型心肌病化学消融术后左室压力

［与图 17-9（A）为同一患者］化学消融术后左室压力为 190/13mmHg

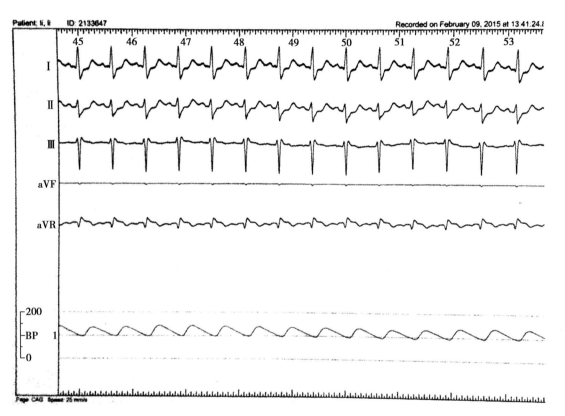

图 17-9（E） 肥厚型心肌病化学消融术后主动脉根部压力

［与图 17-9（A）为同一患者］化学消融术后主动脉根部压力为 140/90mmHg，压力阶差为 50mmHg；
Ⅰ 导联 QRS 波由 qRs 型变为 Rs 型，S 波明显加宽，呈右束支阻滞型

心电图诊断：肥厚型心肌病化学消融术后，完全性右束支传导阻滞

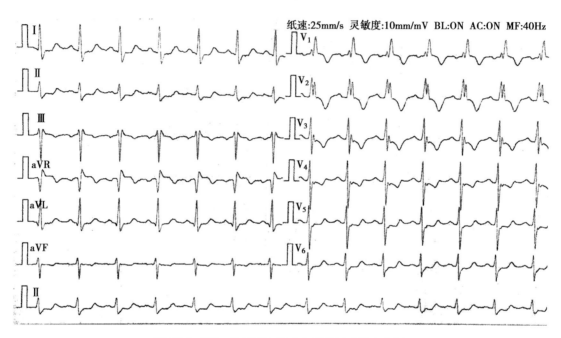

纸速:25mm/s 灵敏度:10mm/mV BL:ON AC:ON MF:40Hz

图 17-9（F） 肥厚型心肌病化学消融术后心电图

［与图 17-9（A）为同一患者］化学消融术后，V₁ 导联呈 rsR' 波，Ⅰ、aVL 及 V₆ 导联 S 波明显加宽

心电图诊断：肥厚型心肌病化学消融术后，完全性右束支传导阻滞

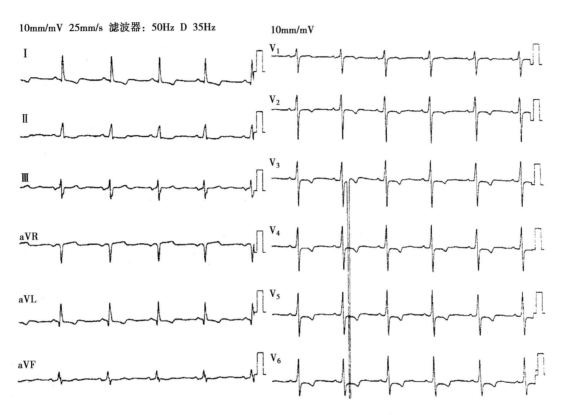

10mm/mV 25mm/s 滤波器：50Hz D 35Hz

10mm/mV

I II III aVR aVL aVF

V_1 V_2 V_3 V_4 V_5 V_6

图 17-10（A） 肥厚型心肌病化学消融术前心电图

ST-T 改变：多导联可见 ST 段压低，T 波低平、倒置，以胸前导联改变较明显

心电图诊断：肥厚型心肌病可能

患者女，57 岁。胸骨左缘第 4 肋间可闻收缩期杂音（SM）3/6 级，彩超显示室间隔厚 23mm，左室后壁厚 9mm，峰值压差为 71mmHg，SAM 征阳性；诊断为肥厚型心肌病，行化学消融；消融前左室流出道及主动脉根部压力分别为 180/20mmHg［图 17-10（B）］及 120/80mmHg［图 17-10（C）］，压力阶差为 60mmHg；冠脉造影显示左前降支发出的第 1 对角支较粗大，于该支血管内沿导丝送入 over the wire PTCA 球囊导管，扩张球囊后，向中心腔内缓慢注入无水酒精 2ml，维持球囊 10 分钟；严密观察心电及血压变化；术后复查压力阶差为 20mmHg（未显示），证实消融有效

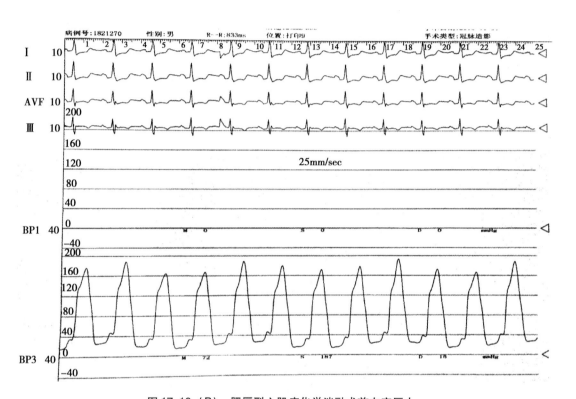

图 17-10（B） 肥厚型心肌病化学消融术前左室压力

［与图 17-10（A）为同一患者］化学消融术前左室压力为 180/20mmHg

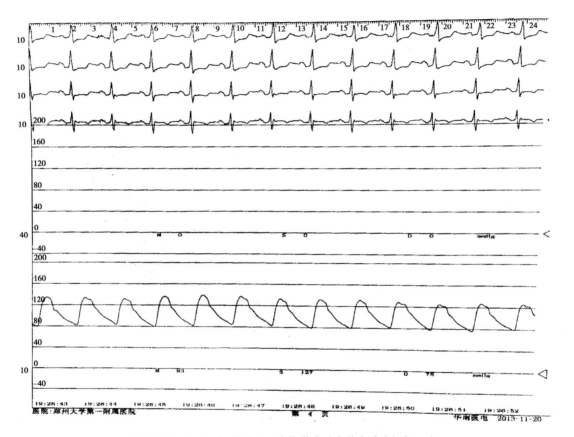

图 17-10（C） 肥厚型心肌病化学消融术前主动脉根部压力

［与图17-10（A）为同一患者］化学消融术前主动脉根部压力为 120/80mmHg，与左室压力相比较，压力阶差为 60mmHg

17

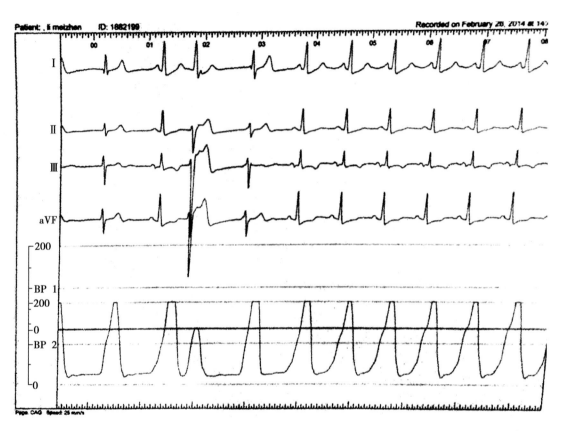

图 17-11（A）　肥厚型心肌病化学消融术前左室压力

化学消融术前左室压力为 200/30mmHg；第 3 个 QRS 波为室性期前收缩，其前无 P 波，QRS 波主波向下，判断期前收缩起源点位于心尖，结合患者正在进行左室压力测定，故此期前收缩与导管刺激有关；期前收缩时左室舒张时间短，其室内压力较低

心电图诊断：肥厚型心肌病化学消融术前左室压力测定，偶发室性期前收缩

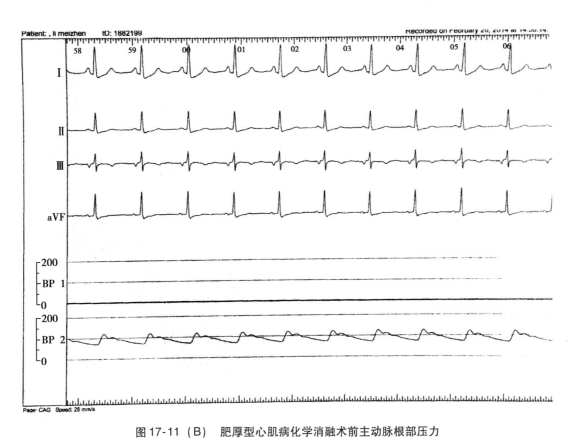

图 17-11（B）　肥厚型心肌病化学消融术前主动脉根部压力

[与图 17-11（A）为同一患者] 化学消融术前主动脉根部压力为 118/68mmHg，与左室压力相比较，压力阶差为 82mmHg

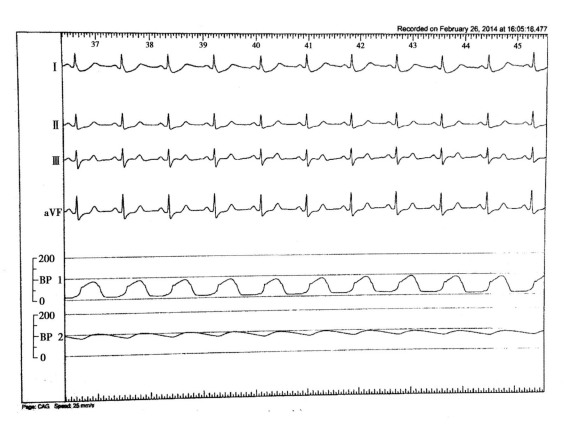

图 17-11（C）　肥厚型心肌病化学消融术后

[与图 17-11（A）为同一患者] 化学消融术后左室压力为 100/10mmHg 主动脉根部压力为 100/80mmHg，左室流出道压力阶差即刻降为 0

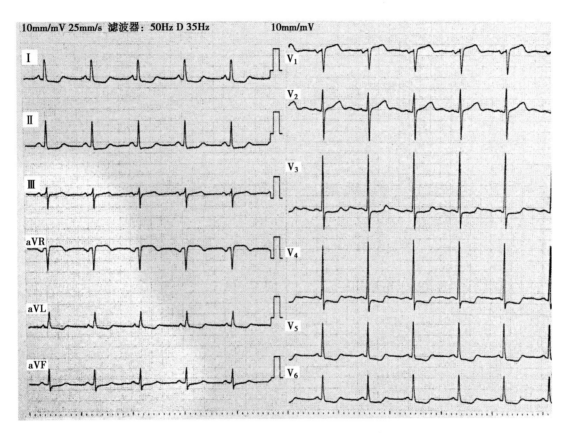

10mm/mV 25mm/s 滤波器：50Hz D 35Hz　　10mm/mV

图 17-11（D）　肥厚型心肌病化学消融术后

[与图 17-11（A）为同一患者]　化学消融术后心电图，P-R 间期及 P-QRS 波均正常，显示房室及室内传导功能正常，多导联轻度 ST 段压低，T 波低平

心电图诊断：ST-T 改变

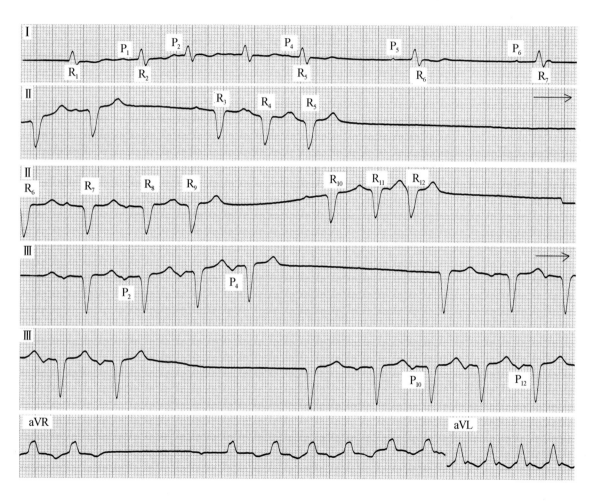

图17-12（A） 波及传导系统的肥厚型心肌病——窦性静止、交界性逸搏，短阵多源性房性心动过速

Ⅰ~aVR导联可见频频长P-P间距，最长达3500ms（Ⅱ导联 R$_5$~R$_6$之间无P波），为窦性静止；Ⅲ导联窦性静止之后为交界性逸搏；正常P-R间期0.28s（如Ⅰ导联P$_5$-R$_6$、P$_6$-R$_7$间期），符合一度房室传导阻滞特点；R-R间距不等，P波形态在同一导联不同，P-R间期不等，为短阵多源性房性心动过速，频率平均107次/分（如Ⅲ导联P$_2$R~P$_4$R，P$_{10}$R~P$_{12}$R），以上符合窦结、房室结双结病变、窦性心动过缓、窦性静止、交界性逸搏、短阵多源性房性心动过速

心电图诊断：窦性心动过缓、窦性静止、交界性逸搏，一度房室传导阻滞，短阵多源性房性心动过速

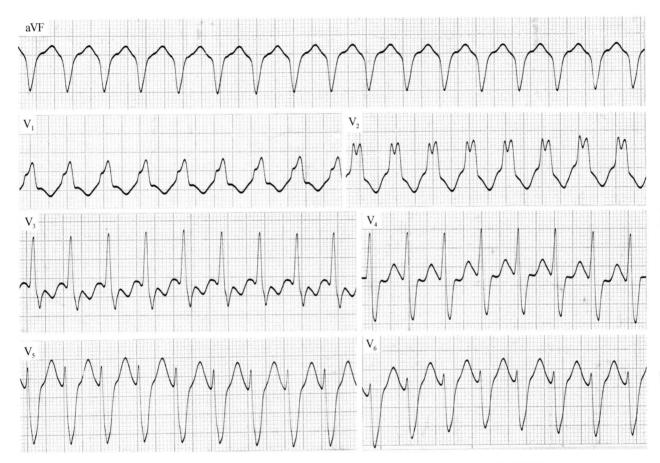

图 17-12（B）　波及传导系统的肥厚型心肌病（心房扑动伴完全性右束支传导阻滞）

［与图 17-12（A）为同一患者］心室率 150 次/分，R-R 间距整齐，P 波不易明视。但图 17-12（A）为多源性房性心动过速分析，判断此图为阵发性心房扑动（Ⅱ导联发作期与非发作期比较图形相同）；V_1、V_2 导联 QRS 波呈 R 型，V_5、V_6 导联呈 rS 型，S 波加宽，符合右束支传导阻滞心电图改变；心电轴 -78°，故为完全性右束支 + 左前分支 + 一度房室传导阻滞（即左后分支一度房室传导阻滞），为 3 分支阻滞。本例患者心脏大，心力衰竭，冠脉造影正常。行 DDD 起搏器植入术后，心功能明显好转

心电图诊断： 完全性右束支 + 左前分支 + 一度房室传导阻滞，心房扑动

患者男，47 岁，以胸闷、阵发性晕厥 1 个月为主诉入院，无高血压病史。心脏超声示：室间隔厚 18.9mm，左室后壁厚 18.6mm。临床诊断：肥厚型非梗阻性心肌病，心律失常，心源性晕厥

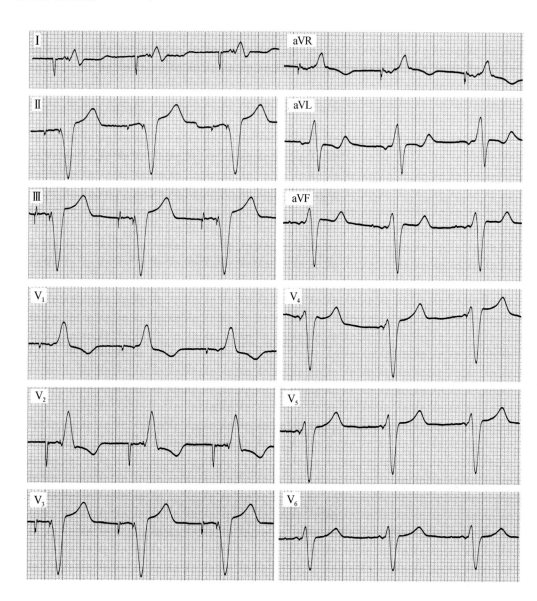

图 17-12（C）　波及传导系统的肥厚型心肌病

（DDD 型起搏器植入术后）

［与图 17-12（A）为同一患者］各导联均可见心房及心室起搏信号，其后紧随 P 波与 QRS 波。起搏信号较小，R-R 间距相等，起搏频率 60 次/分；aVL 导联似为自身 P 波，但自 R-R 间距相等，可以看出该导联起搏信号极小，不易辨认，而非自身 P-QRS-T 波群

心电图诊断： DDD 型起搏心律，起搏功能正常

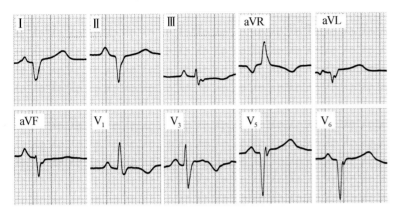

图 17-13 扩张型心肌病（外侧壁心肌呈梗死样改变）

Ⅰ、Ⅱ、aVL、V₅、V₆ 导联 QRS 波呈 QS 型，支持外侧壁心肌呈梗死样改变，aVR 导联 QRS 波呈 R 型，R 波 >0.5mV，V₁ 导联 R/S>1，心电轴 +210°，支持右室肥大

心电图诊断： 右室肥大，外侧壁心肌呈梗死样改变

患者男，17 岁，劳累后心悸气短 1 年余，心界扩大，无心脏杂音。临床诊断：扩张型心肌病

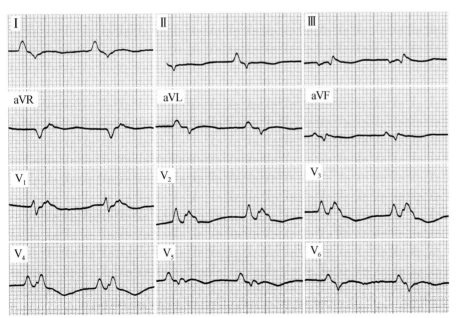

图 17-14 完全性右束支传导阻滞，高外侧壁心肌呈梗死样改变

P 波电压增高，达 0.3mV（>0.25mV），以 V₂~V₄ 导联最明显，伴 P-R 段压低；这是由于 P 波电压增高，心房复极波（Ta 波）显示，其方向与 P 波相反，致 P-R 段压低；Ptf₁ 为 −0.06mm·s（<−0.04mm·s），符合左心房扩大特点；本例 P 波电压高，V₁ 导联 P 波负向波较大，符合双心房扩大心电图改变；QRS 波于 V₁ 导联呈 R 型，Ⅰ、aVL、V₆ 导联呈 QS 型或 rS 型，QRS 时间 0.13s，符合高外侧壁心肌呈梗死样改变及完全性右束支传导阻滞心电图特点；各导联 QRS 波电压均低（均 <0.5mV），符合 QRS 波低电压表现

心电图诊断： 双心房扩大，完全性右束支传导阻滞，高外侧壁心肌呈梗死样改变，QRS 波低电压

患者男，46 岁。临床诊断：多发性肌炎，继发性心肌病，心功能 Ⅳ 级

心肌病的处理：扩张型心肌病的治疗原则同病毒性心肌炎，慢性心力衰竭者可选用血管紧张素转换酶抑制剂、抗醛固酮制剂、β 受体阻滞剂、利尿剂以及硝酸盐类，亦可选用非洋地黄类强心剂，或洋地黄类。在选用抗心律失常药物时，其药物剂量宜小，尽量避免选用对心肌抑制作用较强的药物。对于室内双束支传导阻滞、二度 Ⅱ 型以上的房室传导阻滞，尤其伴晕厥史者，应及时安装人工心脏起搏器。若心脏扩大，EF 值 < 35%，QRS 时间 ≥ 0.12s，尤其呈左束支传导阻滞型者，可行心脏再同步化治疗（CRT-D 起搏治疗）。目前指南指出：心电图 QRS 波宽 ≥ 0.12s，呈左束支传导阻滞型，EF 值 ≤ 35%，心功能 NYHA 分级 Ⅱ ~ Ⅳ 级患者，均可考虑 CRT-D 起搏治疗（为 Ⅰ 类推荐），可明显减少事件发生率。对于肥厚型心肌病，应避免剧烈活动及精神紧张，选用 β 受体阻滞剂或钙离子拮抗剂，若有室性期前收缩或短阵室性心动过速者，可选用胺碘酮（amiodarone）；有心绞痛发作者避免用硝酸盐类，重者可行间隔支化学消融术。

三、风湿性心脏瓣膜病

风湿性心脏瓣膜病（rheumatic valvular heart disease）是急性风湿性心瓣膜炎所遗留的慢性瓣膜病，表现为瓣口狭窄和（或）关闭不全，心脏负荷加重，出现心电图改变。在慢性瓣膜病的基础上，可有反复风湿活动，即急性风湿性心脏炎发作。

[**心电图特点**]（图 17-15，见图 13-5 ~ 图 13-8）

1. 急性风湿性心脏炎（acute rheumatic carditis）　急性风湿性心脏炎是风湿热的重要表现，病变波及心肌、心内膜、心包以及心脏传导系统。可出现以下心电图改变：①P-R 间期延长：常提示风湿活动存在；②ST-T 改变：ST 段压低，T 波低平、倒置，为风湿性心脏炎所引起的心脏复极程序改变；当病变波及心包时，ST 段抬高；③Q-T 间期延长：由于心肌炎症，除极、复极过程缓慢所致；④心律失常：窦性心动过速最常见，亦可出现期前收缩、阵发性心动过速等多种心律失常。

2. 二尖瓣狭窄及关闭不全（mitral stenosis and insufficiency）　风湿性心脏瓣膜病最常见的为二尖瓣狭窄，出现左房扩大及右室肥大心电图表现；若合并明显二尖瓣关闭不全，亦可出现左室肥大。①二尖瓣型 P 波：P 波增宽 ≥ 0.12s，形态呈双峰，峰间距 ≥ 0.04s，V_1 导联 P 波呈双相，Ptf_{v1} ≤ -0.04mm·s；②右室肥大；③心律失常：可有房性期前收缩、心房颤动、阵发性室上性心动过速等，当左房内径达 40mm 时（正常 ≤ 30mm），随时有心房颤动之可能，此心房颤动波常较粗大；④若合并二尖瓣关闭不全，可有左室肥大。

3. 主动脉瓣关闭不全并狭窄（aortic insufficiency and stenosis）　主动脉瓣关闭不全时，左室舒张期容量负荷过重，左室扩大；主动脉瓣狭窄时，左室收缩期负荷过重，左室肥厚，二者心电图均表现为左室肥大，此时应结合临床进行诊断。

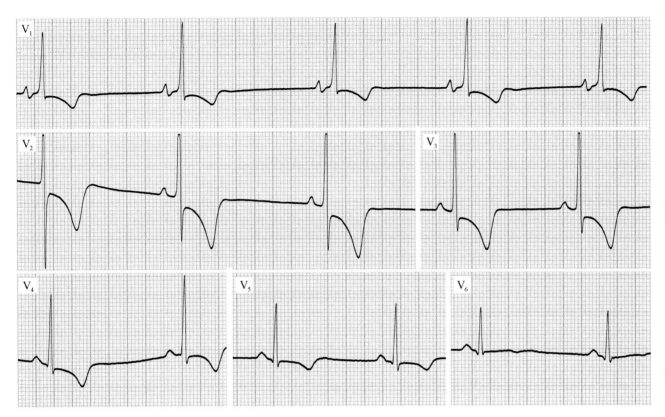

图 17-15　风湿性联合瓣膜病（风湿活动期）

V_1 导联 QRS 波呈 Rs 型，R_{V1} 为 1.5mV（> 1.0mV），$R_{V1}+S_5=1.5$mV（> 1.2mV），V_1 导联室壁激动时间 0.04s（> 0.03s），心电轴 + 115°（肢体导联未显示），以上符合右心室肥大特点；Ptf_{V1} 为 − 0.05mm · s（< − 0.04mm · s），符合左心房扩大特点；$V_1 \sim V_6$ 导联 ST 段呈水平型、下斜型压低，最深达 0.2mV，T 波倒置，最深达 1.2mV，支持心肌缺血型改变

心电图诊断： 左心房扩大，右心室肥大，心肌呈缺血型改变

患者女，29 岁，血沉 56mm/h；心脏超声示：左心房 39mm，左心室 56mm，右心室 28mm；二尖瓣口 12mm，二尖瓣中度反流，主动脉瓣中度反流。临床诊断：风湿性联合瓣膜病（活动期），心功能Ⅳ级

[风湿性心脏瓣膜病处理]　代偿期要及时防治链球菌感染，预防风湿热复发，预防亚急性感染性心内膜炎，避免劳累，保护心功能。失代偿期应及时处理合并症，如急性肺水肿、慢性充血性心力衰竭、亚急性感染性心内膜炎、风湿活动等，有条件者及时行经皮球囊二尖瓣成形术（percutaneous balloon mitral valvuloplasty，PBMC），开胸闭式或直视二尖瓣分离术，或人工瓣膜置换术。

四、原发性高血压

高血压（hypertension）是以体循环血压升高为主要表现的综合征，绝大多数病因不明，称为原发性高血压（primary hypertension），占95%以上，少数继发于其他疾病，称为继发性高血压（secondary hypertension）。长期高血压，周围血管阻力升高，左室后负荷加重，心电图表现为左室肥大，伴或不伴左室劳损，可有左房扩大，心律失常等（见图13-9～图13-11）。对其诊断需结合临床。

原发性高血压处理，主要是长期坚持降压药物应用，使血压维持在120/80mmHg以下。常用的降压药物有以下几类：①钙拮抗剂：如非洛地平（felodipine）、氨氯地平（amlodipine）等，具有较强的血管扩张作用，是目前临床应用最广、疗效最好、副作用最少的降压药物，尤适用于合并冠心病者（对冠状血管亦有明显扩张作用）；②血管紧张素转换酶抑制剂（ACEI）：ACEI通过抑制血管紧张素转换酶的作用，抑制血管紧张素Ⅱ的生成，从而抑制血管收缩、减少醛固酮分泌及交感神经冲动发放、抑制缓激肽降解，发挥其降压、保护心肌、促

使肥厚的左室逆转、改善心功能等作用，常与钙拮抗剂联用，尤其对于左室肥大、左心衰竭者更适用，常用药物有苯那普利（benezapril）、培哚普利（perindopril）等；③其他尚有利尿剂、β受体阻滞剂、血管紧张素Ⅱ受体拮抗剂等，根据患者不同情况选用药物。

五、肺源性心脏病

肺源性心脏病（cor pulmonale，简称肺心病），是由于支气管-肺组织，或肺动脉及其分支的原发病变引起肺动脉高压所导致的心脏病。根据起病缓急分为急性和慢性两种，后者多见。

1. 急性肺源性心脏病（acute pulmonary heart disease）（图17-16，图17-17）　当肺动脉或其主要分支突然栓塞时，肺动脉压力急剧增高，引起右心室急性扩张及右心衰竭。心电图表现为 $S_I Q_{III} T_{III}$：即Ⅰ导联S波变深，Ⅲ导联出现Q波及T波倒置。此由于急性右室扩张，心脏极度顺钟向转位，使右室波形"rS"出现于aVL导联，左室波形"qR"出现于aVF导联，左心室后部一部分电压反映到aVR导联（QR型），故QRS向量环在Ⅰ导联投影形成rS型，在Ⅲ导联形成QR型伴T波倒置，形成 $S_I Q_{III} T_{III}$；电轴显著右偏，极度顺钟向转位，右室肥大伴劳损等。P波于Ⅱ、Ⅲ、aVF导联可呈高尖形态，可伴右束支传导阻滞。

上述心电图改变，可于起病数小时后出现，随病情好转数天后即可恢复。此心电图改变，应与下壁心肌梗死鉴别，后者Ⅱ、aVF导联同时有较深而宽的Q波，$Tv_{1\sim v_4}$ 常高大（急性肺心病 $Tv_{1\sim v_4}$ 倒置），且心电图演变较慢，病理Q波一般不消失，无 $S_I Q_{III} T_{III}$ 特征性表现。结合病史，不难鉴别。

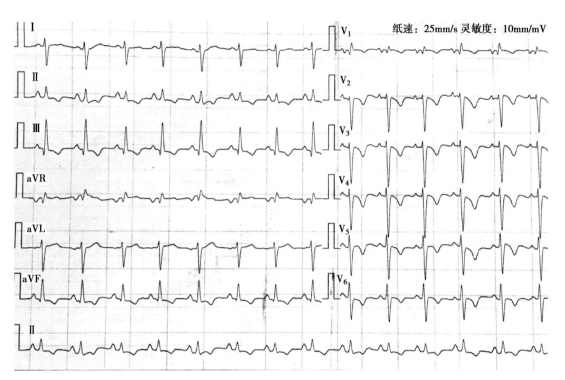

纸速：25mm/s 灵敏度：10mm/mV

图 17-16　急性肺栓塞心电图改变

QRS 波于 Ⅰ 导联呈 rS 型，Ⅲ 导联呈 qR 型，T 波于 Ⅲ 导联倒置，深达 0.2mV，形成典型的 $S_1 Q_{\text{Ⅲ}} T_{\text{Ⅲ}}$ 改变；aVL 导联呈 rS 型（右室波形），aVF 导联呈 qR （左室波形），aVR 导联（qR 型），V_1 导联 R/q > 1，V_6 导联 R/S < 1，aVR 导联 R/q > 1，心电轴 + 120°，支持右室肥大；多导联 T 波倒置，以 $V_2 \sim V_4$ 导联为甚，深达 0.5mV，为右室肥大伴劳损，心率 94 次/分

心电图诊断：右室肥大伴劳损，结合病史，符合急性肺栓塞

患者男，42 岁。临床诊断：急性肺栓塞（肺动脉多排 CT 证实：双侧肺动脉内可见多发充盈缺损，以右侧为甚，双肺野可见片状密度增高影，心影显示肺动脉段隆起，右下肺动脉增宽达 1.7cm）

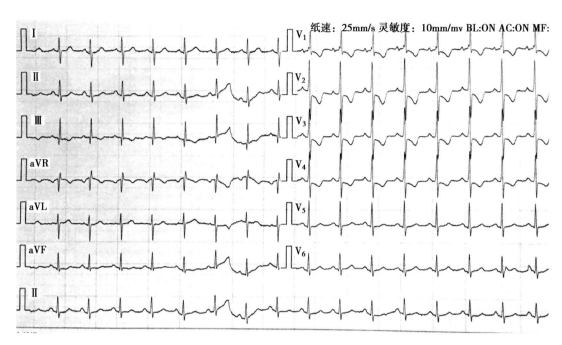

纸速：25mm/s 灵敏度：10mm/mv BL:ON AC:ON MF:

图 17-17　急性肺栓塞心电图改变

QRS 波于 I 导联呈 RS 型，III 导联呈 qR 型，T 波于 III 导联倒置，深达 0.1mV，形成典型的 $S_I Q_{III} T_{III}$ 改变；aVL 导联呈 rS 型（右室波形），aVF 导联呈 qRs（左室波形），V_1 导联呈 Rs，心电轴 +110°，符合右室肥大；$V_1 \sim V_4$ 导联 ST 段压低，T 波倒置，深达 0.4mV，符合右室肥大伴劳损；心率 100 次/分

心电图诊断：右室肥大伴劳损，结合病史，符合急性肺栓塞

患者女，38 岁。临床诊断：急性肺栓塞

　　急性肺心病常见于长期卧床、手术后、产后、外伤、肿瘤等，栓子来源于周围静脉和右心系统，可为血栓、气栓、羊水栓塞、癌栓等。由于起病突然、胸痛剧烈、呼吸困难，故应立即吸氧，选用尿激酶溶栓及肝素抗凝治疗，以及对症处理。

　　2. 慢性肺源性心脏病（chronic pulmonary heart disease）

（图 17-18）　是由于慢性胸肺疾患所致的肺循环阻力增高、肺动脉高压、右室肥大及右心衰竭。心电图表现为：电轴明显右偏，右室肥大，极度顺钟向转位：$V_3 \sim V_5$ 均可呈 rS 型；肺型 P 波：II、III、aVF 导联最明显，P 波高尖 ≥0.2mV，或当低电压时 P 波高 >1/2 R 波。P_{aVL} 倒置，P 波电轴 > +80°；其他可有 P-R 段压低（心房复极波 Ta 波异常），肢体导联联低电压（由于肺气肿掩盖心脏，影响心电传导），不完全性或完全性右束支传导阻滞等。

如果左胸导联出现缺血型 ST-T 改变、左室肥大、电轴左偏、伴左束支或左束支分支传导阻滞者，常提示合并冠心病。

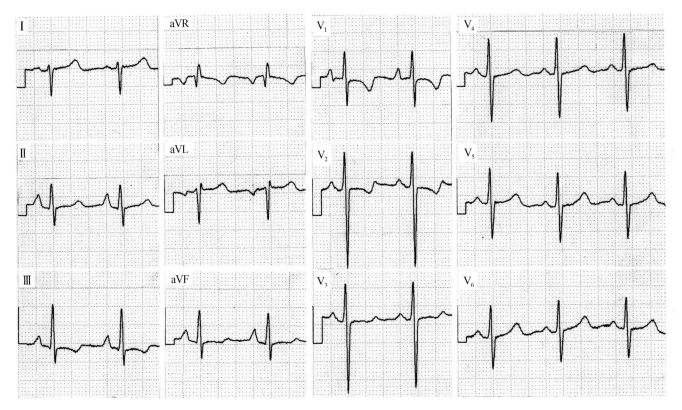

图 17-18　肺心病心电图改变

P 波电压 0.3mV，以 Ⅱ、Ⅲ、aVF、V_1 导联明显，P_{aVL} 倒置，符合右房扩大心电图改变；心电轴右偏 + 143°，V_1 导联 R/S > 1，V_5 导联 R/S < 1，aVR 导联 R/q > 1，$R_{V1} + S_{V5} = 1.5mV$（ > 1.2mV）；心脏顺钟向转位。符合右室肥大心电图改变

心电图诊断：右房扩大，右室肥大

患者男，53 岁。临床诊断：间质性肺炎，慢性肺心病，心功能Ⅳ级

慢性肺心病处理，主要是疏通呼吸道，控制感染；其次是控制心力衰竭，维持电解质平衡等。

六、常见先天性心血管病

1. 房间隔缺损（atrial septal defect，ASD） 房间隔缺损为最常见的先天性心脏病，分为原发孔（第1孔）及继发孔（第2孔）两种类型。第1孔型的缺损位于房间隔下部，缺损较大，常伴有二尖瓣关闭不全。第2孔型为最常见的类型，缺损较小，位于卵圆窝处。由于左房压力较右房高，所以血流自左房经缺损口流入右房，致右室舒张期负荷过重，右室扩张，肺动脉压增高，肺血增多，肺循环血流量可达体循环血流量的2～4倍，右室收缩期负荷加重，右室肥大。若缺损口较小，心电图可正常，若伴有二尖瓣关闭不全，可有左室肥大。心电图表现为右房扩大，右室肥大，Rv_1电压显著增高，可达1.0～1.5mV，常伴有ST-T改变（Tv_1倒置）；电轴右偏，可有不完全性或完全性右束支传导阻滞。若有左室肥大、电轴左偏、P-R间期延长等特点时，支持原发孔型缺损。若房间隔缺损合并二尖瓣狭窄时，称为鲁登巴赫综合征（lutembacher's syndrome），此时右房、右室扩大更明显。

临床表现为胸骨左缘2～3肋间可闻及收缩期杂音，肺动脉瓣第2心音亢进（P_2亢进），可伴分裂，此分裂呈固定分裂（不随呼吸变化）；X线示肺血多，肺动脉段突出，右下肺动脉增宽，可见肺门舞蹈现象（肺门血管增粗且搏动增强），右室大；超声显示房间隔连续性中断，可见心房水平左向右分流。如果缺损较小，临床无症状，心电图正常，X线肺血无明显增

多者，可动态观察；如果缺损较大，应尽早行经皮房间隔封堵术或开胸房间隔修补术；一旦出现右向左分流，此时称为艾森曼格（Eisenmenger）综合征，则不宜手术。

2. 室间隔缺损（ventricular septal defect，VSD） 室间隔缺损为较常见的先天性心脏病。根据缺损部位分为4种类型：①膜部缺损：位于室上嵴之后下，最多见；②高位缺损：位于室上嵴之前上；③肌部缺损：位于间隔的肌肉部，可呈单个缺损（roger病），或多发缺损；④房室共道型缺损：位于三尖瓣隔瓣的下后处，向前延伸至左室流出道，其上缘为三尖瓣瓣环，下缘为室间隔顶部。后3种类型较少见。由于左室压力较右室高达5倍以上，血液自左室流至右室，右室及肺循环血量增加，左室收缩期负荷增加，继之左室舒张期负荷增加，左室增大，缺损较大时，右室亦增大。

心电图表现与其缺损大小、分流量多少有关。当缺损直径<0.5cm时，心电图正常；当缺损直径在0.5～1cm之间时，显示左室肥大；当缺损直径在1～1.5cm时，可显示双心室肥大；当缺损直径>1.5cm时，则显示右室肥大。可有心房扩大，$P_{II,III}$高大，或宽钝有切迹。心电图检查有助于判定病情。

临床典型体征为胸骨左缘第3～4肋间收缩期喷射性杂音，常达3级以上，伴收缩期震颤，P_2亢进分裂；有时因缺损表面被腱索、乳头肌或异常膜状物覆盖，致使杂音强度较弱，震颤亦不明显；X线示肺血多，左室或双室扩大；超声显示室间隔连续性中断，心室水平左向右分流，显著肺动脉高压时，可有双向分流。

目前介入治疗对于大部分室间隔缺损已获得满意效果，一般缺损直径≥2mm但≤8mm，年龄≥3岁，不伴其他畸形者，

可行经皮膜部室间隔缺损封堵术。即通过股动脉送入导管，经左心室造影确定缺损大小后，经股静脉送入导管至膜部缺损处，经导管送入一长导丝至左室，经股动脉送入抓扑器至左室，抓扑器抓扑长导丝后，建立左心室-缺损口-右心室轨道，然后从股静脉侧的导丝送入准备好的封堵伞，经长鞘送至左室，打开左室侧伞片，之后打开右室侧伞片，封堵膜部缺损，之后左室造影证实封堵成功。对于缺损过大，合并其他畸形者，需要直视下开刀行缺损修补术。若肺动脉压力极高，≥60mmHg，甚至临床有发绀表现者，常已失去手术机会。较小的室间隔缺损，易并发亚急性感染性心内膜炎（SIE），故此类患者做任何手术或有创性检查，均应提前24小时常规应用抗生素，一旦出现不明原因发热达1周以上，应考虑到 SIE 的可能。

3. 动脉导管未闭（patent ductus arteriosus）　动脉导管于婴儿出生后第3个月约80%闭塞，出生后1年约95%闭塞，如果此时仍未闭塞，即可诊断为动脉导管未闭。未闭的动脉导管最长可达30mm，最短仅2～3mm，直径5～10mm。根据其未闭导管形态不同，临床分为3种类型：①管型：其长度多在1cm左右，导管两端粗细一致；②漏斗型：其长度与管型类似，但近主动脉端粗大，近肺动脉端狭小，呈漏斗状，甚至形成动脉瘤的形状；③窗型：主动脉与肺动脉紧贴，其间几乎没有长度。由于动脉导管未闭，血液于收缩期及舒张期均由主动脉流向肺动脉，肺循环血流量增加，再回流至左房、左室，左室负荷增加，左室肥厚、扩大。久之，肺动脉压力增高，右室肥厚扩大，肺动脉高压，继发右向左分流。其心电图可正常，可表现为左室肥大（此时肺动脉压力约60mmHg）、双心室肥大（此时肺动

脉压力在 60～90mmHg 之间）或右室肥大（肺动脉压力达 90mmHg 以上）。心电图检查有助于了解病情进展程度。

动脉导管未闭在病变早期可无症状，常因其他疾病就诊发现，表现为胸骨左缘第2肋间响亮的连续机器滚动样杂音，伴连续性震颤，脉压大，周围血管征阳性；胸片示肺血多，左室或双室增大，超声显示未闭的动脉导管及其分流。对其处理应行经皮动脉导管封堵术或开胸动脉导管结扎术，在儿童以学龄前后较宜，成人则以早期手术为好。只要不超过50岁，均应手术，即使出现了亚急性感染性动脉内膜炎或心功能不全，在病情控制后仍可手术治疗。一旦出现右向左分流，则失去手术机会。

4. 右位心（dextrocardia）　心脏在发育过程中，当其转位与正常相反时，形成右位心，此时心脏位于胸腔的右侧，左、右房室及大血管的位置宛如正常心脏的镜中像，即左心房、左心室位于右前，右心房、右心室位于左后，上下腔静脉位于左侧，主动脉弓位于右侧。可同时伴有内脏转位及其他心脏畸形。心电图表现为（图17-19，图17-20）：①aVL 与 aVR 导联波形互换；②Ⅱ 与 Ⅲ 导联波形互换；③Ⅰ 导联波形为正常 Ⅰ 导联波形的倒影（即 P、QRS、T 波均倒置）；④胸导联图形与正常人相反，即 V₂、V₁、V₃R、V₄R、V₅R 导联分别相当于 V₁～V₅ 导联的波形；⑤aVF 导联与正常人相同。单纯右位心不引起血流动力学改变，亦无临床症状，故不需治疗。体检发现心尖搏动、心浊音界、心音均转向右侧；X 线及超声心动图均显示心脏呈镜像位置；当心电图异常时，应注意排除技术误差——左、右上肢连接错误，若为后者，其胸导联波形无改变。

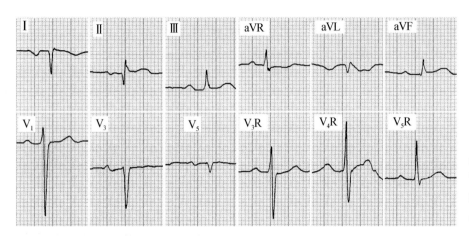

图 17-19　右位心

Ⅰ导联 P、QRS、T 波均倒置，为正常Ⅰ导联的倒影，Ⅱ与Ⅲ、aVR 与 aVL 导联波形恰为互换，V_1、V_3、V_5、V_3R、V_4R、V_5R 导联分别相当于正常的 V_2、V_3R、V_5R、V_3、V_4、V_5 导联，aVF 导联与正常人相同

心电图诊断：右位心

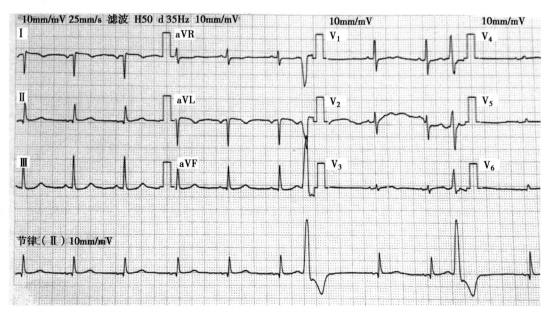

图 17-20（A）　右位心

Ⅰ导联 P、QRS、T 波均倒置，为正常Ⅰ导联的倒影，aVR 与 aVL 及Ⅱ与Ⅲ导联波形恰为互换，V_1、V_2、V_3 导联 QRS 波形态分别相当于正常的 V_3、V_2、V_1 导联 QRS 波形态，aVF 导联与正常人相同，符合右位心心电图表现；Ⅱ导联可见室性期前收缩 2 次，其前无 P 波，代偿间歇完全

心电图诊断：右位心，偶发室性期前收缩

第 17 章　常见心脏病心电图表现

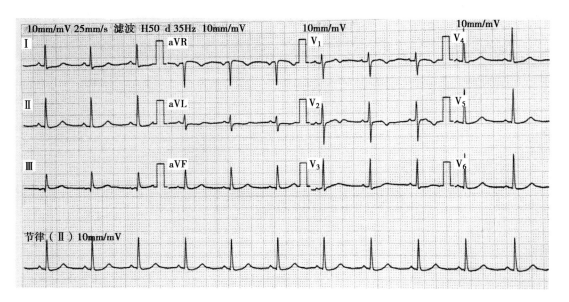

图17-20（B）　右位心

左右手反接，右胸导联描记，显示心电图正常，支持右位心诊断

心电图诊断：右位心

[附]　**肥厚型心肌病间隔化学消融术**（percutaneous transluminal septal myocardial ablation，PTSMA）

该方法是一种有创性的、需引起小灶性心肌梗死的治疗方法，目前观察，该方法疗效较好，合并症较少，是肥厚型心肌病的一种治疗选择。

适应证：①有明显的临床症状，如晕厥、心绞痛或心功能不全，以及猝死高危患者；②药物、起搏器疗效差，又不愿意接受外科手术者；③超声显示室间隔厚度≥18mm，有明显的左室流出道梗阻，二尖瓣前叶收缩期向前运动（SAM）征阳性；左室腔与流出道的压力阶差＞30mmHg，或激惹状态（运动、药物激发）压力阶差＞50mmHg；④导管测压显示左心室流出道压力阶差≥50mmHg，激发试验压力阶差≥70mmHg者。

操作方法：术前置入临时起搏器备用；测定左室流出道压

力阶差，符合手术要求；冠脉造影显示左前降支，沿导管钢丝将合适直径的 over the wire 球囊送入拟消融的间隔支内（通常为第一间隔支）；通过中心腔注射造影剂以观察有无造影剂通过侧支血管进入前降支或其他大血管，观察该间隔支的分布区域大小；球囊充盈封闭拟消融的间隔支 10～30 分钟后，若患者心脏听诊杂音明显减弱或压力阶差下降者，证明该靶血管为"罪犯"血管；通过球囊中心腔缓慢注入无水酒精 1～3ml，此时应严密观察患者的心率、心律、心电图变化、胸痛的严重程度等。之后复查左室及主动脉压力变化，若左室流出道压力阶差变化不满意，必要时可选择第二支靶血管。术后监护 48～72 小时，必要时可用吗啡止痛。

第 18 章　人工心脏起搏及起搏心电图

人工心脏起搏（artificial cardiac pacing）是用脉冲电流刺激心脏以带动心搏的治疗方法。当心脏的起搏或传导系统功能障碍时，心率极为缓慢，甚至停搏，而心脏仍具有兴奋、收缩以及心肌纤维间的传导功能，以人工心脏起搏器发放一定的脉冲电流，通过导线和电极刺激心脏，即可引起心脏的搏动，以代替自身心脏起搏点冲动的发放。

一、心脏起搏概述

人工心脏起搏在临床应用已近50年，自固定起搏到按需起搏，自体外佩戴式起搏到体内埋藏式起搏，自单腔起搏到房室顺序双腔起搏，可程控起搏、抗心动过速起搏，以及近年来心脏再同步化治疗的三腔起搏器、自动除颤复律器等，进展很快，是心律失常治疗的重要手段之一。

1. 人工心脏起搏的适应证　①房室传导阻滞：二度Ⅱ型、高度或完全性房室传导阻滞，心室率极为缓慢，尤其伴有晕厥史者；②病窦综合征：严重窦性心动过缓、窦性静止、窦房阻

滞，尤其伴有晕厥史者，或伴有心绞痛、心力衰竭者，或快-慢综合征、反复发作的快速室上性心律失常、难以选用抗心律失常药物者；③室内双束支或三支传导阻滞，尤其伴有晕厥史者；④预防性措施：外科手术、冠脉造影、经皮穿刺冠状动脉腔内成形术或安装永久性起搏器之前，为避免术中突然心脏骤停，预防性安装临时起搏器，以保证手术顺利进行；⑤顽固性快速心律失常：对于某些反复发作的室性心动过速，药物难以控制者，可安装抗心动过速起搏器（antitachycardia pacing，ATP），尤其有心室颤动病史者，安装埋藏式自动复律除颤器（implantable cardiovertor defibrillater，ICD），可及时有效转复严重室性心律失常，防止心性猝死（sudden cardiac death）；⑥心脏扩大且收缩不同步：扩张型心肌病心功能差，心电图显示QRS波增宽者，尤其伴有晕厥史者，可行心脏再同步化治疗（cardiac resynchronization therapy）。前3种情况若为急性心肌梗死、急性心肌炎、药物中毒、电解质紊乱、心脏手术等所致，可安装临时起搏器，以保证安全渡过治疗时期，恢复正常心律。若经过正规的药物治疗仍不能恢复，或病史较长，是由于起搏传导系

统的退行性变所引起，应安装永久心脏起搏器。

2. 常用起搏器类型　人工心脏起搏器由脉冲发生器、起搏导管、电极 3 部分组成，其中脉冲发生器又称为起搏器。目前临床所用永久起搏器重量仅 25g 左右，所有部件及电源用环氧树脂包埋，外加钛合金壳，其中电源为锂电池（或锂-汞电池），起搏器寿命 10 年左右。根据其功能不同，冠以不同的代码。目前统一按照 1987 年由北美心脏起搏电生理学会（North American Society of Pacing & Electrophysiology，NASPE）和英国心脏起搏电生理学组（British Pacing & Electrophysiology Group，BPEG）共同制定的 NBG 代码命名。5 位字母自左向右所代表的意义为：第 1 位字母，起搏心腔（A 代表心房，V 代表心室，D 代表双心腔）；第 2 位字母，感知心腔（O 代表无感知功能）；第 3 位字母，反应方式，即感知自身心脏电活动后反应方式（T 为触发型，感知自身心搏后提前发放一次脉冲；I 为抑制型，感知自身心搏后停止发放 1 次脉冲，D 为触发抑制兼有型；O 代表无感知反应）；第 4 位字母，程控功能（P 为单项程控，M 为多项程控，C 为遥测功能，R 为频率应答，O 为无程控功能）；第 5 位字母，抗快速心律失常的方式（P 为抗心动过速起搏，S 为电击转复，D 为二者兼有）。对于无后 2 种功能的起搏器，仅用 3 个字母即可。

（1）非同步起搏器（asynchronous pacemaker）：起搏脉冲按固定频率发放，刺激心房（AOO 型）或心室（VOO 型），不受自身心搏的影响，又称为固定频率起搏器。当自身心率较快时，起搏脉冲成为额外刺激，二者互相干扰，形成竞争心律，当刺激脉冲落在自身心搏的 T 波易损期时，形成 RonT 现象，尽管刺激电流微弱，但当心肌急性缺血缺氧时，则可引起严重心律失常，故目前临床已淘汰。

（2）同步起搏器（synchronous pacemaker）：又称为按需型起搏器，此类起搏器脉冲的发放与自身心搏同步，受自身心搏调整，因而不引起竞争心律。有以下几种类型：①VVI 型：为心室按需 R 波抑制型起搏器（心室起搏、心室感知、R 波抑制型），其起搏与感知电极均在右心室。一旦有自身心搏，电极感知后，起搏脉冲停止发放，以避免与自身心律形成竞争心律。如果自身心率极为缓慢，起搏器规律地发放冲动，刺激心室，引起心脏有节律地活动。此种起搏器对于房室传导阻滞、病窦综合征均适用，但由于其仅为心室起搏，心房与心室激动不同步，其心排出量减少约 20% ~ 30%。少数病人出现起搏器综合征。②AAI 型：为心房按需起搏器（心房起搏、心房感知、P 波抑制型），适用于房室传导功能良好的病窦综合征患者。若有自身心房激动，心房电极感知后起搏脉冲自动抑制，当心房自身活动极为缓慢，起搏器规律地发放脉冲，刺激心房，引起心房规律地活动，下传心室，引起心室搏动。此种起搏器由于心房与心室协同一致，能维持正常心排出量，更接近于生理状况，但由于病窦综合征患者常伴有房室交界区功能障碍（双结病变），一旦出现房室传导障碍，此起搏器不能进行心室起搏，需更换其他类型起搏器。所以对于病窦综合征患者安装 AAI 型起搏器之前应行电生理测定，若心房调搏文氏阻滞点 < 130 次/分时（当调搏心率 < 130 次/分时出现文氏型房室传导阻滞，经用阿托品 2mg 静脉注射后复查仍不正常者），提示隐匿性房室传导功能低下，不适于安装此型起搏器。③VAT 型：为 P 波触发心室起搏器（心室起搏、心房感知、P 波触发型），心房与心室均放置电极，心房电极仅感知 P 波，于 P 波后 0.12 ~ 0.20s

触发起搏器发放脉冲，刺激心室，引起心室激动。此型起搏器房室收缩协同一致，符合生理需要，适合于窦房结功能正常的房室传导阻滞。但由于其不能感知心室激动，易与心室自身搏动形成竞争心律，出现 RonT 现象；且易受外界电干扰而致频率增快或心律失常，故该型起搏器有待进一步改进。④DVI 型：为 R 波抑制型房室顺序起搏器，又称为双腔按需起搏器（心房心室起搏、心室感知、R 波抑制型）；心房电极发放起搏脉冲激动心房，经 0.12～0.20s 后心室电极发放脉冲激动心室，房室顺序收缩。当心室电极感知自身心搏时（心室自搏或心房激动下传引起心室搏动），起搏器脉冲发放受抑制，重新编排脉冲程序和间期，于心室搏动后 0.60～0.68s 发放心房起搏脉冲，再次激动心房。⑤DDD 型：目前临床应用最广，为全自动型起搏器，具有心房与心室双腔顺序起搏、P 波和 R 波双重感知、触发和抑制双重反应等复杂功能。当患者处于过缓性窦性心律时，且伴有房室传导阻滞时，起搏器发出心房脉冲，延迟 0.12～0.20s 后发出心室脉冲，引起心室激动；一旦房室传导改善，而窦性心率仍较慢，起搏器发出心房脉冲引起心房激动，经正常的房室传导引起心室激动，此正常下传的 QRS 波抑制心室脉冲的发放，同时重新安排脉冲程序；当窦性心率增快时，心房脉冲受抑制，触发事先选定的 A-V 延迟后，发放心室脉冲。它可被程控为或在自身心律情况下，以 AAI、VAT 及 DVI 等不同起搏方式工作，此型起搏器工作方式更接近于正常心脏活动。对快速房性心律失常者不适用。⑥频率应答式（rate responsive）起搏器：又称为频率适应性（rate adaptive）起搏器，是将人工传感器结合于起搏系统，通过感知代谢增高和运动代谢产物，或直接感知运动时肌肉振动或加速度，通过计算而改变其逸搏脉冲释放的频率，自动增快心率；更适于患者生理需要，为一种自动程控起搏器。目前临床应用的有体动感知、Q-T 间期感知及呼吸感知 3 种感知方式，有单腔的如 VVIR，双腔的如 DDDR。该型起搏器已越来越受到重视。

（3）程控起搏器（programmed pacemaker）：埋藏于体内的起搏器，可自动或通过程序控制器从体外改变其有关参数，以适应病人需要。有单功能（VVIPO）或多功能（VVIMO）程控，如程控起搏频率、电压、脉宽、感知灵敏度、不应期、房室延迟时间、滞后（hysteresis）等，将程控参数选择后，程控器置于起搏器埋藏部位之上，即可程控。

（4）抗心动过速起搏器（antitachycardial pacemaker）：射频消融对室上性心动过速、特发性室性心动过速、心房扑动等快速心律失常的治疗已取得极大成功，但对于器质性心脏病所致的室性心动过速，其消融成功率低，这可能与室性心动过速起源点不在心内膜下，而在心肌内或心外膜下有关，其消融靶点不易定位。此类患者，尤其合并晕厥史者，ICD 是最佳选择。目前，新一代 ICD 具有分层治疗功能，即当感知快速室性心律失常后，先以低能量抗心动过速起搏（ATP）方式终止心动过速，若不成功，再以较高能量（2～5J）转复心律，仍不成功，最后以高能量（20～34J）电击除颤。对于分层治疗可进行程控，这样既可有效治疗，又能节约电能，延长起搏器寿命。

（5）心脏再同步化治疗：重度心力衰竭患者多存在心室收缩不同步，在传统的双腔起搏基础上增加了左室起搏，通过多部位起搏恢复心室同步收缩，减少二尖瓣反流，此为心室同步化起搏-电复律除颤器（CRT-P/CRT-D）。2010 年欧洲指南的更新解读为：对 NYHA 心功能分级 Ⅲ～Ⅳ级的心力衰竭患者，当心功能状态良好，预计生存期 1 年以上时，应植入 CRT-D 治疗，对合并完全性左束支传导阻滞具有最强的适应证；NYHA 心功能Ⅲ~Ⅳ级，QRS 间期≥120ms，LVEF≤35%，应该作为 CRT-P/CRT-D 植入的 Ⅰ 类适应证，证据级别 A。

3. 起搏器安装及其并发症　心内膜起搏是最重要的起搏方式，心外膜起搏多用于心脏直视手术时或术后的临时治疗措施；心内膜起搏多经锁骨下静脉穿刺送入心内膜导管。有临时起搏和永久起搏两种。

（1）临时起搏术：对于需紧急起搏，或心律失常经治疗可望完全恢复，或配合手术时均可采用临时起搏，临时起搏常取锁骨下静脉穿刺或右股静脉穿刺送入起搏导管电极的方法，紧急情况下亦可根据心内心电图"盲目"插送。在 X 线透视或心腔内心电图指引下送电极导管至右心房，经三尖瓣送入右室，固定于右室心尖部，心腔内心电图示 QRS 波呈 rS 型（少数呈 RS 型），其电压应为 4~6mV（这是因为按需起搏器感知阈值是 2mV，振幅过低不易感知），ST 段明显抬高在 1.5mV 左右，过高说明导管前端顶得太紧，易致心肌穿孔，过低易脱位。体表心电图示 QRS 波呈左束支阻滞型，起搏阈值（有效起搏的最低电压）<1V，心肌阻抗 300~700Ω。位置合适后，将起搏导管固定，其尾端与临时起搏器连接，调节起搏电压为 5V，频率为 70 次/分，灵敏度（对自身 R 波感知的敏感度）3mV 左右，即可起搏，观察起搏心电图证实为有效起搏（图 18-1）。

（2）永久起搏器植入术：①AAI 型起搏器植入：心房电极呈 J 型，置于右心房内，目前倾向置于高位房间隔 Bachmann 束附近，亦有主张置于低位房间隔（Koch 三角）附近。测定起搏阈值及阻抗，各参数符合要求后将电极导管呈环状固定于附近组织，以免肢体活动时电极导管受牵拉而移位。起搏器埋置于同侧皮下组织与胸大肌深肌膜之间的囊袋内，将起搏导管插入起搏器内，固定并分层缝合皮囊，完成起搏器植入。②DDD 型起搏器植入：心房电极植入同 AAI 型，心室电极为单极导管，其顶端呈楔状、螺旋状、伞状等，目前多为螺旋状，以协助固定。导管电极既往置于右室心尖部，近年来多置于右室流出道（RVOT）间隔部。电极顶端与 RVOT 间隔部形成垂直关系，此时起搏心电图显示Ⅱ、Ⅲ、aVF 导联的 QRS 波均直立，Ⅰ 导联常呈负向或等电位向量（中位间隔部起搏时 QRS 波最窄，更接近于生理性起搏），将电极顶部的螺旋旋出电极头端，测定起搏阈值、阻抗等，位置合适后，螺旋拧入心肌固定。③CRT-D 三腔起搏器植入：心房电极植入同 AAI 型，右室电极置于右室心尖部，左室电极经冠状窦口，进入冠状静脉左室后侧壁支起搏左室，主要用于心脏扩大，心肌再同步化治疗。④心脏复律除颤器 ICD 植入：左上胸选取囊袋，自锁骨下静脉穿刺，送入心室电极，使电极导线尖端至右室心尖部，电极导线的远端弹簧电极在右室腔内部分要尽量长些，以便电击时电流较多地覆盖心肌，提高疗效（机壳为除颤电极）。测定 R 波振幅（大于 5mV）和起搏阈值（小于 1.0V），符合要求后将电极导线尾端插入起搏器，置入囊袋内，完成起搏植入过程。既往要测试其识别心律失常及放电除颤功能，但目前机器性能稳定，故不需要再进行该项检查。该起搏器具有抗心动过速起搏（ATP）、低能量电转律、高能量电除颤，以及除颤后心动过缓的及时起搏功能。

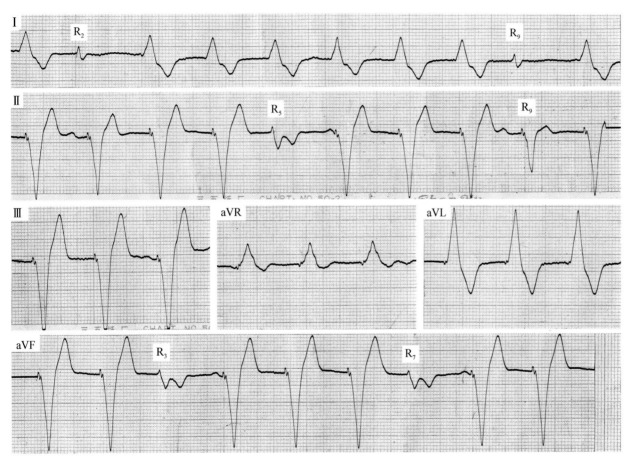

图 18-1 （A）　临时起搏心电图

起搏脉冲信号较小，当自身心搏出现时（Ⅰ导联 R_2、R_9，Ⅱ导联 R_5，aVF 导联 R_3、R_7），脉冲信号停止发放，当自身心搏不出现时，间隔 0.80s 起搏信号发放（起搏周期 0.80s）。Ⅱ导联 R_9 为室性融合波，其前有相关 P 波，P-R 间期 0.29s，QRS 形态介于窦性与起搏心搏之间，其前有起搏信号。此图特点：窦性 P 波偶有显现，自身心搏及室性融合波时其 P-R 间期延长，故该患者符合病窦综合征双结病变

心电图诊断：病窦综合征，临时起搏器起搏心律，起搏及感知功能均正常

患者男，46 岁，以反复晕厥 3 天为主诉入院。临床诊断：病窦综合征双结病变，后行永久起搏器植入术

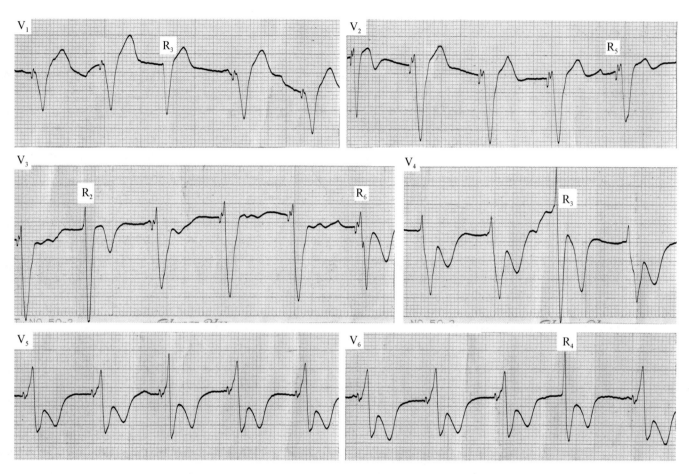

图 18-1（B）　临时起搏心电图

［接图 18-1（A）］V$_1$ 导联 R$_3$，V$_3$ 导联 R$_2$，V$_4$ 导联 R$_3$，V$_6$ 导联 R$_4$ 为自身心搏（QRS 时间 0.13s，伴室内差异传导），其前无起搏信号，P-R 间期 0.28s；V$_2$ 导联 R$_5$，V$_3$ 导联 R$_6$ 为室性融合波，其前有相关 P 波，P-R 间期 0.24s，QRS 形态介于窦性与起搏心搏之间，其前有起搏信号。V$_1$ 导联 R$_4$、R$_5$ 前均有 P 波，P-R 间期长短不一，故其 P 波与其后 QRS 波不相关，此 QRS 波为起搏心搏

心电图诊断：病窦综合征，临时起搏器起搏心律，起搏及感知功能均正常

（3）主要并发症　①感染：这是最重要的并发症，虽较少发生，但常较难处理，有时甚至需更换新的起搏器；严格无菌操作，避免出血，防止术后血肿，是预防感染的关键；②电极导管脱位：与电极导管所放位置有关，近年来，导管形态的改进，其脱位的发生率极低，主要见于临时起搏；③其他：如起搏阈值升高、心肌穿孔、导线断裂等。随着起搏技术的提高，起搏器装置的进一步改进，目前心脏起搏技术已是相当成熟的一种治疗技术，其并发症已极低。

4. 常用技术指标　①起搏频率：正常成人心率为 72 次/分左右，故起搏频率选择为 70 次/分左右。目前起搏器出厂时定好的心率多为 60 次/分，临床根据情况可程控。②磁铁试验频率：使用磁铁使按需起搏频率转变为固定频率，以便于自身心率较起搏频率快时进行起搏性能测定。其方法为在起搏器的相应皮肤表面，放置一块磁铁，此时起搏器内的按需开关被磁铁吸合而转变成固定频率起搏，后者的频率较起搏频率快 10% ~ 15%，使自身心律受抑制而测定起搏性能。③干扰转换频率：同步型起搏器对 50Hz 交流电和高频电磁场（包括各种电火花）均可感知而抑制或触发同步起搏器，故当干扰信号较大时，起搏器则能够转换成固定频率起搏，以避免因误感知而出现心脏停搏，此即为干扰转换频率，常较起搏频率快 10% ~ 20%。此时可产生竞争心律，但其危险性较心脏停搏小得多。其干扰信号的频率限制在 300 次/分以上，即当干扰信号的频率快于 300 次/分时方进行转换，以避免误将自身心动过速发作时的快心率判定为干扰。④逸搏间期及滞后（hysteresis）：所谓逸搏间期是指自身心搏与其后起搏脉冲信号之间的间期，一般起搏器的逸搏间期等于起搏间期，但由于在体表心电图上无法确定在自身

QRS 波的哪一点上被感知，故多数逸搏间期较起搏间期稍长。部分起搏器设置逸搏间期长于起搏间期的 10% ~ 15%，此称为滞后，可为病人提供更多自身心搏的机会，减少电能消耗，延长起搏器寿命。⑤感知灵敏度；起搏器感知自身心律的敏感度即为感知灵敏度。一般患者心腔内 R 波幅值为 5 ~ 15mV，少数仅 3 ~ 5mV，加之电极导管系统传导路径的衰减，最后到达起搏器输入端的 R 波可能仅有 2 ~ 3mV，所以 R 波灵敏度常选为 1.5 ~ 2.5mV；P 波幅度较 R 波小得多，一般心内仅 3 ~ 5mV，加之导管系统的衰减，所以 P 波灵敏度常选取 0.8 ~ 1mV。灵敏度过高，易导致误感知，过低则感知不良。⑥反拗期：反拗期即对外界信号不敏感的时期，相当于心脏的不应期。R 波同步起搏器的反拗期多选（300 ± 50）ms，以避免 T 波或起搏脉冲"后电位"的误触发；P 波同步起搏器的反拗期多选取 400 ~ 500ms，防止窦性心动过速或外界干扰的误触发。⑦脉冲幅度与脉冲宽度（脉宽）：脉冲幅度是指脉冲的电压强度（V），脉冲宽度是指单个脉冲电流持续时间（ms）。一般脉冲幅度常为 5V，脉冲宽度为 0.5 ~ 1ms，当永久起搏器电池将近耗竭时脉冲幅度下降，此时脉宽自动增加，从而补偿因电压下降所致的能量减少，保持正常起搏，故脉宽增加是起搏器电池将近耗竭的标志。⑧极限频率：即最高起搏频率，一般不超过 140 次/分，可防止起搏器故障时的起搏频率奔放。

二、人工心脏起搏心电图及其伴随的心律失常

安装起搏器患者，其心电图具有一定特点，根据这些特点，

可以判定起搏类型、导管电极位置，并分析其原心律失常可能类型及其所伴随的心律失常。

（一）起搏类型判定

1. 脉冲信号　脉冲信号是心脏起搏的标志，又称为"钉样信号"，其后紧随一心房激动波（心房起搏者）或心室激动波（心室起搏者），若为房室顺序起搏时，则可见房室双起搏脉冲信号及其后紧随的心房心室激动波。脉冲信号大小与所用起搏器类型有关，临时起搏器的起搏电极为双极导管，两极间距较近，仅有10～20mm，局部电场小，故脉冲信号较小；永久起搏器为单极导管，其阳极为脉冲发生器（即起搏器）的金属面板，故脉冲信号较大，在较大的脉冲信号之后，可有一方向相反、占时较长的电位衰减曲线，它常使QRS波甚至ST段轻度或明显变形。

2. 心室起搏心电图（图18-3～图18-27，图18-30～图18-33）　VVI型起搏器（即心室起搏、心室感知、R波抑制型）为R波抑制型心室起搏器，既往其导管电极置于右室心尖部，故其起搏心电图类似左束支阻滞型，伴电轴明显左偏，常在−30°～−90°；胸前导联QRS波形态可有两种类型：多数为$V_5 V_6$呈宽钝的"R"型，少数为$V_5 V_6$以S波为主。目前导管电极常置于右室流出道间隔处，额面电轴正常或右偏；如果体表心电图呈右束支阻滞型，常提示导管电极误入冠状静脉窦。T波与QRS波主波方向相反，有时可见到与QRS波无关的P波。当自身心率低下时，起搏器按一定"起搏间期"发放起搏脉冲，当自身心率快于起搏频率时，起搏器"感知"并抑制下一预期脉冲的发放，并重新安排起搏周期。该型起搏器由于房室收缩不协同，其心排出量减少20%～25%；长期心排量减少，可引起起搏器综合征及心

脏扩大、心功能差等，故对于年轻体力负荷较重者不要首选。

3. 心房起搏心电图（图18-2）　AAI型起搏器（即心房起搏、心房感知、P波抑制型）为P波抑制型心房起搏器，起搏电极置于右心房内，目前倾向置于高位房间隔Bachmann束附近，起搏心电图示起搏信号之后紧随一P波，其P波形态直立；亦有主张置于低位房间隔（Koch三角）附近，此时P波倒置；P波之后QRS波为室上性（正常形态）。由于窦房结房室结同属于传导系统，其窦房结功能低下者，其房室传导功能常常会逐渐变差，故该型目前临床应用极少。

4. 双腔起搏心电图（图18-28，图18-29，图18-34～图18-47）　DVI型起搏器为R波抑制型房室顺序起搏（即心房心室双腔起搏、心室感知、R波抑制型），心房与心室各置入一根电极导管，心房电极仅有起搏功能，心室电极兼有感知起搏功能，心房和心室脉冲发放均受R波抑制。当起搏器感知或发放一次脉冲后，安排心房逸搏间期（600ms左右）和心室逸搏间期（800ms左右），二者之差即为P-R间期，形成第一个脉冲信号之后紧随的P波，第二个脉冲信号之后紧随的ORS波。

DDD型起搏器为心房与心室双腔顺序起搏，心房与心室双重感知，触发抑制双重反应型起搏器，是目前临床应用最多的一种起搏器。若无心房自身激动或自身心动过缓时，起搏器发放心房脉冲起搏心房；若心房自身激动被感知后，抑制心房脉冲发放，经一定的房-室延迟（即A-V延迟）后触发心室脉冲；若有自身心室激动，则心室脉冲被抑制。该型不适用于有室上性心律失常或逆行室房传导的患者。

（二）人工心脏起搏中的心电图改变

在正常的人工心脏起搏中，可出现心律失常及ST-T变化，

此现象不应误认为起搏器故障或心肌缺血表现。

1. 房室分离（图18-3，图18-4）　心室起搏时，其P波与QRS波无关，P波常由窦房结控制，QRS波由起搏脉冲控制，此为心室起搏过程中的房室分离现象。

2. 室性融合波、心室夺获及手风琴现象（图18-7～图18-9）　此为人工心脏起搏中的一种现象。在规则的起搏心律中，QRS波形态多变，自宽QRS波渐变窄（不同程度的室性融合波），直至正常形态的QRS波，其前无脉冲信号（心室夺获），此种图形变化称为手风琴现象（concertina phenomenon），见于病窦综合征起搏器植入者。

室性融合波有真、伪之分。当起搏脉冲落入自身QRS波开始之初，共同支配心室除极时，为真正的室性融合波，其波形介于自身心律与起搏心律之间的形态；当自身心律已开始除极，而起搏器尚未感知，电极周围的右室肌已处于绝对不应期时，此时虽然心室已开始除极，但尚未到达感知时刻（引起起搏器感知的时刻），脉冲信号照样发放，落入心室肌绝对不应期（QRS波之中），故不能影响心室除极波的形成，此为伪室性融合波，其QRS波形态同自身心搏，仅其间重叠有一个脉冲信号。伪室性融合波并不表示起搏器感知功能障碍。

3. 自身心律与起搏心律交替（图18-7～图18-9）　当自身心律频率增快时，起搏器抑制脉冲发放，表现为自身心律，若自身心律频率减慢或停止时，起搏脉冲发放，呈起搏心律。自身心律后的逸搏间期等于或长于起搏间期（后者有滞后现象）。

4. 起搏-夺获二联律（图18-24，图18-25）　在起搏QRS波之后出现一次自身心搏，经逸搏间期后再次起搏脉冲发放，引起起搏QRS波；如此循环出现，即形成起搏-夺获二联律；

同理，可有起搏-夺获三联律、四联律等。其形成原因可能与起搏后心肌供血改善，窦房结兴奋性提高有关。

5. 逆行室房传导及反复心律（图18-10～图18-14）　VVI型起搏器植入患者，起搏QRS波之后可见逆行P波（Ⅱ、Ⅲ、aVF导联P波倒置，aVR导联P波直立），若逆行P波下传，可引起反复心律。常见于病窦综合征房室传导正常者，或房室传导阻滞中逆行室房传导正常或比较正常者。有逆行室房传导的患者，更易有起搏器综合征，这是由于房室收缩失去了正常协同一致的工作，心房收缩出现于心室收缩期，房室瓣的关闭致血流反流，引起肺毛细血管楔压升高及周围静脉压升高，心排血量下降，出现头晕、乏力、失眠、多梦、焦虑、气短等症状。

6. 电张调整性T波变化（electrotonic modulation of T wave）（图18-17，图18-19，图18-20）　右室起搏时，自身心搏出现明显的T波变化，此T波的极性与心室起搏时心室除极的方向相同，称为电张调整性T波变化，多表现在Ⅱ、Ⅲ、aVF及V_1～V_3导联；在这些导联中，起搏的QRS波主波向下，一旦以上导联出现自身心律，其T波亦倒置，有人称之为"心脏的记忆"（heart memory）现象，多于起搏心搏重复一定数量后方能建立，当起搏停止一段时间后，T波由倒置转为直立。其机制可能由于右室起搏时心室除极程序的变化，在电张力上调整了复极程序，引起电张调整性T波变化。此种表现为起搏过程中的正常电生理表现，不应误认为心肌缺血。

7. 起搏心律伴有自身房性或室性心律失常（图18-8，图18-27）　起搏心律时，可同时存在自身房性或室性心律失常，如病窦综合征患者伴有心房颤动、心房扑动等，心肌病变者伴有室性期前收缩、室性心动过速等，均与基础心脏病变有关。

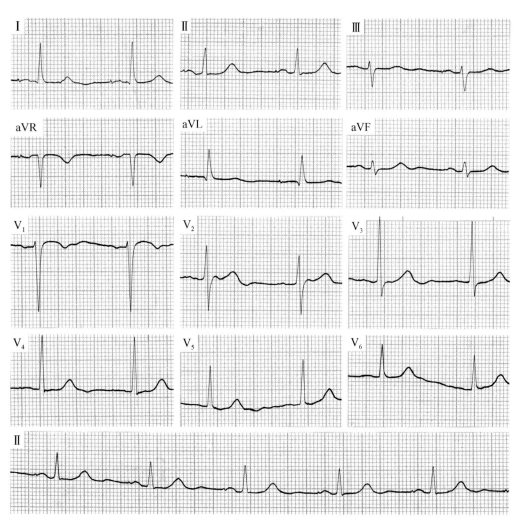

图 18-2　AAI 型起搏心律

各导联均未见自身 P 波，每个 P 波之前均有心房起搏信号，为心房起搏搏动，下传心室，引起 QRS 波，P-R 间期 0.16s，QRS 波形态正常，起搏频率 60 次/分，故本例应考虑为病窦综合征（窦性静止，或窦房阻滞），房室传导功能正常

心电图诊断：病窦综合征，AAI 型起搏心律，起搏器功能正常

患者男，66 岁，以间断晕厥 1 年为主诉入院。常规心电图示：严重窦性心动过缓，心率 40 次/分，频频窦性静止，电生理检查窦房结恢复时间最长达 8 秒，伴晕厥出现。当以不同频率起搏心房时，未出现房室传导阻滞，故其房室传导功能正常。临床诊断：病窦综合征，严重窦性心动过缓及窦性静止，AAI 永久起搏器植入术后

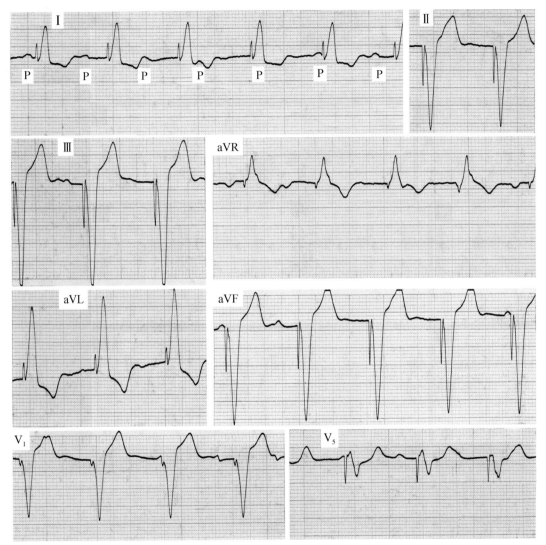

图 18-3　VVI 型起搏心律中的房室分离

每个 QRS 波之前均可见"钉"样起搏信号，起搏心率 72 次/分，节律规整；有时可见自身 P 波，与 QRS 波无关，此为起搏心律中的房室分离现象。自此图可以看出本例患者系三度房室传导阻滞，VVI 起搏心律，起搏图形呈左束支阻滞型（Ⅰ、aVL 导联呈 R 型），故起搏电极位于右室心尖部

心电图诊断：三度房室传导阻滞，VVI 起搏心律，起搏器功能正常

患者男，59 岁，以间断头晕、心率慢 5 年，伴晕厥 1 天为主诉入院。临床诊断：传导系统退行性变，三度房室传导阻滞，VVI 型起搏器植入术后

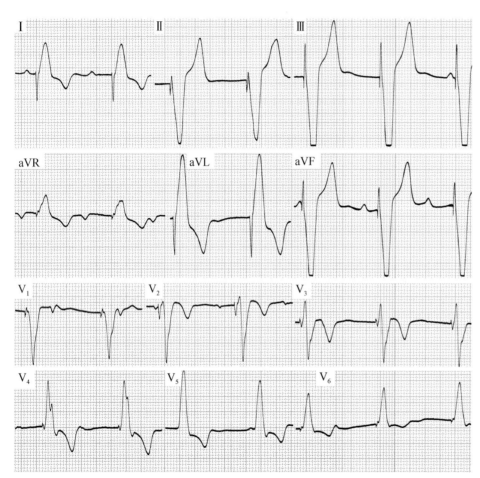

图 18-4　VVI 型起搏心律中的房室分离

每个 QRS 波之前均可见起搏信号，起搏心率 60 次/分，QRS 波于 I、aVL、V_5、V_6 导联呈 R 型，于 V_1 导联呈 QS 型，符合 LBBB 型（起搏导管置于右室心尖部）；窦性 P 波频频出现，心房率 82 次/分，与 QRS 波无关（房室分离现象）；多数导联 T 波与 QRS 波主波方向相反，此为继发性改变；以上符合 VVI 型起搏心律。无自身 QRS 波，提示本例为房室传导阻滞患者

心电图诊断：三度房室传导阻滞，VVI 型起搏心律，起搏器功能正常

患者男，48 岁，于心房颤动终止后窦性停搏达 10 秒，伴阿-斯综合征发作，后行永久起搏器植入术。临床诊断：病窦综合征，阵发性心房颤动伴三度房室传导阻滞，VVI 型起搏器植入术后

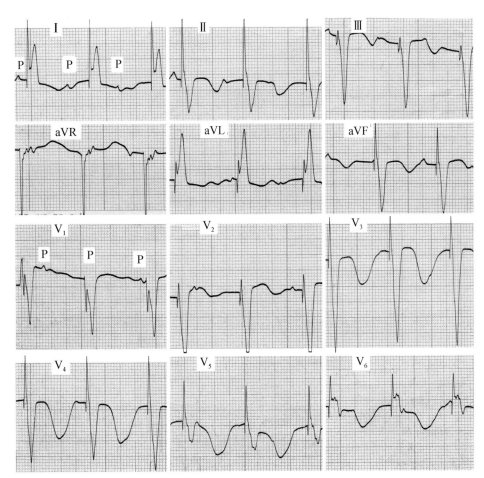

图 18-5 VVI 型起搏心律伴重度心肌缺血型改变

每个 QRS 波之前均有一个起搏信号，起搏心律 72 次/分，QRS 波于 I、aVL 导联呈 R 型，于 V$_1$ 导联呈 QS 型（LBBB 型）；时可见自身 P 波，与 QRS 波无关（房室分离）；无自身 QRS 波，提示本例为房室传导阻滞患者。以上符合 VVI 型起搏心律。T 波宽大倒置，深达 1.1mV。Q-T 间期 0.68s

心电图诊断： 三度房室传导阻滞，VVI 型起搏心律，起搏器功能正常，心肌呈重度缺血型改变，Q-T 间期延长

患者男，76 岁，以阵发性晕厥 5 天为主诉入院。临床诊断：冠心病，三度房室传导阻滞，VVI 型起搏器植入术后

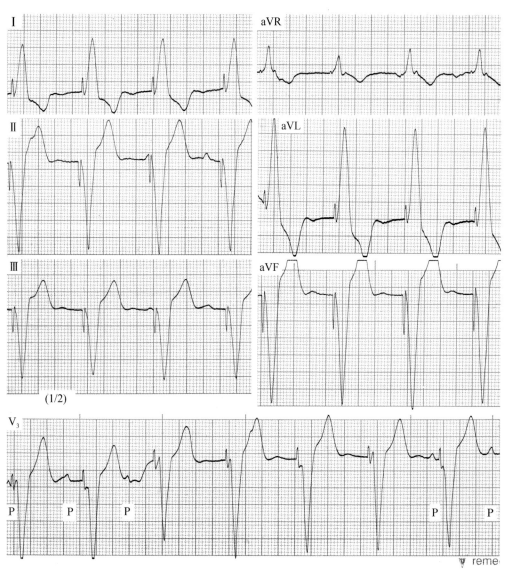

(1/2)

图 18-6　VVI 型起搏心律（房室分离）

每个 QRS 波之前均有起搏信号，QRS 波呈左束支传导阻滞型（Ⅰ、aVL 导联呈 R 型）。心室率 72 次/分。V_3 导联时而可见 P 波，与 QRS 波无关（房室分离），心房率 83 次/分，提示本例为房室传导阻滞患者。以上符合 VVI 型起搏心律

心电图诊断：三度房室传导阻滞，VVI 型起搏心律，起搏器功能正常

第18章　人工心脏起搏及起搏心电图

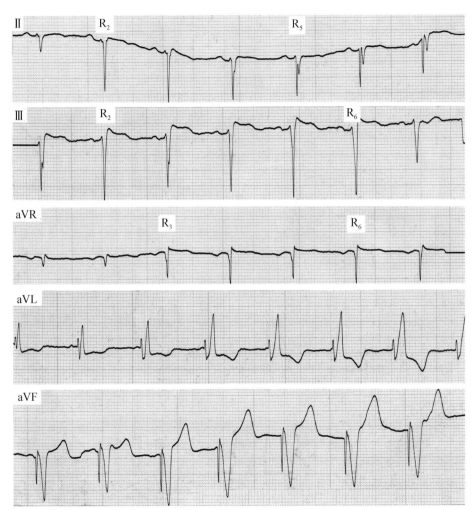

图 18-7（A） 起搏心律中的真、伪室性融合波

II 导联 R_1，III 导联 R_7，aVR 导联 R_1、R_2 均为自身心律。II 导联 $R_2 \sim R_5$，III 导联 $R_2 \sim R_6$，aVR 导联 $R_3 \sim R_6$，其 QRS 波上均重叠有一起搏信号，但其 QRS 波起始圆滑，说明心室肌已开始除极，起搏电极周围心肌已进入绝对不应期，对起搏脉冲无反应；心室肌除极尚未到达起搏器感知时刻（引起起搏器感知的时刻），落在起搏器感知时刻之前，故脉冲信号依旧发放，落在 QRS 波之中，QRS 波形态同室上性，仅其中重叠一脉冲信号，为伪室性融合波。P 波时而显现，频率 75 次/分，起搏心率 72 次/分，二者频率接近，故真、伪室性融合波较多；未见 P-R 间期延长及 P 波后 QRS 波脱漏，故符合病窦综合征，而非房室传导阻滞

心电图诊断：病窦综合征，VVI 型起搏心律，起搏及感知功能均正常

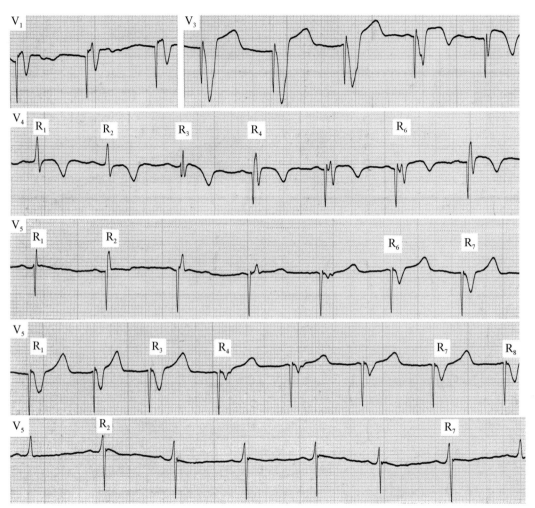

图 18-7（B）　起搏心律中的手风琴现象

［接图 18-7（A）］第 5 行 V_5 导联 R_1、R_8 为自身心律，QRS 波形态正常，其前可见窦性 P 波，P-R 间期 0.17s，$R_2 \sim R_7$ 及第 3 行 V_5 导联 R_1 为伪室性融合波，因 QRS 波起始圆滑，起搏信号出现于 QRS 波开始之后，重叠于 QRS 波之中，其前可见窦性 P 波，P-R 间期 0.17s；第 3 行 V_5 导联 $R_2 \sim R_6$ 为不同程度的室性融合波（Vf），其前均可见窦性 P 波，P-R 间期较短，QRS 波形态介于窦性心律与起搏心律 QRS 波之间；V_5 导联第 3 行 R_7 及第 4 行 $R_1 \sim R_3$、R_8 为起搏心律，其前无 P 波。V_4 导联 R_3 为伪室性融合波，R_4、R_7 为接近于窦性心律的室性融合波，R_5、R_6 为接近于起搏心律的室性融合波（此导联虽无完全起搏心律，但自 R_5、R_6 前可见窦性 P 波，以及起搏 QRS 波仅轻度宽大分析，此为接近于起搏心律的室性融合波）。余导联均可见 QRS 波形态多变，宽窄不等。自起搏心律（宽）→不同程度的室性融合波（较窄）→自身心律（窄），形如手风琴琴箱改变，此称为起搏心律中的手风琴现象

心电图诊断： 病窦综合征，VVI 型起搏心律，起搏心律中的手风琴现象

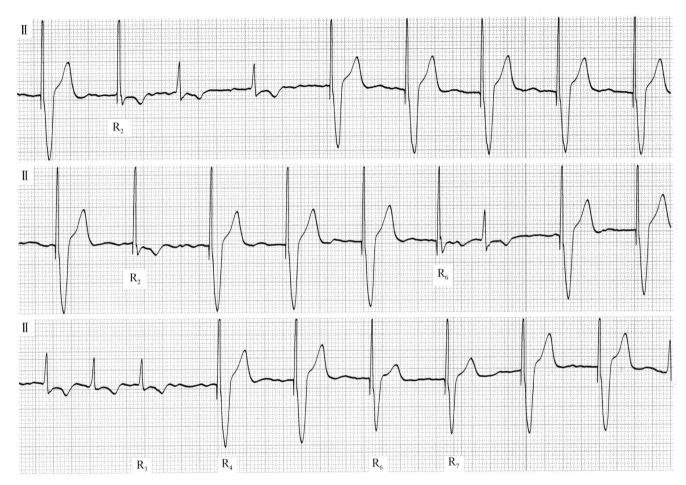

图 18-8　心房颤动，VVI 型起搏心律，起搏心律中的手风琴现象

正常 P 波消失，代之以极纤细的颤动波（f 波），大部分 QRS 波之前均可见起搏信号，起搏频率 71 次/分；当自身心率增快时（如第 1 行 R_3 距 R_2 为 0.66s），起搏信号停止发放，呈现自身心律；自身 R-R 间距不等，符合心房颤动特点。当自身心率减慢时（如第 1 行 R_5 ~ R_4 为 0.85s），间隔 0.85s 起搏信号发放（此为起搏周期）。第 1 行 R_2，第 2 行 R_2、R_6，第 3 行 R_6、R_7 形态介于室上性与完全起搏心律 QRS 波之间，为不同程度的室性融合波。QRS 波形态多变，宽窄不等，形成起搏心律中的手风琴现象

心电图诊断： 心房颤动伴不完全性房室传导阻滞，VVI 型起搏心律，起搏及感知功能均正常

患者男，66 岁。临床诊断：病窦综合征（慢-快型），双结病变，心房颤动，VVI 型起搏器植入术后

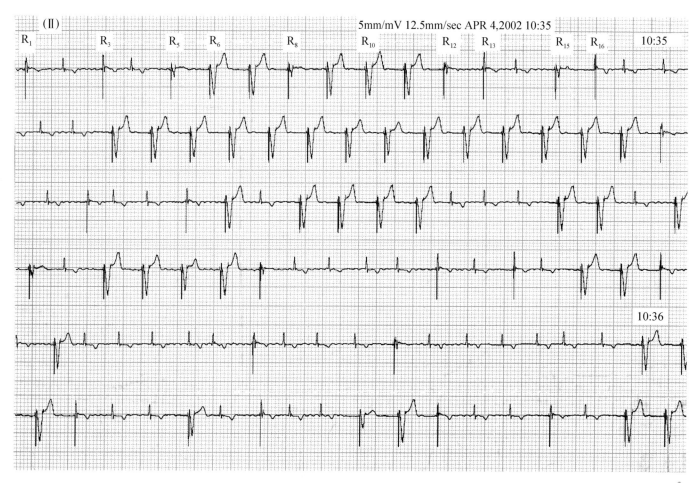

图18-9 VVI型起搏心律，起搏心律中的手风琴现象

自身心房颤动心律与起搏心律交替出现，当自身心率缓慢时，经0.86s（起搏周期），起搏信号发放，引起起搏QRS波，如第1行R_6、R_7、$R_9 \sim R_{11}$均为起搏QRS波；当室上性激动下传心室，与起搏脉冲共同支配心室除极时，形成室性融合波（如第1行R_5、R_8、R_{12}、R_{15}）。当室上性激动下传心室，电极周围心肌除极已进入绝对不应期，但此激动落在起搏器感知时刻之前，故脉冲信号依旧发放时，二者重叠，形成伪室性融合波（如第1行R_1、R_3、R_{13}、R_{16}）。自身心律下传的QRS波，与不同程度的室性融合波及起搏心搏，致QRS波宽窄不一，形成手风琴现象

心电图诊断： 病窦综合征（双结病变），心房颤动合并不完全性房室传导阻滞，VVI型起搏心律，起搏及感知功能正常

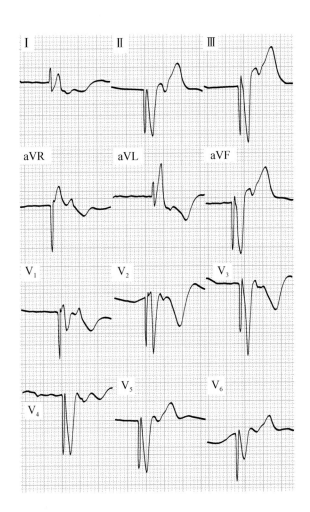

图 18-10　起搏心律中的室房传导

每个 QRS 波之前均有起搏信号，于 Ⅰ、aVL 导联呈 R 型，V₁ 导联呈 QS 型（LBBB 型）。每个 QRS 波之后均可见逆行 P 波，于 Ⅱ、Ⅲ、aVF 导联 P 波倒置，aVR 导联 P 波直立，R-P 间期 0.19s，为起搏心搏上传心房所形成；各导联均未见窦性 P 波，故本例患者可能为病窦综合征（本例 V₅ 导联 QRS 波非 R 型，此与心脏位置有关，此现象临床并非少见，故心电图判断导管位置主要靠 Ⅰ、aVL 及 V₁ 导联）

心电图诊断：VVI 型起搏心律，可见室房传导，起搏及感知功能正常

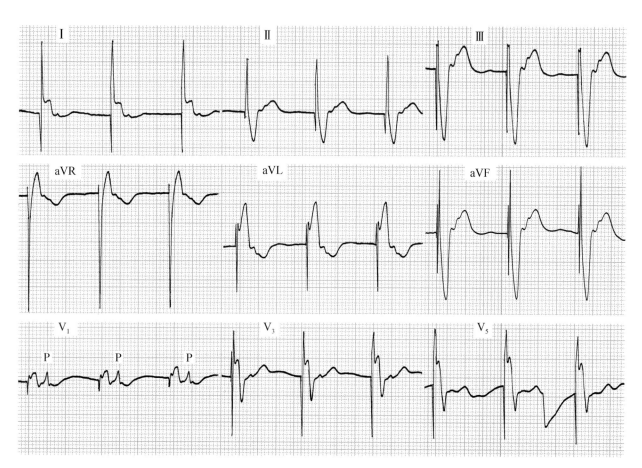

图 18-11　起搏心律中的室房传导

每个 QRS 波之前均有一起搏信号，于 I、aVL、V$_5$ 导联呈 R 型，V$_1$ 导联呈 QS 型（LBBB 型）每个 QRS 波之后均有一逆行 P 波（II、III、aVF 导联 P 波倒置，aVR 导联 P 波直立），其逆行 P 波在 V$_1$ 导联最清楚，R-P 间期 0.18s，形成室房传导

心电图诊断：VVI 型起搏心律，可见室房传导，起搏及感知功能正常

患者男，67 岁，VVI 型起搏器植入术后 2 年，时有头晕、失眠等症状。心电图示起搏功能正常，可见室房传导。临床诊断：病窦综合征，VVI 型起搏器植入术后，起搏器综合征（与室房传导有关）

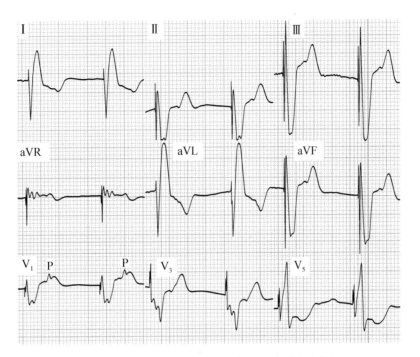

图 18-12　VVI 型起搏心律，起搏心律中的室房传导

每个 QRS 波之前均有一起搏信号，Ⅰ、aVL、V$_5$ 导联呈 R 型，V$_1$ 导联呈 QS 型（LBBB 型）；各导联均可见起搏 QRS 波之后有一逆行上传 P 波，Ⅱ、Ⅲ、aVF 导联 P 波倒置，aVR 导联 P 波直立。其逆行 P 波在 V$_1$ 导联最清楚，R-P 间期 0.24s，为室房传导伴逆行上传阻滞

心电图诊断： VVI 型起搏心律，起搏心律中的室房传导伴逆行上传阻滞，起搏及感知功能正常

患者男，74 岁。临床诊断：病窦综合征（慢-快型），VVI 型起搏器植入术后

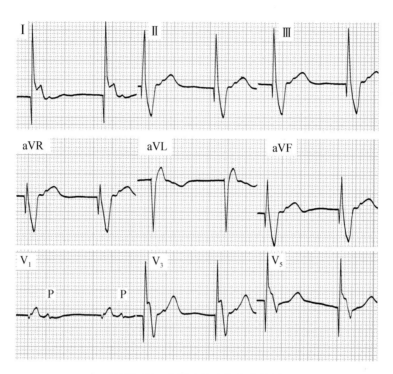

图 18-13　起搏心律中的室房传导

Ⅰ、aVL、V_5 导联 QRS 波呈 R 型，心电轴 −68°，呈左束支阻滞型，伴电轴左偏。各导联均可见起搏 QRS 波之后的逆行上传 P 波，Ⅱ、Ⅲ、aVF 导联 P 波倒置，aVR 导联 P 波直立，其逆行 P 波在 V_1 导联最清楚，R-P 间期 0.20s，形成起搏心律中的室房传导；各导联均未见窦性 P 波，故本例患者为病窦综合征

心电图诊断：VVI 型起搏心律，伴室房传导，起搏器功能正常

患者男，74 岁。临床诊断：病窦综合征（慢-快型），VVI 型起搏器植入术后

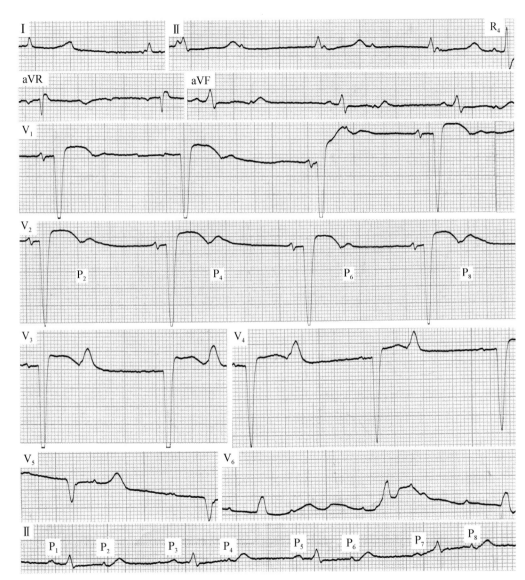

第18章 人工心脏起搏及起搏心电图

**图 18-14（A） 几乎完全性房室传导阻滞
伴频发房性期前收缩**

自 aVR、aVF、V₂、V₄ 及第 7 行 Ⅱ 导联均貌似 P 波与 QRS 波有关，P-R 间期较固定，但结合其他导联（如 V₆ 和第 1 行 Ⅱ 导联）则发现 P 波与 QRS 波关系不固定，仅第 1 行 Ⅱ 导联 R₄ 提前出现，其形态与同导联 QRS 波形态不同，其前 P 波与窦性 P 波亦不同，此为房性期前收缩下传心室，故为几乎完全性房室传导阻滞。各导联均可见频发提前出现的 P 波（如 V₂ 导联及第 7 行 Ⅱ 导联均为 P₂、P₄、P₆、P₈），其形态与同导联 P 波不同，为房性期前收缩而非室相性窦性心律不齐；P 波落在其前一激动的 T 波起始处（不易辨认），联律间期 0.60s，绝大多数未下传；QRS 时间 0.13s，心室起搏点位于 His 束分叉以下，心室率 38 次/分，Q-T 间期 0.72s

心电图诊断： 几乎完全性房室传导阻滞，频发房性期前收缩偶下传，Q-T 间期延长

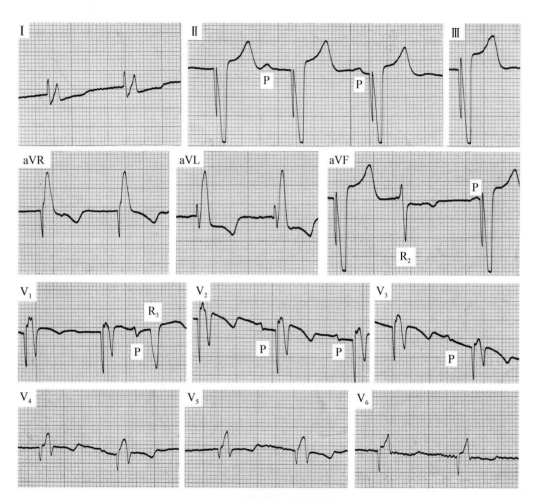

图 18-14（B）　VVI 型起搏心律伴间歇性室房传导

[与图 18-14（A）为同一患者] 每个 QRS 波之前均有起搏信号，起搏频率 70 次/分，其间时有 P 波显现（Ⅱ、aVF、$V_1 \sim V_3$ 导联）。心房频率 60 ~ 70 次/分，偶有自身心律（aVF 导联 R_2、V_1 导联 R_3），支持几乎完全性房室传导阻滞（本图无室房传导）

心电图诊断： 几乎完全性房室传导阻滞，VVI 起搏心律，起搏器功能正常

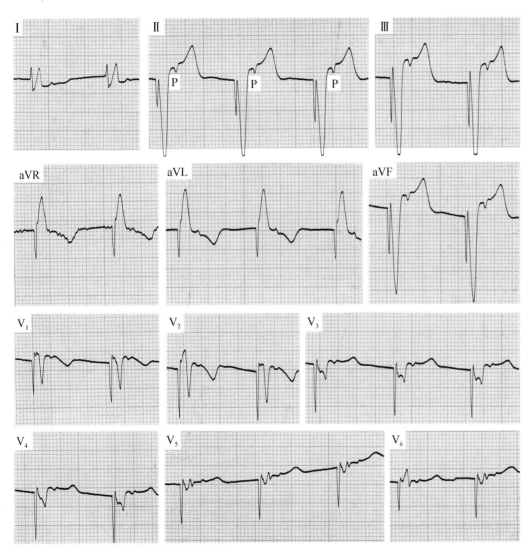

图 18-14（C）　VVI 型起搏心律伴间歇性室房传导
［与图 18-14（A）为同一患者］各导联 QRS 波之后均可见逆行 P 波（于Ⅱ、Ⅲ、aVF 导联倒置），R-P 间期 0.20s，此时正常窦性 P 波消失。与图 18-14（B）图相比较可知，本例患者为间歇性室房传导

心电图诊断：几乎完全性房室传导阻滞，VVI 起搏心律，间歇性室房传导

患者男，46 岁，以头晕半年入院。临床诊断：心肌炎后遗症，几乎完全性房室传导阻滞，永久性起搏器植入术后，起搏器功能正常

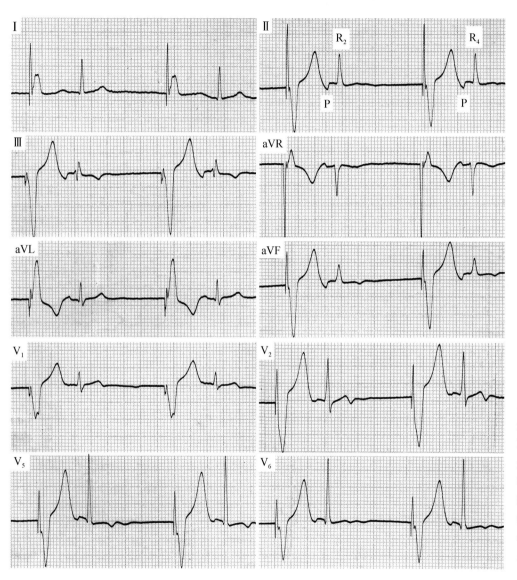

图 18-15　起搏心律中的反复搏动

每个导联均可见 R_1、R_3 为起搏心律，R_2、R_4 为自身心律。起搏心律与自身心律之间距为 0.60s，其间可见逆行 P 波，于 Ⅱ、Ⅲ、aVF 导联 P 波倒置，aVR 导联 P 波直立，此 P 波为起搏心律 R_1、R_3 逆行上传所引起，R-P 间期 0.44s（逆行上传缓慢）；逆行上传的 P 波再次下传引起自身正常形态的 QRS 波，P-R 间期 0.16s；此为起搏心律中室房传导伴反复搏动。之后经 0.88s（起搏周期），心室脉冲发放，引起起搏的 QRS 波

心电图诊断：VVI 型起搏心律，室房传导伴反复搏动

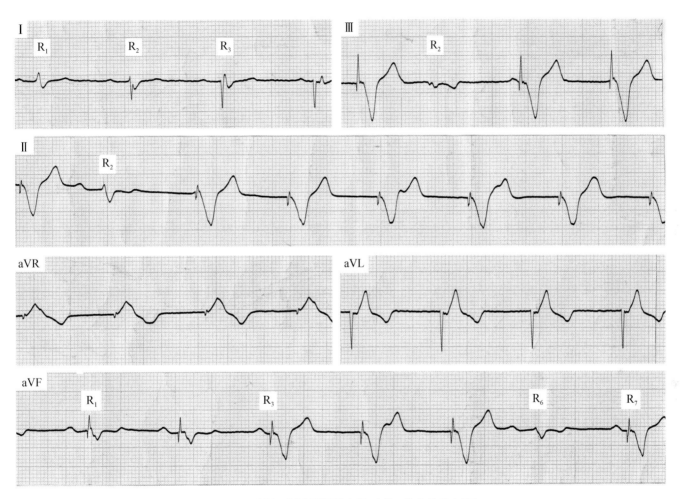

图 18-16（A）　VVI 型起搏心律（真、伪室性融合波）

　　Ⅰ 导联 R₁，Ⅱ、Ⅲ 导联均为 R₂，aVF 导联 R₆，V₃ 导联 R₃～R₅，V₄ 导联 R₁ 均为自身心律，P-R 间期 0.26s。Ⅰ 导联 R₃，V₁ 导联 R₇ 为伪室性融合波，其前有相关 P 波，P-R 间期及 QRS 波形态及 T 波均与窦性相同，其前重叠一起搏信号，故为伪室性融合波。Ⅰ 导联 R₄，aVF 导联 R₁～R₃、R₇，V₄ 导联 R₂ 为不同程度的室性融合波，其 P-R 间期较窦性者短，QRS 波形态与窦性不同，介于自身与起搏心律之间。余导联 QRS 波之前均有起搏信号，QRS 波宽大，于 aVL 导联呈 R 型，为起搏 QRS 波

　　心电图诊断：病窦综合征（双结病变），VVI 型起搏心律，起搏器功能正常

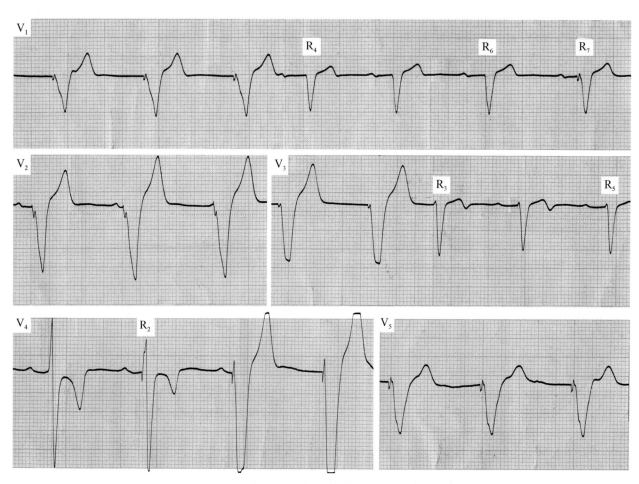

图 18-16（B）　VVI 型起搏心律，起搏心律中的真、伪室性融合波

[接图 18-16（A）]

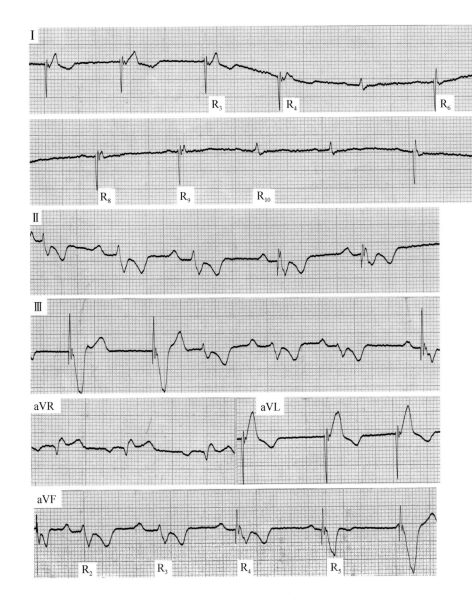

图 18-17（A） VVI 型起搏心律，
起搏心律中的真、伪室性融合波

自 Ⅲ 导联可看出：P 波时有时无，符合病窦综合征特点；自 Ⅱ 导联可看出：P-R 间期正常——延长——固定——脱漏（心室起搏），符合二度文氏型房室传导阻滞。Ⅰ 导联 R₅、R₁₀、R₁₁，Ⅱ 导联 R₁ ~ R₃，Ⅲ 导联 R₃ ~ R₅，aVR 导联 R₁ ~ R₃，aVF 导联 R₂、R₃，V₁ 导联 R₃ ~ R₅，V₄ 导联 R₂、R₃，V₅ 导联 R₃、R₄ 为自身心搏，QRS 波之前无起搏信号，P-R 间期 0.16 ~ 0.24s，QRS 时间 0.13s，不符合左右束支传导阻滞特点，为室内传导阻滞。V₁ 导联 R₆ 为房性期前收缩，P 波形态与正常不同，P-R 间期大于 0.12s；Ⅰ 导联 R₃、R₄、R₈、R₉、R₁₃，Ⅲ 导联 R₆，aVF 导联 R₅，V₁ 导联 R₂ 为不同程度的室性融合波，QRS 波形态介于窦性心搏与起搏心搏之间，QRS 波之前有起搏信号；Ⅰ 导联 R₆、R₇、R₁₂，Ⅱ 导联 R₄，aVF 导联 R₄，V₄ 导联 R₁ 为伪室性融合波，QRS 波形态同窦性心搏的 QRS 波，仅其间重叠一脉冲信号

心电图诊断：病窦综合征，双结病变，VVI 型起搏心律，起搏器功能正常

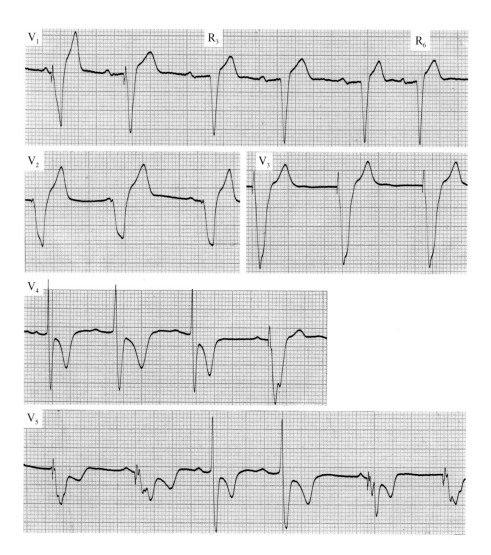

图 18-17（B）　VVI 型起搏心律，电张调整性 T 波改变

[接图 18-17（A）] Ⅱ、Ⅲ、aVF、V₄、V₅ 导联自身心律时 T 波倒置，其 T 波与起搏时该导联起搏 QRS 波极性一致，故为电张调整性 T 波改变

心电图诊断：病窦综合征，双结病变，VVI 型起搏心律，可见电张调整性 T 波改变，起搏器功能正常

患者女，43 岁，VVI 型起搏器植入术后 3 个月，既往心电图正常。临床诊断：病窦综合征，VVI 型起搏器植入术后

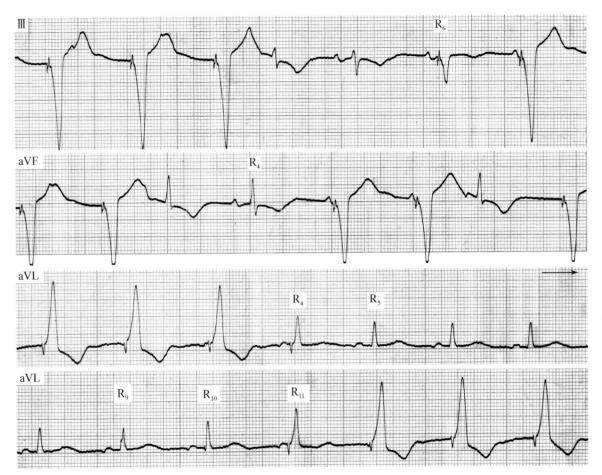

图 18-18　起搏心律中的手风琴现象

（aVL 导联为连续描记）起搏心律与自身心律交替出现。自身心率波动在 60 次/分左右，与起搏心律（60 次/分）接近。Ⅲ 导联 R_6，aVF 导联 R_4，aVL 导联 R_4、R_{11} 为室性融合波，其 QRS 波之前有起搏信号，QRS 波形态介于自身 QRS 波与起搏 QRS 波之间。当自身 P 波落在心室相对不应期时，下传心室引起正常 QRS 波，其 P-R 间期延长（Ⅲ 导联 R_4，aVF 导联 R_3、R_7）。aVL 导联 R_{10} 为伪室性融合波，其 QRS 波形态正常，其前有　起搏信号。此起搏心律、自身心律及室性融合波交互出现，QRS 波时宽时窄，形成手风琴现象

心电图诊断： VVI 型起搏心律，可见手风琴现象，起搏及感知功能正常

患者男，47 岁。临床诊断：病窦综合征，双结病变，VVI 型起搏器植入术后

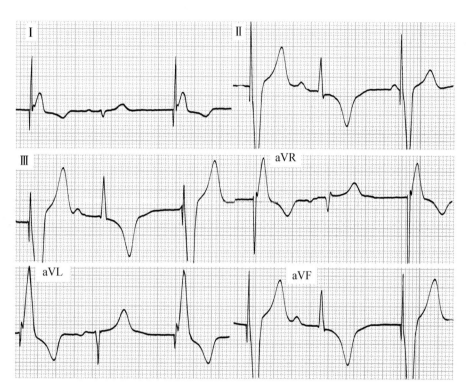

图 18-19 VVI 型起搏心律，电张调整性 T 波改变

Ⅱ、Ⅲ、aVF 导联，自身心搏时 T 波倒置，呈冠状 T，深达 0.9mV，其方向与同导联起搏 QRS 波方向一致（起搏前 T 波正常），为电张调整性 T 波改变

心电图诊断：VVI 型起搏心律，电张调整性 T 波改变

患者女，45 岁。临床诊断：病窦综合征，起搏器植入术后

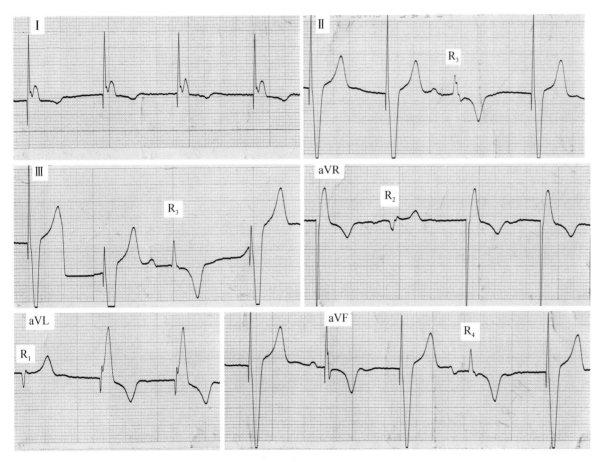

图 18-20 （A） VVI 型起搏心律，
电张调整性 T 波改变

P 波与 QRS 波无关，偶有 P 波下传（如 II 导联 R_3，III 导联 R_3，aVR 导联 R_2，aVL 导联 R_1，aVF 导联 R_4，V_1 导联 R_9，V_2 导联 R_3，V_3 导联 R_2 等），其 P-R 间期 0.28s；余 QRS 波之前均有一起搏信号，QRS 波形态不同，可见完全起搏及不同程度的室性融合波。II、III、aVF 导联自身 QRS 波之后 T 波倒置（起搏之前直立），其 T 波方向与该导联起搏 QRS 波的主波方向一致，此为电张调整性 T 波改变，又称之为心脏记忆，可能由于心室起搏程序的变化，在电张力上调整了复极程序，此为起搏过程中的正常电生理表现，非心肌缺血。V_1 导联 R_1 为伪室性融合波，P-R 间期、QRS-T 形态均与同导联自身下传的 R_9 相同，仅其前重叠一脉冲信号。P-P 间距 1.40 ~ 1.56s，为窦性心动过缓伴不齐

心电图诊断：病窦综合征，双结病变，VVI 型起搏心律，起搏及感知功能正常，电张调整性 T 波改变

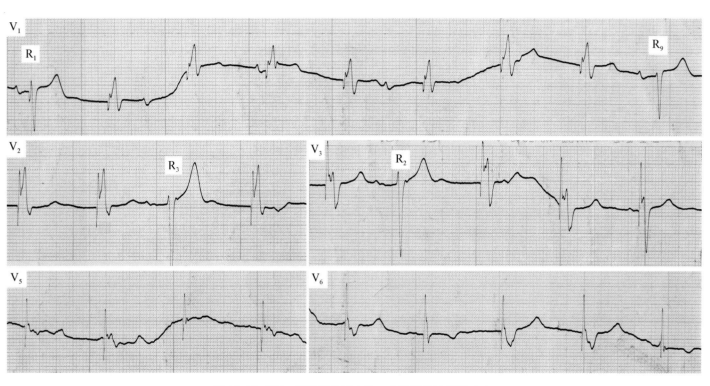

图 18-20 (B) VVI 型起搏心律，电张调整性 T 波改变

[接图 18-20 （A）]

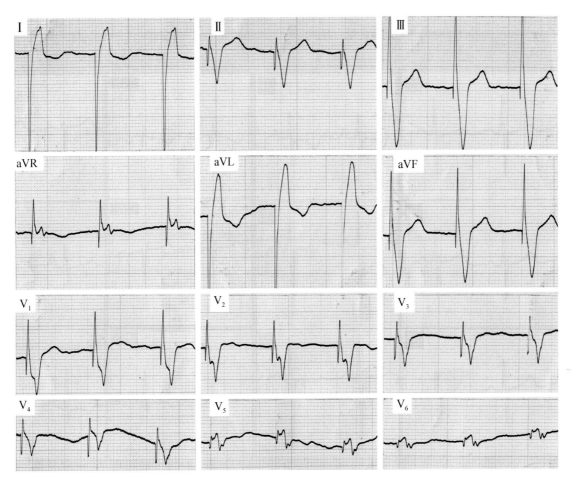

图 18-21　心房颤动伴三度房室传导阻滞，VVI 型起搏心律

正常 P 波均消失，代之以纤细的颤动波。每个 QRS 波之前均有起搏信号，无自身 QRS 波，符合心房颤动伴三度房室传导阻滞特点。QRS 波于 I 、aVL 导联呈 R 型，V_1 导联呈 QS 型（LBBB 型）；起搏心率 72 次/分

心电图诊断：心房颤动伴三度房室传导阻滞，VVI 型起搏心律，起搏功能正常

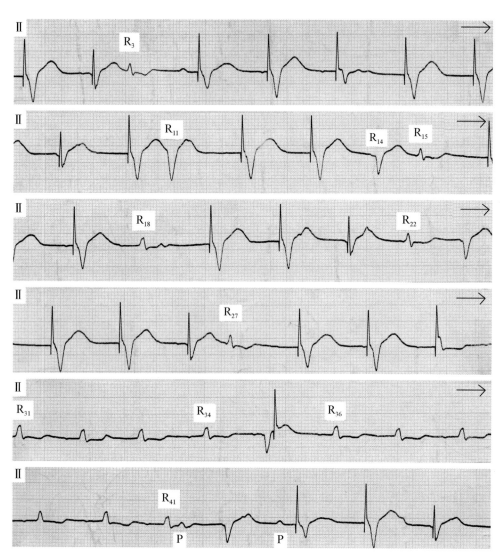

图 18-22 （A） VVI 型起搏心律，伴非阵发性房性心动过速

同一导联 QRS 波形态不同，如 Ⅱ 导联 R_3、R_{15}、R_{22}、R_{27} 为正常窦性心律，其前有相关 P 波（重叠于其前 T 波上，R_{22} 之 P 波重叠于 T 波近顶峰处）。R_{18}、$R_{31} \sim R_{34}$、$R_{36} \sim R_{41}$ 形态相同，其前均有相关 P' 波，其形态为低平，轻倒置，与窦性 P 波不同（R_{41} 之后 R_{43} 之前均可见窦性 P 波），QRS 波与窦性下传的 QRS 波亦不相同，P'-R 间期 0.24s，P' 波频率 75 次/分，符合非阵发性房性心动过速伴一度房室传导阻滞及室内差异传导。Ⅱ 导联 R_{14}、R_{35}、R_{42} 及图 18-22 （B） 第 3 行 V_1 导联 R_3，其形态相同，联律间期基本相等，其前无相关 P 波，为室性期前收缩。Ⅱ 导联 R_{11} 及图 18-22 （B） 第 4 行 V_1 导联 R_2 为不同起源点的室性期前收缩，联律间期及形态与另一室性期前收缩不同。其余 QRS 波之前均有起搏信号，为起搏心律及不同程度的室性融合波。自长时间内无 P 波及短阵发作的非阵发性房性心动过速可判定为病窦综合征（慢-快型）。自正常 P 波后无自身下传的 QRS 波（如 Ⅱ 导联第 6 行 R_{43} 之前的 P 波，未能引起自身下传的 QRS 波），或自身 P 波下传 P-R 间期延长 ［见图 18-22 （B） 第 4 ~ 5 行，V_1 导联第 7、8 及第 15 个 QRS 波之前，P-R 间期 0.26s］，可判定为不完全性房室传导阻滞

心电图诊断： 病窦综合征（慢-快型），双结病变，不完全性房室传导阻滞，VVI 型起搏心律，非阵发性房性心动过速伴一度房室传导阻滞及室内差异传导，频发室性期前收缩，起搏及感知功能均正常

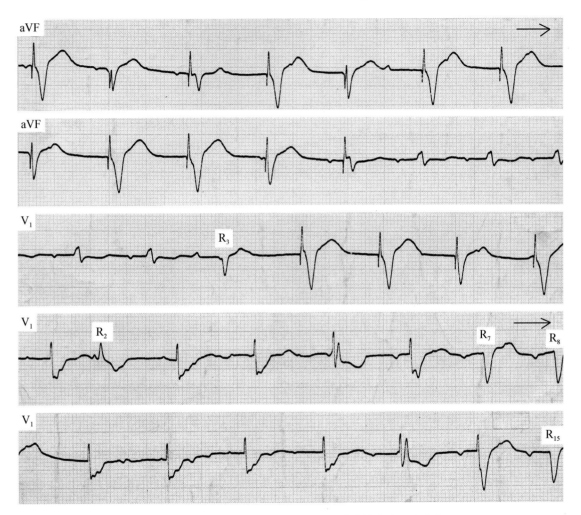

图 18-22 （B）　VVI 型起搏心律，伴非阵发性房性心动过速

[按图 18-22 （A）]

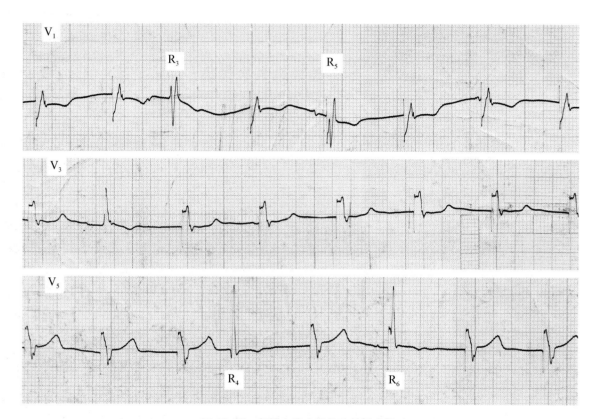

图 18-23　起搏心律中的伪室性融合波

大多数 QRS 波之前均可见起搏信号，起搏心律 70 次/分。V_1 导联中的 R_3 及 V_5 导联中的 R_4 为窦性下传的 QRS 波，其前有相关 P 波，P-R 间期 0.24s。V_1 导联 R_5 和 V_5 导联 R_6 之前亦有 P 波，P-R 间期 0.14s，但其 QRS 形态与窦性下传的完全相同，故为伪室性融合波，仅 QRS 波之前重叠一起搏信号。

心电图诊断：病窦综合征（双结病变），VVI 型起搏心律，起搏器功能正常

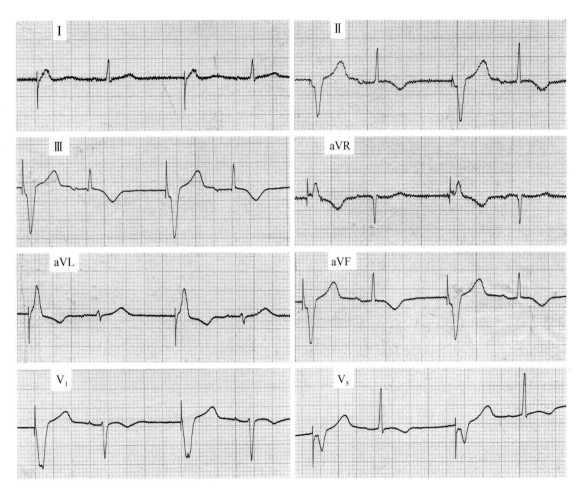

图18-24 起搏-夺获二联律

每个导联均可见其第1、3个QRS波之前有一起搏信号,其QRS波呈LBBB型(Ⅰ、aVL呈R型,V₁导联呈QS型)。第2、4个QRS波前可见窦性P波,P-R间期0.16s,符合VVI型起搏心律。起搏-夺获二联律,其夺获的自身心律于Ⅱ、Ⅲ、aVF导联T波倒置达0.3mV,为电张调整性T波改变

心电图诊断: 病窦综合征,VVI起搏心律,起搏-夺获二联律,电张调整性T波改变

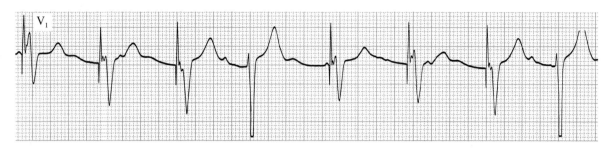

图 18-25　起搏-夺获四联律

R_4、R_8 为心室夺获，P-R 间期 0.28s，余均为起搏心律，形成起搏夺获四联律，P-P 间距 1.12s

心电图诊断：病窦综合征（双结病变），VVI 型起搏心律，起搏-夺获四联律

患者男，48 岁。临床诊断：病窦综合征（双结病变），VVI 型起搏器植入术后

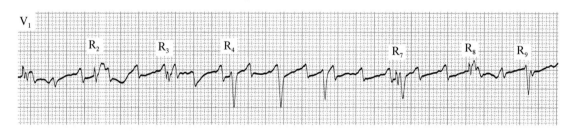

图 18-26　起搏心律伴心房扑动

正常 P 波消失，代之以规则的锯齿样扑动波（F 波）。R_1、R_2、R_3、R_8 的 QRS 波形态相同，其前有起搏信号，为起搏心律，R_4、R_5、R_6、R_9 为自身心律，R_7 为室性融合波，其前有起搏信号，其形态介于起搏与自身心搏形态之间。R_6-R_7 间距恰等于 R_1-R_2 间距

心电图诊断：VVI 型起搏心律伴心房扑动，房室传导阻滞，起搏器功能正常

患者，男，74 岁。临床诊断：病窦综合征（慢-快型），永久起搏器植入术后，心房扑动

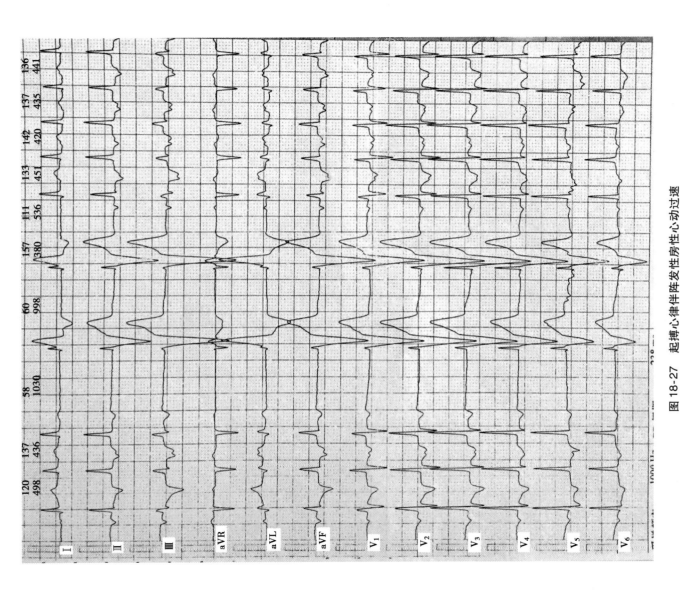

图 18-27　起搏心律伴阵发性房性心动过速

正常 P 波消失，R_4 及 R_5 宽大，为起搏信号，其前可见起搏信号，为起搏心律，其频率 60 次/分，I 及 aVL 导联呈 R 型（左束支阻滞型），为右室心尖部起搏，P-R_1 及 P-R_6（同期 0.16s，其余 P-R 同期逐渐延长达 0.24s，此为短阵陈发性房性 P 波倒置，故为右房下部房性心动过束支阻滞型），aVR 导联直立），P-R 导联逐渐延长，之前均有一逆行 P 波（II、III、aVF 导联动过速，伴 II 度文氏型房室传导阻滞（房室交界区干扰现象）；V_1 导联 P 波倒置，故为右房下部房性心动过过速；始终无窦性 P 波，故原发心律失常可能为病窦综合征；当房性心动过速发作时，无起搏及感知功能正常过速终止时，经 1.0s 起搏信号发放，逸搏间距（R_3-R_4 同距）等于起搏间距（右房下部起源），起搏及感知功能正常

心电图诊断： VVI 型起搏心律伴阵发性房性心动过速（慢-快型），永久起搏器植入术后，短阵陈发性房性心动过速

患者，女，60 岁。临床诊断： 病窦综合征。

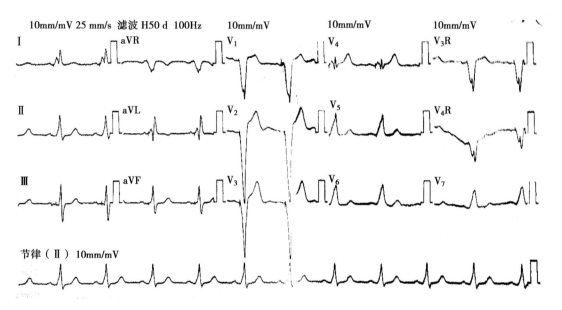

图 18-28 DDD 型起搏心律

每个 QRS 波之前均有一正常 P 波，P-R 间期 0.18s，QRS 时间 0.12s，其前可见钉样型起搏信号，为 DDD 型起搏心电图，心房感知后心室起搏，心率 70 次/分。心室起搏及心房感知功能正常；由于 QRS 波均为心室起搏，故分析本例患者起搏之前其心律失常类型为房室传导阻滞

心电图诊断：房室传导阻滞，DDD 型起搏心律，心室起搏及心房感知功能正常

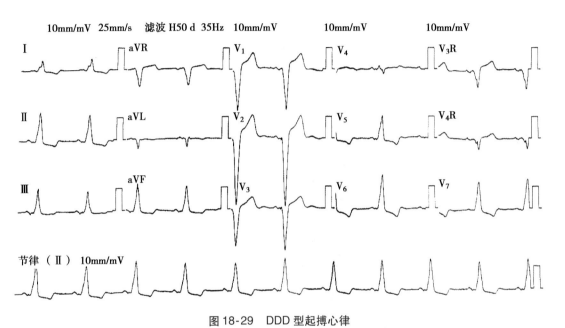

图 18-29　DDD 型起搏心律

每个 QRS 波之前均有一正常 P 波，P-R 间期 0.18s，QRS 时间 0.13s，其前可见钉样型起搏信号（较小），为 DDD 型起搏心电图，心房感知后心室起搏，心室电极置于右室流出道，心率 62 次/分。心室起搏及心房感知功能正常；由于 QRS 波均为心室起搏，故分析本例患者起搏之前其心律失常类型为房室传导阻滞

心电图诊断：房室传导阻滞，DDD 型起搏心律，心室起搏及心房感知功能正常

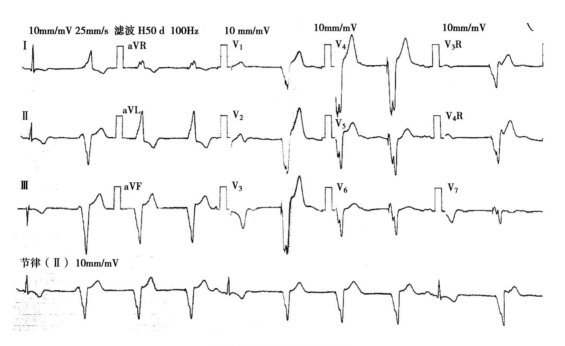

图 18-30　起搏-夺获四联律

R_1、R_5、R_9 为正常窦性心律，余均为心室起搏心律，其 QRS 波之前可见起搏信号，形成起搏-夺获四联律；窦性心律时其 T 波倒置，其方向与起搏的 QRS 波方向一致，此为电张调整性 T 波改变；心室脉冲发放出现在自身心律之后 1.0s，其间无 P 波，窦性心律时其 P-R 间期正常，故分析原发性心律失常为病窦综合征；起搏的 QRS 波之前无 P 波，故起搏器为 VVI 型；Ⅰ、aVL 导联起搏的 QRS 波呈左束支传导阻滞，故心室起搏电极置放在右室心尖部；当心室夺获时，起搏脉冲经 1.0s 发放冲动，此说明起搏器感知功能正常，当没有自身心搏时，起搏器按时发放冲动，故起搏功能正常

心电图诊断：病窦综合征，VVI 型起搏心律，起搏-夺获四联律，起搏及感知功能正常

患者，男，68 岁。临床诊断：病窦综合征，VVI 起搏器植入术后

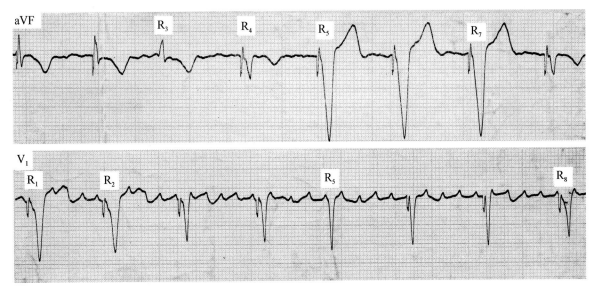

图 18-31　VVI 型起搏心律伴心房扑动（真、伪室性融合波）

aVF 导联 R_3，V_1 导联 R_5 为自身心律，aVF 导联 $R_5 \sim R_7$，V_1 导联 R_1 为完全心室起搏 QRS 波。aVF 导联 R_1、R_4，V_1 导联 R_2、R_8 的 QRS 波形态介于自身下传的 QRS 波与起搏 QRS 波之间，为室性融合波。aVF 导联 R_2，V_1 导联 R_3、R_4、R_6、R_7，其 QRS 波形态与自身下传的 QRS 波形态完全相同，仅其前有一脉冲信号，此为伪室性融合波，即自身心室肌除极落在起搏器感知时刻之前，此时电极周围之心肌除极已进入绝对不应期，故 QRS 波形态与下传者完全相同，仅其前重叠一脉冲信号。V_1 导联清楚可见规则的心房扑动波（F 波），F 波频率 333 次/分。自身 QRS 波，完全起搏 QRS 波及不同程度室性融合波间断出现，形成手风琴现象。以上符合心房扑动合并不完全性房室传导阻滞特点

心电图诊断：心房扑动伴不完全性房室传导阻滞，VVI 型起搏心律，起搏及感知功能正常

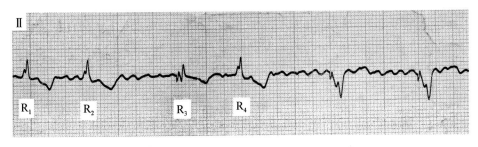

图 18-32　心房颤动伴不完全性房室传导阻滞，VVI 型起搏心律

正常 P 波消失，代之以极不规则的颤动波（f 波），R-R 间距不等。R_1、R_2、R_4 的 QRS 波形态正常，为自身心律；R_5、R_6 的 QRS 波形态宽大畸形，其前可见起搏信号，为起搏心律，起搏心率 60 次/分。R_3 形态介于自身心律与起搏心律之间，为室性融合波，其前有起搏信号，距 R_2 为 1.0s。当自身心搏快时（如 R_4），起搏脉冲停止发放；当自身心搏迟迟不出现时（大于起搏周期 1.0s），起搏脉冲发放，引起 QRS 波（如 R_5）

心电图诊断：心房颤动伴不完全性房室传导阻滞，VVI 型起搏心律，起搏及感知功能正常

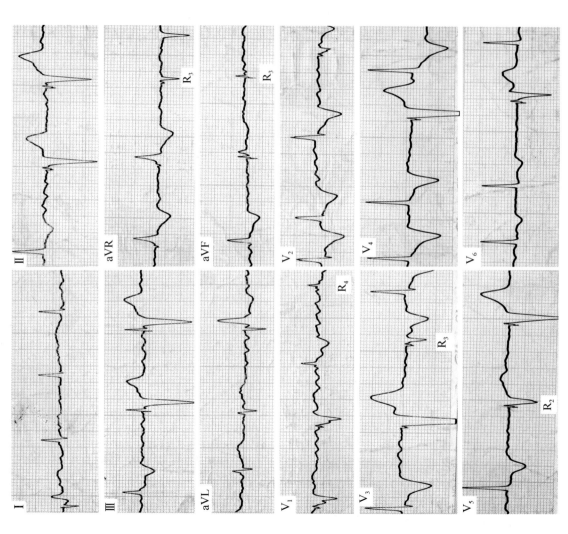

图 18-33 心房颤动伴不完全性房室传导阻滞、VVI 型起搏心律

正常 P 波消失，代之以极不规则的颤动波（f 波），自身 R-R 间距不等。多数导联可见自身心律，起搏心律以及介于二者之间的室性融合波（aVR、aVF 导联均为 R₃，V₁ 导联、V₃ 导联 R₃，V₅ 导联 R₂），逸搏同期等于起搏周期

心电图诊断：心房颤动伴不完全性房室传导阻滞、VVI 型起搏心律，起搏及感知功能均正常

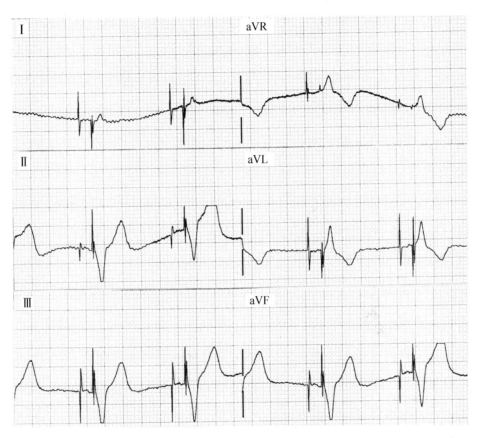

图 18-34（A） DDD 型起搏心律

心房脉冲定时发放，引起 P 波，间隔 0.16s 后无自身 QRS 波出现，此时触发心室电极发放起搏脉冲，引起 QRS 波，而后间隔 1.0s 仍无自身 P 波出现，心房电极再次发放心房脉冲。起搏心律 60 次/分，为完全起搏心律

心电图诊断：DDD 型起搏心律，起搏功能正常

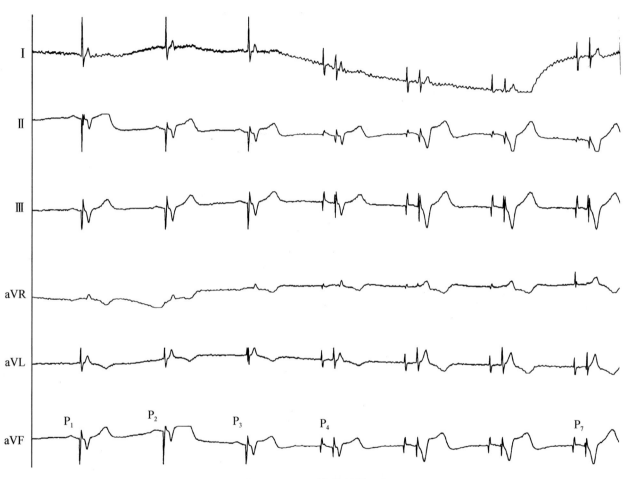

图 18-34 （B）　DDD 型起搏心律

[与图 18-34 （A）为同一患者] 此图为同步描记：当自身 P 波出现时，起搏器感知后心房脉冲不发放，当自身 P 波经 1.0s（此为起搏周期）后仍无出现时，心房脉冲信号发放，引起 P 波；P 波经 0.16s（A-V 延迟时间）后自身 QRS 波未出现时，心室电极发放脉冲刺激引起 QRS 波。本图 $P_1 \sim P_3$ 为自身 P 波，其前无心房脉冲信号，$P_4 \sim P_7$ 前均可见脉冲信号，为起搏 P 波。其 QRS 波形态不同，$R_1 \sim R_7$ 为不同程度的室性融合波［结合图 18-34 （C）］

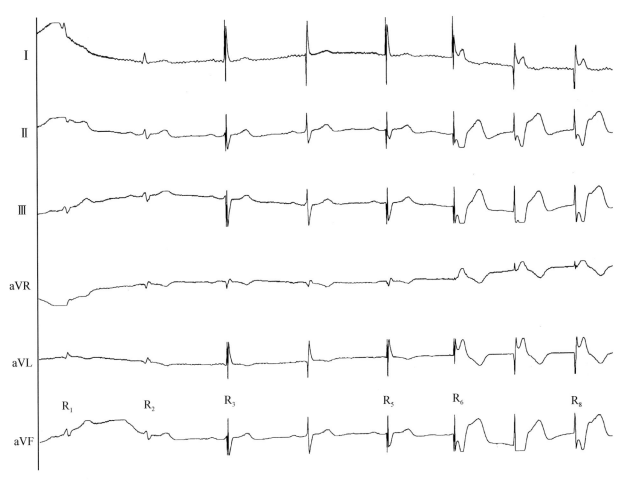

图 18-34（C）　DDD 型起搏心律，不同程度室性融合波

［与图 18-34（A）为同一患者］R_1、R_2 为自身心律，P-QRS-T 形态正常，P 波与 QRS 波之前均无起搏信号。R_6 ~
R_8 为改变起搏参数（起搏频率调至 83 次/分）后完全心室起搏心律。R_3 ~ R_5 形态介于自身 QRS 波与起搏 QRS 波之
间，其前均可见心室起搏信号及窦性 P 波，P-R 间期 0.20s，为室性融合波

心电图诊断：病窦综合征（双结病变），DDD 型起搏心律，起搏器功能正常

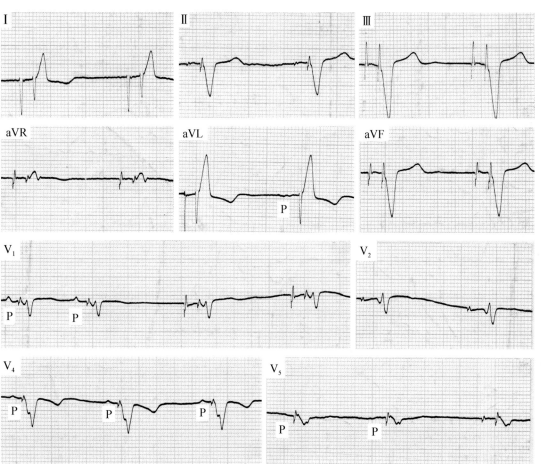

图18-35　DDD 型起搏心律

心房及心室脉冲规律发放，分别引起 P 波及 QRS 波，起搏周期 1.20s，A-V 延迟时间 0.16s。当自身 P 波出现时，心房脉冲发放受抑制，经 0.16s 后若自身 QRS 波不出现，则起搏器发放心室刺激脉冲，引起 QRS 波。如 V$_4$ 导联起搏 QRS 波之前可见相关窦性 P 波，由于房室传导阻滞，自身窦性 P 波未能下传，经 A-V 延迟期 0.16s 后，起搏器放心室刺激脉冲，引起 QRS 波；起搏 QRS 波呈 LBBB 型（ I 、aVL 导联呈 R 型），起搏心率 50 次/分。窦性 P 波无规律出现，未见自身下传的 QRS 波，故该本例患者为病窦综合征，双结病变

心电图诊断：病窦综合征，双结病变，DDD 型起搏心律，起搏及感知功能正常

患者女，66 岁。临床诊断：缺血型心肌病，病窦综合征伴三度房室传导阻滞，DDD 型起搏器植入术后

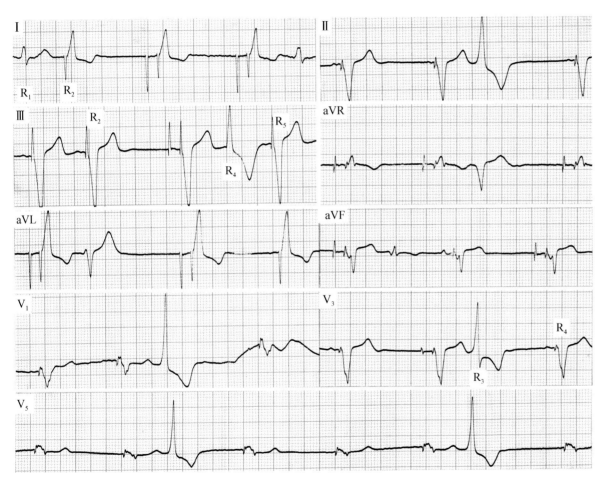

图 18-36　DDD 型起搏心律伴频发室性期前收缩

各导联均可见提前出现的宽大畸形 QRS 波，其前无 P 波，此为室性期前收缩，其联律间期相等，期前收缩后的 QRS 波（Ⅰ导联 R_2、Ⅲ导联 R_5、V_3 导联 R_4）与室性期前收缩的 QRS 波间距（R'-S 间距）不等（如Ⅰ导联 $R_1 \sim R_2$、Ⅲ导联 $R_4 \sim R_5$、V_3 导联 $R_3 \sim R_4$），这是由于其后 QRS 波之前有 P 波，自身 P 波下传受阻，经 A-V 间期延迟后，心室脉冲发放引起 QRS 波，故室性期前收缩后的 QRS 波起始早晚，与自身 P 波有关，此易误诊为起搏器感知功能障碍。实际是由于双腔起搏，当自身心房 P 波出现，且下传受阻时，经设定的房室间期（A-V 间期）延迟后，心室电极发放刺激，引起心室除极的 QRS 波。当无自身 P 波时，则按设定的起搏周期（1.20s），心房与心室脉冲顺序发放，其 R'-S 间距恰等于起搏周期（余多数室性期前收缩之后的周期为此特点）。起搏 QRS 波间距亦不相等（如Ⅲ导联 R_1-R_2 间距 0.70s），此均与自身 P 波有关

心电图诊断： 病窦综合征，双结病变，三度房室传导阻滞，DDD 型起搏心律，频发室性期前收缩，起搏及感知功能正常

患者女，62 岁。临床诊断：扩张型心肌病，心律失常，病窦综合征伴三度房室传导阻滞，DDD 型起搏器植入术后（本例患者之胞姐为同样情况）

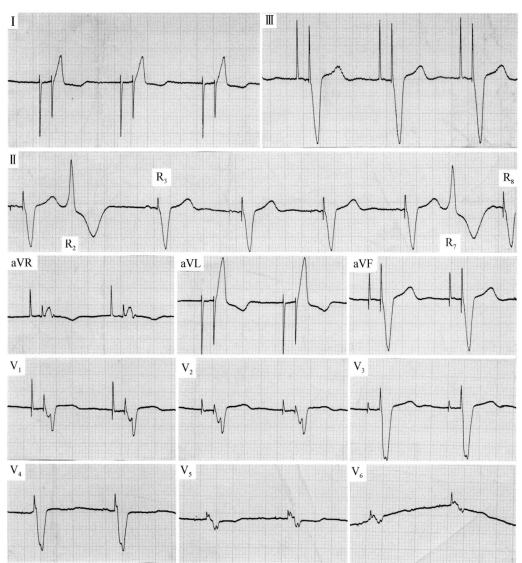

图 18-37　DDD 型起搏心律

心房及心室起搏脉冲规律发放，分别引起 P 波和 QRS 波。Ⅱ 导联 R_2、R_7 为自身心律，其后 R_3、R_8 之前均可见 P 波，P 波被感知后，经 0.14s 心室起搏脉冲发放，引起起搏 QRS 波。R_7-R_8 间距小于起搏周期，易误诊为起搏器感知功能障碍，此与自身 P 波有关

心电图诊断：病窦综合征，双结病变，DDD 型起搏心律，起搏及感知功能正常

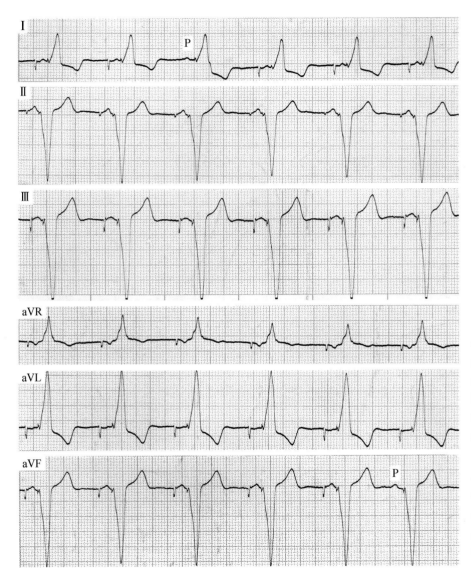

I
II
III
aVR
aVL
aVF

P

图 18-38（A）　DDD 型起搏心律

心房及心室起搏脉冲规律发放，分别引起 P 波和 QRS 波。A-V 延迟时间 0.16s，起搏周期 1.0s，其间偶可见自身 P 波（见 I、aVF、V_2 导联）。当自身 P 波出现时，心房电极停止发放，经 0.16s 后无自身 QRS 波出现时，起搏器发放心室刺激，引起 QRS 波。起搏 QRS 波呈 LBBB 型（ I、aVL 导联呈 R 型），起搏心率 60 次/分。自 P 波偶有显现，可以判定本例患者为病窦综合征，自 P 波后无自身 QRS 波，可以判定为房室传导阻滞。故本例患者应为病窦综合征，双结病变

心电图诊断：病窦综合征，双结病变，DDD 型起搏心律，起搏及感知功能正常

患者男，32 岁。临床诊断：病窦综合征，双结病变，三度房室传导阻滞，DDD 型起搏器植入术后

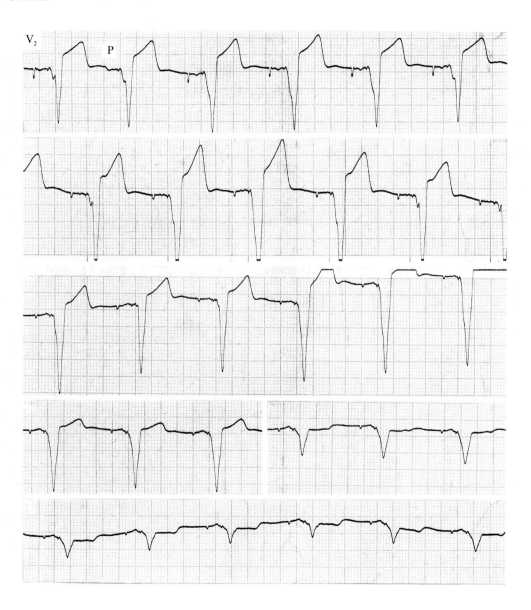

图 18-38（B） DDD 型起搏心律

［接图 18-38（A）］

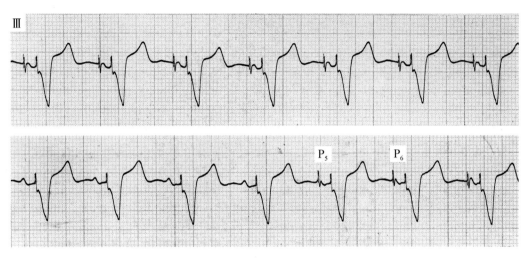

图 18-39　房室顺序起搏中的房性融合波

第 1 行为自身心率缓慢时，心房及心室两电极分别发放起搏信号，引起心房与心室顺序激动，A-V 延迟时间 0.16s，起搏周期 0.83s；第 2 行为自身 P 波出现时，引起心房激动（$P_1 \sim P_4$），此时心房电极感知后抑制心房脉冲发放，经 0.16s 触发心室电极发放冲动。P_5、P_6 为房性融合波，其形态介于自身 P 波与起搏 P 波（P_7）之间，其前可见起搏信号

心电图诊断： DDD 型起搏心律，起搏及感知功能均正常

患者女，49 岁。临床诊断：病窦综合征（双结病变），DDD 型起搏器植入术后

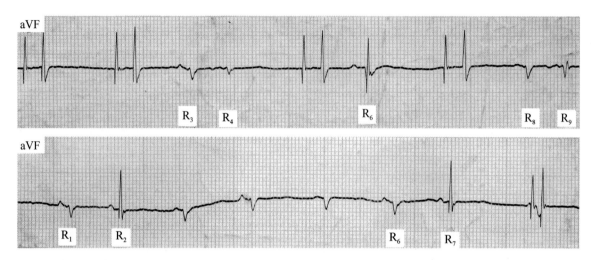

图18-40　DDD型起搏心律，伴房性期前收缩

第1行第1、2次房室激动均为房室顺序起搏激动，其A-V延迟时间0.20s，起搏周期1.0s；第1行R₃及第2行R₁、R₄、R₆为正常自身心律，QRS波之前均有相关P波，P-R间期正常；第1行R₄、R₉为房性期前收缩，其前P波与窦性不同；第1行R₆及第2行R₂、R₇之前均有相关P波，心房电极感知自身P波后抑制心房脉冲发放，此时，若房室传导功能正常，则引起自身QRS波，而无起搏信号，但第2行R₂及R₇的QRS波形态正常，仅其中重叠有一起搏信号，故为伪室性融合波；其P-R间期在该导联表现为0.12s，但实际为0.20s，因若非起搏器预设的A-V延迟时间0.20s，则心室脉冲不会发放，故自身心室脉冲已发放，可以判断其实际P-R间期为0.20s。第1行R₆的QRS波形态介于自身QRS波与起搏QRS波之间，为室性融合波。本例进一步说明，判断是否起搏功能故障，应从多导联观察

心电图诊断：DDD型起搏心律，频发房性期前收缩，起搏及感知功能均正常

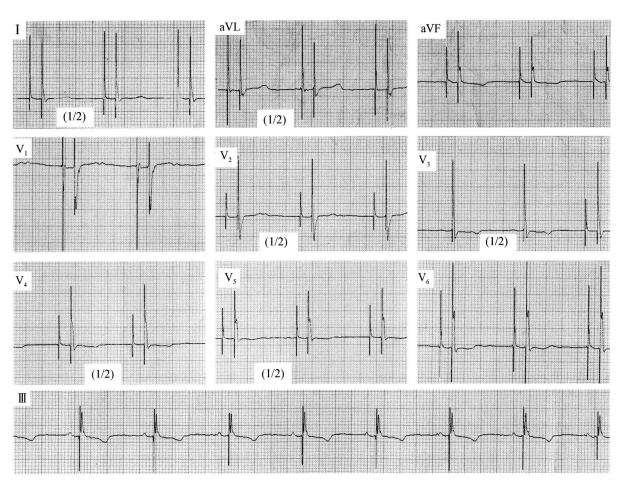

图 18-41　病窦综合征，DDD 型起搏心律

心房及心室两电极分别发放起搏信号，引起心房与心室顺序激动，A-V 延迟时间 0.16s，起搏周期 0.92s（起搏心率 65 次/分）；当自身 P 波不出现时，心房电极发放脉冲起搏心房，后经 A-V 延迟 0.16s 后，心室电极发放脉冲起搏心室；当自身 P 波出现时，心房电极不发放冲动（V_3 导联 R_1、R_2 以及Ⅲ导联全部 QRS 波之前均可见自身 P 波，其前无心房起搏信号）

心电图诊断：DDD 型起搏心律，起搏及感知功能正常

患者女，51 岁。临床诊断：病窦综合征，双结病变，DDD 型起搏器植入术后

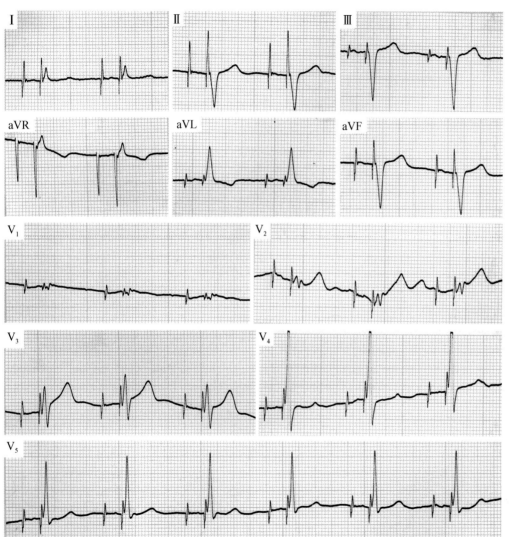

图 18-42 病窦综合征，DDD 型起搏心律

心房及心室两电极分别发放起搏信号，引起心房与心室顺序激动，A-V 延迟时间 0.22s，起搏周期 1.0s（起搏心率 60 次/分）。各导联均无自身 QRS 波，P 波亦难辨认；起搏 QRS 波于 I、aVL、V₅ 导联呈 R 型（LBBB 型）。起搏功能正常

心电图诊断： 病窦综合征，DDD 型起搏心律，起搏器功能正常

患者女，86 岁。临床诊断：冠心病，病窦综合征，双结病变，DDD 型起搏器植入术后

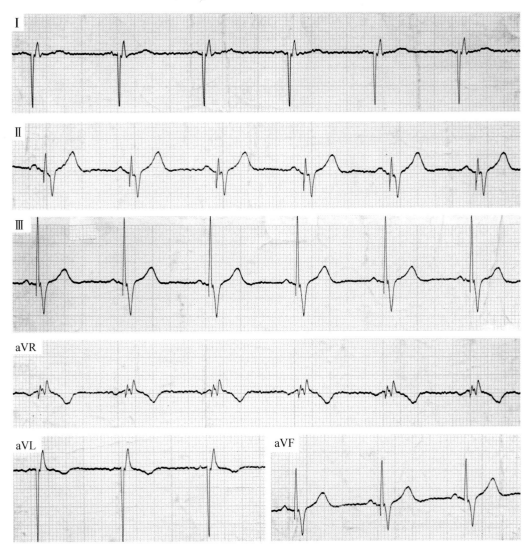

**图 18-43（A）　病窦综合征（双结病变），
DDD 型起搏心律**

Ⅰ～aVF、V_1～V_3 导联的 QRS 波之前均可见窦性 P 波，经 0.16s A-V 延迟后，由于无自身 QRS 波出现，心室电极发放冲动，起搏心室，引起宽大畸形 QRS 波；Ⅰ、aVL 导联 QRS 波呈 R 型，为 LBBB 型；由于为右室心尖部起搏（靠前），故 V_5、V_6 导联呈 QS 型。由上可看出正常窦性 P 波不能下传，符合房室传导阻滞特点。V_4～V_6 导联 P 波之前均有心房起搏脉冲发放，后经 0.16s 引起心室脉冲发放，长期未见窦性 P 波，符合病窦综合征特点

心电图诊断：病窦综合征，双结病变，DDD 型起搏心律，起搏及感知功能正常

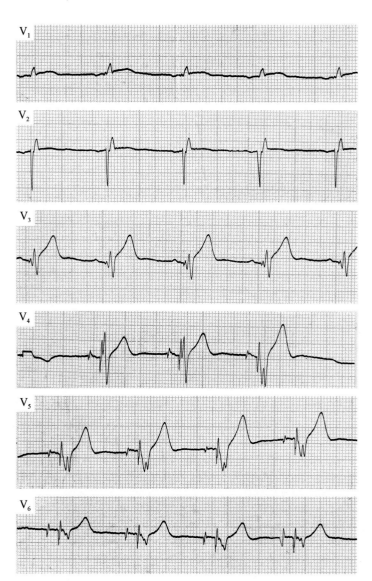

图 18-43（B）　病窦综合征（双结病变），DDD 型起搏心律

[接图 18-43（A）]

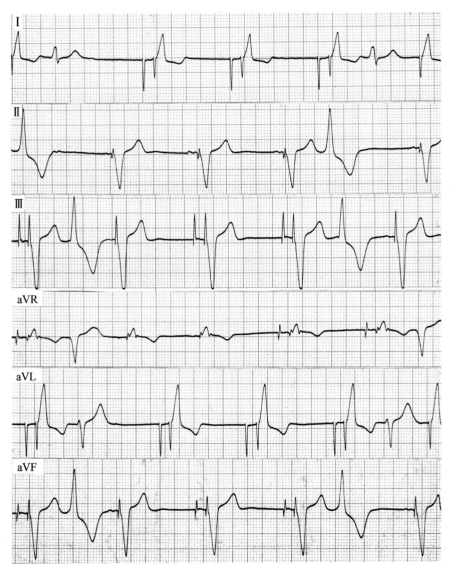

图 18-44　DDD 型起搏心律，电张调整性 T 波改变

各导联均可见自身心搏，其前无起搏信号。以 aVF 导联为例，R_1、R_4、R_5 之前可见心房及心室起搏信号，引起心房与心室顺序激动，A-V 延迟时间 0.16s，起搏周期 1.2s（起搏心率 50 次/分）；R_3、R_7 之前有自身 P 波，故无心房起搏信号，仅有心室起搏信号；R_2、R_6 为自身心律，其 $R_2 \sim R_3$、$R_6 \sim R_7$ 间距因自身 P 波出现较早而小于起搏周期。自身心律时，Ⅱ、Ⅲ、aVF 导联 T 波倒置，深达 0.8mV，为电张调整性 T 波改变：自身 T 波与起搏 QRS 波的主波方向一致

心电图诊断： DDD 型起搏心律，起搏器起搏及感知功能正常，可见电张调整性 T 波改变

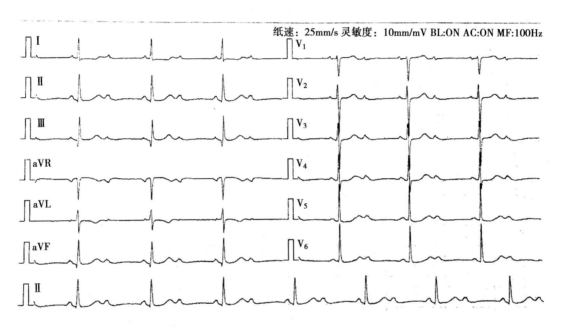

纸速：25mm/s 灵敏度：10mm/mV BL:ON AC:ON MF:100Hz

图18-45（A）　二度Ⅱ型房室传导阻滞，DDD起搏心电图

P波规律出现，P-R间期固定0.20s，规律出现QRS波脱漏，激动在房室间呈2:1下传

心电图诊断：二度Ⅱ型房室传导阻滞，呈2:1下传

患者，女，61岁，阵发性晕厥3个月，后行DDD起搏治疗

纸速：**25mm/s** 灵敏度：**10mm/mV BL:ON AC:ON MF:100Hz**

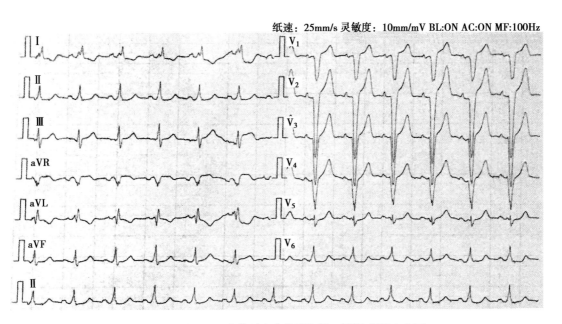

图 18-45 （B）　二度Ⅱ型房室传导阻滞，DDD 起搏心电图

［与图 18-45（A）为同一患者］P 波规律出现，P-R 间期 0.16s，P 波之后有 QRS 波，但与自身 QRS 波不同，为起搏 QRS 波，QRS 时间 0.13s，起搏电极在右室流出道间隔部，其起搏信号不易辨认，此时应结合病史作出判断

心电图诊断： 二度Ⅱ型房室传导阻滞，DDD 起搏术后，起搏及感知功能正常

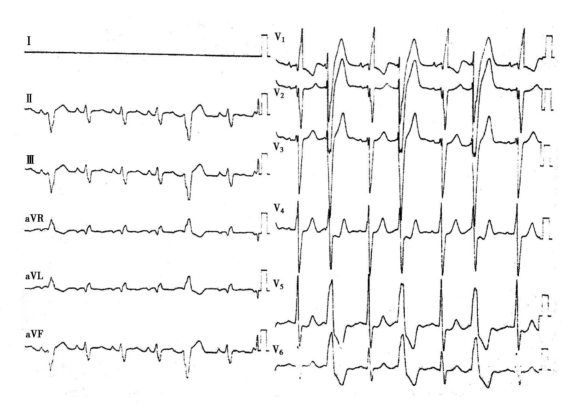

图 18-46（A）　CRT-D 起搏心律伴频发多源室性期前收缩

于 $V_1 \sim V_3$ 导联的 R_1、R_3、R_5、R_7 之前可见 P 波，P-R 间期 0.18s，QRS 波之前可见起搏信号，QRS 时间 0.14s，余多导联均可见宽大畸形的 QRS 波，QRS 时间 0.20s，呈左束支阻滞型，其前无相关 P 波，为频发室性期前收缩，异位灶可能位于右室心底部（Ⅱ、Ⅲ、aVF 导联主波向下）

心电图诊断： CRT-D 型起搏器植入术后，起搏及感知功能正常，频发室性期前收缩

患者男，51 岁，扩张型心肌病 4 年，CRT-D 植入术后

10mm/mV　25mm/s　滤波器：50Hz　D 100Hz　　　10mm/mV

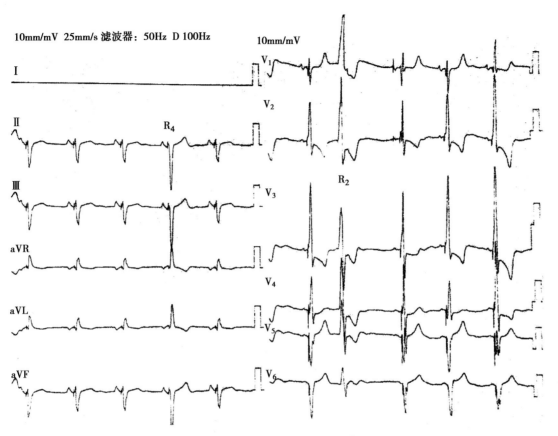

图 18-46（B）　CRT-D 起搏心律伴频发多源室性期前收缩

［与图 18-46（A）为同一患者］胸前导联 R_2 宽大畸形，QRS 时间 0.17s，其前无 P 波，为室性期前收缩；肢体导联 R_4 宽大，QRS 时间 0.13s，其前有相关 P 波，P-R 间期 0.12s，较其他（0.13s）略短，故 R_4 为室性融合波；胸前导联 R_3 之前 P 波为心房电极发放冲动，起搏 P 波，余均为自身 P 波，经 0.20s，心室电极发放冲动起搏心室，该 QRS 时间为 0.14s

心电图诊断：CRT-D 型起搏器植入术后，起搏及感知功能正常，频发室性期前收缩

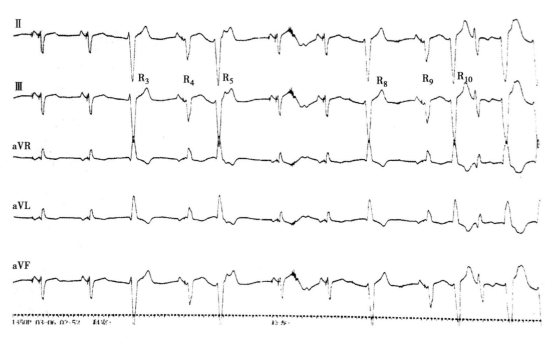

图 18-46（C） CRT-D 起搏心律伴频发多源室性期前收缩

［与图 18-46（A）为同一患者］肢体导联 R_3、R_5、R_8、R_{10} ~ R_{12} 宽大畸形，QRS 时间 0.18s，其前无 P 波，为室性期前收缩（R_3、R_5、R_8）及短阵室性心动过速（R_{10} ~ R_{12}），R_1、R_2、R_6、R_7 的 QRS 波较窄，其前均有心室起搏信号，为完全起搏心律，该 QRS 时间为 0.13s；R_4、R_9 之前亦均有心室起搏信号，其形态介于完全起搏与室性期前收缩的 QRS 波形态之间，为室性融合波

心电图诊断：CRT-D 型起搏器植入术后，起搏及感知功能正常，频发室性期前收缩

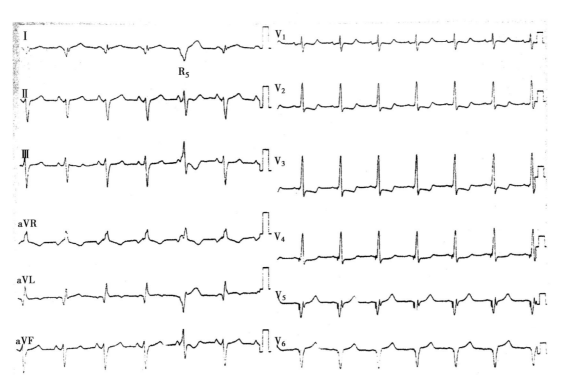

图 18-46（D）　CRT-D 起搏心律伴频发多源室性期前收缩

［与图 18-46（A）为同一患者］1 年后复查，肢体导联 R_5 为室性期前收缩，其形态与其他不同，较宽大，其前 P 波与其无关；余 QRS 波均为起搏 QRS 波，其起搏信号以胸前导联较明显，QRS 时间为 0.13s，说明心脏经 1 年治疗形态缩小后，其电除极时间缩短

心电图诊断：CRT-D 型起搏器植入术后，起搏及感知功能正常，频发室性期前收缩

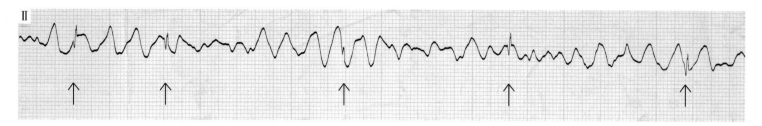

图 18-47　心室颤动致起搏功能失效

正常 P-QRS-T 波群消失，代之以极不规则的颤动波（f 波）——符合心室颤动特点。其间可见心脏起搏信号（箭头所指处）。由于不规则感知，致起搏信号亦不规则。由于心室处于快速颤动时期，故心脏起搏脉冲不能起搏心室，此非起搏器故障

心电图诊断：心室颤动，致 VVI 型起搏器起搏无效，可见不规则起搏信号

患者女，60 岁，因三度房室传导阻滞，反复晕厥入院，行 VVI 型起搏器植入术，术后第 10 天突然心室颤动后死亡。临床诊断：冠心病，三度房室传导阻滞，永久起搏器植入术后，原发心室颤动（本例患者因经济问题未能行 ICD 植入）

三、起搏器故障的心电图判断及处理

1. 间歇起搏（图 18-48，图 18-50 ~ 图 18-52）　起搏脉冲信号规律出现，其后无相关的心房波（心房起搏）或心室波（心室起搏），或间断起搏。此种情况见于起搏阈值升高，起搏电极移位、电极导管与脉冲发生器接触不良、电池耗竭等。起搏早期，约 1 周左右，由于导管电极局部刺激，心内膜组织充血、水肿、炎症细胞浸润、血栓形成等，可引起起搏阈值升高，但一般不超过 6V，2 周后水肿炎症消退，起搏阈值下降。若经数年后起搏阈值渐升高，可能与导管电极周围心内膜纤维组织增生有关，若起搏阈值升高，经过加大电压仍不能有效起搏，应考虑有否导管电极移位，此时摄胸部正侧位片，与原胸片对照有否电极移位，若为电极移位，应重新调整导管电极的位置。

2. 感知功能不良与竞争心律（图 18-48，图 18-49）　按需起搏器均具有良好的感知功能，这是按需起搏器的特征性指标。所谓感知灵敏度是指起搏器感知 P 波或 R 波的能力。P 波幅度较低，其感知灵敏度较高，为 0.5 ~ 1mV；R 波幅度较高，其感知灵敏度较低，为 1.5 ~ 2.5mV。起搏器植入早期感知功能障碍，可能由于导管电极位置不当，心腔内 QRS 波振幅太低所致，此时起搏阈值亦较高，经适当调整导管电极位置，可使感知灵敏度升高。若起搏阈值低而仍有感知不良，可能为电极导管与起搏器接触不良，或密封不良致血液内渗等，影响感知功能。若已起搏了较长时间而出现感知功能不良，可能由于电极和心肌之间纤维组织增生，心肌阻抗增高，QRS 波振幅降低，引起感知不良。若无以上情况，在调整感知灵敏度（感知灵敏度设置得太低，即数值太高，提高感知灵敏度，即降低数值）后仍有感知不良者，则可能为脉冲发生器按需部分发生故障，

必要时更换起搏器。感知功能不良易导致竞争心律。

3. 脉冲信号间歇出现或消失（图 18-50，图 18-51）　脉冲信号发放不规则，时有时无，或完全停止发放，常提示导线将断未断，时有起搏，或完全中断；或起搏器停止振荡。此时应更换起搏导管和（或）起搏器。若起搏间期延长，多为过度感知，如感知 P 波、T 波、后电位、肌电干扰等。此时可先降低感知灵敏度，若无效，必要时更换起搏器。

4. 起搏频率改变（图 18-50，图 18-53）　最常见的为频率渐慢或不规则，若较原频率减少 5% 以上，多提示电池耗竭；极少数情况下，可出现起搏频率突然明显增快，甚至达每分钟数百次，称为起搏频率"奔放"（runaway），多为 200 次/分左右。刺激频率加快时，常伴刺激强度减小，致不能夺获心室，

呈连续快速、无效的刺激信号，此时自身心律可重新出现。有时亦可连续夺获心室，引起快速室性心律失常，甚至心室颤动。此常提示起搏器定时电路故障或电池耗竭，此时应立即切断导线，终止起搏，尽快更换起搏器。起搏器设有最高频率限制器，使最高频率不能高于 150 次/分，可避免起搏器频率"奔放"的发生。

5. 脉冲信号向量及起搏 QRS 波波型改变　此种情况常提示电极移位或心肌穿孔，可见于临时起搏器植入者，而永久起搏器由于其电极导管柔软，呈伞状、叉状或螺旋状，极少出现此种情况。若为临时起搏器出现上述情况，可将导管电极稍向前推送；若有心肌穿孔表现（如胸痛、心包摩擦音等），应将电极导管稍后退观察，重新选择合适位置。

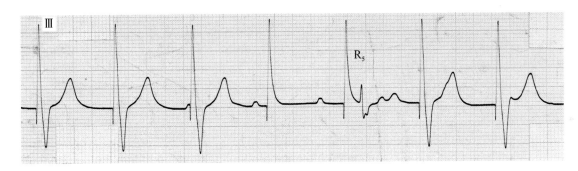

图 18-48　起搏与感知功能障碍

P 波时有显现，与 QRS 波无关，心房率 83 次/分，符合三度房室传导阻滞特点；第 4 个刺激信号之后无 QRS 波，第 5 个刺激信号之后 QRS 波与其无关，均为无效起搏；其他 QRS 波之前均可见相关起搏信号，起搏周期 0.84s，为起搏心律；以上符合间歇起搏。R_5 为自身心律，R_5 之后 0.68s 出现第 5 个刺激信号，此不等于起搏周期，而第 5~6 刺激信号间距为正常的起搏周期，说明起搏器对自身心搏 R_5 未能感知，仍按其固有频率发放冲动

心电图诊断：三度房室传导阻滞，VVI 型起搏心律，起搏器功能障碍——间歇起搏及感知功能障碍

患者男，62 岁。临床诊断：冠心病，病窦综合征（双结病变），永久起搏器植入术后 6 年（电池耗竭）

第18章　人工心脏起搏及起搏心电图

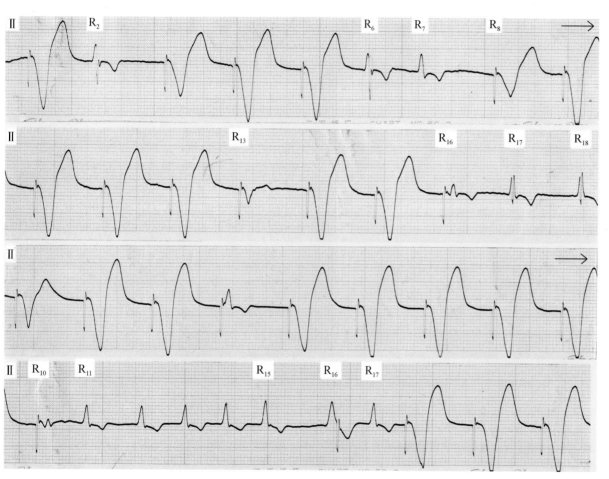

图 18-49　起搏器感知功能障碍

正常 P 波未能明视，第 4 行 R_{11} ~ R_{17} 为自身心律，其 R-R 间距绝对不等，故基本心律为心房颤动。第 1 ~ 2 行 R_2、R_6、R_{17}、R_{18} 其 QRS 波形态正常，其间重叠有起搏信号，为伪室性融合波。第 2 行 R_{13}、R_{16} 及第 4 行 R_{10} 为不同程度的室性融合波，QRS 波形态介于自身心搏与起搏 QRS 波之间。第 4 行 R_{16} 之后可见起搏信号，R_{17} 之后起搏信号距 R_{17} 间距 0.40s，短于起搏周期 0.82s，此为起搏器对 R_{16} 及 R_{17} 未能感知所致，故判定起搏器感知功能不良

心电图诊断： 病窦综合征，双结病变，心房颤动，VVI 型起搏心律，起搏器感知功能不良

患者女，50 岁。临床诊断：冠心病，病窦综合征，双结病变，心房颤动伴不完全性房室传导阻滞，VVI 型起搏器植入术后 11 年，起搏器故障（电池耗竭）

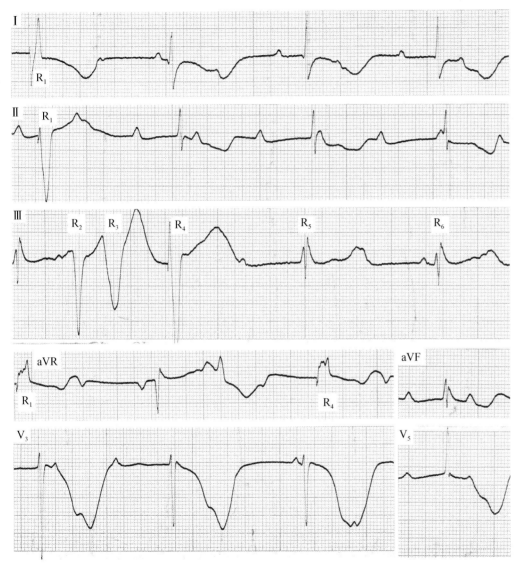

图 18-50　三度房室传导阻滞，起搏器
功能障碍，巨大倒置 T 波

P 波与 QRS 波无关，各按自身规律出现，心房率 87 次/分，心室率 39 次/分，QRS 时间 0.10s，符合三度房室传导阻滞，心室节律点位于 His 束分叉以上。I 导联 R_1、II 导联 R_1、III 导联 R_4、aVR 导联 R_1 及 R_4 为起搏 QRS 波；III 导联 R_2、R_3 为室性期前收缩 2 次连发，其 R_3 后经 0.83s 心室脉冲发放，说明偶有感知及起搏功能（起搏周期为 0.83s，该逸搏周期等于起搏周期）；III 导联 R_1、R_5、R_6 及 aVF 导联 QRS 波为自身 QRS 波，其间重叠一起搏信号，致 QRS 波形似宽大。自身 R-R 间距为 1.60s，说明起搏功能障碍（此患者起搏器植入术后 7 年，为电池耗竭）。T 波深倒置，达 2.9mV，Q-T 间期 0.80s

心电图诊断： 三度房室传导阻滞，VVI 型起搏器植入术后，起搏器功能障碍，巨大倒置 T 波，Q-T 间期延长

患者男，81 岁。临床诊断：冠心病，三度房室传导阻滞，VVI 型永久起搏器植入术后 7 年余，起搏器故障（电池耗竭）

第 18 章　人工心脏起搏及起搏心电图

18

第18章　人工心脏起搏及起搏心电图

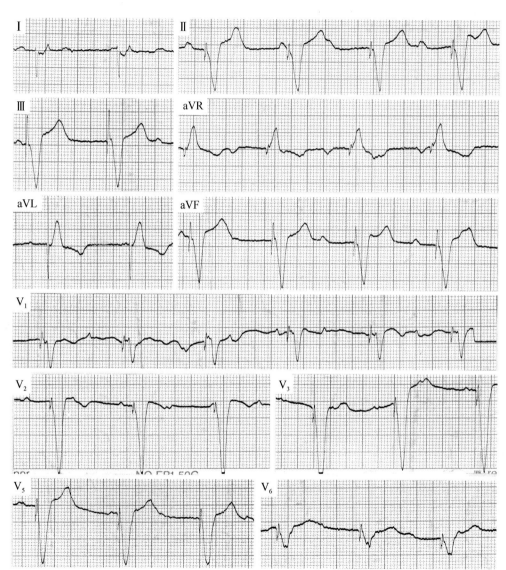

图 18-51　DDD 型起搏术后，心房电极脱位

P 波时而显现，心房率 100 次/分，未见自身 P 波下传的 QRS 波，符合三度房室传导阻滞特点；其 QRS 波之前均有起搏信号。由于此患者临床为 DDD 型起搏器植入术后，此型起搏特点是：当起搏器感知自身 P 波时，经房室延迟时间后，心室电极发放冲动，故其 QRS 波频率应与心房率相一致，但本例心室率为 60 次/分，呈 VVI 方式起搏，不符合 DDD 型起搏

心电图诊断: VVI 方式起搏心律（DDD 型起搏术后，考虑心房电极脱位）

患者女，57 岁。临床诊断：冠心病，三度房室传导阻滞，DDD 型起搏器植入术后，心房电极脱位

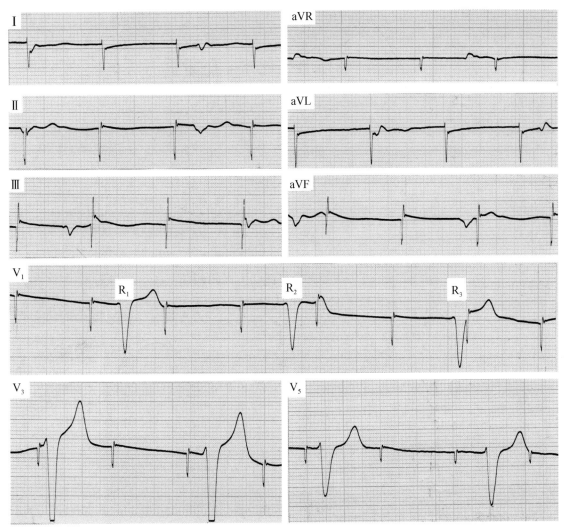

图 18-52　起搏及感知功能均丧失

各导联均未见 P 波；可见自身 QRS 波及起搏信号，二者无关，各有自身规律。以 V_1 导联为例：自身心搏 3 次，频率 33 次/分，起搏脉冲信号频率 75 次/分，对于自身心搏，起搏器未能感知，仍按起搏固有周期发放脉冲，其起搏信号之后均无相关 QRS 波，故起搏及感知功能均完全丧失（起搏器电池耗竭）

心电图诊断：病窦综合征，VVI 型起搏器植入术后，起搏及感知功能障碍

患者女，68 岁。临床诊断：病窦综合征，永久起搏器植入术后 8 年，起搏器故障（电池耗竭）

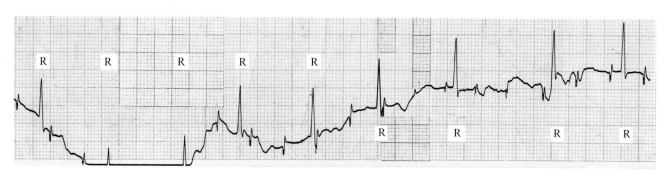

图 18-53 起搏器奔放

起搏脉冲定期发放，频率明显加快，150 次/分，其后均无 QRS 波，即未夺获心室，符合起搏器奔放（连续快速、无效的刺激信号）；时可见自身 QRS 波，R-R 间期不等，P 波不能明视，符合心房颤动特点

心电图诊断： 心房颤动，VVI 型起搏器植入术后，起搏器功能障碍——起搏频率奔放

患者男，68 岁，以"VVI 型起搏器植入术后 4 年"为主诉于 1981 年入院。临床诊断：病窦综合征（慢快型），VVI 型起搏器植入术后，起搏器功能障碍——起搏器奔放（结合临床考虑电池耗竭，既往起搏器电池寿命短）

[附] 植入型自动除颤复律器（ICD）及心脏再同步化除颤器（CRT-D）记录腔内事件心电图

ICD 及 CRT-D 定期功能程控时，需要回放之前的事件发生情况及其处理，对此临床医师较为生疏，故在此以心内心电图表现予以介绍（图 18-54~图 18-57）。

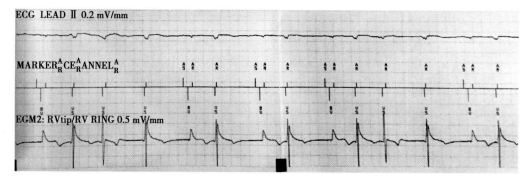

图 18-54 CRT-D 起搏器体内事件感知及处理

第 1 行为体表心电图 II 导联，第 2 行为心房感知（AS）（AR 代表心房不应期），第 3 行为心内电图（EGM），其中第 1、5、7、9、13 个均为双室起搏脉冲同时发放，起搏心室的 QRS 波（其起搏信号极小），其余均为室性期前收缩，联律间期不等，形态不同，期前收缩提前过早，故双室电极感知后，停止发放脉冲；当第 3~4 及 11~12 个 QRS 波间距 1.0s 时，仍非起搏心律，说明起搏器低限频率 50 次/分（机器出厂默认）

患者男，60 岁，扩张型心肌病 6 年，左室 78mm，晕厥史 1 个月，CRT-D 植入术后

心电图诊断： CRT-D 植入术后心内心电图，频发室性期前收缩

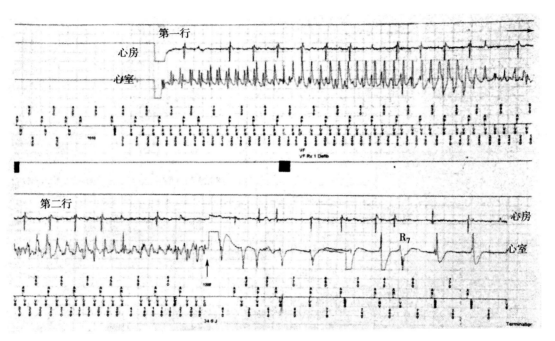

图 18-55　CRT-D 起搏器体内电除颤

此图为连续描记，心房波律略不整，可见房性期前收缩（第 1 行第 2、9、14 个为心房波），心室波显示为室性心动过速发作，继之心室颤动，持续 12.4s（此时患者出现阿-斯综合征），自动给予电除颤（箭头所指），放电能量 34.6J，之后经 2 次心室搏动，恢复窦性心律。偶发房性期前收缩（R$_7$ 提前，之前有 A 波）

心电图诊断： CRT-D 型起搏器植入术后，室性心动过速和心室颤动发作的心内心电图

患者男，41 岁，扩张型心肌病 5 年，左室 91mm，CRT-D 植入术后（室性心动过速和心室颤动发作时自动除颤复律）

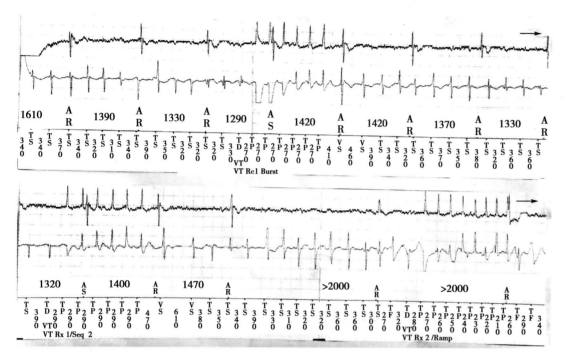

图 18-56 （A）　ICD 术后治疗室性心动过速的方法及过程

室性心动过速发作，频率 187 次/分，心动过速被感知（TS），20s 后起搏器检出（TD），心室脉冲发放，以 burst 形式发放冲动，起搏心室（起搏间距固定270ms），连发 6 次，以期达到超速抑制目的，但未能终止；后经 20s，第 2 次发放脉冲，起搏心室，起搏频率改变（起搏间距固定 290ms），但经 0.6s 后，室性心动过速仍继续，第 3 次以 Ramp 方式发放脉冲（频率渐快，起搏间距渐短，连发 8 次），未成功；再次经 20s 后，心室感知（VS），即刻充电（CE 为充电完成），然后以 5J 能量放电，室性心动过速终止，之后出现心室起搏（VP）1 次，以及随后的心房起搏（AP），传至心室起搏（VP）（连续 3 次）（此图为连续描记）

心电图诊断：ICD 起搏器植入术后，室性心动过速发作，采用多种方法治疗成功

患者女，28 岁，间断晕厥半个月，多次发作，后植入 ICD 起搏器

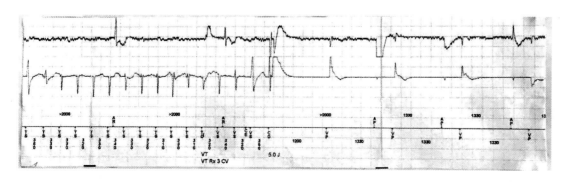

图 18-56 （B）　ICD 术后治疗室性心动过速的方法及过程

[接图 18-56 （A）]

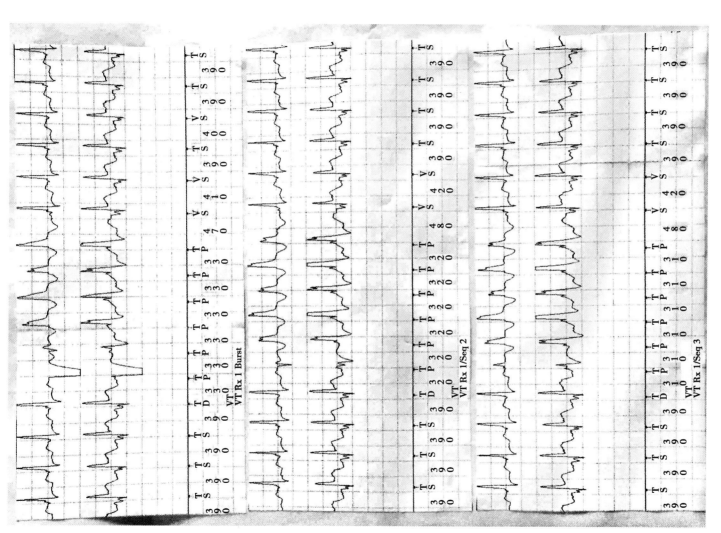

图18-57（A） ICD 术后治疗室性心动过速的方法及过程

室性心动过速发作，频率 150 次/分，心动过速被感知（TS），后起搏器检出（TD），心室脉冲发放，以 burst 形式发放冲动，起搏间距固定 330ms，连发 6 次，未能终止；后频率渐快，起搏间距分别为 320ms、310ms，仍未终止

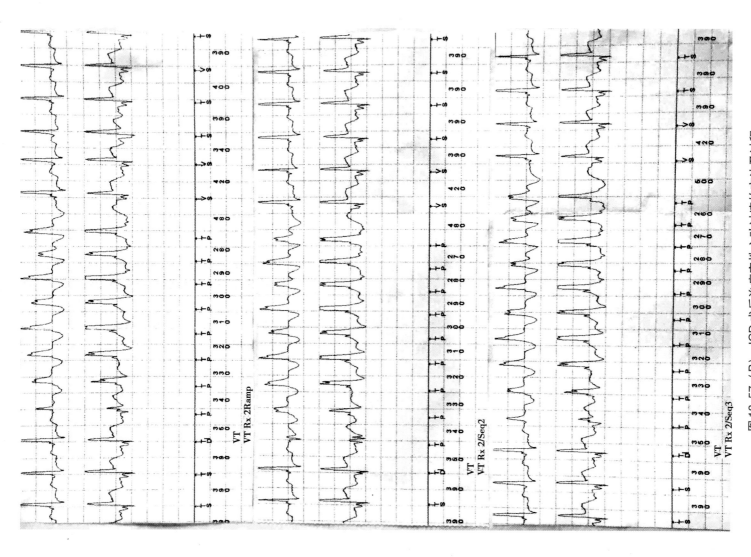

VT
VT Rx 2Ramp

VT
VT Rx 2/Seq2

VT
VT Rx 2/Seq3

图18-57（B） ICD术后治疗室性心动过速的方法及过程

[接图18-57（A）] 改为Ramp方式发放脉冲（频率渐快，起搏间距渐短，自350ms→280ms，每次递减10ms，连发8次），未成功；以同样方式又给予9次及10次脉冲起搏，未成功

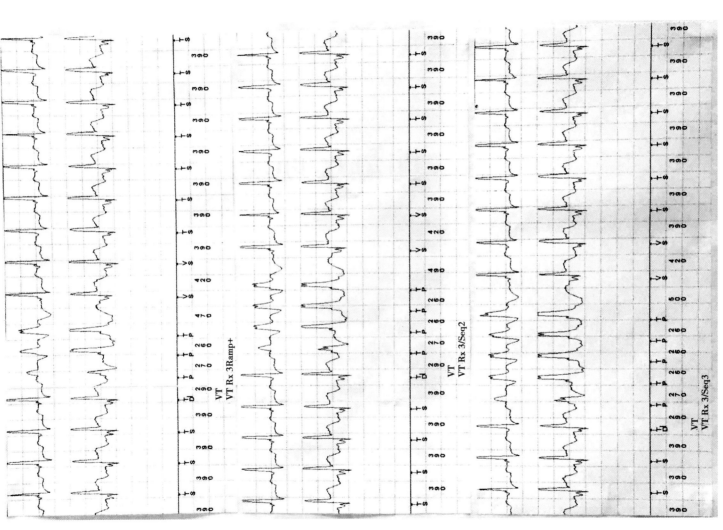

图18-57（C）　ICD术后治疗室性心动过速的方法及过程

[接图18-57（B）] 仍以Ramp方式发放脉冲，以不同频率连发3次（起搏同距自290ms→260ms），未成功；以同样方式又给予4、5、6及7次脉冲起搏，仍未成功；继之以5J能量放电，室性心动过速终止，出现心室起搏（VP）1次，继之恢复心室自身心律（VS为心室感知）

第18章　人工心脏起搏及起搏心电图

18

第18章 人工心脏起搏及起搏心电图

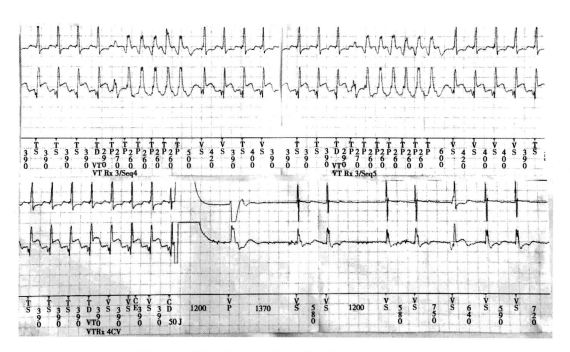

图 18-57（D） ICD 术后治疗室性心动过速的方法及过程

［接图 18-57（C）］

心电图诊断： ICD 起搏器植入术后，室性心动过速发作，ICD 治疗后终止

患者女，28 岁，间断晕厥半个月，多次发作，后植入 ICD 起搏器

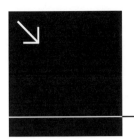

附　　录

各年龄组 P-R 间期最高值与心率关系表

心率（次/分） 年龄（岁）	<70	71～90	91～110	111～130	>130
>18	0.20	0.19	0.18	0.17	0.16
14～17	0.19	0.18	0.17	0.16	0.15
7～13	0.18	0.17	0.16	0.15	0.14
1.5～6	0.17	0.165	0.155	0.145	0.135
0～1.5	0.16	0.15	0.145	0.135	0.125

正常 Q-T 间期最高值与心动周期及心率关系对照表

R-R	HR	Q-T 间期（s）		R-R	HR	Q-T 间期（s）		R-R	HR	Q-T 间期（s）		R-R	HR	Q-T 间期（s）	
（s）	（次/分）	男	女	（s）	（次/分）	男	女	（s）	（次/分）	男	女	（s）	（次/分）	男	女
0.30	200	0.24	0.25	0.60	100	0.34	0.35	0.90	67	0.41	0.43	1.20	50	0.47	0.51
0.32	187	0.25	0.26	0.62	97	0.34	0.36	0.92	65	0.42	0.44	1.22	49	0.48	0.51
0.34	176	0.26	0.27	0.64	94	0.35	0.36	0.94	64	0.42	0.45	1.24	48	0.48	0.51
0.36	167	0.26	0.28	0.66	91	0.35	0.37	0.96	63	0.42	0.45	1.26	48	0.49	0.51
0.38	158	0.27	0.28	0.68	88	0.36	0.38	0.98	61	0.43	0.46	1.28	47	0.49	0.52
0.40	150	0.27	0.29	0.70	86	0.36	0.39	1.00	60	0.43	0.46	1.28	47	0.40	0.52
0.42	143	0.28	0.30	0.72	83	0.37	0.39	1.02	59	0.44	0.46	1.30	46	0.49	0.53
0.44	136	0.29	0.30	0.74	81	0.37	0.40	1.04	58	0.44	0.47	1.34	45	0.50	0.54
0.46	130	0.29	0.31	0.76	79	0.38	0.41	1.05	56	0.15	0.47	1.36	44	0.51	0.54
0.48	125	0.30	0.32	0.78	79	0.38	0.41	1.06	55	0.45	0.47	1.38	43	0.51	0.54
0.50	120	0.31	0.32	0.80	75	0.30	0.41	1.10	54	0.46	0.49	1.40	43	0.51	0.55
0.52	115	0.31	0.33	0.82	73	0.39	0.41	1.12	53	0.46	0.49	1.42	42	0.52	0.55
0.54	111	0.32	0.34	0.84	71	0.40	0.42	1.14	52	0.47	0.49	1.44	41	0.52	0.56
0.56	107	0.32	0.34	0.86	70	0.40	0.42	1.16	51	0.47	0.50	1.46	41	0.53	0.56
0.58	103	0.33	0.35	0.88	68	0.41	0.43	1.18	50	0.47	0.50	1.48	40	0.53	0.57

附

录

根据 I、Ⅲ导联 QRS 波振幅的代数和，求心电轴度数表

I Ⅲ	-10	-9	-8	-7	-6	-5	-4	-3	-2	-1	0	+1	+2	+3	+4	+5	+6	+7	+8	+9	+10
-10	240	242	244	246	248	251	254	257	261	265		-85	-79	-73	-67	-60	-53	-47	-41	-35	-30
-9	238	240	242	244	247	249	251	256	260	265		-84	-76	-71	-64	-56	-49	-42	-36	-30	-25
-8	236	238	240	242	245	248	251	255	259	264		-83	-76	-68	-60	-52	-44	-37	-30	-24	-19
-7	234	236	238	240	243	246	249	253	258	263		-82	-74	-65	-55	-46	-32	-30	-23	-18	-13
-6	232	233	235	237	240	243	247	251	256	262	-90	-81	-71	-60	-49	-39	-30	-22	-16	-11	-7
-5	229	231	232	235	237	240	244	248	254	261		-79	-69	-53	-41	-30	-21	-14	-8	-4	0
-4	226	227	229	231	233	236	240	245	251	259		-76	-60	-44	-30	-19	-11	-5	0	4	7
-3	223	224	225	227	229	232	235	240	247	256		-71	-49	-30	-16	-7	0	5	8	11	13
-2	219	220	221	222	224	226	229	233	240	251		-60	-30	-11	0	7	11	14	16	18	19
-1	215	215	216	217	218	219	221	224	229	240		-30	0	11	16	19	21	22	23	24	25
0	210										0	30									
1	205	204	203	202	201	199	196	191	180	150		60	49	44	41	39	38	37	36	35	35
2	199	198	196	194	191	187	180	169	150	120		71	60	53	49	46	44	42	41	40	39
3	193	191	188	185	180	173	164	150	131	109		76	67	60	55	52	49	47	45	44	43
4	187	184	180	175	169	161	150	136	120	104		79	71	65	60	56	53	51	49	47	46
5	180	176	172	166	159	150	139	127	113	101		81	74	68	64	60	57	55	52	51	49
6	173	169	164	158	150	141	131	120	109	99	+90	82	76	71	67	63	60	57	55	53	52
7	167	162	157	150	142	134	125	115	106	98		83	78	73	69	66	63	60	58	56	54
8	161	156	150	143	136	128	120	112	104	97		84	79	75	71	68	65	62	60	58	56
9	155	150	144	138	131	124	116	120	102	96		85	80	76	73	69	67	64	62	60	58
10	150	140	139	133	127	120	113	107	101	95		85	81	77	74	71	68	66	64	62	60

心动周期与心率对照表

1	2	1	2	1	2	1	2	1	2	1	2
78	77	67	90	56	107	45	133	34	176	23	261
77	78	66	91	55	109	44	136	33	182	22	273
76	79	65	92	54	111	43	139	32	187	21	286
75	80	64	94	53	113	42	143	31	193	20	300
74	81	62	95	52	115	41	146	30	200	19	316
73	82	62	97	51	117	40	150	29	207	18	333
72	83	61	98	50	120	39	154	28	214	17	353
71	84	60	100	49	123	38	158	27	222	16	375
70	86	59	101	48	125	37	162	26	230	15	400
69	87	58	103	47	127	36	167	25	240	14	428
68	88	57	105	46	130	35	171	24	250	13	461

注：表中 R-R 间距均为秒数 ×100 所得值，例如，R-R 间距为 0.75s，其相对应心率为 75s→80 次/分

附
录